国家科学技术学术著作出版基金项目

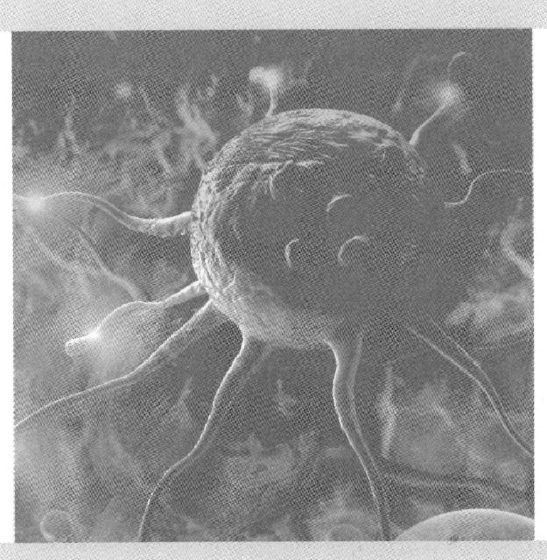

# 口腔颌面-头颈部肿瘤生物学

主　编　陈万涛

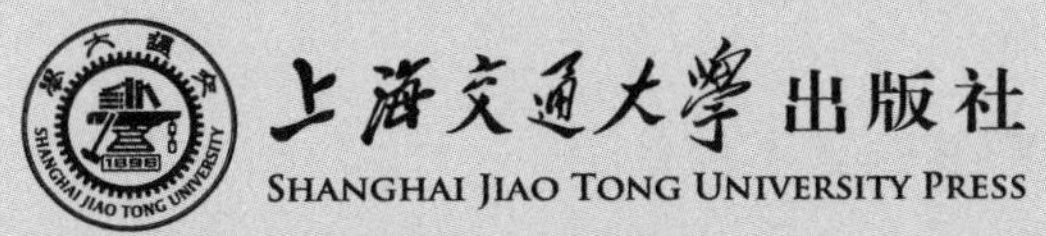

## 内容提要

本书以口腔颌面-头颈部肿瘤为对象，阐述其生物学基础及其与临床肿瘤的关系。全书共分33章，分别讨论了口腔颌面-头颈部肿瘤的病因及流行病学、细胞生物学、分子遗传学、表观遗传学、动物模型、口腔黏膜癌前病变、口腔癌、唾液腺恶性肿瘤、口咽癌、鼻咽癌、喉癌、甲状腺癌等。本书适合高等医学院校口腔专业师生、从事口腔颌面-头颈部肿瘤工作的临床医师和科研工作者阅读参考。

**图书在版编目(CIP)数据**

口腔颌面-头颈部肿瘤生物学/陈万涛主编. —上海:上海交通大学出版社,2015
ISBN 978-7-313-10472-4

Ⅰ.①口… Ⅱ.①陈… Ⅲ.①口腔颌面部疾病—肿瘤学—生物学 ②头颈部肿瘤—肿瘤学—生物学 Ⅳ.①R739.8②R739.91

中国版本图书馆CIP数据核字(2015)第094512号

**口腔颌面-头颈部肿瘤生物学**

主　　编：陈万涛
出版发行：上海交通大学出版社　　地　　址：上海市番禺路951号
邮政编码：200030　　电　　话：021-64071208
出 版 人：韩建民
印　　制：上海锦佳印刷有限公司　　经　　销：全国新华书店
开　　本：890 mm×1 240 mm　1/16　　印　　张：28
字　　数：884千字
版　　次：2015年5月第1版　　印　　次：2015年5月第1次印刷
书　　号：ISBN 978-7-313-10472-4/R
定　　价：180.00元

# 编委会名单

**主　　编**　陈万涛　教　授　博士生导师

**主编助理**　徐　骎　副教授

**编写委员会委员**(按姓氏笔画排序)

毛　力　教授　博士生导师　　美国马里兰大学牙学院

冯　炎　教授　博士生导师　　复旦大学附属肿瘤医院

孙沫逸　教授　博士生导师　　中国人民解放军第四军医大学口腔医学院

李　江　教授　博士生导师　　上海交通大学口腔医学院

李龙江　教授　博士生导师　　四川大学口腔医学院

张　萍　教授　博士生导师　　上海交通大学口腔医学院

张志愿　教授　博士生导师　　上海交通大学口腔医学院

张陈平　教授　博士生导师　　上海交通大学口腔医学院

陈万涛　教授　博士生导师　　上海交通大学口腔医学院

陈福祥　教授　博士生导师　　上海交通大学医学院附属第九人民医院

尚政军　教授　博士生导师　　武汉大学口腔医学院

赵怡芳　教授　博士生导师　　武汉大学口腔医学院

俞光岩　教授　博士生导师　　北京大学口腔医学院

陶泽璋　教授　博士生导师　　武汉大学人民医院

黄洪章　教授　博士生导师　　中山大学口腔医学院

董　频　教授　博士生导师　　上海交通大学附属第一人民医院

嵇庆海　教授　博士生导师　　复旦大学附属肿瘤医院

曾木圣　教授　博士生导师　　中山大学附属肿瘤防治中心

**编写助理**(按姓氏笔画排序)

申志远　李彬彬　刘京苏　张　壮　张　凌

沈　斌　贾　俊　董　灵　潘　剑

# 邱蔚六序

## Foreword

迄今为止，癌瘤仍然是目前对人类健康有极大威胁的疾病之一。根据文献记载，在公元前2600年即有“cancer”一词出现，据称比医学(medicine)一词还要早2 000余年。2011年3月，*Science*杂志发表了“美国癌症研究40年”的文章指出：从1971年美国将癌症研究作为国家战略实施的40年以来，不但未能达到预先设计消灭癌瘤的目的，其发病率反而逐年上升。当然，在大量投资及科技迅速发展的大好形势下，也取得了不少成绩。发病率虽然仍在升高，但病死率却有所下降，生存时间有所延长，生存质量也有所改善。这一事实告诉我们：抗癌之路过去漫长，今后仍很崎岖，任重而道远。

要想攻克癌症，对其发病的生物学机制研究不可缺少。被誉为生命科学第一次革命的分子生物学，和第二次革命的基因组学正是当前和以后一段时期内基础研究的核心内容和重要使命。有鉴于此，以陈万涛教授为主编的《口腔颌面-头颈部肿瘤生物学》一书的出版，应当说是正逢其时。

本书共33章100余万字。从内容来看，序者感到有以下4个方面特色：

第一，论述全面。全书33章中既有理论论述，又有基本技术介绍；既有实验内容，也有对临床生物学的表述。基本涵盖了目前口腔颌面-头颈部肿瘤生物学研究的内容。

第二，内涵先进。既有以分子生物学为主的章节，又有分子生物学的基础——细胞生物学的丰实内容；既有基因组学的资料，还有信号转导通路(网络)等热门研究。这些将对目前认为癌瘤是基因群网络系统(分子网络)疾病的理论给予有力支撑；而这些也都是目前癌瘤病因与发病机制研究中先进的理念和技术。

第三，中外并举。本书除引用国外文献资料外，更多的是编者们在多年基础研究中对自己经验的总结，特别是口腔肿瘤生物学实验室近30年的基础研究内容和经验。因为论证叙述较为充分，因此也是保证本书质量的坚实支撑。

最后，结合临床。本书是一本以应用基础研究为主的参考书，然而我们也可以见到一些与临床有关疾病的章节，并结合生物学的观点予以阐述。至于有关放射线抵抗、化疗耐药，以及个体化靶向治疗等内容则与临床更为密切。因而本书不但适用于基础研究工作者，对于临床医师也大有裨益。还可为“转化医学”研究提供借鉴。

总之，本书是一本高质量、以基础为主结合临床的参考书，可供口腔颌面外科、口腔内(黏膜)科、头颈外科、耳鼻咽喉科，以及有关肿瘤基础研究者、临床医师，研究生们参考之用。

如果说本书有什么遗憾的话，序者认为似尚缺乏有关蛋白组学、代谢组学以及系统生物学等方面的专章论述，望能于再版时进一步充实。

陈万涛教授是上海市口腔医学研究所所长，上海市口腔医学重点实验室执行主任，口腔颌面-头颈部肿瘤生物学实验室主任，新世纪百千万人才工程国家级人选。多年从事口腔颌面-头颈部肿瘤应用基础研究，曾数次获得国家自然科学基金重点项目、重大研究计划及面上项目，成果累累，在国内外也享有一定声誉。更值得说明的是，参加本书编写的也大多是有关方面颇有造诣的专家和学者。

还应指出的是，本书的出版还受到国家科学技术著作出版基金委等项目的资助。欣喜之余，是以为序。

于上海交通大学 口腔医学院<br>第九人民医院<br>2013 年 12 月

# 王存玉序
## Foreword

非常荣幸受陈万涛教授的邀请，为他主编的《口腔颌面-头颈部肿瘤生物学》做推销员。邱蔚六老师是我最敬重的口腔医学大家，他对此书已有非常全面的评价，我是晚辈在这里谈不上作序，只是讲几点我自己的内心感受。

我认识陈万涛十多年，一直非常欣赏他为人厚道、踏实和勤奋的学风。在当今中国肿瘤发病率升高的今天，更希望看到这样的专著问世，引起世人的重视。中国的口腔医学有别于西方国家的牙医学，很重要的一点是我们的口腔颌面外科专业优势。而这方面上海交通大学附属第九人民医院口腔颌面外科的临床手术更是独树一帜，处于国际先进水平。在口腔颌面部肿瘤手术治疗方面，我已看到多本专著出版，所以，我非常欣喜地看到第一本系统、且深入探讨口腔颌面-头颈部肿瘤发病机制的专著问世，全书作者锲而不舍的精神实是可敬可贺。

人体不同器官的肿瘤有许多共性，比如，p53的突变和DNA甲基化。但是，口腔颌面-头颈部肿瘤有它发病的特点和病因，以鳞癌居多。纵观全书，重点突出、条理清晰，在探讨口腔颌面-头颈部肿瘤发病机制的同时，又有机地与临床相结合。另外，全书还比较有针对性地介绍了肿瘤相关的分子生物学、细胞生物学和表观遗传学等前沿知识。因此，该书不仅值得向从事肿瘤研究的同仁推荐，对从事口腔基础研究的学者也大有裨益。

纵观全书，美中不足的是，书中引用的许多研究发现是由国外学者完成的，这或许是苛求吧！科学没有国界，研究成果应该全球共享。衷心祝愿该书的出版能够推动祖国的口腔颌面-头颈部肿瘤研究，希望下一个十年我们的口腔颌面-头颈部肿瘤研究与临床手术水平一样，能够走在世界的最前列，为控制和征服肿瘤作出巨大贡献。

美国加州大学洛杉矶(UCLA)

2013年11月25日

# 前言 Preface

在我国，口腔颌面-头颈部肿瘤临床诊断和治疗水平通过半个多世纪的探索和实践，已取得了举世瞩目的成绩，一些肿瘤的手术治疗技术和效果达到了国际前沿水平，几乎每年都有多部临床诊断和治疗领域的专著面世。相比之下，作为推动个体化和靶向治疗的源头动力和理论基础的——口腔颌面-头颈部肿瘤生物学研究，却少有领先国际的研究成果报道，该领域的专著和参考书也鲜有出版。鉴于此，有志于口腔颌面-头颈部肿瘤生物学探索和研究的专家和学者，共同完成了本书的编写工作。

本书主要涵盖两大部分内容：一是基础生物学篇，该篇主要对口腔颌面-头颈部肿瘤相关病因，遗传学，表现遗传学变化、发生和发展相关信号通路和分子、miRNA 的作用和机制等进行了阐述；同时，对口腔颌面-头颈部肿瘤相关的干细胞、免疫、细胞永生化、血管及淋巴生成等现象和机制进行阐述；还对口腔颌面-头颈部肿瘤研究相关的基因敲除和敲入技术、各类动物模型技术、全基因组测序等技术的应用和进展作了介绍。二是临床生物篇，则是聚焦口腔颌面-头颈部肿瘤诊治相关的基础生物学和转化研究，重点介绍了口腔颌面-头颈部肿瘤生物标志物、生物治疗、化疗耐药性和逆转、辐射生物学和放疗抵抗等研究成果；还介绍了口腔颌面-头颈部肿瘤相关的癌前病变和预防、癌转移和防治；最后介绍了口腔黏膜鳞癌、唾液腺良恶性肿瘤、颌骨肿瘤、黑色素瘤、鼻腔鼻窦癌、鼻咽癌、口咽和喉癌、甲状腺癌等肿瘤的诊治相关生物学基础。

本书编者来自全国 12 个著名医学院校，涵盖口腔颌面外科、耳鼻咽喉科、头颈外科、放疗科等多个学科。编者都是在基础和临床研究第一线工作的国内外知名专家，也正是这些著名专家不计名利的参与和精心编写，才保证了本书的高质量完成和出版，在此向他们表示衷心的感谢。口腔颌面-头颈部肿瘤生物学是一门日新月异、发展迅速的交叉学科，尽管编者已着力将自己的研究成果融合并参考了国内外大量的专著、文献编写了本书，但限于时间、篇幅和编者水平，书中仍可能存在缺点错误，文中引用他人成果及标注参考文献亦可能存在错漏等问题，敬请广大读者和同仁不吝批评指正，以便再版时修改。

最后，感谢国家自然科学基金重点项目(30330580)和重大研究计划课题(91229103)给予的资助。感谢国家科学技术学术著作出版基金(2010－H－009)和上海市科技专著出版资金的资助。特别感谢邱蔚六院士和王存玉院士给本书做序，序中的教诲和箴言将激励和鞭策编者继续为中国口腔颌面-头颈部肿瘤生物学事业求实创新、耕耘不懈！

编　者

2014 年 9 月

# 目 录
Contents

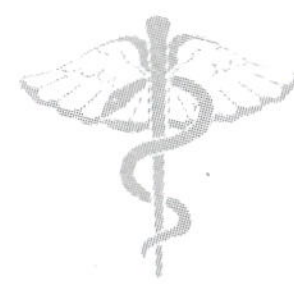

## 上篇　基础生物学

# 目 录
Contents

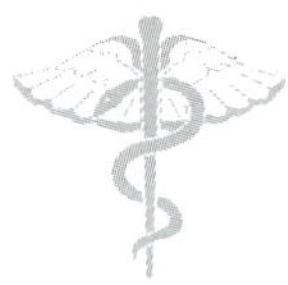

# 目 录
Contents

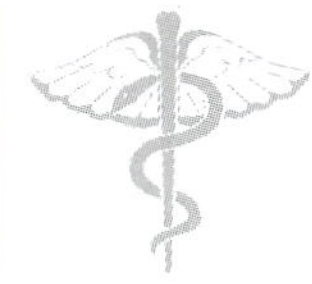

# 目 录
# Contents

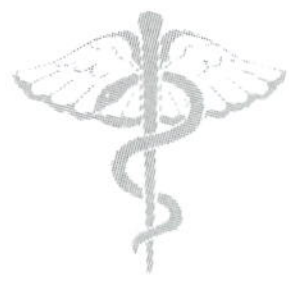

# 目 录
Contents

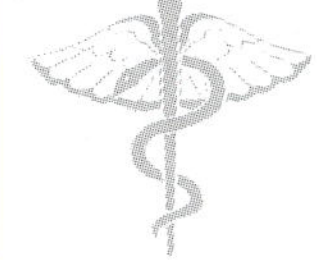

目 录

Contents

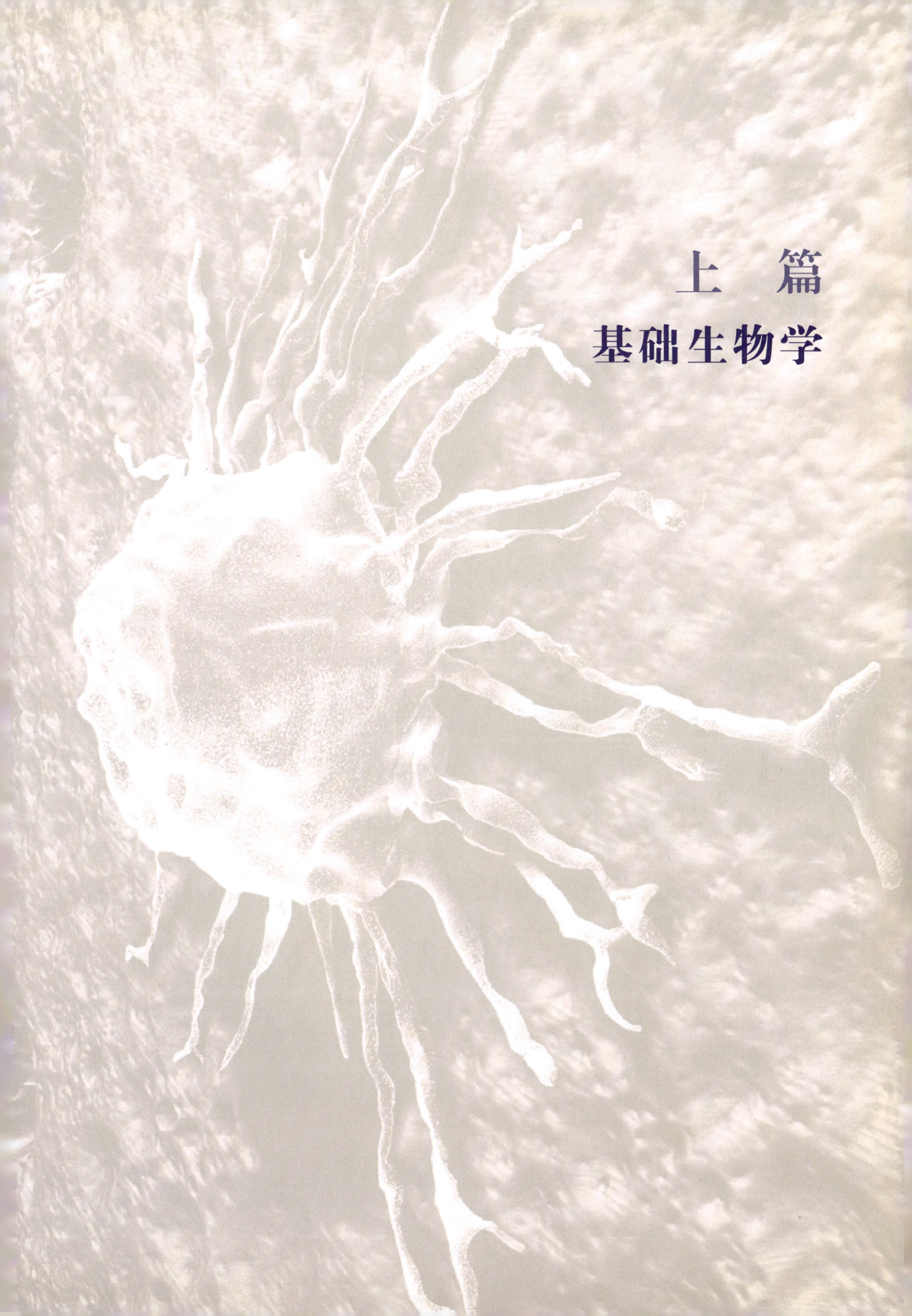

# 上　篇

# 基础生物学

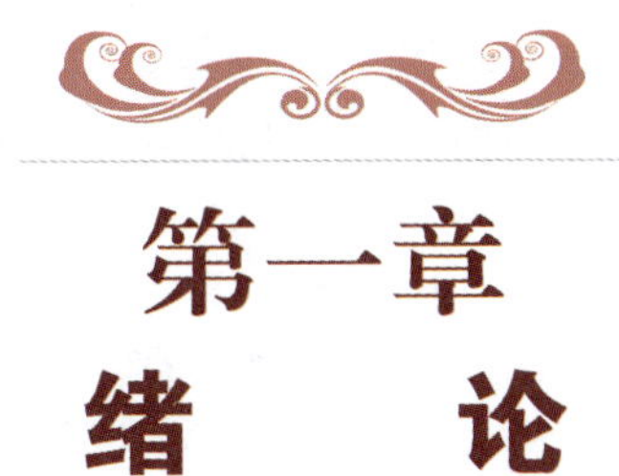

# 第一章
# 绪　论

## 第一节　口腔颌面-头颈部肿瘤的特点

美国癌症研究联合会《癌症分期手册》将头颈部分成6个主要解剖区，包括口腔、咽（鼻咽、口咽和下咽）、喉、鼻旁窦、唾液腺（又称涎腺）和甲状腺。发生于这些部位的良性和恶性肿瘤统称为口腔颌面-头颈部肿瘤；其中鳞状细胞癌（简称鳞癌）占恶性肿瘤的85%以上。

口腔颌面-头颈部恶性肿瘤不仅会造成咀嚼、吞咽、呼吸和语言等功能的严重障碍，而且影响外观，严重降低患者的生存质量，晚期肿瘤危及患者生命。目前，手术、放疗和化疗仍然是口腔颌面-头颈部恶性肿瘤的主要治疗手段，手术是良性肿瘤主要治疗方法。口腔颌面-头颈部的解剖结构、生理功能和颅颌面部特殊形态，造成了这一区域肿瘤的治疗具有相当的难度和特殊要求：受到局部解剖和功能维持的制约，肿瘤手术切除的安全缘非常有限，单纯依赖扩大切除范围和改进现有手术技术，已很难有效提高中晚期患者的生存率和生存质量。事实上，在世界范围内，头颈癌的治疗效果在近30年内未获得显著改善，晚期患者的5年生存率仅维持在20%～40%。近年来，采用以手术治疗为主的多学科协作的综合序列治疗模式，已逐渐得到口腔颌面-头颈部肿瘤医师的认可，在这种治疗体系中，各种肿瘤生物治疗方法，尤其是靶向治疗技术被越来越多地引入。随着对恶性肿瘤发生、发展和转移机制的深入研究，一些极具应用前景的肿瘤生物学标志物和靶向药物，已经被批准用于包括口腔颌面-头颈部肿瘤在内的全身恶性肿瘤的早期分子诊断、治疗和预后判断等方面，并取得了一定的成效。很显然，要进一步提高肿瘤生物学尤其是靶向治疗的效果，必须依赖于对人体细胞与外界环境的相互作用、肿瘤细胞遗传学和表观遗传学变化、微环境变化、细胞恶性转化相关信号通路、分子调控网络和关键节点进行深入探索和阐明。只有如此，才有助于进一步揭示和阐明这一复杂疾病的确切发病因素和分子机制，有利于对肿瘤特异性生物学标志物、诊断和治疗靶点的寻找、验证和应用，为该类肿瘤临床诊治开辟一个新的途径，那就是基于分子分类指导的个体化综合治疗。本书编写的初衷之一就是向读者较为系统地介绍口腔颌面-头颈部肿瘤的生物学特点，尤其是分子生物学特点，其次是介绍近年新出现的、基于生物学基础的诊断和治疗进展。其内容主要包括口腔颌面-头颈部肿瘤的病因学、流行病学、遗传学、表观遗传学、发生和发展相关的信号转导通路，癌细胞的增殖、凋亡和分化的特点，肿瘤细胞的浸润、转移和复发，肿瘤干细胞和耐药，口腔癌变细胞系和动物模型特点、肿瘤治疗免疫反应等，还包括头颈部不同组织或不同部位来源肿瘤的生物学特点以及基于生物学特点的治疗原则等。

### 一、解剖和组织分型特点

口腔颌面-头颈部是人体多种重要器官的集中区，解剖结构复杂，且由于组织发生来自多个胚层，口腔颌面部的组织比身体其他部位器官的组织类型要多得多，硬组织如牙齿及颌骨，软组织如黏膜、皮肤、肌肉、唾液腺和扁桃体等；源于组织的多样性，口腔颌面-头颈部发生肿瘤的组织类型也十分多样，其中，牙源性和唾液腺来源的良、恶性肿瘤为口腔颌面-头颈部所特有的肿瘤。口腔颌面部肿瘤按其生长部位、组织来源和生物学特性进行分类和命名，大体可分为3类：①良性肿瘤：发生于软组织者，如多型性腺瘤、角化囊性瘤、血管瘤/畸形、淋巴管瘤/畸形、神经纤维瘤和纤维瘤等；发生于骨组织者，如巨细胞瘤、骨化纤维瘤和骨瘤等；口腔颌面部还有些良性肿瘤与成牙组织有关，属牙源性的肿瘤，如成釉细胞瘤、牙瘤和牙骨质瘤等。②恶性肿瘤：口腔颌面部的恶性肿瘤以癌最为常见，肉瘤较少见。癌中绝大多数为鳞状细胞癌，其次为腺源性上皮癌，还有基底细胞癌、未分化癌、淋巴上皮癌等。口腔癌按其发生部位，可分为唇癌、牙龈癌、颊癌、舌癌、口底癌、腭癌和上颌窦癌等。③囊肿：口腔颌面部囊肿较为常见，根据其发生部位可分为软组织囊肿和颌骨囊肿两大类。其起源有牙源性（如根端囊肿、含牙囊肿）、滞留性（如黏液腺囊肿、舌下腺囊肿）及胚胎发育性（如面裂囊肿、甲状舌管囊肿、皮样囊肿和表皮样囊肿等）。口腔颌面部肿瘤的表现形式多种多样，常见的临床表现有：口腔内或颌面部包块、颌骨膨隆、溃疡、不明原因的麻木、疼痛、面瘫及牙齿松动、面颈部肿大淋巴结等。但大多数口腔颌面-头颈部肿瘤位置较表浅，如果患者和医师重视，发现和诊断并不是十分困难，且早期发现、早期诊断、早期治疗的效果非常好；但不无遗憾的是，我国口腔颌面-头颈部恶性肿瘤的早期诊治率不足一半，其中原因值得思考和探讨。

发生在口腔颌面-头颈部的肿瘤具有病理类型繁多、生物学特性各异、易早期侵犯邻近重要组织和器官，诸如眼、颅底、颅脑神经、颈部血管等。口腔颌面-头颈部各组织来源的肿瘤除具有全身肿瘤的共同特点外，还具有一些包括病因学、流行病学、组织学、诊治环境、治疗反应性等在内的独特的生物学特点。全身肿瘤中，良性肿瘤与恶性肿瘤的比例约为 1∶1，而在口腔颌面-头颈部肿瘤中，良性肿瘤比恶性肿瘤多，良性肿瘤以牙源性及上皮源性肿瘤多见；恶性肿瘤以鳞状细胞癌为最常见，口腔颌面-头颈部恶性肿瘤占全身恶性肿瘤的 3%～5%。由于吸烟、饮酒、不良修复体使用等不良生活习惯，口腔颌面-头颈部恶性肿瘤男性的发病率明显高于女性；但近 20 年来，由于女性生活和工作特点的变化，口腔颌面-头颈部肿瘤发病率有明显增加趋势。

## 二、诊断和治疗研究的特点

口腔颌面-头颈部位于身体浅表、暴露部位，这种生理结构特点决定了该部位的肿瘤病变易于直视观察，易活检取材，易干预，易跟踪和随访观察，与其他机体深部肿瘤相比，口腔颌面-头颈部肿瘤作为肿瘤生物学研究的对象具有得天独厚的优势。以全美肿瘤研究排名第一的 M. D. Anderson 癌症中心为例，该中心 1993 年便启动建立了头颈部肿瘤组织样本库，至 2008 年 10 月，其已累计收集肿瘤样本超过 2.5 万例。该中心于 2009 年发表的一项以头颈癌为研究对象的第 2 阶段临床实验报告，证实表皮生长因子受体(EGFR)单克隆抗体联合化疗药物治疗中、晚期头颈癌患者，治疗效果优于单独使用化疗的患者。这项研究结果直接推动了这一医疗史上首个获准上市的单克隆抗体靶向治疗药物，作为一种重要的生物治疗药物在临床上的推广和应用。

肿瘤的发生往往有从“正常-异常增生(癌前病变)-原位癌-浸润癌”的多步骤演变过程。其中，癌前病变阶段，不仅是行为生物学意义上的过渡阶段，而且是分子生物学意义上“可逆转”的敏感阶段，对于癌前病变的研究已成为解释肿瘤发生的分子机制和基因靶向治疗研究的重要前沿领域。和身体其他部位肿瘤相比较，口腔颌面-头颈肿瘤的病变部位浅表，是理想的研究、诊断和干预治疗的窗口，而且癌前病变组织类型多样，包括白斑、红斑、扁平苔藓、黏膜下纤维样变等，这一特点为口腔颌面-头颈部肿瘤的发病机制研究提供了独一无二的恶性转化演变模型。美国马里兰大学牙科学院和我国学者合作，以口腔黏膜白斑为研究模型，证实了 EZH2 基因的表达可以促进口腔癌前病变白斑向肿瘤的恶性转化，并且可以作为口腔癌患者病程进展的预测指标[1]，该项研究就是一个很好的由口腔癌前病变入手，寻找癌变核心调控基因的研究案例。国内，上海交通大学口腔医学院周曾同等对 135 例口腔黏膜白斑患者 5 年的长期随访后发现，ABCG2 和 BMI-1 的表达与口腔癌前病变向恶性肿瘤的转化密切相关，是机体细胞恶性转化的重要候选预测分子[2]。正是由于口腔癌前病变的这种特殊的解剖学和临床病理学特征，使得该领域的研究已不局限于头颈肿瘤范畴，而成为了肿瘤系统生物学研究的重要组成部分。

# 第二节　口腔颌面-头颈部肿瘤研究的现状和展望

## 一、研究现状

### (一) 病因和发病机制

随着组学和系统生物学研究方法和技术的进展，口腔颌面-头颈部肿瘤发生的病因逐渐被揭示和明朗化。目前,普遍认为口腔颌面-头颈部肿瘤是一个受宿主分子遗传因素、环境因素等多因素作用,表现为多阶段的复杂、慢性病理过程,与其发病相关的因素,既包括各种理、化刺激,致瘤性病毒等外源性环境因素,又包括机体的遗传易感性、表观遗传学变化、细胞增殖、凋亡和永生化平衡破坏、DNA损伤修复能力变化、免疫状态紊乱等内源性生物因素[3]。

1. 特定染色体的杂合性丢失/等位基因不平衡

根据Knudson抑癌基因失活形式的理论,检测肿瘤细胞染色体上特定的DNA多态标记,分析其杂合性丢失/等位基因不平衡(loss of heterozygosity/allelic imbalance, LOH/AI)状态,已成为目前检测头颈癌抑癌基因失活、发现及定位新抑癌基因的重要手段之一[4]。

杂合性丢失是指一对染色体中的一条发生了几千个核苷酸乃至一整条染色体遗传物质的缺失,多发生于抑癌基因及其邻近区域,也是识别抑癌基因的重要标志。一般情况下,染色体丢失、基因突变或启动子甲基化常导致抑癌基因的灭活,从而为癌细胞提供一种生长优势。在口腔颌面-头颈肿瘤中,常见染色体3p、8p、9p、17p、5q、13q、18q、21q的丢失,涉及的抑癌基因包括:p15、p16、p53、Rb、FHIT、STAT5、PTPN6、PARK2、HIPK2、E-cadherin等[5,6]。

2. 原癌基因和抑癌基因

目前普遍接受的观点是,口腔颌面-头颈部肿瘤的生成涉及多种基因的变化,单个基因的变化一般不足以致癌,多个基因变化的积累才能引起控制细胞生长、分化和凋亡机制的紊乱,使细胞的增生失控而癌变。

Ras基因是第一个被确定的人类原癌基因,该家族的3个密切相关成员H-ras、K-ras和N-ras同样也与口腔颌面-头颈部肿瘤发生密切相关。Murugan等报道,在甲状腺乳头状癌中Ras总体突变率为4.1%;Tsuchida等发现在口腔鳞癌中H-ras的突变率为18%[7];Trivedi等研究表明,H-ras的过表达伴随p16基因的缺失是口腔鳞癌患者预后的重要指标[8]。Ras前癌基因编码鸟嘌呤核苷酸结合蛋白,在调控来自多种生长因子受体的致核分裂的信息中起作用。Ras蛋白的活性是由结合鸟苷三磷酸(GTP)或鸟苷二磷酸(GDP)所控制,它在有活性(与GTP结合)及无活性(与GDP结合)状态之间转换。而突变的Ras癌基因则具有维持Ras蛋白质在组成性活化(GTP结合)构型的状态,从而使Ras蛋白质保持了持续活性的GTP结合状态,结果导致细胞增生失调,发生癌变。

C-myc基因是myc基因家族的重要成员之一,是一种与细胞周期和细胞增殖关系密切的原癌基因,当其过量高表达时可促使细胞无限增殖,形成永生化,从而在细胞生长或恶性转化中发挥重要作用。C-myc基因主要通过扩增和染色体易位重排的方式激活,进而启动C-myc转录,使C-myc表达增强,促进细胞恶变,最终导致肿瘤的发生。多位学者研究发现在舌鳞癌患者中,C-myc基因的mRNA水平与患者疾病进展及预后情况直接相关,C-myc的表达水平可以作为食管癌的预后指标,C-myc还可通过促进肿瘤血管化的形成,参与食管腺癌的发生和进展[9~11]。

表皮生长因子受体是原癌基因ErbB-1的表达产物,EGFR与其配体EGF和TGF-α结合后,在酪氨酸1068、1148、1173发生自磷酸化,促进第二信使产生,导致核内原癌基因C-myc、C-fos表达,刺激细胞发生增殖。López等的研究显示,在鼻鳞癌中,44%患者的EGFR基因拷贝数增加,39%患者的EGFR蛋白表达水平增高,显示了EGFR作为治疗靶点的良好前景[12]。

存活蛋白(survivin)是凋亡抑制蛋白家族成员之一,是迄今发现的最小的凋亡抑制蛋白,也是最强大的凋亡抑制蛋白,既参与对外源性细胞凋亡的抑制,也参与对内源性细胞凋亡的抑制。存活蛋白参与有丝分裂的调控,促进细胞向S期转换,抑制$G_1$期,干扰$G_2$/M期检测点的作用,从而使有畸变的有丝分裂细胞逃逸该检查点,促进肿瘤形成。存活蛋白过表达能增强Spl和C-myc丝氨酸、苏氨酸残基的磷酸化作用,还可以促进其对与端粒酶催化亚基核心启动子的结合活性,上调端粒酶催化亚基表达水平,从而增强端粒酶活性。

p53基因是较早被发现的抑癌基因,p53有野生型和突变型两种。在正常组织中,野生型p53的半衰期很短,而且很不稳定;相反,突变型p53较稳定,半衰期也较长。野生型p53基因通过作用于细胞周期G1-S期来调节细胞增殖。如果DNA受到损伤,p53可以关闭细胞复制过程,而进行DNA的修复,一旦修复失败,能够诱导带有不可逆性DNA损伤细胞的凋亡。若p53丢失或突变,细胞极易突变发生恶性肿瘤。有研究指出，在喉癌患者中 p53 突变率为 23.6%，而在食管鳞癌中 p53 突变率达到了 38.2%，Li 等的研究报告，p53 突变合并人乳头状瘤病毒(HPV)感染可以显著增加口腔癌的患病风险[13~15]。

p16 基因于 1994 年在 *Science* 杂志上首次被报道，是肿瘤抑制基因家族的另一重要成员。p16 基因编码蛋白可特异性抑制 CDK4 的活性而影响细胞周期的调控，p16 在多种肿瘤细胞系中均有高频率纯合性缺失。p16 基因在细胞周期调节中起到"开关"作用。当 p16 基因发生突变时，一方面不能竞争结合 CDK4 阻止细胞分裂，另一方面又促进了细胞周期蛋白(cyclin) D1 与 CDK4 结合，进一步促进细胞分裂，从而促使细胞向肿瘤方向发展。Li 等发现，p16 启动子甲基化与涎腺多形性腺瘤的恶性转化直接相关，在食管癌中，Cao 等也发现了类似的事件，p16 的表达在其启动子发生甲基化后下降，直接引起了慢性食管炎向食管癌的转化[16]。

Rb 基因即成视网膜细胞瘤基因，是世界上第一个被克隆和完成全序列测定的抑癌基因。Rb 蛋白分布于核内，是一类 DNA 结合蛋白。Rb 蛋白的磷酸化/去磷酸化是其调节细胞生长分化的主要形式，在细胞周期的 $G_0$、$G_1$ 期，它表现为去磷酸化，在 $G_2$、S、M 期则处于磷酸化状态。正常情况下，Rb 控制着细胞周期中 $G_1$ 关卡，如果 Rb 基因失活(磷酸化)，则细胞持续地处于增殖期，恶性肿瘤发生。Jo 等的研究结果认为，Rb 基因和 p53 基因的杂合性缺失是下咽癌的重要致病原因，并且与肿瘤的转移发生相关；Rieske 等研究同样表明，Rb 基因的 13q14 位杂合性缺失是喉癌的重要分子发病机制[17]。

3. 人乳头瘤病毒

高危型人乳头瘤病毒(HPVs)与疣状表皮结构癌变和宫颈癌的发生关系已得到普遍证实。越来越多的证据表明，HPV 感染同样也是口腔鳞癌的重要诱发因素，尤其是其中的高危型 HPV16、HPV18 亚型。有研究发现，HPV16 病毒蛋白 E6/E7 可在病毒转染的细胞内或 HPV 感染相关的组织内持续表达，两者通过抑制调控细胞周期由 $G_1$ 期向 S 期转化的关键抑癌基因 pRb 和 p53 的表达，从而促进癌的发展。HPV E7 蛋白可与 Rb 基因家族成员 pRb、p107 与 p30 等翻译的蛋白结合并使其失活，破坏 $G_1$/S 期的转化平衡，促使静止细胞进入 S 期。HPV E6 蛋白能与野生型 p53 蛋白结合并降解之，进而引起 p53 调控的 $G_1$/S 期的转化能力的失控，还导致染色体的不稳定性。张志愿等采用 HPV 16 病毒蛋白 E6/E7 转染建立了永生化口腔上皮细胞系——HIOEC，进而通过化学致癌剂苯并芘诱导 HIOEC 细胞恶变，从而建立了一个完整的体外癌变细胞模型，该模型很好地提示了 HPV16 病毒蛋白 E6/E7 与口腔鳞癌恶性转化的关系[18, 19]。

4. 新生血管形成

新生血管(angiogenesis)为肿瘤生长和分化所必需，新生血管通过灌注形式为肿瘤细胞生长提供营养供给，同时它也是肿瘤细胞代谢产物排泄的有效途径；通过血液循环的形式癌细胞可以被输送至转移靶器官。肿瘤血管的形成包括内皮细胞增殖、释放蛋白酶、降解基底膜、内皮细胞黏附及移行并分化成成熟血管等一系列复杂的过程。肿瘤血管的形成过程中涉及大量细胞因子参与，包括表皮细胞生长因子(EGF)、血小板源性生长因子(PDGF)、成纤维细胞生长因子(FGF)、血管内皮生长因子(VEGF)、肿瘤坏死因子(TNF)和转化生长因子(TGF)等都是重要的新生血管形成调节因子。Shivamallappa 等发现在口腔癌发生、发展过程中，从正常口腔黏膜、口腔癌前病变到口腔癌，组织中的微血管密度逐渐增高，Liu 等的研究显示 VEGF-C 可以通过诱导肿瘤新生血管形成促进食管癌的发生和进展[20, 21]。

### (二) 流行病学研究现状

世界范围内，每年有超过 60 万人被诊断为头颈癌，其中大部分患者在明确诊断时已经处于疾病的进展期。尽管各种新型诊断方法和治疗手段日新月异，但是患者的总体生存率和无病生存率仍然不理想。在各种减少口腔癌相关的死亡率和残障率的措施中，早期诊断、早期治疗和早期预防仍然是最好的方法。目前，由于国内缺少大样本头颈癌的流行病学调查研究，此类数据还是主要来自于欧美国家。加州大学一项大样本头颈癌流行病调查结果显示，在 34 568 名头颈部无转移鳞癌患者中，疾病相关死亡率为 23.8%，导致患者死亡的最常见相关因素包括：年龄情况、性别、人种、婚姻状况、肿瘤分期、手术处理情况和肿瘤发病部位。①年龄，随着年龄增长，细胞老化及损伤情况加重，并且接触的潜在致癌原的时间也更长，50%的头颈癌发生于 65 岁以上人群。②性别，男性和女性罹患头颈癌的比例为(2～4)∶1。③人种，黑种人是头颈癌的易感人群，印度、东南亚、匈牙利及法国北部等地区的口腔癌发病率较高。④婚姻状况，未婚人群更易罹患头颈癌。⑤肿瘤分期，晚期肿瘤患者死亡率明显高于早期患者。⑥手术处理情况，未接受标准化、规范化手术的患者生存率更低。⑦肿瘤发生部位，发生于下咽部、鼻咽部及口腔部位的头颈癌患者的死亡率更高[22]。除了上述影响因素外，其他与头颈癌发病及预后相关的因素，还包括吸烟、饮酒、咀嚼槟榔习惯和局部创伤及感染等情况。

通过流行病学研究结果发现，影响头颈癌的危险因素众多，包括化学致癌物、物理致癌因素、生物致癌因素、遗传、机体易感性和种族等，单一因素并不足以引发肿瘤。癌症的发生是一个多因素、多步骤的过程。通过寻找头颈癌的危险因素，可以制定积极有效的预防措施，最大限度地降低头颈癌的发病率和病死率，并且通过早期发现和早期治疗，提高患者的生存率以及改善患者生活质量。

### （三）诊断和治疗进展

#### 1. 诊断进展

头颈癌的 5 年生存率仅在 60%左右，中晚期患者 5 年生存率低于 40%。造成患者治疗效果不理想的一个主要原因是，头颈癌患者仅 1/3 被早期发现，多数患者在确诊时已属晚期。由于头颈部鳞癌属于局部侵袭性肿瘤，且容易发生淋巴结及血行转移，晚期患者的临床治疗效果远低于早期患者。可见，头颈癌的早期发现和早期诊断对于提高患者的生存率和生存质量有重要的意义。近年来，医学影像学、腔镜技术及肿瘤生物标志物的发展，给临床医师提供了早期诊断的有效工具。

(1) 影像学诊断技术：CT 增强扫描检查具有较高的分辨率，在头颈部肿瘤的诊断中往往作为首选的检查，尤其是发生于鼻窦、颅底及咽旁间隙的肿瘤，由于解剖位置隐蔽，往往在疾病早期常规检查尚难以发现阳性体征时，CT 检查已可以提供有效诊断信息。CT 检查可以清晰地显示正常组织结构、肿瘤浸润范围及两者之间的关系。良性肿瘤表现为密度均一的肿块，边界清晰，向四周呈膨胀性生长，而恶性肿瘤影像学表现为边界不清的浸润性生长，多伴有骨质破坏，增强扫描时有不同程度的强化，密度多不均匀且强化程度不一；MRI 成像优点是可以直接获得人体横断面、矢状面及冠状面，更精确地了解肿瘤侵及范围，尤其是肿瘤侵及颅底时，对脑组织显示更加明确。动态增强 MRI 通过分析造影剂的动力学可以获得肿瘤的微血管环境信息；PET/CT 是指在一部机架上同时具有螺旋 CT 和 PET 的一种新型影像设备，其核心是通过图像融合，将 PET 反映分子功能代谢信息的优势和 CT 精确的解剖定位优势结合起来，能准确地描述代谢异常的解剖部位及其与周围组织的关系，实现了活体内分子代谢信息的可视化。早期头颈癌的 PET/CT 显像表现为高代谢灶，CT 可见相应部位软组织肿块或组织增厚。大部分研究证实，PET/CT 检查对颈淋巴结转移癌的诊断的敏感性和准确度均优于普通增强 CT 检查[23, 24]。

(2) 内镜检查：头颈部为消化、呼吸的共有通道，借口腔与鼻腔及外界相通，这为各种内镜检查提供了可能。鼻内镜、动态喉镜、电子纤维喉镜及纤维胃镜技术以其图像清晰、光亮度强、能引导器械操作、取活检定位准确及患者痛苦小等特点，已经成为临床上观察鼻咽部、鼻腔鼻窦、喉咽、喉及颈段食管最有价值和最具优势手段之一。目前，内镜技术相当普及和成熟。接触内镜最早用于检查子宫的黏膜上皮，它通过高倍的放大能使上皮细胞形态及微血管网动态显影。接触内镜技术已被用于鼻咽癌、口腔癌、喉癌和食管癌的诊断，这有助于发现可疑的早期病变，从而提高活检的阳性率。内镜超声技术可用于评估食管肿瘤的浸润及区域淋巴结情况，也可以在其引导下行针吸活检。近年来，迅速发展起来的荧光成像技术由于其发现肿瘤细胞的高度敏感性和定位能力而成为了传统内镜技术的重要补充。人体中含有自体荧光物质，主要包括胶原、弹性蛋白、色氨酸、烟酰胺腺嘌呤二核苷酸及黄素腺嘌呤二核苷酸等。这些荧光物质被一定波长的激光激发后会发出荧光。与相应的正常组织相比，异常组织的物理、化学特性均发生变化，因而对应的自体荧光光谱存在特异性差异，从而将肿瘤组织和正常组织区别开来。Reid 等采用自身荧光成像的方法，有效地提高了临床上筛选口腔癌前病变患者中易癌变高危人群的能力，Arens 等的分析表明，荧光内镜可以显著增加临床早期喉癌以及喉癌前病损的诊断率，Farwell 等通过采用一种新型荧光系统——时间分辨激光诱导荧光系统，证实其能够有效提高诊断头颈癌的敏感性[25~27]。

(3) 肿瘤生物学标志物：肿瘤标志物是肿瘤细胞的特有产物，是表示肿瘤存在并反映其一定的生物学特性的生化物质。头颈癌的肿瘤标志物因为组织来源不同而具有一定差异性。鳞状细胞癌抗原(squamous cell carcinoma antigen，SCC)和角蛋白(cytokeratin，CK)家族在人类各种鳞状上皮性恶性肿瘤中均有显著表达，也是头颈鳞癌的诊断和预后监测指标；端粒酶(telomerase)的激活是细胞走向永生化的必要途径，而永生化又被认为是肿瘤恶化的必要步骤，头颈部肿瘤中80%以上端粒酶呈阳性；基质金属蛋白酶(matrixmetalloproteineases, MMPs)通过破坏基质向周围组织侵袭和远处组织转移，在头颈肿瘤中也是判断肿瘤转移倾向的重要指标；血管内皮生长因子(vascular endothelial growth factor, VEGF)与肿瘤微血管生成相关，增殖细胞核抗原(PCNA)与肿瘤细胞增殖能力相关，这两个指标可用于评价肿瘤的恶性程度和生长潜能；除了这些共同的肿瘤标志物外，部分头颈肿瘤还存在一些特异性的相关标志物。EB病毒感染一直以来被认为与鼻咽癌发病密切相关，应用聚合酶链反应(PCR)技术在鼻咽部活检标本及颈部淋巴结针吸标本中检测EB病毒的基因可用于早期诊断鼻咽癌，并且鼻咽癌有家族聚集现象，人类白细胞抗原(HLA)A位点中的HLA-2和B位点的sin2与鼻咽癌发生有关；长期接触硬木屑、粉尘和氯酚的人员，罹患鼻腔鼻窦癌的危险性增高。因此，一些微量元素如镍的水平升高也可成为鼻腔鼻窦癌的分子标记；临床上甲状腺癌首发症状常常表现为淋巴结或远处转移，甲状腺球蛋白(thyroid globulin, Tg)可作为一种确认是转移性甲状腺癌还是非转移性甲状腺癌的可靠标记；甲状腺髓样癌患者血清降钙素(calcitonin, CT)水平明显升高，对于髓样癌来说，CT测定还可用于家族中易感性的监测。

2. 治疗进展

口腔颌面-头颈部肿瘤治疗的方法主要有手术治疗、放疗和化疗。随着头颈肿瘤分子生物学研究的不断进展、对靶向药物作用机制的了解以及多中心头颈肿瘤临床试验研究的开展，头颈肿瘤治疗的各个方面已经发生了很大变化。

(1) 手术：器官功能保留术式被广泛采用。头颈肿瘤外科治疗技术的总体趋势是在不影响局部控制率和5年生存率的情况下，尽量保留器官的生理功能。喉癌的手术方式由全喉切除到半喉切除、部分喉切除和局部肿瘤切除，口腔癌的手术选择也尽量保存患者的颌骨、神经和重要血管，最大限度地改善患者的生存质量。基于显微外科技术的各种皮瓣移植方法的普遍使用，使得手术后缺损区的功能重建成为可能。上消化道、上呼吸道的主要活动是发音和吞咽，手术造成的损伤可以通过采用微血管吻合术、游离皮瓣移植等方法部分恢复其功能。目前一期修复肿瘤切除术后的大块组织缺损在喉癌、口腔癌、咽癌等手术中已被广泛采用。

(2) 化疗：近年来诱导化疗已经成为头颈肿瘤综合序列治疗的重要组成部分。诱导化疗是指在手术前或放疗前使用化疗，目的是控制原发灶，缩小肿瘤体积，便于根治或放射野的缩小，消除或缩小转移灶，消除肿瘤复发的根源。

(3) 放射治疗：放射治疗(放疗)的一项主要进展是调强放疗。这种技术是将辐射野内剂量强度按一定要求进行调节，在各处辐射野与靶区外形一致的条件下，针对靶区三维形状和要害器官与靶区的具体解剖关系对束强度进行调节，通过调节放射剂量率，使肿瘤接受到较高的放射剂量，而周围正常组织接受较小剂量照射。放疗的另一个重要进展是分割治疗。分割放疗是指将肿瘤放射根治剂量分数十次照射。这种方法每次照射后正常组织损伤少，修复率高而不影响器官功能，而肿瘤组织对放射线敏感损伤较重，修复也差。同时，分次照射可使对放射线不敏感的肿瘤细胞转为敏感细胞，从而提高放疗效果。头颈部癌的放疗是典型的常规分割，每周5次，连续7周。

(4) 同步放、化疗：它多是指针对已无手术适应证、不能切除的晚期头颈肿瘤的局部控制方法，在放射治疗期间同时进行化疗。大量文献报道显示，对于临床晚期头颈肿瘤病例，同期放化疗可以取得较为满意的治疗效果，而不会引起系统性的毒性反应，其较为严重的不良反应是造成不同程度的黏膜炎症[28, 29]。

(5) 分子靶向治疗：分子靶向治疗是一种新的肿瘤治疗手段，它能够特异性地作用于肿瘤发生、发展中起关键作用的靶分子及其调控的信号转导通路，从而达到治疗肿瘤的目的。在头颈肿瘤分子靶向治疗的临床试验中，靶向表皮生长因子受体、血管内皮细胞生长因子和环氧化酶-2(COX-2)的药物治疗显示出了潜在的疗效和良好的发展前景。EGFR的过度表达被认为是头颈部肿瘤的特征之一，与其预后不良和对放疗不敏感相关。EGFR特异性的单克隆抗体可以抑制EGFR与其配体的结合，阻断EGFR配体介导的酪氨酸磷酸化，在体内外均能有效抑制EGFR过表达肿瘤细胞的生长[30]。靶向EGFR单克隆抗体是第一个应用于口腔癌的分子靶向治疗药物，美国食品药品监督管理局(FDA)2006年宣布临床使用EGFR单克隆抗体西妥昔单抗联合放疗治疗口腔癌。一项Ⅱ期临床实验结果显示联合应用EGFR特异性单克隆抗体西妥昔单抗和化疗药物紫杉醇，对于头颈部复发和转移性鳞癌的总体有效率达到54%。新生血管是肿瘤生长和转移的关键步骤之一，因而抗血管生成现已成为肿瘤靶向治疗的热点。通过靶向抑制肿瘤新生血管形成来达到抑制肿瘤生长的目的，在多种不同的模型和临床前实验中都被证实有效，同样对于头颈部复发和转移性鳞癌的另一项Ⅱ期临床实验结果表明，抗VEGF的贝伐珠单抗联合化疗可以达到30%的总体有效的治疗效果。环氧化酶-2是另一类具有抗肿瘤活性的靶向药物，是非类固醇消炎药，这类药物的作用机制为抑制环氧化酶，即花生四烯酸转化成前列腺素的关键酶。在肿瘤的发生中前列腺素具有刺激细胞增殖、迁徙，抑制凋亡和免疫监视，诱导血管形成的作用；有研究总结分析认为，联合采用抑制EGFR和COX-2的药物，对于头颈鳞癌有良好的治疗效果。

## 二、问题和展望

肿瘤作为一类系统性、慢性疾病，由于其生物学行为和临床表现的复杂性，人类对肿瘤的认识和诊疗技术水平的限制，存在比较普遍的片面性和盲目性，导致在肿瘤的实际防治工作中难以获得满意的效果。回顾头颈部鳞癌临床治疗学的历史，从传统单一的手术治疗到放化疗、综合序列治疗，治疗方法和治疗理念都在与时俱进；然而，近30年来患者的总体生存率和无病生存率仍然维持在徘徊不前的状态，并没有出现大的突破。人们越来越认识到，单纯依靠手术技巧的发展或者发现几种抗癌新药，或者改进放射治疗模式，已不能大幅度提高头颈癌的治疗效果。攻克肿瘤这一医学难题，必须建立系统生物学的概念，采用分析整合和生物信息学的方法，揭示肿瘤发病过程中涉及的多种发病因素、多种基因、多种信号通路和多种发病途径，才能从本质上揭示肿瘤的发病机制，进而在肿瘤的早期诊断、预防和个体化治疗等方面取得明显的突破。

建立口腔颌面-头颈部肿瘤系统生物学研究平台和转化研究中心，笔者认为以下几个方面的工作必须着力加强：

(1) 建立相关组学实验技术平台：肿瘤系统生物学是一个新的领域，研究方法需要创新，新的技术亟待开发。另外，现代生物学对仪器和设备有很大的依赖性，肿瘤系统生物学需要动态和立体了解疾病发生和发展的详细情况，更需要实验技术平台的建立与创新，如遗传背景的全基因组检测技术、基因组分析技术、基因芯片技术、蛋白质组分析技术、分子成像技术和动态分析检测技术等。

(2) 加强对组学数据的解析和模型构建，重视肿瘤相关模式生物学的研究，加强对不同技术平台中得到的组学数据的解析和数学、生物学模型构建，充分发挥生物信息学的作用。系统生物学研究的主旨就是要得到一个尽可能接近真正生物系统的理论模型，建模过程贯穿在系统生物学研究的每一个阶段，需要实验研究和计算机模拟及理论分析的完美整合。

(3) 加强肿瘤诊治转化医学理念，以“转化医学”为桥梁，在科研人员与临床医生之间建立起一个双向畅通和开放的高速通道，实现以患者为中心，及时把基础医学研究成果转化为临床诊治实用技术及公共卫生干预措施和方略，最大限度地提高临床头颈癌诊治水平。

(4) 肿瘤资源库建立和使用：肿瘤资源库是转化研究的基础，为临床前研究及时提供材料。应有目的、系统地收集和保存常见肿瘤的组织标本、血液标本和唾液等标本。一方面加强生物样本的规范收集、保藏，更重要的方面是结合完整的临床资料，加强对资源库标本生物学特点的研究、整理和分析，实现资源的最大化、有效利用。

（陈万涛）

## 参考文献


[1] Cao W, Younis RH, Li J, et al. EZH2 promotes malignant phenotypes and is a predictor of oral cancer development in patients with oral leukoplakia [J]. Cancer Prev Res (Phila), 2011,4(11):1816-1824.

[2] Liu W, Feng JQ, Shen XM, et al. Two stem cell markers, ATP-binding cassette, G2 subfamily (ABCG2) and BMI-

1, predict the transformation of oral leukoplakia to cancer: A long-term follow-up study [J]. Cancer, 2012,118(6): 1693 - 1700.

[3] Knudson AG Jr. Hereditary cancer, oncogenes, and antioncogenes [J]. Cancer Res, 1985,45(4):1437 - 1443.

[4] Sang-Hyuk Lee SH, Lee NH, Jin SM, et al. Loss of heterozygosity of tumor suppressor genes (p16, Rb, E-cadherin, p53) in hypopharynx squamous cell carcinoma [J]. Otolaryngol Head Neck Surg, 2011,145(1):64 - 70.

[5] Hu N, Clifford RJ, Yang HH, et al. Genome wide analysis of DNA copy number neutral loss of heterozygosity (CNNLOH) and its relation to gene expression in esophageal squamous cell carcinoma [J]. BMC Genomics, 2010,18(11):576.

[6] Stanojevic B, Dzodic R, Saenko V, et al. Mutational and clinico-pathological analysis of papillary thyroid carcinoma in Serbia [J]. Endocr J, 2011,58(5):381 - 393.

[7] Murugan AK, Hong NT, Cuc TT, et al. Detection of two novel mutations and relatively high incidence of H - RAS mutations in Vietnamese oral cancer [J]. Oral Oncol, 2009,45(10):e161 - 166.

[8] Trivedi TI, Tankshali RA, Goswami JV, et al. Identification of site-specific prognostic biomarkers in patients with oral squamous cell carcinoma [J]. Neoplasma, 2011,58(3):217 - 226.

[9] Vora HH, Shah NG, Trivedi TI, et al. Expression of C - myc mRNA in squamous cell carcinoma of the tongue [J]. J Surg Oncol, 2007,95(1):70 - 78.

[10] Wang W, Xue L, Wang P. Prognostic value of β - catenin, C - myc, and cyclin D1 expressions in patients with esophageal squamous cell carcinoma [J]. Med Oncol, 2011,28(1):163 - 169.

[11] von Rahden BH, Stein HJ, Pühringer-Oppermann F, et al. C - myc amplification is frequent in esophageal adenocarcinoma and correlated with the upregulation of VEGF - A expression [J]. Neoplasia, 2006,8(9):702 - 707.

[12] López F, Llorente JL, Oviedo CM, et al. Gene amplification and protein overexpression of EGFR and ERBB2 in sinonasal squamous cell carcinoma [J]. Cancer, 2012,118(7):1818 - 1826.

[13] Farhadieh RD, Smee R, Rees CG, et al. Mutant p53 and cyclin A1 protein expression in primary laryngeal squamous cell carcinomas do not correlate to second primary tumours of the head and neck [J]. ANZ J Surg, 2009,79(1 - 2):48 - 54.

[14] Sengpiel C, König IR, Rades D, et al. p53 mutations in carcinoma of the esophagus and gastroesophageal junction [J]. Cancer Invest, 2009,27(1):96 - 104.

[15] Wang Z, Sturgis EM, Zhang Y, et al. Combined p53 - related genetic variants together with HPV infection increase oral cancer risk [J]. Int J Cancer, 2012,131(3):E251 - 258.

[16] Hong J, Resnick M, Behar J, et al. Acid-induced p16 hypermethylation contributes to development of esophageal adenocarcinoma via activation of NADPH oxidase NOX5 - S [J]. Am J Physiol Gastrointest Liver Physiol, 2010,299(3):G697 - 706.

[17] Pietruszewska W, Klatka J, Borzecki A, et al. Loss of heterozygosity for Rb locus and pRb immunostaining in laryngeal cancer: a clinicopathologic, molecular and immunohistochemical study [J]. Folia Histochem Cytobiol, 2008, 46(4):479 - 485.

[18] 张志愿,帕提曼·司地克,曹俊,等.16 型人乳头状瘤病毒 E6/E7 诱导的人永生化口腔上皮细胞系的建立[J]. 中华口腔医学杂志,2002,37(1):12 - 14.

[19] Ye D, Zhou X, Pan H, et al. Establishment and characterization of an HPV16 E6/E7 - expressing oral squamous cell carcinoma cell line with enhanced tumorigenicity [J]. Med Oncol, 2011,28(4):1331 - 1337.

[20] Shivamallappa SM, Venkatraman NT, Shreedhar B, et al. Role of angiogenesis in oral squamous cell carcinoma development and metastasis: an immunohistochemical study [J]. Int J Oral Sci, 2011,3(4):216 - 224.

[21] Liu P, Zhou J, Zhu H, et al. VEGF - C promotes the development of esophageal cancer via regulating CNTN - 1 expression [J]. Cytokine, 2011,55(1):8 - 17.

[22] Rose BS, Jeong JH, Nath SK, et al. Population-based study of competing mortality in head and neck cancer [J]. J Clin Oncol, 2011,29(26):3503 - 3509.

[23] Baek CH, Chung MK, Jeong HS, et al. The clinical usefulness of (18)F - FDG PET/CT for the evaluation of lymph node metastasis in periorbital malignancies [J]. Korean J Radiol, 2009 J,10(1):1 - 7.

[24] Hu YY, Liang PY, Lin XP, et al. [18F - FDG PET/CT for the detection of primary tumors metastasizing to lymph nodes of the neck [J]. Ai Zheng, 2009,28(3):312 - 317.

[25] Jayaprakash V, Sullivan M, Merzianu M, et al. Autofluorescence-guided surveillance for oral cancer [J]. Cancer Prev Res (Phila), 2009,2(11):966 - 974.

[26] Kraft M, Betz CS, Leunig A, et al. Value of fluorescence endoscopy for the early diagnosis of laryngeal cancer and its precursor lesions [J]. Head Neck, 2011,33(7):941 - 948.

[27] Meier JD, Xie H, Sun Y, et al. Time-resolved laser-induced fluorescence spectroscopy as a diagnostic instrument in head and neck carcinoma [J]. Otolaryngol Head Neck Surg, 2010,142(6):838－844.

[28] Cooper JS, Pajak TF, Forastiere AA, et al. Postoperative concurrent radiotherapy and chemotherapy for high-risk squamous-cell carcinoma of the head and neck [J]. N Engl J Med, 2004,350(19):1937－1944.

[29] Bernier J, Domenge C, Ozsahin M. et al. Postoperative irradiation with or without concomitant chemotherapy for locally advanced head and neck cancer [J]. N Engl J Med, 2004,350(19):1945－1952.

[30] William WN Jr, Kim ES, Herbst RS. Cetuximab therapy for patients with advanced squamous cell carcinomas of the head and neck [J]. Nat Clin Pract Oncol, 2009,6(3):132－143.

# 第二章 口腔颌面-头颈部肿瘤的病因及预防

## 第一节　口腔颌面-头颈部肿瘤病因

口腔颌面-头颈部肿瘤的发生是一个极其复杂的慢性过程，是物理、化学、生物以及遗传等多种因素共同作用的结果，本节将对这些主要致癌因素作一介绍。

### 一、物理、化学致癌因素

#### (一) 化学致癌物质

到目前为止，已证实的化学致癌剂有多环芳香烃类物质，如苯并芘、亚硝胺(酯)等。这些是已知的人类癌症诱变剂、致癌物及生殖发育毒性物质。苯并芘在体内能被细胞色素 p450 氧化系统代谢形成中间产物二醇-环氧化物，后者可与染色体 DNA 链上的鸟嘌呤残基的 N2 位点结合形成 DNA 加成物，二醇-环氧化物- DNA 加成物可诱发 DNA 的突变。张志愿研究小组体外研究证实，小剂量的苯并芘加入细胞培养液中，可以诱导口腔上皮永生化细胞发生癌变，诱导的恶变细胞裸鼠体内可以成瘤[1]；这一结果很好地证明了多环芳香烃类物质对癌变的诱导作用。在口腔组织中，舌黏膜上皮中含有的细胞色素 p450 较其他组织高，活性也较强，还可被烟草、食物中的致癌剂诱导表达，这是口腔黏膜鳞癌好发原因之一。*N*-亚硝基去甲烟碱和 4-(甲基亚硝氨基)-1-(3-吡啶基)-1-丁酮两种成分，是公认的烟草来源的最强致癌剂，两者均由烟草中的尼古丁发生 *N*-亚硝基化作用而产生。亚硝胺为一种前致癌物质，可在细胞色素 p450 酶的作用下发生 α-羟基化而被激活。*N*-亚硝基去甲烟碱和 4-(甲基亚硝氨基)-1-(3-吡啶基)-1-丁酮一类致癌物和二醇-环氧化物一样，也可与 DNA 结合形成 DNA 加成物，从而诱发或促进肿瘤的发生和发展。

4-硝基喹啉-1-氧化物(4-nitroquinoline-1-oxide，4NQO)，是烟草、烟熏食物中的成分，4NQO 属芳香胺杂环化合物，是一种前体致癌剂，它在体内通过 4NQO 还原酶作用形成近致癌物 4-乙羟氨基喹啉-1-氧化物，进一步经脯氨酰基化作用代谢为终致癌物 4-乙酰氨基喹啉-1-氧化物，最后与靶器官 DNA 的亲核结构结合，形成 DNA 加成物，导致 DNA 碱基突变。鉴于以上作用，4NQO 常被用来诱导实验动物口腔黏膜鳞癌的发生，在动物的饮用水中加入一定量(0.002%左右)的 4NQO，可复制出人类口腔黏膜鳞癌由正常黏膜到癌前病变，最终发展成浸润癌的全过程[2]。

#### (二) 烟草中化学致癌物

研究证实，烟草中含有数千种化学成分，这些成分可随着烟草的燃烧或咀嚼释放出来，并对人体组织和器官造成损害。国际癌症研究协会已将烟草燃烧烟雾中所包含的 60 余种化学成分定义为致癌物质。国内外公认，烟草中的 4-(甲基亚硝氨基)-1-(3-吡啶基)-1-丁酮是导致口腔黏膜鳞癌与肺癌最主要的致癌物质[3]。有统计证实，在口腔颌面-头颈部鳞癌患者中，有超过 70%的人群曾使用过不同种类的烟草制品。口腔颌面-头颈部鳞癌的危险度与吸烟的强度和烟龄呈明显的剂量-效应关系，重度吸烟人群患口腔颌面-头颈部鳞癌的危险度比不吸烟人群高 5 倍，有报道最高达 25 倍。已戒烟的吸烟人群，其患口腔颌面-头颈部鳞癌的危险度会较低，且随着戒烟时间的延长，该危险度呈持续下降趋势。一项临床资料显示，在曾有吸烟史并已接受治疗的口腔鳞癌患者中继续吸烟者，口腔鳞癌复发概率要比停止吸烟者高 2～6 倍。

一些非吸入性烟草使用方式，如鼻烟、咀嚼烟草和酱叶等，亦被证实为口腔癌的潜在危险因素。一项 meta 分析结果显示，非吸入性烟草使用人群口腔癌的发生率较一般人群增高。有研究结果证实，在非吸入性烟草致口腔癌过程中亚硝酯物质发挥主要作用，原因之一是烟草的非吸入性方式可使口腔组织的内源性亚硝基化作用增强。烟草中的致癌物质主要为多环芳香烃和烟草特异性亚硝胺。暴露于香烟烟雾中多环芳香烃的浓度与机体组织形成多环芳烃- DNA 加成物密切相关。多环芳香烃- DNA 加成物可导致一些肿瘤相关基因，如 K - ras、p53 等发生不同类型和功能的 DNA 碱基突变；还有研究证实，烟草特异性亚硝胺对上皮细胞的 DNA 有直接的致突变作用。因此，这些多环芳香烃被国际认定为人类致癌物，故烟草被认定为口腔颌面-头颈部肿瘤发生的第一大独立危险因素。



#### (三) 乙醇(酒精)

乙醇是导致口腔黏膜癌发生的第二大独立危险因素。据统计，在非吸烟人群中，患口腔癌和咽喉癌的首要危险因素即为饮酒[4]。90%的口腔颌面-头颈部鳞癌患者有饮酒的习惯，约为非饮酒对照组的 2 倍以上。一项研究结果显示，平均每天摄入 50g 乙醇即可显著增加口腔颌面-头颈部鳞癌的患病危险性。另外，研究也显示，吸烟与饮酒的致癌作用呈明显的协同作用，重度吸烟伴重度饮酒的人群，患口腔颌面-头颈部肿瘤的危险性要比一般人群高出 100 多倍。

近年，乙醇致癌机制的研究有了不少进展。动物研究结果表明，乙醇本身不是致癌物质，但其能够凭借其产生的氧自由基导致细胞 DNA 损伤等后果而诱导肿瘤的发生。越来越多的研究证据显示，乙醇的致癌作用主要归因于乙醛的产生。在口腔中，乙醇主要被寄居在口腔黏膜表面的微生物所代谢，代谢产物包括乙醛等。在代谢过程中，乙醇首先在乙醇脱氢酶的催化作用下脱氢氧化生成乙醛；随后，乙醛又在乙醛脱氢酶的作用下生成醋酸盐。乙醇脱氢酶与乙醛脱氢酶的等位基因变异体可被多个基因编码，两者以多种同工酶的形式存在，并且具有不同的活性；同工酶的活性异常，可造成乙醛水平的增高。乙醛是一种高度不稳定的化合物，能够快速产生高度毒性的氧自由基，它能导致人类细胞中染色体的畸变以及姐妹染色单体的互换。此外，乙醛还可与 DNA 发生共价交互作用而形成 DNA 加成物，而这种加成物与口腔颌面-头颈部鳞癌的发生具有密切的关系。因此，乙醇脱氢酶与乙醛脱氢酶活性的异常可能是口腔癌的诱因之一。

#### (四) 紫外线辐射

紫外线光辐射是引起皮肤癌和唇癌的主要因素。研究显示，从事户外工作以及生活在农村等暴露阳光较多的人群中，唇癌的发病率明显增高；下唇接受阳光暴露的范围与强度也高于上唇，更容易罹患唇癌。有研究显示，中国女性唇癌发病率明显低于男性，推测可能与女性更多地使用防晒化妆品和遮阳用具、更少从事户外活动有关。与此相反，北美和欧洲人喜欢日光浴和户外活动，皮肤癌和唇癌发病率明显升高。上述这些事实均从不同方面证实了光辐射与唇癌、皮肤癌发病之间的直接关系。在光辐射致癌的机制中，紫外线、尤其是波长为 290～330 nm 的光谱，可能是主要的致癌物质。紫外线辐射可诱导上皮细胞中 DNA 的改变以及抑癌基因 p53 的突变，同时还可选择性地抑制机体免疫功能，导致机体选择和杀灭非正常细胞能力的降低，使细胞产生癌变。

#### (五) 机械刺激

动物口腔黏膜鳞癌诱导实验结果也证实，化学致癌剂联合长时间的局部物理刺激，可以明显提高癌症诱发率，并明显缩短癌变时间。不良修复体、残根和残冠的长期刺激是口腔癌发生一个不可忽视的原因。牙龈癌、舌侧缘癌和齿痕线颊癌的发生多伴有不良刺激因素存在；随着口腔卫生条件的改善，上述 3 类肿瘤的发生率正在逐年下降，也间接说明不良物理刺激和口腔癌发生之间的关系。

### 二、生物致癌因素

#### (一) 人类乳头瘤病毒

人类乳头瘤病毒(human papilloma virus，HPVs)与癌症发生之间的关系在口腔癌研究中已经被初步证实和阐明。研究结果表明，HPVs 病毒约有 80 种亚型，包括高危险性 HPV16、HPV18 等，每种亚型具有不同程度的致癌性。在宫颈癌研究中，HPV16 与癌症发生之间的关系最为明确。HPV 病毒是一种双链环状的 DNA 病毒，整合进宿主基因后，通过产生癌蛋白使抑癌基因失活；HPV16 病毒还以游离基因的形式存在，或是以两种形式存在。尽管HPV的整合是随机的，但有其偏好性，更加倾向与染色体脆性位点相结合。HPV的整合过程导致E1E2基因序列被打断，从而引起癌蛋白和E7的过表达。研究发现，HPV16病毒蛋白E6和E7可在病毒转染的细胞内或HPV感染相关的组织内持续表达，两者通过抑制调控细胞周期由G1期向S期转化的关键抑癌基因pRb和p53的表达，从而促进癌的发展。HPV E7蛋白可与Rb基因家族成员pRb、p107与p30等翻译的蛋白结合并使其失活，破坏$G_1$/S期的转化平衡，促使静止细胞进入S期。HPV E6蛋白能与野生型p53蛋白结合并降解之，进而引起p53调控的$G_1$/S期的转化能力的失控，还导致染色体的不稳定性。

研究证实，口腔颌面-头颈部鳞癌与高危型HPVs感染之间有一定关系。已有研究结果提示，高危型HPV在口腔、口咽特定环境中、结合其他致癌因素可能具有致癌性。有研究报道，口咽癌高危型HPVs的感染，与放化疗敏感性和预后密切相关，高危型HPVs感染的口咽癌，对放化疗敏感，且放化疗后预后要好于HPV阴性患者，结果提示HPVs在口咽癌发生、尤其是发展和治疗转归中发挥重要作用。到目前为止，HPV与口腔黏膜鳞癌的关系还没有明确定论，但已有实验研究结果表明，高危型HPV感染与口腔黏膜鳞癌发生有相关性。张志愿等研究结果证实，HPV16病毒蛋白E6/E7感染可导致正常口腔黏膜上皮细胞发生永生化；永生化的口腔黏膜上皮细胞系再经过一定剂量苯并芘暴露诱导一定时间后，可以发生癌变，形成恶性肿瘤细胞。

#### （二）糖尿病

已有研究认为，糖尿病与一系列口腔疾病，如牙周病、舌炎等均有关。流行病学研究资料显示，糖尿病亦为口腔黏膜癌前病变及口腔黏膜鳞癌的危险因素之一。有研究发现，在糖尿病患者人群中，口腔良性肿瘤的患病率为14.5%，口腔黏膜癌前病变的患病率为8%，而在非糖尿患者群中，该两项患病率仅为6.4%和3.29%；这项研究还显示，在口腔黏膜鳞癌患者中，糖尿病的患病率为14.6%，明显高于非口腔黏膜鳞癌组。糖尿病动物模型研究显示，糖尿病鼠腭部黏膜局部涂抹4NQO后，可引起一系列癌蛋白的上调表达，主要包括erbB2与erbB3、胞质蛋白IRS-1、H-ras与N-ras、Ki-67和C-myc等癌蛋白。

### 三、遗传易感因素

#### （一）口腔颌面-头颈部鳞癌的遗传易感性

烟、酒摄入、物理刺激等暴露因素均为口腔黏膜鳞癌发生的危险因素，但研究结果显示，仅有一部分暴露于上述危险因素的人群罹患癌症，提示宿主因素、尤其是遗传因素可能在口腔颌面-头颈部鳞癌的发生中扮演不可或缺的角色。有研究结果表明，在有直系亲属患口腔黏膜鳞癌、年轻时曾患口腔黏膜鳞癌的人群以及未暴露于其他已知危险因素而罹患口腔黏膜鳞癌的人群中，发生口腔黏膜鳞癌或口腔黏膜鳞癌复发的危险性要高于一般人群。机体关键功能基因的多态性，可能影响口腔黏膜鳞癌的个体易感性，并且和暴露于口腔黏膜鳞癌危险因素中的个体发生口腔黏膜鳞癌有一定相关性。这些关键基因包括编码代谢相关酶、DNA修复酶、细胞生长和分化调控蛋白等基因。

谷胱甘肽S转移酶(glutathione S-transferases, GSTs)是一类对烟草烟雾中多环碳氢化合物发挥重要去毒作用的酶。GSTs有不同的基因型，其中GSTMl和GSTTl是与口腔癌易感性相关的重要基因。GSTMl基因具有多态性，包括一个无效基因型GSTM1与两个功能型等位基因GSTM1A和GSTM1B。GSTTl同样也具有多态性，一个功能性和一个是由基因缺失导致的无效亚型。研究认为，GSTMl和GSTTl无效亚型转录的蛋白不具有酶的活性，机体可能因此丧失对烟草烟雾中等有害物的去毒性作用，导致癌症的易感。*N*-乙基转移酶(*N*-acetyltransferase, NAT)1和2(NATl, NAT2)可代谢烟草烟雾中的芳基及杂环类的胺类物质。NAT2基因位点的多态性可导致转录的酶发挥不同速率的乙酰化作用，对致癌物的去毒作用也不尽相同。几项研究解释了NAT2在口腔颌面-头颈部肿瘤发病中的作用，转录慢速乙酰化酶的基因亚型可能是一个口腔癌发生的宿主遗传因素。

机体组织DNA修复功能的改变也可能增加患口腔癌的危险。核苷酸剪切修复途径对消除单体加成物与氧化造成的DNA损伤起关键作用。有研究报道，XPD有13种基因多态性，当这些关键基因表现为不同的基因亚型时，相应蛋白产物的氨基酸顺序也会发生一些变化，这些变化可造成DNA修复功能的异常，这些异常变化可能导致口腔黏膜鳞癌发生的危险性增高。XRCCI 基因的转录产物可与 DNA 连接酶、多聚酶等发生相互作用，并参与 DNA 剪切修复过程中。目前已发现 XRCCI 存在 3 种基因多态性；XPD 为一种单链 DNA 依赖的 ATP 酶，并具有解螺旋酶的活性，可展开 DNA 损伤的区域，以利于 DNA 修复的进行。综合研究认为，口腔黏膜鳞癌中常有 DNA 修复功能的异常，而此种异常与一些关键的基因 XRCCI、XPD 的多态性有关。



#### (二) 遗传性疾病

虽然口腔癌本身极少具有遗传性，但一些遗传性疾病可增加患口腔癌的危险性，并且遗传性疾病相关肿瘤的好发年龄偏低，通常<40 岁。据报道，口腔癌好发于先天性骨髓发育不全的患者。这些患者体内调控 DNA 识别和修复的基因发生常染色体隐形突变，因此好发骨髓衰竭、白血病以及包括口腔癌在内的实体肿瘤。先天性骨髓发育不全的患者发生口腔癌的危险性为对照组的 500～700 倍。口腔癌还好发于遗传了 CDKN2A 基因功能失活突变型的人群。CDKN2A 基因是一种对细胞周期 $G_1$/S 期转化起重要调控作用的调节基因，体细胞中该基因功能的失活也可见于散发的口腔癌中。在家族史阳性的人群中，患口腔癌的危险性增加 2～4 倍，该事实也支持这种倾向性的遗传因素是存在的。

## 第二节　口腔颌面-头颈部肿瘤的预防

### 一、概述

预防是抗击恶性肿瘤最有效、最经济的武器。最新的科学研究表明，经过合理有效的控制活动，1/3 癌症是可以预防的，1/3 癌症如能及早诊断，则可能治愈，而合理有效的姑息治疗可使剩余 1/3 癌症患者的生存质量得到改善。当今世界对我们传统的习惯提出了很多挑战，出现了许多新的健康观点。只有将肿瘤预防与控制纳入到人们日常生活及工作议事日程中，才能真正起到预防作用。癌症预防的最终目的，是降低癌症的发生率和病死率。口腔颌面-头颈部肿瘤的预防主要是针对口腔癌的预防，其含义包括预防口腔癌的发生，防止口腔癌对邻近组织的损害，预防癌的复发、转移以及因癌导致的死亡。

根据疾病的自然发展史，口腔癌的预防可以从其发生发展的任何一个阶段介入，即预防贯穿于疾病发生前至疾病发生后转归的全过程，一般划分为三级预防策略。一级预防(primary prevention)或病因预防。一级预防的目标是防止癌症的发生，强调自我保健，健康教育与促进，特殊的防护措施(如社区公共卫生措施)，及监测危险因素与疾病发展趋势。一级预防的方法，以病因预防为主，针对致病因素采取预防措施，从人群中去除危险因素，使人群中发病患者数降到最低，同时加强环境保护、适当健康饮食、适当体育锻炼，以增进身心健康，这是降低发病率最根本的措施。

二级预防(secondary prevention)或临床前预防：已经进入病理形成期，但处于疾病的早期阶段。强调早期发现、早期诊断和早期治疗，阻止病理过程的进展，尽可能达到完全康复，提高治愈率。二级预防的目标是防止初发疾病的进一步发展。二级预防的方法较多，包括：①普查。即可了解发病状况，也可为预防措施的制定和实施提供依据，是一个复杂的学科领域，其风险及获益在每次普查前需要仔细评估。②治疗癌前病变。癌前病变是指某些具有癌变潜能的良性病变，长期不予治疗，部分可转变为癌。③加强对易感人群的监测。通过流行病学调查，对肿瘤易感人群进行定期检测，尽早发现病变。④肿瘤自检。尤其是对于浅表或容易检查的部位，观察病变发展状况，及时就医，是早期发现肿瘤的可靠方法。三级预防(tertiary prevention)或康复性预防：其目标是防止病情恶化，防止残疾。此时，疾病已发展到严重和晚期阶段，正确选择合理甚至最佳诊疗方案，以根治肿瘤、防止伤残与康复功能为主要目的，尽可能延长寿命，减轻疼痛及防止复发，恢复器官的功能缺陷，恢复一定的生活自理能力。

### 二、口腔颌面-头颈部肿瘤的三级预防研究现状

#### (一) 一级预防的薄弱及其原因

一级预防的重点主要在病因预防，目前国内尚缺乏多中心大样本的口腔癌病因和危险因素调查分析。

根据各种病因和危险因素，针对化学、物理和生物等具体致癌、促癌因素和体内、外致病条件采取预防措施，并针对健康机体加强环境保护，提倡健康饮食，加强体育锻炼，增进身心健康，做到防患于未然。

发达国家，比较重视癌症的病因预防。从病因角度上看，烟、酒主要成分中已经被确认含有明确致癌物，如苯并芘是烟草燃烧过程产生的主要致癌物质，乙醛是乙醇代谢过程中的主要致癌物，其致癌机制已经基本明确。有些国家已经采取了一些病因预防的具体措施来预防癌症的发生，与口腔癌相关的措施包括大力提倡戒烟、戒酒，除了发病因素和危险因素的危害性教育，有的国家将禁止吸烟、饮酒纳入国家的法律法规，如禁止在公共场合吸烟，限制生产、进口、销售和使用各种烟草制品，提高烟酒产品税收，减少烟草制品中焦油、尼古丁和其他致癌物质的含量等。提倡定期口腔检查，加强口腔卫生保健，开展自我检查，针对可疑的癌前病变及早诊治，阻止其向原位癌发展。对于口腔内的不良刺激物，如残根、残冠和不良修复体，应及早处理，预防口腔黏膜长期受慢性炎症等不良刺激而发生异常增生甚至癌变。

我国的口腔颌面-头颈部肿瘤的一级预防工作与国际发达国家相比，还存在不小的差距。国内，吸烟的预防工作主要从吸烟与饮酒的危害性教育方面展开，使人们认识到烟酒对健康的危害，改变吸烟与饮酒的习惯；鼓励公众不要染上烟酒习惯；已有烟酒嗜好者，最好戒除，不能戒除者，要尽量减少吸烟量。从根本上预防吸烟在社会上的流行，除教育吸烟有害健康外，国家立法保护每位公民免受二手烟危害，是减低吸烟危害的有效和关键措施。可喜的是，国家“十二五”规划提出了“全面推行公共场所禁烟”的目标，这一国家层面的举措被视为中国从“消极控烟国”走向“积极控烟国”的一个标志性转折点。尽管大众不同程度知道烟酒有害于健康，但到目前为止，在广大人群中还远远不能实现人人自觉不吸烟，不饮酒。因此，从某种程度上讲，禁烟酒的一级预防工作与实际要求还存在很大的距离。国内南方某些省份还有嚼食槟榔的习惯，而槟榔与口腔疾病尤其是口腔恶性肿瘤的关系十分密切，并已通过大量的临床基础研究得到证实，但并不为广大群众所知，特别是在湖南等省份的人群中，嚼食槟榔的情况比较普遍，而这部分人群的自我保健意识较差，往往忽视口腔内的疾病，导致口腔肿瘤的发生。因此，如何从一级预防的角度使这部分人群改变嚼槟榔的习惯，是亟待妥善解决的问题。对于高危 HPVs 感染和癌前病变，国内目前已有初步的研究报道。从病因角度上如何预防高危 HPV 感染和癌前病变，做到一级预防，还有很长的路要走。对于局部不良刺激因素的一级预防，就国内目前的情况而言，需要从分析不良刺激因素产生的原因着手，分清是先天的还是后天的，后天的因素比较好预防，例如不良修复体、残根、残冠，只要患者平时多加注意，有相关疾病及时就诊，通过正规的诊治，往往可以达到满意的预防口腔癌的效果。

### （二）二级预防的基础研究与临床应用

早期发现、早期诊断和早期治疗是二级预防的指导思想。其中早期发现和早期诊断是实现早期治疗的前提。目前就口腔癌而言，作为患者，应该对一些可疑病灶加以警惕，及时就医。需要警惕的症状和体征包括：口腔内的溃疡 2 周以上尚未愈合；口腔黏膜有白色、红色和发暗的斑；口腔与颈部有不正常的肿胀和肿大淋巴结；口腔有不明原因的反复出血；口腔颌面-头颈部、咽部或颈部有不明原因的麻木与疼痛。作为医师，早期发现可疑病变，需要了解口腔癌的高发部位，如舌、口底、牙龈、颊黏膜、磨牙后三角和腭。检查可视部位时，除了视诊、触诊外，口镜可用于辅助检查，必要时也可借助内镜了解不能直接可视的区域。一些辅助检查，包括活体染色、组织光谱分析、口腔刷活检等也正处于临床研究阶段。对于口腔内可疑区域或高危区域采用甲苯胺蓝染色，可将恶性细胞与正常黏膜细胞区分开来[5~7]。对于蓝染的区域最好行局部活检。正常黏膜不吸收甲苯胺蓝染料，偶而正常黏膜可以染上少量染料，但染料可以用醋酸擦去。光谱技术有望在可视性的形态学改变以前发现癌前病损。光谱检测技术的基本原理是用光源照射口腔组织的一个区域，用检测系统记录光谱变化，并用相关软件分析导致照射期间和照射后光谱改变的口腔组织状态[8]。体内组织是一种不均一的介质，其平均折射指数相差不大，不同于半透明物质。组织的不均一性，使得相应波长的光线更容易发生散射，可以通过光线改变来反应组织的存在，为确定组织状态信息提供参考数据。口腔刷是一种用于获得可疑区域细胞的避免疼痛的组织活检方法，但其临床应用价值有待于进一步评价。以上辅助临床检查方法是在实验研究的基础上研制出来的，处于转化医学临床应用的前沿。另外，分子生物学研究的深入，尤其是肿瘤分子标志物方面的研究，为肿瘤早期发现和早期诊断提供了希望，无论从组织学水平还是血清学水平，系统的分子标志物研究，有助于筛选可疑口腔癌，就像癌胚抗原用于筛选肠癌，甲胎蛋白用于筛选肝癌一样，但到目前为止，尚未找到口腔癌特异性的分子标志物。早期治疗方面，需要规范化、个体化、科学化制订治疗方案，医师对患者高度负责，务实地为患者选择治疗方案，特别是首次治疗方案。当然，目前临床上还需要进一步研究早期口腔颌面-头颈部肿瘤的治疗规范。例如，对于 $T_1$、$T_2$ 的早期舌癌是否应该同期行颈淋巴清扫术，该在何时清扫尚无定论，有待通过进一步的临床前瞻性研究加以确定。同样，对于早期舌癌，国外文献报道，有相当一部分患者采取放疗、或放疗联合化疗等[9]，效果良好，而我国基本上全部采用手术治疗，其临床治疗效果的比较有待进一步确定。



#### （三）三级预防的临床现状

三级预防的重点在于肿瘤的临床治疗和康复，以口腔癌为例，采取积极、有效、系统的综合序列治疗手段，使所有的口腔癌患者获得最佳疗效，并避免其复发，加速康复。对晚期难以治愈的患者应努力减轻其痛苦，改善生活质量，延长其寿命。目前口腔癌的治疗大多提倡以手术治疗为主的综合序列治疗，除了手术以外，还包括放射治疗、化学治疗、免疫治疗、生物治疗、中医中药治疗等。同时也提倡患者的个体化治疗策略，根据患者具体情况，确定每个患者的具体综合序列治疗方案。

## 三、问题与展望

#### （一）深入开展病因学调查研究

病因学调查研究是开展口腔颌面-头颈部肿瘤预防工作的基础。众所周知，口腔癌的发生、发展是一个多因素、多步骤、多阶段的复杂过程，其中涉及的病因及危险因素多种多样。如何明确口腔癌的病因及相关的危险因素，最可靠的方法就是流行病学调查和发病机制阐明。流行病学调查涉及的方面很多，与口腔癌相关的有：①家族及遗传易感性，目前尚知之甚少。②职业因素：如日光辐射（户外工作的农民、渔民、快递员、伐木工人），环境污染（空气中的 $SO_2$、NO、CO、$CO_2$，有机和无机粉尘如多环芳香碳氢化合物、镉、亚硝胺、苯、苯乙烯和四氯乙烯，使用矿物燃料取暖和烹饪，铺地毯工人）。③免疫抑制因素如人类免疫缺陷病毒（HIV）感染。④吸烟（纸烟、雪茄、方头雪茄烟、烟斗或手工制烟，无烟烟草，各种不同的吸烟习惯如吸鼻烟）。⑤咀嚼槟榔，在东南亚、中国台湾、湖南等地区十分流行。⑥吸大麻。⑦饮酒，包括啤酒、葡萄酒、白酒。⑧漱口剂（乙醇含量 25%）。⑨病毒：Epstein-Barr（EB）病毒、高危人乳头瘤病毒（HPV16、HPV18）、人单纯疱疹病毒（HSV6、HSV8）、丙型肝炎病毒（HCV）。⑩真菌感染：主要是白色念珠菌。⑪饮食与营养：缺铁、缺维生素 A、缺维生素 C、缺维生素 E 和缺 β-胡萝卜素。⑫牙及修复体因素：口腔卫生状况，牙及牙列状况（缺牙数量，修复体及质量，锐利或折裂牙）；⑬口腔潜在恶性病变和状态：白斑，扁平苔藓，红斑，口腔黏膜下纤维性变。在国内，这些口腔癌相关的危险因素与口腔癌之间的确切对应关系，目前还没有系统明确的报道，需要进一步深入的基础研究证实。

#### （二）提高早期发现、早期诊断、早期治疗水平

早期发现和早期诊断水平的提高来自于医、患两方面。一方面，人们生活习惯的改善和对早期病变的警惕性，是提高早期发现和早期诊断的有利条件。在日常生活中，保持健康的精神状态，注意口腔卫生，戒除烟酒，不吃过烫和有刺激性的食物，避免嚼槟榔。户外作业时加强防护措施，防止长时间直接暴晒或与有害工业物质直接接触。关注口腔健康，若有异常症状或体征，及早就医，排除疾患[10]。另一方面，加强早期诊断的基础研究和临床应用研究。口腔癌早期诊断技术、生物学标志物的筛选和定期的口腔体检，均有望在口腔癌的早期阶段做出诊断，并给予相应的干预，防止病变发展或逆转病变向良性或正常状态转变[11]。临床应用研究是验证基础研究最有效且最直接的方法，通过将基础研究的成果及时应用于临床，加强临床与基础研究的有机结合，把转化医学真正实施在临床工作中，将最大限度地造福于广大患者[12,13]。

#### （三）重视临床治疗方法的总结和创新

医学是在不断的总结中向前发展的。对于口腔颌面-头颈部肿瘤，尤其是口腔颌面-头颈部晚期恶性肿瘤的治疗方法也是在不断的总结中发展的。国内拥有大量的临床资源，如何正确有效地利用这些临床资源，是广大临床医师面临的艰巨课题，也是需要承担的责任。虽然经验总结在循证医学的证据力度上处于比较靠后的水平，但回顾性研究能够在一定程度上反映当前或以往医疗水平，是开展前瞻性研究的基础。

2

当然，严谨的大样本回顾性研究分析也能为临床工作提供可靠的依据。遗憾的是，就口腔癌而言，目前国内尚缺乏大样本的回顾性比较研究。我们看到的往往是反映某项临床工作的优越性，缺乏类似临床工作的系统性比较。一方面由于国内还没有建立起完善的疾病资料库系统，包括患者的疾病诊治过程系统、影像学资料系统、样本存储系统和随访系统等，这严重影响了临床医师对患者信息的全面掌握，出现需要资料时两手空空的局面；另一方面，我们还缺乏足量临床资源管理人员，使得大量的临床资料闲置，不能发挥其应有的作用。临床治疗方法的创新往往是在原有临床资料总结的基础上逐步提出来的，因此，在开展临床总结的同时，需要通过思考，尤其是总结和反思，结合当前国内外研究现状和进展，勇于开展临床研究的创新工作。

（张志愿）

## 参考文献


[1] Zhong LP, Pan HY, Zhou XJ, et al. Characteristics of a cancerous cell line, HIOEC-B(a)P-96, induced by benzo(a)pyrene from human immortalized oral epithelial cell line [J]. Arch Oral Biol, 2008,53(15):443-452.

[2] Jiang CH, Ye DX, Qiu WL, et al. Response of lymphocyte subsets and cytokines to Shenyang prescription in Sprague-Dawley rats with tongue squamous cell carcinomas induced by 4NQO [J]. BMC Cancer, 2007,7:40.

[3] 肖灿，周建华，惠建华等. 吸烟致口腔癌发生分子机制的研究[J]. 实用口腔医学杂志，2007，23(3)：325-327.

[4] Testino G. The burden of cancer attributable to alcohol consumption [J]. Maedica (Buchar), 2011,6(4):313-203.

[5] Epstein JB, Zhang L, Poh C, et al. Increased allelic loss in toluidine blue-positive oral premalignant lesions [J]. Oral Surg Oral Med Oral Pathol Oral Radiol Endod, 2003,95(1):45-50.

[6] Onofre MA, Sposto MR, Navarro CM. Reliability of toluidine blue application in the detection of oral epithelial dysplasia and *in situ* and invasive squamous cell carcinomas [J]. Oral Surg Oral Med Oral Pathol Oral Radiol Endod, 2001,91(5):535-540.

[7] Zhang L, Williams M, Poh CF, et al. Toluidine blue staining identifies high-risk primary oral premalignant lesions with poor outcome [J]. Cancer Res, 2005,65(17):8017-8021.

[8] Mourant JR, Freyer JP, Hielscher AH, et al. Mechanisms of light scattering from biological cells relevant to noninvasive optical tissue diagnostics [J]. Appl Opt, 1998,37(16):3586-3593.

[9] Posner MR, Hershock DM, Blajman CR, et al. Cisplatin and fluorouracil alone or with docetaxel in head and neck cancer [J]. New Eng J Med, 2007,357(17):1705-1715.

[10] 钟来平，郑家伟，张陈平，等. 口腔癌早期诊断的研究现状[J]. 中国口腔颌面外科杂志，2007，5(4)：243-248.

[11] 郑家伟，钟来平，张志愿. 口腔癌的预防[J]. 中国口腔颌面外科杂志，2009，7(2)：168-175.

[12] 王松灵. 口腔分子生物学与口腔实验动物模型[M]. 北京：人民卫生出版社，2011.

[13] 邱蔚六. 口腔颌面-头颈肿瘤学[M]. 北京：人民卫生出版社，2011.

# 第三章 口腔颌面-头颈部肿瘤分子遗传学

口腔颌面-头颈部肿瘤(head and neck cancer, HNC)包括发生于口腔、咽、喉的恶性肿瘤,是目前最常见的人类恶性肿瘤之一。每年约60万人诊断为口腔颌面-头颈部肿瘤,病理学类型以鳞状细胞癌最为常见。近几十年来口腔颌面-头颈部恶性肿瘤的治疗取得了较大进展,肿瘤患者经过手术联合放射治疗和化学治疗,5年生存率约为60%,但仍有近50%的患者会发生肿瘤的局部复发、淋巴结转移和远处转移,而这些患者往往预后很差,并有严重的面容畸形和功能障碍。如何进一步提高这些肿瘤患者的生存率和生存质量,是目前临床医师面临的一大难题。随着分子生物学和基因工程技术的迅猛发展,人们逐渐认识到恶性肿瘤的发生涉及不同的遗传因素和环境因素,是多因素参与、多步骤遗传损伤的复杂过程。在这一过程中,首先是单个细胞内发生某些遗传学或表观遗传学的改变,获得了一定的生长优势并进行克隆性增殖,随后该克隆在逐步演化过程中进一步积累一系列的基因改变,最终发展成为肿瘤细胞。在肿瘤进展过程中,新的遗传学和表观遗传学变化进一步赋予某些细胞克隆选择优势,使得肿瘤细胞的恶性程度逐渐增加,并使某些癌细胞获得进一步向体内其他部位播散、转移的能力。

尽管癌细胞表现出各种各样的表型,呈明显的不均质性,产生这种变化的原因却是有限数量的关键性因素。这些关键性因素促使癌细胞无限增殖和维持其恶性特征。现在普遍认为,在分子水平上癌症是由携带遗传信息的DNA出现病理性变化引起的,故从广义上讲,恶性肿瘤也是一种遗传性疾病。其主要证据包括:大多数已知的致癌剂也是突变剂,是以DNA作为靶点的;癌细胞普遍存在核型异常、染色体异常和染色体的病理性重排;癌细胞会将其癌性特征传递给子代细胞;癌细胞的这些病理变化可以在细胞和动物模型中复制。要强调的是,恶性肿瘤作为一种遗传病,与狭义的遗传性疾病不同,恶性肿瘤主要是发生在体细胞内的DNA异常,而不是生殖细胞。

## 第一节　染色体异常及微卫星不稳定性

### 一、概述

染色体异常是多数实体肿瘤基因组不稳定的主要表现形式,包括染色体结构和数目的改变。染色体数目不成倍数的增加或减少,引起的染色体异倍体现象可见于多数肿瘤,无论是长期培养的细胞系还是短期培养的新鲜肿瘤组织中均能检测到大量的染色体异常。HNC的核型复杂,存在大量染色体结构性的异常,包括染色体异位、缺失、倒位或染色体区域扩大。在HNC中,染色体丢失频率超过了获得频率。一般情况下,染色体丢失、基因突变或启动子甲基化常导致抑癌基因的灭活,从而为癌细胞提供了一种生长优势。在HNC最常见的染色体改变是:5p、7p、3q、8q、9q、11q、20q的获得;3p、8p、9p、17p、5q、13q、18q、21q的丢失。染色体异常的原因有多种,包括有丝分裂纺锤体组装检测点缺陷、DNA损伤检测点缺陷、中心体异常等。近期研究提示,STAG2基因的灭活可导致癌细胞的非整倍体现象。

微卫星(microsatellite, MS)是一种由2～6个核苷酸组成的、具有高度多态性的简单串联重复DNA序列,是一类具有高度多态性的遗传标记。微卫星序列位于基因的启动子、编码区、内含子与外显子交界区,其变化可改变DNA的结构而影响基因转录及蛋白结构。人类基因组至少携带10万个微卫星,可用15 000个微卫星标志物覆盖人类的所有染色体。微卫星异常包括微卫星不稳定性(microsatellite instability, MSI)和杂合性丢失(loss of heterozygosity, LOH)两种。微卫星不稳定是指结构性等位基因的大小发生变化,即微卫星重复单元的增加或丢失。在恶性肿瘤中,杂合性丢失比微卫星不稳定更为常见。杂合性丢失是指一对染色体中的一条发生了几千个核苷酸乃至一整条染色体遗传物质的缺失,多发生于抑癌基因及其邻近区域(见图 3-1)。因此,它也是识别抑癌基因的重要标志,研究者通常用这种方法来寻找和定位抑癌基因。

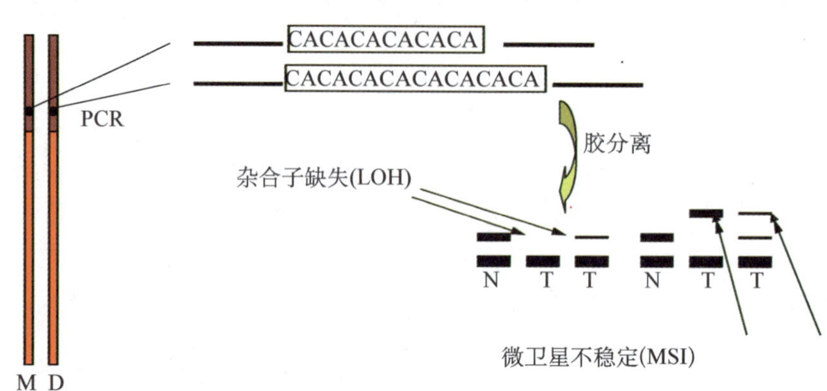


图 3-1　CA 串联重复 DNA 序列构成微卫星

PCR 法可检测序列的长短。序列分别来自父亲(D)或母亲(M)。肿瘤组织中存在正常细胞,LOH 或 MSI 往往与正常微卫星表象有重合

微卫星不稳定通常是 DNA 错配修复系统缺陷的结果,而杂合性丢失的机制比较复杂,可能涉及异常 DNA 复制和染色体交换过程的缺陷。染色体异常和微卫星的不稳定性可发生于肿瘤早期和随后的各个时期,随着肿瘤进展这些不稳定性引发的染色体变化可进一步加剧。正常情况下,体细胞中微卫星的突变频率为 $10^{-7}$～$10^{-5}$。因此,杂合性缺失与微卫星不稳定被认为是评估基因组稳定性的两个主要指标。目前尚无统一诊断标准评估 HNC 中微卫星的不稳定性。在国内外研究中,多参照结肠癌的微卫星不稳定性判断标准[1]。在 BAT-25、BAT-26、D5S364、D2S125、D17S240 这 5 个位点中,有≥2 个位点出现不稳定,则为高频率微卫星不稳定;出现 1 个位点不稳定则为低频率微卫星不稳定;5 个位点均没有检测到不稳定,则判定为肿瘤微卫星稳定。杂合性丢失则是以肿瘤组织中微卫星 DNA 两种等位基因的相对强度与正常组织的等位基因相对强度的比值(allele ratio, RF)作为判定依据,$RF<0.667$ 或 $>1.50$ 时,表示该位点发生了杂合性丢失。

染色体异常多采用比较基因组杂交技术来检测。这种技术能够对肿瘤样本中 DNA 拷贝数的缺失和扩增进行检测,并用半定量的荧光杂交技术将其定位在特定染色体上。用这种方法,研究者发现>50%的 HNC 肿瘤样本中有 3q26-27 的扩增及 3p 的丢失。微卫星多态性检测则多采用基于 PCR 的策略,经变性聚丙烯酰胺凝胶电泳-银染方法显示,分析结果,该方法经济、方便且检测灵敏度较高。随着毛细血管电泳(capillary electrophoresis, CE)技术的发展,因其分辨率和自动化程度高,能提供大规模、高通量的全基因组扫描,已逐渐取代传统电泳方法。此外,荧光标记多重聚合酶联反应(PCR)技术也很常用,该方法采用不同荧光染料标记微卫星引物,经多重 PCR 方法同管进行 PCR 扩增,将 PCR 产物变性后在同一加样孔中电泳,然后进行测序,软件分析,该方法敏感、省时、高效。相信随着新一代高通量全基因测序技术成本的降低和广泛应用,染色体异常可以在全基因组范围同时得到检测。

## 二、研究现状

HNC 细胞系中最常见的染色体异常包括 3p13-24、5p12-23、8p22-23、9p21-24、18q22-23 区段的缺失。在 30%～60%的 HNC 肿瘤组织标本和细胞系中,有 11q13 区段的扩增,且该区段的扩增往往提示 HNC 患者预后较差。该区段内包含有 PRAD1/CCND1、HST1、INT2、EMS1 和 GST-π-1 基因,而这些基因在很多 HNC 肿瘤中也有扩增。其中 PRAD1/CCND1 的扩增则常常与 HNC 的低分化、临床晚期及异倍体核型相关联,而 INT2 和 GST-π-1 基因对 HNC 的预后没有影响。不同部位 HNC 染色体异常

也不相同，Dos Reis 等[2]对比口腔癌、喉癌及鼻咽癌，发现它们在 22q 缺失情况不同。其中，口腔癌及喉癌的形成与 22q LOH 密切相关。Numasawa 等[3]发现 2q 的 LOH 及 MSI 与口腔鳞癌的发生有密切关系，并推测在 D2S1328 及 D2S206 两个位点中有一个潜在的抑癌基因。研究者比较了 153 例头颈部鳞癌患者的 14 个微卫星位点，发现抑癌基因丢失在头颈部鳞癌中起主导作用，相对于 LOH 来说，头颈部肿瘤发生 MSI 的概率较低。HNC 中 LOH 可发生多个染色体位点，而目前只在少数位点上鉴定出了抑癌基因。烟草等致癌物诱导的头颈部鳞癌多步骤癌变研究发现，染色体 9p 和 3p 的丢失可能是 HNC 发生的早期事件，常常能在异常增生的组织细胞中检测到；而 17p 和 18q 则可能和 HNC 的进展有关；13q 和 8p 的异常则通常在 HNC 晚期发生。同时，表观遗传学变化贯穿于癌变整个过程。组织中细胞遗传和表观遗传学变化的结果，导致多个抑癌基因和数个癌基因的变化，最终发生癌变。

3

### （一）3 号染色体

3 号染色体异常有 5 种情况：①3p12－13、3pter－24.2 的 LOH，在印度人 HNC 和上皮异常增生中多见，与使用烟草有关。Arai 等发现 72%的口腔鳞状细胞癌（oral squamous cell carcinoma，OSCC）和 18%的口腔上皮异常增生在该区段存在一个或多个位点的 LOH，61%的 OSCC 在区段 D3S2450 可检测到 LOH，与肿瘤侵袭方式及组织学级别之间具有明显的相关性。②3p21，hMLH1 定位在该区段，它是 6 个错配修复基因之一，其表达的异常可导致微卫星不稳定及喉鳞癌的发生，该区域 LOH 在喉癌的发生率高达 87%，且从过度角化到重度不典型增生，LOH 的发生率逐渐上升，是判断癌症高发危险度的指标。③3p14，该部位有人类脆弱组胺三联体基因 FHIT 及一个常见的脆性位点 FRA3B(和吸烟有关)。Susanne 等检测 26 例 HNC 细胞系发现其中 22 例至少有一个位点的改变。FHIT 编码 Ap3A 水解酶，FHIT 异常会导致 Ap3A 在细胞内的堆积，促进肿瘤细胞生长和恶性程度升高。OSCC 的 FHIT 两个标记区段是 D3S4103 和 D3S1300，这两个区段存在等位基因失衡，前一区段与肿瘤进展期相关，后一区段似乎与肿瘤预后差相关。在喉鳞癌组织中则是 D3S1234 区段的缺失率最高，且此区端的 LOH 能够指导手术切除范围并预测癌症原位复发的概率。④3p24－26，候选基因有 Von－Hippel Lindau（VHL）基因。VHL 异常多见于肾细胞癌，而在 HNC 中没有突变报道。⑤3q 的扩增，41%的 HNC 有 3q26－27 位点的 DNA 拷贝数增加，扩增主要发生在 3q11－ter、3q13、3q26，与 OSCC 进展关系密切，但其是否参与 HNC 的发生机制尚有待于进一步研究。

### （二）7 号染色体

7q 区域的微卫星异常被认为是头颈部鳞状细胞癌（head and neck squamous cell carcinoma，HNSCC）的原发性染色体改变，集中于 7q31.1－31.2。该区段内 D7S643 和 D7S486 位点 LOH 的频率较高，此位点附近发现有 ING3 基因。在 50%的原发性 HNSCC 中有 ING3 蛋白表达减少或失表达，与肿瘤的发生相关。ING3 属于 ING 家族，功能上与染色质结构的调节、基因转录、细胞周期调控、细胞增殖以及凋亡相关，该家族中研究较多的是 ING1 及 ING4，均参与多种肿瘤的发生及发展，ING3 与它们的结构类似，推测 ING3 应在 HNSCC 中起抑癌基因的作用。

### （三）8 号染色体

在包括头颈部肿瘤在内的多种肿瘤中都有 8 号染色体短臂的丢失，集中在 3 个区域：8p23.3、8p22－23 和 8p21。微卫星标志物测定发现在 45%的 HNSCC 和 79%的 OSCC 的 8p23 上至少有一个位点存在等位基因失衡，可能位于 D8S1788 和 D8S264 之间。50%的 HNSCC 有 8p23 区段等位基因丢失。而 8 号染色体的长臂则常有扩增。研究者比较了 34 例 HNSCC 细胞系发现，位于 8q24 区段的 myc 基因拷贝数增加的概率为 24%，且其表达水平与肿瘤的复发显著相关。Agochiya 等[4]研究结果也显示在多种原发肿瘤，如头颈鳞癌、肺、乳腺及结肠癌细胞系中均有 myc 和 PTK2（局部黏附激酶，定位于 8q24－ter）拷贝数的增加。

### （四）9 号染色体

9p 是 HNSCC 中微卫星结构最不稳定区域之一。染色体 9p21 缺失是 HNSCC 最常见的事件之一，Hao 等研究发现[5]，绝大部分喉鳞癌至少存在一个 9p 微卫星位点的 LOH，LOH 发生频率最高的两个区域分别是在 9p21 和 9p22－23；在口腔癌方面，主要是存在 9p21 区域的微卫星不稳定性[6～8]。微卫星不稳定在口腔癌前病变癌变的早期即已发生，而 LOH 的发生频率随口腔癌前病变癌变的发生、发展而逐渐增高，所以微卫星的改变与口腔肿瘤的发生、发展明显相关。72％的早期 HNSCC 中就有 9p21－22 区段的纯合型丢失，多数改变集中于 D9S157 和 D9S161 之间。该区段在许多其他原发性肿瘤及细胞系内也有变化。该区段内主要有 $p16^{INK4a}$定位。$p16^{INK4a}$抑癌基因的杂合性缺失往往与甲基化并存。在喉鳞癌中，$p16^{INK4a}$区域的 LOH 和启动子区域的甲基化的发生率大致相等，它们引起 p16 蛋白表达减少的概率各为 73.33％和 80.95％，并与肿瘤分期呈正相关，故推测两者之间有相互作用。$p16^{INK4a}$的改变与使用烟草有关，多出现在肿瘤发生的早期。该区段内还有一些细胞周期依赖性蛋白激酶抑制基因，包括 $p15^{INK4b}$和 $p14^{ARF}$。p16 和 $p15^{INK4b}$能够与细胞周期依赖性蛋白激酶 CDK4 及 CDK6 结合，阻止其与 CCND1 结合，进而抑制 pRB 磷酸化，使细胞停滞于 $G_1$ 期。该区段缺失会导致细胞周期检测点失控，随之引起细胞增殖失控。$p14^{ARF}$产生于 p16 基因同一区段，但应用不同的阅读框会产生完全不同的蛋白。$p14^{ARF}$可抑制癌基因 MDM2，从而促进 p53 活化 p21。p21 可结合及灭活某些 cyclin－CDK 复合物而抑制 $G_1/S$ 周期转换。因此，$p14^{ARF}$的丢失将导致 MDM2 的表达增高、p53 功能丢失及细胞周期控制的失调。

### （五）11 号染色体

11p13 和 11p15 区域的 LOH 是与 HNC 发生相关的特殊区域[6～8]。这两个区域在 50.9％的 HNSCC 中有微卫星结构的改变，其中 LOH 占 45.5％。11p15 区域的 LOH 发生率高于 11p13 区域。11p15 区域的 LOH 与肿瘤组织的低分化及细胞高度异常增殖相关，提示该区域有潜在的抑癌基因。11p15 附近同时存在着 IGF2 和 H19 两种连锁基因，IGF2 和 H19 分别是父源表达和母源表达的印迹基因，其中 IGF2 被认为是生长因子的一种，而 H19 高表达也与癌特征有关。HNSCC 中 11p15 区域附近的 LOH 与 IGF2 等位基因的表达呈正相关。11p13 区是否存在肿瘤相关基因并未明确。因为 IGF2 和 H19 广泛参与多种肿瘤的发生、发展及恶化，所以该区域 LOH 的意义值得进一步研究。11 号染色体扩增的区段主要为 11q13，该区段内有 CCND1 定位，而 CCND1 在 30％～50％的 HNSCC 中有扩增。CCND1 是细胞从 $G_1$ 期到 S 期的一种关键性的细胞周期调节蛋白，通过与 CDK4 及 CDK6 结合，磷酸化并失活 pRB，结果使 E2F 转录因子释放，细胞进入 S 期。CCND1 过表达使细胞对外源性生长因子的依赖减低，缩短了细胞周期的 $G_1$ 相，使细胞快速通过 $G_1/S$ 期，导致基因突变的聚集以及细胞的选择性生长优势。HNSCC 中 CCND1 蛋白过表达常伴随肿瘤的早期复发、淋巴结转移、化疗耐药和生存率降低。此外，还有整合酶基因 INT2，其扩增产物对肿瘤生物学行为发挥重要作用，在有过度增生和上皮损害的组织中多有其过表达。该区段内的成纤维细胞生长因子 3、4 型 FGF3/INT2 和 FGF4/HS－TF1 在原发性 HNSCC 中也多有扩增。

### （六）13 号染色体

13q 区域的 LOH 也是 HNSCC 中的常见现象。48％的原发 HNSCC 在标记区段 13q14、13q14.3－22、13q22 和 13q34 存在 LOH；抑癌基因 RB1 定位于 13q14 区。在侵袭性喉鳞癌 RB1 基因附近 LOH 可达 100％，而在原位癌中却没有 LOH 发生，一般认为 RB1 基因主要是在喉癌的发展、尤其是侵袭发展中起重要作用。13q14.1－21 有白血病相关基因 1（LAG1）定位，LAG1 是一个候选抑癌基因，也参与了鳞状细胞癌的发生。13q34 区有候选抑癌基因 ING1 定位，它在多种肿瘤中频繁缺失，无疑对肿瘤的发生具有一定作用。ING1 编码的蛋白有 $p33^{ING1b}$、$p24^{ING1c}$等，其中 $p33^{ING1b}$与 Sin3 能形成阻抑复合物抑制 p53 的下游基因，使细胞周期受到阻滞，$p24^{ING1c}$与 p53 依赖性启动子相互作用，拮抗这种抑制。因此，$p33^{ING1b}$与 $p24^{INGI}$的相对比例可影响 p53 基因的活性。13q12－13 区域有一个抑癌基因 BRCA2，其附近的 LOH 在乳腺癌中较为常见，但在 HNSCC 没有报道。

### （七）17 号染色体

17 号染色体异常也是头颈部肿瘤多步骤癌变中的一个常见事件。17p13 区域有抑癌基因 p53 定位，它编码的 p53 蛋白通过与 DNA 结合，调节其他基因的表达，从而参与转录调控，起到抑癌基因的作用。p53 在 DNA 修复过程中起重要作用，在 DNA 受损的情况下，p53 可延长细胞周期，从而让细胞有足够的时间进行修复[9, 10]。头颈部鳞癌中 p53 的 LOH 发生率为 45.2％，而在喉鳞癌及癌前病变中 p53 的 LOH 发生率约 54％。此外，17p 区还有一抑癌基因 BRCA11 位于 17p21 区，也是细胞周期监测点调控的重要因子，研究发现 BRCA1 基因区域的 MSI 可作为中国人散发性胃癌早期的生物学标志物，是晚期胃癌的预后指标之一。但头颈部鳞癌的发生是否与此基因位点的微卫星改变相关还不清楚。

### （八）18 号染色体

18 号染色体长臂丢失在 HNC 中也很常见，被视为癌症晚期事件，多提示癌症预后较差。18q 的 LOH 或 MSI 在 HNC 总体发生率高达 49%，目前已鉴定出 5 个位点：18q12、18q21.1、18q21.1－21.3、18q22.2 和 18q23。已定位的抑癌基因包括 DCC、DPC4、MADR2、PI5、SCCA1、SCCA2 和 headpin 等基因。Headpin 基因在正常的口腔黏膜、皮肤和培养的角质细胞中均有表达，但在口腔鳞癌中表达降低。但目前尚不清楚上述哪个基因是 HNC 发生的关键基因。

### （九）20 号染色体

20q 的获得，如 20q13 扩增通常与乳腺癌的低分化、异倍体和高 S 期分数、肿瘤的复发和转移相关。该区域的 BCAS1 和 ZNF21 基因在乳腺肿瘤中常常过度表达，但目前这些基因在 HNC 中尚无报道。

另外，还有一些其他染色体位点的微卫星结构异常可能与肿瘤发生、发展有关。如 6 号染色体上的抑癌基因 IGF1R，其脆性位点在 6q25.3 附近，在喉鳞癌中，该区段的 LOH 及 MSI 总发生率高达 68.2%，在胸腺瘤中高达 48.6%；16q22－24 区域存在的肿瘤相关基因 CMAR 及 CDH13，在多种肿瘤中有表达下调及缺失；22q 微卫星的改变也在头颈部肿瘤中有报道，口腔癌主要集中在 22q13.1－13.31 区域，而喉癌则为 22q11.2.1－12.1，提示不同解剖区域的肿瘤其 LOH 发生的位点有明显差异。肿瘤在发生的多阶段、多步骤过程中积累了越来越多的遗传学变异，而这些遗传学变异则进一步推动肿瘤的进展。就 HNC 而言，9p 丢失是肿瘤发生的早期事件，而 13q 和 8p 的异常则是肿瘤发生的晚期事件。

## 三、问题和展望

在研究中，染色体和微卫星的不稳定性作为生物学标志物，已经用于临床检测肿瘤患者尿液、痰液及血清样品中的肿瘤细胞。Nawroz 等[11]检测 HNSCC 患者原发肿瘤和血清样品中 12 个微卫星位点的异常，发现 21 例原发灶中有 18 例都有至少一个微卫星位点异常，而在相应的血清样品中 6 例检测到了同样的位点异常。所有这 6 例患者都为临床晚期患者，有 4 例术后 2 年内死亡，1 例发生了远处转移，而在 12 例血清样品中没有检测到微卫星异常的患者中，只有 2 例患者在随访中死亡。结果表明，血清中出现微卫星不稳定的肿瘤细胞可能提示原发灶过大或原发灶有较高的转移能力，所以预后较差。Rivero 等则成功地在口腔癌患者的漱口液中检测到与原发灶相同 LOH 的脱落细胞[12]。

研究提示，肿瘤原发灶的 LOH 还可以协助预测肿瘤患者的预后，例如 18q 的丢失多意味着患者预后较差。Yamamoto 等[13]对 40 例原发性口腔鳞状细胞癌患者及其相应正常组织中 30 个标志位点进行微卫星分析，发现 2q32－36 区域 LOH 发生率在预后差的口腔鳞癌患者中明显高于预后好的患者，两者具有统计学意义，并且 2q 杂合性缺失的区域越多，患者的预后越差，表明 2q 的杂合性缺失，尤其是多区域的缺失可能是口腔鳞癌预后差的一个因素。Van Dyke 等[14]对 35 例头颈部鳞癌患者进行微卫星分析，发现 18q 区域 LOH 发生率为 54.3%，其中死亡患者的 18q 区域 LOH 的发生率为 80%(16/20)，存活者 18q 区域 LOH 的发生率为 20%(3/15)，提示 18q 区域 LOH 是头颈部鳞癌预后不良的指征。Pearlstein 等对 67 例头颈部肿瘤病例 18q 微卫星位点(D18S336，D18S34，MBP)的杂合性缺失进行检测，发现 18q 区域 LOH 阳性患者的 2 年生存率明显低于 18q 区域 LOH 阴性患者，两者具有统计学差异，提示 18q 区域 LOH 与头颈部鳞癌的低生存率显著相关。

总之，肿瘤微卫星检测技术对于了解头颈部肿瘤发病的分子机制带来了很大帮助。利用这一技术，可以快速寻找到与肿瘤密切相关的抑癌基因，并能对基因进行精确位置。通过干预这些基因相关蛋白的表达，可望改善癌症患者的预后。但到目前为止，仍有许多问题有待解决，由于微卫星数目大、分布广，如何选取合适的位点令人困惑。在检测过程中如何避免假阳性结果，提高微卫星的检测精确度是当务之急；如何更准确、客观、高质量地预测肿瘤发病趋势、评价治疗效果和预测预后是面临的又一个重要问题。应用微卫星分析头颈部鳞癌患者的临床和病理特征的特异性和敏感性需要大样本研究。应该提请注意的是，大多数研究使用的样本量都比较小，而且缺乏独立验证，大样本前瞻性研究将有助于这一技术的临床推广及应用。

## 第二节 端粒、端粒酶异常

3

### 一、概述

端粒是指真核生物染色体天然末端的特殊DNA-蛋白质结构。真核生物末端都是由特定的基本序列单元即端粒序列大量重复而构成的。对于一个给定的真核生物物种，具有一定的特征性端粒DNA序列，人类的这段序列为TTAGGG。其主要作用是防止染色体DNA降解、末端融合缺失和非正常重组。端粒是细胞必需的遗传组分，因为它能够补偿染色体末端遗传信息的丢失。在复制过程中，染色体末端的基本序列单元逐渐丢失。这种丢失是必要的，因为RNA引物需要一定量的DNA序列(通常在末端)作为模板来开始自身的复制过程。由于染色体末端有了端粒从而使得复制从端粒开始，而不是从实际的染色体开始，这样便可以避免有意义编码序列的丢失。但细胞经过多次复制之后，端粒会越来越短，当端粒缩短至2～4 kb时，失去了对染色体末端DNA的保护作用，染色体稳定性遭到破坏，细胞开始衰老或凋亡。为避免这种情况发生，细胞内专门有一种端粒酶，具有端粒特异性末端转移酶活性，可不依赖于DNA聚合酶和DNA模板，使端粒基本序列单元自我复制从而延长并维持端粒长度。

目前认为，端粒酶激活是细胞获得永生的关键，是肿瘤恶性增殖的必要事件。在大部分正常人体细胞中检测不到端粒酶活性，而几乎在所有的人恶性肿瘤细胞中端粒酶均为阳性。统计资料表明，约90%的恶性肿瘤具有活化状态的端粒酶，而仅在4.2%的正常组织、癌旁组织和良性肿瘤中端粒酶呈阳性。这一现象提示，端粒酶活性的变化也许是伴随细胞恶性而产生的。许多学者在对癌细胞进行研究的过程中发现，永生化是癌细胞所具有的突出行为，也就是说，癌细胞具有端粒酶被激活细胞所具有的特征。

### 二、研究现状

1985年，Greider和Blackburn首次从四膜虫细胞提取液合成端粒的实验中，发现了端粒酶活性并同时证实了端粒酶具有维持端粒长度的作用。端粒酶是由RNA(hTR)、催化亚单位(hTERT)和端粒酶相关蛋白(TP1/TP2)3个亚单位组成的一种能延长端粒末端的核糖核酸蛋白酶。其中，镶嵌在蛋白质内部的核酸为端粒酶将六聚体核苷酸连接到染色体末端提供模板，是端粒酶活性的必需部分。hTERT是一种RNA依赖的DNA聚合酶，自身携带模板，含有引物特异识别位点，可识别单链富含G的寡核苷酸引物，通过反转录hTR模板序列，合成端粒DNA序列并添加到染色体末端，催化末端的端粒DNA复制和延长。TP1上有与hTR特异性结合的部分，其空间构象能指导端粒酶与染色体末端部位结合，防止末端降解、重组。TP1的mRNA表达并不限于有端粒酶活性的组织和细胞系。

hTR是维持端粒酶活性的必需成分，任何细胞内都有该成分存在；而hTERT只在端粒酶活性阳性的细胞中(如生殖细胞、各种具有分裂分化能力的组织干细胞和绝大多数的肿瘤细胞)表达。hTERT是端粒酶的催化亚基，是控制细胞端粒酶活性的限制性成分。在无细胞的情况下将hTR和hTERT混合在一起即可表现端粒酶活性。在人正常体细胞中，hTERT基本不表达，因而不能维持全部端粒长度的完整性。自1994年，Kim等开始使用一种高度敏感的，基于PCR技术的端粒酶检测方法——端粒酶重复序列扩增法流程(TRAP法)来检测人体组织中的端粒酶活性后，研究发现近90%的恶性肿瘤组织都有端粒酶的激活。在常见恶性肿瘤细胞中端粒酶活化的阳性检出率分别为：胃癌85%、肺癌80.1%、肝癌85%、乳腺癌85%、肾癌71%和胰腺癌95%，头颈部肿瘤中端粒酶的阳性率则为86%～100%，其活性与肿瘤的临床分期、病理分级和治疗反应有关[15、16]。Pannone等研究发现[17]，hTERT在口腔异常增生和OSCC中表达水平明显高于正常组织。Chen等[18]研究发现，hTERT蛋白表达增高是口腔癌的早期事件，也是OSCC的生物学标志之一，定量检测hTERT含量对OSCC的进展、复发、预后有指导意义。由此可见，端粒酶的异常激活是绝大多数恶性肿瘤发生的必要条件。虽然还没有直接的证据表明端粒酶激活和肿瘤发生之间有直接的调控途径，但研究证实，转染端粒酶后，细胞耐凋亡的能力增强。

虽然端粒酶的激活是恶性肿瘤发生的必要条件，但大部分恶性肿瘤细胞的端粒长度实际上是较正常细胞缩短的。在端粒酶缺失的 mTERC -/-小鼠实验中发现，端粒缩短对肿瘤形成具有双重作用：促进早期肿瘤发生，同时抑制肉眼可见的、晚期肿瘤的演进和发展。一方面，端粒缩短诱发染色体不稳定增加了肿瘤发生的机会。在端粒酶缺失的小鼠中端粒缩短和功能丧失所引起的染色体不稳定是肿瘤发生的前期事件之一。在人类肿瘤发生很早阶段也可以观察到端粒缩短。对于端粒和端粒酶引起的细胞染色体结构不稳定，人们提出了桥接-融合-断裂(bridge-fusion-breakage, BFB)循环理论，认为在细胞分裂过程中，如果细胞内姐妹染色体的端粒发生缺失，两条姐妹染色体单体的末端将互相融合，在细胞分裂后期，由于细胞要发生分裂，两条融合的姐妹染色体在此时也会分离。而两条染色体的分离点没有发生于融合处，结果将是一个细胞内的染色体末端可能会多带有一段反向重复的 DNA 序列，而另一个细胞中相应染色体末端则缺少一段 DNA 序列。在肝细胞癌中，与端粒缩短相关的肿瘤非整倍体增多和特殊染色体连接的形成是肝癌特征之一。另一方面，端粒缩短客观上又可以抑制肿瘤发生，端粒随每次细胞分裂而缩短，正常细胞只能分裂 50～80 个细胞周期，当端粒缩短到一定程度，细胞走向凋亡，故端粒缩短也是肿瘤抑制机制之一。

新近研究发现，端粒酶在诱导肿瘤发生、新生血管生成、抑制细胞分化等方面亦有独立于端粒之外的生物学功能。皮肤角质细胞表达端粒酶 hTERT 催化亚单位结构的转基因小鼠，在化学致癌物诱发下易发生皮肤癌，特异性靶向人端粒酶 siRNA 可迅速抑制所形成的肿瘤，但这一过程与端粒长度和 p53 基因无关，而是基于其阻止了肿瘤血管形成和肿瘤转移，但目前对其可能的分子机制还不清楚，还有待于进一步研究。

## 三、问题和展望

端粒和端粒酶在细胞生长及肿瘤发生中发挥了重要作用，早已成为新的肿瘤标志物和抗肿瘤治疗的靶点，通过抑制端粒酶活性来抑制肿瘤的生长在肿瘤治疗方面值得进一步研究。

目前针对端粒酶的结构、功能和调控机制有不同的方式来抑制端粒酶的活性，从而抑制肿瘤增殖。主要策略有：①直接作用于端粒酶的抑制剂，包括端粒酶蛋白抗体、PKC 调节剂和 hTERT 抑制剂。②作用于端粒 hTR。③核苷类似物竞争性抑制端粒酶的反转录过程。④细胞分化诱导剂抑制端粒酶活性。⑤对细胞内端粒酶调节机制进行调控。⑥化疗药物、放射线及一些天然草药成分调节端粒酶活性。但是端粒酶抑制剂应用于肿瘤治疗时仍存在一些亟待解决的问题：由于现在对端粒的动力学，端粒酶的结构成分，其活性的调节机制和在肿瘤细胞中的激活机制还不是完全清楚，如何针对不同的肿瘤选择最有效的抑制剂仍需进行大量的研究和探索；端粒酶在人体某些组织和细胞中如干细胞、生殖细胞、淋巴细胞、造血干细胞等组织中都有表达。应用端粒酶抑制剂治疗肿瘤时对这些组织有何毒性，应如何预防与应用，尚需进一步的深入研究。

另一方面，由于端粒酶在肿瘤组织中特异性表达，源于端粒酶的肽链可被肿瘤细胞处理并呈递至主要相容性(抗原)复合体(MHC)分子，从而引发杀伤性 T 细胞(CTL)的特异性杀伤作用。呈递的肽链主要来自端粒酶最主要的组成部分 hTERT。hTERT 在细胞内被降解后肽段碎片被呈递于细胞表面，该过程受 E3 泛素连接酶调控，经 MHC Ⅰ类途径表达与肿瘤细胞表面，诱导 $CD8^+$ 杀伤性 T 细胞产生的细胞免疫作用来发挥抗肿瘤效应。目前较有应用前景的端粒酶肽段包括 hTERT I540，是从黑色素瘤患者中筛选的有抗原作用的端粒酶肽段，来自 hTERT 中心区域 RNA 结合部位。最近的临床试验结果显示，hTERT I540 肽段疫苗诱导的 CTL 在黑色素瘤患者体内显示了很好的抗肿瘤能力。hTERT R865 是另外一种与 hTERT I540 类似的肽段，可经 HLA－A2 呈递，诱导产生 CTL 并促进 CTL 细胞增殖发挥抗肿瘤的作用，但其免疫效应较前者弱。

迄今为止，关于端粒酶抑制剂的研究大多局限于体外实验观察，其近期及远期不良反应尚有待更进一步观察和验证。虽然仍有许多问题还有待深入的研究解决，但端粒酶及其抑制剂已是当今肿瘤防治领域中最受关注的热点，随着相关问题的解决，以端粒酶为靶点的靶向治疗方法将为肿瘤治疗开辟新的途径。

# 第三节　癌基因和抑癌基因

3

## 一、概述

癌基因是一类基因，其激活可促使正常细胞癌变、侵袭及转移。这些基因在进化上多高度保守，编码产物多为激酶、生长因子或受体等。癌基因激活的方式包括点突变、染色体重排、基因扩增、病毒感染等。癌基因激活的结果是其数目增多或功能增强，使细胞过度增殖及获得其他恶性特征，从而形成恶性肿瘤。目前已经发现了100多种癌基因，其表达产物大致可归类为蛋白激酶、多肽类生长因子、生长因子受体、信号转导分子、转录因子、类固醇和甲状腺激素受体、核蛋白等类型。

抑癌基因则是在细胞生长、增殖和分化过程中起负调节作用的一类基因，能抑制肿瘤生长。抑癌基因的丢失或失活会导致细胞生长抑制丧失，细胞出现选择性优势生长和恶性转化。抑癌基因功能丧失一般意味着抑癌基因双拷贝的丢失或失活，因为只有在这种情况下细胞才会表现出恶性表型。近年来，抑癌基因单拷贝丢失在肿瘤发生中的作用引起了重视。抑癌基因功能丧失的机制主要包括基因丢失、基因异位影响了基因编码区、点突变异常、基因功能丧失、蛋白质产物变短、基因印记、启动子甲基化等。图3-2为在烟草中致癌物驱导下头颈部鳞癌的发生过程。

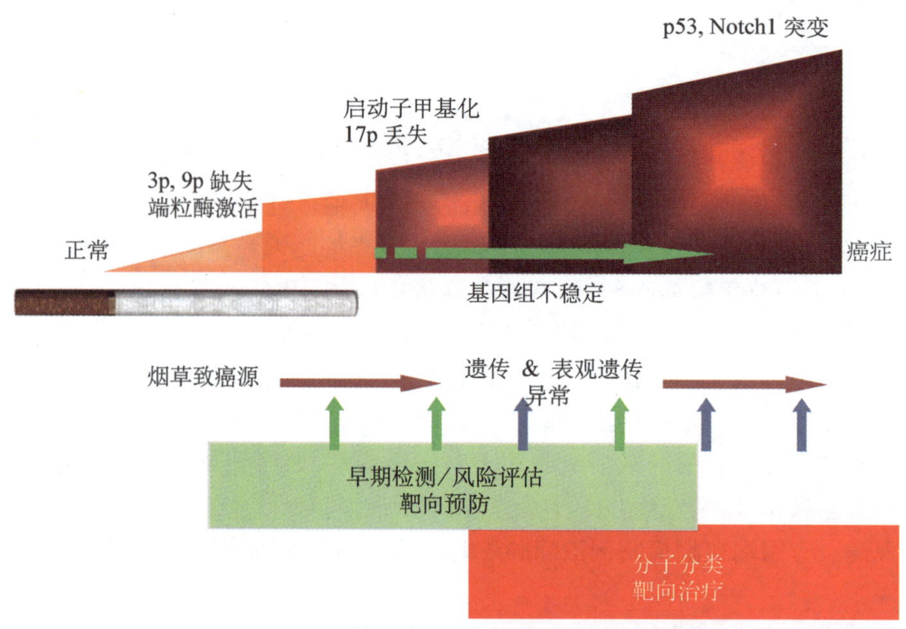


图3-2　烟草致癌物诱导头颈部鳞癌的多阶段发展过程

遗传和表观遗传损伤的积累，致使上皮细胞转化和癌变。阐明特定的遗传和表观遗传改变将有助于研发新型诊断、预防和治疗方法

## 二、研究现状

### （一）癌基因

目前已知与HNC相关的癌基因主要有：生长因子及受体、ras基因家族成员、myc基因、凋亡抑制相关基因survivin、Bcl-2、Bcl-1、细胞周期素CCND1等[19~22]。

#### 1. 生长因子及受体

近年来发现大量的生长因子，包括血小板衍生生长因子、胰岛素样生长因子、表皮生长因子、转化生长因子，能通过与细胞表面或细胞内特定受体结合影响细胞的有丝分裂和一系列下游基因如fos、myc、jun的改变。生长因子受体研究较多的是EGFR。EGFR是一种配体激活的酪氨酸蛋白激酶，包含4个成员

erbB-1(EGFR)、erbB-2、erbB-3 和 erbB-4。该受体胞外段有 EGF 结合域,能结合多种细胞外配体,包括 EGFs、TGFs 等,一个由 23 个氨基酸组成的跨膜结构及胞质内的酪氨酸激酶活性结构域。当胞外配体与 EGF 结合域结合后激活大量下游效应分子和信号途径,包括 ras/raf/有丝分裂激活蛋白激酶、3-磷脂酰基糖激酶等。当其胞内结构域发生突变时其转化生长能力丧失。EGF 与 EGFR 结合可刺激口腔角质上皮细胞增殖。变异型生长因子与 EGFR 结合,以自分泌或旁分泌的方式刺激细胞增殖,能促进血管形成和肿瘤生长。EGFR 在 HNSCC 中阳性率高达 92%,而且其表达水平从异常增生至浸润癌逐渐升高,和 HNSCC 患者预后不良相关,因而直接针对 EGFR 的抗体可能是治疗 HNSCC 和癌前病变的有效工具。爱必妥(Erbitux,此为西妥昔单抗的注射液)一种针对 EGFR 的抗体,在与放射治疗同用时可显著提高晚期头颈部癌患者的生存期。Ryott 等[23]检测了 78 例舌鳞癌标本,发现 EGFR 在这些标本中 100%表达,其中 72%为 EGFR 蛋白强阳性,54%有 EGFR 基因扩增。早期舌癌患者中非吸烟人群的 EGFR 表达比吸烟者人群高,中晚期患者 EGFR 蛋白和基因表达水平均比早期患者高。在腮腺癌中也观察到类似结果,且腮腺癌中 EGFR 的表达水平与预后相关,可以作为独立的不良预后指标之一。

2. ras 基因家族

ras 基因家族是最常见的癌基因家族,它们编码一组密切相关的相对分子质量 21 000 蛋白,对正常细胞的增殖和分化起重要调节作用,是目前所知最保守的一个癌基因家族。ras 基因家族主要包括 3 种癌基因:H-ras、K-ras 和 N-ras。Ras 蛋白通过结合三磷酸鸟嘌呤腺苷(guanosine triphosphape, GTP)来传递有丝分裂信号,GTP 降解为二磷酸鸟嘌呤腺苷(guanosine diphosphape, GDP)时有丝分裂信号终止。突变的 Ras 蛋白可降低内源性 GTPase 与 GTPase 活化蛋白的结合能力,导致 Ras 蛋白与 GTP 的持续结合,使得有丝分裂信号持续促进细胞生长。Ras 家族成员和 HNC 发生密切相关,其中 N-ras 过表达发生于 HNC 的早期。在亚洲某些地区,35%的口腔癌患者有 H-ras 突变,可能与有咀嚼烟草复合物习惯有关。用激活 K-ras G12D 的方法可诱导口腔癌动物模型,其形成的乳头状瘤与人癌前病变的病理表现相似。因此,K-ras G12D 突变可能也是口腔肿瘤的病因之一。ras 基因也是磷脂酰肌醇 3 激酶/AKT 信号通路中的重要基因,该信号通路在肿瘤的发生、发展过程中具有重要作用。

3. myc 基因

myc 基因是目前研究最多的一类核蛋白类癌基因,包括 C-myc、N-myc、L-myc、R-myc 4 种。myc 基因在恶性肿瘤中的显著特征之一就是经基因扩增和基因突变的方式激活,出现双微染色体和染色体的均染区。激活后的 myc 基因大量表达 myc 蛋白,对细胞生长分化起重要作用。该基因在 HNC 中也多有扩增,其异常表达和扩增与 HNC 患者预后有关。Liu 等检测了 30 例 OSCC 患者,发现 C-myc 基因扩增率高达 63.3%,mRNA 表达率为 83.3%,蛋白表达率为 60%。在头颈部皮肤癌和下唇癌患者中发现,L-myc 的多态性检测可以作为筛选疾病易感性的一个指标,也是评估头颈部皮肤癌生物学行为指标之一。

4. 存活蛋白基因

存活蛋白(survivin)是凋亡抑制蛋白家族(inhibitor of apoptosis, IAP)成员之一,是迄今发现的最小的凋亡抑制蛋白,也是最强大的凋亡抑制蛋白,既参与对外源性凋亡信号的抑制,也参与对内源性凋亡信号的抑制。survivin 参与有丝分裂的调控,促进细胞向 S 期转换,抑制 $G_1$ 期,干扰 $G_2$/M 期检测点的作用,从而使有畸变的有丝分裂细胞逃逸该检查点,促进肿瘤形成。survivin 也参与肿瘤的血管生成,血管内皮生长因子的许多抗凋亡活性都是通过诱导内皮细胞表达 survivin 来实现的。血管生成是肿瘤生长和转移的必要因素。Khan 等[22]检测了 29 例 OSCC 和 16 例癌前病变发现,survivin 在 OSCC、癌前病变和正常组织中表达率分别为 72%、44%、0%。survivin 的表达水平和 p53 有相关性,它们在 OSCC 和癌前病变中均呈高水平表达,且明显高于正常组织。有一项研究也发现,survivin 与 Bcl-2、p53 呈正相关,在口腔癌的发展过程中具有协同作用。还有研究发现,survivin 过表达能增强 Spl 和 C-myc 丝氨酸、苏氨酸残基的磷酸化作用,促进其与端粒酶催化亚基核心启动子的结合活性,上调端粒酶催化亚基表达水平,从而增强端粒酶活性。

### (二) 抑癌基因

抑癌基因对细胞增殖起负性调节作用。肿瘤细胞一般是通过纯合缺失导致全部产物丧失、基因易位影响基因编码区、点突变抑制了蛋白的功能、蛋白产物变短或是基因印记等方式引起抑癌基因失活和细胞恶性转化。目前发现与头颈癌有关的抑癌基因主要有：p53、Notch1、Rb、p16、nm23、doc－1、FHIT、PTEN、程序化细胞死亡因子5、FAS、MAL等。最近的全基因组深度测序的结果提示，HNC可能主要以抑癌基因灭活为主。

3

1. p53基因

p53是一种典型的抑癌基因，主要功能是控制细胞周期检查点、诱导细胞凋亡、激活DNA修复。p53在抑制肿瘤发生过程中发挥关键作用。p53被认为是预测口腔癌患者预后的标志之一。细胞DNA在受到如紫外线放射线等因素引起的损伤时，p53激活，进而诱导细胞出现$G_1$期阻滞进行DNA修复，如果DNA损伤过于严重则启动细胞凋亡。野生型p53在细胞周期检测点，特别是$G_1$/S期检测点发挥重要作用。突变型p53不能执行这一功能，从而引起细胞内DNA异常的逐渐累积和最终肿瘤发生。超过50%的原发头颈癌含有p53突变。p53突变也是所有人类癌症中最常发生的事件。p53突变最常见的类型为G∶T转换。突变热点部位集中在149、274、288、296和298这几个区域。在有长期吸烟和(或)饮酒史的HNC患者中p53突变更为多见。p53基因突变常导致p53蛋白在口腔癌前病变和OSCC中呈现过度表达，其阳性表达率与肿瘤的恶性程度呈正相关。这是因为野生型p53蛋白的半衰期很短，采用免疫组化的方法一般检测不到，而突变型p53半衰期较长并且聚集在细胞核，所以采用免疫组化的方法检测到的p53一般被认为是突变型p53。但这不是定律，p53蛋白可因多种因素而表达升高，而p53的无意义突变可导致阴性的蛋白表达。de Oliveira等[20]发现野生型p53的癌症患者对放射治疗反应敏感，在OSCC或是肿瘤动物模型中将失活的p53恢复后能对其恶性表现有一定逆转作用。p53的表达与HNC患者的预后和肿瘤的转移相关。Cardoso等[24]研究发现，p53与金属硫蛋白在口腔鳞癌中均有表达，并呈正相关，它们同时过表达预示患者预后不良。

2. Notch1基因

Notch1的突变发生于20%～40%的头颈癌。因为部分Notch1的突变是灭活性突变，部分学者认为Notch1在头颈癌中是抑癌基因，但其在头颈癌中的真正作用有待进一步研究。

3. Rb基因

视网膜母细胞瘤易感基因Rb，定位于13q14，其在正常细胞和肿瘤细胞内均具有抑制细胞生长的作用。Rb基因有110、112和114 3个相对分子质量的蛋白质产物，磷酸化和非磷酸化两种亚型。其中110为相对低磷酸化型，而112和114为高磷酸化型。两型之间的转化具有细胞周期特异性。Rb是通过调控细胞生长周期来控制细胞增殖的。低磷酸化Rb是其活性状态，在$G_0$和$G_1$期发挥抑制生长的作用。Rb磷酸化时则失去活性。Rb磷酸化一般由$p16^{INK4}$经CDKS抑制，该通路在肿瘤早期即发生异常。Rb基因在HNC中的异常包括删除、重排等，但变异率比较低。和p53一样，pRb异常与肿瘤发生有关，并且能够预示肿瘤患者的不良预后。

4. p16基因

p16是D型细胞周期蛋白(CCND1)/细胞周期依赖激酶抑制因子，定位于9q21，由2个内含子和3个外显子组成，是迄今发现的第一个直接控制细胞增殖周期的细胞固有蛋白。该基因编码的蛋白是一种重要的细胞周期负调控蛋白，可与CCND1竞争性结合细胞周期蛋白依赖激酶CDK4和CDK6而抑制蛋白激酶活性，使肿瘤细胞周期调节中抑癌基因Rb的表达产物(pRb)不能磷酸化而保持活化状态，抑制转录因子EF解离，使细胞周期进展最关键的$G_1$/S转换停滞，对细胞周期起负调控作用。p16基因的变异或其蛋白的失活会导致cyclin D－CDK4/6－pRb－E2F调节途径的失控，而使细胞过度增殖，导致肿瘤发生。在多种类型的肿瘤，包括HNC中都发现有p16基因的突变或纯合性丢失。在HNC和许多其他肿瘤中，p16及其所在区段9p21的纯合性缺失和p16启动子区域CpG岛的甲基化均十分常见，被认为可能是肿瘤中p16功能丧失的主要原因。免疫组化染色结果显示在83%的HNC样本中有p16蛋白水平的失表达。

另一类CCND1/细胞周期依赖性激酶抑制剂$p15^{INK4b}$定位与$p16^{INK4a}$很接近，也位于染色体9p21区段，在白血病和神经胶质瘤中常有其启动子区域的甲基化和失活。但该基因的失活在HNC中却非常少见，或是只发生在$p16^{INK4a}$失活的情况。并且和p16不同的是，在正常角质上皮细胞出现复制衰老时p15表达并不会上调，因此一般不认为其与 HNC 的恶性表型相关。p16β 是 p16 的另外一个转录本，和 p16 的使用了不同的 1 号外显子，从而编码不同的蛋白。在 HNC 细胞系中转入 $p16^{INK4a}$ 或是 p16β 均可显著抑制肿瘤细胞的生长，引起 G1 期阻滞。目前还没有关于 p16β 突变的报道。

5. nm23 基因

nm23 包括 nm23 - H1 和 nm23 - H2 两种基因，均编码相对分子质量 17 000 蛋白，它们之间的同源性高达 88%，有各自独立的调控系统，其中 nm23 - H1 与癌细胞的转移关系密切。nm23 蛋白与核苷二磷酸激酶(NDDK)的氨基酸序列高度同源，推测 nm23 可能与 NDPK 作用途径类似。NDPK 在肿瘤和发育上至少具有 2 个功能：微管的聚合/解聚和 G 蛋白介导的信号转导。NDPK 蛋白的改变，一方面使微管聚合异常，引起减数分裂时纺锤体的异常，导致非整倍染色体的形成；另一方面通过影响细胞骨架而引起细胞运动，参与细胞浸润和转移过程。NDPK 的第 2 个功能是信号转导过程中使 GDP 还原为 GTP，激活 G 蛋白。Wang 等[25]检测 86 个 OSCC 标本发现 48.8%的标本为 nm23 - H1 阳性。有淋巴结转移者 nm23 表达水平比无转移者低，nm23 阴性者 5 年生存率低。研究结果提示 nm23 可以作为早期 OSCC 淋巴结转移和预后的评价指标之一。

6. TGF - β

TGF - β 是一类自分泌型的生长因子，能够抑制正常上皮细胞的生长。只有少数 HNSCC 细胞系对 TGF - β 的生长因子作用有反应，大部分细胞系都对 TGF - β 耐受或是反应下降，且许多 HNSCC 细胞都有 TGF - β 表达升高。有些情况下，细胞对 TGF - β 反应性下降是由于 TGF - β 受体突变，不能被正常的磷酸化从而导致下游信号转导通路的异常。

还有一些因子也参与了肿瘤细胞对 TGF - β 反应性下降的机制。例如，TGF - β 信号通路下游一些受体的失活。SMAD 相关的基因在 TGF - β 信号通路中发挥了重要作用，SMAD 相关基因的表达异常与胚胎发育是鳞状上皮的异常分化相关。其中 SMAD4 在 50%的胰腺癌中有纯合性丢失，但该基因在 HNSCC 突变率并不高。另一种 SMAD 相关基因，SMAD2，定位于 18q21，据报道在结肠癌中有突变，但同样也没在 HNSCC 中发现突变。

7. 其他

抑癌基因 FHIT 定位于 3p14.2。在多种人类恶性肿瘤(包括 HNC)中有 FHIT 高频杂合缺失。超过一半的 HNC 细胞中有 FHIT 基因的转录异常。Kujan 等[26]检测了 94 例癌前病变和 86 例 OSCC 标本，发现 45%的癌前病变和 77%的 OSCC 中有 FHIT 的缺失，FHIT 的表达水平与病变程度呈负相关，而且 FHIT 的失活发生在 OSCC 早期，可能是一个癌前病变的生物学标志。此外还有 PTEN 基因，为一具有磷酸酶活性的抑癌基因，是磷脂酰肌醇 3 激酶信号通路中是一个关键负调节子。PTEN 与 p300 形成复合物，能够稳定 p53 乙酰化从而调控 p53 蛋白水平。在正常口腔黏膜中 PTEN 表达水平很高，而在 HNSCC 约有 24%失表达。

## 三、问题和展望

癌基因和抑癌基因的发现是肿瘤研究史上一个重要的里程碑，标志肿瘤研究进入了分子时代。随着人类基因组测序的完成和新型功能基因组技术、环境基因组、药物基因组研究的深入发展，肿瘤基因研究步伐也越来越快，越来越多的癌基因和抑癌基因被发现，它们与肿瘤的关系的研究也早已从回顾性实验室研究进入到大规模的临床前瞻性研究，为恶性肿瘤的预防、诊断和治疗提供了有力的武器。越来越多的 HNC 特异性的癌基因和抑癌基因的发现，为肿瘤患者早期诊断，鉴别肿瘤类型和亚型，监控治疗效果和病情转归，预测疾病预后和复发提供了可能，并大大提高诊断水平。在治疗方面，帮助人们深入理解 HNC 发生的分子机制。随着认识的不断扩展和深入，越来越多的只在肿瘤细胞特有的基因及其蛋白质改变被发现，为设计新的治疗方案和策略提供了靶分子。针对这些靶分子设计的新药物、制剂和方法将具有高度的特异性，只对肿瘤细胞起作用而不损害正常细胞，因而能显著提高疗效。

# 第四节　DNA 损伤和修复

## 一、概述

3

口腔癌的发生是遗传因素和环境因素共同作用的结果。在细胞的生命周期中，DNA 经常暴露于可能受损伤的环境。多种化学物质、电离辐射、特殊病毒以及内源性代谢产物产生的氧自由基都可以造成 DNA 的损伤。不同致癌剂引起 DNA 结构的不同变化，或形成 DNA 的加成物。在 DNA 复制过程中，这些加成物干扰了正常复制，引起 DNA 突变。有些致癌剂可通过破坏核苷酸、引起嘧啶残基的交联、嘌呤自发脱落及胞嘧啶自发地脱氨基变成尿嘧啶等引起 DNA 损伤。一种致癌剂也可能同时引起几种类型的 DNA 损伤，其损伤严重程度和类型与致癌剂的剂量及细胞所处的周期状态有关。DNA 的损伤通常可通过不同的 DNA 修复机制修复，大致包括碱基切除、核苷酸切除、直接逆转、重组修复及错配修复等。

## 二、研究现状

目前认为造成 DNA 损伤的原因主要有 3 个：环境致癌剂如紫外线、电离辐射及各种基因毒性的化学物质；正常细胞新陈代谢的副产物，如各种过氧化物及氧自由基等；在生理情况下，DNA 自发的一些化学键的改变，如核苷水解导致无碱基位点的出现等。DNA 损伤产生的后果不一，一般而言是不利的：即刻反应为 DNA 代谢受阻，细胞周期停滞及细胞死亡；长期的反应则会导致 DNA 不可逆的突变及肿瘤发生。

哺乳动物细胞在长期的进化过程中形成了高度严格的调控机制，以避免在自发突变中造成 DNA 损伤、DNA 合成时碱基的错配以及紫外线、γ 线、活性代谢产物等对 DNA 造成的各种氧化和烷基化。

### （一）核苷酸切除修复及碱基切除修复

切除修复功能广泛存在于原核生物和真核生物中，也是人类的主要修复方式。碱基切除修复（base excision repair，BER）主要作用于一些因碱基化学性质改变引起的异常；这些异常可能并不妨碍 DNA 的复制和转录，但会造成基因错配。所以，BER 系统可能对于基因突变的关系更为密切，但目前没有因 BER 缺陷造成遗传性疾病的报道。绝大多数核苷酸切除修复（nucleotide excision repair，NER）的错误是由外源性物质引起的，而 BER 修复的错误则基本上是内源性的。NEB 是细胞内一个非常基础而十分重要的系统，主要用于修复各种因 DNA 螺旋变形而干扰碱基配对，妨碍正常转录和复制的异常。NER 能识别并清除异常基因序列，保证机体遗传信息的准确性和稳定性。在真核生物中，核苷酸切除修复系统至少涉及 30 多种蛋白，这些蛋白在整个真核生物界的长期自然进化过程中被异常准确地保留下来。NER 修复系统可以切除几乎一切引起 DNA 螺旋扭曲的大分子致癌物，如 DNA 加合物。NEB 主要包括以下几个阶段：XPA 等结合蛋白识别损伤位点；积聚转录修复因子 TFIIH，解旋 DNA；XPG 和 XPF－ERCC1 复合物负责除去受损伤的聚核苷酸；增殖细胞核抗原、DNA 聚合酶 δ 和聚合酶 ε 合成新的 DNA 片段，填充间隙，连接酶连接封口。NER 又包括两条子途径：全基因组修复（global gene repair，GGR）途径，负责修复整个基因组的损伤；转录耦联修复（transcription-coupled repair，TCR），特异地修复基因组中具有转录活性的基因中被转录的 DNA 链上的损伤。由于 NER 途径是利用另一条完整的互补 DNA 链上的核苷酸序列进行修复，所以它常常会出现错误。如果损伤后的 DNA 在修复过程中出现部分或完全错误的修复，就会在进行了 1 个或 2 个细胞复制周期的 DNA 损伤位点上发生突变。如果突变发生在原癌基因，如 ras 家族；或发生在抑癌基因，如 p53，PTCH，就会使细胞在转化之后进入一个永生化阶段。一旦靶细胞发生这些突变，由于细胞的周期调控异常和（或）分化异常，就会使细胞选择性地发生无限增殖，形成肿瘤。

NER 作用机制广泛，能够识别多种 DNA 结构改变。其所识别的典型结构就是紫外线照射后形成的光合物环丁基嘧啶二聚体。它是一种 DNA 中出现以 C→T 或 CC→T 碱基置换为特征的突变，常常位于相邻的嘧啶序列侧。据估计如果不是有切除修复机制，在日光照射下每天皮肤细胞可形成数以千计的嘧啶二聚体。DNA 损伤后修复过程的精确协调、转录时的相互准确识别、细胞周期的有力调控，对于有效地抵制各种基因损害非常必要。NER 系统中大量基因涉及细胞内一些重要分子的转录调控。这类多功能蛋白结构域发生基因突变，可引起各种不同的人类疾病，目前研究最清楚的涉及切除修复基因突变造成的癌症综合征就是人类的着色性干皮病，其典型特征是对紫外线极度敏感，易患皮肤癌。

### (二) 错配修复

错配修复基因(mismatch repair, MMR)对确保DNA复制的精确性、修复DNA复制错误起重要作用。对大肠埃希菌的研究为MMR系统工作机制的阐明提供了大量的重要信息。错配修复基因家族相关成员的突变，特别是hMSH2和hMLH1的突变会引起体内潜在的基因缺陷。典型的错配修复基突变表型可经微卫星的不稳定性体现出来。除了HNC患者，许多类型的癌症患者，包括子宫内膜癌、胰腺癌、胃癌、卵巢癌和乳腺癌等患者中均可观察到错配修复基因的突变。

### (三) 同源重组和末端连接

与前面两种修复方式不同，同源重组(homologous recombination, HR)和末端连接(end joining)主要是作用于断裂的双链DNA(double strand breaks, DSBs)。这种异常都是由X线、氧自由基和各种化学制剂作用于复制期的DNA引起。早期启动因子、ATM、蛋白激酶、p53、ATR和DNA-PKCs等共同构成了一个DNA修复反应所需的局部染色体状态，开始进行同源重组和末端连接。当复制基本完成，有可作为模板的第2条DNA链存在时，同源重组的方式较为有利；否则，只有选择末端连接的方式进行修复，而这种方式错误倾向更为明显。重组修复也是啮齿类动物的主要修复方式。重组修复与切除修复的最大区别在于前者不须立即从亲代的DNA分子中去除受损伤的部分，却能保证DNA复制继续进行。原母链中遗留的损伤部分，可以在下一个细胞周期中再以切除修复方式去完成修复。重组修复并没有从亲代DNA中去除二聚体。当第二次复制时，留在母链中的二聚体仍使复制不能正常进行，复制经过损伤部位时所产生的切口，仍旧要用同样的重组过程来填补，随着DNA复制的继续，若干代以后，虽然二聚体始终没有除去，但损伤的DNA链逐渐“稀释”，最后无损于正常生理功能，损伤也就得到了修复。

最近发现一种MRN复合体，是由Mre11、Rad50及Nbs1 3个亚单位组成的一种高度复合蛋白，是最先识别DNA双链断裂并发出信号的反应分子，在DNA断裂修复过程中发挥重要作用。一般是由MRN复合体中感应元件检测到DSBs后即建立蛋白核酸固定框架，并将信号传递给ATM建立DSBs外部识别标志，同时将信号传递给下游效应因子，以调节细胞周期运转。

## 三、问题和展望

DNA损伤和基因结构异常以及由此造成的所谓癌基因和抑癌基因表达或功能上的改变是细胞发生恶性转换的前题。当DNA受到各种内源性或外源性有害因素损伤时，机体DNA修复系统根据损伤类型来启动相应的修复机制。若损伤未被及时有效地修复，则一部分细胞会启动相应的凋亡通路，而另外一些细胞则有可能会携带损伤进行无节制地增殖并引起肿瘤的发生。因此，DNA修复系统异常导致DNA修复能力下降，进而致使一系列疾病，包括肿瘤的发生和发展。动物实验证明XPC突变小鼠经中波紫外线暴露后较野生型小鼠更易发生皮肤癌。XPC基因敲除转基因大鼠也表现出较高的肿瘤易感性，这可能与XPC结构缺陷引起p53反应途径减弱，细胞对DNA损伤识别失败，损伤细胞不受细胞周期检测点约束，突变积累最终导致肿瘤。另一个有力证据则是DNA修复基因单核苷酸多态性与肿瘤发生具有相关性[27]。研究发现，XRCC1 399Gln/Gln、XPD751 Gln/Gln为食管癌的风险基因型。hOGG1、XRCC3、XPD、XRCC1等DNA修复基因SNP与前列腺癌、乳腺癌、头颈部鳞状细胞癌、肺鳞癌、膀胱癌等恶性肿瘤的易感性有关。

另一方面，DNA损伤修复系统也可以作为肿瘤治疗的靶标。由于在临床肿瘤治疗中使用的化疗药物和放射治疗均可诱导肿瘤细胞的DNA链损伤。有研究提示，如果在诱导肿瘤细胞DNA损伤的同时阻断DNA修复系统对DNA损伤的修复，能进一步提高肿瘤细胞的放化疗敏感性。因此，深入了解DNA链断裂的修复机制，将有助于寻找合适的辅助治疗靶点，为临床癌症的治疗提供新的思路和方法。O'Malley等[28]用携带突变型Nbs1基因的重组腺病毒体外转染人头颈部鳞状细胞癌来源的细胞系，发现转染突变型Nbs1基因的癌细胞生长明显受到抑制，联合应用放射治疗后可明显增加癌细胞的放疗敏感性，并增强了治疗效果，肿瘤细胞出现$G_2$/M期阻滞。随后这种结果在人头颈部肿瘤细胞株中得到证实。XPC高表达的宫颈癌、肝癌及直肠癌患者则对铂类药物不敏感。有学者研究发现，肝癌及直肠癌组织中 XPC 比正常肝组织及直肠组织中明显升高，并且认为高表达的 XPC 与肝癌及直肠癌的化疗敏感性降低有关，原因是 XPC 表达升高，癌组织对化疗药物引起的 DNA 损伤识别能力提高，化疗效果反而降低。由此可见，XPC 表达水平的高低对肿瘤的化疗效果也存在一定的影响。



## 第五节　遗传性基因突变

### 一、概述

尽管遗传特征不明显，有些口腔颌面-头颈部肿瘤有家族分布的特征。某些种族，例如以色列 Askenazi 人和其他人群相比就更容易患口腔癌。动物实验中发现在同一刺激因素下，不同基因型的动物发病率及所形成肿瘤不尽相同。人类约 10%的肿瘤有明显家族遗传倾向，如结肠多发性息肉、视网膜母细胞瘤、神经纤维瘤和肾母细胞瘤等。

根据受累的基因数目和肿瘤的相关性，遗传性基因突变又分为单基因遗传肿瘤和多基因遗传肿瘤两大类。人类恶性肿瘤中只有极少数是按单基因方式遗传的，其特点是发病年龄较轻且双侧发生或是多发性的，如遗传性的视网膜母细胞瘤、神经母细胞瘤、Wilm 瘤和嗜铬细胞瘤等常染色体显性遗传疾病。人类 3 000 多种单基因的遗传性疾病中，有 240 多种综合征都有不同程度的患肿瘤倾向，肿瘤也常是组成综合征的一部分。这类单基因遗传病大多按常染色体显性方式遗传，也有部分属常染色体隐性或 X 性连锁遗传，如家族性结肠息肉病、痣基底细胞癌综合征、多发性内分泌腺肿瘤综合征等。另一大类为多基因遗传肿瘤。这类肿瘤是一些常见的恶性肿瘤，其发生是遗传因素和环境因素共同作用的结果，如乳腺癌、胃癌、宫颈癌和前列腺癌等，患者的一级亲属发病率显著高于群体发病率。很多先天性染色体异常疾病也与肿瘤的发生密切相关，如唐氏综合征患者易患白血病，克氏综合征患者常伴发男性乳腺癌，特纳综合征患者易发卵巢癌。毛细血管扩张共济失调症、着色性干皮病、范可尼贫血和勃劳姆综合征患者易发生皮肤癌、白血病和淋巴肉瘤。

### 二、研究进展

有遗传性基因突变的患者往往由于正常 DNA 损伤修复系统出现了异常，使得他们即使暴露于很低剂量的致癌剂时也能发生基因突变。这类患者的体细胞分裂过程中也容易出现 DNA 复制错误，从而影响基因组的稳定性。目前认为可能有 HNC 倾向的遗传性疾病主要有：毛细血管扩张共济失调症（ataxia telangiectasia，AT）、着色性干皮病（xeroderma pigmentosum，XP）、范可尼贫血（Fanconis anaemia，FA）、勃劳姆综合征（Blooms syndrome，BS）、Fraumeni 综合征（Li - fraumeni syndrome，LFS）、林奇二综合征（Lynch Ⅱ syndrome，LS）、痣基底细胞癌综合征（nevoid basal cell carcinoma syndrome，NCCS）。

#### （一）范可尼贫血

范可尼贫血是一种罕见的常染色体隐性疾病，发生率约为 1∶350 000。表现为多种先天畸形、进行性骨髓抑制及肿瘤发生。这种疾病常累及多个器官。患者典型表现为色素沉着、骨骼发育异常、生长迟缓、学习障碍，往往较早发生包括 HNC 在内的二重癌。与范可尼贫血相关的基因包括 BRCA1、BRCA2、FANCD2 及 FANCG。后两种基因异常可能也与散发性 HNC 关系密切。

#### （二）勃劳姆综合征

勃劳姆综合征也是常染色体隐性遗传疾病，好发于 Askenazi 犹太人群，也称染色体断裂综合征。该综合征患者因基因组不稳定，有较高水平的染色体互换、断裂、重组、易位。患者罹患多种血液系统及实体肿瘤，包括头颈部癌的易感性显著增加。临床表现包括生长迟缓、对日光敏感、面部常有光敏感性血管扩张和红斑、皮肤色素沉着、中度至重度免疫缺陷。该综合征与 BLM 基因双拷贝突变有关，BLM 蛋白参与基因组稳定性的维持，能与 BRCA1 及 p53 结合。

### （三）毛细血管扩张共济失调症

毛细血管扩张共济失调症是一种儿童性的神经退行性疾病，症状包括神经退行性变、免疫功能异常、放射线敏感和肿瘤易感性。该疾病主要涉及ATM基因突变。ATM基因定位于11q22－23，也是HNC容易发生缺失突变的部位。ATM参与细胞对DNA损伤的修复反应，也参与了机体免疫系统的成熟过程。该综合征相关肿瘤主要包括儿童的淋巴网状系统的恶性肿瘤，也和HNC有关。



### （四）着色性干皮病

着色性干皮病也是一种常染色体隐性遗传学疾病，与紫外线相关的皮肤癌的发病相关。有两种主要临床类型：一种以进行性的皮肤和眼的退行性变为主；另一种以神经的退行性改变为主。这类患者对日光非常敏感，在8岁左右罹患鳞状细胞癌的概率比普通人群高100 000倍。着色性干皮病是NER修复系统异常的一种典型性疾病。

### （五）Fraumeni综合征

该综合征是一种罕见的常染色体显性遗传学疾病，恶性肿瘤发生率超过90％，易患肿瘤包括肉瘤、白血病和脑肿瘤，肺癌和咽癌的发病率也升高，一般在45岁前发病，有明确的家族史。这类患者常有抑癌基因，如p53或CHEK2的胚系突变。

### （六）林奇二综合征

常染色体显性遗传，易患结直肠癌，无多发性息肉病史。和林奇一综合征相比，该综合征患者罹患肠道外恶性肿瘤概率增加，包括咽癌。该综合征常与hMSH2基因缺陷有关。

### （七）痣基底细胞癌综合征

痣基底细胞癌综合征又称下颌囊肿-基底细胞瘤-骨畸形综合征、多发性囊性肿瘤病、Gorlin－Goltz综合征、遗传性皮肤下颌多肿瘤病、基底细胞母斑综合征、多发性基底细胞痣综合征(multiple basal cell nevus syndrome)。本病征是常染色体显性遗传病，外显率可高达95％，已有研究表明PTCH基因突变可引起该病发生。本综合征目前已知有皮肤、骨骼、眼、神经、生殖等6个主要器官系统，约有38种异常表现，其中以基底细胞癌、颌骨囊肿、手掌或足底角化不良和骨骼异常最多见。①皮肤改变：为在儿童期或青春期在暴露或非暴露区皮肤，出现多发性痣样基底细胞癌或皮肤多发性良性囊肿和肿瘤，如上皮囊肿、脂肪瘤、纤维瘤等。②足跖和手掌皮肤角化不良：足跖和手掌皮肤角化不良性小窝，常见于儿童和青春期，数目多，直径为0.1～0.3 cm。因皮肤角质缺损、毛细血管扩张，故呈红色，加压变白。其原因是表皮基底细胞分化为棘细胞，角质形成过程中的酶功能缺陷所致。③多发性颌骨囊肿：以下颌骨多见。骨骼系统异常主要包括肋骨分叉，掌和拇指骨末节缩短、脊柱后凸、侧凸或骨性结合等。④其他：还可伴有先天性脑积水、硬脑膜钙化、隐睾、先天性失明、脉络膜裂和视神经缺陷等。

本病征患者对各种辐射诱发癌变特别敏感、有报道患者辐射治疗6个月～3年内，在照射区域发生多发性基底细胞癌；这可能是患者细胞对致癌剂引起的DNA损伤缺乏正常的修复能力之故。因此，对本病患者进行诊治时应尽量避免X线或紫外线照射，以减少诱发癌变。

## 三、问题和展望

随着当前人类基因组完成了全基因组的测序而进入功能基因组时代，人们对寻找遗传性疾病的疾病相关基因及肿瘤的相关致病基因的速度大大加快。相当多的遗传性疾病及肿瘤的致病基因定位及相关功能研究已取得了一定进展，有些遗传学疾病已经有了比较明确的病因和致病位点，但遗憾的是对大多数遗传性疾病了解的还不够清楚。遗传性基因突变从总体来讲患病率较低，但种类很多，对人类的危害很大，目前大多尚无治疗良策，且相当一部分致病基因携带者早期可能没有相应的恶性肿瘤发生，所以早期诊断对于预防遗传性疾病及疾病相关肿瘤的发生具有非常重要的价值。

（毛　力）

## 参考文献

[1] Boland CR, Thibodeau SN, Hamilton SR, et al. A National Cancer Institute Workshop on Microsatellite Instability for cancer detection and familial predisposition: development of international criteria for the determination of microsatellite instability in colorectal cancer [J]. Cancer Res, 1998,58(22):5248 - 5257.

[2] Dos Reis PP, Poli - Frederico RC, dos Santos RM, et al. Distinct regions of loss of heterozygosity on 22q in different sites of head and neck squamous cell carcinomas [J]. Med Sci Monit, 2002,8(3):BR89 - 94.

[3] Numasawa H, Yamamoto N, Katakura A, et al. Loss of heterozygosity and microsatellite instability on chromosome 2q in human oral squamous cell carcinoma [J]. Bull Tokyo Dent Coll, 2005,46(1 - 2):17 - 25.

[4] Agochiya M, Brunton VG, Owens DW, et al. Increased dosage and amplification of the focal adhesion kinase gene in human cancer cells [J]. Oncogene, 1999,18(41):5646 - 5653.

[5] Hao JJ, Gong T, Zhang Y, et al. Characterization of gene rearrangements resulted from genomic structural aberrations in human esophageal suqmaous cell carcinoma KYSE 150 cells [J]. Gene, 2013,513(1):196 - 201.

[6] Mao L, Lee JS, Fan YH, et al. Frequent microsatellite alterations at chromosomes 9p21 and 3p14 in oral premalignant lesions and their value in cancer risk assessment [J]. Nat Med, 1996,2(6):682 - 685.

[7] Mao L, Schoenberg MP, Scicchitano M, et al. Molecular detection of primary bladder cancer by microsatellite analysis [J]. Science, 1996,271(5249):659 - 662.

[8] Mao L, El-Naggar AK, Fan YH, et al. Telomerase activity in head and neck squamous cell carcinoma and adjacent tissues [J]. Cancer Res, 1996,56(24):5600 - 5604.

[9] Shin DM, Lee JS, Lippman SM, et al. p53 expressions: predicting recurrence and second primary tumors in head and neck squamous cell carcinoma [J]. J Natl Cancer Inst, 1996,88(8):519 - 529.

[10] Sidransky D, Von Eschenbach A, Tsai YC, et al. Identification of p53 gene mutations in bladder cancers and urine samples [J]. Science, 1991(5006),252:706 - 709.

[11] Nawroz H, Koch W, Anker P, et al. Microsatellite alterations in serum DNA of head and neck patients [J]. Nat Med, 1996,2(9):1035 - 1037.

[12] Rivero ER, Horta MC, Sliva Guerra EN, et al. Loss of heterozygosity of the APC gene in oral squamous cell carcinoma [J]. Pathol Res Pract, 2008,204(11):793 - 797.

[13] Yamamoto N, Mizoe Je, Numasawa H, et al. Allelic loss on chromosomes 2q, 3p and 21q: possibly a poor prognostic factor in oral squamous cell carcinoma [J]. Oral Oncol, 2003(8),39:795 - 805.

[14] Van Dyke DL, Worsham MJ, Benninger MS, et al. Recurrent cytogenetic abnormalities in squamous cell carcinomas of the head and neck region [J]. Genes Chromosomes Cancer, 1994,9(3):192 - 206.

[15] Califano J, Ahrendt SA, Meininger G, et al. Detection of telomerase activity in oral rinses from head and neck squamous cell carcinoma patients [J]. Cancer Res, 1996,56(24):5720 - 5722.

[16] Masutomi K, Yu EY, Khurts S, et al. Telomerase maintains telomere structure in normal human cells [J]. Cell, 2003, 114(2):241 - 253.

[17] Pannone G, De Maria S, Zamparese R, et al. Prognostic value of human telomerase reverse transcriptase gene expression in oral carcinogenesis [J]. Int J Oncol, 2007,30(6):1349 - 1357.

[18] Chen HH, Yu CH, Wang JT, et al. Expression of human telomerase reverse transcriptase (hTERT) protein is significantly associated with the progression recurrence and prognosis of oral squamous cell carcinoma in Taiwan [J]. Oral Oncol, 2007,43(2):122 - 129.

[19] Brennan J, Boyle J, Koch W, et al. Association between cigarette smoking and mutation of the p53 gene in head and neck squamous carcinoma [J]. N Engl J Med, 1995,332(11):712 - 717.

[20] de Oliveira LR, Ribeiro-Silva A, Zucoloto S. Prognostic impact of p53 and p63 immunoexpression in oral squamous cell carcinoma [J]. J Oral Path Med, 2007,36(4):191 - 197.

[21] Izzo JG, Papadimitrakopoulou VA, Liu DD, et al. Cyclin D1 genotype, response to biochemoprevention, and progression rate to upper aerodigestive tract cancer [J]. J Natl Cancer Inst, 2003,95(3):198 - 205.

[22] Khan Z, Tiwari RP, Mulherkar R, et al. Detection of survivin and p53 in human oral cancer: correlation with clinicopathologic findings [J]. Head Neck, 2009,31(8):1039 - 1048.

[23] Ryott M, Wangsa D, Heselmeyer-Haddad K, et al. EGFR protein overexpression and gene copy number increases in oral tongue squamous cell carcinoma [J]. Eur J Cancer, 2009,45(9):1700 - 1708.

[24] Cardoso SV, Silveira-Junior JB, De Carbalho Machado V, et al. Expression of metallothionein and p53 antigens are

correlated in oral squamous cell carcinoma [J]. Anticancer Res, 2009,29(4):1189 - 1193.

[25] Wang YF, Chen JY, Chang SY, et al. Nm23 - H1 expression of metastatic tumors in the lymph nodes is a prognostic indicator of oral squamous cell carcinoma [J]. Int J Cancer, 2008,122(2):377 - 386.

[26] Kujan O, Oliver R, Roz L, et al. Fragile histidine triad expression in orals squamous cell carcinoma and precursor lesions [J]. Clin Cancer Res, 2006,12(22):6723 - 6729.

[27] Qiao Y, Spitz MR, Shen H, et al. Modulation of repair of ultraviolet damage in the host-cell reactivation assay by polymorphic XPC and XPD/ERCC2 genotypes [J]. Carcinogenesis, 2002,23(2):295 - 299.

[28] O'Malley BW Jr, Li D, Carney J, et al. Suntharalingam M. Molecular disruption of the MRN(95) complex induces radiation sensitivity in head and neck cancer [J]. Laryngoscope, 2003,113(9):1588 - 1594.

# 第四章 口腔颌面-头颈部肿瘤的表观遗传学

表观遗传学是研究在DNA序列没有改变情况下发生的可遗传性基因表达的改变，其包括DNA甲基化、基因组印记、染色体组蛋白修饰、隔离蛋白以及非编码RNA调控等方式，这种模式传递给子代细胞是不依赖DNA序列的。其中DNA甲基化和组蛋白的修饰是表观遗传学研究最为深入的两个环节[1]。与遗传学变化不同的是，表观遗传学的发生频率很高，常发生于基因的特定区域，如CpG岛，且能够被一些化学药物所逆转。研究发现，几乎所有类型的人类肿瘤中都存在着表观遗传学的异常及其引起的DNA结构变化、癌基因异常活化、染色体复制调控机制破坏及抑癌基因失活等[2~7]。图4-1概述了表观遗传异常在恶性肿瘤发生中的作用。

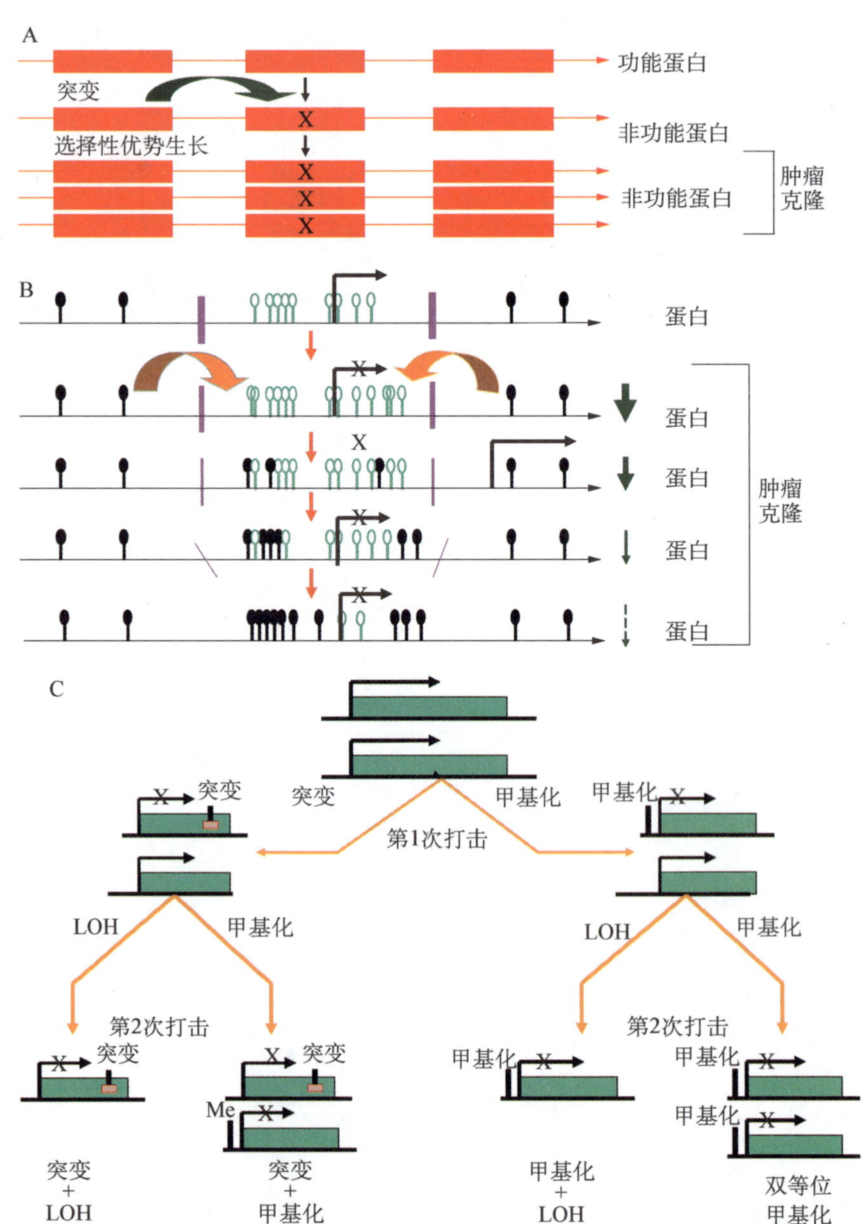


图4-1 表观遗传异常在肿瘤发生中的作用

A-基因突变灭活抑癌基因，导致细胞克隆性增生 B-启动子CpG岛的甲基化或组氨酸的乙酰化可抑制抑癌基因表达，导致细胞克隆性增生 C-Knudson两次打击理论。基因突变，表观遗传异常，都可以作为抑癌基因的第1次和第2次打击的机制

# 第一节 DNA甲基化



## 一、概述

DNA的甲基化修饰是真核细胞基因表达调控的特点之一。DNA甲基化是指在DNA甲基转移酶(DNA methyltransferases, DNMTs)的介导下，以S-腺苷甲硫氨酸(S-adenosylmethionine, SAM)为甲基供体，将二核苷酸中胞嘧啶(C)的第5位碳原子上的H用甲基取代，使之变成5-甲基胞嘧啶(5-methylcytosine, m5C)的化学修饰过程。DNA甲基化修饰多发生于5′端胞嘧啶环5位碳原子上，与其3′端的G形成CpG样结构。CpG样位点在DNA中以两种形式存在。一种是在DNA中分散存在，主要作为宿主基因的一种保护机制，能抑制重复子转录以及重复子同源性重组，还可以抑制如反转录病毒片段等"寄生"DNA序列的侵入。正常情况下这种CpG序列大多处于甲基化状态。另一种则是高度聚集在一起形成CpG岛，其甲基化常控制基因表达，在发育和组织分化中起关键性作用。在体细胞中，多数CpG岛处于非甲基化状态。CpG岛在基因组内呈不连续分布，通常位于基因的启动子区域或第一外显子区域，故又称5′-CpG岛。典型的CpG岛是指一段大约200 bp的DNA，其中CG含量超过50%。肿瘤组织中常存在DNA甲基化异常，以全基因组的低甲基化和抑癌基因启动子的高甲基化为主。基因启动子区域或调控区域的高甲基化使DNA处于一种紧密结构中，阻止转录因子与基因形成转录复合物，使基因表达处于抑制状态，而处于转录活跃状态的基因启动子和转录调控区域则表现为一种较开放的构型，因此低甲基化与癌基因的异常激活相关，而过甲基化则是肿瘤抑制基因失活的重要途径。这种抑制或开放的状态与染色质的状态有关，并涉及组蛋白的激活或抑制性修饰。

抑癌基因启动子区域或第一外显子区域CpG岛的高甲基化导致的抑癌基因异常沉默可能是肿瘤发生早期事件之一。低甲基化则可使原癌基因活化，形成突变热点，增加染色体的不稳定，使转座子异常表达。原癌基因异常表达结果引起细胞恶变和肿瘤发生。研究证实，肿瘤中很多抑癌基因启动子区域CpG岛都处于高甲基化状态[7~14]：细胞周期相关基因pRB、$p16^{INK4a}$、$p15^{INK4b}$、$p14^{ARF}$和p73，DNA损伤修复相关基因6-MGMT、BRCA1和hMLH1等基因的失活都与启动子区域的异常甲基化有关。$p16^{INK4a}$编码周期素依赖性激酶(cyclin-dependent kinase, CDK)抑制蛋白，在细胞周期CCND-Rb调控途径中起决定性作用，而几乎在所有肿瘤中都有$p16^{INK4a}$启动子高甲基化及相关调控通路的异常，被认为是恶性肿瘤发生的早期事件。并且随着细胞恶性程度的增加，CpG岛甲基化密度也不断增加。

哺乳动物DNA甲基转移酶DNMT分两种。DNMT1，在DNA复制和修复中维持DNA甲基化，可将DNA甲基化的信息传递给子代细胞，是维持启动子甲基化的主要因素；另一种是DNA从头甲基化酶DNMT3a、DNMT3b和调节蛋白DNMT3L，它们催化去甲基化的CpG位点重新甲基化。另有报道称，DNMT2(一种tRNA的甲基转移酶)基本没有DNA甲基转移酶活性。DNMTs在维持DNA甲基化时具有协同效应。从DNMT1-/-的大肠癌细胞HCT116中敲除从头化甲基酶DNMT3b，可导致95%的基因组5-甲基化胞嘧啶去甲基化、启动子启动、沉默基因的重新表达。而在只敲除DNMT1的肿瘤细胞中仍会有基因组甲基化和相关基因沉默，这说明DNMT家族成员之间在调控肿瘤发生过程中不仅仅是互补性的，更可能是相互协同和相互促进的。

一般认为DNA甲基化通过两种方式抑制基因表达。第一种是甲基化的CpG岛直接阻止与转录因子结合；第二种是募集DNA甲基结合蛋白(methyl-CpG-binding proteins, MBP)和一些共抑制因子及ATP染色质重塑蛋白等共同形成抑制复合物，来阻止转录因子与特定DNA序列结合，从而间接抑制基因转录。DNMT能与组蛋白修饰相关因子，如HDAC、组蛋白甲基化酶Suv39h1及异染色质蛋白1(heterochromatin protein 1)等相互作用。这些分子具有促进组蛋白的甲基化、乙酰化和稳定异染色质的结构等作用。也说明DNMT的基因表达抑制作用与组蛋白修饰和染色质重塑有关。这种机制的意义在于通过DNMT对新复制的子代DNA甲基化型的保留，得到基因是否转录的信息，使子代细胞中组蛋白得以正确地乙酰化或去乙酰化，从而在细胞的增殖过程中保留了组蛋白的修饰。此外，DNMT与基因沉默相关因子 PcG（polycomb group）也存在相互作用。PcG 蛋白多聚复合物 PRC（polycomb repressive complexes）中 EZH2 及 NSPc 均能和 DNMT 结合，共同抑制基因的表达。

miRNA 也可介导基因组 DNA 甲基化。miRNA 可直接调节 DNA 甲基转移酶的表达，而影响细胞内 DNA 甲基化水平。部分 miRNA 还直接参与维持细胞中 DNA 甲基化。在拟南芥中发现，miR－165 和 miR－166 是 PHB 基因甲基化所必需的，miR－165 和 miR－166 与 PHB 的 mRNA 相互作用可以改变 PHB 基因染色质构型从而诱导染色质结构发生改变和 PHB 基因的甲基化。

## 二、研究进展



DNA 甲基化是除基因印记和组蛋白修饰外肿瘤抑癌基因失活的第 3 种机制，而且在某些情况下是抑癌基因失活的唯一机制。DNA 甲基化状态和肿瘤的临床生物学行为、环境因素、遗传因素、解剖学部位、HPV 感染、吸烟、种族和生活习惯等众多因素相关。因此研究肿瘤相关表遗传学变化对深入阐明肿瘤发生的分子机制具有重要意义。目前，头颈部肿瘤中关于基因异常甲基化的研究主要集中于抑癌基因、细胞周期相关基因、信号传导蛋白、DNA 修复相关基因、凋亡相关基因等的过甲基化。

抑癌基因失活和肿瘤的相关性十分明确。基因缺失、突变和异常甲基化都能引起抑癌基因失活。目前在头颈部癌中已证实的经甲基化引起失活的抑癌基因有 FHIT、CTNNB1、RARβ－2、p16、p14、p15、MINT1、MINT2、MINT27、MINT31、RASSF1A 等，这些基因的失活常常与肿瘤局部浸润、转移、预后差相关。Kuroki 等[15]检测 28 例头颈部肿瘤标本发现 39％患者有 RARβ－2 的过甲基化。Kaur 等[16]发现 47.8％头颈部肿瘤中有 p16 异常甲基化；Steinmann[17]对比肿瘤和正常组织中 p16 甲基化状态，发现 60％头颈部鳞癌中有 p16 过甲基化，且与肿瘤的分化程度相关；p16 甲基化程度和患者的年龄、肿瘤部位有关，40 岁以上患者多表现为 p16 基因丢失，而 40 岁以下患者多出现 p16 甲基化异常；手术切缘如果有 p16 启动子甲基化者肿瘤复发率较阴性者高 6.3 倍；Ras/PI3K/AKT 信号通路异常是口腔肿瘤放疗耐药的主要原因；而最近研究发现在该信号通路中的 2 个主要基因，RASSF1A 和 RASSF2A 甲基化是口腔肿瘤的高发事件，且与患者预后相关；42.9％的口腔肿瘤中有 RASSF1A 的甲基化，并且与 HPV 感染呈正相关；RASSF2A 和 ROBO1 启动子甲基化则是肿瘤发生早期事件；Furonaka 等[18]比较口腔癌和正常黏膜组织发现肿瘤中普遍有 p14 启动子的甲基化；Lee 等[19]报道在口腔黏液表皮样癌中则有 APC 及 SFRP 基因的高甲基化，而 SFRP 基因高甲基化和肿瘤的病理分级、临床分期、预后密切相关；TGF－β 信号通路异常在口腔癌中十分常见，而 TGF－$\beta_1$ 受体（TGFBR－1）在 83％的口腔癌肿表达丢失，其中在 62％的样品里检测到 TGFBR－1 启动子区甲基化；NDRG2 是口腔鳞状细胞癌相关的抑癌基因，主要参与 Akt 信号通路，在大部分口腔鳞癌及一部分癌前病变样品中均可检测到 NRDG2 启动子的甲基化；MALT1 是负责淋巴细胞内 NF－κB 信号通路激活，在口腔肿瘤中 MALT1 甲基化与肿瘤的复发和预后差密切相关。

$O^6$－甲基鸟嘌呤－DNA 甲基转移酶（$O^6$－methylguanine－DNA methyltransferase，MGMT）能防止鸟嘌呤突变。Taioli 等[20]检测了一系列抑癌基因在口腔肿瘤中甲基化与患者生存及复发的相关性，发现 MGMT 启动子甲基化和患者预后负相关，可能是口腔肿瘤的一个预后相关生物学标志物。错配修复基因 hMLH1 的转录抑制是许多散发性肿瘤发生的一个重要事件，在口腔癌中约有 8％会出现 hMLH1 的甲基化，hMLH1 甲基化与口腔癌的生物学行为和患者预后间的关系尚不明确。钙黏着蛋白（cadherin）是一种介导细胞间相互黏附作用的分子，包括 E－cadherin、N－cadherin、和 P－cadherin 3 种，在有 $Ca^{2+}$ 存在时可抵抗蛋白酶的水解作用，抑制肿瘤细胞的浸润和转移。在口腔癌中约 40％有 E－cadherin 启动子甲基化。组织金属蛋白酶抑制因子－3（TIMP3）基因具有拮抗基质金属蛋白酶活性，能抑制肿瘤生长、侵袭和转移，在唾液腺肿瘤中其启动子甲基化明显增加。

肿瘤中另外一个典型现象就是，大约 50％基因上的一些重复序列的去甲基化，而在正常细胞中这些重复序列通常是处于抑制状态的。有研究检测了 250 000 个重复序列探针，发现其中 5％～8％有疾病相关的 DNA 异常甲基化。和正常黏膜相比，LINE－1、SINE 重复序列及 LRE1 在肿瘤中均处于低甲基化状态。而 LINE 和 LRE1 低甲基化更倾向于出现在人乳头状瘤病毒（HPV）阴性的肿瘤中。HPV 感染的头颈部肿瘤样本则多表现为全基因组高甲基化状态。其中 FUSSEL18、IRX1 和 EBF3 基因的甲基化和肿瘤复发有关。最近发现，癌基因 TKTL1 转酮酶基因在头颈肿瘤中也是处于低甲基化状态，可能通过无氧糖酵解及 HIF1 信号途径参与了肿瘤的早期发生。

### 三、应用前景

表观遗传学使人们对基因组的认识又增加了一个新视点。基因组不仅仅是序列包含遗传信息，其修饰也可以记载遗传信息。启动子高甲基化在头颈部鳞癌相关抑癌基因的失活过程中发挥着重要作用。研究者从肿瘤患者的血液、血清、唾液中鉴定出多种肿瘤特异性的 DNA 高甲基化基因，对于肿瘤的早期诊断和预防具有重要意义。而启动子甲基化的潜在可逆性也为临床治疗提供了新的契机。

## 第二节　组蛋白甲基化和组蛋白乙酰化



### 一、概述

组蛋白是核小体的组成成分，一方面作为 DNA 的支持物，另一方面在基因组印记和基因表达调节等多个方面发挥重要作用。核小体主要由 4 种组蛋白(H2A，H2B，H3 和 H4)构成，这 4 种组蛋白和缠绕于组蛋白的 DNA 共同组成了核小体 N 端尾部为单一的 H1。每个组蛋白都有进化上保守的 N 端拖尾伸出核小体外。这些拖尾是许多信号传导通路的靶位点，从而导致组蛋白转录后修饰。该类修饰包括赖氨酸(lysine，K)的乙酰化、赖氨酸和精氨酸的甲基化、丝氨酸和苏氨酸的磷酸化、谷氨酸的多聚二磷酸腺苷糖基化和赖氨酸的泛素化。其中组蛋白乙酰化和甲基化是最重要的两种修饰方式，为相关调控蛋白提供其在组蛋白上的附着位点，并改变染色质结构和活性。一般而言，组蛋白乙酰化修饰是暂时的，能选择性地使某些染色质区域的结构从紧密变得松散，开放某些基因的转录，增强其表达水平；而组蛋白甲基化修饰则相对稳固，特别是三甲基化修饰，被认为能影响长期表观遗传学改变。组蛋白 H3 的 N 端赖氨酸修饰最为多样和重要，K4(代表 4 位赖氨酸)、K9 和 K27 等为甲基化修饰位点，而 K9、K14 和 K27 等为乙酰化修饰位点。组蛋白乙酰化修饰拥有基因激活效应，而甲基化修饰则存在位点差异，K4 三甲基化具有激活效应，而 K9 甲基化则为抑制作用。因此，特定基因启动子区 H3K4 甲基化、H3K9 乙酰化为一种基因活性表达标志。H3K27 甲基化也是一种抑制效应，它与该位点乙酰化具有拮抗效应，只有去甲基化同时乙酰化才可实现基因激活。组蛋白的这些修饰十分重要，维持着基因的表达模式和染色体的正常结构。核小体的这些组成成分处于一个非常精细的平衡状态，其任何微小变化都可以对细胞表型和转录模式产生巨大影响。通常转录活跃的基因由乙酰化组蛋白包围，而抑制转录的基因就由去乙酰化组蛋白包围。

### 二、研究进展

#### (一) 组蛋白乙酰化

组蛋白乙酰化处于一种可逆的动态平衡过程，此动态平衡由组蛋白乙酰基转移酶(histone acetyltransferases，HATs)和组蛋白去乙酰化酶(histone deacetylases，HDACs)两种酶共同催化，控制着染色质各区域核心组蛋白的乙酰化程度。组蛋白的乙酰化程度与转录活性密切相关：转录活动区域核心组蛋白的乙酰化密度高，而不活动区域乙酰化密度低。组蛋白乙酰化对于维持组蛋白的功能和 DNA 转录是必需的，在正常生理状态下，HATs 与 HDACs 对组蛋白乙酰化作用的调控处于平衡状态。而细胞在发生转化的状态下，HDACs 的活性明显增强，使得原有的基因表达平衡状态被打破，组蛋白乙酰化的失衡将引起相应的染色体结构改变和基因表达的改变，并影响细胞周期、分化及凋亡，并可导致肿瘤的发生。

组蛋白乙酰转移酶的主要功能是对核心组蛋白分子 N 端 25～40 个氨基酸范围内的赖氨酸残基进行乙酰化修饰。HATs 将乙酰辅酶 A 上的乙酰基转移到组蛋白 N 端赖氨酸的 ε-氨基上，中和其正电荷，增加疏水性，削弱了 DNA 与组蛋白的相互作用，有利于转录因子与 DNA 的结合，促进转录。根据 HATs 在细胞内的分布及诱导乙酰化后效应的不同，HATs 又分为 A、B 两型。A 型种类较多，仅存在于胞核，与基因转录关系密切；B 型存在于胞质，通常只能使新合成的 H3 和 H4 组蛋白 N 端特定赖氨酸残基乙酰化，影响它们随后在核小体组装中的定位。HATa 不仅能使组蛋白乙酰化，还可以乙酰化非组蛋白，如转录因子

E2F、p53 和 GATA－1 等，这些因子乙酰化后与 DNA 结合的特性会发生变化，从而调节其转录活性。高等生物体内最早发现的 HATs 包括 CBP/p300、P/CAF、TAFII250 等。一些证据表明，HATs 具有抑制肿瘤的功能，在多种类型肿瘤中都有 HATs 基因的异位、扩增、过表达和突变，p300 和 CBP 基因的突变与实体肿瘤的发生密切相关，病毒癌蛋白 E1A 可与 p300/CBP 结合，进而破坏 p300/CBP 与 P/CAF 之间的相互作用，使 p300/CBP 失活，进而影响 p53 抑癌基因的活性。同样，乳腺癌生长过程中雌激素也会抑制核组蛋白的乙酰化。CBP 基因的缺失和突变在大肠癌、胃癌患者中发生率较高，在肝癌患者中也观察到了 CBP 基因的杂合性缺失。HATs 有抑制肿瘤的功能，但 HATs 的过量表达也同样可以导致癌症：在急性骨髓性白血病中 CBP 经常发生易位，与 MOZ 相融合。这种易位产生一种带有两个 HAT 结构域的蛋白质，并与启动子相结合。在急性白血病和骨髓发育异常患者中，p300 或 CBP 与 MLL 相融合，融合蛋白产生了异常的组蛋白乙酰化。

4

HATs 促使染色体的解聚，激活转录；而 HDACs 则封闭 DNA，进而抑制转录过程。HDACs 催化的核心组蛋白 N－末端尾部区域赖氨酸残基的去乙酰化在诱导基因沉默中发挥重要作用，其通过去乙酰化修饰使组蛋白带正电荷，从而与带负电荷的 DNA 紧密结合，染色质呈致密卷曲的阻抑结构，抑制转录。基于酵母种系发育中不同 HDACs 的结构同源性分析，真核生物的 HDACs 一般分成 4 类，Ⅰ类与 Rpd3 同源性，包括 HDAC1、HDAC2、HDAC3、HDAC8；Ⅱ类与 Hda1 同源性，包括 HDAC4、HDAC5、HDAC6、HDAC7、HDAC9 和 HDAC10，其根据催化区域的不同又可分为 2 个亚类：Ⅱa 类具有一段催化区域，包括 HDAC4、HDAC5、HDAC7 和 HDAC9，Ⅱb 类具有两段催化区域，主要包括 HDAC6 和 HDAC10；Ⅲ类与 SIR2 同源，包括 SIRT1－7，是烟酰胺腺嘌呤二核苷酸(nicotinamide adenine dinucleotide，NAD+)依赖的组蛋白去乙酰化酶；Ⅳ类主要是 HDAC11，与已知的其他家族成员同源性很低。HDACs 发挥催化作用的目标蛋白种类繁多，大致包括：

(1) 诱导染色体重塑，急性早幼粒细胞白血病致病相关融合蛋白 PML－RARα 能异常募集 HDACs 而抑制 RA 反应基因的转录，导致髓系细胞成熟障碍；RAR 与 RXR 形成 RAR/RXR 异二聚体在与 DNA 结合后能募集转录抑制复合物 N－CoR－mSin3－HDAC 进而导致 RA 反应基因发生沉默。

(2) 细胞周期相关因子，HDAC4－HDAC3－N－COR/SMRT 共阻遏复合物下调了 p21 启动子基因座的组蛋白 H3 磷酸化水平，从而抑制 p21 的表达。

(3) 细胞凋亡相关基因，在 HT－29 肿瘤细胞中已知 HDAC2 的表达足以诱导凋亡，而 HDAC3 也是多种促凋亡基因的核抑制因子。

(4) 血管生成因子，血管内皮生长因子(VEGF)在内皮细胞中通过一种 VEFG 受体 2－磷脂酶 Cγ－蛋白激酶 C(PKC)－蛋白激酶 D(PKD)依赖的途径刺激Ⅱ类 HDACs 分子的磷酸化，而这一过程对 VEGF 诱导的内皮细胞分化与移行是必需的；抑制 HDAC5 的表达会引起成纤维细胞生长因子 2(FGF2)与包括 Slit2 在内的血管生长导向因子的表达受到明显抑制，进而抑制内皮细胞的毛细管式“芽生”方式，抑制了血管生成。

### (二) 组蛋白甲基化

组蛋白甲基化是指发生在 H3 和 H4 组蛋白精氨酸或者赖氨酸残基 N 端上的甲基化，赖氨酸可以发生单甲基化、双甲基化和三甲基化。精氨酸则可以是单甲基化和双甲基化。精氨酸和赖氨酸甲基化的不同组合使组蛋白甲基化发挥了不同的调控作用。组蛋白赖氨酸甲基化因甲基化位点不同对基因转录有不同作用，H3K4、H3K36 和 H3K79 位点发生的甲基化可以激活基因的转录。而 H3K9、H3K27 和 H4K20 位点的甲基化发挥基因转录抑制作用。组蛋白甲基化在异染色质形成、基因印记、X 染色体失活和转录调控等方面发挥重要作用，与肿瘤、免疫、衰老等病理生理过程有密切关系。

组蛋白甲基化是由组蛋白甲基转移酶(histone methyltransferases，HMTs)催化，其作用位点主要在 H3 和 H4 组蛋白 N 端赖氨酸(lysine，Lys)和精氨酸(arginine，Arg)上。目前已发现的 24 个组蛋白甲基化位点中，有 7 个位于精氨酸，17 个位于赖氨酸。目前已经有 8 种组蛋白精氨酸甲基转移酶(protein arginine methyltransferase，PRMT)被鉴定出来，分为Ⅰ型(包括 PRMT1、PRMT3、PRMT4、PRMT6 和 PRMT8 等，主要催化形成单甲基精氨酸和非对称的双甲基精氨酸)和Ⅱ型(包括 PRMT 5 和 PRMT 7，主要催化形成单甲基精氨酸和对称的双甲基精氨酸)。组蛋白赖氨酸甲基化主要发生在组蛋白 H3(K4、K9、K27、K36)和 H4(K20)的 N 末端及 H3 的球状区域内(K79)。H3K4、H3K36、H3K79 甲基化多与转录激活作用有关,而 H3K9、H3K27、H4K20 甲基化则表现为转录抑制。组蛋白赖氨酸甲基转移酶(histone lysine methyltransferases, HKMTs)大多含有一个由 130 个氨基酸残基组成的保守 SET(Su(var)3-9, Enhancer-of-zeste, Trithorax)结构域。根据 SET 结构域的同源性,赖氨酸 HMTs 可以分为五大家族:SET1、SET2、SUV、RIZ 和 DOT1。SUV 家族中 Su(var)3-9、Suv39h1 和 Suv39h2 只催化 H3 lysine 9(K9)甲基化,而 SUV 家族中另一种甲基转移酶 G9a 不仅可以催化 H3K9 甲基化,还可以催化 H3 lysine 27(K27)甲基化。SET1、SET2、DOT1 和 SUV4-20 则分别催化 H3 lysine 4(K4)、H3 lysine 36(K36)、H3 lysine 79(K79)和 H4 lysine 20(K20)甲基化。催化精氨酸甲基化的酶称为蛋白质精氨酸甲基转移酶(protein arginine methyltransferases, PRMTs),PRMTs 家族包括 PRMT1、PRMT3、RMT1/HMT1、PRMT4/CAMR1 和 PRMT5。HKMTs 催化组蛋白赖氨酸甲基化有如下特点:①不同 HKMTs 可催化同一位点而产生不同程度的甲基化;②同一 HKMTs 可催化不同赖氨酸甲基化位点;③多数 HKMTs 催化一种形式的赖氨酸甲基化,有产物和底物的特异性。

组蛋白甲基化一度被认为是稳定不可逆的表观遗传学现象,直到 2004 年发现了组蛋白去甲基化酶 1(lysine specific demethylase, LSD1)和肽基精氨酸去亚胺酶(piptidylarginine demininase4, PAD4)后,为组蛋白甲基化在医药领域的应用研究带来了希望。目前知道的组蛋白去甲基化酶主要分为:组蛋白赖氨酸去甲基化酶 1(lysine specific demethylase 1, LSD1)去能特异作用于 H3K4 和 H3K9 甲基化位点,实现去甲基化;组蛋白去甲基化酶 JHDMs(JmjC domain-containing histone demethylase,包括 JHDM1, JHDM2 和 JMJD2 等),实现 H3K36 去甲基化。LSD1 仅作用于单甲基化或者双甲基化,对三甲基化没有作用,含有 3 个结构域,N 端的 SWIRA(Swi3p/Rsc8p/Moira)结构域、C 端的 AOL(amine oxidase like)结构域和中部的 Tower 结构域。而 JHDM 可以作用于三甲基化位点。目前已经发现了 30 多个 JHDM 家族成员,在不同物种中高度保守,都含有一个 Jumonji 结构域。其中 JHDM3A,也称 JMJD2A 可与 Rb 及 HDAC 组蛋白去乙酰化酶相互作用,影响细胞增殖与肿瘤发生。

组蛋白甲基化修饰对基因的表达有非常复杂的影响。目前初步认为,H3K4 和 H3K36 的甲基化状态为基因激活状态的特征,而 H3K9 和 H3K27 的甲基化则是基因抑制的标志。因此,H3K27 去甲基化酶通过减少靶基因启动子区 H3K27me2/3 的甲基化水平而实现解除基因抑制、增强基因表达的作用。研究发现 H3K27 的甲基化由 EZH2(enhancer of zeste homologue 2)催化完成,而 EZH2 可与其他多个元件形成 polycomb 抑制复合物 2(polycomb repressive complex 2, PRC2),该复合物可聚集到特定基因启动子区周围,通过催化 H3K27 甲基化而抑制分化相关基因的表达。因此,H3K27me3 常被看作多能干细胞的标志之一。在多种肿瘤,如乳腺癌、前列腺癌、骨髓瘤、神经母细胞瘤、食管癌、HNC 中均发现 H3K27 甲基转移酶 EZH2 表达增加,同时 H3K27me3 含量增加。而一些致癌剂,如烟草和砷剂等均可增加 EZH2 的基因表达,从而增加 H3K27 甲基化同时抑制了多种基因的表达。在头颈部恶性肿瘤中几乎没有 p15(INK4b)和 p16(INK4a)的表达,而在这些细胞中均检测到 H3K4 低甲基化。研究发现,EZH2 形成的 PRC2 与 INK4b-ARF-INK4a 位点结合,促进局部的 H3K27me3,在 KDM2B 协同作用导致 H3K4 和 H3K36 的去甲基化的状态下,引起 p15(INK4b)、p16(INK4a)和 p14(ARF)基因表达沉默和细胞的无限增殖。

## 三、问题与展望

组蛋白修饰能够引起核小体结构的变化,导致染色质重塑,影响各类转录因子与 DNA 的结合,进而影响基因的转录。组蛋白乙酰化对于维持组蛋白的功能和 DNA 转录是必需的,组蛋白乙酰化的失衡将引起相应的染色体结构和基因转录水平的改变,并影响细胞周期、分化及凋亡,可导致肿瘤的发生。组蛋白的甲基化和乙酰化的相关研究是表观遗传研究领域的前沿性学科,研究工作者们正致力于用各种方法寻找和鉴定各种组蛋白修饰的生物学功能和发生机制,而最终发现无疑将会对阐明其维持正常生长发育、胚胎干细胞维持和定向分化、肿瘤的诊断和治疗、药物的开发与癌症发生发展、胚胎干细胞全能性维持和定向分化的机制,寻找癌症的诊断方法和治疗靶点带来极大的帮助。

## 第三节　基于表观遗传学的诊断和治疗研究

### 一、概述

DNA 甲基化、组蛋白修饰、染色体重塑等表观遗传学修饰都能调控基因的表达，异常的表观遗传学修饰能导致肿瘤的发生。肿瘤表观遗传学机制贯穿肿瘤发生、发展的整个过程，并具有一定的组织特异性；表观遗传学修饰和调控的另一特点是可逆性。因此，深入研究肿瘤表观遗传学，对肿瘤的临床诊断、治疗和预防都具有重要意义。

4

### 二、研究进展

#### （一）肿瘤诊断

目前，临床上已经对大多数肿瘤建立了有效的诊疗体系，但总体来讲，目前许多肿瘤的诊断方法具有一定的破坏性，而诊断依据也多是来自典型的肿瘤组织病理形态学改变。对一些非典型性的或是早期肿瘤患者的诊断效果并不令人满意。实际上很多肿瘤在未发生形态学异常之前就存在了一些表观遗传学上的改变，且经过代谢可以释放出来。因此通过检测表观遗传学异常可以用于肿瘤的早期诊断。

Cui 等[21]曾在结肠癌患者血样中检测到由甲基化引起的胰岛素样生长因子Ⅱ印迹的缺失，而正常个体中该种印迹的缺失仅为 10%。此后伴随着微阵列技术的广泛应用，发现 CpG 岛甲基化谱不仅可作为肿瘤患者的早期诊断指标，还与肿瘤的病理分型、药物治疗敏感性和预后判断直接相关。Schmiemann 等通过甲基化特异性定量 PCR(methylation-specific real-time PCR，QMSP)检测发现肺癌患者中存在 APC、p16、RASSF1A 等基因的甲基化状态异常，可用于肺癌的早期诊断。Müller 等[22]对结直肠癌患的粪便样本进行检测，发现 SFRP2 基因甲基化诊断结直肠癌的敏感性和特异性分别为 77%～99%和 77%。此外，基因的甲基化还可作为多种肿瘤预后的标志，如结肠癌中 p16，肺癌中 RASSF1A、p16、HIC－1，前列腺癌中的 RARβ、RASSF1A、GSTP1 和 CDH13 基因甲基化的改变都具有不同程度的预后评价的作用。研究还发现 DNA 损伤修复基因 MGMT 启动子区域的甲基化可提高对化疗药物的敏感性，CHFR 基因的甲基化提示 HNSCC 对紫杉烷类(taxanes)敏感，而结肠癌细胞株中 hMLH1 基因的甲基化与药物耐受有关。头颈肿瘤中抑癌基因甲基化也很常见，Sanchez－Cespedes 等[23]检测了 95 例头颈部原发肿瘤患者的血清样本中 p16、MGMT、GSTP1、DAP 激酶，发现其中 52 例样品内至少有一种基因的高甲基化，有 21 例样品现出一致的甲基化类型，因而认为血清可以作为头颈部肿瘤术后复发的有效检测手段。Demokan 等[24]同时检测了 101 例头颈部肿瘤和其唾液漱液样本中 RASSF1A、DAPK1、MGMT、RARβ、CDH1、hMLH1、KIF1A、EDNRB 和 CHFRKIF1A 的甲基化状态，发现 67.6%的甲基化异常的原发肿瘤组织能在相应的唾液中检测出相同的甲基化异常，而 KIF1A 和 EDNRB 联合可望成为头颈部肿瘤早期诊断的标志物。组蛋白乙酰化的失衡也会引起相应的染色体结构和基因转录水平的改变，进而导致肿瘤发生。研究发现，HATs 和 HDACs 的活性也和肿瘤发生密切相关。Takahashi 等[25]的研究结果表明，磷酸化组蛋白 H3 的过度表达可作为一种独立的判断预后的因素，其在判断胃癌预后方面发挥了重要的作用。此外，Seligson 等[26]研究结果显示，球形组蛋白修饰模式还可作为前列腺或其他类型癌症的预后或诊断指标，并可作为预测何种患者会对哪一类组蛋白去乙酰酶抑制剂新药产生反应的指标。

#### （二）肿瘤治疗

由于肿瘤中 DNA 甲基化和组蛋白的修饰都是可逆的动力学过程，因此靶向表遗传学的治疗方式为肿瘤的治疗提供了乐观的前景。很多表遗传学调控相关的药物已经进入肿瘤的临床试验，特别是针对血液系统的恶性肿瘤。

去甲基化药物 5-氮杂胞苷(5－azacytidine)及其脱氧衍生物 5－aza－2－deoxycytidine(5－AzaCdR)能与 DNMT 共价结合抑制其活性，使 DNA 甲基化随细胞分裂进行性丢失，去除肿瘤细胞中的甲基化并抑制 HDACs 的活性，重新激活过甲基化的基因。缩肽(depsipeptide)，HDACs 的另一种抑制剂，则通过降低 H3K9 的甲基化，减少胰腺癌细胞内 DNMT 与 p16、SALL3、GATA4 等基因的启动子结合。5 - AzaCdR 和地西他滨(decitabine)已经被用于临床治疗骨髓异常增殖症。临床试验结果显示 5 - AzaCdR 对骨髓异常综合征和慢性粒细胞白血病急变期患者都具有良好的治疗效果。此外，5 - AzaCdR 对头颈部癌患者和前列腺癌患者也显示出很好的抗肿瘤作用。但由于其在体内半衰期短，容易被胞嘧啶核苷脱氨酶失活，引起粒细胞减少，并且有通过去甲基化激活癌基因的潜在不良反应，限制了 5 - AzaCdR 的临床使用。近来发现 zebularine[1 -(β - D - ribofuranosy1)- 1，2 - dihydropyrimidin - 2 - one]也可抑制 DNA 甲基化，并且具有化学稳定性和对细胞低毒性的特点，可用于长期持续治疗。由于 zebularine 可全部消除 DNMT1，但只能部分消除 DNMT3a 和 DNMT3b，因此单药使用的效果不够理想，研究发现如果在使用 5 - AzaCdR 后再使用 zebularine，能有效地诱导并稳定 p16 基因的表达。因此，这两种药物的组合使用效果更好。此外 zebularine 还可进一步与组蛋白去乙酰酶抑制剂及化学疗法结合，目前甲基化药物常常与化疗药物或是组蛋白去乙酰化酶抑制剂 HDACs 合用。

组蛋白的乙酰化修饰也是可逆的动力学过程。目前研究最多的 HDACs 的抑制剂。迄今已经有一系列结构不同的 HDACs 抑制剂被开发出来用于肿瘤的治疗，其中丁酸、制霉菌素和甲苯磺酸(TSA)应用较多，丁酸盐是第一个被验证的 HDACs 抑制剂，已成功地用于癌症治疗的实验性研究，并取得了一定的疗效，但它发挥作用所需浓度较大，且半衰期较短，因此它的临床应用受到很大限制；另一类应用广泛的抑制剂为氧肟酸类，如 TSA 和 SAHA，由于其特异性较强，所需浓度较低等特点而被广泛应用。HDACs 抑制剂抗肿瘤机制包括阻滞细胞周期和促进细胞分化、诱导细胞凋亡和抑制血管生成等。

近年来的研究表明，组蛋白修饰和 DNA 甲基化之间有密切联系。选择型组蛋白去乙酰化酶 HDACs Ⅰ、Ⅱ、各种 DNMTs 复合体、特定甲基化序列结合蛋白之间互相关联。在调控基因转录时乙酰化和甲基化互相协作，其中甲基化占主导作用，必须在抑制Ⅰ型和Ⅱ型 HDACs 之前首先用去甲基化处理，才能有效地激活转录。因此，HDACs 抑制剂和 DNA 去甲基化药物及其他抗肿瘤药物联合使用具有更加广阔的应用前景。联合应用 DNMTs 抑制剂和 HDACs 抑制剂可以重新激活 hMLH1、TIMP3、CDKN2B、CDKN2A 和 ARHI 等抑癌基因，促进肿瘤细胞凋亡。Shaker 等将 TSA 和 5 - AzaCdR 联用治疗白血病，可以减少 5 - AzaCdR 的毒副作用，并达到协同增效作用。有研究报道 HDACs 抑制剂与维生素 D 类似物 1,25 -二羟维生素 D 联合使用在体外可以促使肿瘤细胞分化，在体内可以抑制肿瘤生长。

## 三、问题和展望

表观遗传学是在不发生 DNA 序列改变的情况下，DNA 甲基化和染色体结构状态等因素的改变，使基因功能发生可逆的变化，并最终导致表型变异的遗传现象及本质。有关遗传学修饰和调控的研究已成为生命科学的热点和发展前沿，对表观遗传中各种因子的突变导致的疾病研究有助我们理解表观遗传机制，更重要的是对肿瘤的诊断和治疗、新药的研究具有积极意义。

（毛 力）

## 参考文献

[1] Bernstein BE，Mikkelsen TS，Xie X，et al. A bivalent chromatin structure marks key developmental genes in embryonic stem cells [J]. Cell，2006,125(2):315 - 326.

[2] Carvalho AL，Henrique R，Jeronimo C，et al. Detection of promoter hypermethylation in salivary rinses as a biomarker for head and neck squamous cell carcinoma surveillance [J]. Clin Cancer Res，2011,17(14):4782 - 4789.

[3] Daniel FI，Cherubini K，Yurgel LS，et al. The role of epigenetic transcription repression and DNA methyltransferases in cancer [J]. Cancer，2011,117(4):677 - 687.

[4] Eden A，Gaudet F，Waghmare A，et al. Chromosomal instability and tumors promoted by DNA hypomethylation [J]. Science. 2003，300(5618):455.

[5] Garcia MP，Carcia-Garcia A. Epigenome and DNA methylation in oral squamous cell carcinoma [J]. Methods Mo Biol,

2012,863:207 - 219.
[6] Gaudet F, Hodgson JG, Eden A, et al. Induction of tumors in mice by genomic hypomethylation [J]. Science, 2003 (5618),300:489 - 492.
[7] Ha PK, Califano JA. Promoter methylation and inactivation of tumor-suppressor genes in oral squamous cell carcinoma [J]. Lancet Oncol, 2006,7(1):77 - 82.
[8] Herman JG, Baylin SB. Gene silencing in cancer in association with promoter hypermethylation [J]. N Engl J Med, 2003,349(21):2042 - 2054.
[9] Holm TM, Jackson-Grusby L, Brombrink T, et al. Global loss of imprinting leads to widespread tumorigenesis in adult mice [J]. Cancer Cell, 2005,8(4):275 - 285.
[10] Feinberg AP, Tycko B. The history of cancer epigenetics [J]. Nature Rev Cancer, 2004,4(2):143 - 153.
[11] Feinberg AP, Ohlsson R, Henikoff S. The epigenetic progenitor origin of human cancer [J]. Nat Rev Genet, 2006, 7(1):21 - 33.
[12] Jones PA, Baylin SB. The fundamental role of epigenetic events in cancer [J]. Nat Rev Genet, 2002,3(6):415 - 428.
[13] Merlo A, Herman JG, Mao L, et al. 5′ CpG island methylation is associated with transcriptional silencing of the tumour suppressor p16/CDKN2/MTS1 in human cancers [J]. Nat Med, 1995,1(7):686 - 692.
[14] Schwartz YB, Kahn TG, Stenberg P, et al. Alternative epigenetic chromatin states of polycomb target genes [J]. PLoS Genet, 2010,6:e1000805.
[15] Kuroki T, Trapasso F, Yendamuri S, et al. Allele loss and promoter hypermethylation of VHL, RAR-beta, RASSF1A, and IT tumor suppressor genes on chromosome 3p in esophageal squamous cell carcinoma [J]. Cancer Res, 2003,63(13):3724 - 3728.
[16] Kaur J, Demokan S, Tripathi, et al. Promoter hypermethylation in dian primary oral squamous cell carcinoma [J]. Int J Cancer, 2010,127(10):2367 - 2373.
[17] Steinman K, Sandner A, Schagdarsurengin U, et al. Frequent promoter hypermethylation of tumor-related genes in head and neck squamous cell carcinoma [J]. Oncol Rep, 2009,22(6):1519 - 1526.
[18] Furonaka O, Takeshima Y, Awaya H, et al. Aberrant methylation of p14(ARF), p15(INK4b) and p16(INK4a) genes and location of the primary site in pulmonary squamous cell carcinoma [J]. Pathol Int, 2004,54(8):549 - 555.
[19] Lee CH, Huang YJ, Lin CY, et al. Loss of SFRP1 expression is associated with aberrant beta-catenin distribution and tumor progression in mucoepidermoid carcinoma of salivary glands [J]. Ann Surg Oncol, 2010,17(8):2237 - 2246.
[20] Taioli E, Ragin C, Wang XH, et al. Recurrence in oral and pharyngeal cancer is associated with quantitative MGMT promoter methylation [J]. BMC Cancer, 2009,9:354.
[21] Cui H, Onyango P, Brandenburg S, et al. Loss of imprinting in colorectal cancer linked to hypomethylation of H19 and IGF2 [J]. Cancer Res, 2002,62(22):6442 - 6446.
[22] Müller HM, Oberwalder M, Fiegl H, et al. Methylation changes in faecal DNA: a marker for colorectal cancer screening? [J] Lancet, 2004,363(9417):1283 - 1285.
[23] Sanchez - Cespedes M, Reed AL, Buta M, et al. Inactivation of the INK4A/ARF locus frequently coexists with TP53 mutations in non-small cell lung cancer [J]. Oncogene, 1999,18(43):5843 - 5849.
[24] Demokan S, Dalay N. Role of DNA methylation in head and neck cancer [J]. Clin Epigenetics, 2011,2(2):123 - 150.
[25] Takahashi H, Murai Y, Tsuneyama K, et al. Overexpression of phosphorylated histone H3 is an indicator of poor prognosis in gastric adenocarcinoma patients [J]. Appl Immunohistochem Mol Morphol, 2006,14(3):296 - 302.
[26] Seligson DB, Horvath S, Mcbrian MA, et al. Global levels of histone modifications predict prognosis in different cancers [J]. Am J Pathol, 2009,174(5):1619 - 1628.

# 第五章 口腔颌面-头颈部肿瘤发生相关的信号分子

## 第一节　细胞增殖和凋亡

### 一、概述

细胞的增殖、分化和凋亡是任何一个多细胞生物在个体发育过程中的3个基本生命活动，是维持体内细胞数量动态平衡的基本方式，它们相互依存，缺一不可。细胞增殖(cell proliferation)即通过自身分裂，细胞不断自我更新，实现新旧交替的过程。细胞凋亡(apoptosis)又称程序性细胞死亡(programmed cell death，PCD)，在一定条件下由细胞内特定调控因子操纵、调控细胞的死亡，有凋亡小体形成和形态学病理变化过程。在恶性肿瘤内细胞功能发生异常的调控主要表现在：癌细胞分裂和增殖失去约束；分化的过程被扭曲，癌细胞可能停止在分化的一个特定阶段，或者分化成其他不当的或异常的细胞类型；承载基因的染色体结构发生重组，导致DNA不稳定变异细胞出现频率的增高；严格监管的程序化细胞死亡失调；一些变异细胞将促进细胞蠕动或者是酶的产生，从而允许肿瘤细胞的入侵和转移。

### 二、细胞增殖和凋亡的信号分子

诱导细胞的增殖或抑制细胞的增殖，归根到底是影响细胞周期的运行。细胞周期是指细胞从上一次细胞分裂结束到下次细胞分裂完成所经历的整个过程。细胞周期分为4个阶段：$G_1$期(first gap phase)、S期(synthetic phase)、$G_2$期(second gap phase)和M期(mitotic phase)。

#### (一) 细胞周期的调控

细胞周期调控的主要蛋白因子有：细胞周期蛋白(cyclins)、细胞周期蛋白依赖性激酶(cyclin-dependent kinases，CDKs)及CDK抑制物(CDKI)。细胞周期蛋白是一类合成和分解都与细胞周期同步，驱动细胞周期运转的特殊动力蛋白。含有与周期蛋白框(cyclin box)一致的共有序列，cyclin box是一段约100个氨基酸序列的区域，是介导细胞周期蛋白与CDK催化亚基结合的关键部位。细胞周期蛋白依赖性激酶是一类与相应的细胞周期蛋白结合成的异二聚体，通过磷酸化作用被激活，能催化特异蛋白底物的丝氨酸/苏氨酸残基磷酸化的蛋白激酶。在cyclin-CDK二聚体(1∶1)中，CDK作为催化亚基，推动细胞周期运转。细胞周期蛋白依赖性激酶抑制因子是细胞周期的负性调控蛋白，可以结合和钝化CDK单体或cyclin/CDK复合物，调节细胞周期。其分两类：CDK4/CDK6抑制因子家族，抑制cyclin D与CDK4/CDK6结合及其复合物的激酶活性；CIP/KIP(cytokine-inducible protein/kinase interacting protein)家族，是细胞发生接触抑制、DNA损伤、低氧及某些细胞因子等信号后出现的产物，与cyclin-CDK复合物结合，抑制它们的活性。视网膜母细胞瘤蛋白(retinoblastoma protein，Rb)与转录因子E2F-DP1的结合，对G1期产生负性调节作用，属于cyclin-CDK的下游靶蛋白图(5-1)。

#### (二) 细胞凋亡的调控

##### 1. 胞内钙离子信号系统与细胞凋亡

胞内钙离子信号系统较早被发现与细胞凋亡的调控密切相关。当胞内游离钙上升时，核酸内切酶活性升高，其抑制剂可阻断DNA断裂和细胞凋亡。另一方面，胞内钙离子的上升也可能通过激活其他的一些依赖钙离子的酶而发挥作用。除了胞质内游离钙上升(主要来自细胞外钙离子的内流)同细胞凋亡有密切联系以外，不同细胞器内钙离子分布的改变，可能对细胞凋亡起着某种调控作用。

2. cAMP/蛋白激酶 A 信号系统与细胞凋亡

cAMP 是一种重要的第二信使，可通过激活腺苷酸环化酶或抑制 cAMP 磷酸二酯酶的活性而使其胞内浓度升高。cAMP 浓度的上升，激活 cAMP 依赖性的蛋白激酶，即蛋白激酶 A，使其靶蛋白上某些丝氨酸和苏氨酸磷酸化，从而影响这些蛋白的生物学功能。目前已发现，在某些细胞中，cAMP 是引起细胞凋亡的信号。细胞凋亡过程中，首先激活钙离子/钙调素信号系统，然后以钙调素作为腺苷酸环化酶的激活物发挥作用，引起胞内 cAMP 上升，蛋白激酶激活，进而导致细胞凋亡。

3. 二酰甘油/蛋白激酶 C 信号系统与细胞凋亡

作为第二信使的二酰甘油的产生，主要来自磷酯酰肌醇和磷脂酰胆碱的水解。二酰甘油是蛋白激酶 C 的一个内源性激活物，而蛋白激酶 C 则被认为在细胞的许多重要生物学过程中起着重要的调控作用。蛋白激酶 C 也是一大类丝氨酸、苏氨酸蛋白激酶。目前已有实验证据提示，蛋白激酶 C 对细胞凋亡也有一定的调控作用。蛋白激酶 C 的激活可以导致质膜上 $Na^+/H^+$ 交换，从而提高细胞内的 pH。已有实验表明，$Na^+/H^+$ 交换的上升，可促进细胞增殖，抑制细胞凋亡。另外，蛋白激酶 C 也有可能通过与其他信号系统，如 Ras 蛋白所介导的信号系统，cAMP/蛋白激酶 A 信号系统之间的相互影响(cross-talk)而发挥作用。

4. 酪氨酸蛋白激酶所介导的信号系统与细胞凋亡

许多生长因子或细胞因子的信号转导途径是通过直接或间接地激活酪氨酸蛋白激酶进行的，即其受体本身的酪氨酸蛋白激酶被激活，或者受体本身虽然没有酪氨酸蛋白激酶的活性，但这些受体可以同具有酪氨酸蛋白激酶的蛋白，如 Src 家族蛋白相结合而发挥作用。目前已知酪氨酸蛋白激酶所介导的信号系统对细胞凋亡起着重要的负调控作用。Grb 2 蛋白通过 SH3 区域与 Sos 蛋白富含脯氨酸的区域结合，从而形成受体- Grb2 - Sos 蛋白复合体。Sos 蛋白具有激活 Ras 蛋白的活性，活化的 Ras 蛋白可激活蛋白质磷酸化的级联反应系统，这一系统包括 Raf - 1、分裂原激活蛋白激酶激酶(MAPKK)和分裂原激活蛋白激酶(MAPK)。最近的研究表明，这条信号转导途径的阻断可诱导某些细胞的凋亡。

另一方面，神经生长因子所致细胞的分化和抑制细胞的凋亡，均是通过神经生长因子同其酪氨酸激酶型受体(Trk 蛋白)结合而发挥作用。其中 Ras 蛋白所介导的信号转导途径对细胞分化是必需的，但对于抑制细胞凋亡不起作用。PI3K 所介导的信号转导途径对于诸生长因子，如神经生长因子、表皮生长因子、血小板衍生生长因子、胰岛素生长因子等抑制无血清处理所致细胞凋亡起着重要的作用。

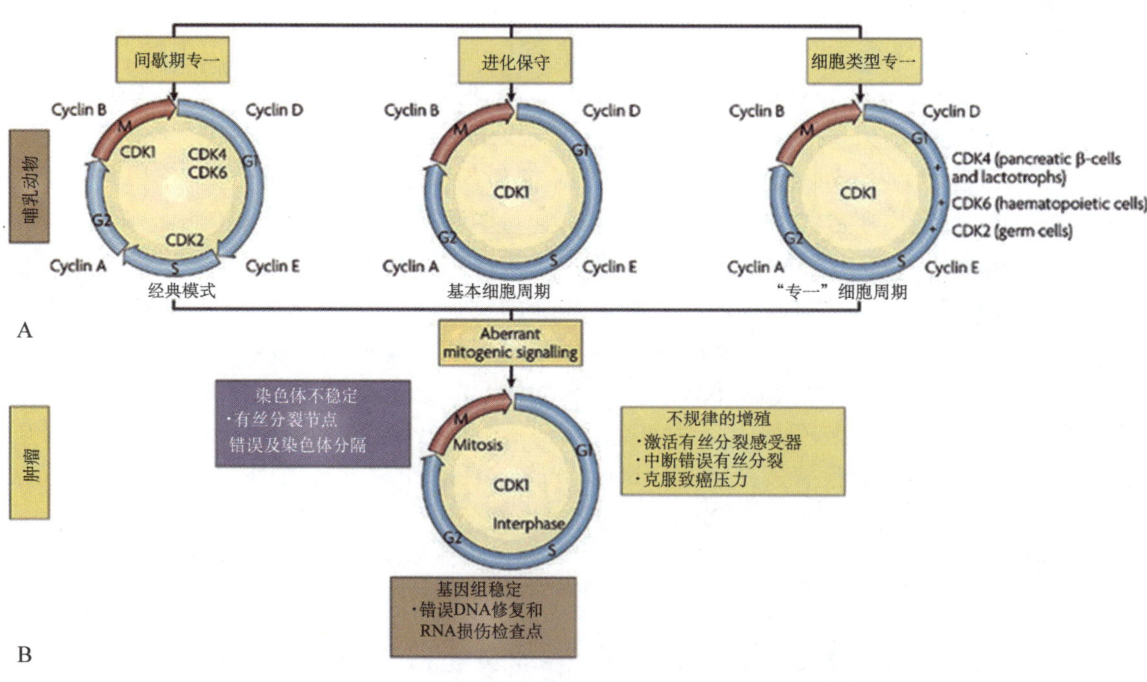


图 5 - 1

A -哺乳动物细胞正常的分裂模式　B -异常时细胞分裂模式
引自 Marcos Malumbres and Mariano Barbacid, *Nature*, 2009

5. Fas/Fas 配体系统和细胞凋亡及其信号分子

结构上，Fas 蛋白是一个膜蛋白，归属于肿瘤坏死因子受体/低亲和力神经生长因子受体超家族的成员。作为一个膜受体，Fas 蛋白可以同某些 T 细胞表面的 Fas 配体蛋白结合，也可以同抗 Fas 抗体结合，从而启动细胞凋亡。关于 Fas 蛋白所介导的细胞凋亡信号的转导机制，主要有以下一些研究进展：①Fas 配体和抗 Fas 抗体能引起某些含有 Fas 蛋白的细胞或组织中神经鞘磷脂酶活性的快速上升，使神经鞘磷脂酶分解，产生酰基神经鞘氨醇，后者可作为第二信使激活相应的蛋白激酶，诱导细胞凋亡。②抗 Fas 抗体和肿瘤坏死因子可通过激活 ICE 样的半胱氨酸蛋白酶而诱导细胞凋亡。③Fas 蛋白激活后，可诱导细胞中某些蛋白激酶的活性，这一观点也被 Fas 蛋白可受到 PTP - BAS 酪氨酸脱磷酸酶的负调控现象的支持。④也有实验证明，抗 Fas 抗体诱导 B 细胞凋亡是通过细胞内钙离子信号系统来传递死亡信息的。

## 三、细胞凋亡与口腔颌面部肿瘤治疗



肿瘤细胞通常具有一定的凋亡抵抗机制，利用细胞凋亡机制针对肿瘤的治疗，也就是在凋亡调节的各个水平上促使凋亡和抗凋亡的平衡发生改变能诱导肿瘤细胞凋亡。从近年的研究来看，主要针对以下几个环节。

### (一) 针对死亡受体

死亡受体是一大类家族，目前研究比较详细的是 TNF 受体家族，发现的包括 TNFR1、TNFR2、Fas、DR4 和 DR5 等十几个成员，不同受体与其相应的死亡配体结合启动凋亡的下游途径，竞争性抗体也可激活下游途径。目前主要的研究方向是利用相应配体和竞争性抗体作为治疗手段。

1. 肿瘤坏死因子 α

肿瘤坏死因子 α(tumor necrosis factor - α，TNF - α)被引入肿瘤治疗已有较长的历史，从诱导凋亡角度主要是通过 TNFR1。体外研究证实，对某些癌细胞 TNFα 具有强大的诱导凋亡作用，但其实际临床疗效欠佳，且不良反应较大，只有大剂量的局部动脉灌注可能用于临床。

2. 针对 Fas - FasL 系统

对凋亡机制的研究发现激活 Fas 具有强大的诱导凋亡作用。因此，针对 Fas 蛋白的凋亡治疗得以开展。对于不表达或低表达 Fas 的肿瘤，可通过上调 Fas 的表达诱导肿瘤细胞凋亡；对于高表达 Fas 的肿瘤，则可应用抗 Fas 抗体诱导凋亡。然而抗 Fas 抗体的全身应用却可导致实验动物的肝功能衰竭乃至死亡，不可能应用于临床。尽管如此，由于大部分人类肿瘤存在 p53 的缺失或失活，而针对死亡受体的凋亡诱导并不依赖于 p53，所以此种方式仍具有吸引力，要改善的是细胞选择性。

3. 肿瘤坏死因子相关凋亡诱导配体

肿瘤坏死因子相关凋亡诱导配体(TNF - related apoptosis-inducing ligand，TRAIL)与细胞表面的 DR4、DR5 受体特异性结合，通过死亡结构域激发和传导凋亡信号诱导细胞凋亡。相对于 TNFα、FasL，TRAIL 安全性好，也更具有临床应用前景。灵长类动物静脉注射实验表明，即使高剂量也无明显毒副作用，主要原因是正常细胞能表达不具备诱导凋亡下游效应的诱骗受体(DcR1、DcR2)，而诱骗受体在肿瘤细胞不表达。因此，理论上讲 TRAIL 治疗具有肿瘤特异性。

### (二) 针对 Bcl - 2 蛋白家族

Bcl - 2 蛋白家族在调节线粒体途径凋亡中发挥了至关重要的作用。家族中的抗凋亡蛋白成员包括 Bcl - 2、Bcl - XL 和 Mcl - 1 等，促凋亡蛋白包括 Bax、Bik、Bad 和仅有 BH3 结构域的 Bid、Bim、PUMA 等 BH3 蛋白。这些蛋白多定位于细胞内的膜结构上，尤其是在线粒体膜上。Bcl - 2 家族蛋白的突变和表达变化能极大地改变细胞对药物的反应性。从治疗角度来看，目前主要是通过拮抗 Bcl - 2 家族的抗凋亡蛋白或降低其表达水平来达到促进肿瘤细胞凋亡的目的。研究表明，Bcl - 2 家族基因的反义寡核苷酸治疗具有良好的耐受性，能增加许多细胞毒性药物的抗癌作用。

### (三) 针对 IAPs

IAPs 是凋亡调控的另一类重要蛋白，目前在人体中已发现的成员包括 XIAP、NAIP、c - IAP1、c - IAP2、存活蛋白(survivin)、BRUCE 和 ML - IAP。其抑制凋亡作用主要是通过直接抑制胱冬裂酶

(caspases)蛋白酶的活性而实现。许多人类肿瘤存在 XIAP 和 survivin 等 IAPs 的高表达;应用反义寡核苷酸治疗,下调 IAPs 水平可增加细胞对死亡受体刺激的敏感性,下调 XIAP 能诱导胃癌细胞凋亡并增加细胞对化疗药物的敏感性。同时,IAPs 也可被线粒体释放的 Smac/Diablo 蛋白所抑制,这种负性调节作用主要通过 Smac/Diablo 与 IAPs 竞争 caspases 的结合位点,消除 IAPs 对 caspases 活性的抑制作用实现。

#### (四) 针对 NF-κB

核转录因子-κB(nuclear factor kappa B, NF-κB)通过诱导或上调抗凋亡蛋白抑制凋亡,同时 NF-κB 能促进 Fas、FasL、DR4 和 DR5 的表达,在某些特定的情况下促进凋亡,但总体而言,NF-κB 的组成性激活有助于肿瘤细胞逃脱凋亡。同时,NF-κB 也可被外来刺激如细胞因子、化疗药物等激活,这也是肿瘤细胞对化疗药物产生耐受的原因之一。鉴于以上发现和事实,NF-κB 可能成为恶性肿瘤治疗的新靶标。通过抑制 NF-κB 的活性,增加肿瘤细胞对放、化疗的敏感性,可能成为新的放、化疗的辅助措施。

#### (五) 针对 caspase 蛋白



启动型 caspases,在诱导凋亡的起始阶段起了关键作用,而效应型 caspases 则是诱导细胞凋亡的最终执行者。因此,抗肿瘤药物对 caspases 的激活能力也决定了药物诱导凋亡的能力。

### 四、前景与展望

细胞周期与肿瘤有着非常密切的关系,细胞周期的相关理论和研究,既促进了对肿瘤病因、病理的探讨,同时也为临床上肿瘤的治疗提供了理论和实验依据。细胞凋亡是主动连续的程序化反应,是受基因调控的,如能彻底揭示细胞凋亡的本质及调节过程,必将对人类肿瘤的防治产生深远的影响。但目前有许多方面尚待进一步阐明。

总之,随着对凋亡机制的深入研究,对肿瘤的抵抗凋亡能力、各种治疗诱导肿瘤细胞凋亡、肿瘤细胞对药物诱导凋亡的耐受性等有关机制都有了更多的了解,这为我们利用凋亡机制治疗肿瘤提供了更多的手段;国外最新研究表明,抗凋亡治疗最大的障碍是不良反应。如上所述,砷剂、NF-κB 抑制剂中的传统药物已经应用于临床,TNFα 相关凋亡诱导配体(TRAIL)及其与放、化疗的结合、各种反义核酸药物治疗正处于临床试验阶段,并很有希望在不久的将来应用于临床,而针对不同靶点的基因治疗尚处于探索阶段,在体外有效的方法是否能应用于体内需要继续研究探讨。然而,不同肿瘤的特点各不相同,这些治疗手段和相应的治疗方案也并不完善,还需要更多的实验和临床研究进行验证和完善。

## 第二节 炎症与应激反应

### 一、炎症与应激反应在口腔颌面部肿瘤发生、发展中的作用

慢性炎症是肿瘤发展过程中的一个主要病理性基础,能够导致各种肿瘤相关的慢性疾病。1863 年,Rudolf Virchow 提出慢性炎症支持肿瘤发生的假说,此后大量研究支持此假设,认为大约 20%的肿瘤死亡患者与慢性感染及炎症有关。持续的氧化应激反应能够导致慢性炎症,而慢性炎症反过来能够介导包括肿瘤、糖尿病、心血管疾病、神经及肺部疾病等大多数慢性疾病的发生和发展。氧化应激反应能够激活许多转录因子,包括 NF-κB、AP-1、p53、HIF-1α、PPAR-γ、β-联蛋白(catenin)、Wnt 和 Nrf2。这些转录因子的激活能够导致超过 500 个不同基因的表达变化,这些基因对生长因子、炎症因子、趋化因子、细胞循环调控因子及抗炎症分子的表达起调控作用。然而,氧化应激反应怎样激活炎症途径,进而导致正常细胞转化为肿瘤细胞,以及应激-炎症在肿瘤细胞生存、增殖、侵袭及血管化中的作用机制尚不清楚。氧化应激被定义为体内氧化与抗氧化作用的失衡,即氧自由基及活性代谢物(reactive oxygen species, ROS)的产生与抗氧化保护机制之间的失衡。在持续的环境压力下,ROS 的长期过度产生,能够严重损害细胞表面及细胞功能,进一步诱导体细胞变异及肿瘤新生物的转化。有研究表明,肿瘤的起始及发展与氧化应激紧密相连,氧化应激导致增加的 DNA 变异或者诱导 DNA 损伤,基因组的不稳定性及细胞增殖,在其他内外因素的共同作用下最终发生癌变。

ROS 具有广泛的疾病参与性，包括慢性炎症，以及多种肿瘤发生、发展。近年来，Bahar 等进行口腔癌患者唾液分析发现，DNA 及蛋白氧化，活性氧簇和抗氧化框架之间存在紧密联系，且研究表明氧化应激与口腔癌的发生、发展紧密相关。慢性炎症与肿瘤形成的多个阶段紧密相关，包括细胞转化、生存、侵袭及转移。在最近几年，大量证据表明，ROS 参与慢性炎症及肿瘤的形成，事实上，促进肿瘤形成的一个重要特征是能够招募炎性细胞，并且促进它们产生 ROS。总的来说，氧化应激反应、慢性炎症与肿瘤三者之间是紧密联系在一起的，针对氧化还原及转录因子的研究为肿瘤的预防和治疗提供了新的途径。

## 二、炎症与口腔颌面部肿瘤免疫

口腔恶性肿瘤具有较强的侵袭性，免疫疗法的出现使肿瘤的治疗取得了一定的效果，然而临床免疫治疗的整体效果并不令人满意。这种抗肿瘤反应的不足被认为来源于肿瘤微环境中炎症的发展，因为慢性炎症能够引发复杂的免疫抑制网络。肿瘤微环境的特点之一是慢性炎症，包括浸润的炎症细胞和可溶性介质。这些炎性细胞及介质能够导致局部及系统性的免疫抑制，从而有利于肿瘤的发展。骨髓源抑制细胞(myeloid derived suppressor cells, MDSCs)是一种抑制肿瘤反应的 T 细胞，在肿瘤发展过程中肿瘤微环境能够招募大量的 MDSCs，MDSCs 的浸润能下调所有 T 细胞的受体(TCR)ζ 链的表达并影响 T 细胞的增殖活性。有研究表明，用抗炎症药物西地那非(sildenafil)，一种磷酸二酯酶抑制剂，能改变肿瘤微环境，主要表现在降低多种炎性介质，如 IL－1β、IL－6、VEGF 和 S100A9 的水平，并伴随 MDSCs 数量及免疫抑制功能的降低。上述抗感染作用，导致 T 细胞 TCRζ 的部分修复，且能够明显提高荷瘤裸鼠的生存率。同时，$CD8^+$ T 细胞的敲除，能够消除西地那非的效应，说明 MDSCs 及 $CD8^+$ T 细胞参与肿瘤微环境的形成，提示在将来的肿瘤预防及治疗中，要配合慢性炎症及免疫方面的综合治疗，从而最大限度提高患者的生存率。炎症细胞浸润并分泌可溶性介质，包括炎症因子、趋化因子、黏附分子和细胞因子等；其中，肥大细胞、中性粒细胞、巨噬细胞释放的金属基质蛋白酶 2，9(MMP－2，9)，在癌前病变期能够加速新生血管形成及细胞的不典型增生，是与肿瘤发展密切相关的重要细胞因子[1]。研究发现，MMP－9 基因敲除小鼠，上皮细胞增殖下降，血管形成迟缓，肿瘤发病率明显减低。近年来，越来越多的学者关注肿瘤相关性巨噬细胞(TAMs)，TAMs 是外周血单核细胞浸润到实体肿瘤组织中进而演变为巨噬细胞，其在肿瘤基质细胞中占很大比例，与多种肿瘤的发展及患者的预后相关[2]。TAMs 具有双刃剑作用，一方面可以分泌免疫调节因子(如干扰素、白介素及肿瘤坏死因子等)来发挥抗肿瘤免疫作用，并有抗原呈递作用；另一方面 TAMs 可以分泌促有丝分裂因子来促进肿瘤生长并抑制对肿瘤的免疫反应，同时 TAMs 与肿瘤细胞之间存在的旁分泌环路能够使肿瘤细胞的迁徙能力大大提高，提高肿瘤的远处转移能力。因此，应用免疫疗法联合抗感染处理是未来一种可行的、有希望的口腔颌面部肿瘤治疗方法。

## 三、炎症与口腔颌面部肿瘤致瘤机制

炎症通过不同的机制作用于肿瘤的发展，包括基因不稳定性的诱导，增强起始细胞的增殖、抗凋亡能力及免疫抑制，诱导肿瘤血管化及组织重塑以及促进肿瘤细胞侵袭及转移。肿瘤相关性炎症不仅仅作用于肿瘤的早期阶段，在恶性细胞的侵袭转移过程中炎性介质及炎性细胞也发挥重要作用。在炎症作用下，起始细胞开始表达趋化因子受体，趋化因子及其配体能够直接介导起始细胞远端转移及生存。在肿瘤微环境中，炎症细胞分泌 ROS 及 NO 中间物用于对抗感染，而持续高水平的 ROS 及 NO 中间物能够导致 DNA 的损伤，包括点突变、缺失和基因重组。多种类型的炎症与肿瘤发生及发展相关，先于肿瘤发展之前存在的与感染及自身免疫疾病相关的慢性炎症能够诱导致癌性突变、基因组的不稳定性、早期肿瘤进展和提高肿瘤血管化。肿瘤相关性炎症伴随着肿瘤的发展，这种炎症反应能够增强肿瘤新生血管的形成，促进肿瘤进展及转移扩散，还能产生局部免疫抑制环境，进而加强细胞的基因组不稳定性[3]。肿瘤治疗过程能造成组织细胞的创伤、坏死，组织损伤也能够激发炎症反应，从而促进肿瘤的复发及对肿瘤治疗的抵抗性。

### (一) 炎症与肿瘤起始

肿瘤细胞起始是正常细胞获得第一次突变，使它们走上肿瘤发生的开始过程。在此过程中起始细胞获得了生长及生存优势。然而，在大多数情况下，单个的突变是不足够的，多数肿瘤细胞获得至少 4 个或者5个突变点。炎症微环境能够增加突变率，同时加强突变细胞的增殖。一种联系炎症与致癌突变的机制是，活化的炎症细胞作为活性氧簇及活性氮中间物(RNI)的来源，能够诱导DNA损伤和基因组不稳定性。在癌细胞和炎性上皮细胞中、而不是非典型增生上皮细胞中发现p53突变，此突变可能是由氧化损伤造成的，提示慢性炎症能够造成基因的变异。另一种机制是，上调活化诱导的胞嘧啶脱氨酶(AID)，AID能够通过催化DNA中胞嘧啶的脱氨作用使免疫球蛋白基因转换。另外，AID在多种不同来源的肿瘤组织中过表达，炎症因子通过NF-κB依赖的方式、或者TGF-β诱导此种AID的过表达。AID能够诱导基因不稳定性和增加突变的可能性，尤其是促使癌基因的突变，包括Tp53、C-myc和Bcl-6。

### (二) 炎症和肿瘤发展

肿瘤进展是肿瘤从单个起始细胞发展到实体瘤的过程。初期肿瘤生长依靠增加细胞增殖和减少细胞死亡，炎症机制能够刺激这两个过程。事实上，许多炎症对肿瘤的促进效应是发生在肿瘤发展阶段。例如，已知的肿瘤促进剂佛波酯醇是潜在的炎症诱导物。炎症诱导的肿瘤进展可以发生在肿瘤发展的早期或者晚期以及导致癌前病变的激活。炎症影响肿瘤发展的机制有多种，除了增加肿瘤增殖和提高生存能力外，还能够参与所谓的造血生成转换(angiogenic switch, AS)，AS导致一小部分呈休眠状态的肿瘤细胞接受血供，进入肿瘤发展的下一阶段。

### (三) 炎症和血管生成

大的肿瘤生长需要充足的瘤内血供，提供营养物质和排除代谢废物。低氧能够促进肿瘤血管生成和增加转移概率。除了低氧之外，肿瘤血管生成依赖于TAMs的招募，TAMs能够感受低氧信号产生趋化因子及促进血管新生因子。TAM前体的招募主要依赖于血管生成介质，如血管生成素-2(angiopoietin-2)、VEGF等[4]。重要的血管生成基因(IL-8、CXCL-1、CXCL-8、VEGF及HIF-1α)直接受TAMs、MDSCs及其他类型细胞中的NF-κB、STAT3和AP-1的调控，参与血管的生成。

### (四) 炎症与肿瘤转移

近年来研究表明，转移需要癌细胞、免疫及炎症细胞、基质成分之间密切合作才能完成。肿瘤转移过程中，肿瘤细胞要进入血管及淋巴管，炎症能够产生介质增加血管通透性；单个转移的前体细胞需要和免疫、炎症细胞及基质成分相接触才开始增殖。部分肿瘤细胞在肿瘤产生的炎性信号作用下，才可能靶向抵达前转移巢(premetastatic niche)。前炎症因子影响EMT转化的机制有STAT3介导的促进Twist转录，NF-κB介导的诱导Twist及Kiss的转录。IL-6、TNF-α及IL-1主要是通过NF-κB和STAT3信号途径促进MMPs表达，进而影响肿瘤的侵袭性及转移能力。

## 四、口腔颌面部肿瘤相关炎症的信号分子

联系炎症与肿瘤的分子通道主要有，趋化因子、NF-κB及信号转导、STAT3、HIF-1α。慢性感染、肥胖、烟草、放射和环境污染物等，已经成为多数常见肿瘤的主要危险因素，所有这些危险因素把肿瘤与炎症联系在一起。大量证据表明，炎症与肿瘤存在密切的联系：①NF-κB和STAT3是炎症的两个主要信号转导通路，能够被大多数肿瘤危险因素所激活。②炎症发生存在于大多数肿瘤之前。③NF-κB及STAT3激活后作用于大多数肿瘤。④实体瘤中存在的低氧及酸性条件能够激活NF-κB。⑤化疗药物及放射线能够激活NF-κB，进而导致产生抗化疗和抗放疗性。⑥许多基因产物与炎症相关，同时肿瘤的生存、增殖、侵袭、血管形成及转移受NF-κB及STAT3调控。⑦抑制NF-κB及STAT3能够抑制肿瘤的增殖、侵袭和转移。⑧大多数抗癌药物是通过抑制NF-κB及STAT3通路发挥治疗作用的。

### (一) 趋化因子

趋化因子及其受体是驱使肿瘤细胞运动、侵袭及生存的分子通路之一。炎症因子(TNF-α、IL-1β、IL-6)能够诱导趋化因子受体的上调，进而增强恶性肿瘤的侵袭能力[5]。近年研究表明，自分泌的TNF-α介导的信号能够上调肿瘤细胞功能性CXCR4的表达；而敲除编码此蛋白的mRNA能够减少恶性肿瘤中CXCR4及其配体CXCL12的表达，从而抑制肿瘤血管化及其远端转移能力。趋化因子受体表达与器官特异性转移存在着紧密联系，多种实体瘤中存在着肿瘤细胞类型与靶器官之间的趋化因子轴。在口腔颌面-

头颈部鳞癌中，CCR7 的表达与肿瘤淋巴结转移存在显著的相关性，CCR7 的表达能够促进肿瘤细胞的迁移和生存；同时有研究发现，沉默 CCR7 基因能够明显降低肿瘤的迁移能力以及淋巴转移能力。

### (二) NF - κB

核转录因子 NF - κB 有 DNA 结合活性，能识别免疫球蛋白轻链内增强子，早期研究主要集中在它参与调控免疫和炎性功能基因的表达和作用。NF - κB 和肿瘤之间的联系体现在，该转录因子诱导的基因产物调节细胞增殖和抑制凋亡信号级联放大作用[6]。NF - κB 参与许多种细胞生理和病理过程，在固有免疫中，恶性细胞 NF - κB 能够驱使炎性因子、黏附分子、血管生成因子的表达。在固有免疫及各种肿瘤细胞中，TNF - α 及 IL - 1 能够激活 IκB 激酶、导致 IκB 磷酸化，结果引起 IκB 的降解，导致解除 NF - κB 在胞质中的锚定状态，从细胞质转位到细胞核，并与靶基因启动子的特异性区域结合，激活靶基因的转录和表达。NF - κB 的组成性激活在许多实体瘤中发生。近几年关于 NF - κB 在肿瘤发生中的作用的研究，为我们进一步认识炎症在肿瘤发生和发展中的作用提供了大量依据。Yan 等研究证实，高转移口腔颌面部鳞癌细胞中，NF - κB 存在组成性激活[7]。体外和动物实验都发现，抑制癌细胞 NF - κB 激活状态，能显著减低细胞的侵袭和转移能力；进一步临床标本研究证实，有淋巴结转移的组织标本中 NF - κB 激活，明显高于无淋巴结转移的肿瘤组织。研究结果充分提示，口腔颌面-头颈部鳞癌发生和发展和炎症密切相关，对该类肿瘤转移的抗感染治疗将是未来的研究方向[8]。有研究表明，在有致癌物质刺激并且伴有葡聚糖硫酸钠(dextran sulfate sodium, DSS)暴露的情况下，DSS 能够诱导炎症、尤其是白细胞浸润，慢性炎症能够明显增强肿瘤的发生。然而，用同等剂量的致癌物质刺激，而无 DSS 同时暴露的情况下，却没有肿瘤的产生。对于炎症反应怎样影响肿瘤发生的进一步研究表明，由于 IκB 激酶 β 蛋白(IKKβ)的条件性缺失，可引起上皮细胞中经典 NF - κB 途径的失活，从而导致随后肿瘤发生率的降低。同时，NF - κB 能够抑制炎症引起的细胞凋亡，为起始肿瘤细胞提供一种生存信号。

### (三) 转录激活因子 3

转录激活因子 3(STAT3)是 STAT 家族成员之一，作为转录因子参与正常细胞对细胞因子及生长因子刺激的反应。在正常细胞中，配体依赖性的 STAT3 激活是一个短暂的过程，持续几分钟到数小时就消失。相反，在恶性肿瘤细胞中，STAT3 能够发生持续的酪氨酸磷酸化而处于激活状态。STAT3 普遍存在于口腔颌面-头颈部鳞癌中，一般情况下存在于细胞胞质中，当受到酪氨酸激酶或者生长因子(白介素- 6、上皮生长因子、血小板源生长因子、血管内皮生长因子)刺激时，发生一系列配体介导的受体激活，使 STAT3 磷酸化。磷酸化的 STAT3s(pSTAT3s)从胞质转移到核中，从而调控靶基因的转录。STAT3 的异常与多种肿瘤的转化及进展有关，包括多发性骨髓瘤、乳腺瘤、宫颈瘤、前列腺瘤以及头颈部肿瘤。在这些肿瘤中，STAT3 通过多种已知的通路参与肿瘤的血管化，包括上调 VEGF 的表达，调控 Bcl - 2、Bcl - XL、Mcl - 1、survivin 和 cyclin D2 等来干预细胞凋亡。最近有研究表明，内皮细胞来源的 IL - 6、IL - 8、EGF 能够诱导头颈部鳞癌中 STAT3、Akt 以及细胞信号调控激酶(ERK)的激活；同时通过基因沉默或者抗体封闭抑制内皮细胞源的起始信号，对肿瘤细胞的生存及迁移有直接的影响。在口腔肿瘤组织中，蛋白分析显示，pSTAT3 表达与肿瘤的生长、发展及预后相关。研究还证实，明显增强的 pSTAT3 核聚集发生在肿瘤恶性化的早期阶段，提示它是口腔颌面部肿瘤早期诊断的一个标志。因此，抑制 STAT3 的过度激活可能是早期预防口腔肿瘤发生的一种有效策略。

### (四) 低氧诱导因子

实体瘤微环境中普遍存在低氧现象，低氧诱导因子- α(HIF - 1α)是对低氧产生适应性反应的关键转录因子，人类的多种肿瘤、包括口腔颌面部癌过度表达 HIF - 1α[9]。在不同的肿瘤进展中，HIF - 1α 广泛参与多种关键的肿瘤分子通路，低氧能够导致多种细胞因子的释放从而促进肿瘤血管化及肿瘤生长和生存[10]。生长中的肿瘤普遍存在低氧性炎症区域，在此区域中，HIF - 1α 与 NF - κB 发挥协同作用共同促进肿瘤的生长及发展。HIF - 1α 通路能够调控不同基因的表达，促进肿瘤生长并参与肿瘤的组织侵袭、血管化、细胞增殖、pH 调控。低氧诱导肿瘤细胞血管生成因子表达的改变对于肿瘤发生进程起关键的作用，在低氧条件下，HIF - 1α 介导 VEGF 的表达[11]。此外，HIF - 1α 的过表达、VEGF 表达、血管密度与口腔颌面部肿瘤患者的 5 年生存率存在显著相关性。因此，HIF - 1α 可能在肿瘤血管化及生存中发挥重要作用，抑制

HIF－1α 的表达可能是一种可行的抗肿瘤治疗策略。

## 五、前景与展望

炎症能够影响肿瘤发生及进展的各个方面和不同时期，同样也影响着肿瘤对治疗的反应和预后。在过去 10 年，我们设想有不同的机制贯穿于肿瘤和炎症之间。现在正是需要我们将大量的研究成果转化为肿瘤治疗的实践中去。只有关注肿瘤生物学的每一个方面，人们才能够在和恶性肿瘤的抗争中真正受益。除了抗炎症治疗与更有效、更具有选择性的肿瘤杀伤药物联合治疗策略外，我们还需要关注能够影响炎症和免疫自然进化的基因和因子变化。这种顾虑是相当重要的，因为将来研究应用的降低肿瘤风险的预防策略需要面向由相对健康的个体构成的群体。研究肿瘤与炎症的关系，让我们认识到肿瘤是可以预防的，预防肿瘤比起治疗已经发生的肿瘤来说是一种效果更好、更经济的策略，希望在未来肿瘤诊治研究的关注点中，重点做好肿瘤预防知识的学习及普及。



（尚政军）

## 参考文献


[1] Wels J, Kaplan RN, Rafii S, et al. Migratory neighbors and distant invaders: tumor-associated niche cells [J]. Genes Dev, 2008,22(5):559－574.

[2] Pollard J W. Tumour-educated macrophages promote tumour progression and metastasis [J]. Nat Rev Cancer, 2004,4(1):71－78.

[3] Y. He, I. Rajantie, K. Pajusola, et al. Vascular endothelial cell growth factor receptor 3－mediated activation of lymphatic endothelium is crucial for tumor cell entry and spread via lymphatic vessels [J]. Cancer Res, 2005,65(11):4739－4746.

[4] Karpanen T, Egeblad M, Karkkainen MJ, et al. Vascular endothelial growth factor C promotes tumor lymphangiogenesis and intralymphatic tumor growth [J]. Cancer Res, 2001,61(5):1786－1790.

[5] Hegerfeldt Y, Tusch M, Brocker EB, et al. Collective cell movement in primary melanoma explants: plasticity of cell-cell interaction, betal-integrin function, and migration strategies [J]. Cancer Res, 2002,62(7):2125－2130.

[6] 严明，陈万涛. NF－κB 信号转导通路和肿瘤发生、转移关系的研究进展[J]. 北京口腔医学杂志，2007,15(1):53－55.

[7] Yan M, Xu Q, Zhang P, et al. Correlation of NF－κB signal pathway with tumor metastasis of human head and neck squamous cell carcinoma [J]. BMC Cancer, 2010,10:437.

[8] Sergei I Grivennikov, Florian R Greten, Michael Karin. Immunity, inflammation, and Cancer [J]. Cell, 2010,140(6):883－899.

[9] Elizabeth C Finger, Amato J Giaccia. Hypoxia, inflammation, and the tumor microenviroment in metastatic disease [J]. Cancer Metastasis Rev, 2010,29(2):285－293.

[10] Chiara Porta, Paola Larghi, Monica Rimoldi, et al. Celluar and molecular pathways linking inflammation and cancer [J]. Immunobiology, 2009,214(9－10):761－777.

[11] Simone Reuter, Subash C. Gupta, et al. Oxidative stress, inflammation, and cancer: How are they linked? [J]. Free Radical Biology & Medicine, 2010,49(11):1603－1616.

# 第六章 口腔颌面–头颈部肿瘤干细胞

## 第一节　肿瘤干细胞

异质性是肿瘤的一个基本特征，表现之一是肿瘤细胞中只有一部分细胞能无限增殖和裸鼠体内成瘤。研究者提出两种观点来解释这种现象。一种观点认为，肿瘤内部包含着具有不同表型和功能的细胞群体，这些细胞群体处于不同层级，其中只有一小部分具有形成新的肿瘤组织的能力，是肿瘤生长、转移和复发的根源，即具有干细胞样的特性，也称为肿瘤干细胞。这些肿瘤干细胞可能起源于正常干细胞或早期祖细胞，与其他肿瘤细胞不同的是这些细胞具有自我更新的能力，并可像正常干细胞一样生成非干细胞。另一种观点则认为，肿瘤细胞处于随机突变中，其中一些获得了生长优势的突变群体得以被选择和放大，这些处于生长优势的细胞群体具备肿瘤再生的潜能，称为克隆进化学说。

近年来，随着对干细胞研究的不断深入和对肿瘤干细胞理论认识的不断加深，越来越多的研究表明，在实体肿瘤中只有部分具有干细胞样特性细胞具有形成新肿瘤组织的能力，是肿瘤生长、转移和复发的基础。通过对这群细胞的生物学特性的研究并建立相应的实验模式，寻找靶向肿瘤干细胞的抗癌策略，以根治肿瘤复发和转移，已成为恶性肿瘤研究和治疗的新靶标。自 Bonnet 从急性髓细胞白血病（AML）中分离出 $CD34^+/CD38^-$ 细胞群，并证实其是唯一能够在 NOD/SCID 鼠体内形成 AML 的细胞亚群，即 AML 肿瘤干细胞后[1]，研究者先后从乳腺癌、脑肿瘤、肺腺癌、前列腺癌、胃肠道肿瘤、视网膜母细胞瘤、黑色素瘤、肝癌、结肠癌以及头颈部鳞癌中成功分离、鉴定出了肿瘤干细胞。这些肿瘤干细胞往往表达相应来源的正常组织干细胞的一些标志物，都具有很强的自我更新能力，能够在免疫缺陷型动物体内形成肿瘤，而且所形成的肿瘤组织与其起源的肿瘤组织具有相似的形态结构。而研究也发现，在肿瘤演变过程中，肿瘤干细胞自身也可以进行克隆进化，而产生一些遗传背景并不完全相似的肿瘤干细胞（见图 6－1）。

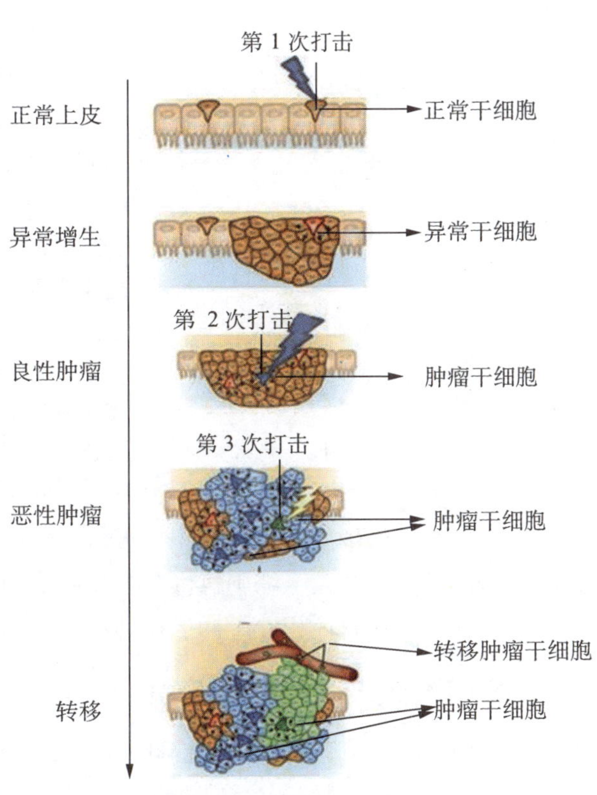


图 6－1　肿瘤干细胞学说示意图

肿瘤干细胞源自正常干细胞恶性转化，并且自身也在进行克隆进化，表现为肿瘤干细胞亚群内部的异质性

### 一、肿瘤干细胞学说

肿瘤干细胞（cancer stem cells, CSCs），又称癌干细胞、肿瘤起始细胞，是指在肿瘤细胞中存在的极少一部分类似干细胞，具有自我更新和形成新肿瘤能力的细胞，它是肿瘤的起源，也是造成癌症复发、转移或是肿瘤对化疗、放射治疗产生抗性的主要原因。

早在150年前，病理学家Cohnheim和Durante就已观察到，胚胎组织与肿瘤在增殖和分化方面能力相似，因而推测肿瘤可能是起源于少数组织干细胞或是留存在成体组织内的少数处于静止期的胚胎干细胞，当这些细胞被异常激活时，它们可能获得成瘤能力，导致肿瘤的发生。而肿瘤干细胞的概念则是在1994年由Stewart提出。传统观念认为肿瘤是由体细胞突变而成，每个肿瘤细胞都能够无限制生长。而随后越来越多的研究发现，肿瘤内部并非所有肿瘤细胞都能够无限制生长和增殖，只有其中一部分细胞具有干细胞样的生物学特性，具有自我更新能力和不对称分裂能力，在肿瘤发生、发展、复发和转移中起重要作用。因此，这部分细胞称为肿瘤干细胞。

为什么并非每个肿瘤细胞都具有再生肿瘤的能力？Dick于2003年归纳了两种理论解释这一现象[2]。其一，随机理论(stochastic theory)：肿瘤中每个细胞都具有起始肿瘤的能力，但进入细胞周期却受低概率事件控制。肿瘤是相对同质的，而所有细胞均有同等机会随机进入细胞周期驱动肿瘤生长，因此研究瘤体中的大量细胞可以鉴别出肿瘤生长的关键细胞。其二，等级理论(hierarchy theory)：肿瘤中的细胞在功能上不同，只有很少数量的肿瘤细胞具有肿瘤干细胞的特性，而这类细胞能高频地引发肿瘤。肿瘤细胞并非是同质的，较少的肿瘤干细胞与其他大多数细胞不同。根除非肿瘤干细胞可以导致肿瘤缩小，但残余的肿瘤干细胞仍可导致肿瘤复发。虽然这两种理论都认为只有少量肿瘤细胞能再生成为肿瘤，但这两种理论的机制是完全不同的，而目前多数研究结果倾向于等级理论，认为肿瘤中所有细胞并非同质，只有极少一部分肿瘤细胞在肿瘤形成过程中充当干细胞的角色，具有自我更新、增殖和分化的潜能，在体外能够形成集落，异体移植能在免疫缺陷鼠体内形成具有异质性的肿瘤组织，这些细胞驱动了肿瘤的转移和复发。

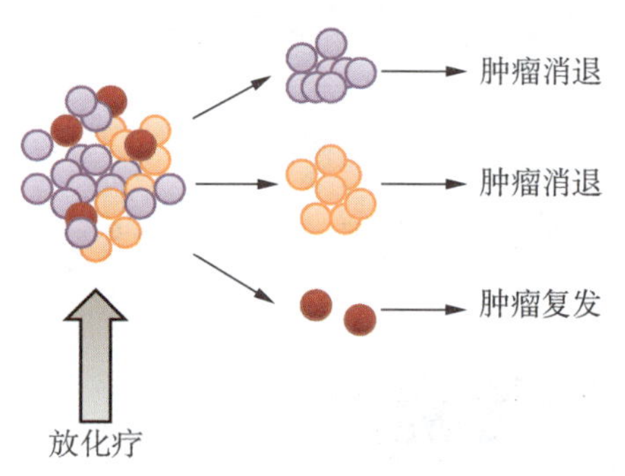


图6-2 传统放化疗不能有效根除肿瘤干细胞，因此只能缩小而不能有效清除肿瘤，治疗后肿瘤容易复发

随着在分离、鉴定和识别信号通路等技术上的进步，目前研究者已经从多种实体瘤中分离鉴定出特异的肿瘤干细胞。如急性髓性白血病、多发性骨髓瘤、乳腺癌、脑肿瘤、非小细胞肺癌、黑色素瘤和前列腺癌等。同时肿瘤干细胞学说也日趋成熟，形成了肿瘤干细胞理论，即肿瘤起源于肿瘤干细胞，而肿瘤干细胞是由人体正常干细胞“分化阻滞”而来的，是形成不同分化程度的肿瘤细胞及肿瘤生长和复发的根源。这个理论很好地解释了目前肿瘤化疗药物只能缩小而不能消除肿瘤，及化疗后肿瘤容易复发的原因。由于目前抗肿瘤药物多是针对处于增殖状态的普通的肿瘤细胞的，不能杀死相对静止而耐药的肿瘤干细胞，所以这些药物往往不能有效地清除肿瘤(见图6-2)。

肿瘤干细胞学说从新的角度和观点来解释肿瘤的发生、发展。肿瘤干细胞学说从器官发育学的角度来解释肿瘤组织内细胞在增殖能力和表型上存在的异质性，认为肿瘤是一个发育异常的器官，肿瘤内部细胞的异质性是由于肿瘤干细胞执行分化功能的自然体现，而这种分化是紊乱、不完全的，虽然也具有一些其来源组织的结构特征和分子标志物，但往往是无功能的。

## 二、肿瘤干细胞与干细胞的关系

干细胞(stem cell, SC)是指胚胎、胎儿或成体体内，在一定条件下具有无限自我更新与增殖分化能力的一类细胞，在合适条件或合适信号下，可以分化成多种功能细胞或组织器官。肿瘤干细胞则是指肿瘤组织内部一小群具有自我更新和分化潜能的一类恶性转化细胞。由于细胞恶性转化常常需要细胞内多个基因突变的累积，而终末分化的细胞生命周期较短，理论上将无法完成多重基因突变的积累，而干细胞由于具有自我更新、长期存活及相对无限增殖的特征，为多重变异累积提供了潜在的可能，人们自然而然地会把多重打击学说与肿瘤干细胞起源学说融合在一起，认为最初突变发生在干细胞中，造成干细胞池的扩张，随后在前体细胞中发生了更为致命的突变，造成这些细胞分化受阻和无节制增殖。但也有证据表明突变的分化细胞也可发生去分化而获得干细胞特性进而成为肿瘤细胞，或是通过与成体干细胞发生融合而成为肿瘤干细胞，例如在胃癌中发现癌细胞与骨髓来源的细胞有融合现象。肿瘤干细胞特性与正常组织的干细胞有很多的相似性。

### （一）自我更新

自我更新是干细胞特有的能力。它表现为干细胞能够通过对称分裂产生两个完全相同的子代干细胞，以完成干细胞的短暂扩增；也可以进行不对称分裂，产生一个与亲代完全相同的干细胞和一个祖细胞，祖细胞随后定向分化为终末细胞，从而维持了正常组织器官的生长发育。同样，研究发现，肿瘤干细胞也是通过对称分裂和不对称分裂两种方式维持肿瘤的生长。

### （二）分化潜能

干细胞能分化为成熟的具有特定功能的细胞、组织或器官，而肿瘤干细胞能够产生具有不同表型的肿瘤细胞，并在体内形成新的肿瘤组织。

### （三）异质性和表面标志物

肿瘤的异质性表现在，一个克隆来源的肿瘤细胞在生长过程中，其侵袭能力、生长速度、分化程度、对激素的反应及对抗癌药物的敏感性等方面各不相同。即肿瘤干细胞在不同的选择压力下，可以向功能不同的方向分化，形成个体差异。干细胞的异质性表现在可以分化成各种组织器官的细胞。Dick 等研究发现，白血病干细胞表面有 $CD34^{+}CD38^{-}$ 的标志物，和人造血干细胞的表面标志物一样，而在成熟分化的细胞中没有该标志物[3]。有研究也发现，人脑肿瘤中的肿瘤干细胞表面标志物与正常脑干细胞的相同，而与已分化的成熟的脑组织细胞的表面标志物不同[4]。

6

### （四）相似的调节性信号转导通路

已有研究报道，Bmil、Wnt、Notch 等信号通路是正常干细胞和肿瘤干细胞自我更新所必需的，这些信号通路调控着干细胞的正常生长、分化，其异常激活可导致细胞过度增殖和肿瘤发生。

### （五）寿命长

干细胞和肿瘤干细胞均处于相对静止期，因此可以长期存在于体内，保持相当长的寿命。

## 三、口腔肿瘤干细胞的生物学特性

肿瘤干细胞的生物学特性与干细胞存在较多的相似性，除了干细胞特性外，肿瘤干细胞存在其他与肿瘤相关的特性，口腔肿瘤干细胞的生物学特性主要包括以下方面。

### （一）口腔鳞癌肿瘤干细胞的自我更新能力

自我更新是干细胞特有的能力。它表现为干细胞能够通过对称分裂产生两个完全相同的子代干细胞，以完成干细胞的短暂扩增；也可以进行不对称分裂，产生一个与亲代完全相同的干细胞和一个祖细胞，祖细胞随后定向分化为终末细胞，从而维持了正常组织器官的生长发育。同样，研究发现肿瘤干细胞也是通过对称分裂和不对称分裂两种方式维持了肿瘤的生长。口腔鳞癌来源于恶变的口腔黏膜上皮。而口腔黏膜上皮主要有 3 种上皮细胞成分。口腔黏膜干细胞、短暂扩增细胞以及终末分化细胞。其中，口腔黏膜干细胞通过不对称分裂产生另外一个干细胞和一个定向祖细胞即短暂扩增细胞，短暂扩增细胞则进一步产生终末分化细胞。当将正常的口腔黏膜上皮进行体外培养时，干细胞、早期的短暂扩增细胞及晚期的短暂扩增细胞分别形成 3 种不同类型的克隆，大而排列紧密的全克隆，大小居中的部分克隆以及小而不规则的终末克隆，代表了起始细胞不同的自我更新和增殖能力。而 Locke 等发现，在将口腔鳞癌细胞进行体外培养时，根据口腔鳞癌细胞自我更新和增殖能力的不同，同样可以形成这 3 种类型的克隆。进一步研究表明，这 3 种克隆形成细胞黏附能力、增殖能力、细胞膜蛋白以及细胞内一些信号分子之间都存在明显差异。自我更新能力最强的全克隆形成细胞往往高水平表达一些干细胞相关的分子。例如，$\beta_1$ -整联蛋白(integrin)、$\beta$ -联蛋白(catenin)、CK15、E -钙黏着蛋白(cadherin)、CD44、ESA 和 CD133 等[5]。

### （二）口腔鳞癌干细胞的分化潜能

正常口腔黏膜干细胞的增殖和分化通常都受到微环境及多种细胞内的信号通路的严格调控。在口腔鳞癌中，由于微环境的变化以及肿瘤细胞内多种信号分子的异常，口腔鳞癌干细胞在这些信号分子的异常调控之下分化则产生具有不同增殖能力的子代癌细胞。例如，Prince 等研究表明[6]，CD44 阳性的口腔鳞癌干细胞既能够产生 CD44 阳性的细胞，也可以产生 CD44 阴性的细胞，并同时伴随角质上皮细胞分化相关蛋白被膜素(involucrin)的表达升高；而 CD44 阴性的口腔鳞癌细胞却只能形成 CD44 阴性的细胞；同样，Astumi 也发现足突细胞黏蛋白(podaplanin)阳性的口腔鳞癌干细胞能够同时产生 podaplanin 阳性和阴性的子代细胞，podaplanin 阴性的口腔鳞癌细胞却只能产生 podaplanin 阴性的子代细胞[7]。张萍等也发现，口腔鳞癌中侧群细胞(side population，SP)能够同时产生 SP 及非 SP 细胞，伴随着角质上皮细胞分化相关分子表达的升高，而非 SP 细胞则只能形成非 SP 细胞；进一步研究证实 SP 细胞的克隆形成能力、体内成瘤能力明显增强，表明该方法是富集口腔癌干细胞的一个有效方法[8](见图 6－3)。这些实验结果都表明，只有口腔鳞癌干细胞能够分化为相对成熟的口腔鳞癌细胞。



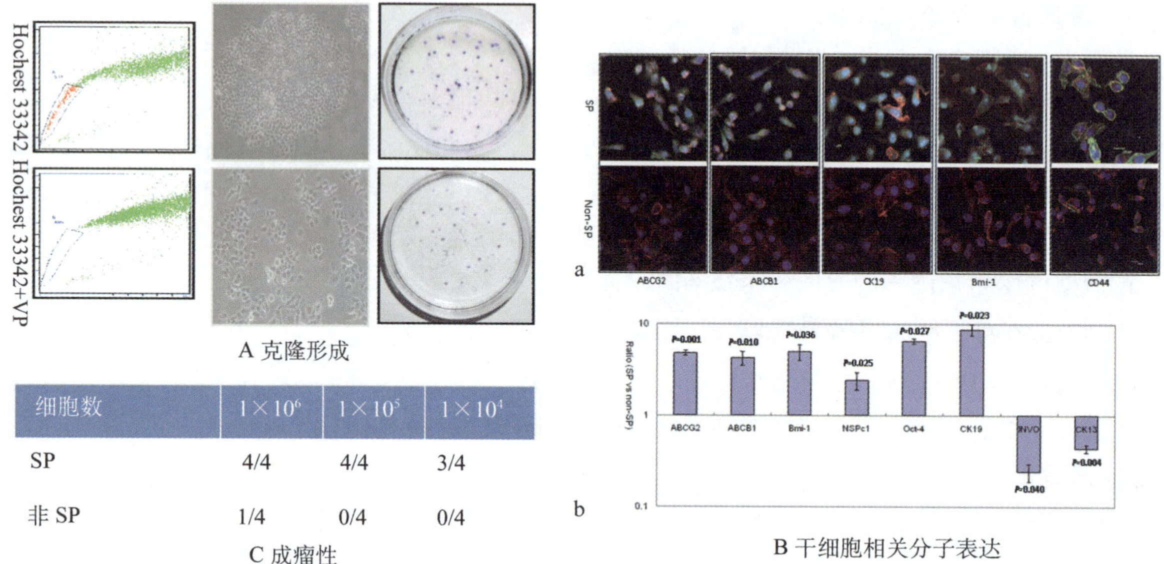


| 细胞数 | $1\times10^6$ | $1\times10^5$ | $1\times10^4$ |
|---|---|---|---|
| SP | 4/4 | 4/4 | 3/4 |
| 非 SP | 1/4 | 0/4 | 0/4 |

C 成瘤性

图 6－3　口腔鳞状细胞癌中的 SP 细胞具有肿瘤干细胞样特性，具有很强的克隆形成能力和裸鼠体内成瘤能力，并且有多种干细胞相关分子的表达

(引自：P Zhang，Y Zhang，L Mao，ZY Zhang，WT Chen. Side population in oral squamous cell carcinoma possesses tumor cell phenotypes. Cancer letters，2009，277：227－234.)

### (三) 多药耐药性

耐药性是肿瘤干细胞的特性之一，很多报道认为肿瘤干细胞的存在是导致肿瘤化疗失败的主要原因。肿瘤干细胞膜上有 ABC 转运蛋白的高表达，而这类蛋白大多可运输并外排多种代谢产物、药物、毒性物质、内源性脂类物质、多肽、核苷酸及固醇类等多种物质，使许多对肿瘤非干细胞具有抑制或杀伤作用的化疗药物却对肿瘤干细胞杀伤作用明显减弱。Zhou 等的实验结果表明，Bcrpl 是 SP 细胞维持表型所需的一类 ABC 家族转运蛋白，而肿瘤干细胞上都有这类蛋白的表达，也是目前研究常用的肿瘤干细胞耐药靶标[9]。

### (四) 抗凋亡特性

如正常组织干细胞一样，肿瘤干细胞具有很强的抗凋亡能力。干细胞抗凋亡的具体机制尚不完全清楚，但研究发现多种抗凋亡蛋白在肿瘤干细胞中表达升高。

### (五) 高致瘤性

目前分离鉴定肿瘤干细胞的标准之一就是其致瘤能力。评价一种肿瘤细胞是否为肿瘤干细胞的“金标准”仍然是异体移植实验。和非肿瘤干细胞相比(CD44 阴性)，CD44 阳性的口腔鳞癌干细胞的成瘤能力显著增强。Prince 等的研究结果表明，只需要 5 000 个 CD44 阳性的口腔鳞癌细胞即可以在 NOD－SCID 鼠体内成瘤，而至少需要(4～5)×$10^4$ 个 CD44 阴性的细胞才可能在 NOD－SCID 鼠体内形成肿瘤[6]。同样，Chiou 等发现，经微球体培养法富集口腔鳞癌干细胞后，1 000 个细胞即可以在裸鼠体内成瘤，而富集前的口腔鳞癌细胞成瘤至少需要 1×$10^5$ 个肿瘤细胞。Chiou 等的研究还发现，高表达口腔鳞癌干细胞标志物的口腔鳞癌患者的预后要明显较低表达口腔鳞癌干细胞标志物的患者差，且肿瘤分化程度更低[10]。

### (六) 口腔鳞癌干细胞的标志物

口腔黏膜干细胞的研究相对较少，多参考表皮干细胞的标志物。例如，$\beta_1$-整合素、$\alpha_6$-整合素和CD71、S100A4和S100A6、CK19等，迄今仍未能找到一种完全可靠的、公认的标志物。同样，针对口腔鳞癌干细胞的研究更是刚刚起步。2006年，温玉明等发现在唾液腺腺样囊性癌中存在一群$CD44^+/CD24^-$的干细胞亚群，具有极强的增殖能力和分化能力[11]。Costea等采用器官型的(organotypic)体外培养体系，证实了在口腔鳞癌中仅有很少量的细胞具有克隆形成能力[12]，Locke等[5]则发现即使是在体外长期培养扩增的人口腔鳞癌细胞也包含着不同类型的细胞亚群，分别与正常口腔黏膜上皮的干细胞和快速扩增(transient amplification，TA)细胞相对应，而其中一小群细胞似乎具有干细胞样特征，随着研究逐步深入，2007年，Prince等[6]首先从新鲜的口腔鳞癌临床标本中分选出CD44阳性的细胞亚群，并在Node-SCID鼠中证实了只有CD44阳性细胞亚群具有成瘤能力，并确定CD44是口腔鳞癌干细胞的标志物之一。随后，Chiou等[10]2008年采用微球体的方法富集口腔鳞癌干细胞样亚群，并证实和其他口腔鳞癌细胞相比，口腔鳞癌干细胞高表达Oct-4、Nanog、Nestin、CD133、CD117以及ABCG2。目前认为，口腔鳞癌干细胞可能的标志物包括CD44、CD133和$\beta_1$-整合素等。



## 第二节　肿瘤干细胞的分离及鉴定

### 一、肿瘤干细胞的分离

根据肿瘤干细胞在体外可以形成克隆的生物学特性，早期主要是通过体外克隆形成实验来分离鉴定肿瘤组织中的肿瘤干细胞，即克隆分型筛选法。随着对肿瘤干细胞的特异标志物认识的不断深入，研究者们开始尝试采用流式细胞仪和磁性细胞分选仪来分选具有特异标志物的肿瘤干细胞。此外，根据肿瘤干细胞的生长特性和生物学特性，还可以采用条件培养法和耐药细胞筛选法，从多种人源性肿瘤细胞株和新鲜肿瘤标本中分离、培养、鉴定出相应类型的肿瘤干细胞。

#### (一) 流式细胞仪和免疫磁珠法分选法

肿瘤干细胞的分选技术尚处于发展阶段。目前常用的分选方法有两种。其一是基于流式细胞仪的分选技术；其二是免疫磁珠分选技术。其中流式分选技术被广泛应用。流式分选技术中经荧光标记抗体染色的细胞被识别，而后由充电电路对选定的细胞液滴充电，带电液滴携带细胞通过静电场而发生偏转，落入收集器中而分选。该技术能够对处于快速直线流动状态中的细胞或生物颗粒进行多参数、快速的定量分析和分选。磁珠分选设备简单且耗时短，但分选纯度较流式细胞仪差，所以通常作为预分离的方法。这两项技术有赖于细胞表面标志物的识别。

#### (二) 微球体培养法

微球体培养方法是目前获得肿瘤干细胞常用的一种方法。表皮细胞生长因子(epidermal growth factor，EGF)和碱性成纤维细胞生长因子(basic fibroblast growth factor，bFGF)的无血清培养基利于正常干细胞体外扩增。正常神经干细胞在含EGF和bFGF的无血清培养基中培养，具有bFGF反应性的神经干细胞在bFGF的作用下，通过不对称分裂进行自我更新，并形成具有EGF反应性的干/祖细胞。而EGF反应性的干细胞在EGF作用下，通过对称分裂进行自我扩增，并通过不对称分裂来生成具有bFGF反应性的神经干细胞。干细胞/祖细胞能够在无血清的培养基中存活，而分化细胞则会在这种条件下死亡。微球体培养法目前已经成为乳腺癌干细胞、脑肿瘤干细胞、结肠癌干细胞等体外培养的一种常规方法。在无血清的含bFGF、EGF的培养液条件下形成的微球体中富含肿瘤干细胞，在分化条件下可以具有多系分化的能力，致瘤性明显提高。Chiou等[10]用同样的方法从口腔鳞癌细胞系及临床标本中成功富集肿瘤干细胞，发现其高表达多种干细胞标志物，且具有很强的转移、浸润及成瘤能力。Yan等应用微球体培养法，对多种口腔颌面-头颈部鳞癌细胞系进行研究，结果证实，微球培养得到的细胞具有显著的干细胞特性，明显高表达干细胞标志物，如 ABCG2、Nestin、CD29、EpCAM 和 CD140；细胞表型研究结果也表明，微球培养获得的细胞裸鼠体内成瘤能力明显提高(见图 6-4)。

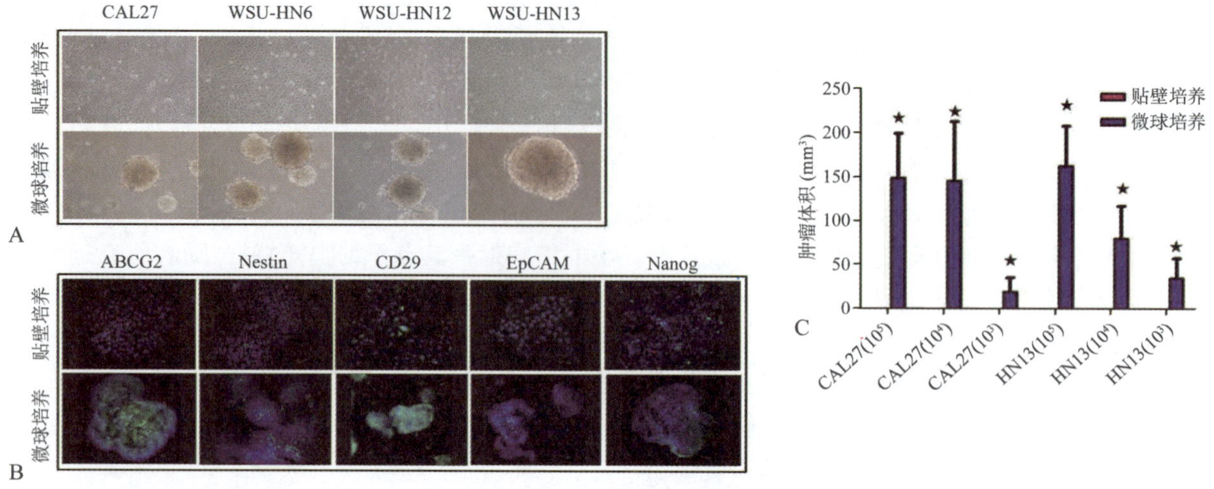


图 6-4 微球体(microsphere)培养方式富集口腔鳞癌干细胞，有多种干细胞相关分子表达升高及裸鼠体内成瘤能力增强

(引自 Yan M, Yang XH, Wang LZ, et al. Plasma membrane proteomics of tumor spheres identifies CD166 as a novel marker for cancer stem like cells in head and neck squamous cell carcinana [J]. Mol Cell Proteomics, 2013,12(11):3271-3284.)

### (三) 侧群细胞分离法

Hoechst33342 是一种 DNA 亲和性染料，能特异性结合到双链 DNA 的小沟处。在肿瘤干细胞膜表面，因为多有 ABC 转运蛋白的表达而能够将该染料泵出，表现为拒染而被分离，所以也被称为 side population(SP)细胞或侧群细胞。Kondo 等最早用这种方法分离出了乳腺癌细胞系 MCF-7 中的 SP 细胞，发现 SP 细胞能够通过不对称分类生成 SP 细胞及非 SP 细胞，并能在动物模型中诱发与其来源相似的肿瘤。Zhou 等[9]发现 SP 细胞表性特征的决定因素是细胞膜表面高表达 ATP 结合盒(ATP-binding cassette, ABC)家族转运蛋白-ATP 转运蛋白 G 家族成员 2(ATP-binding cassette sub-family G member 2, ABCG2)和乳腺癌耐受蛋白 1(breast cancer resistant protein1, BCRP1)。Zhang[8]研究结果表明，口腔鳞癌组织和细胞系中存在 SP 细胞，从 0.1%～10%不等。和非 SP 细胞相比，SP 细胞具有更强的体外克隆形成能力和裸鼠体内成瘤能力，只需要 10 000 个 SP 细胞即可以在裸鼠体内成瘤。但值得注意的是，在肿瘤中检测到的 SP 细胞的数目和百分量可能会受到很多因素的影响，包括实验条件、肿瘤组织来源、培养条件、细胞密度和生长因子等，不同样品制备的微小差异也可能对实验结果带来很大影响。

### (四) 肿瘤干细胞表面标志物

采用干细胞表面标志物来分离和富集肿瘤干细胞是目前常用的研究方法，肿瘤干细胞除了拥有一些正常干细胞的表面抗原标记外，还有一些特异的细胞表面抗原标记。研究者利用这些表面标记物能够准确地筛选和分离肿瘤干细胞，而且这些标志物多与恶性肿瘤发生、发展、转移和复发相关(见表 6-1)。

#### 1. CD44

细胞表面分化族 44(cluster differentiation 44, CD44)是一种归巢细胞黏附分子，广泛表达于正常人的上皮细胞、间质细胞或特定的肿瘤细胞表面，参与免疫识别、淋巴细胞归巢、细胞之间以及细胞与基质之间的特异性黏附及细胞的迁移运动。近年被用于前列腺癌、乳腺癌、胰腺癌等肿瘤干细胞的分离。Jin 等[13]发现可以通过阻断 CD44 而诱导 AML 肿瘤干细胞分化。现在已知 CD44 也是口腔颌面-头颈部鳞癌和唾液腺腺样囊性癌干细胞的标志物之一。

#### 2. CD133

细胞表面分化族 133(cluster differentiation 133, CD133)是一种早期抗原，选择性表达于骨髓和外周血造血干细胞及内皮祖细胞，是未成熟的造血干细胞标志。一些肿瘤干细胞，如脑肿瘤干细胞及前列腺肿瘤干细胞也表达 CD133。Chiou 等采用微球体培养的方法，发现 CD133 也是口腔鳞癌干细胞的标志物之一[10]。

3. 整合素

整合素是细胞表面一类重要的黏附分子，由 α、β 两条链经过非共价结合而形成的异二聚体跨膜蛋白。主要介导细胞间及细胞与基质间的黏附，在肿瘤的侵袭、转移中发挥重要作用。Locke 和 Harper 等[5, 14]先后报道整合素细胞表面分化族 29(cluster differentiation 29，CD29)的表达水平与口腔鳞癌细胞的体外克隆形成能力和增殖能力密切相关。

4. podoplanin

Podoplanin 是一种黏液样跨膜糖蛋白，通常在淋巴内皮细胞中特异性高表达，podoplanin 缺乏会影响淋巴管的正常发育。近年来一些研究发现，podolanin 也参与了口腔鳞癌的发生，是淋巴结转移和预后不良的一个指征。Atsumi 最近发现它是口腔鳞癌细胞系 A431 的一个干细胞标志物[7]，且与音猬因子(sonic hedgehog，Shh)信号通路的激活相关。

5. ABCG2

ABCG2 是 ABC 转运蛋白家族成员之一，其表达水平与 SP 表型明显相关，在不同来源的 SP 细胞中均有 ABCG2 表达的升高，且 $ABCG2^+$ 细胞对化疗药物耐受能力明显高于 $ABCG2^-$ 细胞。

6

6. Oct-4

Oct-4 属于 POU 转录因子家族成员，由 POU5F1 基因编码产生，是胚胎早期发育起重要作用的干细胞转录因子。Oct-4 是维持细胞多能性的重要转录因子；而在多种肿瘤细胞干细胞中会有 Oct-4 强表达。

此外，还可以依据醛脱氢酶 ALDH 的含量来分选和获取干细胞和祖细胞。ALDH 是一种氧化还原酶，主要对细胞内的醛类物质进行氧化，在乙醇和维生素 A 的氧化及环磷酰胺耐药中有重要作用。有研究表明：在造血系统、神经系统的干、祖细胞中 ALDH 含量很高；在乳腺癌的研究中也发现，高 ALDH 活性的正常乳腺上皮细胞具有干细胞的特性，可在 NOD-SCID 小鼠体内形成乳腺导管和小叶结构。肿瘤组织的微阵列分析发现，$ALDH^+$ 的乳腺癌临床预后差。目前临床上测定 ALDH 的活性为乳腺癌的早期发现提供有力支持。

抗凋亡特性也可作为富集肿瘤干细胞的一种手段。肿瘤干细胞内常常有抗凋亡相关分子表达升高，能抵抗放化疗所诱导的细胞凋亡。因此利用肿瘤干细胞的抗凋亡特点可以富集肿瘤干细胞。在凋亡诱导模型中，肿瘤干细胞的比例会增加，相应的肿瘤干细胞表面标志也会增加。

表 6-1 示常用的一些肿瘤干细胞表面标志物在肿瘤和正常组织中的表达。

表 6-1　常用的一些肿瘤干细胞表面标志物在肿瘤和正常组织中的表达

| 标志物 | 正常组织 | 肿瘤组织 |
| --- | --- | --- |
| CD19 | B 细胞 | B 细胞淋巴瘤 |
| CD20 | B 细胞 | 恶性黑色素瘤 |
| CD24 | B 淋巴细胞、神经母细胞 | 胰腺癌、肺癌 |
| CD34 | 造血干细胞和内皮祖细胞 | 造血系统恶性肿瘤 |
| CD44 | 多种组织 | 乳腺癌、肝癌、头颈癌、胰腺癌 |
| CD90 | T 细胞、神经元 | 肝癌 |
| CD133 | 增殖期细胞 | 脑肿瘤、结肠癌、肺癌、肝癌 |
| EpCAM/ESA | 上皮细胞 | 结肠癌、胰腺癌 |
| ABCB5 | 角质上皮祖细胞 | 恶性黑色素瘤 |

## 二、肿瘤干细胞的鉴定

当从肿瘤组织中分离肿瘤干细胞后，还需要进行一系列的细胞生物学实验来证实这些细胞确实具有一般肿瘤细胞所不具备的自我更新和分化能力。目前从形态学来鉴定干细胞尚有一定困难，主要是从这些细胞的功能上来进行鉴定。

### (一) 自我更新能力

自我更新能力包括体外克隆形成能力和小球形成能力。研究发现，肿瘤干细胞具有很强的克隆形成能力和在无血清条件下形成小球能力，肿瘤干细胞易呈悬浮小球状生长，并且可连续传代，在传代的后期更易出现悬浮小球状生长且增殖速度加快；而将这些小球分散制备细胞悬液能再次形成肿瘤细胞小球，且与亲本肿瘤细胞小球完全相同。而对应的那些非肿瘤干细胞则只能贴壁生长。

### (二) 多向分化能力

肿瘤干细胞除了具有自我更新能力外，还应具有多向分化能力。肿瘤干细胞一方面通过对称分裂，保持肿瘤组织内原有的肿瘤干细胞数目相对稳定，同时分化为子代细胞，以维持肿瘤生长。通过分化，肿瘤干细胞能够在体外产生具有相同表型的肿瘤干细胞和不同表型的相对成熟的肿瘤细胞，在体内能够形成新的肿瘤。在同一组织中，不同的肿瘤细胞分化程度也是不同的，这也是造成肿瘤异质性的原因。单个大鼠结肠腺瘤细胞注射到小鼠可以分化为结肠内所有类型细胞，包括黏膜细胞、柱状细胞、内分泌细胞及未分化肿瘤细胞。多发性骨髓瘤肿瘤干细胞能分化为浆细胞和肿瘤细胞。



### (三) 致瘤能力

体外实验在一定程度上可以反映肿瘤干细胞的生物学行为，而体内成瘤实验才是肿瘤干细胞最重要的特性。肿瘤干细胞虽然数目很少，但其体内致瘤能力极强。目前鉴定肿瘤干细胞常用的方法是将分离出来的不同细胞亚群按照不同细胞浓度接种动物，比较各组成瘤能力，从而筛选干细胞表面相关标志物。肿瘤干细胞在 NOD－SCID 小鼠体内具有连续成瘤能力，成瘤能力较普通肿瘤细胞高数百倍以上，可在实验动物体内驱动肿瘤生成，并可反复传代，所获得的肿瘤表型与原发肿瘤一致。此种方法被认为是现在进行肿瘤干细胞鉴定的最具说服力的一种方法。

### (四) 特定标志物

如前所述，目前已知很多肿瘤干细胞及干细胞特定的标志物，其表达水平与肿瘤细胞的成瘤能力密切相关，也常被用来作为鉴定肿瘤干细胞的一种方法。

## 第三节　肿瘤干细胞分子调控机制

### 一、肿瘤干细胞干性相关信号转导通路

有很多与正常干细胞自我更新及干细胞特性维持相关的信号转导通路，包括 Wnt/β－联蛋白(catenin)、Notch、Hedgehog、PTEN/Akt、TGF－β 及 Bmi－1 等信号通路在肿瘤干细胞中都有明显异常，参与肿瘤干细胞的自我更新和分化。

### (一) Wnt/β－catenin 通路

Wnt 信号通路调控了脊椎动物的胚胎发育，在胚胎干细胞和成体干细胞的自我更新中都发挥了重要作用。研究发现，Wnt/β－catenin 通路的异常激活和很多组织肿瘤形成相关。高表达 Wnt 基因家族蛋白激活其受体，导致 β－catenin 活化并在细胞核内聚集。而 β－catenin 能调控多种细胞自我更新相关基因的表达。肿瘤干细胞常常表达高水平的 Wnt－1 及 β－catenin，在小鼠中 Wnt－1 基因过表达可诱发小鼠乳腺癌。而分化细胞内则高表达 Wnt 信号通路的抑制因子。同样，Wnt 信号通路调控了正常口腔黏膜干细胞的命运，β－catenin 的表达与表皮细胞的增殖潜力呈正相关，而口腔鳞癌干细胞中有 β－catenin 的异常激活，且与口腔鳞癌的淋巴结转移及存活蛋白(survivin)的表达水平显著相关[15]。

### (二) Notch 信号通路

Notch 信号通路是进化中高度保守的信号转导通路，控制细胞的增殖、分化和凋亡。Notch 信号通路激活在不同类型肿瘤干细胞中的作用不同。体外和体内实验均证实，Notch 信号激活能够引起上皮细胞的

分化。在鼠的角质上皮细胞中，Notch 信号通路的激活引起上皮细胞早期分化标志如 CK1 和外皮蛋白(involucrin)表达升高；Notch1 能够直接诱导 p21、胱冬裂酶(caspase)3 和 PKC－δ 的表达进而诱导胚胎角质上皮细胞启动分化。p63 在鳞状上皮层发生中起重要作用，而激活 Notch 信号可以抑制 p63 的表达；反之，持续的 p63 表达可以抑制 Notch 的正常功能。Notch 信号通路和其他信号通路，包括刺猬蛋白(hedgehog)以及 Wnt 之间也具有交互作用[16]。在 Notch1 缺失的情况下，激活 Wnt 和 Shh 能够导致鳞状细胞癌的发生。在乳腺癌中，Notch 信号激活能使次级微球体增加 10 倍，提示 Notch 信号能促进乳腺癌干细胞自我更新。Zhang 等报道，神经胶质瘤细胞中 Notch1 的过表达能促进肿瘤细胞的生长；当有生长因子存在时，其还能增加神经球的形成，这些神经球可表达巢蛋白。研究提示，Notch 信号在人神经系统肿瘤干细胞形成中具有潜在作用[17]。Fan 等发现，阻断 Notch 信号通路，CD133 细胞显著减少，SP 细胞几乎全部消失[18]。

### （三）Bcl－2 相关凋亡通路

在许多肿瘤细胞内 Bcl－2 过表达能抑制凋亡。而最近有研究发现 Bcl－2 信号通路在肿瘤内的高活性对于肿瘤干细胞的存活是至关重要的，Bcl－2 的过表达导致肿瘤干细胞数目的增加。

### （四）刺猬蛋白信号通路

刺猬蛋白信号通路对维持干细胞的稳态具有重要作用。SHH 是该信号通路的主要配体之一。刺猬蛋白信号通路在成体组织中通常不表达，但在多种恶性肿瘤中可被激活。该信号通路持续激活能导致乳腺癌中 SP 细胞含量、$CD44^{+}CD24^{-}$细胞群的含量及乳腺微球体数量增加。在上皮中过表达 Shh 则导致上皮过度增生，在移植人表皮的免疫缺陷型小鼠模型中表现为角质上皮细胞表层的过度增生。Shh 信号的异常激活能够诱导口腔鳞癌细胞的异常增殖并抑制凋亡。在卵巢癌中抑制刺猬蛋白信号通路能使卵巢癌的干细胞失去增殖能力；激活刺猬蛋白通路则可以诱导大量的干细胞样细胞产生。

### （五）PTEN/Akt 通路

PTEN 是一种具有双特异磷酸酶活性的抑癌基因，在细胞生长、黏附、转移及维持干细胞群体稳定性等方面具有重要作用。PTEN 缺失导致前列腺上皮肿瘤的形成。用雷帕霉素抑制 PTEN 信号途径下游分子 mTOR 的激活，可抑制白血病起始细胞增殖。在人头颈鳞癌中常有 PI3K/Akt 信号通路的异常激活。PTEN 缺失引起 PI3K/Akt 信号通路的激活能导致细胞的增殖加快，如果合并 TGF－β 缺失，则小鼠口腔颌面-头颈鳞癌发生率是 100%。

### （六）Bmi－1 通路

Bmi－1 是转录抑制因子多巯基家族成员之一，其过表达能够引起端粒酶活性增加，抑制 p16 表达，该信号通路参与肿瘤干细胞的自我更新。把 Meis1a 和 Hoxa9 癌基因导入正常小鼠与 Bmi－1 基因失活小鼠，都可以产生白血病细胞。但是 Bmi－1 基因失活小鼠的白血病细胞移植入免疫缺陷小鼠后不能再产生白血病细胞。所以，Bmi－1 基因对白血病干细胞的自我更新和维持都是必要的。

## 二、肿瘤干细胞干性相关小 RNA 异常

Dicer 突变法证实，miRNAs 在干细胞分裂增殖过程中起着重要作用。miRNA 调控肿瘤干细胞分化与自我更新能力。Wong 等发现白血病干细胞中 miRNA－17 表达明显增高[19]。随着白血病细胞的分化和自我更新能力的消失，miRNA－17 表达逐渐降低。抑制 miRNA－17 的表达可明显延缓 MLL 相关性白血病的进程。Shimono 等比较乳腺癌干细胞与非致瘤性癌细胞，发现 miRNA－200c 在乳腺癌干细胞中下调[20]。体外实验发现，miRNA－200c 能抑制肿瘤细胞克隆形成，抑制细胞生长，显著抑制正常乳腺干细胞分化成乳腺导管，抑制乳腺癌干细胞形成肿瘤。在乳腺癌肿瘤干细胞中 Let－7 的水平明显降低，而 Let－7 能影响多种调控肿瘤干细胞自我更新和分化能力相关基因的表达。外源性表达 Let－7 可以明显降低肿瘤细胞中未分化细胞的比例，抑制肿瘤细胞的增殖和转移。miRNA 也与肿瘤干细胞耐药性有关；肿瘤干细胞是造成肿瘤耐药的最根本原因。ABCG2 在肿瘤干细胞中高表达，miRNA－328 能下调胶质母细胞瘤干细胞中的 ABCG2 的表达水平，从而降低其化疗耐药性。Song 等发现在人结肠癌干细胞中 miRNA－215

表达显著升高，与结肠癌干细胞化疗耐药有关[21]。

## 三、肿瘤干细胞干性相关表观遗传学机制

表观遗传学的过程是指 DNA 修饰及其染色质环境的稳定改变，主要包括组蛋白修饰和 DNA 甲基化两大类。越来越多证据表明，表观遗传学的调控机制对于肿瘤干细胞的发生与功能维持发挥着重要作用。

对于干细胞的发育与分化，学者们认为表观遗传学在其中的作用与遗传学相比，可能更具普遍意义。基因启动子区甲基化、组蛋白乙酰化、miRNA 表达等因素，单独或联合作用参与干细胞发育与分化等重要相关基因的表达调控。例如，在具有多分化潜能的干细胞中，决定细胞分化的基因启动子区域高甲基化而沉默，随着干细胞向成熟细胞的分化，这些基因的启动子区域发生去甲基化，从而导致相应的转录因子募集，基因开始表达；与此相反的是，许多在干细胞早期发育阶段表达的印迹基因或分化潜能相关基因却由于 DNA 的高甲基化等原因在成熟体细胞中向沉默转归。在体细胞重编程过程中，以上的表观遗传学调控机制更为关键，有研究表明，由成纤维细胞到诱导性多能干细胞，OCT4 和 Nanog 基因的启动子 DNA 区域去甲基化状态的改变至关重要。

6

肿瘤干细胞可能来源于正常干/祖细胞，也可能来源于重编程后的分化细胞，表观遗传学在干细胞发育以及体细胞重编程中发挥重要作用，提示其可能在肿瘤干细胞发生、发展中也发挥作用。DNA 甲基化和与之相关的组蛋白乙酰化等表观遗传学修饰，亦被证明参与了肿瘤干细胞的发生与干性维持。2008 年，Lee 等的研究结果表明，与正常的神经干细胞相比，恶性胶质细胞肿瘤干细胞的骨形态发生蛋白受体 1B (BMP1B)的表达因其启动子区域的 DNA 高甲基化而沉默，从而影响骨形态生成蛋白(BMP)和 CNTF 介导的神经干细胞向星形细胞分化的途径；而外源性 BMP1B 的表达可以增加胶质瘤干细胞的分化能力，并降低其成瘤性[22]。另外，在卵巢癌细胞中研究发现，肿瘤干细胞标志物 CD133 的表达水平受组蛋白修饰和启动子甲基化控制。

## 四、肿瘤干细胞与微环境的相互作用

微环境是指由间质细胞、细胞外基质、血管、淋巴管、炎症细胞等共同构成的支持细胞生长的生理性环境。干细胞的微环境为干细胞提供了一个庇护所，使得干细胞免受分化、凋亡及其他刺激的影响，同时参与控制干细胞的数量和命运，使干细胞维持储量的相对平衡。干细胞环境的异常调控能导致干细胞增殖失控，进而导致肿瘤发生。

### (一) 肿瘤干细胞微环境与肿瘤发生

肿瘤干细胞微环境包括间质细胞、血管内皮细胞、细胞外基质、炎症细胞等支持细胞和基质，为肿瘤干细胞提供良好的生长环境。李明武等[23]认为，正是由于干细胞微环境的反常调控导致了肿瘤干细胞的异常增殖，如表达 $CD133^+$ 的脑肿瘤干细胞比 $CD133^-$ 的脑肿瘤细胞更容易与血管内皮细胞接触，而血管内皮细胞可提高干细胞与肿瘤细胞对辐射的耐受性，使其对放疗产生抵抗。接受 $CD133^+$ 脑肿瘤干细胞与血管内皮细胞共移植的小鼠肿瘤生长更快。

### (二) 肿瘤干细胞微环境与肿瘤转移

肿瘤微环境在肿瘤转移的过程中起着重要作用。Balic 等[24]用光学显微镜、荧光显微镜和质谱分析等方法，对 50 例早期乳腺癌患者骨髓标本中肿瘤细胞播散情况及 CK 阳性播散肿瘤细胞中 CD44 和 CD24 的表达情况进行了研究。结果发现，在每个患者的播散肿瘤细胞中，都具有公认的干细胞/祖细胞表型 ($CD44^+CD24^-$)细胞的存在。提示肿瘤转移很有可能是由肿瘤干细胞引起的。Kaplan 等[25]研究发现，表达血管内皮生长因子受体 1 的骨髓源性造血祖细胞在肺癌细胞或者黑色素瘤细胞转移之前，进入特定转移组织部位并且形成细胞集落。使用 VEGFR1 抗体或把野生型鼠中 $VEGFR^+$ 的细胞剔除的方法，来阻止 VEGFR1 发挥其功能，结果消除了骨髓源性造血祖细胞转移前集落的形成，并阻止了肿瘤转移的发生。相反，在 Id3 基因敲除鼠中选择性地重建 Id3 $VEGFR^+$ 细胞，可以重新形成集落并使肿瘤发生转移。同时发现，$VEGFR1^+$ 细胞表达 VLA－4，它是肿瘤特异的生长因子，在宿主纤维原细胞中上调纤维连接蛋白的表达，其为 VLA－4 配体，为即将到来的转移性肿瘤干细胞提供一个最合适的微环境。

肿瘤的转移能力和肿瘤干细胞本身的特性是密切相关的。肿瘤细胞更容易向局部微环境适合肿瘤干细胞生长的部位转移。比如，乳腺癌干细胞过度表达 CXCR4 细胞因子，而骨髓基质细胞有其配体 CXCL12/SDF－1 的表达，从而可把乳腺癌干细胞吸引到骨髓来，这或许是高危乳腺癌患者骨转移发生率高的原因之一。Kang 等[26]报道，肿瘤细胞可分泌细胞外基质蛋白——骨桥蛋白，它可与位于骨髓源细胞表面的配体——异二聚体整合素结合，使骨髓基质干细胞(BMDC)到达未来肿瘤转移的部位，并可重构局部微环境，使它更适合转移乳腺癌干细胞的生长，从而在乳腺癌骨转移中扮演非常关键的角色。乳腺癌干细胞进入组织和器官的优先选择性是由来自微环境部位的因素所介导的，其中包括氧梯度和其他化学诱导剂。

#### (三) 肿瘤干细胞微环境模型的建立

干细胞分化成为何种细胞受干细胞微环境的调节，要清楚地知道肿瘤干细胞和它的微环境间相互作用和相互依存的关系有赖于一个好的研究模型。肿瘤细胞的微环境是一个复杂的综合系统。与正常细胞微环境不同，肿瘤组织内往往处于缺氧、酸中毒、高压、大量生长因子、炎症因子和蛋白水解酶等共同构成的代谢环境中；而肿瘤干细胞的存活依赖于其所处的特定微环境。

共培养三维模型是目前研究肿瘤干细胞和微环境细胞直接相互作用的常用工具。Ninomiya 等使用斯坦福大学 Blau 研制的微环境来培育肌干细胞、胰腺祖细胞和造血干细胞。这些微环境是通过体外生物工程方法由水凝胶制成的，可通过缩时显微镜照相技术来检测这些干细胞的命运，和基因图谱联合应用，非常适合大规模筛查干细胞自我更新和分化需要的因子。

6

## 第四节 肿瘤干细胞和恶性肿瘤治疗

### 一、肿瘤干细胞靶向治疗

肿瘤干细胞与其他肿瘤细胞相比具有更强的肿瘤形成能力，对放化疗有更强的抵抗能力，是导致肿瘤复发的重要原因，因此有效清除肿瘤干细胞对与获得理想的抗癌效果十分重要。目前，靶向肿瘤干细胞研究中应用最多的治疗药物是小分子抑制剂和融合蛋白。

#### (一) 增加肿瘤干细胞对放疗和化疗的敏感性

肿瘤干细胞内常有 ABC 转运蛋白家族成员表达升高，由此导致其多种化疗药物有抵抗性，因此靶向肿瘤干细胞中 ABC 转运体的治疗手段有可能成为逆转肿瘤干细胞耐药的关键点。研究表明，Ko143 是一种 ABCG2 抑制剂，可以提高肿瘤细胞对药物的敏感性及实验动物对相关药物的肠内吸收率。一个靶向 ABC 转运体治疗比较成功的例子，就是酪氨酸激酶抑制剂(如伊马替尼)可以抑制慢性髓细胞性白血病(CML)或急性淋巴细胞性白血病(ALL)患者非受体酪氨酸激酶(ABL)的活性，伊马替尼既是 ABCG2 的底物，又是抑制剂。白血病干细胞的生长不依赖于 ABL，因此甲磺酸伊马替尼只能抑制非干细胞，患者需要一直依赖化疗药物。白血病抗性细胞通过 ABL 激酶区的突变可以导致疾病复发，因此还需要靶向肿瘤干细胞的药物来联合治疗，如刺猬蛋白或 smoothened(SMO)抑制剂，因为 CML 干细胞的存活依赖 HH 信号通路。有研究发现，Akt 信号通路能改变 ABCG2 蛋白的亚细胞定位，来调节 SP 细胞的药物外排活动，同时还证明抑制 Akt 信号通路可以减少多柔比星从 MHCC297L 细胞中的泵出，从而提高药物的疗效。抑制 ABC 转运蛋白家族介导的多药耐药，可逆转肿瘤干细胞对化疗的耐受。黑色素瘤干细胞中 ABCB5 的高表达增加药物外排，使细胞对多柔比星耐药；针对 ABCB5 的单克隆抗体和 siRNA 介导的基因沉默可以逆转其耐药性。ABCB5 基因沉默可以增加黑色素瘤细胞对氟尿嘧啶(5－FU)和喜树碱的敏感性。美国国立卫生研究院通过一项药物筛查表明，119 种抗癌药物中有 45 种与 ABCB5 基因介导的化疗抵抗有关，对长春新碱耐药的慢性髓细胞性白血病细胞中 ABCB5 基因扩增，表达增强。一项关于结肠癌的研究也得出了相似的结论。研究者首先用 IL－4 对 CD133 的肿瘤干细胞进行预处理，随后使用 5－FU 和奥沙利铂加速 $CD133^+$ 细胞在体外及免疫缺陷小鼠体内的凋亡。

一般而言，放疗主要作用于分裂期细胞，而干细胞多处于静止期，对放疗多不敏感。Bao 等[27]研究发现，胶质瘤干细胞与非干细胞相比，能有效启动 DNA 损伤反应而减少放疗对其造成的损伤。抑制检测点激酶 Chk1 和 Chk2 的活性能抑制胶质瘤干细胞对放疗的耐受性，提高放疗效果。

### （二）针对肿瘤干细胞表面标志物的靶向治疗

CD133 是多种肿瘤干细胞的表面标志物。有研究者采用 shRNA 的方法抑制黑色素瘤内 CD133 的表达，发现黑色素瘤体外克隆形成能力明显下降，体内转移能力下降。CXCR1 是 IL－8 的受体，在乳腺癌干细胞中明显升高。Ginestier 等[28]用 CXCR1 小分子抑制剂和中和抗体，选择性减少乳腺癌细胞内 CXCR1 的表达，发现能抑制乳腺癌干细胞的增殖及其侵袭能力，并能减低小鼠体内成瘤能力。CD44 在白血病、乳腺癌、前列腺癌干细胞中都有高表达。Jin 等[13]发现 CD44 单克隆抗体能够阻断肿瘤干细胞归巢，并消灭慢性粒细胞性白血病及急性髓性白血病中的干细胞。80％的前列腺癌，表达特有的前列腺干细胞抗原，采用前列腺干细胞抗原单克隆抗体治疗前列腺癌，可以延长荷瘤小鼠的存活时间，并抑制前列腺癌肺转移。Schatton 等[29]使用 ABCB5 单克隆抗体靶向治疗黑色素瘤细胞，发现能有效地抑制肿瘤生长。

### （三）诱导分化

6

一些研究者设想通过诱导肿瘤干细胞分化，使之转化为正常的或不分裂的细胞从而抑制肿瘤的生长。全反式维甲酸作为分化诱导剂治疗急性早幼粒细胞白血病是一个成功的范例。通过诱导分化治疗，约 90％患者完全缓解，超过 70％患者治愈，提示全反式维甲酸可能诱导肿瘤干细胞的分化。Piccirillo 等[30]用外源性的 BMP4 蛋白诱导胶质瘤母细胞干细胞分化成星形胶质细胞，发现 $CD133^+$ 肿瘤干细胞明显减少，肿瘤的成瘤能力明显下降。Munster 等[31]使用组蛋白去乙酰化酶的抑制剂 SAHA 处理 MCF－7 细胞，发现细胞出现分化。此外，化疗药物大麻素能够诱导胶质瘤干细胞分化、骨形态发生蛋白可诱导胶质母胞瘤细胞分化。

### （四）抑制肿瘤干细胞自我更新能力

肿瘤干细胞内多种干细胞相关信号通路如 WNT、SHH 和 Notch 等细胞信号通路以及人端粒酶(hTERT)活性异常。这些信号通路在成体组织的稳态维持中起关键作用，针对这些信号通路的靶向治疗均有根除肿瘤干细胞的可能。实验发现，雷帕霉素不仅可以抑制白血病起始细胞，还可以恢复正常造血干细胞的功能。用 RNAi 下调结肠癌中 WNT 通路中关键蛋白 β－catenin 的表达，细胞软琼脂形成克隆和裸鼠体内成瘤能力均明显下降，提示肿瘤干细胞的增殖能力被抑制。Phatak 等[32]用小分子药物 RHPS4 选择性抑制白血病干细胞的端粒酶催化亚基的活性，结果造成白血病干细胞增殖能力明显下降。头颈部肿瘤中，用 EGF 处理后的 UMSCC10B 和 HN12 细胞中 SP 含量会升高，而表皮生长因子受体抑制剂吉非替尼(gefitinib)则可以明显降低 SP 含量。用环杷明治疗低分化的前列腺癌时发现，在 hedgehog 通路抑制的同时，有 ABCB1 和 ABCG2 表达水平的降低。在环杷明长期作用下，PC3 裸鼠移植瘤模型出现了明显的细胞凋亡和肿瘤消退，停止用药后 72 h 内，没有观察到任何肿瘤复发的现象，对正常细胞也没有任何不良反应，表明肿瘤干细胞可能已经被清除。同样在多发性骨髓瘤中也观察到了类似现象。抑制 $Sca-1^+$ 的鼠永生化的乳腺上皮干细胞中 β－catenin 的表达，可以显著降低这些细胞的自我更新能力。同样发现在高表达 Notch 信号通路的成人髓母细胞瘤中，γ－分泌酶的抑制剂 GSI－18 能够显著降低 $CD133^+$ 细胞的含量，并清除其中的 SP 细胞，而对 $CD133^-$ 细胞没有影响，能抑制其在裸鼠体内的成瘤能力。针对肿瘤干细胞内一些关键性的信号通路，如 hedgehog、Wnt、Notch、Bmi－1 等信号分子，目前已相继开发出了一些靶向药物，包括各种抗体和小分子化合物，部分已经进入了临床使用，如甲磺酸伊马替尼对处于发病初期的 $BCR^-ABL^+$ ($Ph^+$)的慢性髓细胞白血病具有很好的临床疗效和安全性。同时，它对有 $Ph^+$ 的急性髓细胞白血病、FIP1L1－PDGFRA 阳性的慢性嗜酸性白血病、KIT/PDGFRA 激活的胃肠道基质肿瘤也具有一定疗效。

## 二、肿瘤干细胞微环境靶向治疗

微环境在 CSC 的生长增殖过程中起着重要作用。一方面它为肿瘤干细胞提供充足的营养和调控生长分化的多种因子，另一方面它也为肿瘤干细胞抵抗外界损害提供了有利的屏障。因此，针对肿瘤干细胞微环境的治疗是肿瘤干细胞靶向治疗的另一途径。Calabrese 等[33]证实脑肿瘤干细胞定位于内皮细胞附近，离开该区域会影响肿瘤干细胞的增殖能力。

研究表明，急性粒细胞白血病 AML 细胞表达的细胞黏附分子和细胞因子受体与 AML 的复发有关，提示除了 AML 细胞自身外，其与微环境的相互作用对维持其生存十分重要。Hatfield 等[34]报道骨髓微血管内皮细胞分泌的 IL-3 可引起 AML 细胞的增殖和凋亡抑制。CD44 是表达于 AML 干细胞表面的重要黏附分子。研究发现，CD44 的单克隆抗体可以通过阻断 AML 干细胞向骨髓的迁移，而 AML 干细胞为维持其增殖能力必须进入位于骨髓的微环境中。因此，CD44 的单克隆抗体可以杀灭白血病干细胞。

肿瘤干细胞可以释放血管内皮生长因子(VEGF)等物质，促进外周血管的大量生成，这也是肿瘤干细胞微环境的形成机制之一。研究者采用抗 VEGF 的贝伐珠单抗、毛花苷丙(西地兰)和 AZD2171 治疗胶质细胞瘤，抑制肿瘤的血管生成，而这个微环境血管对维持肿瘤干细胞生长是关键的。另有研究报道，化学治疗药物伊立替康(别名 CPT-11)联合贝伐珠单抗(bevacizumab)治疗神经胶质瘤，临床上取得了很好的治疗效果；这种组合方案除了伊立替康的细胞毒作用外，针对脑肿瘤干细胞微环境微血管治疗的贝伐珠单抗也起着重要的作用。

(张　萍　陈万涛)

6

## 参考文献


[1] Bonnet D, Dick JE. Human acute myeloid leukemia is organized as a hierarchy that originates from a primitive hematopoietic cell [J]. Nat Med, 1997,3(7):730-737.

[2] Dick JE. Breast cancer stem cells revealed [J]. Proc Natl Acad Sci U S A, 2003,100(7):3547-3549.

[3] Hope KJ, Lin L, Dick JE. Human acute myeloid leukemia stem cells [J]. Arch Med Res, 2003,34(6):507-514.

[4] Dirks PB. Cancer stem cells and brain tumors [J]. Nature, 2006,444(7120):687-688.

[5] Locke M, Heywood M, Fawell S, et al. Retention of intrinsic stem cell hierarchies in carcinoma-derived cell lines [J]. Cancer Res, 2005,65(19):8944-8950.

[6] Prince ME, Sivanandan R, Kaczorowski A, et al. Identification of a subpopulation of cells with cancer stem cell properties in head and neck squamous cell carcinoma [J]. Proc Natl Acad Sci U S A, 2007,104(3):973-978.

[7] Atsumi N, Ishii G, Kojima M, et al. Podplainin, a novel marker of tumor-initiating cells in human squamous cell carcinoma A431 [J]. Biochem Biophys Res Commun, 2008,373(1):36-41.

[8] Zhang P, Zhang Y, Mao L, et al. Side population in oral squamous cell carcinoma possesses tumor stem cell phenotype [J]. Cancer Lett, 2009,277(2):227-234.

[9] Zhou S, Schuetz JD, Bunting KD, et al. The ABC transporter Bcrp1/ABCG2 is expressed in a wide variety of stem cells and is a molecular determinant of the side-population phenotype [J]. Nat Med, 2001,7(9):1028-1234.

[10] Chiou SH, Yu CC, Huang CY, et al. Positive correlations of Oct-4 and Nanog in oral cancer stem like cells and high grade oral squamous cell carcinoma [J]. Clin Cancer Res, 2008,14(13):4085-4095.

[11] 温玉明,刘坤,华成舸,等. 腺样囊性癌细胞系中肿瘤干细胞的生物学特性初探[J]. 中国口腔颌面外科杂志,2006,4(4):289-294.

[12] Costea DE, Tsinkalovsky O, Vintermyr OK, et al. Cancer stem cells-new and potentially important targets for the therapy of oral squamous cell carcinoma [J]. Oral Dis, 2006,12(5):443-454.

[13] Jin L, Hope KJ, Zhai Q, et al. Targeting of CD44 eradicates human acute myeloid leukemic stem cells [J]. Nat Med, 2006,12(10):1167-1174.

[14] Harper LJ, Piper K, Common J, et al. Stem cell patterns in cell lines derived from head and neck squamous cell carcinoma [J]. J Oral Pathol Med, 2007,36(10):594-603.

[15] Song J, Chang I, Chen Z, et al. Characterization of side populations in HNSCC: highly invasive chemoresistant and abnormal Wnt signaling [J]. PLoS One, 2010,5:e11456.

[16] Katoh M, Katoh M. Notch ligand, JAG1, is evolutionarily conserved target of canonical WNT signaling pathway in progenitor cells [J]. Int J Mol Med, 2006,17(4):681-685.

[17] Zhang XP, Zheng G, Zou L, et al. Notch activation promotes cell proliferation and the formation of neural stem cell like colonies in human glioma cells [J]. Mol Cell Biochem, 2008,307(1-2):101-108.

[18] Fan X, Khaki L, Zhu TS, et al. NOTCH pathway blockade depletes CD133 - positive glioblastoma cells and inhibits growth of tumor neurospheres and xenografts [J]. Stem cells, 2010,28(1):5 - 16.

[19] Wong P, Iwasaki M, Somevaille TC, et al. The miR - 17 - 92 microRNA polycistron regulates MLL leukemia stem cell potential by modulating p21 expression [J]. Cancer Res, 2010,70(9):3833 - 3842.

[20] Shimono Y, Zabala M, Cho RW, et al. Downregulation of miRNA - 200c likes breast cancer stem cells with normal stem cells [J]. Cell, 2009,138(3):592 - 603.

[21] Song B, Wang Y, Titmus MA, et al. Molecular mechanisms of chemoresistance by miR - 215 in osteosarcoma and colon cancer [J]. Mol Cancer, 2010,9:96.

[22] Lee J, Son MJ, Woolard K, et al. Epigenetic-mediated dysfunction of the bone morphogenetic protein pathway inhibits differentiation of glioblastoma-initiating cells [J]. Cancer Cell, 2008,13(1):69 - 80.

[23] 李明武，牛朝诗，董永飞，等. 脑肿瘤干细胞壁龛的病理学特性研究[J]. 中国神经肿瘤杂志，2010,8(1):19 - 25.

[24] Balic M, Rapp N, Stanzer S, et al. Novel immunofluorescence protocol for multimarker assessment of putative disseminating breast cancer stem cells [J]. Appl Immunohistochem Mol Morphol, 2011,19(1):33 - 40.

[25] Kaplan RN, Riba RD, Zacharoulis S, et al. VEGFR1 - positive haematopoietic bone marrow progenitors initate the pre-metastatic niche [J]. Nature, 2005,438(7069):820 - 827.

[26] Kang Y. Analysis of cancer stem cell metastasis in zenograft animal models [J]. Methods Mol Biol, 2009,568:7 - 19.

[27] Bao S, Wu Q, Mclendon RE, et al. Glioma stem cells promote radioresistance by preferential activation of the DNA damage responses [J]. Nature, 2006,444(7120):756 - 760.

[28] Ginestier C, Liu S, Diebel ME, et al. CXCR1 blockade selectively targets human breast cancer stem cells in vivo and in xenografts [J]. J Clin Invest, 210,120(2):485 - 497.

[29] Schatton T, Murphy GF, Frank NY, et al. Identification of cells initiating human melanomas [J]. Nature, 2008,451 (7176):345 - 349.

[30] Piccirillo SG, Reynolds BA, Zanetti N, et al. Bone morphogenetic proteins inhibit the tumorigenic potential of human brain tumor-initiating cells [J]. Nature, 2006,444(7120):761 - 765.

[31] Munster PN, Troso-Sandoval T, Rosen N, et al. The histone deacetylase inhibitor suberoylanilide hydroxamic acid induces differentiation of human breast cancer cells [J]. Cancer Res, 2001,61(23):8492 - 8497.

[32] Phatak P, Cookson JC, Dai F, et al. Telomere uncapping by the G - quadruplex ligand RHPS4 inhibits clonogenic tumor cell growth in vitro and in vivo consistent with a cancer stem cell targeting mechanism [J]. Br J Cancer, 2007,96(8): 1223 - 1233.

[33] Calabrese C, Poppleton H, Kocak M, et al. A perivascular niche for brain tumor stem cells [J]. Cancer Cell, 2007,11 (1):69 - 82.

[34] Hatfield K, Ryningen A, Corbascio M, et al. Microvascular endothelial cells increase proliferation and inhibit apoptosis of native human acute myelogenous leukemia blasts [J]. Int J Cancer, 2006,119(10):2313 - 2321.

6

# 第七章
# 口腔黏膜细胞永生化

## 第一节　口腔黏膜上皮细胞永生化及其机制

### 一、概述

正常人体细胞从过度增生、异型增生、原位癌发展到浸润转移癌，在体内要经过细胞永生化、分化异常和转移等 3 个过程，而在体外则需经历细胞永生化和恶性转化这两个基本过程。

正常组织来源的细胞在常规的体外培养条件下可生长、分裂增殖，但是经过有限的细胞传代后，功能就会发生衰退、老化而死亡，这个过程产生的细胞称为有限细胞系。细胞永生化(cell immortalization)是指体外培养的细胞经过自发的或者受其他外界因素影响，从增殖衰老的危机中逃脱，从而获得无限增殖能力的过程。细胞自发永生化的概率非常小，啮齿类动物为 $10^{-6}$～$10^{-5}$，人类细胞自发永生化则更为罕见，小于 $10^{-12}$。目前普遍认为，永生化是细胞恶性转化的必经阶段，因为肿瘤细胞具备无限增殖、分裂和生长的特性。正常人或动物原代细胞在体外经过多次分裂后，在 p53、pRb 等肿瘤生长抑制因子的作用下，进入老化阶段($M_1$ 期)，此时细胞对各种生长因子失去反应，产生 DNA 合成蛋白抑制因子，细胞周期检查点发出细胞周期停止信号，DNA 合成停止，细胞停止分裂、生长，并开始衰老，但此时细胞不一定死亡；如果个别细胞中的 p53 和 pRb 抑癌基因失活或在病毒等因素作用下，细胞就能逃离老化阶段而继续生长，细胞经过 20～30 次群体倍增次数后，进入危机期(M2 期)，细胞则出现退化，如着丝粒形成、染色体变短、分裂细胞减少，大部分细胞发生凋亡，只有少数细胞在某些因素作用下，端粒酶被重新激活，不断合成新的端粒来延长和维持端粒的长度，从而维持染色体的稳定性，最终使细胞渡过 $M_2$ 期。此时的细胞就获得了无限分裂和增殖的能力，即成为永生化细胞，产生的细胞系则称为永生化细胞系[1]。

### 二、细胞永生化的作用机制

体外细胞培养证明癌变过程为：正常细胞→永生化细胞→癌变细胞。衰老作为抵御肿瘤的屏障，避免了 DNA 损伤的堆积，永生化则为细胞癌变所需基因改变的积累提供了条件。永生化所涉及的基因改变，如 p53、pRb 功能的丧失及端粒酶的重新激活，均已被认为可能与肿瘤的发生密切相关。永生化被认为是癌变细胞区别于正常细胞的重要表型之一[2]。下面对细胞发生永生化可能的作用机制做一阐述。

#### (一) 逃避老化期是细胞进入永生化初始阶段

处于老化期的细胞虽然保持一定的代谢活性，但是细胞停止增殖和分化。目前对发生老化期的分子机制尚不十分清楚，多数学者认为此阶段的发生可能涉及细胞周期调控方面，p53、p21、p16 和 pRb 等细胞调控因子可能参与细胞老化期的发生。细胞进入老化期可能存在两条主要途径：①p53 依赖途径：当细胞倍增到一定时间，生长停止信号即传递给 p53 蛋白，p53 蛋白升高并启动 p21 转录，p21 是一种细胞周期素依赖性激酶抑制物，可与多种周期性依赖性激酶(CDK)-细胞周期蛋白(cyclin)复合物如 cyclinA-CDK2、cyclinD-CDK4、cyclinD-CDK5、cyclinE-CDK2 等直接结合，使 CDK-cyclin 复合物不能将 pRb 磷酸化，从而促使细胞周期停止。②p16 依赖途径：细胞倍增到一定时间，生长停止信号通过细胞内某种分子传递给 p16 蛋白，p16 是另一种 CDK 抑制物，p16 蛋白上调并与 pRb 相互作用，抑制 E2F 转录因子释放，而导致细胞周期停止。目前发现其他一些转录因子也可能参与细胞老化期的发生，认为可能存在其他的调控途径。

肿瘤细胞具有自分泌作用，可分泌多种细胞因子，刺激自身增殖和生长。因此，肿瘤细胞具有无限增殖、生长的能力，这些细胞因子及其受体对上皮细胞具有有丝分裂原的功能，提示其是维持细胞持续增殖的重要因素，在细胞周期调控过程中起重要作用。但是，细胞因子作用机制复杂，在细胞永生化过程中不同细胞因子对不同类型细胞的生长作用有很大差异，部分细胞因子可能起协同作用，部分可能起拮抗作用。

DNA 致瘤病毒可促进部分上皮细胞逃离细胞老化期而重新进入细胞周期。SV40 病毒的大 T 抗原、HPV E6/E7、EBV LMP1、腺病毒的 E1A/E1B 等病毒癌基因产物，均可体外转化上皮细胞。SV40 病毒的大 T 抗原、HPV16 E6/E7 等可直接与细胞 p53、pRb 等抑癌蛋白结合，阻止细胞进入老化期，从而促进细胞增殖。与其他 DNA 致瘤病毒作用机制不同，EBV 的 LMP1 是目前唯一被确认具有癌基因功能的病毒产物，它通过细胞周期、细胞凋亡、信号转导等多个方面促进上皮细胞逃离老化期，具体表现在以下几个方面：①诱导核转录因子 NF－κB 活化和核转位，并通过 cyclin D1 促进细胞进入细胞周期。②LMP1 在质膜上的聚合可形成与 CD40 受体相似的结构，并通过 TNF 受体相关因子介导，激活胞质某种激酶，使细胞获得生长信号。③诱导原癌基因 Bcl－2 等的表达，抑制细胞凋亡。④诱导上皮细胞表达表皮生长因子受体，并模拟表皮生长因子生长信号，使细胞进入连续的细胞周期，从而逃离老化期的限制。目前，利用这些病毒瘤基因已成功建立各类上皮细胞系，为体外研究癌变多阶段过程提供了良好的模型。

7

#### （二）端粒、端粒酶的活性与细胞永生化关系

体外培养细胞即使逃离老化期进入细胞周期继续生长和增殖，但是大部分细胞在危机期发生死亡，仅有极少数细胞可逃避危机期的限制，因此危机期是细胞永生化过程中抑制细胞持续增殖、生长的第 2 个限制点。发生危机期的具体机制目前尚不十分清楚，研究认为可能与染色体端粒程序性缩短有关。正常情况下，大多数体细胞端粒酶的表达是瞬时和低水平的，甚至无表达；而在大多数恶性肿瘤细胞中，可检测到端粒酶的活性，说明端粒酶的激活与肿瘤的发生可能相关，亦提示端粒酶的活性与细胞的无限增殖生长有关，永生化细胞或肿瘤细胞由于端粒酶的活化，有利于维持端粒的长度，从而导致细胞不断进入细胞周期。活性端粒酶由 3 部分组成：端粒酶 RNA（TR）、端粒酶相关蛋白（TEP）和端粒酶反转录酶（TERT）或端粒酶催化亚基（TCS）。研究结果表明，导入 hTERT 基因可延长上皮细胞体外培养时间，甚至可发展成为永生化细胞系。肿瘤细胞中端粒酶活性的调控分子机制尚不清楚，近来研究认为端粒酶活性受到端粒酶基因表达、翻译后修饰、蛋白质相互作用及蛋白质磷酸化等多方面的调控，此外还受到细胞内原癌基因和肿瘤抑癌基因对端粒酶 hTERT 的直接或间接的调节。

由此可见，多种细胞因子参与调节的老化期和危机期是上皮细胞永生化的关键环节，如何逃离老化期和危机期的限制是上皮细胞永生化进展中多种因素相互作用的结果。

## 第二节　永生化细胞系建立的方法及特点

### 一、基因转染

由于体外培养细胞发生自发性永生化率较低，学者们采用基因转染技术将外源性永生化基因，如病毒、原癌基因和抑癌基因突变体等，导入目的细胞内，从而增加永生化的发生概率[3,4]。常用的方法有电穿孔法、磷酸钙沉淀法、脂质体转染法、反转录病毒和腺病毒介导转染法。近年来，脂质体介导的转染法具有转染效率高、所需目的细胞少、操作方便等优点而被广泛采用。

#### （一）原癌基因

细胞内许多原癌基因可编码生长因子等蛋白质，参与细胞增殖和分化的调控[5]，如 myc 通过基因转染介导细胞的永生化，myc 用于大鼠胚胎成纤维细胞和神经上皮细胞以及小鼠神经元前体细胞的永生化。其可能机制是：TERT 启动子含有多个 myc 结合部位，因此，可以介导 TERT 的转录激活，myc 可诱导 TERT mRNA 的快速表达，从而激活端粒酶，使细胞发生永生化。

### (二) 抑癌基因 p53 和 pRb 突变体

由上述介绍可见，p53 和 pRb 途径分别是细胞永生化过程的一个重要调控点，任何影响 p53 和 pRb 蛋白功能的途径均能使细胞跨越细胞周期的阻滞，从而获得不断增殖的能力。p53 是一种肿瘤生长抑制因子，p53 突变体能够使啮齿类动物原代细胞永生化，而 p53 突变体对人类细胞的永生化取决于细胞类型和细胞 p53 功能选择性去除的效率。如第 273 位丙氨酸被置换为组氨酸的 p53 突变体，仅能延长人成纤维细胞的寿命而不能使其永生化，但该突变体和去除第 239 位的天冬氨酸的 p53 突变体可使人乳腺上皮细胞发生永生化。

## 二、病毒转染

### (一) SV40 病毒

猿猴病毒 SV40 是简单的真核细胞病毒，SV40 的 T 抗原片段是最常用的目的片段，将其整合入目的细胞核内并表达，可导致细胞增殖活力的改变，从而建立永生化细胞系，但是 SV40 转染细胞的永生化率较低。SV40 转染目的细胞发生永生化的机制尚不清楚。Aboagye 等认为其可能的机制为 SV40 大 T 抗原可能与 p53 蛋白结合形成复合物，从而引起 p53 的失活导致细胞的增殖活跃而发生永生化。而有研究则认为，SV40 大 T 抗原通过一个袋状位点与 pRb - E2F 复合物结合，使 E2F 从 pRb - LT 复合物中分离出来，抑制细胞衰老，从而导致转染细胞的永生化。应用 SV40 转化形成永生化细胞株的方法包括：野生型 SV40 病毒共培养感染目的细胞、磷酸钙法、电穿孔以及反转录病毒载体法等。已有学者采用转染 SV40 病毒的方法建立了口腔唾液腺上皮永生化细胞系[6]。

7

### (二) EB 病毒

EB 病毒感染细胞使其永生化应用最多的为 B 细胞，常采用的方法是直接与 EB 病毒共培养的方法。EB 病毒在体外能使 B 淋巴母细胞永生化形成淋巴母细胞样细胞系。它是通过潜伏蛋白激活细胞因子与其受体相互作用的途径使细胞永生化的。根据潜伏基因在细胞中的定位，可将其表达产物分为：EBNA 蛋白家族、LMP 蛋白家族和两种非多聚腺苷酸化的小 RNA。EBNA1、EBNA2 对于永生化是绝对必需的。EBV 永生化的 B 细胞系 LCLs，其最显著的特点是端粒酶活性的提高，这可能是导致 B 细胞永生化的主要原因，永生化的 LCLs 的核型研究表明，其具有以下特点：①在一个细胞系中，异常核型克隆化。②异常核型包括染色体易位及四倍体形成等，染色体易位常见，易位的发生并没有显著的特异性。③不同的细胞系会形成不同的异常核型。端粒酶活性增强常常与异常核型相伴发生，但染色体重排是端粒酶活性增强永生化的原因还是其结果，目前尚不清楚。由于 LCLs 具有肿瘤细胞永生化的特性，却没有肿瘤细胞发生的复杂背景，而成为深入研究细胞永生化机制的一个良好模型，如 EBV 永生化的 LCLs。

### (三) HPV 病毒

HPV 是严格嗜上皮的病毒，人是唯一的宿主。对 HPV 致癌机制的研究成果大多数来源于体外实验，Pirisi 等第一个报道用重组 HPV16 DNA 转染体外培养的人包皮细胞，结果使细胞发生永生化。随后有多种 HPV 诱导的永生化细胞系的建立[7, 8]。研究发现，只有高危型 HPV DNA 才具有永生化作用，而与良性病变有关的 HPV DNA 不足以使细胞发生永生化。已有研究证实，高危型 HPV 是通过 E6/E7 两种癌蛋白干扰宿主细胞周期调节蛋白 p53、pRb 的功能，从而使宿主细胞周期控制失调，细胞不断增殖，最终发生癌变。E7 癌蛋白和腺病毒 E1A 及 SV40 大 T 抗原一样，可与去磷酸化的 pRb 在 CR2 区结合，形成复合物使 pRb 失活。高危型 HPVE6 能与 p53 蛋白结合，但与其他肿瘤病毒不同，并不表现为 p53 的半衰期延长，而是通过泛醌依赖途径介导 p53 降解。

张志愿课题组利用反转录病毒载体转染 HPV16 E6/E7 癌蛋白在体外建立口腔上皮细胞永生化细胞系 HIOEC(见图 7 - 1)[9, 10]，HIOEC 细胞系镜下观察见细胞呈多角形、铺路石子样形态；透射电镜下观察可见 HIOEC 细胞仍具有张力丝、桥粒连接等上皮细胞的特征，但与正常口腔黏膜上皮细胞相比桥粒数量少，发育不全，上皮功能有所退化；免疫组织化学染色结果提示，HIOEC 细胞共表达上皮细胞标志细胞角蛋白与间叶细胞标志波形蛋白，表明 HIOEC 细胞可能在永生化的过程中发生了上皮-间叶样变。激光共聚焦显微镜观察发现，HIOEC 细胞中细胞骨架蛋白比正常上皮细胞丰富，肌动蛋白（actin）中间丝呈束状排列，这可能赋予 HIOEC 细胞很好的细胞张力，以使细胞具备更好的游走、运动能力。因此，HIOEC 永生化细胞系的建立可以作为癌变早期的研究模型[10, 11]。

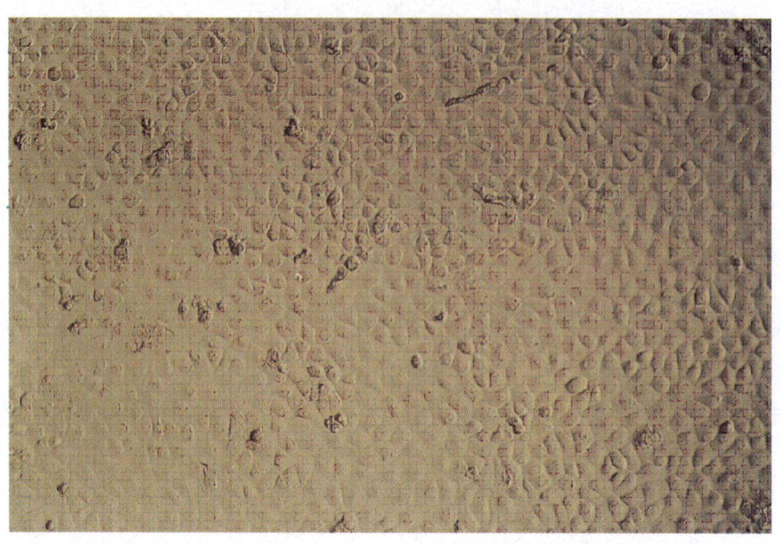

图 7－1 口腔黏膜上皮细胞转染 HPVE16 E6/E7 癌蛋白载体建立的永生化细胞系（HIOEC）体外贴壁生长图像（×100）

7

## 三、端粒和端粒酶

由上述细胞永生化机制可见，端粒酶在细胞永生化中起重要作用。因此，将外源性端粒反转录酶转入目的细胞，诱导端粒酶激活，就能使细胞发生永生化。Bodnar 等首先将外源性 hTERT 导入人视网膜色素上皮细胞和包皮成纤维细胞，细胞端粒酶转为阳性，细胞分裂旺盛，同时内源性 β－半乳糖苷酶衰老标志物的染色显著降低，细胞端粒保持稳定，细胞可持续增殖和生长，至少达到没有转染外源性 hTERT 细胞的代龄群体倍增值（population doubling，PDs）的 2～3 倍。目前，美国 Clontech 和 Geron 公司合作转染 hTERT 至人视网膜色素上皮细胞，建立第一株商品化的永生化正常细胞系 hTERT－RPE1，该细胞系较正常细胞增殖快，平均每周达 5～6 PDs，目前其传代多于 150 代，并有 3 个克隆多于 300 代。人肺成纤维细胞系 IMR90 导入外源性 hTERT 后，端粒长度增加，目前已达 124 PDs，而转染空载体细胞在 57～58 PDs 后就会衰老死亡。此外，还应用反转录病毒介导转染法将外源性 hTERT 导入人乳腺上皮细胞、人染色体失衡综合征和早衰患者的正常皮肤成纤维细胞等使其永生化。采用端粒酶导入技术建立的口腔成釉上皮永生化细胞也已有成功报道[12]。

## 四、放射线因素

Razmik 等从高剂量原子弹辐射后的幸存者身上得到了自发永生化的皮肤成纤维细胞，这两个细胞系具有相同的标记染色体（$5q^-$；$6p^+$），但核型不同，一个是低倍体，另一个是高倍体，细胞系无 p53 基因的杂合性，端粒延长、染色体重组常见，细胞分裂可超过 230 PDs。此后，学者通过 X 线、电离辐射等放射性因素使细胞发生永生化，从而使细胞周期得到延伸。其可能的机制是放射因素破坏了细胞的衰老机制，或使细胞的永生化相关基因表达上调引起。Okeily 等将人的 2 个皮肤角质细胞系经过紫外灯照射后，发现其相对延长了上述 2 个细胞系的存活寿命。

## 五、无血清培养的方法

Chopra 等采用无血清培养方法建立了人的二倍体腮腺腺上皮细胞永生化细胞系 HPAM1 和 HPAF1，HPAM1 传代 50 多次，HPAF1 传代 40 多次。这两个细胞系具有典型的腺上皮细胞形态结构，细胞表面和细胞间有微绒毛，细胞间有桥粒，胞质内有粗面内质网、高尔基复合体和张力细丝，在核周区域有分泌小泡。免疫组化检测细胞内含 α-淀粉酶、富脯氨酸蛋白质等腮腺腺泡细胞的特征性分泌物。核型分析永生化细胞的染色体为二倍体，培养细胞在半固体培养基中无集落形成，说明仍保存锚着依赖性现象，裸鼠体内实验无致瘤性。

此外，还有学者应用基因敲除和可恢复性永生化程序的方法建立永生化细胞系，由于基因敲除技术使细胞基因丧失其稳定性，其安全性尚需进一步研究；可恢复性永生化程序的基本原理是先将永生化基因 SV40 导入原代细胞获得永生化细胞株，使其获得体外增殖的能力，然后以特异性位点重组技术切除 SV40 基因，使细胞恢复到永生化前的状态。由于应用这种方法既可以使细胞获得增殖能力，又不具有致癌性和病毒感染的可能性，目前这一方法已被用于人心肌细胞、人肝窦内皮细胞、人肝细胞和其他哺乳动物体细胞的永生化。

（张志愿）

## 参考文献


[1] Duncan EL, Wadhwa R, Kaul SC. Senescence and immortalization of human cells [J]. Biogerontology, 2000,1(2):103 - 121.

[2] Stampfer MR, Yaswen P. Human epithelial cell immortalization as a step in carcinogenesis [J]. Cancer Lett, 2003,194(2):199 - 208.

[3] Gröger S, Michel J, Meyle J. Establishment and characterization of immortalized human gingival keratinocyte cell lines [J]. J Periodontal Res, 2008,43(6):604 - 614.

[4] Kubo C, Tsutsui TW, Tamura Y, et al. Immortalization of normal human gingival keratinocytes and cytological and cytogenetic characterization of the cells [J]. Odontology, 2009,97(1):18 - 31.

[5] MacDougall M, Unterbrink A, Carnes D, et al. Utilization of MO6 - G3 immortalized odontoblast cells in studies regarding dentinogenesis [J]. Adv Dent Res, 2001,15:25 - 29.

[6] Soltoff SP, Grubman SA, Jefferson DM. Development of salivary gland cell lines for studies of signaling and physiology [J]. Ann N Y Acad Sci, 1998,842:100 - 107.

[7] Park NH, Min BM, Li SL, et al. Immortalization of normal human oral keratinocytes with type 16 human papillomavirus [J]. Carcinogenesis, 1991,12(9):1627 - 1631.

[8] Oda D, Bigler L, Lee P, et al. HPV immortalization of human oral epithelial cells: a model for carcinogenesis [J]. Exp Cell Res, 1996,226(1):164 - 169.

[9] Sdek P, Zhang ZY, Cao J, et al. Alteration of cell-cycle regulatory proteins in human oral epithelial cells immortalized by HPV16 E6 and E7 [J]. Int J Oral Maxillofac Surg, 2006,35(7):653 - 657.

[10] 张志愿，帕提幔-司地克，曹俊，等. 16 型人乳头状瘤病毒 E6/E7 诱导的人永生化口腔上皮细胞系的建立[J]. 中华口腔医学杂志，2002,37(1):12 - 15.

[11] Zhong LP, Pan HY, Zhou XJ, et al. Characteristics of a cancerous cell line, HIOEC - B(a)P - 96, induced by benzo(a)pyrene from human immortalized oral epithelial cell line [J]. Arch Oral Biol, 2008,53(5):443 - 452.

[12] Tao Q, Lv B, Qiao B, et al. Immortalization of ameloblastoma cells via reactivation of telomerase function: Phenotypic and molecular characteristics [J]. Oral Oncol, 2009,45(12):e239 - 244.

# 第八章 口腔颌面-头颈部肿瘤血管及淋巴管生成

## 第一节 口腔颌面-头颈部肿瘤的血管生成

### 一、概述

机体在没有血管系统情况下，由内皮细胞组合形成血管的过程称为血管发生，一般只出现在胚胎早期，由成血管细胞分化成内皮细胞，以出芽方式形成内皮管网，最后形成血管。由内皮细胞从现有的血管中发芽使血管树持续延长称为血管生成(angiogenesis)。1935 年，Hertig 在叙述胎盘内新血管形成时最早使用了这个术语。血管生成一般发生在胚胎的无血管区，并在成熟个体伤口愈合和肿瘤发生及转移时反复出现。1945 年，Algire 提出肿瘤的生长可持续性地引起机体毛细血管新生，并将这个过程称为："肿瘤血管生成(tumor angiogenesis, TAG)"。Folkman 于 1971 年提出假说，即肿瘤的生长浸润依赖于肿瘤内新生血管的形成。当肿瘤大小达到直径 1～2 mm 时，如果缺乏新血管的供血和供氧，则难以继续维持生长[1]。此假说被大量实验研究结果证实。该观点被认为是肿瘤研究领域中的一个里程碑。

血管生成是一种生物学现象，不是病理生长过程，因为它发生于许多生理与病理的状况下。在正常情况下，血管增生只发生于胚胎发育、创伤修复及子宫内膜再生。血管生成控制机制的紊乱将导致病理现象的发生。对某些疾病而言，异常血管生成是它的原因；而对另一些疾病来说，异常血管生成仅仅在疾病过程中出现。实体肿瘤不管其发生在机体哪个部位，它的生长都离不开血管，因为血管是保证营养物质输送和维持组织细胞新陈代谢的最主要通道。血管生成过程相当复杂，是一系列相关激活因素与抑制因素动态调节平衡的结果，包括血管生成部位微环境中那些能影响血管内皮细胞功能与性状的整合素、血管生成素、化学趋化因子、细胞连接蛋白、氧传感器、内源性抑制因子等[2]。

### 二、肿瘤血管内皮细胞的生物学特点

血管内皮要实现其功能，结构必须具备完整性，这种完整性主要是靠细胞之间的连接来完成。从形态上讲，血管内皮细胞间的连接主要是黏附连接，在黏附连接间还穿插有紧密连接和缝隙连接。与普遍存在的黏附连接不同之处在于，紧密连接和缝隙连接会因血管的不同而有所不同。大血管和小动脉的内皮细胞间紧密连接和缝隙连接出现的频率高，在毛细血管和毛细血管后静脉紧密连接不稳定或中断，缝隙连接减少，甚至缺失。在不同血管和血管段之间内皮的明显异质性决定了内皮功能的显著差异。另外，在病理条件下，如炎症、创伤愈合和肿瘤血管增生，可以造成内皮细胞间的连接分离和重排。这种细胞间连接的变化主要是由细胞连接蛋白的变化引起的。细胞连接蛋白的变化会促发内皮细胞迁移、增殖和通透性异常，在癌的生长浸润过程中发挥着重要的作用。

目前已成功地进行了不同来源血管内皮细胞的分离和培养。研究发现在不同的管径或动静脉血管内皮细胞，不同器官来源的血管内皮细胞之间，胎儿和成人器官的血管内皮细胞之间以及来自肿瘤和正常组织来源的血管内皮细胞之间，在形态学、生化性质以及功能上既有相同性，也存在着明显差异性。由于组织培养的条件可改变内皮细胞的表型，体外实验培养的内皮细胞的行为和形态受到多种实验参数的影响，单纯以体外实验推断体内血管生成的情况，仍然存在着一定的困难。而在体内采用腐蚀铸型方法，结合扫描电镜观察，对动物移植瘤或化学药物诱发肿瘤内微血管进行研究，可以再现肿瘤内血管的直径、长度、空

间构型、分枝类型、畸形血管等形态学特征并予以定量测定，结果发现与正常组织中的血管相比，癌组织中的血管结构表现出显著的差异性[3]。

应用免疫组织化学的方法识别肿瘤组织标本内的血管成分，可以研究肿瘤内微血管与肿瘤生物学表现的关系。Ⅷ因子相关抗原由血管内皮、巨核细胞以及血小板分泌生成，组织培养的内皮细胞可分泌Ⅷ因子前体。应用针对血管内皮的单克隆抗体Ⅷ因子相关抗原染色法可以特异性地使微血管内皮染色。肿瘤内毛细血管内皮对Ⅷ因子相关抗原呈强染色。层粘连蛋白是毛细血管基底膜普遍存在的组成成分之一。应用抗层粘连蛋白间接免疫过氧化物酶染色法，能使毛细血管基膜染色[4]。现有的体内外实验方法，已使肿瘤血管生成的研究取得了很大进展，但所获得的资料仍然不能全面解释血管生成的全过程。

正常组织内微循环系统在组织的特殊功能中起重要作用，微血管的形态学特点及空间排列是与这些功能相适应的。即血管以一种更有效的排列方式以便高效能地传送氧和营养成分到组织内。对肿瘤新生的微血管形态结构研究发现肿瘤血管共有两种来源。其一为先前存在的宿主组织血管床的变化；其二为新血管的形成。肿瘤的新生毛细血管芽来源于肿瘤发生组织的微血管系统，主要为小静脉和毛细血管，也有学者认为来源于小动脉和小静脉。动物移植瘤实验发现，肿瘤生长的初期，其血管仍保持一种与正常宿主组织血管床相似的结构，但随着肿瘤进行性生长，新生毛细血管的生成速度不能与之适应，而表现出肿瘤组织中微血管的分布形态明显的不均匀。肿瘤内的毛细血管是一些直径达 200 μm 的弯曲狭窄的、窦状的毛细血管，它们形成高密度的血管网并具有丰富的吻合。随着肿瘤的进行性生长，血管体积相应地呈下降趋势，致肿瘤中心因缺乏血供而发生坏死，在肿瘤坏死中心的边缘可见细的和逐渐变细的毛细血管。新生毛细血管形态及分布不规则可能源于肿瘤细胞增殖的不均衡，但肿瘤块的形态也可能与新生血管的形成分布有关。在对肿瘤细胞诱导血管生成过程的研究中，发现肿瘤细胞总是沿着毛细血管的生成方向而迅速形成圆柱状结构，半径不超过 150～200 μm，这与氧弥散的距离相关。另外，生长的毛细血管芽呈现向周围组织阻力小的方向生长，与肿瘤向低阻力方向生长的趋势一致[5, 6]。



肿瘤的新生血管结构缺乏完整性，走向紊乱，管腔不规则，呈窦状扩张，血管壁薄、质脆。管壁仅排列一层内皮细胞、缺乏平滑肌，基底膜变薄或缺如。只有某些高度分化肿瘤的血管才具有典型的基底膜。新生毛细血管内皮细胞类似于正常幼稚的内皮细胞，合成代谢活跃且分化低。内皮细胞间连接不牢固呈开放状态，出现裂隙，血管周围的肿瘤细胞甚至可直接与管腔连接，成为血管壁内皮衬里的一部分。这也许是肿瘤血管内皮结构和功能与正常血管内皮有异质性的原因。肿瘤内的血管对作用于血管的药物反应迟钝，缺乏血流调节作用，提示这些血管壁结构不完整。供应肿瘤的动脉，位于肿瘤较远时，管壁中层有足够密度的平滑肌细胞，随着血管的深入而逐渐发生退化和平滑肌丧失，最后在肿瘤中心区域变成没有平滑肌的胶原管道[5]。

## 三、肿瘤血管生成的分子机制

分离不同组织来源的大、小血管的内皮细胞进行体外细胞培养，对内皮细胞形态、分裂、增殖、迁移以及群体间的相互作用形成完整的单一血管的过程进行观察，可以达到间接了解体内血管生成过程的目的。李龙江等通过化学药物诱癌的方法，体内动态研究金黄地鼠口腔癌发生、发展过程中微血管生成特点，发现血管生成在细胞恶变过程及恶性特征的表现中发挥着关键作用[3]。

根据肿瘤生长过程及其形态的改变，肿瘤生长可分为两期，即血管前期和血管期。观察培养于琼脂中的小鼠黑色素瘤细胞团，当其增长到 1 $mm^3$ 时，其外周细胞的增殖与中心细胞的坏死相当，增生与坏死达到动态平衡，表现为瘤体不再继续长大。肿瘤细胞附着或植入组织之前，并没有专一血管供应它生长，仅靠组织间隙中的营养物质进行增殖，逐渐形成微小细胞团。此时肿瘤细胞养料的利用和代谢产物的排出以简单扩散的形式进行，因而肿瘤生长速度缓慢，体积小，不引起组织生理学改变和明显不适反应，不易被察觉，此即为肿瘤生长的血管前期。把肿瘤植入家兔角膜内，植入后 17～35 d，肿瘤在无血管状态下进行生长。植入兔眼前房内的肿瘤细胞可增殖到 1 $mm^3$ 大小的球状，一般不再继续生长，但仍能维持生存。一旦虹膜血管长入肿瘤组织，即能够迅速地膨胀性生长，此时即进入肿瘤生长的血管期。根据血管生成刺激物的分子结构，可将其分为多肽类、脂类和其他血管生成因子，它们对血管生成有不同的作用机制。依功能而言主要包括促进血管内皮细胞运动和增殖两大类。其中，促进血管内皮细胞运动的因素包括肝素、前列腺素和铜离子等，均可以促进血管内皮细胞的运动。促进血管内皮细胞增殖的因子主要是一些多肽类生长因子，能促进内皮细胞的分裂。目前已纯化了碱性成纤维细胞生长因子、酸性成纤维细胞生长因子、内皮细胞生长因子、视网膜生长因子、血管生长内皮细胞分裂素和软骨生长因子等。这些因子在体外能刺激内皮细胞的增殖，在体内诱导血管的生成[7]。

血管发育需要成纤维细胞生长因子 β(FGF－β)和血管内皮生长因子(vascular endothelial growth factors, VEGFs)等分子的作用[8]。内皮细胞形成毛细血管样管道过程还受细胞外基质的调节。如在铺贴有Ⅰ型胶原的培养皿中培养人脐静脉内皮细胞时，加入转化生长因子 β(TGF－β)后内皮细胞贴壁单层生长，而如果培养皿中加入的是Ⅰ型胶原-凝胶基质胶，内皮细胞则自然地形成毛细血管样管道。内皮细胞表面的一些分子亦一起介导细胞和细胞外基质反应。如整合素(intergrin)-配体结合可触发细胞骨架合成，从而促进细胞移动和维持组织稳定；同时还可激活细胞内信号传导通路，导致细胞增殖或凋亡[9]。血管内皮生长因子和 VEGF 受体(VEGFR)家族是肿瘤血管生成最主要的调节因子。有关 VEGF－A 及其受体在血管生成过程中的研究也最为被重视。如果剔除 VEGF－A 等位基因中的任何一条，将导致实验动物发育中的胚胎早期死亡。VEGF 和 VEGFR 家族在大部分的人类恶性肿瘤组织中呈现高表达。VEGF/VEGFR 信号通路既可以通过旁分泌，也可以通过细胞的自分泌方式发挥功能，但是一般认为 VEGF 主要是通过旁分泌机制发挥作用，即肿瘤细胞分泌的 VEGF 作用于表达 VEGFR 的血管内皮细胞，促进肿瘤内血管生成。另外，肿瘤组织内相关间质细胞也可以产生 VEGF。VEGF 主要通过与 VEGFR2 的结合来促血管生成。研究证实，VEGF 与 VEGFR2 结合后在血管内皮细胞内促发一系列的信号转导，首先形成 VEGFR2 的二聚体，接着活化 PLCγPKC、Raf 激酶、MEK 丝裂原活化蛋白激酶(MAPK)信号通路，从而启动血管内皮细胞 DNA 的合成和细胞增殖。同时，VEGF 与 VEGFR2 结合后，通过激活磷脂酰肌醇 3 激酶(PI3K)Akt 通路增加血管内皮细胞的活力，还可以活化 src 蛋白导致肌动蛋白细胞骨架的改变，促进内皮细胞的迁移。目前上市的抗血管生成药物大多数都是以 VEGF 与 VEGFR 信号转导通路中的关键分子作为靶点设计的，例如贝伐珠单抗、兰尼单抗、索拉非尼和舒尼替尼等[8, 10, 11]。

Notch－Dll4 信号通路是另一个与肿瘤血管生成关系密切的分子调节机制。Notch－Dll4 信号通路在肿瘤血管生成过程中的作用，是继 VEGF/VEGFR 信号通路之后的又一发现。多种细胞表面都可以表达 Notch 受体。该受体家族包括 Notch1、Notch2、Notch3 和 Notch4。这些受体与邻近细胞表面的跨膜配体相结合，参与调节细胞的分化、增殖以及凋亡过程。这些跨膜配体包括 jagged 1、jagged 2、Dll1、Dll3 和 Dll4。血管内皮细胞分别表达 Notch 1 和 Notch 4 受体以及 jagged1、Dll1 和 Dll4 配体。在这些配体中，Dll4 只表达于内皮细胞表面，在小鼠实验中，仅敲除 Dll4 1 个等位基因就足以使胚胎因为血管发育障碍而致命，表明 Notch－Dll4 信号通路对胚胎的血管发育至关重要[12]。

趋化因子亦可以调节肿瘤的血管新生。肿瘤微环境中包含 ELR 的 CXC 族趋化因子的表达可以促进肿瘤血管新生。它们可以定向趋化血管内皮细胞，刺激巨噬细胞产生 VEGF，引起肿瘤血管新生。在小细胞肺癌中也已发现 CXCL5 水平增高与肿瘤组织中血管密度呈正相关。而不含有 ELR 的 CXC 族趋化因子，可以对抗肿瘤的血管新生。如血小板因子 4(CXC 族趋化因子)可以抑制 VEGF 与其受体结合，从而抑制血管新生。部分 CC 类趋化因子也有促进血管新生的作用，该作用不局限于肿瘤组织中[13]。因此，在应用趋化因子对抗肿瘤血管新生的策略可以从两个方面入手，即阻断含 ELR 的 CXC 趋化因子促进作用，以及应用不含有 ELR 区域的 CXC 趋化因子阻断作用，这有可能成为以后治疗的突破点。

血管内皮相互连接形成初步的血管结构以后，血管的成熟还需要血管基底膜的形成以及周细胞和平滑肌细胞的包绕。在这一过程中，PDGF－BB 可以定向招募聚集平滑肌细胞，而转化生长因子 β1、血管生成素－1/Tie－2(angiopoietin/Tie－2)等信号传导则能够稳固内皮细胞与平滑肌细胞间的关系。研究还发现了一些肿瘤血管生成调节分子，包括白细胞介素 8(interleukin－8, IL－8)、表皮生长因子、血小板来源生长因子(PDGF)等。这些蛋白分子可以启动血管生成程序，引发内皮细胞的一系列生物学反应，包括定向迁徙、组织浸润、细胞分裂、蛋白水解、抗凋亡，以及最后的毛细血管形成等。相反，在肿瘤组织微环境中，降低血液中胆固醇水平的他汀类分子和基质蛋白酶(MMPs)抑制剂，则可以抑制肿瘤的血管生成[14]。

## 四、肿瘤血管生成与肿瘤转移的关系

恶性肿瘤最基本的生物学特性之一是癌细胞会脱离原发灶转移到机体其他部位，包括区域淋巴结的转移以及远位脏器的转移，其发生受众多因素影响，其中肿瘤内血管发挥着重要的作用。

正如肿瘤细胞的生长增殖必须依靠同时生长的血管一样，肿瘤细胞的转移也具有血管依赖性。新生血管形态结构的特异性是恶性肿瘤血道转移的条件。肿瘤要转移必须先激发一个血管反应，如果能阻止肿瘤新血管的形成，远位转移则不会发生。对黑色素瘤的研究发现，限于表皮浅层内的黑色素瘤是没有血管化的，虽然该肿瘤具有典型的浸润行为，并不表现转移倾向，但一旦局部血管增殖则可以发生全身转移。由于内皮细胞的迁移破坏了抑制肿瘤生长的组织屏障。因此，新生血管向肿瘤内生长促进了肿瘤细胞向循环系统释放。

恶性肿瘤细胞可以分泌高于正常量的Ⅳ型胶原酶，这种酶可溶解血管基底膜中的主要胶原成分——Ⅳ型胶原蛋白，从而便于肿瘤细胞通过基底膜进入血管。受到肿瘤细胞侵蚀的血管会发生形态和结构上的变化，表现为过度伸展或松弛的状态，形成多囊状的畸形，血管壁平滑肌细胞退化变性，由胶原成分代替。肿瘤内较大的小静脉易发生肿瘤细胞侵入，而动脉血管发生肿瘤细胞侵入的机会极少。电镜观察鼠肝脏移植的纤维肉瘤，发现肿瘤细胞通过血管壁上皮间连接的间隙逐渐地引起单个上皮细胞空泡变性或分解，引起血管上皮基底膜消失而进入静脉腔。在组织学上如果出现肿瘤细胞附着于静脉内皮表面，或者是静脉腔内肿瘤栓以及肿瘤细胞破坏静脉壁时，即可作为发生了肿瘤细胞血管侵袭的标准[5, 14]。

## 第二节　口腔颌面-头颈部肿瘤淋巴管生成

### 一、肿瘤淋巴管生成的研究概述

#### （一）淋巴管的结构与功能

单向通道的淋巴管负责将组织间隙中的体液与蛋白质经过静脉运送回血液循环。如果淋巴管被阻塞或是功能失常，组织间隙中将由于过多蛋白的聚集形成持续升高的组织间隙胶体渗透压，出现临床上常见的水肿症状。另外，淋巴管还行使从小肠中吸收脂肪颗粒的功能。淋巴管与淋巴结均是免疫系统的重要组成部分，淋巴管是抗原呈递细胞往返淋巴结的必要通道，在细胞免疫应答中起着十分重要作用[15]。

在大体解剖上，淋巴循环系统由五大主要结构类型组成，即毛细淋巴管、收集管、淋巴结、淋巴干和淋巴导管，直径从 10 μm～2 mm 之间不等。从组织液进入毛细淋巴管形成淋巴液开始，淋巴液被引流到收集管，途中至少经过一个、或多个淋巴结，然后引流至大的淋巴干、再至淋巴导管，最后进入血液循环完成液体运输。

毛细淋巴管是一盲端结构，有利于体液和大分子颗粒的收集。与毛细血管相似，毛细淋巴管由单层无孔内皮细胞构成，但毛细淋巴管的结构在几个重要方面与毛细血管不同：①具有较大的（10～60 μm）和不规则的管腔，其内皮细胞内的细胞质除了核周围区域外较淡。②不具有基底膜或基底膜发育很差，没有周围细胞包绕。③少有在血管内皮间常见的紧密连接与黏附连接，而仅仅是局部点状的黏合。④毛细淋巴管最突出的特点是其与相邻组织间成分的紧密结合。淋巴管内皮细胞通过细微的弹力纤维束（锚丝）与周围组织紧密相连。这些锚丝一端附着于淋巴管内皮细胞的外表面，另一端深入到周围的结缔组织中，从而将淋巴管内皮紧紧连在细胞外基质中[16]。

从收集管开始的淋巴管壁结构中出现平滑肌，并具有单向瓣膜可以推动淋巴液的向心性流动，同时防止淋巴液的逆流。所有淋巴收集管均通过淋巴结，根据出入淋巴结的情况将其分为淋巴节前与节后收集管。淋巴结内淋巴液与血液相向流动，并且流量小而慢，以利于两者间进行液体交换和细胞转运。淋巴干从最后一级淋巴结引流淋巴液至淋巴导管。胸导管和右淋巴导管是淋巴管道系统的最后组成部分，汇入颈内静脉与锁骨下静脉交界处。

尽管淋巴干常常位于组织中有血管供应的区域，但淋巴管或淋巴丛的密度与血供的丰富程度并不成正比。例如，中枢神经系统内血供丰富但缺乏淋巴系统，有些血供良好的组织中淋巴管亦不像血管那样深入组织内部。例如，肝、乳腺等分叶的组织中，淋巴管只位于小叶周围而不进入小叶内部，骨骼肌组织的淋巴管只位于肌筋膜平面中，在角膜与软骨中，血管淋巴管均缺如。就整个人体组织而言，皮肤、肺和胃肠道是淋巴管丰富的组织。淋巴管与血管是机体的两套液体循环系统，共同维持着内环境的稳定。有关生理或病理状况下淋巴管生成的调节机制及其相关功能已有一系列研究，多年来的研究热点主要集中在癌与淋巴管的关系。因为淋巴系统往往是大多数癌症扩散的首选途径，而且局部淋巴结的转移也是影响患者预后最重要的因素之一。毛细淋巴管的数量、形态及其内皮细胞表面性状的变化和这些变化与肿瘤之间的互动，在恶性肿瘤的发生和发展过程中有着重要意义[15, 17]。

### （二）淋巴管研究的主要方法

#### 1. 淋巴管检测技术

用于观测淋巴管的常用手段有淋巴管注射法、淋巴管造影、免疫组化染色和电子显微镜技术等。

（1）注射方法：淋巴管注射方法包括直接注射与间接注射两种。将含有色素的注射剂注入肉眼可见的淋巴管或淋巴结内的直接注射方法现已很少应用。间接注射法即组织内注射法，是将含有色素的注射剂注入组织间隙内，由于毛细淋巴管的通透性大，通过注射剂本身的扩散和注射时的压力作用下使含有色素的注射剂迅速进入毛细淋巴管。注射剂主要有水性的中国墨汁与油性的30%普鲁士蓝氯仿溶液两种。注射方法主要用于组织器官内淋巴流向的研究，其缺点是在实际应用中仅有部分毛细淋巴管被显示，色素颗粒还可同时存在于组织间隙甚至血管腔内，造成人为的假象。

（2）活体淋巴示踪技术：活体淋巴显踪技术开始被用于乳腺癌和黑色素瘤的淋巴转移研究中。显踪剂有两类：一是活体蓝染料亚甲蓝（美蓝），另一类是放射性示踪剂。利用淋巴系统吞噬大分子颗粒的特点，将示踪剂注射到原发灶周围，通过淋巴回流来显示肿瘤转移的可能途径。亚甲蓝示踪后需配合手术，才能观察结果。而用放射性示踪剂，可进行无创观察。以$^{99m}Tc$硫胶体行瘤周注射后，用放射性淋巴闪烁成像（radiolymphoscintigraphy）技术来进行淋巴动力学研究，在黑色素瘤等的淋巴转移研究中已有成功经验，由此发展起来的前哨淋巴结（sentinel lymph node, SLN）定位结合选择性淋巴清扫术，在多种恶性肿瘤的区域淋巴控制中收到了一定的效果[18]。在头颈部癌范畴内，SLN示踪技术有着较广泛的应用。但是，在临床上也发现其明显的不足，主要缺点在于染色的淋巴结并不是肯定有转移的淋巴结。相反，一些有转移的淋巴结却没有染色。因此，对于更特异地示踪转移淋巴结技术的研究，应该是研究者以后探索的方向之一。

（3）淋巴管内皮细胞特异性标志物检测：主要包括LYVE-1（lymphatic vessel endothelial HA receptor-1）、肾小球足突细胞膜黏蛋白（podoplanin）、VEGFR-3（vascular endothelial growth factor receptor, VEGFR-3）以及Prox 1等。

LYVE-1是第1个被发现并鉴定的淋巴管特异性HA受体，与HA的另1个主要受体CD44具有41%的同源性。与CD44分子不同的是，LYVE-1与HA的结合主要是位于淋巴管的管腔面，而在血管上没有这种分子及结合作用，可能与肿瘤细胞的淋巴管入侵及淋巴道转移有关。LYVE-1主要表达在淋巴管内皮细胞的表面，在血管内皮细胞一般无表达。在胃肠、结肠、食管、心脏、肺、肾、前列腺、睾丸、卵巢、皮肤、舌、甲状腺等器官中，LYVE-1表达在小淋巴管的内皮细胞上，通常在正常组织中用LYVE-1可鉴定小淋巴管。虽然LYVE-1标记淋巴管内皮细胞具有较强的特异性，但是在巨噬细胞的表面也有表达。另外，在肝脏的窦状隙内皮、脾窦的内皮细胞，以及淋巴结的淋巴窦内皮细胞及网状细胞上也有LYVE-1的表达。尽管如此，现在仍认为其是淋巴管内皮细胞最特异的标志。目前为止，LYVE-1在研究正常组织及恶性肿瘤组织中淋巴管生成是有价值的指标，没有发现其在肿瘤的血管内皮细胞中表达上调。采用荧光标记的LYVE-1单克隆抗体，注入小鼠体内可以活体标记其体表淋巴管系统，如果植入活体显微摄影装置，则可以观察到被不同颜色荧光标记的肿瘤细胞注入小鼠体内后进入淋巴道的过程[19]。

足突细胞黏蛋白（podoplanin）是一种相对分子质量43 000的膜表面糖蛋白，主要表达在正常肾的足细胞，还表达在淋巴管的内皮细胞上，是一个区分淋巴管及血管内皮细胞的标志物之一。免疫电镜观察发现podoplanin特异性表达的内皮细胞，其超微结构与淋巴管内皮细胞的结构相符。不足的是该分子在一些非内皮细胞上也有阳性表达。目前的研究结果表明，podoplanin在大多数的肿瘤中特异性地识别淋巴管，还没有证据发现肿瘤血管内皮中podoplanin表达上调。近年来，D2-40抗体在淋巴管内皮细胞的鉴别中应用较多，其主要识别podoplanin Fc段融合蛋白，在鳞癌中具有识别和标记淋巴管内皮细胞的能力[20]。

VEGFR-3是VEGF-C与VEGF-D的共同受体但不是唯一受体，是淋巴管生成的主要调节因素。在胚胎发育时期，血管内皮细胞及淋巴管内皮细胞都有VEGFR-3的阳性表达，随着机体发育其表达逐步限定在淋巴管内皮细胞上。但是在正常的成熟个体，VEGFR-3还可以表达在骨髓、肝和脾的窦状隙，肾小球和内分泌腺体的毛细血管内皮，主要是有孔的血管内皮细胞。以前认为VEGFR-3是特异性的淋巴管内皮的标志物，但越来越多的证据表明，VEGFR-3在肿瘤的血管中表达可能是一个普遍现象，甚至表达在恶性上皮细胞中。VEGFR-3这种表达模式的机制及意义还不清楚，但是在肿瘤诱导下，确实可以重新表达，同时参与肿瘤诱导的血管生成，保持新生血管内皮细胞的完整性。在炎症及创伤愈合的过程中，VEGFR-3在血管上亦有阳性表达，主要参与内皮细胞的出芽、迁移，在淋巴管生成及血管生成的过程中也发生作用。可见，VEGFR-3的表达一般伴有内皮细胞增殖活性的提高[21]。

Prox1基因与果蝇同源异型盒基因具有同源性，Prox1决定了淋巴管系统的形成。在淋巴管发育的起始阶段Prox1表达在静脉的一部分内皮细胞，这些内皮细胞可以通过出芽的方式形成淋巴管。Prox1基因敲除小鼠在胚胎(E11.5)出芽过程受阻，导致胚胎形成后无淋巴管结构，但是血管发生及血管生成的过程未受影响，而野生型小鼠的胚胎脉管系统的发育正常，这些小鼠不表达淋巴管内皮细胞的特异性标志，如VEGFR-3、LYVE-1等，说明Prox1基因的表达可以诱导静脉上Prox1阳性的内皮细胞增殖、出芽和淋巴管内皮细胞表型分化。同样，在成人的血管内皮细胞，Prox1的过度表达可以重组内皮细胞转录谱，上调淋巴管内皮细胞的标志物，如podoplanin、VEGFR-3。相反，敲除Prox1能够抑制约40%的血管内皮细胞基因的转录，如层粘连蛋白(laminin)、VEGF-C、神经纤维黏蛋白(neuropilin)-1，ICAM-1等。目前为止，在淋巴管内皮的最初分化过程中，还没有发现其他的基因位于Prox1的上游并起到相似的作用。因此，Prox1基因可能是淋巴管内皮细胞最特异性的标志。研究发现Prox1基因与LYVE-1和VEGFR-3基因共同表达在淋巴管内皮细胞上，但是Prox1作为一种转录因子，并不表达于细胞膜，限制了其在淋巴内皮细胞分离上的应用[22, 23]。

(4) 电子显微镜：常用的是扫描电子显微镜(SEM)。一般应用传统的形态学标准来判断毛细淋巴管，如缺乏连续的基底膜与周围细胞、管腔内没有红细胞、淋巴内皮细胞胞内的大量的内含体和胞质小体等。近年来，结合免疫标记技术，其敏感性和特异性得到了明显提高。

2. 淋巴管内皮细胞的分离和体外培养

采用体外培养的方法有利于研究单个或数个因子对淋巴管内皮的作用，不足之处在于远远不能模拟体内复杂的微环境。研究者已从不同种属组织的淋巴管中分离培养了淋巴管内皮细胞。近年还有学者从人乳腺癌患者根治性手术标本中分离培养了前哨淋巴结输入淋巴管的内皮细胞。研究发现体外培养的淋巴管内皮细胞在分子表型上会与体内环境中淋巴管内皮细胞分子表型出现差异。例如，在成熟个体内，淋巴管内皮细胞表达VEGFR-2和VEGFR-3，但在培养的牛与犬的大淋巴管来源的内皮细胞中发现分别有VEGFR-1、VEGFR-2和VEGFR-1、VEGFR-3的表达，说明在体外培养条件下，细胞失去了其体内特异性的VEGFR表达模式。在三维胶原凝胶中培养时可见到牛淋巴管内皮细胞自发性的聚集出芽生长。此时加入VEGF、VEGF-C和bFGF后，可见毛细血管样的管状结构形成；在此过程中，bFGF与VEGF间有协同作用。当把成小节段的猫胸导管在血清凝块或胶原凝胶中培养时，有淋巴管样的管状结构从淋巴管内皮细胞中生长出来，这些新形成的具有开放管腔的结构在培养10～14 d后十分清晰，其周围被稀薄的内皮细胞包绕。bFGF、表皮生长因子和转化生长因子可以促进小牛大淋巴管内皮细胞的增殖，而TNF-α和IL-1则起抑制作用；bFGF可促进细胞迁徙，而TNF-α则会抑制淋巴管内皮细胞的迁徙[24、25]。

抗人VEGFR-3单克隆抗体、LYVE-1及podoplanin等分子已被用于分离原代淋巴管内皮细胞。目前的研究热点主要集中在对离体培养的淋巴管内皮细胞的生物学特性研究，以及淋巴管内皮细胞与细胞因子及体液因子、周围基质和肿瘤细胞的相互作用等方面的研究。

## 二、肿瘤淋巴管内皮细胞的生物学特点

口腔组织内淋巴管的形态特点是管腔形态不规则，腔内为均一的淋巴液，直径在15～80 μm之间，其管壁仅由一层内皮细胞构成，核多呈长梭形并突向管腔，胞质少而薄，内皮无孔窗，基底膜纤细且不连续，

8

甚至完全缺如。外周无周细胞，由锚丝固着于组织内。端端连接(占54%)、重叠连接(占39%)和镶嵌连接(占7%)是正常组织内淋巴管内皮间的3种主要连接方式。还有很少部分内皮细胞间连接呈开放状态，其开放间隙在20～100 μm不等，内皮间连接松散，仅存在一些黏着斑和黏着小带，或者缺乏黏着装置，紧密连接极为罕见。

口腔组织内淋巴管分布广泛，是机体组织中淋巴管较为丰富的解剖区域之一，但不同部位及不同组织层次淋巴管的分布又存在着较大差异。笔者曾采用计算机图像分析仪定量计数口腔不同组织中淋巴管的分布状况，结果发现舌黏膜层淋巴管远较肌层丰富，舌背黏膜分浅、深两层淋巴管网，浅层的淋巴管位于乳头层内，少而细，深层的淋巴管较浅层丰富，管径也稍大；各种舌乳头内也存在淋巴管，与浅层的淋巴管相通；舌腹黏膜，没有明显的分层分布特点，固有层中淋巴管管径较大；舌肌层的淋巴管分布在各层肌肉之间以及肌纤维束间的结缔组织内，虽没有黏膜层淋巴管丰富，但管径明显粗大。舌黏膜层的淋巴管数量密度和体积密度分别为5.32条/$mm^2$和0.66%，舌肌层分别为1.76条/$mm^2$和0.08%。颊部组织以黏膜层淋巴管最为丰富，肌层分布最少；颊黏膜层淋巴管主要分布在固有层深层，较丰富；黏膜下的淋巴管分散在疏松结缔组织中，虽没有黏膜层丰富，但管径明显增大；肌层的淋巴管集中分布在肌纤维束间的结缔组织内，该层的淋巴管最少，但管径最大；颊部皮肤的淋巴管位于真皮深层，数量少而细；皮下层的淋巴管分布与黏膜下层分布相似，但淋巴管数量较之为多，且管径也较大；各层的淋巴最后都汇集到皮下层，经皮下淋巴管引流出颊部。颊部各层淋巴管数量密度和体积密度分别为：黏膜层7.37条/$mm^2$和0.86%，黏膜下层2.11条/$mm^2$和0.18%，肌层1.74条/$mm^2$和0.09%，皮下层2.78条/$mm^2$和0.22%，皮肤3.97条/$mm^2$和0.19%。

8

口腔癌周组织中存在丰富的淋巴管，与正常组织不同的是，癌周组织除淋巴管的数量增加外，其管腔大多数呈扩张状态，这可能是癌周组织间液压强高致固着于结缔组织中的锚丝张力加大使淋巴管扩张所致。透射电镜观察可见癌周淋巴管因极度扩张而使原本就薄的内皮细胞更加菲薄，腔内充满淋巴液。内皮细胞连接方式也由复杂型变为简单型，并出现大量的开放状态。定量检测结果反映开放连接是癌周淋巴管内皮细胞连接的主要方式，占42%，且开放间隙也大大增加，为0.3～5 μm。原本在正常组织中排首位的重叠连接退到第2位，占38%，镶嵌连接占12%，端端连接占8%。大多数淋巴管缺乏基底膜，少数可见到基底膜片段。通过癌周淋巴管密度检测，其数量密度和体积密度均远远大于正常组织，颊癌癌周分别是12.06条/$mm^2$和1.75%，舌癌癌周分别是10.39条/$mm^2$和1.45%。密度变化中体积密度增加更加突出，说明淋巴管在癌周组织中所占空间大大增加，加之数量密度的同时增加，与癌细胞接触的空间也随之大幅度增加。这些变化无疑为癌细胞进入淋巴管提供了解剖学条件[26]。

## 三、肿瘤淋巴管生成的分子机制

早在100多年前就开始了对淋巴管生成的研究，对于胚胎发育过程中淋巴管是如何发生的存在两种观点。一种观点认为淋巴管是由静脉进一步出芽而形成的；另一种观点认为是由淋巴母细胞发育而来。现阶段关于血管生成和胚胎淋巴管生成的机制存在两种理论：一种理论认为分别是由造血母细胞和造淋巴母细胞分化成血管与淋巴管内皮细胞后，再在局部分化与增殖而形成的；另一种理论认为是分别从已经存在的毛细血管(血管发生/血管生成)和静脉(淋巴管生成)以出芽的方式发育而来[27]。

越来越多的证据表明，癌周围组织内甚至癌组织本身有大量的淋巴管增生，其增生的原因不是癌周组织炎症细胞浸润所致，而是类似肿瘤诱导血管生成，是癌细胞的主动行为。目前虽然不能确定其确切的增生诱导因素，但研究已证实，癌细胞释放的多种物质可能与淋巴管增生过程有关，其中血管内皮细胞生长因子-C就是具有确切地诱导淋巴管内皮细胞增殖的细胞因子之一。VEGF-C是肿瘤细胞释放的VEGF家族中的一员，其诱导血管内皮细胞增殖的作用远不及VEGF家族的其他成员，曾被认为无确切功能，直到在淋巴管内皮细胞上发现了其特异性受体VEGFR-3，才逐步认识到它的意义。VEGF-C基因位于染色体4q34上，编码长度为419个氨基酸残基，其蛋白产物相对分子质量为46 000，可与VEGFR-3特异性结合，诱导其自我磷酸化，从而诱导淋巴管内皮细胞增殖，造成癌组织的淋巴管增生。因此，有学者称VEGF-C为淋巴管生成因子。后来发现的VEGF-D和VEGF-C结构类似，是VEGFR-2和VEGFR-3的配体和激活剂，也具有促进淋巴管生成的作用。肾上腺髓质激素(adrenomedullin, AM)具有血管活性，可以调节血管的张力和血管内皮细胞的生长。有学者研究发现肾上腺髓质激素同样可以作用于淋巴管内皮细胞，并且有可能是一种具有调节淋巴管生成功能的因子。在培养的淋巴管内皮细胞中加入 AM 会明显抑制细胞黏附分子受体和炎性因子的基因表达，比如细胞黏附分子-1(intercellular adhesion molecule-1，ICAM-1)、血管黏附分子-1(vascular adhesion molecule-1，VCAM-1)、内皮黏附分子-1(endothelial adhesion molecule-1，E-selectin)、白细胞介素 8(IL-8)和化学趋化因子等[28]。

目前的研究已经明确了成熟机体组织中淋巴管生成的机制。在伤口愈合过程中，毛细淋巴管从已存在的淋巴管中以出芽的方式延伸而来，这在很大程度上与血管生成一样，只是新生毛细淋巴管出现的时机总是晚于毛细血管的出现。尽管创伤部位在淋巴管阻塞后会发生暂时性的淋巴水肿，但可以通过同期进行的淋巴管内皮细胞的增殖或淋巴管间的再通连来消除组织水肿。在对皮肤切口和穿刺活检伤口愈合的研究中发现，在肉芽组织周围出现血管的几天后便有淋巴管的新生，并且在伤口愈合末期炎症消退过程中，毛细淋巴管的变化比毛细血管更明显。在伤口以外的其他急慢性炎症过程中也观察到有明显的淋巴管增殖，新形成的淋巴管可以促使炎症消散[29]。

癌组织可能利用了与炎症反应相似的机制，包括细胞的浸润、穿越淋巴管、趋化协同等作用。肿瘤淋巴管生成因子可能不仅仅在淋巴管的增生中有作用，还参与了肿瘤细胞浸润穿越细胞外基质以及淋巴管内皮细胞的过程。肿瘤淋巴管增生的分子机制的研究尚处于起步阶段，对其深入的研究不仅能阐明肿瘤淋巴转移的机制，还有希望从中发展全新的肿瘤治疗策略。

### 四、肿瘤淋巴管生成与肿瘤转移的关系

在口腔鳞癌组织中肿瘤细胞可分泌 VEGF-C 诱导瘤内及瘤周淋巴管生成，在颈淋巴结转移中起重要作用。Beasley 等应用反转录聚合酶链反应(RT-PCR)和免疫组化分别检测头颈部鳞癌中的 VEGF-C 的表达及淋巴管的生成，发现 VEGF-C 在瘤内的表达明显高于正常组织，且肿瘤内部 LYVE-1 阳性的淋巴管同时有细胞增殖标志 Ki-67 的表达，说明肿瘤内部确实存在新生的淋巴管，且瘤内淋巴管密度与肿瘤的颈部淋巴结转移有关。采用 podoplanin 多克隆抗体检测口腔鳞癌患者病理组织，发现有瘤内淋巴管生成，淋巴管密度明显较正常黏膜组织增高，且瘤内淋巴管生成与肿瘤的局部复发明显相关。

温玉明等采用免疫组化方法及图像分析，检测 80 例舌鳞癌中 VEGF-C 的表达，并分析表达水平与肿瘤病理分级、临床分期、颈淋巴转移、预后之间的关系。结果发现舌鳞癌组织 VEGF-C 表达明显高于正常舌黏膜及良性肿瘤；其表达强度与病理分级、淋巴结转移密切相关，与患者的预后有关，但与临床分期无关。提示 VEGF-C 诱导癌周淋巴管增生是发生区域淋巴结转移的重要因素之一，检测 VEGF-C 可作为淋巴道转移及判断预后的指标之一。另外，在小鼠纤维肉瘤动物实验中发现，如果肿瘤细胞 VEGF-D 高表达，也会刺激瘤周淋巴管生成并导致肿瘤发生淋巴系统转移[30]。



## 第三节　肿瘤细胞及肿瘤间质细胞与血管及淋巴管内皮细胞的相互作用

### 一、肿瘤细胞与血管内皮细胞的相互作用

肿瘤一旦发生，肿瘤细胞数量的增长都必须有一个先于其向肿瘤内汇聚的新生毛细血管的增长。最初对 TAG 的实验研究是将一些小的肿瘤组织块移植到活体动物体内进行观察检测，发现肿瘤细胞可以释放一些可溶性因子，这些因子能刺激肿瘤周围宿主组织的血管新生，并向肿瘤内生长，从而诱发血管形成。这种刺激 TAG 的产物称为肿瘤血管生成因子(tumor angiogenesis factors，TAF)。实体肿瘤细胞或移植的肿瘤细胞均可以产生 TAF，刺激周围组织的毛细血管生长。实验证明，肿瘤细胞能刺激其周围约 2.5 mm 范围内的血管内皮细胞分裂。肿瘤组织浸出液或膀胱癌患者的尿液中都有 TAF 的存在。这种 TAF 可以通过微孔滤膜在组织中扩散。但目前对肿瘤产生的这些可溶性因子的本质及作用方式尚不十分清楚，或许它们同某些非肿瘤组织产生的血管生成因子仅有量而无质的差异[31]。

## 二、肿瘤间质细胞与血管内皮细胞的相互作用

血管形成后，微环境中非血管细胞成分，即组织间质细胞对血管功能的发挥有着十分重要的影响。就整个机体组织而言，血管内皮细胞具有器官、组织表型的特异性。例如，在中枢神经系统，有血-脑屏障将血管内皮与中枢神经细胞物理性隔开，以防止穿越内皮细胞的转运或细胞迁徙。而与之相反的是，在一些内分泌器官，以及胰腺、小肠、肾脏等组织中，血管的通透性显著增加，以保证器官功能发挥的需要。通过基因组学及蛋白组学研究还发现，在上述器官组织中的血管内皮细胞不仅仅只发挥着输送氧气和营养物质，以及运送代谢产物的功能，还具有协助发挥内分泌器官组织相关功能的作用，例如参与调节血压等。

肿瘤的血管生成不仅取决于自身瘤细胞分泌的 TAF 的活性，机体内有许多细胞也参与血管生成。研究过程中发现许多不同类型细胞组织培养的上清液具有血管生成的作用。对巨噬细胞、成纤维细胞、淋巴细胞、肥大细胞、内皮细胞和中性粒细胞的研究均证实这些细胞有分泌可溶性血管生成因子的作用。

在适当的条件下，巨噬细胞可释放弥散性血管生成因子及肿瘤坏死因子-α(tumor necrosis factor-α, TNF-α)。TNF-α 能促进体外内皮细胞的趋化性，在体内是一种直接作用的血管生成因子，故浸润于肿瘤的巨噬细胞能增强肿瘤的血管生成能力。在生理情况下，巨噬细胞的血管生成活性可受氧张力的控制。在低氧环境中血管生成活性增高，而当氧张力增加时，活性便降低。这提示生理性血管生成能通过这一机制自我调控，而肿瘤的血管生成似乎不受调控，可无限制地生长，这或许与此调控机制障碍有关。

血小板也参与血管生成。血小板含有丰富的化合物，包括促细胞分裂素和能改变细胞外基质及增加通透性的因子。血小板、内皮细胞及细胞外基质之间可能存在着复杂的联系。机体组织在机械性损伤后，新血管总是来源于先前存在的与细胞碎片、红细胞和血小板紧密毗邻的血管。没有细胞碎屑的区域不发生新生血管。同样在炎症期间，由于血管通透性增加，导致血小板、白细胞和红细胞外渗。这种外渗对血管生成有利。血小板能分泌内皮细胞生长因子，它不与肝素亲和，不能刺激成纤维细胞增生，但能刺激体外内细胞生长和趋化作用，在活体能刺激血管生成。机体内肿瘤血管的生成正是在肿瘤细胞分泌 TAF 与肿瘤细胞周围上述这些宿主细胞释放内皮细胞生长因子的间接作用协同产生的。

肿瘤的基质成分与正常组织的基质成分基本相同，只是在各成分含量上有所差异。肿瘤基质是宿主—肿瘤双重来源的。细胞外基质主要包括细胞被、基底膜和疏松结缔组织基质等解剖实体，组成成分有Ⅰ～Ⅵ型胶原、弹力纤维、层粘连蛋白、内肌动蛋白、纤维连接蛋白、透明质酸和几种糖蛋白。血管周围细胞外基质在诱导血管生成和血管构筑过程中起重要作用。一般来说，细胞外基质可能以多种方式影响内皮细胞的行为，包括①由于细胞外基质大分子的包裹密度和定位作用，产生了强烈的物理强制作用。②以其他方式限制或影响细胞间液内存在的可溶性因子的活性。③对内皮细胞特殊的表现型产生一种直接的影响，表现出内皮细胞形态的改变、迁移的变化、生物合成活性的改变及对可溶性因子应答的改变。实验发现，胶原和其他结缔组织纤维明显影响新血管形成的类型。由于它们与原有血管之间的空间联系，表现出对新形成血管的定位作用。纤维蛋白沉积于血管周围基质内，在血管生成反应中起着重要作用。由于肿瘤细胞造成的凝血活动和(或)纤维蛋白溶解系统活动本身就可以为诱导血管生成提供足够的刺激，不需要一种可溶性的“血管生成因子”参与。研究证实纤维蛋白具有类似于肿瘤诱导血管生成的作用，组织内沉积的纤维蛋白本身足以诱导血管生成[32]。

研究证据表明，肿瘤相关巨噬细胞(tumor associated macrophages, TAM)在调节肿瘤血管生成中起重要的作用，TAM 释放一定数量的促血管生成因子，如 VEGF、TNF-α、IL-8 和 bFGF 等；另外它们还表达一大批血管生成调节酶，包括 MMP-2、MMP-7、MMP-9、MMP-12 和 COX-2 等。实验研究发现 TAM 分泌的 MMP-9 对小鼠模型的宫颈癌血管生成有关键作用。且作为 MMP-9 重要来源的 TAM，在用 VEGF 信号传导抑制剂处理后不久，也能够有利于肿瘤中的血管正常化[33]。

肿瘤基质中的另一个主要细胞成分为成纤维细胞。肿瘤中的成纤维细胞和正常成纤维细胞比较，其特性已经改变，兼有成纤维细胞和肌纤维细胞的某些生物学特点，称为癌相关成纤维细胞(carcinoma-associated fibroblasts, CAFs)。与正常成纤维细胞相比，CAFs 处于活化状态，在形态结构、生长方式、增殖活性、运动能力以及分泌功能等方面均发生了显著变化，从而对肿瘤微环境内的肿瘤细胞及相关细胞的生长产生重要的影响。在口腔癌的微环境中，被活化的成纤维细胞称为口腔癌相关成纤维细胞。口腔癌

相关成纤维细胞分泌的肝细胞生长因子、VEGF、bFGF 及 TGF-β 等能够促进肿瘤血管系统的形成，有利于肿瘤的生长[34]。

### 三、肿瘤细胞与淋巴管内皮细胞的相互作用

为了探讨舌癌细胞对淋巴管内皮细胞(LECs)表型及功能特性的影响以及 LECs 在舌癌淋巴道转移中的作用，有研究采用 LECs 与舌癌细胞进行共培养的方法，模拟肿瘤中 LECs 的变化，对肿瘤中 LECs 的生物学行为，如增殖、淋巴管生成及凋亡进行检测；同时，在转录水平对与淋巴管内皮细胞生物学行为改变相关的一组基因应用荧光实时定量 PCR 进行检测。结果发现与正常 LECs 比较，肿瘤中 LECs 具有更高的增殖活性、淋巴管生成及抵抗凋亡的能力。肿瘤中 LECs 中 EDIL3、NRP1、ANGPTL4、VEGFR1、VEGF-C、VEGF-A 及 FN1 在转录水平基因表达明显上调。通过应用基因芯片对肿瘤环境中淋巴管内皮细胞(TLEC)与正常淋巴管内皮细胞基因表达的差异进行了检测和比较，发现两者间差异基因表达谱共有 677 个基因表达差异在 1 倍以上，其中在 TLEC 中表达上调的基因有 384 条，下调的基因有 293 条。这些基因与细胞黏附、凋亡、运动、发育及血管生成有关。同时这些基因还参与细胞的信号传导、免疫应答和细胞代谢等过程。说明在舌癌细胞的影响下，淋巴管内皮细胞的生物学行为发生了改变，并且伴随着基因表达差异，可能会促进舌癌细胞的淋巴道转移。以差异表达的分子为基础，以后可以针对淋巴管内皮细胞进行靶向阻断，达到治疗口腔癌淋巴道转移的目的[35~38]。

成纤维细胞生长因子-2 能促进小鼠血管生成和淋巴管生成。实验研究证实癌细胞分泌的 FGF-2 可以促进小鼠淋巴管内皮细胞的增殖能力、化学趋化迁移能力以及管状结构形成能力，而当应用 LY294002 阻断 Akt 信号通路后，则能阻断 FGF-2 对淋巴管内皮细胞的作用。同时，具有抑制 p70S6 激酶的磷酸化功能的雷帕霉素也能够阻断 FGF-2 对淋巴管内皮细胞的效应。因此，肿瘤细胞分泌的 FGF-2 通过 Akt/mTOR/p70S6 激酶通路作用于淋巴管内皮细胞。这一信号通路也许能够成为抑制肿瘤相关淋巴管内皮细胞生成的靶点之一[39]。

8

### 四、肿瘤间质细胞与淋巴管内皮细胞的相互作用

肿瘤相关巨噬细胞(TAM)来源于单核细胞的分化，该过程受到肿瘤微环境的影响。TAM 在肿瘤内定位后逐渐与肿瘤共同存在，并朝着肿瘤细胞表型类似的方向发展。TAM 接着通过其复杂的自分泌与旁分泌途径作用于周围的肿瘤细胞及自身，在肿瘤的淋巴管生成过程中有着极其重要的作用。

在小鼠角膜移植模型中，来源于骨髓的巨噬细胞聚集于角膜基质中，能单独形成淋巴管样结构和表达 VEGF-C，从而促进小鼠角膜的淋巴管生成。TAM 在肿瘤细胞及其释放的可溶性分子的趋化下，迁移至肿瘤组织表达趋化因子、促血管生长因子和促淋巴管生长因子等，从而促进肿瘤的浸润转移。研究发现外周血中的 VEGFR-$3^+$ 单核细胞受到宫颈癌细胞表达的 VEGF-C 及其他炎性因子的趋化，进入间质后转化成巨噬细胞，表达 VEGF-C、VEGF-D、VEGFR-3 和 Prox1，导致瘤周淋巴管生成。在口腔鳞癌组织中巨噬细胞可同样分泌 VEGF-C，在瘤周淋巴管生成和淋巴结转移中起重要作用[40, 41]。

## 第四节 肿瘤血管、淋巴管的靶向治疗

### 一、肿瘤血管及淋巴管靶向治疗靶点选择

正是由于肿瘤组织内血管与正常血管间存在结构、形态、数量和功能状态等方面的许多不同，为针对肿瘤血管的抗癌治疗提供了可能。目前许多抗肿瘤的方法，其抗癌的作用都直接或间接地作用于肿瘤血管的结构或功能上，目前正进行大量的研究去寻找一种特异地、高效防止肿瘤血管生成的分子[42]。

肿瘤血管内皮细胞的异质性使其成为抗癌治疗的重要靶区。抑制血管生成、调节肿瘤血流、应用凝血因子和单克隆抗体、光敏疗法、放射治疗、细胞毒性药物及加温治疗，都利用了内皮细胞介导的活性作用来抗击肿瘤。另外，肿瘤血管缺乏平滑肌层和神经支配，往往对正常血管有活性作用的物质对肿瘤血管不起

作用，利用这一特点可以应用药物扩张正常血管而减少肿瘤的血流[43]。

过去几十年中对血管抑制剂的研究十分重视，到现在为止，有 25 种以上的抗血管生成药物在进行临床试验。近年被美国 FDA 批准的第一个抗血管生成药物贝伐珠单抗(bevacizumab，Avastin™)是一种抗 VEGF－A 单克隆抗体，与化疗一起用于晚期结肠癌患者后被证明有较好的治疗效果[44]。尽管淋巴管生成的研究远远落后于血管生成的研究，但随着新的淋巴管标志物的发现以及对 LEC 生长因子信号通路了解的深入，已经开始探索以淋巴管内皮细胞为靶向的抗肿瘤转移的方法。

与抗肿瘤血管生成靶向治疗相同的一点是，在考虑以淋巴管内皮细胞为靶向所采取的抗转移治疗方法的安全性时，必须重视两点：其一为所采用的方法是否特异性地只针对肿瘤相关的淋巴管，而对正常淋巴管或血管没有影响；其二为该治疗措施实施后，机体是否会因为淋巴液流速的降低和组织液的聚集发生继发性的淋巴水肿。而预防这些不良反应的前提条件是必须明确肿瘤相关淋巴管内皮细胞与正常淋巴管内皮细胞两者之间的差异何在。

## 二、抑制肿瘤中血管生成的靶向治疗

### (一) 直接破坏肿瘤内血管

许多疗法是应用对肿瘤内血管破坏的某些程度进行治疗，这些疗法包括：加温治疗、肿瘤坏死因子(tumor necrosis，TNF)、光动力学治疗(photodynamic therapy，PDT)和醋酸黄酮(flavone acetic acid，FAA)。

(1) 加温治疗对肿瘤血流的改变已有了较深入的研究：一般来说，在加热时期肿瘤血流增加，但随后血流又减少，肿瘤血流的减少常常是不可恢复的。观察发现加热后肿瘤内血管内皮细胞肿胀、内皮细胞衬里退变、内皮细胞间连接断裂、出血、红细胞和血小板聚集，导致血管淤积和肿瘤内组织局部缺血，最终导致肿瘤细胞因为血液循环障碍而坏死。

(2) TNF 可以导致荷瘤动物肿瘤体积的明显缩小，有强烈的剂量效应：大部分是通过破坏血管导致肿瘤内出血、坏死。有研究显示 TNF 引起内皮细胞形态学变化，DNA 合成抑制及促进白细胞黏附于培养的内皮细胞；同时 TNF 诱导的内皮细胞变化有助于血液凝固。但是，确切的机制尚需要进一步深入研究。

(3) 肿瘤的光动力学治疗(PDT)，包括血卟啉衍生物(haematoporphyrin derivatives，HpD)或其他感光剂的系统给药，随后局部应用光照射肿瘤组织。研究发现 PDT 的抗肿瘤效应大部分是通过破坏肿瘤血管及局部缺血产生的。应用 PDT 后，血管的内皮细胞破坏、血小板聚集和血流淤积，最终肿瘤坏死。

(4) 醋酸黄酮(FAA)的抗肿瘤作用大部分也是通过破坏血管而实现的：体外实验显示，这种化合物有抗细胞增殖作用，但不具备细胞毒性。研究发现当体内肿瘤进入血管期时，对 FAA 反应明显，应用 FAA 治疗后，肿瘤内血管化区域明显坏死，而无血管的周围区域仍然存活。这些研究充分证实了 FAA 抗肿瘤作用机制中血管效应的重要性。

直接破坏肿瘤内血管的治疗方法的主要优点是：①对常规治疗不敏感的大体积肿瘤有效。②它们的作用很少受细胞部位或 P－糖蛋白造成的耐药性的影响。③与其他给药方式相比，对正常组织有不同的毒性范围。另外，这种方法可以作为放化疗的辅助治疗。当然，如果剂量掌握不当，同样能使正常组织血管发生破坏，产生不良后果。

### (二) 血管生成抑制剂及其抗肿瘤作用

#### 1. VEGF 单克隆抗体

目前应用于临床的 VEGF 单克隆抗体有贝伐珠单抗和兰尼单抗两种药物。贝伐珠单抗是首个获美国 FDA 批准用于抑制血管生成的药物，其与 5－FU 联合用于转移性结直肠癌的一线和二线治疗，与铂类药物联合用于中晚期 NSCLC 的一线治疗。贝伐珠单抗是一种重组人源化单克隆 IgG1 抗体，相对分子质量 149 000。通过静脉注射，抗体片段和全长抗体都能够结合并阻断 VEGF－A 的所有生物学活性。使用贝伐珠单抗价格昂贵，不仅如此，2010 年美国食品药品监督管理局发出通知，撤回贝伐珠单抗治疗 HER2 阴性乳腺癌的适应证。其理由是贝伐珠单抗延长的无进展生存时间，对乳腺癌的总生存并不能获益，同时有不可忽视的安全性问题，有研究报告指出，使用贝伐珠单抗的乳腺癌患者，致死性心力衰竭发生率为 1.6%，而

8

将安慰剂作为对照组仅为 0.4%，死亡率整整高出了 1.6 倍。

2. 恩度

恩度(endostar)的通用名为重组人血管内皮抑制素注射液(recombinant human endostatin injection)。恩度的作用机制为抑制肿瘤新生血管形成，阻断肿瘤细胞的营养供应，主要用于非小细胞肺癌的治疗。

3. 小分子受体酪氨酸激酶抑制剂

目前用于临床的小分子受体酪氨酸激酶抑制剂主要有舒尼替尼和索拉非尼。舒尼替尼是一种口服酪氨酸激酶抑制剂，作用靶分子包括 VEGFR 和 PDGFR。索拉非尼是一种口服多激酶抑制剂，最初发现其有 Raf 激酶抑制剂的功能，作用于 VEGF 和 TGF-α 信号转导通路的下游，具有抑制肿瘤细胞增殖和肿瘤血管生成的作用。它也具有抑制 VEGFR1、VEGFR2 和 VEGFR3、PDGFRβ、Flt-3、c-Kit 和 RET 受体酪氨酸激酶的功能[45]。

4. 沙利度胺

沙利度胺(thalidomide，TLD)其又名酞胺哌啶酮或反应停，为谷氨酸衍生物，属非巴比妥类镇静催眠药。由于本品可导致短肢畸形，于 1962 年撤出市场，然而有关研究并未停止。1998 年，美国 FDA 批准其用于治疗麻风病结节性红斑，再次引起了广泛关注。研究发现，其抗肿瘤作用与抑制肿瘤的新生血管形成有关，可能是导致新生儿先天畸形的原因之一。体外及体内实验证实沙利度胺具有抗肿瘤血管生成的作用，其具体机制可能是可抑制 VEGF、bFGF 诱导的新生血管形成，其抗肿瘤血管生成的临床试验也正在研究中。

肿瘤抗血管生成治疗存在的问题主要有：①由于可溶性、生物利用度及药物代谢等方面的限制，常需大剂量重复或长期给药，增加了不良反应。②不同肿瘤疗效不确定。③缺乏像传统化疗一样的相对固定统一的方案。④合并冠心病、创伤等恢复过程中需加快血管生成的疾病时存在治疗上的矛盾；同时，抗血管生成治疗可能增加血栓性疾病的风险。⑤无法直接检查用药后肿瘤血管生成情况变化等。

8

作为新兴的有效治疗恶性肿瘤的方法，抗血管生成必将发挥越来越重要的作用，但传统的疗效评价标准无法动态监测其疗效，确定何时应终止治疗或继续用药。患者症状的改善虽有一定提示，但不能准确反映疗效。外周血中 VEGF 等因子可否作为预后指标之一还需进一步研究。分子功能成像、CT、MRI 成像等检查，因能观察到肿瘤的血供情况而逐渐被临床所接受。循环血管内皮细胞作为肿瘤血管生成及抗血管生成疗效的生物学标记物，由于取材方便、检测成本低廉，具有一定的临床应用价值，但对其表型及检测技术的标准化仍缺乏共识。因此，需要发展和建立一套有效的评价体系来评价血管内皮靶向抗癌治疗的疗效和不良反应。

## 三、抑制肿瘤中淋巴管生成的靶向治疗

针对肿瘤相关淋巴管的靶向治疗在早期可以抑制转移，而在后期则可以阻止肿瘤的进一步扩散。动物实验研究显示通过抑制淋巴管生成信号途径可以降低肿瘤内与肿瘤周围新生淋巴管的数量，从而减少淋巴结的转移。目前主要的研究集中于 VEGF-C/VEGFD/VEGFR-3 信号通路，如运用单克隆抗体直接干扰受体 VEGFR-3 与 VEGF-C/VEGF-D 的结合位点，合成可溶性的 VEGFR-3 受体胞外段结构域则竞争性地抑制其配体的功效。有学者将 VEGFR-3 胞外区 Igl-3 结构域基因与人 IgG1 Fc 基因连接，克隆到 K14 表达载体，然后将其注射到受精小鼠的卵细胞内，获得表达 K14-VEGFR-3-Ig 的小鼠后发现转基因组小鼠皮下淋巴管缺乏，已发育的淋巴管在胚胎期第 18.5 d 完全消退，心、盲肠、食管、肠系膜、膈等内脏器官的淋巴管发育受到抑制，出现不同程度的水肿，说明 VEGFR-3-Ig 可抑制淋巴管生成。其机制是 VEGFR-3-Ig 虽然可与 VEGF-C 或 VEGF-D 结合，但无法进行下游的信号传导，从而达到抑制淋巴管生成的作用[46]。

另外，一些能够抑制 VEGFR-3 功能结构域的小分子亦具有一定的治疗价值。能够进入细胞直接抑制 VEGFR-3 酪氨酸激酶作用或下游信号传导通路的小分子肽抑制剂的开发有望发展一种不同的治疗方案。目前已发现一些这样的小分子肽如 BAY43-9006、CEP-7055 和 PTK787/ZK222584 等具有抑制 VEGFR-3 的酪氨酸激酶活性的作用，并且已在国外投入抗肿瘤的临床试验[47]。

根据 VEGF-D 的同源结构域在小鼠体内制备出的人单克隆抗体，可特异性阻断 VEGF-D 与

VEGFR - 2 或 VEGFR - 3 的相互作用，从而抑制人微血管内皮细胞增殖。Stacker 等将表达 VEGF - D 的 293EBNA 乳腺癌细胞原位移植于免疫缺陷小鼠，然后注射 VEGFD 单克隆抗体 VD1，26 d 后发现 VD1 注射组小鼠不出现腋窝淋巴结转移，而对照组局部淋巴结转移率为 61%，注射对照性单抗后不能抑制局部淋巴结转移，表明 VEGF - D 功能阻断性抗体具有抗肿瘤淋巴管生成的作用[48]。

欧娟娟等研究了恩度对淋巴管生成的影响。在体外实验研究中发现恩度实验组淋巴管内皮细胞骨架中微丝排列极性减弱或消失，微管无明显改变，淋巴管内皮细胞体外形成管状分支数量及管状结构形成能力较对照组明显下降。从而认为重组人血管内皮抑制素对淋巴管内皮细胞的细胞骨架和体外成管能力有明显的抑制作用，虽然其具体的作用机制及其在活体的效果还需进一步研究，但有望成为抗淋巴管内皮细胞的一个靶向治疗方法[49]。其他具有潜在应用价值的途径还包括血小板衍生生长因子(PDGF)/PDGFR 途径、肝细胞生长因子(hepatocyte growth factor，HGF)/c - met 通路以及胰岛素样生长因子(insulin-like growth factor，IGF)/IGFR 途径等。

(李龙江 张 壮 潘 剑)

## 参考文献


[1] Folkman J. Tumor angiogenesis: therapeutic implications [J]. N Engl J Med, 1971,285(21):1182 - 1186.

[2] Carmeliet P. Angiogenesis in life, disease and medicine [J]. Nature, 2005,438(7070):932 - 936.

[3] 李龙江，王莉娟，温玉明. 人颊黏膜鳞癌细胞株裸小鼠颊囊原位移植瘤微血管构筑的实验研究[J]. 耳鼻咽喉-头颈外科杂志，1999，6(006):363 - 365.

[4] Brown AP, Citrin DE, Camphausen KA. Clinical biomarkers of angiogenesis inhibition [J]. Cancer Metastasis Rev, 2008,27(3):415 - 434.

[5] Fukumura D, Jain RK. Tumor microvasculature and microenvironment: targets for anti-angiogenesis and normalization [J]. Microvasc Res, 2007,74(2 - 3):72 - 84.

[6] Lentsch EJ, Goudy S, Sosnowski J, et al. Microvessel density in head and neck squamous cell carcinoma primary tumors and its correlation with clinical staging parameters [J]. Laryngoscope, 2006,116(3):397 - 400.

[7] Folkman J. Fundamental concepts of the angiogenic process [J]. Curr Mol Med, 2003,3(7):643 - 651.

[8] Dvorak HF, Brown LF, Detmar M, et al. Vascular permeability factor/vascular endothelial growth factor, microvascular hyperpermeability, and angiogenesis [J]. Am J Pathol, 1995,146(5):1029 - 1039.

[9] Avraamides CJ, Garmy-Susini B, Varner JA. Integrins in angiogenesis and lymphangiogenesis [J]. Nat Rev Cancer, 2008,8(8):604 - 617.

[10] Ferrara N, Hillan KJ, Novotny W. Bevacizumab (Avastin), a humanized anti - VEGF monoclonal antibody for cancer therapy [J]. Biochem Biophys Res Commun, 2005,333(2):328 - 335.

[11] Moreira IS, Fernandes PA, Ramos MJ. Vascular endothelial growth factor (VEGF) inhibition - A critical review [J]. Anticancer Agents Med Chem, 2007,7(2):223 - 245.

[12] Thurston G, Kitajewski J. VEGF and Delta-Notch: interacting signalling pathways in tumour angiogenesis [J]. Br J Cancer, 2008,99(8):1204 - 1209.

[13] Keeley EC, Mehrad B, Strieter RM. Chemokines as mediators of tumor angiogenesis and neovascularization [J]. Exp Cell Res, 2011,317(5):685 - 690.

[14] Kleinman HK, Martin GR. Matrigel: basement membrane matrix with biological activity [J]. Semin Cancer Biol, 2005,15(5):378 - 386.

[15] Butler MG, Isogai S, Weinstein BM. Lymphatic development [J]. Birth Defects Res C Embryo Today, 2009,87(3): 222 - 231.

[16] Baluk P, Fuxe J, Hashizume H, et al. Functionally specialized junctions between endothelial cells of lymphatic vessels [J]. J Exp Med, 2007,204(10):2349 - 2362.

[17] Oliver G, Alitalo K. The lymphatic vasculature: recent progress and paradigms [J]. Annu Rev Cell Dev Biol, 2005, 21:457 - 483.

[18] Aarsvold JN, Alazraki NP. Update on detection of sentinel lymph nodes in patients with breast cancer [J]. Semin Nucl Med, 2005,35(2):116.

[19] Banerji S, Ni J, Wang SX, et al. LYVE-1, a new homologue of the CD44 glycoprotein, is a lymph-specific receptor for hyalu-ronan [J]. J Cell Biol, 1999,144(4):789-801.

[20] Zhao D, Pan J, Li XQ, et al. Intratumoral lymphangiogenesis in oral squamous cell carcinoma and its clinicopathological significance [J]. J Oral Pathol Med, 2008,37(10):616-625.

[21] Joukov V, Pajusola K, Kaipainen A, et al. A novel vascular endothelial growth factor, VEGF-C, is a ligand for the Flt4 (VEGFR-3) and KDR (VEGFR-2) receptor tyrosine kinases [J]. EMBO J, 1996,15(7):1751.

[22] Wigle JT, Oliver G. Prox1 function is required for the development of the murine lymphatic system [J]. Cell, 1999,98(6):769-778.

[23] Wigle JT, Harvey N, Detmar M, et al. An essential role for Prox1 in the induction of the lymphatic endothelial cell phenotype [J]. EMBO J, 2002,21(7):1505-1513.

[24] Bruyère F, Noël A. Lymphangiogenesis: *in vitro* and *in vivo* models [J]. Faseb J, 2010,24(1):8-21.

[25] 蒋朝华,胡学庆,刘宁飞. 人真皮来源淋巴管内皮细胞的流式细胞仪分选和生物学特点[J]. 组织工程与重建外科杂志,2009,5(5):267-271.

[26] 黄元清,宋宇峰,张建国. 口腔鳞癌中微淋巴管密度的检测及其临床意义[J]. 实用口腔医学杂志,2010,26(2):202-204.

[27] Nagahashi M, Ramachandran S, Rashid OM, et al. Lymphangiogenesis: a new player in cancer progression [J]. World J Gastroenterol, 2010,28,16(32):4003-4012.

[28] Taniguchi K, Kohno R, Ayada T, et al. Spreds are essential for embryonic lymphangiogenesis by regulating vascular endothelial growth factor receptor 3 signaling [J]. Mol Cell Biol, 2007,27(12):4541-4550.

[29] Dunworth WP, Fritz-Six KL, Caron KM. Adrenomedullin stabilizes the lymphatic endothelial barrier *in vitro* and *in vivo* [J]. Peptides, 2008,29(12):2243-2249.

[30] 温玉明,潘剑,华成舸,等. VEGF-C 在舌鳞癌中的表达及其意义. 中国口腔颌面外科杂志,2003,1(1):40-43.

[31] Adams RH, Alitalo K. Molecular regulation of angiogenesis and lymphangiogenesis [J]. Nat Rev Mol Cel Biol, 2007, 8(6):464-478.

[32] Weid PY, Muthuchamy M. Regulatory mechanisms in lymphatic vessel contraction under normal and inflammatory conditions [J]. Pathophysiology, 2010,17(4):263-276.

[33] 詹庆华,陈维荣. 肿瘤相关巨噬细胞促进肿瘤微淋巴管生成的研究进展[J]. 国际病理科学与临床杂志,2009,29(2):165-169.

[34] 孙鑫,何永文. 肿瘤微环境和口腔癌相关成纤维细胞[J]. 国际病理科学与临床杂志,2009,29(4):357-360.

[35] 张壮,武媛,潘剑,等. 舌癌细胞淋巴道转移能力与淋巴管生成的关系[J]. 中国口腔颌面外科杂志,2010,8(4):342-346.

[36] 张壮,张松涛,韩波,等. 口腔癌细胞诱导的淋巴管内皮细胞基因表达谱的变化[J]. 华西口腔医学杂志,2009,27(3):330-334.

[37] Zhang Z, Pan J, Li LJ, et al. Oral cancer cells with different potential of lymphatic metastasis displayed distinct biologic behaviors and gene expression profile [J]. J Oral Pathol Med, 2010,39(2):168-175.

[38] Zhang Z, Pan J, Li LJ, et al. Identification of oral cancer cell-induced changes in gene expression profile of lymphatic endothelial [J]. Cell, 2008,26(10):1002-1007.

[39] Matsuo M, Yamada S, Koizumi K, et al. Tumour-derived fibroblast growth factor-2 exerts lymphangiogenic effects through Akt/mTOR/p70S6kinase pathway in rat lymphatic endothelial cells [J]. Eur J Cancer, 2007,43(11):1748-1754.

[40] Zhang Z, Pan J, Li LJ, et al. Altered phenotype of lymphatic endothelial cells induced by highly metastatic OTSCC cells contributed to the lymphatic metastasis of OTSCC cells [J]. Cancer Sci, 2010,101(3):686-692.

[41] Zhang Z, Pan J, Li LJ, et al. Survey of risk factors contributed to lymphatic metastasis in patients with oral tongue cancer by immunohistochemistry [J]. J Oral Pathol Med, 2011,40(2):127-134.

[42] Vakoc BJ, Lanning RM, Tyrrell JA, et al. Three-dimensional microscopy of the tumor microenvironment *in vivo* using optical frequency domain imaging [J]. Nat Med, 2009,15(10):1219-1224.

[43] 白春梅. 抗血管生成治疗生物标志物[J]. 中国医学科学院学报,2010,32(4):361-365.

[44] Nikitenko LL. Vascular endothelium in cancer [J]. Cell Tissue Res, 2009,335(1):223-240.

[45] Wang YD, Nakayama M, Pitulescu MD, et al. Ephrin-B2 controls VEGF-induced angiogenesis and lymphangiogenesis [J]. Nature, 2010,465(27):483-489.

[46] Ji RC, Eshita Y, Xing L, et al. Multiple expressions of lymphatic markers and morphological evolution of newly formed lymphatics in lymphangioma and lymph node lymphangiogenesis [J]. Microvasc Res, 2010,80(2):195-201.

[47] Sleeman J, Schmidb A, Thiele W. Tumor lymphatics [J]. Semin Cancer Biol, 2009,19(5):285-297.

8

[48] Bourhis XL, Romon R, Hondermarck H. Role of endothelial progenitor cells in breast cancer angiogenesis: from fundamental research to clinical ramifications [J]. Breast Cancer Res Treat, 2010,120(1):17 - 24.
[49] 欧娟娟,潘凤,吴峰,等.重组人血管内皮抑制素对淋巴管内皮细胞骨架及淋巴管生成的影响[J].临床肿瘤学杂志,2009,14(6):491 - 495.

8

# 第九章 口腔颌面-头颈部肿瘤与免疫

口腔颌面-头颈部肿瘤是指发生于人体口腔颌面-头颈部的肿瘤。口腔颌面-头颈部肿瘤的发生和发展是一个十分复杂的问题，除了各种外在的致癌因素：①化学致癌物，如苯丙芘等。②物理致癌因素，如不合适的假牙、残根与舌侧缘、颊黏膜长期的摩擦等。③生物致癌因素，如人类乳头瘤状病毒感染等之外，机体的内在因素也起着非常重要的作用，其中主要包括宿主对肿瘤免疫应答反应的强弱以及肿瘤对宿主免疫系统功能的影响。

本章将着重介绍口腔颌面-头颈部肿瘤的相关免疫学基础知识、机体的抗肿瘤免疫效应和机制、口腔颌面-头颈部肿瘤的免疫逃逸以及免疫缺陷与口腔颌面-头颈部肿瘤的关系。

## 第一节　口腔颌面-头颈部肿瘤的免疫学基础

### 一、概述

免疫是机体对“自身”和“非己”物质进行识别、应答过程中所产生的生物学反应[1]。正常情况下，它是维持机体内环境稳定的一种生理性功能，是机体识别“非己”，并对其产生免疫应答和清除的过程；同时又是机体对“自身”保持不产生免疫应答、维持耐受的过程。机体的免疫系统主要有三大功能，分别是免疫稳定、免疫防御和免疫监视。机体进化的结果使其具有在复杂的内、外环境下保持免疫系统功能相对平衡和稳定的能力，称为免疫稳定(immune homeostasis)。如果这一机制发生异常，机体可能对“自身”抗原的识别和应答出现障碍，从而破坏自身耐受状态，发生自身免疫性疾病。免疫防御(immune defense)主要是指机体对抗外来微生物及其毒素的能力。免疫防御过程有对抗微生物及其毒素的有利的一面，但另一方面，在清除微生物的同时又或多或少会导致组织损伤和功能异常，如牙周病的发生就是这一免疫防御过程产生的结果。免疫监视(immune surveillance)是指机体免疫系统有保持时刻识别和清除畸变和突变细胞的能力。如果这一监视功能发生障碍，可能导致病毒感染和肿瘤发生。可见，肿瘤的发生、发展与机体的免疫功能状态有密切关系，可以说肿瘤的发生与机体免疫系统不能及时发现并清除早期恶性转化的细胞有关。因此，深入了解口腔颌面-头颈部肿瘤的相关免疫学改变，将有助于对口腔颌面-头颈部肿瘤患者进行更为有效的免疫干预治疗，最终改善患者的生存质量和提高患者的生存率。

### 二、口腔颌面-头颈部肿瘤的免疫学特点

口腔颌面-头颈部肿瘤的发生与吸烟、酗酒有着密切的关系，肿瘤在体内的持续生长与机体免疫系统不能及时清除肿瘤细胞有关。肿瘤细胞不仅能逃避机体的免疫监视，它们甚至还能通过多种途径影响机体免疫细胞的功能，进而破坏机体的抗肿瘤免疫反应[2](见图 9－1)。

#### (一) 树突细胞与口腔颌面-头颈部肿瘤

##### 1. 分类和功能

树突细胞(dendritic cells, DCs)是一类专职抗原呈递细胞，在介导免疫和耐受中发挥重要作用[2]。DCs 因表面有许多树突状突起而得名，细胞质内无溶酶体。DCs 主要来源于骨髓，可分为髓样树突细胞(myeloid dendritic cells, MDCs)和浆细胞样树突细胞(plasmacytoid dendritic cells, PDCs)。MDCs 又可

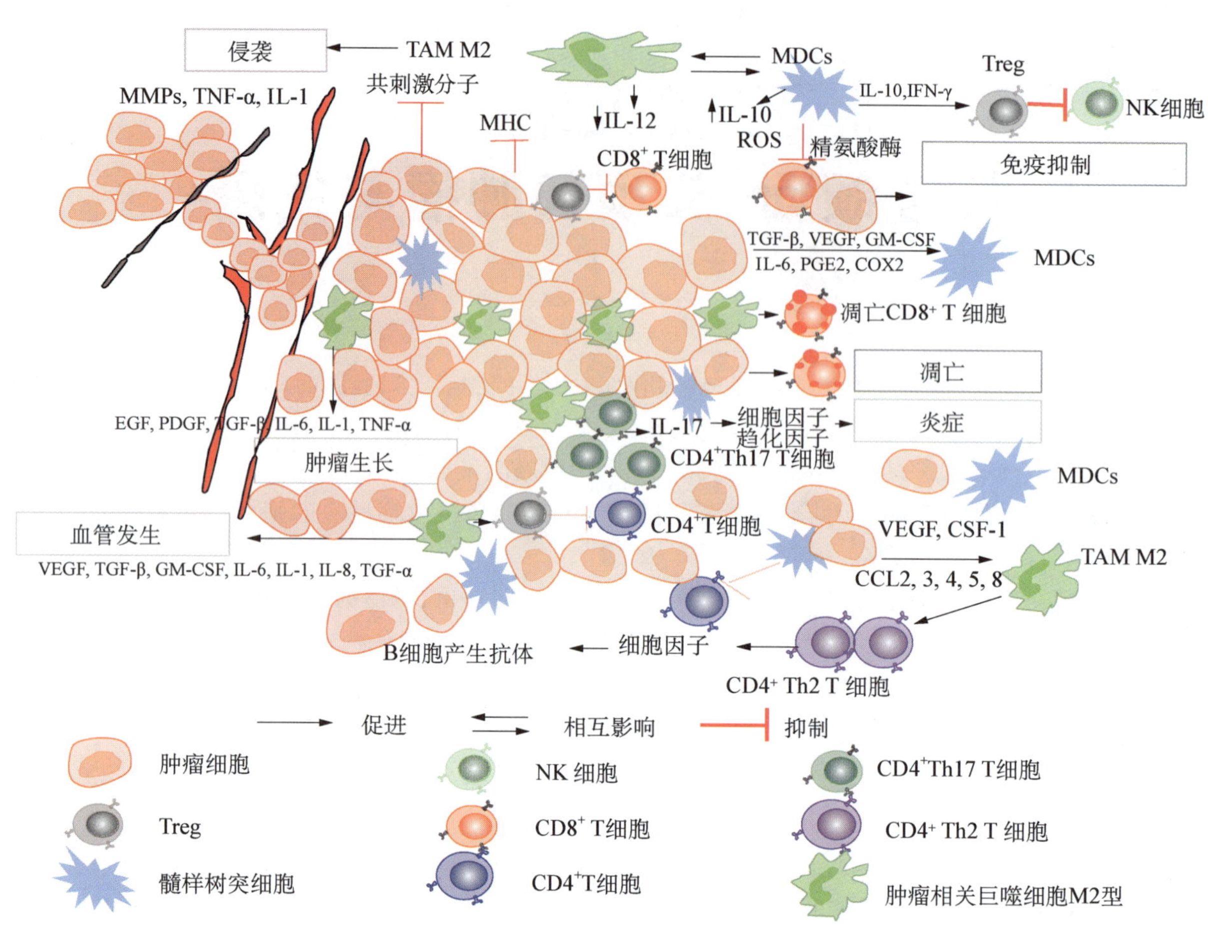


图 9-1 口腔颌面-头颈部肿瘤微环境示意图

分为两群：分布于皮肤表皮和上消化道及呼吸道黏膜层的朗格汉斯细胞(Langerhans cells, LCs)以及分布于真皮层的真皮或间质 MDCs[3]。PDCs 分布于血液及各淋巴样器官如胸腺、扁桃体、脾脏、淋巴结等的 T 细胞生发中心[4]。在非淋巴样组织(外周组织如皮肤)，DCs 处于一种未成熟状态，MHC、CD80 和 CD86 等分子的表达水平很低，但此时它们却具有很强的抗原捕捉及加工处理能力，它们可以通过吞噬作用和巨胞饮作用摄取抗原。当 DCs 吞噬抗原后，即可通过输入淋巴管进入局部淋巴结，并分化为成熟 DCs，此时的 DCs 不再具有吞噬活性。成熟 DCs 表面共刺激分子 CD40、CD80、CD86 表达升高，并分泌炎性细胞因子白介素-1(interleukin-1, IL-1)、肿瘤坏死因子-α(tumor necrosis factor-α, TNF-α)和 IL-12 等。成熟 DCs 将处理后的抗原呈递给 T 细胞并刺激 T 细胞分化成效应细胞(如能够杀伤肿瘤细胞的 $CD8^+$ 细胞毒性 T 细胞)。因此，从某种意义上说，DCs 可以视为机体免疫系统的“哨兵”[2]。炎性介质如 IL-1、IL-12 和 TNF-α 等以及某些细菌产物，如脂多糖(lipopolysaccharide, LPS)等能够促进 DCs 的成熟。相反，免疫抑制因子如 IL-10 和 TGF-β 则能够将不成熟的 DCs 转变为耐受性 DCs。耐受性 DCs 可通过诱导调节性 T 细胞(regulatory T cell, Treg)的产生和活化，而介导抗原特异性 T 细胞耐受[5]。免疫组织化学中常用 CD83 标记成熟 DCs。

*2. 朗格汉斯细胞*

朗格汉斯细胞(LCs)是分布于皮肤和上呼吸-消化道黏膜处复层鳞状上皮内特化的 DCs。LCs 主要分布于上皮基底层并占上皮内细胞总量的 2%～8%。尽管 LCs 见于上皮内，但是 LCs 是由骨髓迁移而来，并在复层鳞状上皮内捕捉“异己”抗原。随后，LCs 迁移至局部淋巴结并将加工处理后的抗原呈递给初始 T 淋巴细胞，启动初次免疫应答。当 LCs 再次遇到相同抗原时，它们即能很快将抗原呈递给记忆 T 细胞并启动再次免疫应答[6]。LCs 的特异性标记分子有 CD1a、S100 和 CD207。

吸烟和酗酒作为诱发口腔黏膜化生和口腔鳞状细胞癌的危险因素，能够增加口腔黏膜 LCs(oral mucosal LCs, OMLCs)的数量[6]。在吸烟人群鳞癌好发部位如唇、舌外侧缘处，$CD1a^+$ OMLCs 的数量明显增多[7]。类似地，吸烟人群唇部 HLA - DR$^+$ OMLCs 数量也较不吸烟者高。也有研究指出，LCs 的数量不受酗酒、年龄和性别的影响，但酗酒可进一步加重由吸烟导致的不良后果[8]。Girod 等对正常口腔黏膜、癌前病变及癌变口腔黏膜内 S100$^+$ 的 LCs 数量进行了检测，结果发现，与正常黏膜相比，黏膜息肉上皮内 LCs 数量明显增加，而黏膜肿瘤发生部位 S100$^+$ LCs 则比良性病变部位少，且在恶性程度高的口腔鳞状细胞癌患者中，S100$^+$ LCs 数量明显少于恶性程度低的患者[9]。对喉癌患者的研究表明，肿瘤部位 LCs 数量越多，患者肿瘤的颈部淋巴结转移发生率和原位复发率越低，患者的无瘤生存率越高[10]。因此，肿瘤患者 LCs 数量的增多常提示预后良好，头颈部肿瘤中 LCs 作为抗原呈递细胞在机体抗肿瘤免疫中发挥了重要作用。

3. 髓样树突细胞

研究表明，头颈部肿瘤患者体内 PDCs（LIN - DR$^+$ CD123$^+$）的数量与正常人群无明显差异，但是 MDCs（LIN - DR$^+$ CD11c$^+$）的数量明显减少；而去除肿瘤后患者体内 MDCs 的数量可增加，提示 MDCs 的减少可能是由肿瘤所致，并且这种减少是可逆的。此外，头颈部肿瘤患者体内 MDCs 的减少可能与肿瘤的免疫逃逸有关[11]。

4. 浆细胞样树突细胞

PDCs 受到病毒刺激后能分泌大量的干扰素- α（interferon - α，IFN - α），在机体抗病毒感染中发挥重要作用。与其他抗原呈递细胞相比，PDCs 的抗原捕捉能力较弱[12]。Hartmann 等对头颈部肿瘤患者肿瘤中 PDCs 的数量和功能的研究表明，头颈部肿瘤患者 PDCs 对 CpG（TLR9 的配体）的反应能力减弱，IFN - α 的分泌减少，这一现象与肿瘤抑制 PDCs 表达 TLR9 有关[13]。

### （二）巨噬细胞与口腔颌面-头颈部肿瘤

巨噬细胞是由骨髓干细胞发育成单核细胞后，进入血流分布到各器官组织而来，在不同组织有不同命名，如骨组织中的破骨细胞、肺组织中的尘细胞、结缔组织中的组织细胞、神经组织中的小胶质细胞、肝脏中的库普弗细胞以及肾脏中的肾小球系膜细胞等。巨噬细胞参与固有免疫和适应性免疫。在固有免疫中，主要通过吞噬作用杀灭和清除病原体及异物，并介导炎症反应；在适应性免疫中主要发挥免疫调节及抗原呈递功能[1]。免疫组织化学中常用于检测巨噬细胞的标记分子是 CD68。

肿瘤细胞可通过分泌集落刺激因子- 1（colony stimulating factor - 1，CSF - 1）、趋化因子配体（chemokine ligand，CCL）2、CCL3、CCL4、CCL5 和 CCL8 以及血管内皮生长因子（vascular endothelial growth factor，VEGF）招募巨噬细胞至肿瘤所处微环境中[14]。招募而来的巨噬细胞称为肿瘤相关巨噬细胞（tumor associated macrophages，TAMs）。TAMs 是肿瘤微环境中的主要炎症细胞。它们在肿瘤微环境中发挥不同的生物学作用，且有时会有相反的作用。事实上，肿瘤微环境中的巨噬细胞可表现出两种表型。M1 型巨噬细胞除能够杀伤病原体并促进细胞毒性 CD8$^+$ T 细胞的作用外，还能促进幼稚 CD4$^+$ T 细胞向 Th1 和 Th17 效应细胞分化[14]；而 M2 型巨噬细胞促进 CD4$^+$ Th2 细胞及 Tregs 的分化，并与血管生成和组织重建有关[14, 15]。在肿瘤发生的起始阶段，TAMs 通过分泌表皮生长因子（epidermal growth factor，EGF）、血小板源性生长因子（platelet-derived growth factor，PDGF）、TGF - β、IL - 1、IL - 6 和 TNF - α 等为肿瘤的生长提供一个合适的环境。而在低氧环境下，TAMs 通过分泌 TGF - β、IL - 1、IL - 6、IL - 8、VEGF 和粒细胞巨噬细胞集落刺激因子（granulocyte macrophage - CSF，GM - CSF）促进血管的生成。另外，TAMs 通过分泌基质金属蛋白酶（matrix metalloproteinases，MMPs）、TNF - α 和 IL - 1 促进肿瘤的侵袭和转移。TAMs 分泌的 TGF - β、前列腺素 $E_2$（prostaglandin，PGE2）和 IL - 10 可抑制机体免疫系统的抗肿瘤反应，部分 TAMs 通过 EGF 引导基底层的肿瘤细胞向血管方向迁移并进入血液循环[16]。有研究认为，肿瘤中 TAMs 的大量存在往往提示预后不良，因为 TAMs 常以 M2 型巨噬细胞的形式发挥促肿瘤生长的功能。

TAMs 参与头颈部癌的血管生成和肿瘤的生长。一系列的临床研究表明，口腔癌中 TAMs 的表达升高，且 TAMs 的量与肿瘤的侵袭、瘤内微血管密度以及促血管生成因子如 VEGF 的表达相关；TAMs 还与肿瘤及肿瘤周围组织中的血管外纤维蛋白的蓄积有关[17]。在喉癌和咽癌组织纤维蛋白蓄积处可见大量 TAMs 的聚集[18]。头颈部肿瘤 TAMs 的促血管生成作用存在旁分泌效应。头颈部肿瘤细胞通过分泌巨噬细胞趋化蛋白-1(macrophage chemoattractant protein-1, MCP-1)和 TGF-β 招募巨噬细胞。招募而来的 TAMs 通过分泌 VEGF 和 IL-8 促进肿瘤血管生成,同时它们也分泌 TNF-α 和 IL-1,进一步刺激肿瘤细胞分泌更多的 VEGF 和 IL-8[19]。

### （三）T 细胞与口腔颌面-头颈部肿瘤

T 细胞的主要功能是介导细胞免疫和调节机体的免疫功能。T 细胞来源于骨髓干细胞(胚胎期则来源于卵黄囊和胚肝),在胸腺中发育和分化,成熟后离开胸腺进入外周免疫器官的胸腺依赖区定居,并循血液→组织→淋巴→血液进行淋巴细胞再循环而分布全身。外周血中 T 细胞占淋巴细胞总数的 65%～70%[1]。

#### 1. T 细胞的功能

T 细胞成熟后随血液和淋巴液进入次级淋巴器官(淋巴结和脾脏),并以幼稚 T 淋巴细胞的形式存在。在次级淋巴器官中,抗原呈递细胞将加工处理后的抗原呈递给幼稚 T 细胞。T 细胞的激活需要双信号刺激:①抗原呈递细胞呈递的抗原肽-MHC 信号与 T 细胞受体(T cell receptors, TCRs)的结合。②共刺激分子提供的第二信号。一旦激活,幼稚 T 细胞即分化为效应细胞或记忆 T 细胞。效应细胞包括:$CD4^+$ 辅助 T 细胞和 $CD8^+$ 细胞毒 T 细胞。辅助 T 细胞根据分泌细胞因子和功能的不同可分为 Th1、Th2、Th9、Th17 和 Tregs。Tregs 又可分为天然 Treg(naturally occurring Tregs, nTregs)和诱导性 Tregs(induced Tregs, iTregs), iTregs 又包括 Tr1 和 Th3。记忆性 T 细胞能够针对遇到的相同抗原产生快速的再次免疫应答。免疫组化中常用 CD45RA 标记幼稚 T 细胞;CD45RO 标记记忆 T 细胞;CD69 标记活化 T 细胞;CD4 标记辅助性 T 细胞;CD8 标记细胞毒性 T 细胞;而 CD4、CD25 和 Foxp3 标记 Tregs。

#### 2. T 细胞与口腔颌面-头颈部肿瘤关系

由吸烟所致的口腔鳞癌患者外周血中 $CD3^+$ T/$CD4^+$ T 细胞数显著低于正常人群,且这些患者的 $CD3^+IL-4^+T$ 细胞和 $CD8^+IL-4^+T$ 细胞数量明显上升,而 $CD4^+IL-2^+T$ 细胞数量则明显低于正常人。在肿瘤晚期,患者 $CD4^+$ T 细胞和 $CD8^+$ T 细胞中 IL-2 表达均减少,表明此时患者 T 细胞增殖能力下降[20]。与无淋巴结转移及 $T_1/T_2$ 期头颈部鳞癌患者相比,发生淋巴结转移及 $T_3/T_4$ 期头颈部鳞癌患者血清中可检测到高浓度的 IL-10,这些结果表明,晚期头颈部鳞癌患者 Th1 型免疫反应下降,而 Th2 型免疫应答上调[21]。

有研究表明,在鼻咽癌患者外周血和肿瘤部位可见 $CD4^+CD25^+Foxp3^+$ Tregs 数量明显增加。由于 Tregs 能够抑制 $CD4^+CD25^-$ T 细胞的功能,Tregs 的这一增加可能是造成机体 T 细胞抗肿瘤免疫应答能力降低的原因之一[22]。对正常人扁桃体和口腔鳞癌患者肿瘤浸润淋巴细胞(tumor infiltrated lymphocytes, TILs)中 $CD4^+CD25^+Foxp3^+$ Tregs、$CD3^+Foxp3^+$ T 细胞和 $CD8^+Foxp3^+$ T 细胞的分析表明,口腔鳞癌患者 TILs 中 Tregs 数量明显增加,但是 $CD3^+$ $Foxp3^+$ 和 $CD8^+$ $Foxp3^+$ 细胞没有明显差别[23]。Young 等对 219 例头颈部鳞癌组织及 64 例转移淋巴结中的免疫抑制性因子进行了分析,研究结果表明,肿瘤细胞能够分泌大量的 TGF-β、PGE2 和 IL-10,从而抑制肿瘤内 $CD8^+$ T 细胞的数量。头颈部鳞癌细胞通过减少肿瘤内 $CD8^+$ T 细胞数量及减少或改变瘤内 $CD4^+$ T 细胞的数量和功能而实现其免疫逃逸[24]。

TCR 能够识别抗原,但不能直接将信号传递至胞内而激活 T 细胞,这一过程需要 CD3 分子 ζ 链的参与,ζ 链能够跨膜将信号传递至胞内。因此,TILs 中 ζ 链的表达变化具有重要的生理学意义。研究表明,TILsζ 链缺失或低表达的Ⅲ期、Ⅳ期的头颈部鳞癌患者与 ζ 链正常表达的患者相比预后要差,且头颈部鳞癌患者外周血中 $CD4^+$、$CD8^+$ 和 $CD3^-CD56^+$ NK 细胞 ζ 链表达要低于正常人群[25]。

### （四）嗜酸性粒细胞与口腔颌面-头颈部肿瘤

关于嗜酸性粒细胞在口腔颌面-头颈部肿瘤中功能的报道不尽相同,但多数报道称,嗜酸性粒细胞浸润提示患者预后良好[2, 26]。在口腔颌面-头颈部鳞癌中,肿瘤相关组织嗜酸性粒细胞的浸润,预示着更高的生存率和较低的远处转移;但也有一些研究表明,嗜酸性粒细胞与预后不良有关或与肿瘤进展无关;而在口腔鳞癌中肿瘤相关组织嗜酸性粒细胞的浸润提示肿瘤存在基质侵袭和远处转移。最新报道表明,早期口腔鳞癌组织中嗜酸性粒细胞的浸润可提示肿瘤存在隐蔽的淋巴结转移。

# 第二节　机体抗肿瘤免疫效应和机制

## 一、概述

免疫反应由抗原启动，肿瘤免疫反应也不例外。肿瘤抗原是细胞恶性转化过程中出现的蛋白和多肽分子的总称。按肿瘤抗原与肿瘤的关系，可把肿瘤抗原分为肿瘤特异性抗原（tumor-specific antigens, TSA）和肿瘤相关抗原（tumor-associated antigens, TAA）两类。TSA 为肿瘤细胞所特有，不存在于正常组织细胞中。TSA 是真正的特异性抗原，这在化学致癌物诱发的动物肿瘤表现得尤为明显。同一致癌物在同系动物引起的不同肿瘤，即使它们的组织学类型相同，也有各自独特的抗原，甚至同一致癌物在同一只小鼠不同部位引起的组织类型相同的肿瘤也没有共同抗原性。TAA 是指非肿瘤细胞所特有，也可存在于正常组织细胞特别是胚胎组织中的抗原，因而在肿瘤细胞和正常组织之间，TAA 只存在量的差别。

表 9－1 示肿瘤抗原分类。

表 9－1　肿瘤抗原分类

| 类别 | 抗原的来源或特性 |
|---|---|
| 肿瘤特异性抗原 | 化学和物理致癌因素诱发肿瘤表达的蛋白<br>病毒诱发肿瘤表达的蛋白<br>癌基因和突变型抑癌基因编码的异常蛋白<br>静止基因激活后表达的蛋白 |
| 肿瘤相关抗原 | 胚胎性蛋白<br>分化蛋白<br>高表达的癌基因编码蛋白<br>过量或异常表达的糖脂和糖蛋白 |

机体免疫系统通过识别肿瘤细胞表面表达的肿瘤抗原产生免疫应答，引起效应细胞的激活和释放一系列效应分子，攻击和清除肿瘤细胞、抑制肿瘤的生长，这一免疫应答能否有效地产生，取决于肿瘤细胞抗原性的强弱和宿主的免疫功能是否健全。

机体抗肿瘤免疫效应机制主要包括细胞免疫效应机制和体液免疫效应机制两方面，这两种机制并不是孤立存在和单独发挥作用的，两者相互协调，共同作用。

## 二、体液免疫效应机制

机体免疫系统针对肿瘤抗原产生体液免疫应答，产生抗肿瘤抗原的特异性抗体，并发挥抗肿瘤作用。与抗肿瘤的细胞免疫效应相比，体液免疫并非主要的效应机制。

### （一）补体的溶细胞效应

此即补体依赖的细胞毒作用（complement-dependent cytotoxicity, CDC）。抗肿瘤免疫中参与 CDC 的抗体主要为 IgM 和某些 IgG 亚类（IgG1 和 IgG3）。抗体特异性结合肿瘤细胞表面抗原后，抗体变构并暴露出补体结合部位，从而激活补体经典途径，活化补体级联反应形成膜攻击复合物（membrane attack complex, MAC），最终溶解肿瘤细胞。不同的肿瘤细胞对 CDC 敏感性不同：白血病细胞较敏感，而大多数实体瘤如黑色素瘤、肉瘤等均不敏感；CDC 主要杀伤分散状态的悬浮肿瘤细胞或少量经体液转移的实体瘤细胞，对防止肿瘤转移起一定作用。

### （二）抗体依赖的细胞介导的细胞毒效应

通过抗体依赖的细胞介导的细胞毒效应（antibody-dependent cell-mediated cytotoxicity, ADCC）杀伤肿瘤的抗体主要为 IgG，抗体的 Fab 段特异性结合肿瘤细胞表面抗原，而 Fc 段与 NK 细胞、巨噬细胞和中性粒细胞等表面的 FcγR 结合，刺激这些细胞释放多种效应分子，如 TNF 等杀伤肿瘤细胞。在实验中发

9

现,ADCC对肿瘤细胞的杀伤仅需较少的抗体分子,其效应强于CDC,制备这类抗体进行被动免疫可阻止肿瘤的生长。因此,ADCC在抗肿瘤中起重要作用。

### (三) 抗体的免疫调理作用

抗肿瘤抗体可识别、结合于肿瘤细胞表达的肿瘤抗原处,体内吞噬细胞可通过其表面FcγR增强吞噬结合抗体的肿瘤细胞,具有这种调理作用的抗体主要为IgG。肿瘤细胞被吞噬入吞噬细胞内后,在溶酶体作用下被降解和破坏。此外,抗肿瘤抗体与肿瘤抗原结合后能激活补体,借助补体活化产生的C3b和C5a与吞噬细胞表面补体受体(complement receptor, CR)1结合,也可提高吞噬细胞的活性,增强对肿瘤细胞的清除作用。

### (四) 抗体抑制肿瘤细胞生长

某些肿瘤抗原的表达与肿瘤细胞的恶性转化、增殖和转移密切相关,针对这些肿瘤抗原的抗体与肿瘤抗原结合后,能对肿瘤细胞的生长发挥阻遏作用。如某些肿瘤细胞中,HER-2/neu基因激活异常表达p185,应用抗p185抗体与膜表面p185结合,可阻断其生物学活性,抑制肿瘤细胞的增殖;抗转铁蛋白抗体可阻断转铁蛋白与肿瘤细胞表面转铁蛋白受体的结合,从而抑制肿瘤的生长。

### (五) 抗体干扰肿瘤细胞的黏附作用

某些抗体可阻断肿瘤细胞表面黏附分子与血管内皮细胞或其他细胞表面的黏附分子配体结合,干扰肿瘤细胞黏附特性,阻止其克隆形成和与血管内皮细胞的黏附,从而抑制肿瘤的生长、黏附和转移。

### (六) 其他机制

抗肿瘤抗体可与相应肿瘤抗原结合形成免疫复合物,其中IgG的Fc段可与抗原呈递细胞(antigen-presenting cell, APC)表面FcγR结合,从而富集抗原,有利于APC向T细胞呈递肿瘤抗原。此外,抗肿瘤抗体的独特型抗体可发挥"内影像组"作用,模拟肿瘤抗原而激发和维持机体的抗肿瘤免疫。

9

## 三、细胞免疫效应机制

细胞免疫机制在机体抗肿瘤效应机制中发挥主要作用。

### (一) T细胞杀伤作用

机体T细胞参与的免疫应答,在杀伤癌细胞、控制肿瘤生长中发挥重要作用。T细胞主要分$CD4^+$和$CD8^+$T细胞两个亚群,在抗原识别中,这两个亚群分别受不同的MHC分子约束:$CD4^+$T细胞主要识别MHC Ⅱ类分子呈递的外源性抗原肽;而$CD8^+$T细胞,又称细胞毒性T细胞(cytotoxic T lymphocyte, CTL),主要识别MHC Ⅰ类分子呈递的内源性抗原肽(见图9-2)。

此外,T细胞的激活还需要有第二信号的存在,如果没有APC所呈递的协同刺激信号,T细胞无法单独和MHC-抗原多肽复合物反应,T细胞不能充分活化并表现效应功能。当缺乏APC呈递的第二信号,T细胞中很多基因(如编码IL-2的基因)不发生转录激活,导致获得了抗原识别信号的T细胞不能进入增殖分化阶段,呈现无能(anergy)状态。缺乏第二信号的T细胞,还可发生凋亡。目前发现了数十种协同刺激分子,包括CD80、CD86和CD28, 4-1BB(CD137)和4-1BB配体,CD40和CD40配体(CD154)及OX40和OX40配体等。有研究证实,肿瘤免疫原性低下的可能原因之一在于肿瘤细胞表面缺乏协同刺激分子的表达。

#### 1. $CD4^+$T细胞的效应机制

前面已提到,肿瘤发生过程中可出现某些肿瘤抗原的表达,这些肿瘤抗原肽可被MHC Ⅱ类分子呈递并激活$CD4^+$T细胞。一般认为,此类细胞主要通过以下几方面发挥效应作用:

(1) 释放多种细胞因子如IL-2等,激活$CD8^+$T细胞、NK细胞和巨噬细胞,增强效应细胞杀伤能力。

(2) 释放IFN-γ、TNF等作用于肿瘤细胞促进其表面MHC Ⅰ类分子表达,提高肿瘤细胞对CTL的敏感性;TNF还有直接破坏肿瘤细胞的功能。

(3) 促进B细胞增殖、分化产生抗体,通过体液免疫途径杀伤肿瘤细胞。

(4) 少数$CD4^+$T细胞可识别某些肿瘤细胞MHC Ⅱ类分子呈递的抗原肽直接杀伤肿瘤细胞。

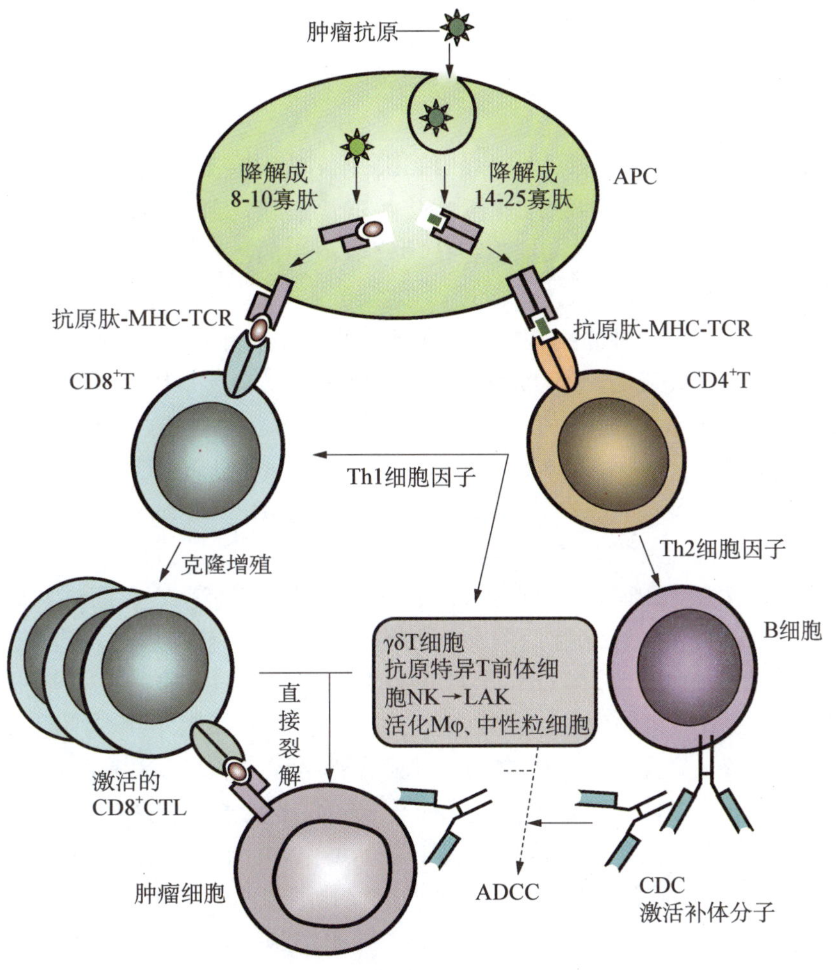


图 9-2　特异性抗肿瘤免疫效应机制

APC-抗原呈递细胞；MHC-多种组织相容性复合物；TCR-T细胞受体；CTC-细胞毒性T细胞；NK-自然杀伤细胞；LAK-淋巴因子激活杀伤细胞；Th-T辅助细胞；CDC-补体依赖的细胞毒作用；ADCC-抗体依赖的细胞介导的细胞毒性效价

### 2. $CD8^+$ CTL的效应机制

$CD8^+$ CTL对肿瘤细胞行使效应功能显示高度的特异性，即CTL被激活并分化为成熟的效应细胞后，只能识别由特定MHC Ⅰ类分子呈递的抗原肽并杀伤相应的肿瘤细胞，且CTL完成了对一个肿瘤细胞的杀伤后，可立即特异性地作用于下一个靶目标。

首先，CTL细胞经其表面受体与靶细胞上的抗原肽MHC Ⅰ类分子结合，使CTL细胞与靶细胞紧密结合，在协同刺激分子辅助作用下，向细胞内转导活化信号，使细胞质内的骨架结构重新排列，并使胞内的分泌集中朝向靶细胞结合部位，使CTL细胞作用的强度集中而准确无误，效应CTL细胞识别抗原活化后，释放两种主要的细胞毒素：穿孔素和颗粒酶。穿孔素是从细胞质颗粒中分离出的一种蛋白质，它是导致靶细胞溶解的重要介质，它可以穿插细胞膜进入细胞间隙，形成跨膜孔道，导致靶细胞解体。新近研究还发现，效应CTL细胞有一种新的杀伤靶细胞的机制。CTL细胞被活化后，在穿孔素帮助下，释放颗粒酶进入靶细胞内，通过系列级联反应激活核酸内切酶，对DNA进行特异性切割，结果导致细胞凋亡的发生。此过程中效应CTL杀伤作用很快，靶细胞在数分钟内迅速被溶解。

CTL细胞活化后还可通过Fas/FasL途径诱导靶细胞凋亡，主要机制为：①CTL活化后大量表达FasL配体(Fas ligand，FasL)，FasL与靶细胞表面受体(Fas)结合，通过Fas分子胞内段的死亡结构域(death domain，DD)，激活胱冬裂酶8(caspase 8)，最终激活内源性DNA内切酶，导致细胞结构破坏和细胞死亡。②CTL颗粒胞吐释放的颗粒酶，能够激活胱冬裂酶10，引发胱冬裂酶级联反应而致靶细胞凋亡。

此外，T细胞中的$\gamma\delta^+$ T细胞也可直接杀伤肿瘤细胞，且不受MHC限制，其作用机制与CTL相似。

此类细胞可分泌 IL－2、IL－4、IL－5、GM－CSF 和 TNF－α 等细胞因子而发挥抗肿瘤作用，在 IL－2 作用下，$\gamma\delta^{+}$ T 细胞可以 TIL 或淋巴因子激活杀伤细胞（lymphokine-activated killer cell，LAK）的形式杀伤肿瘤细胞。

### （二）NK 细胞

作为一类独立的淋巴细胞群，自然杀伤（natural killer，NK）细胞无须抗原预先致敏即可直接杀伤靶细胞，包括肿瘤细胞、病毒或细菌感染的细胞以及机体某些正常细胞，因而被视为机体免疫防御系统的第一道防线。随着对肿瘤免疫研究的深入，NK 细胞在抗肿瘤免疫中的地位越来越受到重视。与 T 细胞不同，NK 细胞介导的杀伤作用与靶细胞是否表达 MHC Ⅰ类分子无关，即不具有“MHC 限制性”。因此，大多数学者选择以 MHC Ⅰ类分子缺陷的肿瘤细胞作为靶细胞来研究 NK 细胞的抗肿瘤作用，从而有效地消除了 T 细胞的干扰。Smyth 等的研究表明，NK 细胞介导的细胞毒作用参与了机体清除 MHC Ⅰ类分子缺陷肿瘤细胞并抑制其转移的免疫应答过程[27]。采用单克隆抗体耗竭 NK 细胞后，3－甲基胆蒽（methylcholanthrene，MCA）诱导 C57BL6 小鼠的纤维肉瘤形成率明显提高，肿瘤生长速度加快，提示 NK 细胞在机体抑制 MCA 诱导的肉瘤形成中同样起着重要的作用。IL－2、IL－12 及其他能诱导 IFN 产生的细胞因子则能加强 NK 细胞的抗肿瘤功能。

NK 细胞抗肿瘤免疫的主要机制：①穿孔素和颗粒酶介导的靶细胞死亡。通过释放包含穿孔素和颗粒酶的胞质颗粒引起靶细胞凋亡是 NK 细胞清除突变肿瘤细胞的一个重要途径。研究发现，穿孔素缺陷小鼠抑制 RM－1 前列腺癌实验性肺转移与 DA3 乳腺癌自发性肺转移的能力明显下降，提示穿孔素的参与是 NK 细胞介导的细胞毒作用效应机制中的一个重要方面。关于 NK 细胞介导的细胞毒作用是否必须有颗粒酶的参与目前尚存在争议。Davis 等认为，颗粒酶 A 和颗粒酶 B 并没有参与 NK 细胞介导的针对 MCA 诱导的肉瘤及 MHC Ⅰ类分子缺陷肿瘤的杀瘤过程[28]。然而，多数学者却持相反的意见，Pardo 等的研究表明，颗粒酶 A 或颗粒酶 B 缺乏的小鼠肿瘤生长快于野生型鼠，并且颗粒酶 A 或颗粒酶 B 缺乏的小鼠移植瘤生长速度明显加快，类似于穿孔素缺陷小鼠[29]，提示穿孔素与两种颗粒酶的协同作用是 NK 细胞产生最佳效应细胞毒作用所必需的。有关穿孔素与颗粒酶介导靶细胞凋亡作用机制如前所述。②死亡受体介导的靶细胞凋亡。死亡受体（death receptor，DR）是指能够通过与相应的死亡配体结合，传递细胞凋亡信号的细胞表面蛋白，属于 TNF 受体超家族。研究表明，NK 细胞表达至少 3 种 TNF 超家族死亡配体：FasL、TNF 和 TNF 相关凋亡诱导配体（TNF related apoptosis inducing ligand，TRAIL），通过与肿瘤细胞表面相应死亡受体结合而将其杀伤。关于 FasL 与 Fas 的作用机制如前所述。NK 细胞表面能恒定地表达 TNF，TNF 与肿瘤细胞表面的 TNF－R1 结合后，TNF－R1 的 DD 与 TNFR 相关死亡结构域蛋白（TNF receptor-associated death domain）分子的 DD 交联，后者作为一种辅助因子与 Fas 相关的死亡结构域结合后可通过和 Fas－FasL 相同的途径诱导肿瘤细胞凋亡。TRAIL 为另一 TNF 家族凋亡分子，为相对分子质量约 40 000 的Ⅱ型跨膜蛋白质，在结构和功能上均类似于 FasL。TRAIL 的一个最重要的生物学特点是其选择性细胞毒作用，即 TRAIL 仅诱导肿瘤细胞、转化细胞或病毒感染细胞凋亡，而不能诱导正常细胞凋亡。TRAIL 诱导的细胞凋亡是通过严格的受体表达来调控的，也有可能细胞内某种凋亡抑制分子决定了靶细胞对 TRAIL 敏感或耐受。Kayagaki 等的研究表明，IL－2 和 IL－15 能促进 NK 细胞表达 TRAIL，而抗 TRAIL 的单克隆抗体则抑制 NK 细胞的杀瘤作用，提示由 TRAIL 介导的细胞凋亡是 NK 细胞杀伤肿瘤细胞的另一个重要途径。Cretney 等的实验结果也验证了这一观点，研究发现，TRAIL 基因敲除鼠易于发生移植瘤的形成、转移，并促进 MCA 诱导的鼠肉瘤的发展。③细胞因子介导的杀伤作用。NK 细胞能分泌多种效应细胞因子，如 IFN－γ、TNF 和 GM－CSF 等。在 NK 细胞不同分化阶段所产生的细胞因子并不完全相同，如成熟的 NK 细胞在获得产生 IFN－γ 能力的同时却丧失了分泌 Th2 型细胞因子的功能。IFN－γ 具有多种生物学效应，能抑制肿瘤细胞增殖，激活巨噬细胞，阻断肿瘤血管形成及上调多种类型细胞的 MHC Ⅰ、Ⅱ分子的表达而刺激抗原呈递等。Street 等的研究表明，IFN－γ 在 NK 细胞介导的阻断 MCA 诱导肉瘤形成和肿瘤转移中发挥着重要的作用[30]。IL－12、α－半乳糖神经酰胺（galactosylceramide）等抗肿瘤药物主要通过刺激 NK 细胞分泌 IFN－γ 抑制肿瘤血管形成而发挥抗瘤作用。活化的 NK 细胞可释放 TNF－α 和 TNF－β。TNF 通过如下机制杀伤靶细胞：①改变靶细胞溶酶体的稳

9

定性，导致多种水解酶外漏。②影响细胞膜磷脂代谢。③改变靶细胞糖代谢使组织中 pH 降低。④活化靶细胞核酸内切酶，降解基因组 DNA。④ADCC 介导的杀伤作用。NK 细胞还可通过其膜表面低亲和力的 FcγRⅢ(CD16)发挥 ADCC 作用。抗原与抗体结合后，NK 细胞的 FcγRⅢ能识别并结合抗体的 Fc 段，导致自身的活化，进而引起靶细胞的破坏，这种由 NK 细胞介导的 ADCC 是抗体抗肿瘤活性的一个重要机制。

### （三）巨噬细胞

随着近年来对肿瘤微环境研究的不断深入，人们发现巨噬细胞并非只在机体抗肿瘤免疫中发挥有益作用，肿瘤微环境中的巨噬细胞根据其表型不同表现为对肿瘤生长的“两面性”，其中 M1 型巨噬细胞能够介导对肿瘤细胞的细胞外杀伤作用，而 M2 型巨噬细胞则表现出促肿瘤细胞生长的作用(详见本章第一节第三部分)。

M1 型巨噬细胞杀伤肿瘤细胞的机制可能有：①分泌某些细胞因子如 TNF。活化的巨噬细胞是 TNF－α 的主要来源。M1 型巨噬细胞分泌的 TNF－α 与靶细胞表面 TNF－R 结合后，被内化入靶细胞内。被内化的 TNF－α 在溶酶体内转变为有毒的活性物质。此外，活化的 M1 型巨噬细胞还可通过膜结合的 TNF－α 对与之接触的靶细胞起毒性作用，甚至活化的巨噬细胞经多聚甲醛固定后仍能杀伤 TNF－α 敏感细胞。TNF 的具体杀伤机制如前所述。②通过其表达 Fcγ 受体(高亲和力的 FcγRⅠ和 FcⅢ)发挥 ADCC 作用。③通过产生一氧化氮(nitric oxide, NO)杀伤肿瘤细胞。NO 作为巨噬细胞的细胞毒因子有以下证据：①巨噬细胞的杀伤能力与其产生的 NO 量呈正相关。②除去巨噬细胞培养液中的精氨酸，NO 下降，巨噬细胞的杀伤活性也平行下降。③向巨噬细胞培养中加入 NO 合成酶的竞争性抑制物(*L*－NGMMA)，因其与精氨酸结构相似，*L*－NGMMA 能同精氨酸竞争 NO 合成酶的活性结合部位，阻断巨噬细胞的杀伤作用。NO 的细胞毒作用机制有两种可能：①与线粒体金属酶的 Fe－S 辅基结合形成硝基-铁-硫复合物，使酶失活，影响氧化磷酸化。②NO 与超氧离子反应，形成毒性 $OH^-$ 根。此外，激活的 M1 型巨噬细胞可释放细胞因子(如 IL－12 和 IL－23 等)，刺激 Th0 向 Th1 细胞分化、增强 NK 细胞活性，从而杀伤肿瘤细胞。激活的 M1 型巨噬细胞还可以通过加工、呈递某些肿瘤抗原肽，启动和增强机体的适应性免疫应答，发挥对肿瘤的清除作用。

### （四）中性粒细胞

在肿瘤周围组织可以观察到大量中性粒细胞的聚集和浸润。中性粒细胞必须经过活化后才具有肿瘤杀伤作用，其活化物质有：①抗体。②生物反应调节剂，如 β1，3－葡聚糖溶链制剂 BCG 等。③细胞因子如 G－CSF、GM－CSF、IL－2、IL－8、TNF、IFN。④化疗药物。⑤外源性凝集素等。中性粒细胞活化后释放：①活性氧如 $H_2O_2$、$OH^-$、$O^{2-}$。②脂肪衍生物如 $PGE_2$、白三烯、血小板活化因子等。③细胞因子如 IFN、TNF、IL－1 等。此外，还有碱性蛋白和酸性蛋白，也都具有杀伤肿瘤细胞的作用。

## 四、挑战与展望

肿瘤细胞表达肿瘤抗原是诱发有效机体抗肿瘤免疫应答的关键。肿瘤抗原需由 MHC 分子呈递，并被 T 细胞所识别。机体通过肿瘤抗原激活 CTL 直接杀伤肿瘤细胞，或激活 B 细胞分泌抗体产生特异性免疫应答。机体抗肿瘤免疫应答主要以细胞免疫为主，依赖于激活的 T 细胞、NK 细胞和巨噬细胞等对靶细胞的直接杀伤并释放效应分子，同时也涉及抗体、补体、细胞因子和黏附分子等多种免疫分子的作用。肿瘤细胞免疫原性低下和机体免疫功能缺陷是肿瘤逃避免疫监视的主要原因。因此，寻找肿瘤抗原基因、确认肿瘤特异性抗原、阐明机体抗肿瘤的作用机制、发展和制备更为有效、广谱的肿瘤疫苗、提高肿瘤免疫治疗和基因治疗的效果，将为肿瘤患者的治疗带来新的希望。

# 第三节 口腔颌面-头颈部肿瘤免疫逃逸

## 一、概述

1971 年，Burnet 提出免疫监视学说(immune surveillance theory)，认为机体的免疫系统可以发挥监视作用，识别并消灭任何表达新抗原的"异己"成分或突变细胞，以保持机体内环境的稳定。免疫系统的监视功能是通过体内的免疫活性细胞，包括 T 细胞、NK 细胞和巨噬细胞等发挥作用的。

尽管过去几十年中，分子和细胞免疫学研究得到了巨大的进步，但是肿瘤的生物学治疗包括抗肿瘤疫苗的研究，并未取得理想的成绩，这在很大程度上是由于多数人类肿瘤，包括头颈部肿瘤形成了多种免疫逃逸机制以逃脱免疫系统的监视，且肿瘤还能通过产生和分泌多种免疫抑制因子对机体免疫系统功能产生抑制作用。因此，尽管机体的免疫系统能对肿瘤细胞产生免疫应答以消除肿瘤，但是仍有一定比例的原发性肿瘤在宿主体内生长，并易于转移和复发，也就是说，某些肿瘤能逃避机体免疫系统的攻击，这就是所谓的肿瘤免疫逃逸。一般认为，下列因素可能与口腔颌面-头颈部肿瘤的免疫逃逸有关。

## 二、基于癌细胞功能的免疫逃逸

### （一）癌细胞抗原呈递功能异常

口腔颌面-头颈部肿瘤细胞中，MHC Ⅰ类分子表达以及抗原加工组分蛋白的表达出现下降或缺失。有研究发现口腔癌组织中 MHC Ⅰ类分子和抗原加工过程中的重要成分——蛋白相关转运体 TAP 的表达明显低于正常口腔组织。据报道，头颈部肿瘤部位抗原加工组分相关蛋白 LMP2、TAP1 和 TAP2 的表达下降率为 18%～80%不等。且抗原加工组分蛋白的表达下降程度与患者的生存率显著相关，不表达或低表达 TAP2 的患者相较于 TAP2 正常表达或较高表达的患者存活期明显缩短[31～33]。因此，头颈部肿瘤中抗原加工组分的表达下调常常预示着疾病的预后不良。对这一现象的解释是，抗原加工组分的异常导致肿瘤细胞不能有效地处理并向免疫细胞呈递抗原，从而导致肿瘤细胞能够逃避免疫系统的攻击而无限增殖。

### （二）癌细胞分泌免疫抑制因子

9

口腔颌面-头颈部肿瘤细胞能够分泌多种免疫抑制因子如 TGF-β、IL-10、VEGF、p15E 和 PGE2 等，影响机体免疫系统的抗肿瘤免疫应答[34]。

1. TGF-β

TGF-β 的免疫抑制作用包括：①抑制细胞对抗原和有丝分裂原的增殖反应。②抑制 IL-2 受体表达。③抑制 B 细胞增殖和免疫球蛋白的产生。④抑制 NK 细胞活化。⑤有效抑制 CTL 的分化，影响体内肿瘤相关 CTL 的产生。⑥抑制巨噬细胞在 LPS 刺激下产生 IL-1 和 TNF-α。

2. IL-10

IL-10 是一种公认的介导免疫抑制的细胞因子，以同源二聚体形式发挥效应，可抑制 Th1 细胞应答及其细胞因子合成，抑制巨噬细胞的抗原呈递功能及其细胞因子合成，从而降低机体对肿瘤的特异性免疫应答。

3. VEGF

VEGF 能促进肿瘤血管的生成，对 $CD34^+$ 造血干细胞向 DC 的分化具有强烈的抑制作用，从而进一步影响特异性 CTL 的扩增。肿瘤细胞培养上清液能明显抑制 DC 的分化，而此作用可被 VEGF 抗体所阻断。

4. p15E

带瘤动物的单核细胞对趋化性物质的趋化运动反应往往减弱。肿瘤的提取物和癌性渗出液均能抑制单核细胞的趋化运动，从肿瘤提取物和癌性渗出液中分离得到相对分子质量约为 19 000 的蛋白具有上述活性。用单克隆抗体对此蛋白进行分析，发现这些蛋白是反转录病毒的跨膜被膜蛋白(transmembrane envelop protein)p15E。抗 p15E 单抗可以阻断肿瘤提取物和癌性渗出液对单核细胞趋化运动抑制。p15E 虽是病毒产物，但在哺乳动物和人细胞的基因组已找到其同源序列，T 细胞被有丝分裂原刺激时能表达 p15E，它在 T 细胞反应的负调节中可能起相当重要的作用。在正常情况下，一旦分裂原刺激停止，p15E 的表达即恢复到静止水平；肿瘤细胞由于基因调控失常，p15E 有持续表达。已证明，p15E 不但抑制单核细胞的趋化运动和 T 细胞增殖，还抑制基础水平的 NK 活性、NK 对 IFN 的反应以及 IL-2 的产生。

5. $PGE_2$

$PGE_2$ 对免疫反应有多方面的影响，且与剂量相关。低浓度的 $PGE_2$ 促进抗体反应，高浓度的 $PGE_2$ 抑制抗体反应，$PGE_2$ 抑制 APC 上 MHC Ⅱ类抗原的诱导和表达，抑制巨噬细胞分泌 TNF－α、IL－1 等。

### （三）口腔颌面-头颈部肿瘤细胞表达 FasL 介导 T 细胞发生凋亡

Fas/FasL 相互作用是细胞凋亡的重要途径之一。研究发现，头颈部鳞癌细胞表达较高水平的 Fas 和 FasL[35]。由于头颈部肿瘤细胞表达凋亡抑制蛋白 Bcl－2、cFLIP、IAP 和 FAP－1 等，能够抑制由 Fas 介导的肿瘤细胞凋亡。此外，头颈部肿瘤患者循环 T 细胞表面不表达 FasL。因此，肿瘤细胞本身不因表达 Fas 而发生凋亡；相反，肿瘤细胞高表达的 FasL 能介导表达 Fas 的 T 细胞发生凋亡。

## 三、基于宿主免疫功能的口腔颌面-头颈部肿瘤免疫逃逸

### （一）癌细胞 TIL 功能缺陷

头颈部肿瘤部位常有大量的单个核细胞浸润，这些浸润的细胞主要由大量的 T 淋巴细胞以及少量的树突细胞组成。人们期望肿瘤发生部位及其周边聚集的大量免疫细胞有益于肿瘤的清除。然而，即便肿瘤部位存在大量的淋巴样细胞浸润，肿瘤仍能毫不受限地继续生长。因此，研究人员对头颈部肿瘤中 TIL 的表型和功能特性进行了深入的探索和研究，结果表明，TIL 在表型上类似于活化的 T 细胞，但是这些细胞存在功能缺陷[36]。具体来说，TIL 存在以下几个特点：①TIL 中传递 TCR 信号的关键信号分子——ζ 链表达下降或缺失。②对丝裂原或 IL－2 刺激的增殖反应性低于正常 T 细胞。③不能杀伤肿瘤细胞。④不能分泌 IL－2 及 IFN－γ。⑤多数 TIL 细胞内可见 DNA 断裂并伴有胱冬裂酶(caspase)－3 活性升高等。TIL 的这些特性决定了它不能有效地对肿瘤细胞发挥清除作用。

### （二）抗原呈递细胞发生功能失调和凋亡

有研究对原发性口腔癌患者组织标本的免疫组化分析结果表明，在肿瘤发生早期肿瘤浸润细胞中可见较多数量的 $S100^+$ 树突细胞和 ζ 链表达正常的 TIL，然而晚期患者肿瘤部位树突细胞缺乏并伴有 TILζ 链的缺如[37]。树突细胞的数量与肿瘤的体积、淋巴结转移和肿瘤的危险度分级呈负相关，肿瘤部位 $S100^+$ 树突细胞减少以及 TILζ 链的低表达可作为头颈部肿瘤患者生存率的一个强有力的预测指标。

### （三）肿瘤患者 $CD8^+$ T 细胞存在凋亡倾向

头颈部肿瘤患者免疫功能缺陷不仅限于肿瘤所在微环境，对从头颈部肿瘤患者外周血分离的单个核细胞进行分析发现，经培养液培养 12～24 h 后，这些细胞能自发凋亡。目前已证实，肿瘤患者外周血中存在一群能结合膜联蛋白(annexin)Ⅴ(早期凋亡的标记物)的 $CD3^+CD8^+$ T 细胞，且这群细胞内胱冬裂酶－3 活性增强[38]。这一现象说明，头颈部癌患者循环 T 细胞易发生自发凋亡，从而减弱对肿瘤的清除能力。

### （四）肿瘤患者 $CD4^+CD25^+$ Treg 增加

Sakaguchi 等首次报道了 $CD4^+CD25^+$ Treg，它是调节性 T 细胞的亚群之一，最初来源于胸腺，随后可以在外周免疫器官中产生。Treg 具有低反应性和免疫抑制性两大特点。低反应性是指在体外很难扩增；免疫抑制性是指 $CD4^+CD25^+$ Treg 能够抑制 $CD4^+$ 和 $CD8^+$ T 细胞的活化与增殖，抑制作用与其细胞表面的 CTLA－4 和 GITR 的表达等密切相关。$CD4^+CD25^+$ Treg 的主要功能是抑制对自身抗原或外来抗原的异常免疫反应。$CD4^+CD25^+$ Treg 活化后可分泌大量的 IL－10 和 TGF－β，可抑制 Th1 介导的细胞免疫和炎症反应、Th 2 介导的抗体产生以及 $CD8^+$CTL 的活性。Foxp3 特异性表达于 $CD4^+CD25^+$ Treg 中，并在该细胞的发育和功能维持中发挥重要作用。

$CD4^+CD25^+$ Treg 细胞能抑制 T 细胞对外源和自身抗原的免疫反应，因此在维持对自身成分耐受的同时也可阻止机体对自体同源肿瘤细胞的免疫。在肿瘤患者中，许多由自体同源 T 细胞识别的肿瘤相关抗原已被证实为正常的自体成分，而不是基因突变的异常产物，表明肿瘤免疫在一定程度上也是一种自身免疫。在卵巢癌、肺癌、乳腺癌、胰腺癌和结肠癌等多种肿瘤患者的外周血和肿瘤局部的 $CD4^+CD25^+$ Treg 细胞增加，提示肿瘤患者可能存在天然的免疫反应，且具有促进局部免疫抑制的作用。由于 $CD4^+CD25^+$ Treg 细胞的存在，肿瘤局部的 $CD8^+$ T 细胞虽然表现为激活状态，但 IL－2Rα 表达被抑制使它对 IL－2 的刺激无反应，因此不能有效杀伤肿瘤细胞。有研究发现，喉癌患者外周血中 $CD4^+CD25^+$ Treg 细胞数大量增加，并且分泌大量的 TGF－β 和 IL－10 等，下调 T 细胞介导的肿瘤免疫。另有研究表明，鼻咽癌患者外

周血中 CD4⁺CD25⁺Treg 细胞数量明显高于正常对照组，提示 CD4⁺CD25⁺Treg 细胞可能是鼻咽癌患者免疫抑制的重要原因之一[22]。因此，CD4⁺CD25⁺Treg 细胞在头颈部肿瘤免疫抑制中发挥了重要的作用。

### （五）肿瘤微环境中 M2 型巨噬细胞的促肿瘤生长作用

肿瘤微环境中 M2 型巨噬细胞可通过分泌多种因子为肿瘤的生长和转移提供有利条件。在肿瘤微环境特有的低氧环境下，M2 型巨噬细胞通过分泌 VEGF、PDGF 和 bFGF 等促进肿瘤内血管生成；M2 型巨噬细胞分泌的 TGF－β 则有益于微环境中 Tregs 的产生从而导致机体抗肿瘤免疫应答的抑制。此外，M2 型巨噬细胞还可以通过分泌 IL－1β、内皮素（endothelins，ETs）和基质金属蛋白酶（如 MMP2 和 MMP9 等）促进肿瘤细胞的侵袭和远处转移[16]。

## 四、挑战与展望

如上所述，肿瘤细胞的免疫逃逸是肿瘤的一个生物学特点，涉及多方面的因素。这既是肿瘤发生、发展的生物机制之一，也是肿瘤免疫治疗的着力点之一。随着人们对肿瘤免疫逃逸机制研究的逐步深入，各种以增强肿瘤免疫原性为目的的生物调节治疗和基因治疗手段将不断被发现和应用于临床肿瘤患者的治疗。

# 第四节　免疫缺陷与口腔颌面-头颈部肿瘤

## 一、概述

9

免疫系统的完整性是机体抵御微生物及其产物侵袭的重要保证。组成免疫系统的任何一个成分，无论是参与特异性免疫的还是参与非特异性免疫，其缺损都会使机体对病原体易感性增高，进而产生各种感染，严重时威胁生命。又因为免疫系统的免疫监视作用在阻止由病毒引起的肿瘤中具有重要的作用，所以某些免疫缺陷可导致肿瘤发生率异常升高。

在某些机体内部因素和外界环境因素的影响下，免疫系统中的一个或几个环节出现异常，使正常的免疫信号传导发生故障，导致机体免疫应答和功能低下，称为免疫缺陷（immune deficiency），由此导致的疾病称为免疫缺陷病。免疫缺陷的主要特征表现为：患者有反复和持续的感染，患者伴发自身免疫性疾病和发生肿瘤的概率较正常人高。免疫缺陷按其发生分为先天性免疫缺陷即原发性免疫缺陷（primary immunodeficiency）和获得性免疫缺陷（acquired immunodeficiency）。前者是指由于免疫系统的先天性发育缺陷而导致的免疫功能不全，后者是指非先天、继发于某些疾病或使用某些药物后产生的免疫缺陷。

## 二、先天性免疫缺陷与口腔颌面部肿瘤

先天性免疫缺陷包括特异性免疫缺陷和非特异性免疫缺陷。特异性免疫缺陷分体液免疫缺陷和细胞免疫缺陷。非特异性免疫缺陷主要是指吞噬细胞功能缺陷和补体系统成分缺乏。

### （一）体液免疫缺陷

体液免疫缺陷表现为血清中某一类或者全部类别的抗体水平降低，先天性 B 细胞发育障碍和功能异常是造成抗体产生缺陷的主要原因。在不同抗体缺陷病中，原发性异常既可发生在 B 细胞发育的各个不同阶段，也可发生在成熟 B 细胞对抗原刺激应答的各个阶段，在后一种情况下，B 细胞本身往往是完全正常的，缺陷在于 T 细胞不能提供适当的辅助。

X 性联无丙球血症（X－linked agamaglobulinemia，XLA）是临床首次确定的体液免疫缺陷病，由 Bruton 最先发现，故又称为 Bruton 综合征。患者的淋巴组织没有滤泡和生发中心，T 细胞数量和功能正常，细胞介导的免疫功能基本正常；而 B 细胞数量下降，前 B 细胞存在，淋巴结和骨髓组织中缺乏浆细胞。血清检查发现所有类型的免疫球蛋白含量都低。主要是由于 X 染色体 Xq21－22 区域基因缺失所致。临床上主要表现为反复的由链球菌、葡萄球菌引起的鼻旁窦炎、肺炎或脑膜炎，多发生于 5～6 个月的男孩。

### （二）原发性T细胞缺陷

单纯B细胞缺陷患者仍具有足够的能力抵抗大多数病原体的感染，具有T细胞缺陷的患者则对众多的传染因子易感。大多数原发性T细胞缺陷病患者的细胞免疫应答能力低下，临床上表现为对胞内感染病原体的易感性增高。这些病原体能在包括吞噬细胞在内的各种细胞中生存，甚至繁殖，这些感染往往是严重的，难以控制的，因而是致命的。

DiGeorge综合征又称先天性胸腺发育不良（congenital thymic hypoplasia），是指先天性的胸腺缺失或发育不全导致的机体T细胞缺如或不足而引起的一系列疾病的总称。本病是由于胚胎时期第Ⅲ、Ⅳ对咽囊发育障碍，使由其发源的胸腺和甲状旁腺发育不全或缺如，而使得来自于骨髓干细胞的淋巴细胞系无法在胸腺中形成T细胞，造成T细胞减少或缺失和甲状旁腺功能低下的一些病症。胸腺缺损严重者，骨髓产生的原T细胞不能发育成成熟的T细胞，外周淋巴组织中T细胞区内细胞稀少，甚至B细胞区也发育不良。外周血T细胞数量重度减少甚至缺失，T细胞对有丝分裂和同种异型淋巴细胞不发生应答。细胞免疫严重受损，如果不慎接种卡介苗或感染麻疹，可引起死亡。外周血B细胞数量正常，体液免疫功能降低，但能应付常见的细菌感染。

### （三）重症联合型免疫缺陷综合征

重症联合型免疫缺陷综合征（severe combined immunodeficiency syndrome，SCID）患者的细胞免疫和体液免疫均有缺陷，更容易遭受感染，病情更为严重，病原菌多为念珠菌、肺囊虫、巨细胞病毒等。多数患儿发育不良，常见SCID有腺苷脱氨酶（ADA）缺乏症、RAG基因突变导致的SCID。

### （四）吞噬细胞缺陷

吞噬细胞缺陷常见的为慢性肉芽肿病（chronic granulomatous disease，CGD）。CGD是吞噬细胞（包括中性粒细胞和巨噬细胞）在摄入细菌后不能产生呼吸爆发，不能杀灭细菌而产生的一种非特异性免疫缺陷病。持续的慢性感染引起巨噬细胞在炎症部位聚集，形成肉芽肿（granuloma）。本病由编码NAPDH氧化酶成分基因突变引起。CGD患者的易感菌范围局限于过氧化氢酶阳性的细菌，其中最常见的为金黄色葡萄球菌，也对某些革兰阴性杆菌和真菌易感。

### （五）补体系统成分缺乏病

补体系统成分缺乏病包括参与经典途径和旁路途径成分的缺乏引起的免疫缺陷病和补体调节成分缺乏引起的免疫缺陷病。补体经典途径的早期成分C1、C4、C2缺乏和旁路途径早期成分D因子、P因子和C3的缺乏均可导致化脓菌易感，但临床表现不如体液免疫缺陷者严重。旁路途径成分的缺乏者对脑膜炎球菌和淋球菌特别易感。膜攻击成分（C5～C8）的缺乏者也主要对脑膜炎球菌易感。C9缺乏者无临床症状。补体调节成分DAF、HRF缺乏导致阵发性夜间血红蛋白尿病，C1INH的缺失导致遗传性血管性水肿的发生。

口腔颌面-头颈部肿瘤的发生与多种因素相关，其中人乳头瘤病毒HPV16感染被认为与人口腔黏膜鳞癌的发生相关，而且口腔颌面部恶性肿瘤的发生与机体的免疫功能状态密切相关。因此，具有先天性免疫缺陷的患者，由于其细胞免疫、体液免疫、吞噬细胞或补体系统存在不同程度的功能缺陷，导致患者对口腔颌面-头颈部肿瘤易感因素的抵抗能力下降或对肿瘤的清除能力减弱，从而可能导致这类免疫缺陷患者罹患口腔颌面-头颈部肿瘤的概率增加。因此，在临床工作和日常生活中，应提醒这类免疫缺陷患者加强自身防护。

## 三、HIV感染与口腔颌面-头颈部肿瘤

### （一）概述

艾滋病又称获得性免疫缺陷综合征（acquired immune deficiency syndrome，AIDS），是因感染了人类免疫缺陷病毒（human immunodeficiency virus，HIV）所引起的以严重的细胞免疫功能缺陷为特征，并导致各种条件性感染或肿瘤的一组疾病。HIV分HIV-1和HIV-2两种。这两种病毒所引起的疾病的临床症状相似，但两者的基因组结构和抗原性不同，地理分布也不同，HIV-1遍布全球，而HIV-2常见于

西非和印度。AIDS是当前国际社会最为关注的新型传染病之一，它具有传播速度快，波及地区广，病死率高等特点。

HIV感染者在发展成为AIDS之前，可有很长一段的窗口期，临床上可没有症状或仅表现出一些非特异性症状。但多数HIV感染者在感染早期就可出现口腔颌面部的各种非特异性病损，并就诊于口腔科。由于整个HIV感染过程是HIV对免疫系统的抑制和损伤与免疫系统对HIV杀伤和抑制的相互斗争过程，随着HIV感染对机体免疫系统损伤和抑制的加剧，机体对各种肿瘤易感因素的抵抗能力逐渐减弱，导致HIV感染者中各种肿瘤发生率极大提高，其中包括口腔颌面-头颈部肿瘤。因此，作为一名口腔临床工作者，有必要对HIV感染的相关知识进行了解，以便对患者做到尽早发现、诊断和治疗，并更好地进行自我防护。

HIV是一种反转录病毒，由病毒核心和外膜组成。外膜为类脂双分子层，镶嵌有病毒编码的蛋白质，包括与病毒进入宿主细胞有关的gp120和gp41。病毒核心由核心蛋白、酶和病毒基因组成，其中的反转录酶能把病毒RNA转录成DNA，核心蛋白p24能引起细胞免疫。HIV是一种不耐高温的脆弱病毒，离开人体后难以生存。一般在56℃ 30 min灭活。对于消毒液，如75%乙醇、2.5%碘酊、0.1%家用含氯石灰(漂白粉)、0.3%过氧化氢溶液、0.5%甲酚(来苏儿)等处理5 min即可灭活。但HIV耐寒，在—75℃仍可存活3个月，并且对紫外线不敏感。

### (二) HIV感染与免疫系统的损害

HIV对免疫系统的损害主要表现在3个方面：$CD4^+$ T细胞的大量死亡；外周淋巴组织受损；免疫功能降低。

#### 1. $CD4^+$ T细胞的丧失

急性期HIV感染者外周血$CD4^+$ T有一过性减少，随即恢复。在漫长的无症状期，$CD4^+$ T细胞数量逐步稳定下降。据报道，每天丢失的$CD4^+$ T细胞数量约为$2\times10^9$，多于机体产生的新的细胞数，总的$CD4^+$ T细胞逐渐降低。

HIV可以通过直接细胞毒作用杀伤$CD4^+$ T细胞，也可以通过间接的作用杀伤$CD4^+$ T细胞。HIV直接杀伤T细胞的机制有：①病毒在靶细胞内产生的过程中，gp41在细胞膜上的表达以及病毒颗粒出芽时获取细胞膜对靶细胞膜造成严重损伤，导致细胞膜通透性增高而使致死量的$Ca^{2+}$内流或引起渗透性裂解而使细胞死亡。②胞质内gp120与新合成的或通过再循环重新回到胞质内的CD4分子结合对细胞产生毒性作用。③存在于胞质内的未整合的病毒DNA和大量的无功能的病毒RNA对细胞有毒性作用。④病毒的复制干扰细胞蛋白质的合成和表达。⑤有几种HIV基因产物可通过影响胞内信号传导途径使$CD4^+$和$CD8^+$ T细胞凋亡或功能失常。HIV对$CD4^+$ T细胞的间接杀伤作用有：①HIV特异性$CD8^+$ CTL对$CD4^+$ T细胞的杀伤作用。②抗HIV外膜糖蛋白抗体与$CD4^+$ T细胞表面的靶抗原结合后，$CD4^+$ T细胞被ADCC作用杀伤。③可溶性gp120或HIV感染的DC表面的gp120与T细胞表面CD4分子交联，导致$CD4^+$ T细胞凋亡。④HIV编码的超抗原引起具有某些TCR Vβ链的$CD4^+$ T细胞死亡。由于感染者$CD8^+$ T细胞数量相对不变，故随着$CD4^+$ T细胞的不断减少，外周血中CD4∶CD8比例从2∶1逐渐减少至<1∶1。

#### 2. 外周淋巴组织受损

除了$CD4^+$ T细胞外，巨噬细胞和滤泡DC(FDC)在HIV感染和免疫抑制的不断进展中起着重要作用。巨噬细胞同时表达CD4分子和趋化因子受体，所以它们能被HIV感染。巨噬细胞可通过吞噬其他感染细胞，或通过Fc受体介导吞入病毒-抗体复合物。但与$CD4^+$ T细胞不同，巨噬细胞对HIV的细胞毒作用有相当大的抵抗力，这可能是由于病毒的细胞毒作用要求细胞表达高水平的CD4分子。由于巨噬细胞能被HIV感染而又不易被HIV杀死，所以巨噬细胞成了体内HIV的储存库。感染了HIV的巨噬细胞的抗原呈递能力和细胞因子分泌功能均受到损害。淋巴结和脾脏中的FDC通过Fc受体结合病毒-抗体复合物，其表面成为HIV的储存库，不断地感染淋巴结和脾脏内的巨噬细胞和$CD4^+$ T细胞。HIV以未知的机制杀死FDC，脾脏和淋巴结的FDC遭到破坏，外周淋巴器官功能结构毁坏。

$CD4^+$ T细胞的不断减少、淋巴组织结构的逐渐破坏，最终导致严重的细胞免疫和体液免疫缺陷。患者对常见抗原的记忆反应丧失，皮肤迟发性超敏反应消失，对抗原的特异性免疫应答减退。同时，患者血液中 Ig 和细胞因子水平增高。

### (三) HIV 感染相关的口腔颌面-头颈部恶性肿瘤

由于 HIV 感染所致的机体免疫功能损伤，HIV 患者罹患恶性肿瘤的概率比正常人要高出 2 倍多，其中 30%～40%的感染者最终死于恶性肿瘤。AIDS 相关的肿瘤包括卡波西肉瘤、霍奇金淋巴瘤、非霍奇金淋巴瘤、基底细胞瘤、宫颈癌、精原细胞瘤、平滑肌瘤和平滑肌肉瘤等。另外，也有 HIV 患者发生多发性骨髓瘤、黑色素瘤和口腔鳞状细胞癌的报道。下文将介绍几种与 HIV 感染相关的口腔恶性肿瘤[39～41]。

#### 1. 口腔鳞状细胞癌

吸烟和酗酒、合并人乳头状瘤病毒(HPV)感染、免疫功能缺陷及遗传信息的改变增强了 HIV 患者发生口腔鳞状细胞癌的易感性。有文献报道，HIV 感染的口腔鳞状细胞癌患者往往相对较年轻，且肿瘤的恶性程度更高，预后较差(HIV 阳性的口腔鳞状细胞癌患者 1 年生存率为 57%，2 年生存率为 32%，而在 HIV 阴性的口腔鳞状细胞癌患者中分别为 74%和 59%)。HIV 病毒能够抑制细胞内抑癌基因 p53、Rb 的活性，促进转录相关蛋白的表达，继而使细胞无限增殖产生肿瘤。有研究报道 HPV、EBV 的感染与口腔鳞状细胞癌的发生密切相关。HIV 患者口腔鳞状细胞癌中 HPV16、HPV18 的检出率明显增高，HIV 感染者易合并感染 HPV 和 EBV 等，促进口腔鳞状细胞癌的发生。

#### 2. 卡波西肉瘤

据统计约 20%艾滋病患者出现卡波西肉瘤，一半以上患者发病部位在口腔。最常见的发病部位依次为腭部、牙龈、咽部、颊黏膜、舌背和唇等。约有不到一半的患者在诊断为口腔卡波西肉瘤时合并口腔念珠菌感染。卡波西肉瘤在口内表现为浅蓝色或蓝黑色斑块，初期扁平，继而颜色加深，并逐渐突出于黏膜表面，可出现分叶状或溃疡。

#### 3. 恶性淋巴瘤

口腔颌面-头颈部恶性淋巴瘤的症状表现为软组织的溃疡性或非溃疡性坏死，常累及牙龈、腭部和牙槽黏膜等。口腔颌面-头颈部淋巴瘤还可引起类似牙周病的改变，包括牙周组织的增厚、溃疡形成、牙周韧带间隙变宽、硬骨板缺失及牙槽骨组织的破坏等。对 HIV 阳性和 HIV 阴性患者龈下微生物的检测显示两组人群无明显差别。但 HIV 合并口腔淋巴瘤患者体内 $CD4^+$ T 细胞数量的减少与患者牙周病变的严重程度密切相关。有研究报道 HIV 感染者非霍奇金淋巴瘤的易感性比非 HIV 感染者要高 400 多倍。

9

## 四、免疫调节障碍与口腔颌面-头颈部肿瘤

免疫调节是指机体免疫系统对免疫应答的强度进行感知并实施调节，包括正向调节和负向调节两方面。对于大量入侵并迅速增殖的病原体，机体可以产生强有力的免疫应答，但往往导致自稳状态的打破，因而病原体被清除之后，免疫系统须凭借其感知能力，通过反馈调节恢复内环境稳定。免疫调节是多因素参与的生物学现象，任何一个调节环节的失误都可引起全身或局部免疫应答的异常，出现自身免疫病、过敏、持续感染和肿瘤等疾病。

免疫调节主要包括对固有免疫应答的调节和对适应性免疫应答的调节。前者主要是针对 TLR 及其信号转导，以及细胞因子受体介导的信号转导，并由补体调节蛋白调控补体活性。后者主要通过携带 ITIM 的抑制性受体、调节性 T 细胞、独特型网络和激活诱导的细胞死亡等实施反馈调节。适应性免疫调节多数具有抗原特异性，往往针对特定的淋巴细胞克隆扩增。

目前，有关机体免疫调节障碍与口腔颌面-头颈部肿瘤发生的关系尚有待更广泛和深入的研究。但是口腔颌面-头颈部肿瘤患者体内异常升高的 $CD4^+CD25^+Foxp3^+$ Treg 细胞表明，这些肿瘤患者体内免疫系统功能受到异常抑制，免疫系统出现了调节功能障碍。

(陈福祥)

## 参考文献


[1] 周光炎. 免疫学原理[M]. 2版. 上海：上海科学技术出版社，2007.

[2] Duray A, Demoulin S, Hubert P, et al. Immune suppression in head and neck cancers: a review [J]. Clin Dev Immunol, 2010,2010:657-701.

[3] Valladeau J, Saeland S. Cutaneous dendritic cells [J]. Semin Immunol, 2005,17(4):273-283.

[4] Charles J, Chaperot L, Salameire D, et al. Plasmacytoid dendritic cells and dermatological disorders: focus on their role in autoimmunity and cancer [J]. Eur J Dermatol, 2010,20(1):16-23.

[5] Yamazaki S, Inaba K, Tarbell KV, et al. Dendritic cells expand antigen-specific $Foxp3^{+}CD25^{+}CD4^{+}$ regulatory T cells including suppressors of alloreactivity [J]. Immunol Rev, 2006,212:314-329.

[6] Barrett AW, Cruchley AT, Williams DM. Oral mucosal Langerhans cells [J]. Crit Rev Oral Biol Med, 1996,7(1):36-58.

[7] Cruchley AT, Williams DM, Farthing PM, et al. Langerhans cell density in normal human oral mucosa and skin: relationship to age, smoking and alcohol consumption [J]. J Oral Pathol Med, 1994,23(2):55-59.

[8] Barrett AW, Williams DM, Scott J. Effect of tobacco and alcohol consumption on the Langerhans cell population of human lingual epithelium determined using a monoclonal antibody against HLADR [J]. J Oral Pathol Med, 1991,20(2):49-52.

[9] Girod SC, Kühnast T, Ulrich S. Langerhans cells in epithelial tumors and benign lesions of the oropharynx [J]. *In Vivo*, 1994,8(4):543-547.

[10] Yilmaz T, Gedikoglu G, Celik A, et al. Prognostic significance of Langerhans cell infiltration in cancer of the larynx [J]. Otolaryngol Head Neck Surg. 2005;132(2):309-316.

[11] Hoffmann TK, Müller-Berghaus J, Ferris RL, et al. Alterations in the frequency of dendritic cell subsets in the peripheral circulation of patients with squamous cell carcinomas of the head and neck [J]. Clin Cancer Res, 2002,8(6):1787-1793.

[12] Colonna M, Trinchieri G, Liu YJ. Plasmacytoid dendritic cells in immunity [J]. Nat Immunol, 2004,5(12):1219-1226.

[13] Bekeredjian-Ding I, Schäfer M, Hartmann E, et al. Tumour-derived prostaglandin E and transforming growth factor-beta synergize to inhibit plasmacytoid dendritic cell-derived interferon-alpha [J]. Immunology, 2009,128(3):439-50.

[14] Coffelt SB, Hughes R, Lewis CE. Tumor-associated macrophages: effectors of angiogenesis and tumor progression [J]. Biochim Biophys Acta. 2009,1796(1):11-18.

[15] Siveen KS, Kuttan G. Role of macrophages in tumour progression [J]. Immunol Lett, 2009,123(2):97-102.

[16] Qian BZ, Pollard JW. Macrophage diversity enhances tumor progression and metastasis [J]. Cell, 2010,141(1):39-51.

[17] Li C, Shintani S, Terakado N, et al. Infiltration of tumor-associated macrophages in human oral squamous cell carcinoma [J]. Oncol Rep, 2002,9(6):1219-1223.

[18] Bárdos H, Juhász A, Répássy G, et al. Fibrin deposition in squamous cell carcinomas of the larynx and hypopharynx [J]. Thromb Haemost, 1998,80(5):767-772.

[19] Liss C, Fekete MJ, Hasina R, et al. Paracrine angiogenic loop between head-and-neck squamous-cell carcinomas and macrophages [J]. Int J Cancer, 2001,93(6):781-785.

[20] Manchanda P, Sharma SC, Das SN. Differential regulation of IL-2 and IL-4 in patients with tobacco-related oral squamous cell carcinoma [J]. Oral Dis, 2006,12(5):455-462.

[21] Sparano A, Lathers DM, Achille N, et al. Modulation of Th1 and Th2 cytokine profiles and their association with advanced head and neck squamous cell carcinoma [J]. Otolaryngol Head Neck Surg, 2004;131(5):573-576.

[22] Lau KM, Cheng SH, Lo KW, et al. Increase in circulating $Foxp3^{+}$ $CD4^{+}$ CD25 (high) regulatory T cells in nasopharyngeal carcinoma patients [J]. Br J Cancer, 2007,96(4):617-622.

[23] Schwarz S, Butz M, Morsczeck C, et al. Increased number of CD25 FoxP3 regulatory T cells in oral squamous cell carcinomas detected by chromogenic immunohistochemical double staining [J]. J Oral Pathol Med, 2008,37(8):485-459.

[24] Young MR, Wright MA, Lozano Y, et al. Mechanisms of immune suppression in patients with head and neck cancer: influence on the immune infiltrate of the cancer [J]. Int J Cancer, 1996,67(3):333-338.

[25] Pignataro L, Pagani D, Brando B, et al. Down-regulation of zeta chain and zeta-associated protein 70 (Zap 70)


9

expression in circulating T lymphocytes in laryngeal squamous cell carcinoma [J]. Anal Quant Cytol Histol, 2007,29(1):57 - 62.
[26] Oliveira DT, Biassi TP, Faustino SE, et al. Eosinophils may predict occult lymph node metastasis in early oral cancer [J]. Clin Oral Investig, 2012,16(6):1523 - 1528.
[27] Smyth MJ, Crowe NY, Godfrey DI. NK cells and NKT cells collaborate in host protection from methylcholanthrene-induced fibrosarcoma [J]. Int Immunol, 2001,13(4):459 - 463.
[28] Davis JE, Smyth MJ, Trapani JA. Granzyme A and B - deficient killer lymphocytes are defective in eliciting DNA fragmentation but retain potent in vivo anti-tumor capacity [J]. Eur J Immunol, 2001,31(1):39 - 47.
[29] Pardo J, Balkow S, Anel A, et al. Granzymes are essential for natural killer cell-mediated and perf-facilitated tumor control [J]. Eur J Immunol, 2002,32(10):2881 - 2887.
[30] Street SE, Cretney E, Smyth MJ. Perforin and interferon-gamma activities independently control tumor initiation, growth, and metastasis [J]. Blood, 2001,97(1):192 - 197.
[31] Ferris RL, Hunt JL, Ferrone S. Human leukocyte antigen (HLA) class I defects in head and neck cancer: molecular mechanisms and clinical significance [J]. Immunol Res, 2005,33(2):113 - 134.
[32] Meissner M, Reichert TE, Kunkel M, et al. Defects in the human leukocyte antigen class I antigen processing machinery in head and neck squamous cell carcinoma: association with clinical outcome [J]. Clin Cancer Res, 2005,11(7):2552 - 2560.
[33] Ogino T, Bandoh N, Hayashi T, et al. Association of tapasin and HLA class I antigen down-regulation in primarymaxillary sinus squamous cell carcinoma lesions with reduced survival of patients [J]. Clin Cancer Res, 2003, 9(11):4043 - 4051.
[34] Pries R, Wollenberg B. Cytokines in head and neck cancer [J]. Cytokine Growth Factor Rev, 2006,17(3):141 - 146.
[35] Gastman BR, Atarshi Y, Reichert TE, et al. Fas ligand is expressed on human squamous cell carcinomas of the head and neck, and it promotes apoptosis of T lymphocytes [J]. Cancer Res, 1999,59(20):5356 - 5364.
[36] Whiteside TL. Immunobiology of head and neck cancer [J]. Cancer Metastasis Rev, 2005,24(1):95 - 105.
[37] Reichert TE, Scheuer C, Day R, et al. The number of intratumoral dendritic cells and zeta-chain expression in T cells as prognostic and survival biomarkers in patients with oral carcinoma [J]. Cancer, 2001,91(11):2136 - 2147.
[38] Hoffmann TK, Dworacki G, Tsukihiro T, et al. Spontaneous apoptosis of circulating T lymphocytes in patients with head and neck cancer and its clinical importance [J]. Clin Cancer Res, 2002(8):2553 - 2562.
[39] Epstein JB. Oral malignancies associated with HIV [J]. J Can Dent Assoc, 2007,73(10):953 - 956.
[40] Sroussi HY, Epstein JB. Changes in the pattern of oral lesions associated with HIV infection: implications for dentists [J]. J Can Dent Assoc. 2007,73(10):949 - 952.
[41] 陈万涛. 口腔临床免疫学[M]. 上海:上海交通大学出版社,2010.

9

# 第十章 口腔颌面-头颈部肿瘤转移及其信号分子

## 第一节 细胞运动与迁移

### 一、概述

细胞运动与迁移是生物的组织胚胎发生，内环境稳态的维持以及疾病发生、发展的基础。组织胚胎发生时，各类干细胞协作迁移、复制、分化，最后形成各类组织和器官；免疫细胞在机体内巡哨，通过血液循环到达机体受伤或感染的部位继而发挥功能；成纤维细胞和上皮细胞迁移到达受伤部位，协作发挥组织修复功能。最后，细胞迁移失调可以引起自身免疫疾病。该类型的细胞迁移也是肿瘤细胞扩散和转移的分子基础。

肿瘤转移是有器官特异性的，不同肿瘤的转移对不同靶器官的亲和力不同。鳞状细胞癌是口腔颌面-头颈部恶性肿瘤的主要病理类型，占85%以上。口腔颌面-头颈部鳞癌的转移通过淋巴结以局部转移为主，不同部位和不同临床分期的鳞癌其转移率差别很大；口腔颌面-头颈部鳞癌远处转移率为5%～25%不等。涎腺腺样囊腺癌好发于腮腺和腭部小唾液腺，以肺转移为主，可高达39%～45%。肺是口腔颌面部癌的主要转移器官，占52%～60%。其次为骨骼系统，占19%～35%。

### 二、细胞运动和迁移的种类

在高级动物体内，细胞的迁移有着不同的形式。

1. 单一细胞迁移

单一细胞(single migrating cells)迁移的形态取决于它们表达的黏附受体，所处的微环境以及内在的收缩迁移机制。比如免疫细胞、形态较小、迁移较快，通过血流快速到达炎症反应部位；成纤维细胞则体积较大、运动较慢，通过肌动蛋白的协助实现迁移。

2. 链式迁移

链式(chain linked)迁移表现为细胞排列成链状，细胞之间保持连接，由领头细胞带领向特定方向前行。这种迁移方式可见于肿瘤转移过程。

3. 由异质性的细胞接触所牵引的细胞迁移

由异质性的细胞接触所牵引的细胞迁移(guided by heterotypic cell-cell contacts)，如神经前体细胞通过与神经胶质细胞接触牵引到达大脑的特定部位。

4. 多细胞协作式迁移

多细胞协作式(coordinated and multicellular)迁移表现为细胞形成波浪式排列的迁移，见于胚胎发生和伤口愈合过程。

### 三、细胞运动和迁移的结构和生理学基础

细胞的迁移是通过大量调控细胞迁移的基本过程的蛋白在时间和空间上协作调控来实现的。这些蛋白包括膜受体、信号激酶、磷酸酶、细胞骨架蛋白和黏附蛋白等。

#### (一) 突触

突触是指细胞膜突起的部分。大多数细胞的细胞膜上存在一个突起指向运动方向，同时它也构成了

细胞极性轴的一部分。突触的形成需要几个独立又相互关联的细胞系统协作：细胞骨架肌动蛋白的聚合推动细胞膜向前，为细胞膜的变形提供力的支持；细胞膜通过膜交通以及膜上载体的融合扩大表面积，为膜的突起准备条件；最后，细胞突起必须与细胞外基质接触，否则膜突起将无生理功能，并在细胞张力的作用下反复前后移动。

肌动蛋白丝状伪足是膜突触的物理基础。肌动蛋白的聚集和组合决定了细胞的总体外形以及内部的结构。肌动蛋白丝状伪足是由微管聚合、ATP 供能、球状肌动蛋白(G－actin)亚单位催化连接而形成。在这个过程中，ATP 水解为 ADP 和 Pi，Pi 和 G－actin 耦联共同稳定聚合的微管；反之，其去磷酸化则使微管束解聚。

肌动蛋白丝状伪足可形成各种形式，取决于丝状伪足的数量、以及连接丝状伪足黏接蛋白的类型，通常的形式表现为束状或者分枝状。具体有：

(1) 丝状伪足：通常由长的，无分枝，相互平行的肌动蛋白束组成。当细胞尝试接触它的微环境时，丝状伪足可以提供探索功能。

(2) 板状伪足：呈板状，通常由分枝状，短的肌动蛋白构成。

(3) 应力纤维：由相互垂直的肌动蛋白构成的分枝状的纤维构成。

(4) 弧形：由大量的肌动蛋白束相互交织而成，为细胞外形的维持提供支架。

#### (二) 肌动蛋白连接蛋白单体

肌动蛋白聚合主要受两个蛋白调节：肌动蛋白抑制蛋白(profilin)和胸腺肽 $\beta_4$(thymosin $\beta_4$)。profilin 与 thymosin 都特异地作用于 G－actin；同时，profilin 还可作用于肌动蛋白成核剂或者刺激素。

#### (三) G-肌动蛋白(G－actin)单体库的维持

单体肌动蛋白主要有两个来源：新合成与肌动蛋白束解聚后的再利用。新合成 G－actin 的部位集中在膜突触的形成部位；肌动蛋白的回收则发生于肌动蛋白束的尾部，这样，既实现了肌动蛋白束尾部的更新，使其既从新合成的尾部中获得磷酸化；又实现了肌动蛋白单体的回收。

#### (四) 肌动蛋白单体在微管束倒钩状尾部的聚合

肌动蛋白单体在微管束倒钩状尾部的聚合效率比在其箭头状头部的效率大得多。调节这一过程的蛋白可分为两组：尾部的聚合促进蛋白与抑制蛋白。聚合促进蛋白如成核蛋白甲酸精。甲酸精是一个多功能调节蛋白，可与微管束倒钩状尾部抑制蛋白，甚至直接与微管结合，从而调节它们的稳定性。甲酸精可通过富集单体肌动蛋白并成核，从而合成新的丝状伪足的合成。另外，它可使单体肌动蛋白聚合于微管束蛋白的尾部，并防止抑制蛋白与尾部的结合，从而维持和增加微管束的长度。抑制蛋白则相反，通过与尾部的结合而阻止微管的增长。



#### (五) 板状伪足箭尾部的肌动蛋白的成核

板状伪足中成核蛋白与箭尾处结合，从而为其尾部的倒钩处提供支架，最终促进肌动蛋白聚合。

#### (六) 板状伪足中肌动蛋白的重组

肌动蛋白的重组，而不是微管束的新合成，是板状伪足的形成的主要的原因。通过两个肌动蛋白的结合蛋白的调节，$\alpha$-肌动蛋白和肌球蛋白，单体肌动蛋白聚合成线性的、反向平行的微丝，从而构成了丝状伪足。

#### (七) 其他

在一些特殊的情况下，细胞在缺乏肌动蛋白聚合的情况下也可形成伪足。3D 培养条件下，细胞在胞内液压的作用下可伸出伪足；随后，肌动蛋白的聚合可通过充填这个突起稳定突起，或者将突起拉回胞内。

## 第二节　口腔颌面部肿瘤转移

### 一、肿瘤转移的基本过程

临床研究表明，超过一半的肿瘤患者的死亡是直接或间接由转移造成的。研究表明，转移需要肿瘤细胞、免疫及炎症细胞和基质成分之间紧密合作，才能顺利完成。肿瘤转移过程认为分为 4 个主要阶段。第 1 个阶段主要为上皮间质样转变(EMT)转化。在此阶段肿瘤细胞获得类成纤维细胞样特征能够增加肿瘤的迁移能力并允许它们去侵袭上皮基底层抵达血管或者淋巴管。E-钙黏着蛋白(cadherin)表达的缺失是 EMT 转化中发生的主要事件。在第 2 个阶段中，肿瘤细胞渗入血管及淋巴管，炎症能够产生介质增加血管通透性。在第 3 个阶段中，肿瘤转移起始细胞在循环中生存及转移，大约只有 0.01%的肿瘤细胞能够在循环中存活并产生微转移。接下来是整合素介导的静止，允许循环中的肿瘤细胞渗出。最后一个阶段，单个转移的前体细胞和免疫，炎症细胞及基质成分相接触开始增殖[1]。部分肿瘤细胞在肿瘤产生的炎性信号作用下靶向抵达前转移巢(premetastatic niche)[2]。肿瘤细胞侵袭需要大量降解位于侵袭前沿胞外基质。炎症细胞是蛋白酶的重要来源。Snail 在 EMT 转化中起重要的调控作用，最近研究发现在 TNF-α 信号刺激下，Snail 处于稳定状态，这个过程对肿瘤的迁移和转移起重要作用[3]。其他通过前炎症因子影响 EMT 转化的机制有 STAT3 介导的诱导 Twist 转录，NF-κB 介导的诱导 Twist 及 Kiss 转录[4]。在肿瘤侵袭模型中，肿瘤细胞产生的趋化因子 CCL9 能够招募 $CCR1^+$ 髓样细胞，$CCR1^+$ 髓样细胞能够分泌 MMP2 及 MMP9 从而促进肿瘤侵袭。IL-1、TNF-α 及 IL-6 主要是通过 NF-κB 和 STAT3 途径促进 MMPs 表达，影响癌细胞的侵袭性及转移能力[5]。

## 二、肿瘤转移相关假说和转移相关信号分子

### (一)“种子”和“土壤”假说

1889 年，Paget 提出关于肿瘤转移的“种子”和“土壤”假说，认为肿瘤的微环境(土壤)影响恶性肿瘤(种子)的分布和移动，正是由于扩散的肿瘤细胞与特定部位微环境之间的相互作用，使得恶性肿瘤在第二器官发展为转移癌，这种“土壤”能进一步调节“种子”细胞的生长和分化。目前认为，肿瘤原发灶和靶器官内的微环境对转移瘤的形成至关重要。微环境主要由上皮细胞构成的淋巴结和血管、单核细胞、基质成纤维细胞，以及骨髓源性细胞如巨噬细胞、肥大细胞、中性粒细胞和间充质干细胞等构成。原发灶内肿瘤微环境中的转化生长因子-β(TGF-β)、肝细胞生长因子(HGF)、内皮细胞生长因子(EGF)、成纤维细胞生长因子(FGF)以及胰岛素样生长因子(IGF)等可能是上皮间充质转化(EMT)的诱导因子，使肿瘤细胞发生 EMT 从而获得更强的转移能力。其中，TGF-β 对肿瘤转移的作用受到了人们的特别关注[6]。目前研究表明，TGF-β 促进肿瘤转移的作用是多方面的，包括：①诱导肿瘤细胞发生 EMT。②诱导肌上皮细胞的产生。③诱导其他细胞以自分泌的形式分泌血小板源性生长因子(PDGF)。④抑制 $CD8^+$ T 细胞功能，使肿瘤获得免疫豁免[7]。⑤TGF-β 激活 HGF 或者 C-met 信号通路，诱导缺氧诱导因子(HIF)的表达，HIF 可进一步刺激 VEGF-A 分泌，从而诱导新生血管生成。值得注意的是，经研究证实，TGF-β 通过上调乳腺癌细胞 ANGPL4 的表达，使癌细胞发生特异性的肺转移。

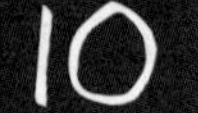

### (二)“前转移巢假说”

一种新的假说“前转移巢学说(premetastatic niche)”认为，在肿瘤细胞到达靶器官之前，会释放出若干因子，激活骨髓来源的造血干细胞(hematopoieticprogenitor cells, HPCs)，这些细胞会先于肿瘤细胞到达靶器官，在那里营造一个适宜于转移瘤细胞生存及增殖的微环境，迎接肿瘤细胞的到来(见图 10-1)。

Kaplan 等研究指出，这可能和器官本身的特性或者一些与细胞移动及黏附相关的蛋白质有关。研究者分别利用不同颜色的荧光标识肿瘤细胞及骨髓来源的细胞，证实非肿瘤细胞会比肿瘤细胞更早到达转移部位，形成适合肿瘤细胞生长的微环境。而这一群骨髓来源的细胞是一群表达血管内皮生长因子受体(vascular endothelial growth factor receptor1, VEGFR1)的造血干细胞。癌细胞会释放出血管内皮生长因子(vascular endothelial growth factor, VEGF)、胎盘生长因子(placental growth factor, PIGF)等指挥 HPCs 先到达癌细胞要转移的器官部位，形成一个适合癌细胞生长的环境。随后，Kaplan 等又详细地阐述了骨髓造血干细胞“环境”的特点，及其在肿瘤转移和新生血管生成中的生理和病理机制，进一步阐明了“转移前环境”在肿瘤转移过程中的作用机制。

与肿瘤相关的成纤维细胞和巨噬细胞可以通过创造一个适合肿瘤生长的微环境，从而促进肿瘤的生长。VEGFR-1 骨髓来源的细胞与它们相似，也可以促进炎症反应，在靶器官部位维持肿瘤细胞的生

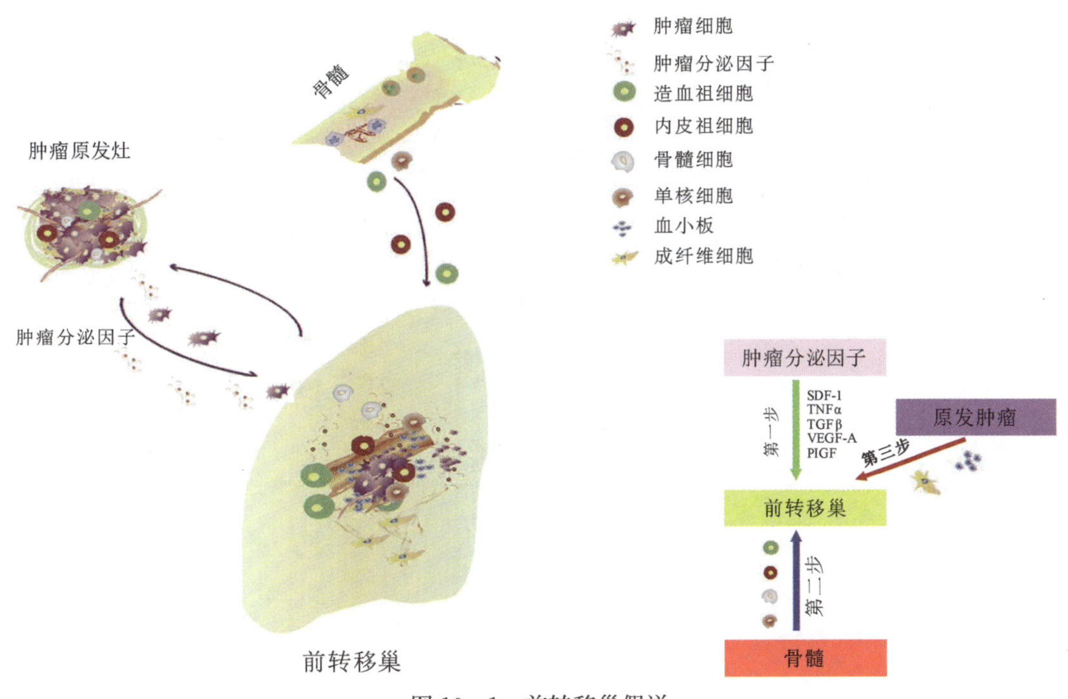


图 10－1　前转移巢假说

长[8, 9]。在移植瘤和自发的转基因肿瘤模型中，也可以检测到骨髓来源的 HPCs 形成转移前微环境。VEGFR－1 的激活增强了 EMT 相关转录因子 Snail、Twist 和 Slug 的活性，同样也可以调节转移前微环境中的 VEGFR－1 HPCs。癌症微环境是由肿瘤细胞和间质细胞及血管细胞网络组成的，它们参与了侵袭和转移过程中的细胞和分子事件，在肿瘤转移前微环境的形成过程中发挥重要的作用。

### （三）转移相关信号分子

已有研究结果显示，细胞增殖、周期、分化和代谢等信号通路，都直接或间接、或多或少与许多种恶性肿瘤转移相关。到目前为止，与恶性肿瘤转移密切相关的经典信号通路，主要是 SHH、Notch、WNT 和 EGFR(见图 10－2)。

对于口腔颌面部癌而言，多项研究证实，EGFR 和 VEGFR 信号分子在口腔鳞癌转移过程中发挥重要作用。这一点被 Daisuke Sano 等研究所进一步证实。研究应用口腔鳞癌细胞系 OSC－19 建立舌鳞癌细胞模型，用 VEGFR－2 抗体 DC101 和(或)EGFR 抗体(西妥昔单抗)治疗舌鳞癌及其转移，结果证实，靶向干预 VEGFR 和 EGFR，能明显降低舌鳞癌淋巴结的转移率，抗 VEGFR 与抗 EGFR 联合治疗，能将淋巴结转移率降低 10%以上，并明显提高舌鳞癌裸鼠的生存率[10]。

分泌型蛋白通过调节细胞与细胞、细胞与基质表面蛋白相互作用，调控多种造血细胞、炎症细胞、乃至癌细胞的归巢。有研究证实，CXC 趋化因子受体 4(CXC chemokine receptor－4，CXCR－4)可以和分泌型蛋白-基质细胞衍生因子 1(stromal cell-derived factor－1，SDF－1)相互作用，在肿瘤血管生成和转移中发挥重要作用[11]。Yoon 等利用 CXCR－4 特异性拮抗肽段 TN14003 抑制 CXCR－4 作用，在口腔鳞癌动物转移模型研究中发现，不仅可以缩小肿瘤原发灶，也可以抑制转移灶的生长。研究进一步对其抑制转移机制进行阐明，应用口腔鳞癌细胞系 686LN 及从中筛选的高转移亚系 686LN－Ms，结果发现，在高转移 686LN－Ms 细胞中 CXCR－4 mRNA 表达水平明显升高，E-cadherin 和被膜素(involucrin)蛋白表达下调；同时，波形蛋白和整合素 $\beta_1$ 表达上调。说明高转移 686LN－Ms 失去上皮细胞的部分特征，发生 EMT。这些结果提示，CXCR－4 和上皮间质变可能作为口腔鳞癌高转移潜能细胞的生物学标志物。CXCR－4 的特异性抑制剂 TN14003 治疗，能通过抑制肿瘤血管生成明显抑制肿瘤原发灶的生长，同时抑制 686LN－Ms 细胞的实验性肺转移。得出研究结论，CXCR－4 是抑制口腔鳞癌转移的重要靶标。

近年，越来越多研究证实 miRNAs 可以通过调节癌细胞 EMT 和肿瘤微环境的变化来参与转移过程。口腔颌面-头颈部肿瘤的转移特性的形成和干预都有 miRNAs 的贡献，是转移诊治的又一类靶标。详细内容请参阅“第十五章微小 RNA 与口腔颌面-头颈部鳞癌侵袭转移”。

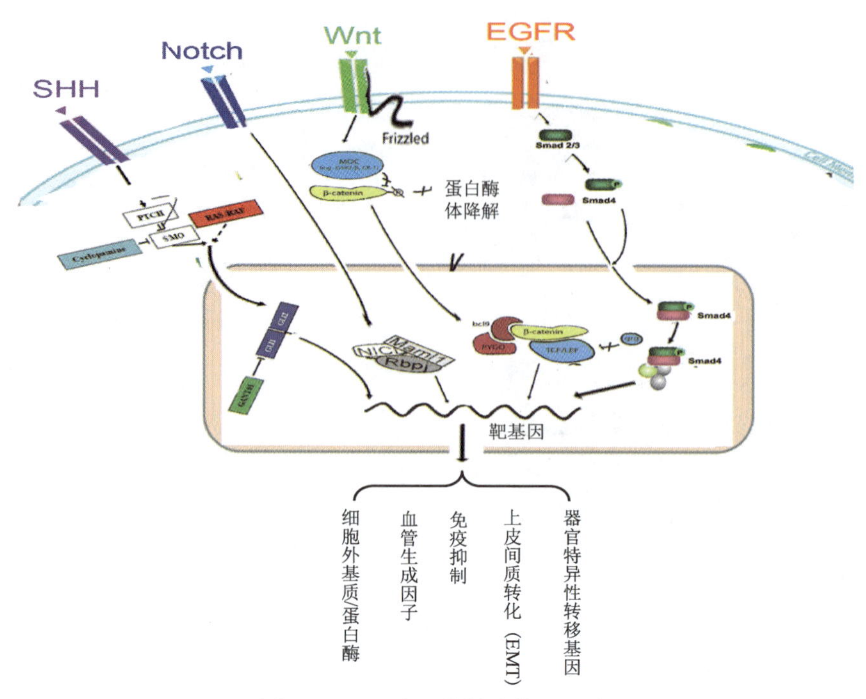


图 10-2　4 种经典转移信号通路

## 三、基于转移信号分子的治疗

目前，针对肿瘤微环境中促进肿瘤生长与转移的细胞因子的研究已经全面开展。使用针对 VEGF-A 的单克隆抗体［贝伐珠单抗，商品名阿瓦斯丁(Avastin)］，通过减少肿瘤的血供治疗肿瘤，如乳腺癌与肺癌，都取得了较好的疗效，因此，贝伐珠单抗已被 FDA 批准用于治疗结直肠癌、胶质母细胞瘤和乳腺癌[12]。针对 VEFGR-3 或 VEGF-C 下游信号通路在鼠药物试验中亦取得了良好效果；然而，针对 VEGFR-2 治疗未能获得相应的效果。另外，针对肿瘤细胞转移中黏着斑的治疗没有带来对肿瘤细胞的转移的抑制效果；相反，它使肿瘤细胞转化发生 CAT/MAT，从而使肿瘤细胞获得了更快的转移速度。针对金属基质蛋白酶的研究也没有带来期待的、抑制肿瘤转移的效果。

目前，临床中针对肿瘤血供、转移的治疗是通过联合应用抗肿瘤药物实现的，但它们都没有抗肿瘤转移的专一性效果。研究人员打算利用抗体、siRNA 多肽等手段联合人体免疫功能治疗肿瘤。而对肿瘤细胞转移的活体追踪技术，将有助于进一步了解肿瘤细胞的转移过程，阐明其中的信号通路改变，明晰肿瘤微环境相关因子的作用机制。随着对肿瘤转移机制认识的加深，针对肿瘤转移的治疗也必将取得更好的疗效。

（尚政军）

## 参考文献

[1] Chambers AF, Groom AC, MacDonald IC. Dissemination and growth of cancer cells in metastatic sites [J]. Nat Rev Cancer, 2002,2(8):563-572.

[2] Joyce JA, Pollard JW. Microenvironmental regulation of metastasis [J]. Nat Rev Cancer, 2009,9(4):239-252.

[3] Huber MA, Kraut N, Beug H. Molecular requirements for epithelial-mesenchymal transition during tumor progression [J]. Curr Opin Cell Biol, 2005,17(5):548-558.

[4] Thiery JP, Acloque H, Huang RY, et al. Epithelial-mesenchymal transitions in development and disease [J]. Cell, 2009,139(5):871-890.

[5] Yilmaz M, Christofori G. Mechanisms of motility in metastasizing cells [J]. Mol Cancer Res, 2010,8(5):629-642.
[6] Massague J. TGF beta in cancer [J]. Cell, 2008,134(2):215-230.
[7] Thomas DA, Massague J. TGF-beta directly targets cytotoxic T cell functions during tumor ivasion of immune surveillance [J]. Cancer Cell, 2005,8(5):369-380.
[8] Orimo A, Gupta PB, Sgroi DC, et al. Stromal fibroblastspresent in invasive human breast carcinomas promote tumor growth and angiogenesis through elevated SDF-1/CXCL12 secretion [J]. Cell, 2005,121(3):335-348.
[9] Pollard JW. Tumour-educated macrophages promote tumour progression and metastasis [J]. Nat Rev Cancer, 2004, 4(1):71-78.
[10] Ferrara N, Hillan KJ, Gerber HP, et al. Discovery and development of bevacizumab, an anti-VEGF antibody for treating cancer [J]. Nat Rev Drug Discov, 2004,3(5):391-400.
[11] Hegerfeldt Y, Tusch M, Brocker EB, et al. Collective cell movement in primary melanoma explants: plasticity of cell-cell interaction, beta1-integrin function, and migration strategies [J]. Cancer Res, 2002,62(7):2125-2130.
[12] Sano D, Choi S, Milas ZL, et al. The effect of combination anti-endothelial growth factor receptor and anti-vascular endothelial growth factor receptor 2 targeted therapy on lymph node metastasis: a study in an orthotopic nude mouse model of squamous cell carcinoma of the oral tongue [J]. Arch Otolaryngol Head Neck Surg, 2009,135(4):411-420.

# 第十一章 口腔颌面部肿瘤动物模型

## 第一节　口腔颌面部肿瘤裸鼠移植瘤模型

### 一、概述

人类(动物)恶性肿瘤(以下简称肿瘤)细胞系裸鼠移植瘤模型，是指把人或动物的肿瘤细胞系移植到裸鼠体内，从而模拟人类肿瘤发生、发展和转归的过程。人类肿瘤裸鼠移植瘤模型建立，是开展各种肿瘤基础和临床前研究的前提。至于选择动物源性肿瘤细胞系建立同种移植动物模型，还是选用人类肿瘤细胞系在免疫缺陷动物体内建立异种移植瘤模型，要依据实验目的和需要而定。当进行抗肿瘤药物筛选时，往往优先考虑选择人类肿瘤裸鼠移植瘤模型。在动物模型上筛选药物有以下优势：①肿瘤模型建立及对药物的反应周期短，可在较短的时间观察肿瘤对药物的反应，有利于药物的快速筛选。②实验动物体重轻，易于达到有效的血药浓度，实验所需药物少，减少浪费。③可同时监测心、肝、肾等其他器官对药物的反应，观察药物不良反应。④可随时停药或设立安慰剂组，避免伦理学问题。⑤构建肿瘤转移的动物模型，转移率较为恒定，避免个体差异，有利于实验组与对照组的比较。

裸鼠移植瘤模型被广泛应用于肿瘤研究，是由其基本生物学特性决定的，已在体外建系的肿瘤细胞系较多。一般而言，这些细胞系来源的组织病理学特性、乃至遗传学类型明确；移植成活率、生长方式和速度、自发消退率、荷瘤鼠寿命、侵袭和转移等生物学特性比较明确和稳定；其他一些相关背景资料也比较清楚，动物接种一定数量的肿瘤细胞后，可以使一群动物带有同样生物学特性的肿瘤，生长方式和速率比较一致。移植瘤个体差异相对较小，成瘤率明显高于应用术后人类癌组织标本的移植。大多数肿瘤细胞系成瘤率可接近100%，宿主的荷瘤寿命比较接近，易于客观地判断干预效果等实验结果；而且移植瘤可进行连续传代，模型重复性好，实验周期容易控制、且一般比较短；体内实验结果便于与体外水平的研究结果相比较。

肿瘤移植于动物体内不同的部位，其移植成功率和生长速度也不尽相同，移植部位血供丰富和组织疏松是肿瘤良好生长的必要条件。皮下是肿瘤异种移植的最常用部位，具有操作简单、肿瘤表浅、便于观察、潜伏期短、个体差异小等优点，是进行肿瘤移植的较好途径，在肿瘤发生机制、干预效果、药物筛选等实验中应用广泛。皮下移植时，各部位都能成瘤，以腋下成瘤率最高；考虑到生长肿瘤、圆整度和实验观察方便等综合因素，移植部位可选择颈后背侧部皮下、臀部等部位；皮下移植生长肿瘤达到一定体积后，由于肿瘤内部血供较差，瘤体内部较易出现坏死和液化，其发生的时间和程度，决定于肿瘤细胞的增殖特性；由于皮下移植肿瘤的生长脱离了原肿瘤生长的微环境，使得肿瘤的一些生物学特性发生了不同程度的改变，如出现浸润和自发转移的概率变小，即使发生转移，定位也主要在肺，与人体实际情况有一定的差距。鉴于上述特点，在应用移植瘤模型观察研究肿瘤特性和干预效果时，一定要辩证、客观地分析实验结果。

### 二、人类口腔癌组织裸鼠移植瘤模型

#### (一) 组织和动物选择

##### 1. 肿瘤组织的选择

采用已经建系的口腔癌细胞系植入裸鼠皮下建立移植瘤模型，方法十分简便，而且肿瘤细胞系在免疫

缺陷动物体内生长良好。但该模型存在主要缺点是，这些肿瘤细胞系在建系过程中，往往经过长期的体外传代培养，其生物学特性已经较临床肿瘤组织有了较大的变化，所形成移植瘤的生物学特性和临床组织标本存在较大差异。和细胞系移植瘤动物模型相比，新鲜的肿瘤组织动物移植瘤，能更接近临床肿瘤组织的真实情况，更能代表肿瘤临床固有的特性和特征。已经有研究报道，口腔癌、结肠癌、乳腺癌、肺癌、卵巢癌、黑色素瘤、胃癌、淋巴瘤、宫颈癌、软组织肉瘤和骨肉瘤等肿瘤组织块移植于裸鼠体内，约 40%的肿瘤生长并可传代。

选择移植用肿瘤组织一定要保持新鲜和无菌，所有的组织标本均在离体后 1 h 内完成收取，尽量切取无坏死、生长旺盛的肿瘤组织；液氮冻存组织接种前放入 42℃～44℃温水中复苏 15～20 min。

2. 实验动物的选择

自裸鼠异种移植人类恶性肿瘤成功以来，裸鼠移植瘤模型已成为研究恶性肿瘤生物学特性和筛选抗癌药物必不可少的体内工具。

(1) 裸鼠品系及遗传背景：裸鼠通常指的是裸小鼠(nude mouse)，属免疫缺陷动物(immunodificient animal)。最早由英国 Grist 发现，其品系特征是：全身无毛、无胸腺，T 细胞分化异常，免疫力缺陷或低下；幼鼠 NK 细胞活性相对较低。其他品系还有裸大鼠(nude rat)、严重免疫缺陷小鼠(severe combined immunodeficient mice, SCID)、NK 细胞缺陷鼠(bg/bg)等。目前一般研究所用的品系是 nu/nu BALB/c，即近交系 BALB/c 裸鼠。

(2) 裸鼠周龄、性别、重量：尽管裸鼠无胸腺，表现为 T 细胞缺陷，但其 NK 细胞活性依然存在，且裸鼠体内 NK 细胞活性与鼠龄有关。鼠龄越大，NK 细胞活性越高，移植瘤的生长和转移也受到影响。因此，目前学者一致选用 4～6 周龄、体重 18～20 g 的裸鼠来建立移植瘤模型。至于动物的性别和重量，除了实验要求的均一性外，还要考虑肿瘤对激素的依赖性，这一点一定要引起足够的重视。

(3) 饲养环境：裸鼠属于 SPF 级动物(specific pathogen free animal)。目前，国际上对此级别动物的质量控制标准不一致。一般而言，只要饲养环境能够既排除对动物群有害的病原体，又能够排除对实验研究有干扰的微生物和寄生虫即可。具体而言，即恒温(24℃～26℃)、笼具、垫料、饮水及饲料经消毒处理，无菌操作。

3. 组织移植手术

动物实验中，要根据实验时间长短选择适当的麻醉剂，同时注意麻醉剂的用量，要达到对动物机体干扰最小、而疼痛抑制效果最大为最佳；麻醉过浅镇痛效果不理想，麻醉过深易致动物死亡。

将收取的口腔肿瘤组织，37℃磷酸盐缓冲盐水(PBS)冲洗 2 次，切成约 1 mm×1 mm×1 mm 大小均匀的小块。用 20 号穿刺套管针将瘤块移植于动物的背侧皮下或器官包膜下；或手术植入皮下或器官包膜下：用手术刀，切开皮肤或器官包膜 3～5 mm 长切口，剪刀在切口垂直向分离长 5 mm 的隧道，镊子植入瘤块；每点接种 2 或 3 块。在对裸鼠等小动物进行肿瘤移植时，手术应使用眼科手术器械或显微外科器械；缝合线要细，动作要轻柔以减少对局部血供的破坏和脏器的损伤。接种后每 2 天观察动物生活状况和移植瘤的生长情况，并用游标卡尺测量瘤体的长($a$)和宽($b$)，按公式 ($V=a\times b^2/2$) 计算瘤体体积。

手术后的动物要观察至完全清醒后，再进行常规分笼饲养，以免积压、踩踏、咬伤，待动物度过术后恢复期，再按实验需要分组饲养；移植肿瘤后要加强对动物的护理，应注意保持动物实验室合适的温度、相对湿度以及笼具、垫料、饲料和饮水等物品的洁净。

### (二) 移植瘤模型的生物学特点

文献报道，人口腔鳞癌裸鼠异种移植成功率高低不一，一般在 26%～77%之间，成瘤时间 15～84 d 不等[1]。将已形成的移植瘤组织再次植入裸鼠背部皮下，几乎全部能够成瘤(见图 11-1A)，移植成活率达到 95%，成瘤时间明显缩短，一般不超过 3 周。大体病理观，肿瘤呈球单结节或多结节，表面光滑，有包膜；光镜下观察，移植肿瘤和原发肿瘤在组织病理学上非常相似；两者病理观察，均有数量不等肿瘤上皮细胞，中高分化，呈条索、团块状排列，浸润生长，细胞异形程度不一，癌巢中央可见明显的角化珠形成；可见核分裂、核多型性，多核巨细胞常见(见图 11-1B)。

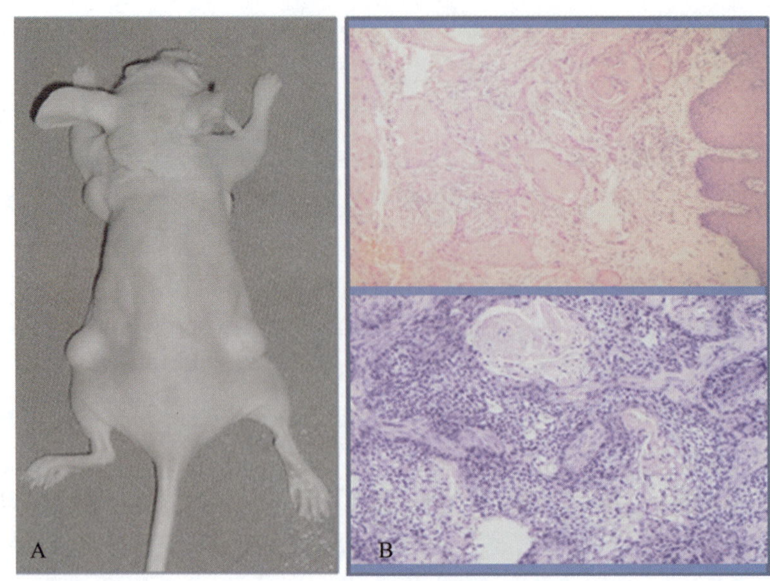


图 11－1　人口腔鳞癌裸鼠移植瘤

A－裸鼠背部皮下异种移植成活的人口腔鳞癌移植瘤　B－人口腔鳞癌裸鼠移植瘤光镜观察

人口腔鳞癌裸鼠异种移植成瘤率出现高低不一的原因，可能有以下几个方面：①原发肿瘤分化的程度不同。②原发肿瘤可能伴有微生物污染。③被移植组织的裸鼠鼠龄和免疫状态。④移植组织块的数目和大小。⑤移植后观察的时间。将已成瘤的组织标本在裸鼠皮下进行二次或多次移植，因其已在裸鼠体内生长、增殖过，比较适应裸鼠的体内环境，此法可大大提高移植的成功率。陆东东等用这种方法将鼻咽癌肝转移裸鼠移植瘤成功率从原代的 14％提高到 100％，并且潜伏期短，生长速度加快。

## 三、人和动物口腔肿瘤细胞系裸鼠移植瘤模型

### （一）肿瘤模型的建立

11

应用动物或人的肿瘤细胞系建立的移植瘤模型，体内传代 2～3 代以上可视为基本达到稳定。值得注意的是，细胞系体外传代次数太少，肿瘤细胞的生物学特性不易稳定；传代次数过多，则其生物学特性容易发生变异。鉴于这种情况，国际上通用的方法是，在研究结果报告时，注明所应用细胞系的来源、遗传标志物检测结果、细胞系代数等资料。将人体肿瘤细胞系直接接种于免疫缺陷鼠皮下，待移植瘤长至一定体积后重新进行原代培养，大量扩增后再接种于免疫缺陷鼠，这样建立的模型实验均一性和重复性较好，这种方法在国内外已应用于抗肿瘤药物筛选等研究领域。

建立移植肿瘤动物模型时，实验要严格遵照无菌操作原则，所用器械和物品要在使用前严格消毒灭菌，实验要在超净工作台内完成；收集的肿瘤细胞要快速进行处理及移植，尽可能在 2 h 内完成；为防止污染，可使用少许抗生素；肿瘤细胞系接种时，要取对数生长期的细胞，活细胞数检测要＞95％；贴壁培养细胞的收集要格外注意胰酶消化的程度，过度消化的细胞多有细胞膜抗原的损伤或丢失，影响细胞的生物学行为，如成瘤、转移等。收集的细胞用无血清培养液、PBS 或生理盐水调整细胞浓度，制备成所需浓度的细胞悬液，每只鼠的接种体积通常为 0.1～0.2 ml。接种细胞的数量，一般根据细胞系成瘤能力、实验需要的成瘤时间等，进行具体的调整；口腔鳞癌细胞系一般接种 100 万个细胞，3～7 d 便可成瘤。

动物选择、麻醉和手术等参考本节第一部分。需要特别指出的是，进行肿瘤细胞悬液接种时，最好选用 4 号或 4.5 号注射器，以免针头太粗引起接种细胞的倒流，影响成瘤效果。为防止细胞悬液的流出，注射时先皮下向前进针 5～8 mm，针头再侧向进针 5 mm，然后开始推注细胞悬液。

裸鼠皮下移植瘤模拟肿瘤的发生、发展过程也存在一定不足。由于裸鼠皮下与人类皮下组织结构不同，即裸鼠皮下组织和肌肉之间有一层疏松的组织间隙，移植瘤多生长于这一间隙内，并常有包膜将肿瘤和周围组织分开，裸鼠移植瘤常常生长至较大体积，仍无明显的侵袭和转移现象。因此，裸鼠皮下移植瘤

模型不能很好地模拟临床肿瘤组织的淋巴道或血道转移。要模拟临床肿瘤转移的实际情况，往往需要建立裸鼠淋巴道或血道移植瘤模型。裸鼠淋巴结肿瘤转移模型多数按淋巴引流方向建立，首先到达局部淋巴结，然后继续转移至下一站的其他淋巴结，最后可经胸导管进入血流再继发血道转移。目前，国内外有报道，通过足垫皮下移植淋巴道转移裸鼠模型，一般 8 周后，可发现有腘窝淋巴结的转移。

建立裸鼠血道肿瘤转移模型，目前最常用的方法是尾静脉接种，产生实验性血道转移模型。这种方法建立的模型主要是发生肺转移，后期可能伴随其他器官的转移。接种时，取对数生长的瘤细胞常规制成悬液，一般稀释成(1～2)×$10^7$/ml 细胞浓度，取 0.1 ml 自尾静脉注射入裸鼠体内，不同细胞系或不同细胞数都可影响转移率，但较多的细胞系长期观察都可达到 50%的转移率。需要注意的是，贴壁细胞胰酶消化时间要合适，细胞之间连接消失、出现分界线即要终止消化。细胞接种时细胞要充分混匀，缓慢注射，浓度不宜太高，以免引起血管栓塞造成动物死亡。

**（二）肿瘤模型的生物学特点**

建立裸鼠移植瘤模型时要很好地选择移植部位和移植途径，因为移植部位、途径可以影响人癌转移瘤的生物学特征。通常皮下接种，一般不发生肿瘤的浸润和转移；腹腔内接种则常显示癌细胞的恶性生物学行为。如人食管癌细胞系移植于裸鼠体内，发现皮下接种癌组织仅是局部生长，且生长速度缓慢。癌组织周围有完整的纤维包膜，接种腹腔内则发生广泛性浸润转移，癌组织纤维包膜不明显。再如用乳腺癌、胃癌、肺腺癌、肺鳞癌移植于裸鼠皮下和腹腔，也证实皮下移植瘤形成包膜，很少向周围组织侵袭，而腹腔、肌肉内移植瘤多数发生侵袭性生长，包膜不完整。有些肿瘤需要接种在裸鼠的特定部位才能成活，如人肺小细胞癌颅内接种途径优于皮下途径，需要皮下接种细胞量的 1/10 就可以在颅内全部成瘤；而且，皮下移植瘤无浸润发生，而颅内移植瘤常发生于脑膜和浸润破坏脑组织；对激素依赖性生长的 MCF－7 人乳腺癌细胞系，雄性裸鼠体内接种难以成瘤，而雌性裸鼠容易成瘤。接种裸鼠皮下不能形成移植瘤，而乳腺脂肪垫中接种则 70%成瘤；移植子宫周围组织，裸鼠移植瘤则快速生长；脑内接种，产生高度浸润生长的瘤。分析原因可能是乳腺脂肪垫、脑内、子宫周围组织是具有丰富的雌激素集中部位，而一般皮下可能缺乏雌激素，故不能成瘤。MCF－7 在内源性雌激素作用下能快速生长。

近年来，开始将人癌细胞移植于与肿瘤原发部位相应的裸鼠脏器内，肿瘤的环境与人类肿瘤更为相似，这种移植法称为常位异种移植。其优点为：具有肿瘤移植成功率高，需要细胞数目少；移植瘤的生物学行为和药物动力学更接近于人体的原发瘤；能很好地克服皮下接种产生皮下移植瘤在浸润转移表达上的缺陷。该模型的缺点：操作相对复杂和不易直接观察肿瘤。相信随着该领域的深入研究，必将在人类肿瘤的生物学特性和防治基础研究中发挥越来越大的作用。常位异种移植目前已经开展了肺、脑、肾、结肠、膀胱、胰腺、眼球内等脏器内肿瘤的移植。另外，有些抗癌药物不能通过机体屏障系统如血-脑或血-眼屏障，虽然对接种于皮下的脑瘤和眼内肿瘤有效，但实际上对于临床人脑内、眼内肿瘤依然无效。若用常位异种接种脑瘤模型作抗癌药物筛选，结果更为可靠[2]。

裸鼠移植瘤模型要具有相对的稳定性，重复多次传代后，肿瘤的一般生物学特性仍保持相对一致，包括成瘤率、潜伏期、生长速度、荷瘤寿命、浸润和转移程度、对化疗药物的敏感性等。自发消退率应控制在 5%之内。裸鼠移植瘤模型组织学形态及结构与原肿瘤细胞一致，染色体分析应保持恶性肿瘤的染色体特征和原有种属的染色体核型，同时仍保持原发瘤某些肿瘤标志物的高表达和某些特殊生物学特性。这些特性对肿瘤靶点治疗等生物治疗药物的研发有着重大的意义。

至于裸鼠转移瘤模型，需要满足两个最重要的条件：第一，尽量模拟临床上患者恶性肿瘤的转移情况；第二，建立的动物模型容易进行操作和使用，并且在相同的实验条件下具有较稳定的转移率，并可对转移部位、程度和出现时间进行预测。足垫皮下移植淋巴道转移裸鼠模型的建立方便，易于观察，移植成功率高，可以较好地模拟临床肿瘤转移至引流淋巴结的病变过程；尾静脉注射肿瘤细胞悬液形成裸鼠肺转移模型操作方便，转移率高，常用来筛选抗肿瘤转移药物。但值得注意的是肿瘤的转移需要 3 个环节，首先是形成原发瘤，然后突破基底膜，最后进入淋巴道或血道发生转移；尾静脉接种裸鼠血道转移模型，只是模拟了肿瘤细胞自血道到达肺组织形成转移瘤的过程，与实际的肿瘤转移过程还存在一定差异。

## 第二节　化学致癌剂诱导的鼠口腔癌模型

### 一、概述

化学诱导口腔癌动物模型是指利用化学致癌因素在实验条件下诱发动物发生肿瘤。它是进行肿瘤实验研究的常用方法，在肿瘤病因学、肿瘤遗传学、肿瘤生物学、肿瘤实验性治疗等方面得到了较多应用，尤其是在肿瘤的病因学研究中占有重要地位。

相对于自发性肿瘤模型来说，诱发性肿瘤模型制作方法简便，较易人为控制，容易操作。诱发性肿瘤所形成的癌变率远高于自然发病率，恶性程度相对也高，更易利用诱发的肿瘤组织建立相应的肿瘤细胞系和移植性肿瘤动物模型。同时，诱发性肿瘤动物模型在相对短的时间内可以大量复制，而且基本模拟了癌变发生的某些过程，所以在肿瘤实验研究中优于自发性肿瘤。

但诱发的肿瘤模型与自发产生的肿瘤模型在发病机制和疾病的内在特征方面有所不同，而且有些肿瘤难以用人工方法诱发出来。此外，诱发时间较长，成功率多数达不到100%，肿瘤发生的潜伏期个体差异较大，不易同时获得病程或瘤块大小较均一的动物，诱发的肿瘤浸润和转移能力低，恶性行为表达有限。

建立诱发性肿瘤动物模型的方法应简便易行，重复性好，诱发率高，易于推广应用。此外，建立诱发性肿瘤模型需要选择对特定致癌物质敏感的动物品系，大鼠是诱发性肿瘤模型中最常用的动物，与小鼠和其他动物相比，它对许多致癌物都更为敏感。此外，金黄地鼠也是经常使用的诱发性肿瘤模型动物。金黄地鼠的颊囊对可诱导肿瘤发生的病毒敏感，免疫排异能力稍差，能成功移植某些正常或肿瘤的组织细胞，可应用于肿瘤移植、增殖、致癌、抗癌药物筛选及放射线治疗等研究。

建立诱发性肿瘤动物模型时，必须选用合适的致癌物剂量，应能保证动物存活率高而诱发期短，并可诱发出百分率足够高的肿瘤。采用复合的诱癌方法可减少致癌物的剂量，缩短诱发期，提高诱发率，如在诱癌的同时加上促癌剂，在诱发肝癌时切除部分肝叶，都能取得比较理想的结果。采用化学诱发剂所诱发的肿瘤应尽量模拟人类肿瘤的部位、形态结构及组织学类型，使其生物学特性与人类肿瘤相一致。

一般说来，使用化学致癌物质诱发动物发生肿瘤的途径包括口服、涂抹、注射、埋藏等。经口给药法是最常用的方法之一，它是指将致癌物溶于饮水中或是混合于动物的饲料中经自然喂养或灌胃使动物发生肿瘤。皮肤或黏膜涂抹法是指将致癌物质配制成溶液反复涂抹皮肤或黏膜形成肿瘤。注射法是将致癌剂制成针剂，注射于静脉、腹腔、皮下等形成肿瘤。埋藏法是采用外科手术方法，将致癌物质包埋于皮下或其他组织内，也有将经致癌物质作用的器官组织移植于自体或同种系动物皮下，诱发出有该器官组织特点的肿瘤，由于将肿瘤组织移植到皮下，便于观察，如接种时加用一些降低免疫力的措施或适量放射线，效果更好。

化学诱发性肿瘤模型具有一定的生物学特点，从病因学分析与人类肿瘤较为近似，从癌变过程看可以完整表现人类肿瘤发生、发展的全过程，所以此类模型常用于特定的深入研究。此类肿瘤往往生长较慢，瘤细胞增殖比率低，倍增时间较长，这与人类肿瘤细胞动力学特征颇为相似，所以在人类综合化疗或肿瘤预防方面也具有较大的应用价值。

虽然少数化学诱发模型的发生步骤与人类十分相似，但大多数化学性诱发肿瘤的发生部位、组织结构、组织发生等与人类肿瘤不尽相同，因为化学诱发的条件相对比较单一，而且用于诱发时药物的毒性较强，用量较大，这与实际情况中环境致癌物引发人类肿瘤疾病差异较大。此外，随着环境保护意识的增强，从事致癌物合成和纯化的机构减少，同时对相关实验室的防护要求和限制也在增加，这也在一定程度上限制了化学诱导动物肿瘤模型的使用。

### 二、化学致癌剂的种类

环境中的化学致癌物质是诱发癌症的主要因素。这些已经被长期使用和接触某些化学物质而诱发恶性肿瘤的大量实例所证实，而这些化学物质经动物实验证明确是致癌的。不同地区致癌物存在的剂量与癌症的发病率存在着平行的关系，这则是流行病学方面的证明。在大环境中，即整体环境中，如水体、大气、食品中存在的化学致癌剂，最重要的有多环芳烃、亚硝铵和真菌毒素等。在小环境中，即局部环境中，最常见的致癌剂有联苯胺、氯乙烯和石棉等。而吸烟也是一种常见的化学致癌剂，但其致癌化学因素比较复杂。

对于化学致癌机制的探讨，经历了从动物肿瘤模型的建立、离体细胞的恶性转化，到基因组 DNA 和蛋白质水平上的研究，目前认为化学致癌是一个多阶段过程，分为启动、促进和发展 3 个阶段。它的根本原因在于化学致癌物诱导原癌基因的激活和抑癌基因的失活。在此过程中，化学致癌物直接作用于靶 DNA，诱导原癌基因的激活；或使抑癌基因失活，其产物丧失抑癌功能，在肿瘤的发生和发展过程中起着重要的作用。

常见的化学致癌剂有如下几种：

1. 氯乙烯

氯乙烯是重要的化工原料，在洗印照片、产品包装、药品装管、家用器具以及其他许多塑料制品的生产中，需要大量用氯乙烯。不过，有致癌性的只是氯乙烯单体，塑料本身并无致癌作用。氯乙烯工厂的工人与一般人相比，患肝癌的危险性高 200 倍。此后进一步发现，氯乙烯还能增加中枢系统、呼吸系统和淋巴造血系统的癌症发病率。动物实验也证实，吸入氯乙烯后可发生肝脏、脑、肾、肺和淋巴系统的肿瘤。

2. 苯

苯作为有机溶剂和化工原料，在工业中正在广泛应用。氯苯、硝基苯、香料、药物、农药、合成纤维、合成橡胶、合成塑料(聚苯乙烯)、合成染料等的生产均以苯作为原料。因此，接触苯的工人非常普遍。长期接触苯的人可引起慢性苯中毒，表现为白细胞、血小板计数减少，严重的造成全血细胞减少，可发展为再生障碍性贫血。并且，苯还可导致白血病。接触苯所致白血病的发病时间长短不一，最短 6 个月，最长 20 年，平均 2～3 年。也可在停止或减少苯接触后数月至数年发生。

3. 双氯甲醚

双氯甲醚是很强的致癌物，大鼠吸入 10 次即可以发生肿瘤，肿瘤的部位常见于肺与鼻。人长期接触双氯甲醚也易患肺癌。

4. 多环芳烃

在化学致癌物中研究最早的是多环芳烃，它是由含碳物质经加热裂解而产生的。有机物在不完全燃烧时可以产生很多含烃的自由基，在高温下经过复杂后聚合过程，便形成了各种各样的多环芳烃。多环芳烃主要有苯并芘，苯并蒽、二苯并蒽、二苯并芘、二苯并菲、甲基胆蒽和二甲基苯并吖啶等。主要来源于烟炱、煤焦油、沥青、矿物油。接触这些物质的职业工人中，癌症发病率增高，主要是肺癌、皮肤癌、喉癌和胃癌。在动物实验中发现，苯并蒽口服可诱发肝癌，吸入可引起肺癌；苯并芘皮肤和黏膜涂抹可导致皮肤或黏膜癌等。

5. 芳香胺

继多环芳烃之后，芳香胺致癌是职业性肿瘤中研究较早较深入的化学物质。芳香胺类化合物在染料工业、橡胶工业和制药工业广泛应用。芳香胺的种类有 1-萘胺、2-萘胺、联苯胺、4-氨基联苯、金胺和品红等。芳香胺主要诱发膀胱癌。芳香烃可以通过呼吸道或皮肤吸收到人体后致癌。暴露于芳香胺的主要职业有直接生产萘胺、联苯胺、4-氨基联苯以及金胺、品红等化工厂工人；以萘胺、联苯胺等为原料制造染料、颜料和农药的工人；使用合成染料作纤维印染和印刷行业的工人；理发屋的染发师；以芳香胺作为防老化剂用于生产橡胶、电缆、电线的工人。以上情况均存在职业暴露于芳香胺的问题。

6. 亚硝胺化合物

亚硝胺化合物可分为亚硝胺及亚硝酰胺，在工业上用作溶剂，还与橡胶、染料、润滑油、炸药、杀虫剂等工业有联系。在自然界中常由仲胺与亚硝酸盐在酸性条件下合成。蛋白质加热分解和食物烹调，可能是人类膳食中仲胺的来源。在酸性条件下，仲胺和亚硝酸盐结合形成亚硝胺。故普通人群中在食物，饮料和烟草里也常有这类物质。亚硝胺化合物是极强的致癌剂，几乎没有动物经亚硝胺处理后不发生癌症的。亚硝胺化合物主要引起食管癌。

7. 农药

不少农药具有致癌作用。农药基本分为有机氯、有机磷及有机氮 3 种。有机氯主要诱发肝肿瘤，有机磷可致乳腺和卵巢肿瘤，有机氮与淋巴瘤有关。

## 三、动物模型的诱导及其成瘤机制

癌症的发生、发展是一种多阶段过程，而这个特点对人类癌症发生、发展的研究造成了困难，一些动物模型的广泛应用，为探究这些问题提供了很大的便利。其中一些化学诱导剂，如煤焦油、20－甲基胆蒽、二甲基苯芘蒽（DMBA）和4NQO已经被用于口腔黏膜鳞癌研究中。4NQO是一种水溶性致癌剂，其诱导口腔肿瘤的发生有显著的效果，其模型可以模仿口腔黏膜鳞癌发生的每一个阶段，并且在研究中发现，其组织学和生物学的变化与人体系统具有极高的相似性。因此，我们将重点讨论有关4NQO诱导动物口腔黏膜鳞癌模型的研究进展情况。

### （一）DMBA诱发的动物口腔癌模型

二甲基苯芘蒽（9，10－dimethyl－1，2－benzanthracene，DMBA）是用于诱发动物口腔癌常用的化学致癌剂，其溶于丙酮后致癌力强，现已广泛用于口腔黏膜癌的研究。金黄地鼠的颊囊可以涂布0.5％的DMBA，每周3次，7周后颊囊出现癌变。随着涂药次数的增多，颊囊黏膜恶变程度逐渐加重。癌变的病理过程经历了4个阶段：单纯增生、良性乳头状瘤、原位癌和侵袭性鳞癌。这些阶段模拟了人体口腔上皮的正常上皮到异常增生到癌变的生物学过程，可供研究参与此过程的相关蛋白的变化和各自功能。目前金黄地鼠颊囊癌模型是应用最广泛的口腔癌动物模型。

DMBA还可以诱发金黄地鼠舌癌，其方法为先用拔髓针刮伤舌侧缘致黏膜溃疡，而后涂擦DMBA，14～25周后所有实验动物均发生侵袭性肿瘤。不同区域的舌黏膜对致癌剂的敏感性存在差异，当舌侧缘被机械损伤后，致癌力得以增强。用DMBA涂布大鼠口腔黏膜16个月后，发癌率仅30％。当先去除主要唾液腺并反复多次注射抑制唾液分泌剂11个月后，所有动物产生了颊黏膜癌；不使用抑制唾液分泌剂的对照组仅1/3发癌。一般认为潮湿的口腔黏膜屏障起了保护作用，而不是唾液对致癌剂的稀释作用。已有研究发现，DMBA不易致大鼠舌黏膜鳞癌的发生。多数灵长类动物的口腔黏膜对已知的化学致癌剂表现出较强的抵抗性，至今仍无满意的口腔黏膜癌模型。研究证实，长期用DMBA涂擦猴口腔黏膜也无恶性转化的现象。

### （二）4NQO诱发鼠口腔黏膜鳞癌模型

1965年，Wallenius等报道了4－硝基喹啉－1－氧化物（4－nitroquinoline－1－oxide，4NQO）可以诱导小鼠腭部肿瘤的发生，他们利用溶于丙二醇的0.5％的4NQO涂抹小鼠的腭部黏膜，每周3次，并观察其硬腭，舌根，下颌牙龈和胃总共7个月，最终发现小鼠腭部有恶性肿瘤的形成[3]。

4NQO并非是一种自然存在的化学诱导剂，而是为实验研究合成的化学物质。对于人类而言，在自然环境下，烟草是口腔黏膜癌最重要的致病因素之一。烟草中包含有60多种不同的致癌成分，其中有多环芳香族碳氢化合物（PAH）、亚硝胺、芳香胺、醛、酚类化合物、挥发性碳氢化合物、硝基化合物以及其他的有机或无机的化合物等。香烟中的NNK（4－(methylnitrosamino)－1－(－3－pyridyl)－1－butanone）可以发生α羟基化而激活，形成一种氢氧化物，其可以特异性结合鸟嘌呤残基。烟草中苯并芘是一种代谢产物，该代谢产物可以特异性结合鸟嘌呤外环的2个氨基酸。在这些过程中活性氧自由基起着重要的作用。而人工合成的化学诱导剂4NQO的致癌作用与烟草的作用十分相似。

一些亚硝胺如NNN（*N*－nitrosonornicotine）、NNK、PAH等被用于动物肿瘤模型的诱导实验中，然而NNN和NNK可以明显诱导肺癌模型，而对于口腔癌模型的诱导效果却微乎其微。因此，4NQO在口腔癌模型的诱导中被广泛应用。

人类和大鼠的口腔黏膜具有一定的相似性：正常大鼠腭上皮是过角化的复层鳞状细胞上皮，包括基底层、棘细胞层、粒细胞层和过角化细胞层。为了评估人类和大鼠的口腔黏膜增生不良，用4NQO处理后得到了上皮非典型性增生的黏膜组织，利用上皮非典型指数（*EAI*）对其进行评分，发现实验处理大鼠的癌前阶段与人类口腔黏膜的癌前病损具有极高的相似性。因此，4NQO诱导大鼠可以产生一种和人类口腔癌发生相似的组织学变化，对于研究口腔黏膜癌前病损以及鳞状细胞癌提供了良好的动物模型。另外，一些在人类口腔癌发生中起重要作用的基因，如p16、cyclin D1、p53在4NQO诱导的口腔黏膜癌动物模型中也发生了相似的改变。4NQO在大鼠种系中具有明显的诱癌作用。在大鼠的Dark Agouti（DA），Long Evans、Sprague Dwaley（SD）、ACI/MS Fisher 344、Donryu和Wistar/Furth（WF）等种系中，WF大鼠对4NQO具有一定的耐受性，而DA大鼠则表现出对4NQO诱导具有很高的敏感。通过对DA和WF大鼠进行杂交，获得了DA大鼠的5个敏感位点，这些位点上存在着一些特殊的癌基因和抑癌基因。对着色性干皮病基因（XPA）敲除鼠，因为其DNA修复机制的丧失而显示出对4NQO诱导口腔癌敏感性的提高。因此，研究者可以找出4NQO口腔癌诱导模型中的受保护区域和敏感区域或直接对基因进行查找，进而在这些有关健康、耐受、致癌的易感基因中，通过对具有吸烟和咀嚼槟榔习惯的人群进行大量随访，可以获得一些重要的特异性基因，这些基因与口腔鳞癌的发生具有密切的相关性。

0.002%浓度4NQO加入自然饮水中的方式，从而无局部刺激"自然"诱发大鼠舌根部癌。该模型具有建立方法简单、癌变靶器官代表性强、潜伏期长、生长缓慢、病变典型，具有与人口腔黏膜鳞癌相似的生物学行为等特点。刘兴坤和Jiang等先后建立了4NQO诱导SD大鼠舌根部鳞癌模型，正常大鼠舌根部黏膜红润、光滑，乳头分布均匀，舌体柔软而富有弹性（见图11－2A）；随着含4NQO自然饮水时间的延长，大鼠舌根部黏膜病变外观呈现进行性加重，首先黏膜变粗糙，组织增生高出黏膜面，表现为癌前病变特点（见图11－2B）。随着时间延长，增生加快，出现破溃、出血等症状，表现浸润癌的表型（见图11－2C）。4NQO诱导SD大鼠舌根部癌变过程中，各阶段组织病理表现，体现了黏膜癌变的多步骤特点，从开始的正常舌黏膜、到异常增生、再到浸润癌（见图11－3）[4]。

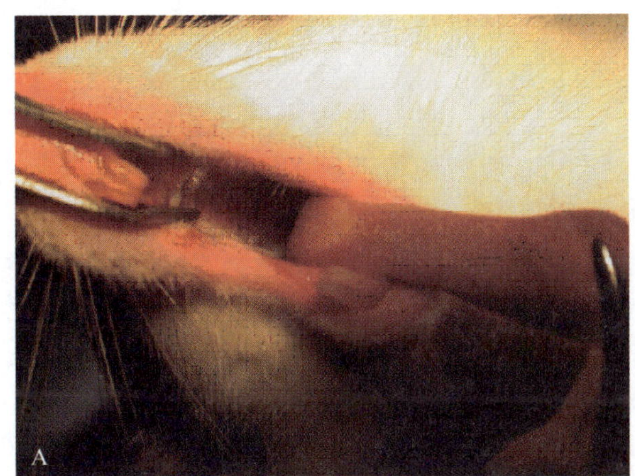


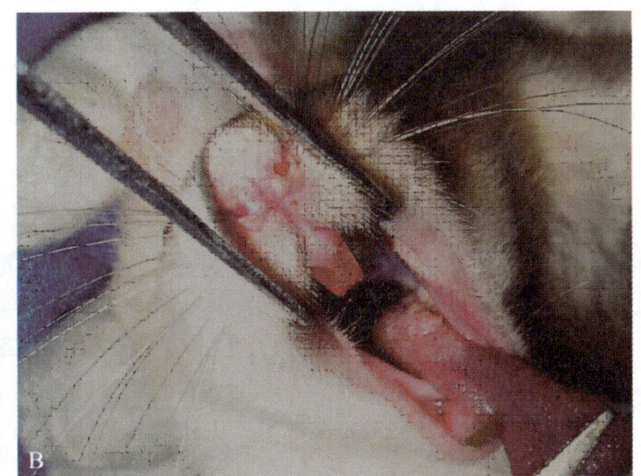


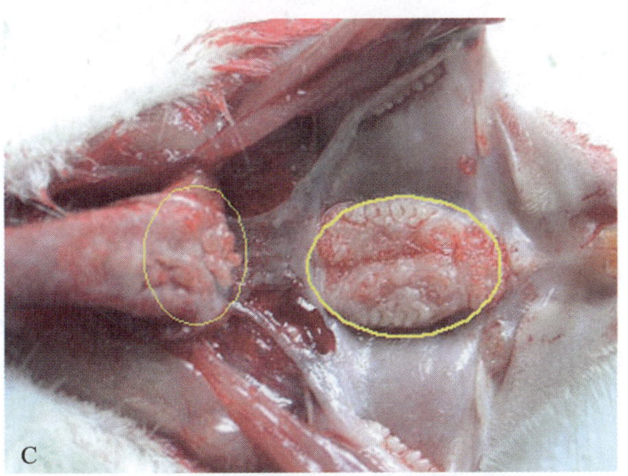


图11－2　大鼠舌根部黏膜浸润性癌

A－正常大鼠舌根部黏膜红润光滑，乳头分布均匀，舌体柔软富有弹性　B－4NQO作用16～24周，大鼠舌根部出现乳头状新生物，表面粗糙，扪之硬，刺激时易出血　C－舌根部黏膜浸润性癌

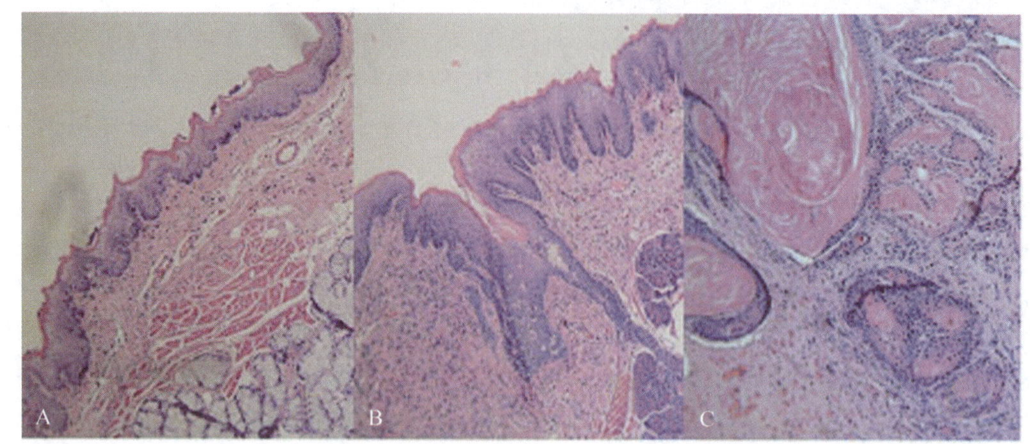


图 11-3　4NQO 诱导过程中不同时期，大鼠舌根部黏膜的病理学改变

A-用药前正常黏膜　B-用药 9～12 周时，上皮异常增生　C-用药 24～36 周时，鳞状细胞癌形成，可见角化珠

4NQO 饮水诱发大鼠形成舌癌后，多数大鼠出现了精神委靡，毛发枯黄、脱落，体重减轻等症状，推测可能与大鼠机体的免疫功能下降有关。此改变与口腔癌患者存在免疫功能低下相类似，可以作为研究各种提高肿瘤患者免疫力药物疗效的理想模型。4NQO 诱导口腔癌模型已经被广泛应用于各种研究中，旨在发现和研究用于早期诊断的生物学标记物。因为 4NQO 诱导口腔癌模型在组织学上和分子水平上均与人类口腔癌发生十分相似，该动物为研究人类口腔癌的发生和发展过程提供了一个理想的模型。对该模型进行研究可以有效、准确地控制条件，因此可以模拟具有可重复性的相互独立的口腔癌发生、发展各阶段的过程，并且该模型可以提供对肿瘤进展以及癌前病损干预的平台。虽然该模型与人类相比，存在一些差异是不可避免的。比如，宿主易感和耐受因素、饮食、生活方式、运动以及热量摄取的限制因素。然而，4NQO 诱导口腔癌模型可以为生物学标记物的研究提供必要的基本的信息。

4NQO 诱导口腔癌模型有助于研究者对一些潜在的癌前病变标志物进行探索，这些癌前病变标志物可以有效地标记细胞的转化，这也是这些标记物可以用于早期诊断的先决条件。因此，4NQO 诱导的大鼠口腔癌模型对于发展研究人类口腔癌早期诊断和预后的标志物有极其重要的价值。



### (三) 4NQO 诱发动物口腔癌模型的分子机制

#### 1. 凋亡相关蛋白的研究

凋亡或程序性细胞死亡在清除细胞，维系细胞数量平衡以及维持生命稳态中起到重要的作用。线粒体含有抗凋亡蛋白和前凋亡蛋白(如 Bcl-2 家族成员)，在凋亡过程中起到重要的作用。Bcl-2 家族中的 Bax 和 Bcl-2 蛋白可以形成异质性二聚体，Bcl-2/Bax 比例的控制决定了细胞对于凋亡信号刺激的敏感性。在口腔黏膜癌前病损，以及口腔恶性肿瘤中 Bcl-2 蛋白发生了明显改变。

在 4NQO 诱导的口腔癌模型中，Bcl-2 和 Bax 蛋白的表达在正常上皮细胞发展成为鳞癌细胞的过程中逐渐升高，尤其是在初始阶段，Bcl-2 蛋白表达明显升高，从而有助于细胞逃避程序性细胞死亡。在癌前阶段，4NQO 造成的 DNA 破坏诱导了肿瘤抑制基因 p53 的第 233 位点的突变；实验发现，p53 依赖的凋亡作用却有所减弱。有研究报道，经过 4NQO 处理 4 周后，大鼠口腔黏膜组织中出现了 DNA 破坏增加以及基因组不稳定性的现象，这在口腔癌的进展过程中是一个必需的危险因素。

#### 2. 细胞周期相关蛋白的研究

肿瘤抑制基因 $p16^{INK4A}$ 属于细胞周期素依赖的酶抑制剂 INK4A 家族，其通过结合 CDK4/6 使其与 cyclin D、形成复合体，该复合体的形成，可以使 pRb 磷酸化以及 E2F 底物释放，控制细胞 $G_1$ 期的进入，影响细胞周期。因而，$p16^{INK4A}$，CDK 4 和 cyclin $D_1$ 是影响细胞周期中 $G_1$ 期到 S 期转换的重要调节因子。通过对 $p16^{INK4A}$ 纯合子敲除和启动子区域甲基化，可以引起细胞周期检测点的失活。pRb 磷酸化引起的 cyclin D1 或 CDK 4 的高表达，增强了对细胞周期进展的抑制。在人类口腔鳞癌中可以检测出 pRb 表达的缺失，这对于口腔癌早期诊断可能具有一定的意义。

在 4NQO 诱导大鼠口腔癌模型中，cyclin D1、CDK4 表达明显升高，并有一定的上皮组织学的改变，pRb 在癌前病损阶段磷酸化明显增加，而 pRb 的表达却缺失。另外，在多数的上皮异常增生的组织中 $p16^{INK4A}$ 的表达明显缺失；同时，PCNA 的表达却有所增高。

3. 细胞与细胞之间相互作用蛋白的研究

细胞-细胞之间相互作用在多细胞器官的发育和功能中是非常重要的。其可以使上皮细胞形成和维持一个连续的细胞层及结构。跨膜受体蛋白家族中的钙黏着蛋白可以介导细胞与细胞直接的黏附作用。癌细胞中，E-钙黏着蛋白(cadherin)和 P-cadherin 在调节这种黏附过程中有重要的作用。E-cadherin 定位于从基底细胞到棘细胞的全层细胞中，而 P-cadherin 仅表达于增生细胞区如基底细胞层和生发层。钙黏着蛋白-联蛋白(cadherin-catenin)复合体和 β-catenin 在细胞与细胞黏附过程中发挥重要作用。E-cadherin 保守区域可以结合 β-联蛋白(catenin)，从而结合于细胞骨架蛋白，增强细胞间黏附的稳定性。细胞中 Wnt/β-catenin 信号通路中的 β-catenin 的表达水平起关键作用。Wnt 信号中断时，结肠腺瘤样息肉蛋白(APC)通过糖原合酶激酶 3(GSK3)促进 β-catenin 的磷酸化。磷酸化的 β-catenin 进而泛素化对蛋白酶体造成破坏。磷酸化的 β-catenin 不能降解，在细胞中聚集，并且入核，在核中的 β-catenin 与转录因子的 TCF/LEF 家族成员相互反应，激活下游靶基因的转录和表达。

Tamura 等研究发现，在 4NQO 诱导大鼠口腔黏膜鳞癌模型中，P-cadherin 在非典型增生阶段表达明显增高，预示了上皮细胞已经开始具有增殖的特性；而 β-catenin 则表达于基底细胞膜表面，并且其在细胞核和细胞质中的定位也明显增加；β-catenin 的表达升高可能基于 APC 或 GSK3β 的突变，不是由于 β-catenin 中具有 GSK3β 磷酸化位点的 3 号外显子的突变。在非典型增生阶段，β-catenin 酪氨酸磷酸化现象非常显著，这有助于 β-catenin 从 cadherin-catenin 复合体中解离，从而促使其游离到其他细胞功能区中。β-catenin 与 LEF/TCF 转录因子家族相互作用，该复合体可以激活下游基因的转录，如 cyclin D1，后者可以促进细胞的增殖[5]。

4. 细胞骨架蛋白的研究

细胞角蛋白(CKs)是一种上皮特异性中间纤丝蛋白，表达于分化过程的组织中。CKs 用于作为检测上皮来源或间叶组织来源肿瘤的一种标志。口腔肿瘤中 CKs 的表达有所改变，并且其改变促使了复层上皮细胞的恶性转化。有研究表明，在大鼠舌黏膜的口腔癌发生发展各阶段，都有 CKs 表达的改变。在中度和重度上皮异常增生组织中，分别观察到相对分子质量 58 300 和 53 500 的 CKs 进行性表达下降。而相对分子质量 54 000 CK 则在中度上皮异常增生的组织中表达增高。一种 80 000 磷酸化细胞骨架蛋白在 4NQO 诱导的永生化成纤维细胞中表达下调。另外，CK1 和 CK14 在 4NQO 诱导的舌黏膜鳞癌模型中表达明显上调。

5. 基质金属蛋白酶的研究

MMPs 是一类特殊的细胞膜蛋白，是能够降解基底膜的蛋白降解酶，根据结构和作用底物的特异性，可以将 MMPs 分为：胶原酶、明胶酶、间质溶素和膜型 MMPs(TM-MMPs)等。IV 型胶原蛋白酶、MMP2、MMP9 可以降解连续的组织和基底膜蛋白，并且和肿瘤血管再生有一定关系。对 4NQO 诱导的动物口腔癌模型研究发现，经过 4NQO 4 周的诱导，MMP2 和 MMP9 明显存在于口腔黏膜癌变转化过程中，并在这一过程中发挥一定的作用。研究发现，MMP2 在中度和(或)重度上皮异常增生和鳞癌细胞中高表达。MMP9 也在大多数经过 4NQO 处理过的 12 周或 20 周的大鼠细胞质中表达。

6. ras 基因突变相关研究

应用 4NQO 诱导的大鼠肿瘤模型，研究证实，存在 H-ras 和 K-ras 的突变以及 H-ras、Ki-67、SMA-A 和 VEGF 表达变化。Suzui 等发现，在 4NQO 诱导的口腔癌模型中，用极低浓度的 4NQO($20\times10^{-6}$)处理 340 只近亲繁殖的 Fischer 大鼠，ras 基因突变很少或者不发生；然而，在 4NQO 处理过 4、12、20 周的 Wistar 大鼠中，其口腔正常黏膜、异常增生、重度异常增生和口腔癌的各癌变阶段，均检测到 K-ras 和 H-ras 基因的突变。4NQO 是一种需要经过代谢，转化为 4HAQO 才起作用的潜在突变诱导物，4HAQO 能与 DNA 相结合，发生单链破坏，尤其是在不完全性修复区域或碱性区域的 DNA 破坏等。现在已经证实，4HAQO 能够促进基因的启动子甲基化，这也与之前的结果相吻合。总之，4NQO 诱导的 K-ras 和 H－ras 基因突变并非直接参与大鼠舌癌变的整个发生过程中[6]。

*7. 肿瘤细胞增殖活性的相关研究*

研究发现，4NQO 处理 4、12、20 周 Wistar 大鼠中，Ki－67 表达水平明显增高。还有研究证实，Ki－67 在 4NQO 处理过的大鼠舌黏膜异常增生组织中表达显著增高，Ki－67 表达增高可以作为癌变的一种标记指数。增殖活性的增加会加剧舌癌的发生风险和进展速度。

*8. 肿瘤与宿主微环境关系的研究*

近年来，研究发现，肿瘤细胞的生物学机制的改变与肿瘤细胞和它们存在的内环境宿主细胞（血管内皮细胞、炎症细胞、成纤维细胞、脂肪细胞和肌上皮细胞）之间的关系密切相关。研究报道，经过 4NQO 处理 20 周的 Wistar 大鼠，组织中肌成纤维细胞中的 VEGF、HGF、FGF 和 α－SMF，它们之间的表达和血管生成以及癌变过程明显相关[7]。

## 第三节 化学致癌剂诱导的 SD 大鼠舌鳞癌免疫功能异常模型

### 一、概述

研究成果表明，恶性肿瘤的发生、发展、治疗效果、转归和预后均与机体的免疫状态密切相关。正常人体每天约有 $10^{11}$ 个细胞处于分裂状态。其中，细胞发生突变的概率为 $10^{-9}$～$10^{-7}$。免疫系统能够及时识别和清除突变的细胞，保护机体不发生肿瘤，这就是免疫监视。但如果机体的免疫功能受损，突变的细胞就会从机体免疫系统的监视中"逃逸"，在内外环境的影响下进一步发展为恶性肿瘤细胞。已有研究证实，口腔鳞癌患者的细胞免疫功能在患病的早期就受到明显影响，出现一定程度的紊乱，并且这种紊乱状态随病情的发展而逐步加重。因此，如能采取有效措施调整和增强机体的免疫功能，或使紊乱的机体免疫状态恢复正常，对恶性肿瘤患者的预后无疑是非常有利的。这也是近年来恶性肿瘤免疫治疗越来越受到国内、外学者和临床医师重视的一个重要原因[8]。

众所周知，一些免疫调节剂在口腔鳞癌患者的临床免疫治疗研究中，已取得了一定的效果，但至今为止尚无法完全阐明这些免疫调节剂的主要药效学和作用机制。发生这一现象的最主要原因是，国内外缺乏适合研究免疫调节治疗类药物的荷瘤动物模型，当今研究中最常用的荷人肿瘤动物模型，多是应用存在先天性免疫功能缺陷小鼠（如 T 细胞缺如，T、B 细胞联合缺如等）建立而成，用这种动物模型用来研究免疫治疗药物的作用和机制受到了很大的限制。建立一种基于正常免疫动物由肿瘤产生的免疫缺陷模型十分必要，更有理论意义和现实的应用价值。

基于上述目标和要求，上海交通大学医学院附属第九人民医院口腔肿瘤生物学实验室，采用化学致癌剂 4NQO 自然饮水中喂养的方式，诱发正常免疫功能的 SD 大鼠发生舌黏膜鳞癌。基于该荷瘤动物模型，应用荧光抗体标记技术、流式细胞术、酶联免疫吸附测定等免疫技术手段，检测外周血淋巴细胞亚群比例、血清细胞因子（IFN－γ、TNF－α、IL－2 和 IL－4）的表达，动态研究观察动物免疫功能变化与肿瘤发生、发展的关系，定性和定量研究荷瘤动物免疫紊乱的特点。进一步利用建立的免疫功能紊乱荷瘤动物模型，研究免疫调节类抗肿瘤药物对机体免疫治疗效果和作用机制[9]。

### 二、舌鳞癌 SD 大鼠异常免疫功能的特征

口腔颌面部肿瘤的发生、发展和预后与机体免疫系统功能紊乱关系密切，因而，随着肿瘤免疫学的发展，患者免疫功能的检测与免疫治疗日益受到学者们的重视。一般认为，肿瘤免疫是以 T 细胞为核心，多种细胞及体液因素共同参与的宿主对肿瘤的抵抗消灭过程。正常免疫应答的形成有赖于各种免疫细胞，特别是 T 细胞亚群之间的相互协调与制约，其中辅助性 T 细胞和抑制性 T 细胞是免疫调节的中心枢纽。机体的抗肿瘤免疫包括对肿瘤抗原的识别和杀伤两个方面。对肿瘤抗原的识别主要由 Th 细胞完成，如 Th 细胞和 Ts 细胞比例保持平衡，细胞介导的免疫正性作用占优势。随着肿瘤的生长和发展，多数表现为 Th 亚群减少，而 Ts 亚群增加，导致细胞介导的免疫负性作用占优势。因此，动态观察外周血淋巴细胞亚

群的变化是判断机体免疫功能状况的一个敏感指标。临床上，测定 T 细胞亚群以及了解其在肿瘤发生发展过程中的变化，可为有效的免疫调节治疗、观察疗效、判断转归提供科学依据。

NK 细胞是细胞免疫的非特异成分，细胞表面缺乏 T 细胞或 B 细胞的标志，在正常机体中自然存在。其特点是能非特异性地杀伤肿瘤细胞，不受主要组织相容性复合体（major histocompatibility complex，MHC）限制，不需要预先致敏，也不依赖胸腺和补体。Burnet 的免疫监视说，在肿瘤发生中强调了 T 细胞监视作用，但不能解释缺乏胸腺的裸鼠自发性肿瘤和诱发肿瘤发生率不高的事实。NK 细胞不需要有事先肿瘤抗原的预作用，也不需要抗体或补体的参与，它反应迅速。因此，NK 细胞在抗肿瘤发生和转归中起重要的“先锋”作用。在免疫细胞抗肿瘤时相分布中，往往是 NK 细胞在前，CTL 细胞在后。又因为随着肿瘤的演进，异质性不断发生，使已具有特异性免疫的 T 杀伤细胞，只限于对部分肿瘤细胞起作用，而 NK 细胞不受这种限制，能识别 MHC 类抗原不表达或异常表达的肿瘤细胞。所以有理由相信，NK 细胞在抗肿瘤的发生、发展和转归中起着不可低估的作用。

Th 细胞可进一步分为 Th1 和 Th2 两个亚群。Th1 细胞主要分泌 IFN－γ、IL－2、IL－12、TNFβ/α 等细胞因子，可增强杀伤细胞的细胞毒性作用，激发迟发型超敏反应，介导细胞免疫应答；Th2 细胞主要分泌 IL－4、IL－5、IL－6 和 IL－10 等细胞因子，促进抗体的产生，介导体液免疫应答。Th1 和 Th2 细胞通过分泌细胞因子，彼此交叉调节、相互抑制。机体的抗肿瘤作用是 Th1 介导的细胞免疫为主，一旦由 Th1 向 Th2 漂移，出现免疫抑制状态，机体的抗肿瘤免疫将受到严重干扰，就可能发生肿瘤或造成病情恶化。临床上许多研究也已经证实多种类型的恶性肿瘤发生 Th2 漂移。

### （一）4NQO 诱导大鼠舌鳞癌模型中免疫细胞的变化

Jiang 和陈万涛等研究证实，4NQO 饮水诱发大鼠形成舌黏膜鳞癌后，多数大鼠出现了精神委靡、毛发枯黄和脱落、体重减轻、容易感染等症状，分析后认为上述症状部分可能与大鼠机体的免疫功能下降有关。研究结果发现，随着大鼠舌根部病变程度的加剧，外周血 $CD3^{+}CD4^{+}$ 细胞的比例逐渐下降，各病变组大鼠外周血 $CD3^{+}CD4^{+}$ 细胞的比例均低于无肿瘤鼠；各病变组 $CD4^{+}/CD8^{+}$ 均低于舌根黏膜正常鼠。NK 细胞 $CD3^{-}CD161^{+}$ 比例的变化趋势与 $CD3^{+}CD4^{+}$ 细胞基本类似，随着疾病的进一步发展，$CD3^{-}CD161^{+}$ 细胞的比例持续性下降。

髓细胞成熟发育异常，尤其是髓源性抑制细胞（MDSCs）的扩增被认为是肿瘤逃脱免疫监视的一个重要的因素。有研究应用 4NQO 诱导的口腔癌 C57BL/6 鼠模型研究发现，在肿瘤进展过程中，MDSCs 在脾和外周血中的分布量明显增加，并且脾中 MDSCs 的出现频率与 $CD3^{+}CD8^{+}$ T 细胞的系统性分布具有一定的正相关。肿瘤组织部位的 MDSCs 浸润和 ARG－1 mRNA 表达明显增加。这说明髓源性抑制细胞可能对肿瘤的发生和进展具有一定的作用，并可能成为口腔癌免疫治疗的一种候选靶标。

人类癌变研究证实，上皮在由正常向恶性转变的过程中，CD4、CD8、CD14、$CD19^{+}20^{+}$ 和 HLA/DR 阳性细胞的浸润明显增加。而最为重要的改变则是随着舌部病损严重程度的增加，B 细胞的数量明显增加。在 4NQO 诱导的舌癌鼠模型研究中，发现脾明显增大，CD3、CD4、CD8 和 CD19 表达明显下降。舌鳞癌组织中可以检测到有 CD11β 和 CD3 阳性细胞的存在，而 CD11β 阳性细胞的数量更为明显。但免疫细胞在肿瘤部位的浸润较为弥散，远不如人舌癌组织中免疫细胞浸润明显。上述研究证实，采用 4NQO 诱导的舌鳞癌大鼠其外周血中淋巴细胞亚群的比例和人类类似，随着大鼠舌根部病变的进展，外周血中 $CD4^{+}$ 细胞、NK 细胞逐步下降；$CD8^{+}$ 细胞的比例则呈上升的趋势。这些研究结果表明，舌根癌大鼠外周血中淋巴细胞亚群的比例呈紊乱状态，且其严重程度随病变的进展而加剧。这一结果不但从实验动物身上证明了口腔颌面部肿瘤的发生、发展与机体免疫功能紊乱密切相关，也为临床上对肿瘤患者机体免疫功能的调节提供了理论和实验依据。

### （二）4NQO 诱导的大鼠口腔癌细胞因子变化

在 4NQO 诱导的鼠舌黏膜癌模型研究中，发现舌组织中均表达 TGF－β、TNF－α、GM－CSF 和 IL－1β；TGF－β 在正常舌组织中表达，而在 4NQO 诱导的鼠舌癌模型中表达减退。在 4NQO 诱导口腔癌模型中，TNF－α 是在上皮细胞转化过程中，唯一从 mRNA 和蛋白水平检测出来的一种细胞因子，也是唯一已证实在上皮细胞癌转化中有意义的细胞因子。化学致癌剂刺激 TNF－$\alpha^{-/-}$ 鼠可以诱发皮肤癌的发生，仅

10%的 TNF-α 基因敲除鼠发生较小的肿瘤，而在野生型小鼠中具有100%的成瘤率。因此，在肿瘤生长的早期 TNF-α 是正常细胞转化为肿瘤细胞的一个关键因素。IL-1β 在这一过程中起到了辅助作用，因为，在上述 TNF-α 基因敲除鼠中，10%的成瘤结果是用 IL-1β 刺激的。4NQO 诱导的鼠口腔癌模型中 IL-1β mRNA 表达相对于正常舌组织升高，可能是由于浸润到肿瘤部位的巨噬细胞分泌所导致。在4NQO 诱导的鼠口腔癌模型中，GM-CSF 的表达也有所升高，但在正常舌组织中是检测不到表达的[10]。

口腔癌细胞和它们存在的环境之间的相互作用，主要是通过细胞因子促使肿瘤的生长以及影响宿主免疫功能来实现的。Jiang 研究证实，细胞因子变化也随着大鼠舌根部病变的进展而加剧，表现为外周血血清中 IFN-γ、TNF-α、IL-2 的含量逐渐减低；血清中 IL-4 的含量则随着大鼠舌根部病变的发展而呈增加的趋势。该结果提示，4NQO 诱导大鼠舌鳞癌发生过程中，Th1 型细胞因子呈下降趋势，而 Th2 型细胞因子呈上升趋势，即存在 Th1 向 Th2 漂移，机体出现免疫抑制。这点与临床上所观察到的、恶性肿瘤患者的免疫状况基本一致。

## 第四节　口腔颌面部肿瘤转移模型

### 一、概述

口腔鳞状细胞癌具有较高的淋巴结转移率，总体转移率30%～40%。由于口腔中舌体具有丰富的淋巴及血液循环，机械运动频繁，舌鳞癌常发生早期淋巴结转移，且转移率较高，故成为舌鳞癌防治的难点和重点。在探索恶性肿瘤转移机制及治疗时，由于受到伦理学等方面的限制，很难在人体上完整获得对转移全过程的检查、取材等方面的资料。因此，建立合适的恶性肿瘤动物转移模型，就成为研究肿瘤转移必不可少的环节。合适的口腔鳞状细胞癌转移动物模型的建立，对口腔鳞癌及其他口腔癌淋巴结转移机制及治疗的研究具有重大意义。

研究者们一直试图建立口腔鳞癌的转移相关模型和细胞系，希望探明侵袭与转移的相关机制，发展转移诊断和治疗的新技术和手段。理想的口腔鳞癌转移模型，应该能模拟人类口腔鳞癌的局部浸润性生长和较高的淋巴结转移率。目前多数研究者建立的口腔癌转移模型，常应用免疫缺陷性动物（如裸鼠、NOD/SCID 鼠等），通过皮下接种、原位移植或异位移植（如尾静脉注射、腹腔注射等）肿瘤细胞（或肿瘤组织），观察肿瘤肺转移或淋巴结转移情况。口腔鳞癌的裸鼠转移模型，已广泛应用在口腔鳞癌转移机制、转移诊断、靶向药物筛选等方面。虽然，研究者在建立裸鼠转移模型上取得了一定的成绩，但进入血液及淋巴循环的鳞癌细胞仅有少数得以存活而形成转移癌，移植瘤的转移率更低。此外，通过尾静脉注射，虽然能够得到较高的实验性肺转移率，但这种种植方式只能模拟肿瘤细胞在血管中游走并在肺组织上形成转移灶的过程，并不能模拟肿瘤转移的全过程，缺少原发瘤侵袭周围组织和穿入血管等过程。通过裸鼠建立的鳞癌转移模型，因为裸鼠的免疫缺陷性制约了其在肿瘤免疫研究方面的应用。因此，研究人员也试图在其他实验动物上建立口腔鳞癌转移模型。

兔 VX-2 细胞舌鳞癌移植瘤模型被认为是较理想的舌鳞癌研究模型。VX-2 肿瘤是实验室常用的肿瘤之一，它是一种来源于 shope 病毒所诱发的乳头状瘤恶变后，经过兔体内传代而形成的鳞状上皮细胞恶性肿瘤。该瘤株建株于1940年，而后由美国 Cornell 医学院 Rous 等于1947年在第4次国际癌症会议上报告并得以承认。该瘤株具有诱导时间短、种植成功率高、生物学性质稳定，具备血管生成能力等特点[11]。

### 二、转移模型的分类和特点

#### （一）转移模型的分类

##### 1. 口腔鳞癌裸鼠转移模型

（1）实验动物的选择：裸鼠虽然是免疫缺陷动物，但是裸鼠带有 NK 和 LAK 细胞，其胸腺、脾脏和淋巴结含有一定数量的巨噬细胞和抗原呈递细胞，能够抗移植瘤。有研究者发现，不同品系的裸鼠因其遗传背

11

景的不同,转移特性也略有区别。如 BALB/c - AnN 裸鼠体内 NK 细胞活性比同龄 NIH(S)裸鼠 NK 细胞活性低,故前者移植瘤易发生转移。因此,同一实验应持续使用同一品系动物,以免发生实验结果不稳定。此外,选择 4～5 周龄的幼鼠,并饲养在 GF 和 SPF 条件下的裸鼠,比成年鼠或饲养在普通环境下更宜于肿瘤的生长和转移。非肥胖糖尿病/严重联合免疫缺陷(non-obese diabetes - SCID mice, NOD/SCID)小鼠具有 T、B 细胞联合免疫缺陷、NK 细胞活性低下、无循环补体、巨噬细胞和抗原呈递细胞功能损害等特性,移植瘤的成瘤率及转移率明显升高,目前多用于鳞癌组织块异位成瘤、肿瘤干细胞筛选鉴定等,在肿瘤转移研究领域等方面展现广阔前景。

(2) 肿瘤来源:①直接来源于人口腔鳞癌临床组织。研究者应用临床上获取的新鲜口腔鳞癌组织(肿瘤原发灶边缘或淋巴结转移灶中的肿瘤成分),将其切成 1 $mm^3$ 的小组织块,直接接种于裸鼠或 NOD/SCID 鼠皮下或原位接种于舌体,观察肿瘤生长及淋巴结转移情况。一般来说,肿瘤组织接种法较为肯定,因为单个细胞悬液比较分散,肿瘤处理所用的细胞经过酶处理,肿瘤原有的细胞结构被破坏,失去了细胞之间的连接及肿瘤周围微环境,加之受机体免疫状态的影响,较容易被清除,难以形成移植瘤及转移灶。②口腔鳞癌细胞系:目前全球有很多已经建系的口腔鳞癌细胞,也有研究者通过体外、体内筛选的方法,从已经建系的口腔鳞癌细胞中筛选出高肺转移或淋巴结转移的亚系。Kawashiris 等分别将 OSC - 19 和 OSC - 20 口腔鳞癌细胞接种于裸鼠的舌体与口底黏膜下,建立了一种口腔鳞癌的原位模型。发现舌体和口底黏膜的移植瘤呈浸润生长,较传统的包膜内生长更符合人体肿瘤的实际情况。同时发现,OSC - 19 和 OSC - 20 细胞接种组各有 81.0%和 13.6%的颈淋巴结转移率,以及 9.5%和 9.1%的肺转移率。Kudo 等在 1 例牙龈鳞癌的转移淋巴结中建立了 MSCC - 1 细胞系,同时进行侵袭性筛选,即让 MSCC - 1 细胞在特制的培养小室中培养 6 h 后,收集通过生物性滤膜移动到下层的细胞,继续培养;通过上述过程的反复进行,建立了具有高侵袭能力的 MSCC - In1 和 MSCC - In2 亚细胞系。Tu686 和 686LN 是由美国 MD. 安德森癌症中心头颈外科建系,分别来自于舌腹黏膜鳞癌原发灶和淋巴结转移灶。Zhang 等通过体内筛选的方法从 686LN 细胞系中筛选,建立了 4 个高转移潜能亚细胞系(686LN - M3a、686LN - M3b 等),并建立了淋巴结转移模型。

(3) 肿瘤接种方式:①皮下接种:是简单易行的接种方式,肿瘤接种于皮下便于观察、潜伏期短、肿瘤生长速度快,但是皮下接种的肿瘤细胞常呈包膜内生长,浸润和转移发生少,发生转移需要的时间长,通常肿瘤原发灶生长过大,发生坏死,营养物质消耗过多,出现恶病质,或可能肿瘤未发生转移就出现实验动物的死亡,与人体肿瘤的表现不一致。②原位移植:口腔鳞癌的裸鼠原位移植,常选择裸鼠的舌体原位移植。因为头颈部鳞癌中最常见的是舌鳞癌,且舌体血管丰富,运动频繁,为肿瘤的转移提供了重要条件。另外,肿瘤细胞接种于舌体,与人体肿瘤发生较一致,肿瘤周围微环境、瘤细胞与间质、肿瘤细胞转移途径(颈部淋巴结转移)都能模拟人体舌鳞癌的特征。其缺点是肿瘤细胞(组织)接种于裸鼠舌体,伴随着肿瘤的生长,常影响裸鼠进食及呼吸而导致裸鼠过早死亡。所以目前也有研究者在肿瘤生长过程中,通过手术的方法切除部分肿瘤,从而缓解裸鼠进食困难等情况,以便于有足够的时间观察肿瘤的转移。③异位注射或移植:目前对于口腔鳞癌转移模型,也有采用尾静脉注射肺转移模型,以及足垫移植瘤淋巴转移模型。尾静脉注射可使肿瘤细胞直接进入静脉系统回流至肺,在肺部形成转移灶,尾静脉注射可模拟肿瘤细胞进入血液循环并黏附在肺组织形成转移灶的过程,并不能模拟肿瘤转移的全过程。足垫是较理想的建立鳞癌淋巴转移模型的部位,因为足垫皮下有丰富的淋巴管,并呈单向性淋巴结引流,有腘窝、髂动脉旁及肾门等 3 级淋巴结,从而可到达全身;足垫皮下接种是获得淋巴道转移最佳途径,而且口腔鳞癌尤其是舌鳞癌是以区域淋巴结转移为主。

(4) 转移灶的观察:通常来说,实验性肺转移的发生,需要肿瘤接种后 4 周时间;淋巴结转移的发生需要时间更长,一般都需要肿瘤接种后 8 周时间,该模型建立需要一些耐心。对于尾静脉注射引起的实验性肺转移观察比较困难,常通过记录实验动物体重,观察动物是否出现消瘦、恶病质等状态推测肿瘤转移的发生。对于淋巴结转移较容易扪及,通常认为引流区域能扪及肿大质韧的淋巴结作为判断淋巴结转移的特征。出现上述情况,及时终止实验并取材,通过病理切片确认肺及淋巴结的转移情况。目前,随着活体组织成像系统的应用,研究者可采用放射性核素($^3H$ 或 $^{135}I$ 等)或荧光标记(转染 GFP 蛋白)的肿瘤细胞接种裸鼠,通过活体组织成像仪,实时观察肿瘤生长及转移情况。

### 2. 兔 VX－2 舌鳞癌转移模型的建立

兔 VX－2 舌鳞癌转移模型的建立有两种方法，包括 VX－2 舌鳞癌组织块植入法和 VX－2 瘤细胞悬液注入法。目前认为，VX－2 舌鳞癌组织块植入法其成瘤率及转移率都较高。选用的实验动物是近交系新西兰大白兔，雌雄不限，体重约 3.0 kg。麻醉用 3%戊巴比妥钠(30 mg/kg)耳缘静脉给药，全身麻醉下完成操作。VX－2 移植瘤块用锋利眼科剪剪成 1 mm×1 mm×1 mm 大小的组织块(含有 $10^6$～$10^8$ 个活细胞)，置于含 10%胎牛血清和 1%青链霉素的 RPMI－1640 培养液中备用。用套管针经舌黏膜下隧道，于舌侧缘中 1/3 处推入 1 或 2 个瘤组织块。术后肌注青霉素 40 万 U/只和庆大霉素 4 万 U/只，每天 1 次，连续 3 d，预防感染以提高成瘤率。有研究报道，通过组织块植入法成瘤率为 83.3%～91.7%，绝大多数肿瘤无自发消退现象[12]。一般来说，术后 2～3 周，扪及同侧颈部直径 1～2 cm、质地较硬的肿大淋巴结。颈淋巴结转移率为 71.4%～100.0%，肺转移率为 35.7%～81.3%。所有荷瘤兔于肿瘤晚期会出现恶病质现象，表现为拒食、极度消瘦、活动受限，并伴有呼吸急促、发绀，最后全身衰竭而死亡，荷瘤兔自然生存期平均为 39.4 d。沈毅和孙坚等用 VX－2 肿瘤组织块注入新西兰大白兔舌部不同舌分区，观察发现，受植区成瘤率约为 75%，于植入 1 周时肿瘤生成；个别肿瘤出现自行消退。成瘤的 VX－2 最早在第 3 周出现颈部肿大的转移淋巴结，最晚在第 6 周出现转移淋巴结。舌前缘 1/3 的 VX－2 可转移至下颌前淋巴结和下颌后淋巴结，舌缘中 1/3 及舌中线的 VX－2 可转移至下颌后淋巴结，转移率为 70%[13]。

兔 VX－2 舌鳞癌转移模型是研究口腔鳞癌转移机制理想的动物模型，主要基于以下几点：①VX－2 舌癌模型其瘤体无包膜，外周有较丰富的肿瘤血管，较传统的舌癌动物模型，更符合人体舌癌的实际情况；②VX－2 舌癌转移模型在术后 2～3 周扪及同侧颈部直径 1～2 cm、质地较硬的肿大淋巴结，淋巴结转移率和晚期的肺转移率较高。且转移较为稳定，类似人舌癌的实际情况，即较易发生淋巴结转移，少数病例发生肺转移。且 VX－2 模型淋巴结较易扪及，利于实验中的观察。③新西兰大白兔是有正常免疫功能的动物，较传统的免疫缺陷动物如裸鼠转移模型更能反映人体内肿瘤免疫的情况，能较好地研究肿瘤与免疫的机制。该动物的转移模型缺点是：①VX－2 肿瘤是动物源性，它和人的肿瘤特性有一定差别。②VX－2 肿瘤组织块可以成瘤，而单细胞悬液、尤其是冻存的单细胞悬液体内成瘤率很低。

### 3. SD 大鼠口腔鳞癌高转移细胞系



陈万涛等应用 4－硝基奎琳－1－氧化物(4NQO)诱导的 SD 大鼠口腔黏膜鳞癌组织，通过体内外筛选、传代和培养，建立了 2 个 SD 大鼠口腔鳞癌细胞系，分别命名为大鼠颊黏膜鳞癌细胞系(Rca－B)和大鼠舌黏膜鳞癌细胞系(Rca－T)[14]。这些细胞系形态学和标志蛋白染色结果表明，符合鳞状细胞癌的形态学特征，细胞角蛋白和波形蛋白染色均为阳性；65 代细胞群体倍增时间为 25.44 h；平板克隆形成率为 56.3%；染色体为四倍体核型。裸鼠皮下接种 $1\times10^6$ 个细胞，成瘤率达到 100%(16/16)，细胞尾静脉注射($1\times10^6$)后，肺转移率高达 100%(10/10)。该细胞系的建立和生物学特性鉴定(见图 11－4)，为口腔鳞癌发生机制，尤其是转移防治研究提供了 2 个不可多得的细胞系和动物模型[15]。

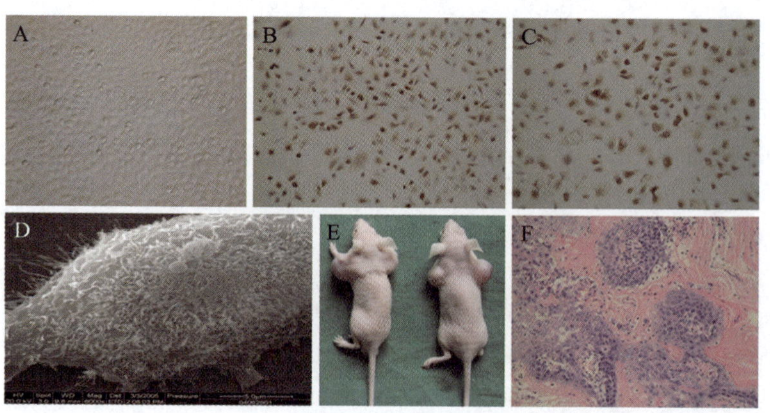


图 11－4　SD 大鼠口腔鳞癌高转移细胞系的建立

口腔癌转移动物模型为口腔癌研究提供了很好的工具，以它作为载体，可观察疾病的发生、发展状态，研究肿瘤转移机制，发现肿瘤侵袭和转移的标志物，或进行药物的筛选和临床检测的优化，更好地指导临床诊断和治疗。

（陈万涛）

## 参考文献


[1] Sano D, Choi S, Milas ZL, et al. The effect of combination anti-endothelial growth factor receptor and anti-vascular endothelial growth factor receptor 2 targeted therapy on lymph node metastasis: a study in an orthotopic nude mouse model of squamous cell carcinoma of the oral tongue [J]. Arch Otolaryngol Head Neck Surg, 2013,135(4):411-420.

[2] Kawashiri S, Noguchi N, Tanaka A, et al. Inhibitory effect of neoadjuvant chemotherapy on metastasis of oral squamous cell carcinoma in a mouse model [J]. Oral Oncol, 2009,45(9):794-797.

[3] Patel V, Marsh CA, Dorsam RT, et al. Decreased Lymphangiogenesis and Lymph Node Metastasis by mTOR Inhibition in Head and Neck Cancer [J]. Cancer Res, 2011,71(22):7103-7112.

[4] Jiang CH, Ye DX, Qiu WL, et al. Response of lymphocyte subsets and cytokines to Shenyang prescription in Sprague-Dawley rats with tongue squamous cell carcinomas induced by 4NQO [J]. BMC Cancer, 2007,7:40.

[5] Sano D, Xie TX, Ow TJ, et al. Disruptive TP53 mutation is associated with aggressive disease characteristics in an orthotopic murine model of oral tongue cancer [J]. Clin Cancer Res, 2011,17(21):6658-6670.

[6] Shu Y, Xu X, Wang Z, et al. Assessment of cervical lymph node metastases using indirect computed tomography lymphography with iopamidol in a tongue VX-2 carcinoma model [J]. J Laryngol Otol, 2011,125(8):820-828.

[7] Hashitani S, Urade M, Zushi Y, et al. Establishment of nude mouse transplantable model of a human adenoid cystic carcinoma of the oral floor showing metastasis to the lymph node and lung [J]. Oncol Rep, 2007,17(1):67-72.

[8] Zhang X, Hunt JL, Shin DM, et al. Down-regulation of S100A2 in lymph node metastases of head and neck cancer [J]. Head Neck, 2007,29(3):236-243.

[9] Zhang X, Liu Y, Gilcrease MZ, et al. A lymph node metastatic mouse model reveals alterations of metastasis-related gene expression in metastatic human oral carcinoma sublines selected from a poorly metastatic parental cell line [J]. Cancer, 2002,95(8):1663-1672.

[10] 陈万涛. 4-硝基喹啉-1-氧化物诱发大鼠舌黏膜鳞癌模型和分子发病机制研究[J]. 中国实用口腔科杂志，2010,3(7):387-390.

[11] 田军，廖贵清，刘海潮，等. 兔VX-2舌鳞癌移植瘤模型3种建立方法的比较[J]. 华西口腔医学杂志，2009,27(6):326-329.

[12] 廖贵清，田军，刘海潮，等. 兔VX-2舌鳞癌移植瘤模型的建立及生物学特性观察[J]. 中国口腔颌面外科杂志，2009,7(3):244-248.

[13] 沈毅，孙坚，周晓健，等. 兔舌不同部位VX-2鳞癌与颈淋巴结转移模型的生物学特性[J]. 上海口腔医学，2007,16(5):497-501.

[14] 陈万涛，冯元勇，蒋灿华，等. 大鼠颊黏膜鳞状细胞癌单克隆细胞系Rca-B的建立及其生物学特性研究[J]. 中华口腔医学杂志，2007,42(8):477-482.

[15] 张燕，张萍，陈万涛. 人口腔鳞癌手术标本组织块裸鼠移植瘤模型的建立[J]. 口腔颌面外科杂志，2008,18(4):256-260.


11

# 第十二章
# 口腔颌面-头颈部肿瘤转基因动物模型

## 第一节　转基因动物的原理和技术

### 一、概述

转基因动物(transgenic animal)是指以实验方法导入的外源基因在其染色体基因组内稳定整合并能遗传给后代的一类动物,转基因动物的创立有赖于重组DNA技术和胚胎技术的发展。1973年,由Cohen和Boyer等创立了重组DNA技术[1],重组DNA是一种人工合成的脱氧核糖核酸,将不同时出现的DNA序列组合到一起产生。重组DNA包括对DNA分子的精细切割、部分序列的去除、新序列的加入和连接、DNA分子扩增、转入细胞的复制繁殖、筛选、克隆、鉴定和序列测定等,继之Wemer Arber、Danien Nathans和Hamilton O. Smith发明了限制酶使得重组DNA技术开始得到广泛应用并因此获得1978年诺贝尔医学生理学奖。重组DNA技术最早的突破在于生物合成人胰岛素。而胚胎技术源于20世纪60～70年代Jaenisch和Mintz的首次报道,向移植前的小鼠囊胚注射猿猴病毒(SV40)DNA继而在发育成的幼鼠体内检测到SV40DNA序列的存在,后来Jaenisch又报道,通过反转录病毒感染小鼠的胚胎能使病毒DNA整合到小鼠基因组中并传递至后代,至1980年Gordon将猿猴病毒(SV40)DNA和人单纯疱疹病毒(HSV)的tk(thymidine kinase)基因即胸腺嘧啶核苷激酶基因整合后的质粒用显微注射法导入小鼠受精卵的原核中,在世界上首次获得转基因小鼠[2]。此后一年,6个实验室陆续通过向原核期的小鼠胚胎显微注射DNA,获得了转基因小鼠(transgenic mice)[3~7]。同时各国科学家源于超级鼠的成功建立,开始用各动物生长激素基因生产出猪、羊、牛等,但外源生长激素在大家畜体内表达的生理效应与小鼠存在差异,出现了一些病理反应[8]。自此,转基因技术在农业生产、动物饲养和医药研究等诸多领域获得了广泛应用,发展到后来,利用家畜个体作为反应器来表达特定基因成为一大技术突破,最成功的例子是利用动物乳腺作为生物反应器生产医用蛋白质。1987年,Gordon成功在转基因小鼠乳腺上皮细胞中表达人组织型纤溶酶激活因子(t-PA)[9]并在奶中发现具有生物学活性的t-PA,创立转基因动物极具开发前景的"动物乳腺生物反应器"这一研究领域。1988年,一种转有原癌基因的癌瘤小鼠(oncomouse)获得首个转基因动物专利(US4736866)保护。后来表达人凝血因子Ⅸ转基因绵羊诞生,欧洲和美国相继批准GTC公司生产的ATryn(重组人抗凝血酶Ⅲ)用于治疗遗传性抗凝血酶缺乏症,转基因动物和技术研究进入了一个崭新的时代。随着现代分子生物学的迅猛发展,转基因动物研究得到不断拓宽,目前在医学、农业、环保和生物材料等领域得到广泛应用,显示出巨大经济效益和社会效益[10]。因为转基因小鼠是目前转基因动物中用得最为广泛的一种,因此,本章节将主要讲述转基因小鼠及转基因技术在肿瘤研究方面的历史和进展。

20世纪80年代,世界上数个实验室分别成功获得了表达癌基因的转基因小鼠,当然也经历了许多的挫折和挑战,但这些早期具有癌基因的"癌瘤小鼠"为癌症的研究提供了大量经验,并为进一步研究肿瘤生成机制和疾病的治疗提供了前提条件。以下表格概括描述了最初各不同实验室获得癌基因的转基因小鼠的研究以及相关研究(见表12-1)[11]。

除上述最早的转基因小鼠模型外,转基因小鼠还被广泛应用于SV40诱发组织癌变的研究,包括乳腺、唾液腺、胰腺、前列腺、肝、脾、肾、肠、脑、脉络膜、眼晶体、骨、平滑肌、软骨等的研究。其中口腔-颌面部头颈部的研究模型主要包括唾液腺、口腔黏膜、甲状腺等的转基因小鼠模型。

**表 12-1　转基因小鼠最初建立的历史和相关研究**

| 研究者 | 时间(年份) | 启动子 | 转基因 | 结果 |
|---|---|---|---|---|
| Richard Palmiter 和 Ralph Brinster 等 | 1981，1982 | Mt1 即金属硫蛋白 | 人单纯疱疹病毒即 HSV 的 TK 基因 | 小鼠肝脏中表达 TK 基因，且活性较对照鼠的 100 倍 |
| | 1981 | Mt1 | 大鼠生长激素基因即 MGH 基因 | 超级鼠 |
| | 1982，1984，1985 | Mt1 | SV-MK、SV-MGH(含早期增强子、启动子和编码区) | 脑肿瘤，脉络膜散发于胸腺 |
| | 1982 | Mt1 | V-src | 转基因成功无明确表型 |
| | 1984，1985 | Mt1 | Mt1-myc 或 Eμ-myc 基因(含 SV40 T 抗原) | Mt1-myc 转基因小鼠未发生肿瘤而 Eμ-myc 转基因发生淋巴瘤 |
| David Ornitz 加入 | 1985，1987 | Elastase | SV40 T 抗原 | 胰腺癌 |
| | 1987 | Elastase | ras 基因(现为 Hrasl) | 胚胎发育即出现胰腺癌 |
| Terry van Dyke 等 | 1992，1994 | | SV-MK 小鼠 | 以该小鼠为基础研究 p53、Rb 在肿瘤发生中的作用 |
| Cory 和 Adams 等 | 1986，1988，1990，1990，2007 | | Eμ-myc 小鼠 | 以该小鼠为基础研究 p53、Rb 在肿瘤发生中的作用 |
| Anton Berns & Jerry Adams 等 | 1991 | | Eμ-myc 小鼠 | 发现了一些调节基因如 Bmi-1 和 Pim1 |
| Schmitt 等 & Wendel 等 | 2002，2004 | | Eμ-myc 小鼠 | 治疗性试验研究，针对淋巴瘤的化疗耐受或敏感的机制 |
| Scott Lowe 等 | 2003 | | Eμ-myc 小鼠 | 证实了 RNA 干扰的实用性 |
| Phillip Leder & Timothy Stewart | 1983 | 依赖激素的 MMTV LTR 调控 | myc | MMTV-myc 转基因小鼠，2～3 代后原代为雌性的雌性后代开始出现肿瘤 |
| Phillip Leder & Timothy Stewart | 1984 | 依赖激素的 MMTV LTR 调控 | myc | MMTV-myc 转基因小鼠成为乳腺癌模型、肿瘤小鼠 |
| | 1983 | MMTV | v-Ha-ras | MMTV-V-Ha-ras 转基因小鼠、哈氏泪腺、乳腺、涎腺、淋巴细胞出现肿瘤 |
| | 1987 | MMTV | MMTV-Myc、MMTV-V-Ha-ras 两种小鼠杂交 | 加快了各自小鼠系肿瘤生成进程 |
| Bearss 等，Ray 等 | 2000，2002，2007 | MMTV | MMTV-myc+ras 癌瘤小鼠 | 相关研究如 p21、myc 和 ras 的关系，CDC25A 的作用及该小鼠对化疗的反应研究 |
| Erwin Wagner | 1982 | Fos-反转录病毒 FBJ 和 FBR | | 表达 fos 失败，但换成 MT-fos LTR 转基因后，1～2 年出现骨肉瘤 |
| | 1985 | MT | 天然的 C-fos 基因-LTR(来源于 FBJ 小鼠肉瘤病毒) | 多个组织表达 fos 但并未发展成肿瘤，胚胎形成中骨骼发育障碍 |
| Wagner & Ruther 等 | 1987～1988 | MHC I 类(H2) | 天然的 C-fos 基因-LTR | 6～7 个月发生骨肿瘤 |
| | 1989 | MT | 天然的 C-fos 基因-LTR | 骨肉瘤发生 |
| Wagner 等 | 1990 | | | 基因转移创立了 3 种实验小鼠：转基因小鼠、胚胎干细胞和造血干细胞 |
| | | | Fos 类和 AP-1 家族如，Jun、Jun-B、Fra-1、Fra-2 比较 | fos 和 Jun 双倍转基因得到侵袭性骨肿瘤 |
| Jochum 等 | 2001 | | 过表达 fos 时 p53 和 Rb 基因缺失 | 增加荷瘤 |

12

（续表）

| 研究者 | 时间(年份) | 启动子 | 转基因 | 结果 |
|---|---|---|---|---|
| David 等 | 2005 | Fos 癌瘤小鼠 | 相关研究 | |
| Douglas Hanahan 等 | 1983～1985 | 腺病毒或 SV40 载体、Tag | 大鼠胰岛素基因、RIP1 和 RIR | 转基因小鼠、胰脏出现结节、生存时期短 |
| | 1985～1986 | | BPV1.69 基因 | 小鼠 1 岁后出现皮肤畸形和肿瘤 |
| Hanahan & Wagner，Guy 等 | 1987，1988，1992 | MMTV | PymT 基因 | MMTV－PymT、血管内皮细胞肿瘤、血管瘤 |
| Douglas Hanahan 等 | 1989～2006 | Tag2 | RIP1 | 血管生成、癌前病变的肿瘤生成 |
| | 1992～2005 | | 转基因小鼠 | 皮肤鳞癌、宫颈癌 |
| Christofori 等 | 1994～2005 | Tag2 | RIP1－Tag2 同基因敲除老鼠杂交 | 加强了恶性转化、IGF－2、p53、E－cadherin、VEGF 等功能 |

以上是常规转基因小鼠的研究和应用，其中 DNA 显微注射(microinjection)技术是目前应用广泛且效果较好的一种基因转移方法。转基因小鼠可用于研究不同基因在肿瘤发生发展过程中的协同作用，如用不同转基因品系之间进行杂交，也可研究肿瘤发生过程中环境因素与遗传背景的相互作用。然而常规转基因本身固有的缺陷，如基因拷贝数的不可控性、基因整合位点的随机性等限制了常规转基因技术的应用，于是诞生了转基因表达调控系统，即在时间、空间上调控诱导转入目的基因表达的调控系统。其中四环素调节系统是较广泛采用的调控系统[21]，可于不同时间在转基因鼠的重要组织内诱导转入基因的表达。据其中转录调控蛋白性质的不同，分为 Tet Off 系统和 Tet On 系统[8]。应用此系统已构建了诱导性表达 C-myc、H－ras－G12V 以及 bcr－ab1 的转基因小鼠，分别产生了 T 细胞淋巴瘤[18]、黑色素瘤[12]以及急性髓系白血病肿瘤模型。有学者于 2005 年发现飞蛾甘蓝尺蠖中的 DNA 转座子 piggy Bas(PB)也可用于转基因小鼠的制备[16]，因为 PB 能在小鼠体内高效转座，所以克服了常规转基因技术本身的缺陷。

转基因小鼠模型是功能获得性研究的良好模型，常用于研究目标基因异常高表达与疾病发生之间的关系。此外，自 20 世纪 80 年代末出现的基因剔除技术，是通过突变小鼠染色体的 DNA 破坏内源基因而获得小鼠疾病模型，从而探讨目标基因异常失活与疾病发生的关系。这部分内容在下章中将具体讲述。转基因小鼠和基因剔除小鼠模型在探讨肿瘤发病机制、诊断、预防及治疗等方面起着重要作用。

12

## 二、转基因动物技术分类和特点

转基因技术是指利用分子生物学技术，将某些生物的基因转移到其他物种中，改造生物的遗传物质，使遗传物质得到改造的生物在性状、营养和消费品质等方面向人类需要的目标改变。遗传工程、基因工程、遗传转化均为转基因的同义词[6]。2007 年，诺贝尔奖生理/医学奖授予了在转基因技术方面获得了巨大成就的 3 位科学家 Mario Capecchi、Oliver Smithies 和 Martin John Evans，表彰他们在胚胎干细胞和哺乳动物 DNA 重组方面的一系列突破性成就，使得基因敲除即小鼠基因打靶技术广泛应用在几乎所有生物医学领域——从基础研究到新疗法的研究。

遗传信息在细胞内的生物大分子间转移的基本法则是中心法则，具体是遗传信息从 DNA 传递给 RNA，再从 RNA 传递给蛋白质的过程，以及遗传信息从 DNA 传递给子代 DNA 的复制过程。遗传信息的转移分为两类：一类包括 DNA 的复制、RNA 的转录和蛋白质的翻译；另一类是特殊情况下的遗传信息转移，包括 RNA 的复制、RNA 反向转录为 DNA 和从 DNA 直接翻译为蛋白质。在生物进化中，可出现基因突变，分为碱基置换、移码、缺失和插入。突变是一种可遗传的现象，突变的产生与遗传物质的改变有关。基因突变大部分导致有害结果，但有些突变可能对生物更有利，基因突变为遗传学研究提供突变型生物，可用于科学研究。另外在基因工程中经常用到工具酶，如限制性内切酶、DNA 连接酶、T4 多聚核苷酸激酶、碱性磷酸酶、核酸酶 S1、反向转录酶、末端脱氧核苷酸转移酶等。

利用转基因技术可以建立诊断、治疗和新药筛选的人类疾病动物模型，转基因动物疾病模型即通过精确的引入、或者失活与人类疾病及病原体相关基因的表达，使转基因动物产生与人类相似的疾病[10]。转基因动物在发病机制、药物筛选和基因治疗发挥了巨大作用，如通过表达乙型肝炎病毒（HBV）基因建立的转基因小鼠模型[18]，可以对不同发育阶段的肝脏基因表达谱和蛋白组学进行研究，还可用于发现功能基因的早期诊断。目前已经建立疾病动物模型的遗传病有：癌症、动脉硬化症、镰刀状细胞贫血、β珠蛋白生成障碍贫血（地中海贫血）、红细胞增多症、肝炎、免疫缺陷、自发性高血压、淋巴系统病、特纳综合征、心肌梗死和老年痴呆症等[19]，利用转基因动物还可用于新药的筛选，如 HIV－1－Tat 的转基因小鼠模型用于体内筛选抗艾滋病病毒药物，IL－4 的转基因小鼠模型可用于筛选对抗 HIV－1 的免疫治疗制剂[10]，另外可以利用转基因活体动物的器官或组织高效表达某种外源蛋白以进行工业化生产功能蛋白质即生物反应器转入高表达的外源蛋白如用于治疗的单克隆抗体。美国 GTC 公司利用转基因羊生产的重组人抗凝血酶Ⅲ（商品名：ATryn），成为全球第 1 例成功上市的转基因动物乳腺生物反应器药物。同时转基因动物在农业上可以提高动物生长率，改良优良品种和提高动物产毛性能和品质、改善肉质、提高动物抗病性，还可用于检测并清除环境中的有毒物质以用于环保领域。

转基因动物通过特定人工操作技术将外源基因导入到动物体内。该技术需要细胞生物学、动物胚胎学、发育生物学、分子遗传学等学科的理论和技术的综合运用[8, 17, 20, 21]。转基因动物技术作为一种先进的表达手段，其过程可分为：目的基因、转移载体、受体细胞 3 部分。按基因导入方式，转基因动物建立的方法主要有显微注射法、反转录病毒感染法、胚胎干细胞法与精子载体法。以基因工程过程来分包括基因工程上、中、下游技术。上游是指目的基因的改造和载体的构建，外源基因含调控元件的旁侧序列和可表达的结构基因序列和转录终止信号，同时为了检测方便引入报告基因或报告序列，删除目的基因的天然启动子，将强启动子序列甚至包括增强子序列和目的基因拼接成融合基因。中游是指基因转移、胚胎移植与建系。转移基因的细胞导入是将已构建好的携带外源基因的基因载体系统通过物理、化学、生物方法导入细胞内，受体细胞和胚胎移植是转基因动物的重要环节，决定细胞水平筛选和外源基因的传递。外源基因通过细胞膜导入受体细胞，除天然的 DNA 转移系统（动、植物病毒、土壤农杆菌等）外，还可以用物理方法在膜上形成孔道，使外源 DNA 进入细胞。而下游即基因整合、表达检测与细胞筛选。转基因个体基因整合与表达的检测主要是在染色体、基因水平、转录水平、蛋白质水平。DNA 水平的检测，外源导入的 DNA 只有少部分能整合到宿主基因组，可采用 Southern 印迹杂交、原位杂交、Dot 杂交法或 PCR 进行检测；RNA 水平的检测，用 Northern 印迹杂交方法，若表达量过低或存在内源性的同源基因表达，则受限制。用反转录聚合酶链反应（RT－PCR）则是高敏感、特异检测转基因表达的方法；蛋白水平方面，可用 Western 印迹分析，但对内源性同源产物会有干扰。

目的基因即准备要分离、改造、扩增或表达的基因，采取两种途径获取：一是采用生物学方法；二是采用酶法或化学合成法。原核生物基因的分离多采用生物学方法，真核细胞基因的分离则采用酶法或化学合成法。另外还有文库构建、文库筛选、PCR 技术、转座子标签技术和图位克隆技术等[17]。生物学方法是指采用基因工程手段，把染色体 DNA 用限制性内切酶切割，将所有片段都连接到某种载体上，转入宿主细胞大肠杆菌（*E coli*）中增殖，再用适当方法来筛选含该基因的重组体菌落，从中提取 DNA，经酶切后即可回收该基因。一般采用凝胶电泳、密度梯度离心或液相层析等方法，先把 DNA 片段按大小分成几个组，再采用鸟枪法分离目的基因。鸟枪法又叫“散弹射击法”，犹如用猎枪发射的散弹打鸟，无论哪一颗弹粒击中目标，都能把鸟打下来。具体做法是：用限制酶将供体细胞中的 DNA 切成许多片段，将这些片段分别载入运载体，然后通过运载体分别转入不同的受体细胞，让供体细胞所提供的 DNA（外源 DNA）的所有片段分别在各个受体细胞中大量复制（在遗传学中叫做扩增），从中找出含有目的基因的细胞，再用一定的方法把带有目的基因的 DNA 片段分离出来。如许多抗虫、抗病毒的基因都可以用上述方法获得。用“鸟枪法”获取目的基因的缺点是工作量大，具有一定的盲目性。另一种生物学方法采用分子杂交技术，即根据碱基配对的原理，即单链 DNA 分子可与它的互补链（为互补 mRNA）相配对形成双链，可将与 mRNA 互补的那段变性 DNA 的特异序列在连续杂交系统中回收。酶促合成法主要采用反向转录酶，以 mRNA 为模板合成相应的 DNA，特别适用于分离提取真核细胞特异性蛋白质 mRNA 及其基因。1972 年，采用反转录酶合成家兔和人体球蛋白的 cDNA，是在试管中获得真核基因的开始。化学合成法是以单核苷酸为原料，在体外用化学方法按照已知基因的碱基顺序，先合成DNA短片段，再依次连接成完整的目的基因链。此法必须预先知道目的mRNA或蛋白质的一级结构，即核苷酸或氨基酸的顺序。化学合成法的最大优点是能按人们的意愿合成突变基因，是一种纯粹的单基因，无其他有害基因，可直接合成目的基因片段，设置某种生物偏爱密码子在该生物中的高效表达，采用以及消除基因内部的特定酶切位点，获取天然基因的衍生物等，以及合成在重组技术中常用的探针、引物、接头等DNA片段，局限是合成较长的DNA分子尚有困难。

基因文库(genomic library)即将基因组DNA用限制性内切酶消化后插入到适当载体中，得到含有不同插入片段的克隆载体，这种克隆载体的混合物含有长短不同的基因组片段，就是基因文库。若将细胞内所有mRNA均反转录成cDNA，然后将所有cDNA片段克隆到适当的载体中，构建成含有不同cDNA片段的克隆载体混合物，这就是cDNA文库，目前许多组织或细胞的基因组或cDNA文库都可以从商业公司买到。根据已知的信息合成特异性探针，采用核酸分子杂交的方法从获取的基因组文库或cDNA文库筛选感兴趣的基因片段，仍是目前获得新基因的一种常用手段。

目前常用的获取目的基因的方法是PCR技术。常规PCR方法以基因组DNA为模板，扩增出的基因是内含子和外显子相间排列的产物，不能用于基因工程的直接表达，而反转录PCR以mRNA为模板，用反转录病毒依赖于RNA的DNA反转录合成酶(简称反转录酶)，在反义引物或Oligo(dT)的引导下合成与mRNA互补的DNA即cDNA，然后再以此cDNA为模板，扩增出不含内含子的可编码完整蛋白质的目的基因。将此目的基因的两端加以改造，可直接连接于表达载体上，用于基因工程的蛋白表达，反转录PCR是目前获取目的基因的重要途径。

转座子标签技术是利用转座子作探针克隆出突变基因，再用突变基因做探针，从野生型个体中分离并克隆出野生型基因，最终得到完整基因的技术方法[4]。转座子标签技术是研究功能基因的有效的工具之一，可以通过转座分离基因。转座子是一类可在基因组中发生位置移动的DNA片段，其移动过程称为“转座”，由美国科学家Barbara McClintock 1950年首次在玉米中发现，但直到1997年睡美人(sleeping beauty)转座子被成功改造才开始在脊椎动物中应用转座子。

图位克隆又称定位克隆，由剑桥大学的Alan Coulson于1986年提出。用该方法分离基因是根据目的基因在染色体上的位置进行，无须预先知道基因的DNA序列，也无须预先知道其表达产物的有关信息，而是通过分析突变位点与已知分子标记的连锁关系来确定突变表型的遗传基础。PCR的产物或cDNA或人工合成等法来源的目的基因片段是以PCR产物形式或酶切后片段形式存在，均需经过一定方法纯化，方可用于基因克隆。如PCR产物或酶切片段一般要经电泳分离，包括低熔点琼脂凝胶法、聚丙烯酰胺凝胶法、电洗脱法等方法纯化回收所需片段。

获得目的基因后，一般都需要扩增，扩增技术常用方法有PCR、LCR、NASBA、TAS、QB复制酶等。PCR即利用DNA聚合酶对特定基因做体外或试管内(*in vitro*)的大量合成，其特异性依赖于与靶序列两端互补的寡核苷酸引物，由变形—退火—延伸3个基本反应步骤构成，PCR的3个反应步骤反复进行，使DNA扩增量呈指数上升，PCR扩增产物可分为长产物片段和短产物片段两部分。短产物片段按指数倍数增加，长产物片段则以算术倍数增加，可以忽略不计。PCR的反应产物可不经过纯化保证足够纯DNA片段分析。LCR(ligase chain reaction)连接酶链反应，1997由Backman发明，是一种新的DNA体外扩增和检测技术，主要用于点突变的研究及靶基因的扩增。LCR是利用DNA连接酶，特异性地将双链DNA片段连接，经变形—退火—连接3步骤反复循环，从而使靶基因序列大量扩增，可用于点突变的研究与检测、微生物病原体的检测及定向诱变等，还可用于单碱基遗传病多态性及单碱基遗传病的产物检测，微生物的种型鉴定，癌基因的点突变研究等。依赖核酸序列的扩增(nucleic acid sequence-based amplification, NASBA)，又称自主序列复制系统或再生长序列复制技术，1990年Guatelli等首先报道，主要用于RNA的扩增、检测及测序，特点是操作简便，不需要特殊仪器，不需要温度循环。整个反应过程由3种酶控制，循环次数少，忠实性高，其扩增效率高于PCR，特异性好。转录依赖的扩增系统(transcript-based amplification system, TAS)，由Kwen等1989年研究报道，主要用于扩增RNA。本法特异性和敏感性高，但其循环过程复杂，需重复加入反转录酶和T7 RNA多聚酶，有待进一步研究。QB复制酶(Q-beta replicase)由Kacian等1972年首次报道，作用是催化RNA模板的自我复制功能。现在该技术又发展了夹心杂交法、分子开关盒靶依赖等复制技术。

获取目的基因片段后需要将目的基因引入受体细胞，而目的基因必须与具有自我复制能力的DNA以共价键结合后才能被复制。具有在细胞内进行自我复制的DNA分子，即目的基因(或外源基因)的运载体，称为分子载体或无性繁殖载体。

一般一个理想的转基因由3种不同的结构域组成，一种是转录区，相当于从帽子位点到poly(A)加成信号，另一种包含启动子，包括近端的调节序列和距离更远的增强子，第3种结构域界限不太精确，包含着绝缘子的基因边界。一个基因的转录区包括5′-非翻译区、编码区、内含子、3′-非翻译区、转录终止子。大多数基因所含的调控转录的调节元件的区域未被完全认识，所谓启动子的区域通常含有参与转录复合物形成的近端元件，它们也常包含使表达具有特异性的主要元件。位于上游的增强子(在帽子位点前的1～10 kb内)一般认为不直接参与转录复合物的形成，而是提高转录过程的发生频率。大多数转基因的表达对位置效应十分敏感，表现为表达水平低，不严格遵循所用启动子的特异性，不具拷贝数依赖性，而现已明确在染色质结构域中有一些基因和基因群含有其时空表达所需要的所有元件。界定基因表达的这类结构域的边界常与绝缘子序列的所在有关，但鉴别并不容易。现在已经能在特殊载体建立有基因组大片段插入的基因组文库，尤其是YAC、BAC、PAC等人工染色体，已广泛用来精细绘制复杂基因组的物理图谱。这些载体在转基因实验中产生一定影响，并为研究基因调控及复杂基因组性状提供了可能。载体类型主要为黏粒、噬菌体p1、BAC、YAC。黏粒是复合的载体，包含有来自噬菌体和质粒的元件，黏粒优点：①完整克隆中等长度而超出噬菌体克隆范围(＜30 kb)的基因转录单位。②仅需几步即可获得30～40 kb的较大片段的DNA构件。③从人工染色体亚克隆或获得基因组较大片段的连锁群，一旦已克隆到黏粒中，很难对插入片段进行精细操作。YAC的组成包括酵母染色体、两侧的选择标记、在体内诱导形成端粒的两种序列、起复制起点作用的自主复制序列以及位于某基因中的克隆位点，使之可直观显示基因的断裂。采用YAC产生转基因动物有两种方法：通过脂质体转染ES细胞来转移YACDNA和直接注射受精卵，一些物种的YAC文库已经建立。YAC文库开辟了克隆大片段基因组DNA的可能性，但其使用却因克隆和之后的纯化程序上的技术困难而颇受困扰。细菌系统应是一种可克隆介于黏粒和YAC之间的大片段DNA的系统。首先应用于实验的是噬菌体p1克隆系统，克隆容量2倍于黏粒，但比YAC低。BAC是以F因子为基础的细菌新系统，可克隆300 kb的插入片段。从YAC或BAC的基因组插入整合到小鼠中的结果说明，转基因的表达与位置无关而与拷贝数有关。这些大片段基因组插入可应用于未经改造的基因，未经改造基因的表达可有几种应用，包括鉴定顺式调节元件、明确基因功能和间接拯救表型。

大片段基因组插入还可应用于基因调控或表达已经改造的基因，如插入片段的切除和精细突变的引入。β-珠蛋白基因座的一些基因除非它们与基因座上游远处的序列相连，否则是无功能的，这些序列与DNA酶Ⅰ超敏感有关，它们的开放状态或者是组成性的，或者仅在红系细胞中，这些位点构成了一种可控制基因座中的所有基因的LCR。LCR加上常规的基因构件能在所有动物中表达，其表达特异性是启动子决定的，表达水平与拷贝数有关。LCR包含若干的具有不同功能的元件，并非LCR都具有同样的性质，它们可以包含增强子、染色质开放区、MARs及绝缘子等。绝缘子广泛分布于基因组中，用哺乳动物基因组的共整合研究表明，最初在果蝇所形成的绝缘子概念，可以拓展到脊椎动物。

外源基因在真核细胞中表达的影响因素主要有3方面：①顺式作用元件，位于基因内部或贯穿于整个基因。②反式作用因子，它与基因的互相作用起到了开放染色体功能域的作用，并促进转录的进行。③整合位点。顺式调控元件通常位于靠近结构基因的5′端，它具有促进或维持组织特异性表达的作用。哺乳动物基因调控的一个重要机制是基因的顺式作用元件决定一个基因是否表达，以及组织特异性和时间性是否合适，与染色体的状态也并非完全无关。主要控制区(DCR)所具有的特异的位置独立性表达是一个重要的发现，对转基因动物来说，如果建立的基因中有DCR，则可使所转的基因适宜地表达。5′和3′RNA的非翻译区以及poly(A)信号对决定mRNA的稳定性必不可少。反式作用因子在外源基因的特异表达中起重要作用，它与DNA相互作用，激活基因表达，而反式作用因子本身也是一种基因产物。它不仅能激活不同种外源基因的转录，而且能结合到染色体的不同位点；同时，将一个基因的调节序列与另一个基因的结构序列重新组合可以产生新的组织特异性表达，一个反式作用因子可以对几个基因的表达起作用，并且也具有组织特异性。反式作用因子的功能、复杂的调控网络，是基因表达与调控的一个极为重要的方面。导入的DNA并非总能整合到宿主基因组中，一般通过显微注射方法将外源DNA导入细胞后，大部分在细胞经过几次分裂后就丢失，只有小部分DNA得以整合。因为转基因整合位点具有位置效应，转基因整合位点高度可变，由于受整合位点周围染色质翼区的影响，因而在许多情况下影响到表达水平以及组织特异性表达。

按基因导入方式，转基因动物建立的方法主要有显微注射法、反转录病毒感染法、胚胎干细胞法与精子载体法[23]。显微注射法是发展最早，是目前应用最广泛和最为有效的制作转基因动物的方法。原核显微注射源于1980年Gorden等建立[2]。显微注射法的基本过程是利用显微操作工具和显微注射技术将外源基因直接注入试验动物的受精卵细胞中，使外源基因整合到动物基因组中，再通过胚胎移植技术将整合有外源基因的受精卵移植到受体的子宫内让其继续发育，进而得到转基因动物。显微注射是用特别的玻璃显微注射器在显微镜下把重组DNA导入靶细胞，其中受体细胞主要是卵细胞，现在也用于贴壁细胞，成功率与操作者的熟练程度有关，主要用于转基因动物。优点是转移率高，整合效率可达30%，可直接用不含有原核载体DNA片段的外源基因进行转移。外源基因的长度不受限制，可达100 kb，常能得到近交系动物，实验周期相对比较短。不足处在于需要昂贵精密的设备，显微注射操作复杂，需专门技术人员，导入外源基因整合位点和拷贝数无法控制，常导致插入位点附近宿主DNA片段缺失，重组等突变，造成动物严重生理缺陷。

反转录病毒感染是将目的基因重组至反转录病毒载体上，制成高滴度病毒颗粒，人为感染着床或着床后胚胎，也可直接将胚胎与能释放反转录病毒的单层培养细胞共育以达到感染目的[24]。此法是Jaenisch于1976年用小鼠白血病病毒复制小鼠白血病模型的实验中偶然建立。反转录病毒法可使56%的受精卵携带上外源基因，整合阳性率高，避免了嵌合体动物的产生，应用前景较好。缺点是携带DNA的长度一般不能超过10 kb；并且反转录病毒载体上的一些固有序列可能激活宿主瘤基因的表达，造成表达紊乱。此外，反转录病毒载体一般发生多位点整合，子代动物遗传性状可能差异大，不利于外源基因功能的分析。

胚胎干细胞(embryonic stem cell, ESCs)是从早期胚胎的内细胞团经过体外培养建立起来的多潜能细胞系。它具有胚胎细胞相似的形态特征及分化特征。将一种动物的胚胎干细胞注入另一种动物的早期胚胎内，产生嵌合体转基因动物。在胚胎干细胞培养过程中，人们可以对它进行基因工程操作，不改变它的分化能力，通常利用反转录病毒载体、电击法等多种方法将外源基因导入胚胎干细胞。将有功能的转入基因整合到胚胎干细胞基因组内的某一非必需基因位点上，对细胞进行筛选培养，产生转基因动物，有的DNA整合到了正确位置，有的在错误位置，有的不发生整合。通常采用一种叫做正-负选择的策略来富集正确的ES细胞。先用正选择方法挑选所有整合DNA的胚胎干细胞，然后再用负选择方法淘汰整合错误的胚胎干细胞。因此用于胚胎干细胞的DNA载体也必须适用这种正-负选择。载体可用PCR检测ES细胞中的外源DNA的整合情况。正确整合的转基因胚胎干细胞系经培养后可以移入胚泡期的胚胎。

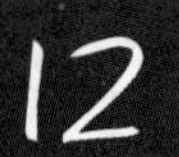

精子载体法是将成熟的精子与外源DNA进行预培养后，使精子有能力携带外源DNA进入卵子中，使之受精，并使外源DNA整合于染色体中。精子载体最初的方法是在精子受精前将精子与外源DNA混合培养，后来发展了电穿孔法和脂质体介导的方法。电穿孔法又称电脉冲介导法，是利用物理学原理，在高压电脉冲的作用下，使细胞膜上出现瞬间微小的孔洞，从而介导不同细胞之间的原生质膜发生融合，使外源DNA通过细胞膜上出现的瞬间小孔而进入细胞，可用于真核、原核细胞的转染，电脉冲介导法简单、重复性好、转移效率高，但对细胞有损伤。脂质体介导提高了精子摄取外源DNA的效率。

除以上基因转移技术外，还有RNA干涉及锌指核酸酶介导的基因敲除技术、转座子介导的基因转移、慢病毒载体技术、体细胞核移植法、胚胎分割技术。基因敲除即打靶技术在下章节中叙述。转座子的优势在前文已经涉及。慢病毒载体的研究起始于细胞转染和基因治疗。慢病毒载体是以艾滋病病毒作为基本骨架，其安全性已大大提高。体细胞核移植法是先在体外培养的体细胞中进行基因导入，筛选获得带转基因的细胞。然后，将带转基因体细胞核移植到去掉细胞核的卵细胞中，生产重构胚胎。重构胚胎经移植到母体中，产生的仔畜百分之百是转基因动物。胚胎分割技术使无性繁殖在哺乳动物中的应用，通过胚胎分割而获得2个以上的转基因动物即克隆动物。

# 第二节　转基因小鼠的制作和鉴定

## 一、概述

转基因动物是由于外源 DNA 导入动物的基因组而产生了可以遗传的改变，这些可以遗传的改变包括：外源 DNA 片段至少整合到一条染色体的一个位点上；外源 DNA 的插入使基因组中任何一个基因的结构发生改变，外源 DNA 的插入使染色体发生重排，导入可以持久存在的遗传实体。例如，一条人工染色体或者可以自我复制并传递给子细胞的非染色体 DNA 元件。转基因动物在基础生物学研究和医学及农业应用研究上具有其独特作用，不可能被其他方法所取代。国际上对于转基因动物的命名有约定俗成的规则，对于原代转基因动物(founder)，即经过向胚胎注射 DNA 后存活下来的胚胎发育成的转基因动物，统称 G0 代转基因动物。由 G0 代转基因动物与非转基因动物或别的 G0 代转基因动物交配而生下的转基因动物，称为 G1 代转基因动物；同理以后生下的各代转基因动物，将依次称作 G2、G3、G4 代转基因动物[2]。自从世界上首例体细胞克隆动物出生后，国际上出现拟人化命名，如用乳腺细胞克隆出来的一只羊命名为多莉，用转人乳铁蛋白基因生产出来的一头牛叫赫尔曼。按遗传学控制实验动物分为近交系、封闭群、杂交群、突变系和实验动物的遗传检测。按微生物学控制实验动物分类为普通级动物、清洁级动物、无特定病原体动物、无菌动物和悉生动物。近交系动物具有基因纯合性、同基因性、表现型的均一性、遗传稳定性和反应敏感性、个体性、遗传特征的可辨别性、分布广泛性和背景资料和数据较完整，是兄弟姐妹间连续配种 20 代以上所维持的品系。封闭群即以非近亲交配方式进行繁殖生产的一个实验动物种群，在不从其外部引入新个体的条件下，至少连续繁殖 4 代以上。封闭群亦称远交群，而杂交群是由不同品系或种群之间杂交产生的后代，突变系指动物受各种内外因素影响引起染色体畸变和基因突变而育成某些特殊性状表型的品系。无特定病原体动物排除了传染病和寄生虫，实验结果准确可靠，在生物医学研究各个领域得到了广泛应用和肯定，成为标准的实验动物，需要对其微生物和寄生虫进行检测。而动物的基因型受发育环境影响而决定其表现型，此表现型又受动物的邻近环境的影响而发生变化，出现不同的表现型，包括外环境和内环境。外环境质量的高低可直接影响到内环境。内环境是指实验动物饲育和实验场所内的环境，其对实验动物直接产生影响的各种理化因素，如温度、相对湿度、噪声、气流速度、氨浓度、光照周期及洁净度等。世界各国动物环境温度的标准值一般在 19℃～29℃，相对湿度一般为 40%～70%，按照动物昼夜活动和休眠的规律，光照形式采用明暗交替形式，明暗交替比为 12∶12 或 10∶14，光线以柔和为佳，同时需要控制动物饲养室的噪声。国际上一般规定设施内的压力梯度为 20～50 $N/m^2$(20～50 Pa)。此外，饲养室送风口和排风口气流较大，因此在布置动物笼架、笼具时应尽量避开风口。总之，实验动物设施和动物实验中的观察场所的要求基本上是一致的。实验动物设施根据对饲养动物的微生物控制程度和空气净化程度可分为以下 3 个等级，隔离系统、屏障系统和开放系统。隔离系统的环境设施主要适用于饲育无特定病原体(SPF)、悉生及无菌实验动物。屏障系统是标准动物饲养室或实验室用得最多的一个系统，主要适用于饲育清洁实验动物及 SPF 实验动物。开放系统是饲养通常动物的设施。实验动物设施是实验动物部门的重要组成部分，实验动物设施内从事各项工作的人员，必须经过必要的教育或专门训练。管理人员应包括主任(负责人)、饲养繁殖人员、饲养观察人员、实验室和手术室的管理人员、动物质量监测员、机械设备管理和维修人员、后勤保障人员和清洁人员等。动物食物和饲料中所含的成分，按其性质，大致可分为蛋白质、脂肪、碳水化合物(糖类)、无机质以及维生素类。各种饲料含有这些物质的不同，因为其营养价值也有所不同。

基因转移技术目前在实验室动物和家畜中都在应用，小鼠是最早的转基因动物模型[8, 20]。目前流行进行 DNA 显微注射的是几种不同的杂交种，而 C57BL/6XSJL(B6SJL)$F_1$ 产生转基因小鼠颇有成效，因为有很好的遗传背景和胚胎学特性。用于显微注射的大多数杂交的亲本之一均使用近交系 C57BL/6，小鼠品系遗传背景包括同基因性和同质性，随着家系的扩大，会对转基因模型的特性产生影响。基因转移研究在选择杂交种时，重点放在饲养管理与生殖的效率以及已知的胚胎学特性和对实验操作的回应特性上。

12

实际应用中要求转基因模型在特定的遗传背景下产生。转基因表达在不同个体、窝与窝或代与代间的显著差异将会导致转基因模型在不同阶段构建的失败。一般用 FSH 及泵的超排卵方法比 PMSG/HCG 的方法代价高而且费时。雌鼠是否持续进行超排卵取决于有否好的管理和环境来获得健康的集群。总之，应该认真评估激素、繁育配对，尤其是繁育环境的差异。

## 二、转基因小鼠的制备和管理

产生转基因小鼠一般需要 3 方面技术：细胞期胚胎的显微注射、胚胎的反转录病毒的转染和胚胎干细胞的操作。显微注射主要是研究新加入的遗传信息的表达，胚胎或胚胎肝细胞的反转录转染是研究细胞谱系和随机插入的诱变，胚胎干细胞则是研究通过同源重组来做定点诱变。显微注射 DNA 与反转录病毒一般不发生同源重组的整合，所以不可能定点诱变。在胚胎干细胞中，同源重组整合频率高，足以在制作转基因小鼠前用细胞查明定点整合的结果。主要过程是：构建外源基因表达载体并生产用于注射的 DNA 注射液，提供注射用胚胎，进行相关的注射或转染，移植到受体，对出生的幼鼠进行基因整合和表达的检测，将筛选出来的转基因小鼠繁殖传代培育，建立转基因小鼠。前文关于基因转移的方法已有较多表述，本文不再重复。

小鼠(mouse)，染色体数 $2n=40$，为群居动物，夜间比白天活跃，体型较小，对环境要求高，不耐饥饿和缺水，性情温驯，易于饲养管理。小鼠 6～7 周龄时性成熟，雄性 45～60 日龄；雌性 35～50 日龄，且性周期短为 4～5 d，繁殖力强，妊娠期为 19～21 d，哺乳期为 20～22 d，一次排卵 10～23 个，每胎产仔 8～15 只，1 年产仔数 6～10 胎，生育期为 1 年，但具体妊娠排卵成熟期随品种不同有所不同。

根据 Jackson 实验室（The Jackson Laboratory）要求，一般实验室小鼠的饲养受许多因素的影响，包括：出生时缺陷情况（C57BL/6J 小鼠出生伴脑积水等的缺陷较其他系的小鼠多见）、杂交优势、种系特殊行为、突变和转基因影响、温度和湿度、光照强度和光照周期、噪声和振动、气压、气味、管理、营养、喂养、喂养地点和健康状况。为了优化繁殖能力，可以在繁殖力下降前更换不同年段的繁殖期小鼠，更换无生殖力的老鼠，尽早交配，用成熟有生育经验的雄鼠，保留细微和精确的繁殖记录。杂交时不能影响到系的表型。在母体饲养能力低下的情况下为新生崽选择健康优良的养母，注意营养的补充。可同时与多只雌鼠交配，检栓以确定妊娠。注意繁殖的基本原则，有时为了系的近交种性和安全有时将妊娠母鼠分笼单独笼子饲养。如近交种突变体小鼠的繁殖原则在两种性别小鼠有活力和生育能力情况下适用。每两代小鼠要确定一次繁殖表型。为了保持较为稳定的近交背景，每 10 代需要将突变体和父母近交系回交；杂交和近交种突变体交配适用于一种突变体是有生命力和繁殖力的纯合子而另一种可以有或无生殖力，胚胎期致死，子宫死亡或性成熟前死亡；杂交子和杂交子繁殖交配是当纯合子损伤，不育，夭折等。若以显微注射方法获得转基因小鼠，则需获得更多受精卵，即对雌鼠进行超排卵处理，可以注射激素药，品系也是一个方面。



转基因小鼠的繁殖更复杂些。近交系、远交系和杂交种小鼠均可用作转基因研究。一个转基因的表达可能影响一个系的生命力和生育力。例如，B6CBA - Tg(HDexon1)62Gpb/1J 转基因小鼠在 9～11 周发生震颤和癫痫，另外只有 50%的雄鼠有生育能力，繁殖期只有 3～4 周。另外一个例子，C57BL/6J - TgN(HBBHBG)40BCha Hmga2pg - TgN40BCha/BmJ 背景的 Hmga2 转基因等位基因同 pygmy(Hmga2pg)的等位基因相同，因此该转基因的纯合子较小和不育。并且，转基因的整合部位和整合拷贝数可以影响其表达。例如，B6. Cg - Tg(BCL2)22Wehi/J 背景下表达人 B 细胞白血病/淋巴瘤 2(BCL2)的转基因局限于 B 细胞系，而 B6. Cg - Tg(BCL2)25Wehi/J 背景下的转基因表达限于 T 细胞系，在 B6. Cg - Tg(BCL2)36Wehi/J 背景下的转基因在 B 细胞系和 T 细胞系均有表达。而瘫痪的严重程度取决于 B6SJL - Tg(SOD1 - G93A)1Gur/J(002726)背景小鼠系 SOD1 - G93A 转基因的拷贝数。

转基因小鼠的繁殖需要去除非预想的表型如胚胎性致死或无繁殖力。因为转基因是导入的等位基因，它的拷贝数、表达水平和整合部位都会导致转基因小鼠出生致死。因此，这种转基因系的维持应该依靠半合子小鼠(Tg/0)同野生型(0/0 或+/+)小鼠交配。如果转基因不影响胚胎或新生小鼠的生存率，大约一半新生小鼠是半合子(Tg/0)，一半的小鼠将不携带该转基因(0/0 或+/+)。为了区分半合子和非携带小鼠，每只小鼠需要进行表型鉴定，除非是半合子有可以观察到的明显区分的表型。如果转基因纯合子是非致命的，则可能生成纯合子转基因小鼠用于繁殖；如果半合子小鼠和半合子小鼠交配，一半的新生鼠为半合子；如果半合子和基因非携带者表型同纯合子的表型难以区分，则每个新生小鼠需要进行基因型鉴定；如果转基因整合部位无法用分子探针检测，则出生的小鼠或通过遗传检测（确定遗传频率）或通过定量PCR检测（转基因的拷贝数）。

如果转基因的遗传背景是近交系或同类，较好控制；如果转基因背景是混合的，转基因的非携带者较容易控制。另外一些具体的转基因技术见本章第一节中的描述。

## 三、转基因小鼠鉴定

基因型又称遗传型，指生物的全部遗传物质（基因）组成，一般只表示个别或少数基因位点上的等位基因的组成。基因型是生物体在适当环境条件下发育表型的内因，能遗传的是基因型，不是表型，会受多个等位基因影响。表型又称表现型，生物体个别或少数性状以至全部性状的表现。表型是基因型和环境条件共同作用的结果。表型可分为连续变异或不连续变异。环境因素是基因型得以发育其表型的必要条件。

关于转基因小鼠的表型，受其内因即转基因的影响，出现与之相应的解剖形态如肤色、大小、结构、生理功能等的改变。如1982年成功建立的超级鼠，该小鼠品系携带了可表达大鼠生长激素的基因片段，过度的生长激素导致转基因小鼠的体型增加。同样各肿瘤相关疾病的转基因小鼠会出现肿瘤生长和相关的疾病即明显的表型，大部分通过大体形态结构可以观察，有些生理功能或行为则需通过一定的检测来确定。

转基因小鼠的基因检测一般都需要取鼠尾进行检测，通常取2周左右小鼠尾巴，进行裂解，提取DNA。具体转基因小鼠基因鉴定的筛选方法有斑点杂交、PCR扩增、Southern杂交、Northern杂交和蛋白质的检测等。在PCR扩增技术广泛采用前，斑点杂交是最常用来对转基因动物材料进行初筛的分子杂交技术。斑点杂交即将小鼠尾巴提取的DNA样品顺序点到一张杂交膜上，同时将阳性对照DNA和阴性对照DNA点在同一张膜上，用同位素或非同位素示踪物标记的DNA探针进行杂交后，可以从膜上初步判定阳性和阴性样本。斑点杂交时，膜上的信号强度应掌握阳性对照样品能给出强阳性信号，阴性对照不得显示出杂交信号。斑点杂交也可以用来计算基因的拷贝数。目前通常采用PCR检测技术。该技术操作简便、快速、费用低而有效，适合大量标本的分析，但有可能产生假阳性结果。操作过程中应尽量避免质粒DNA或其他标本的基因组DNA的污染。PCR实验应采用双复管，甚至三复管。Southern杂交是比较可靠的分子检测方法，Southern杂交使用的探针可以是被转移的基因、该基因的片段或根据其序列特别设计合成的DNA序列，Southern杂交的底物是基因组DNA，进行杂交时底物中应包括未曾酶解的大分子DNA和至少两种限制性内切核酸酶消化的DNA样本，3种样本都有结果才能确定目的基因整合到小鼠的基因组中。Northern杂交是用来检测目标基因是否表达、表达强弱和在哪些组织中表达所使用的方法，Northern杂交的底物是RNA，与探针进行RNA/DNA杂交，底物可以是从不同组织提取的总RNA，也可以是经过纯化的总的mRNA。进行Northern杂交时，需要在抑制RNA酶活性的条件下进行电泳分离和杂交，一般不需要将RNA酶解成片段。



转基因表达检测是确定目的基因在转基因小鼠器官组织中表达的时空分布。其检测包括RNA分析技术和蛋白质检测技术。RNA分析可采用Northern杂交方法。基于蛋白质的检测主要是以抗原、抗体为基础的免疫学方法，通过检测外源基因表达的蛋白来定性、定量检测转基因产品，建立这些检测方法通常需要将外源结构基因表达的蛋白产物制备特异性的单克隆或多克隆抗体，采用Western印迹法、ELISA法和试纸条法等，这里不一一赘述。

# 第三节　转基因小鼠在口腔颌面-头颈部肿瘤中的应用

## 一、概述

小鼠遗传学研究自1902年哈佛大学的Castle等开始，在其实验室Little得到第一个近交系小鼠—

DBA 品系后，随后在 Cold Spring Harbor Laboratory 和 The Jackson Laboratory 陆续获得了 C57BL/6、C3H、CBA 和 BALB/c 等多种近交系小鼠，而自 1982 年携带大鼠生长基因片段转基因小鼠诞生以来，小鼠的基因研究更为广泛，科学家于 1987 年得到第一只基因剔除小鼠，从而提供了在整体动物水平研究基因功能的“金标准”：即分析特定基因缺失后的功能障碍来推断基因的功能。至 2002 年 12 月小鼠基因组测序基本完成，同时证实小鼠与人类在基因水平上高度同源，因此小鼠的研究成果可以推演到人类，从而可以更好为治疗人类疾病服务[26]。目前位于上海的南方模式生物研究中心是一家专业从事小鼠基因组改造技术研发的科研单位，已相继建立了百种以上转基因或基因剔除小鼠品系，涉及人类重大疾病 10 余种，如白血病、肿瘤、乙型肝炎、糖尿病、骨质疏松症、心血管疾病、神经精神性疾病等。仅仅转基因小鼠肿瘤模型就有几十种，有血液系统肿瘤、淋巴系统肿瘤、骨肿瘤、实质性器官肿瘤，等等。

到目前为止，口腔-颌面头颈部鳞癌很多机制仍不明确，它的发生是个多步骤过程，主要的发生通路包括 p53，Rb，EGFR，Stat3，NF-κB 和 TGF-β 等。如 Nakagawa 等采用细胞周期素 D1 的 cDNA 与 ED-L2-EBV 作为启动子融合形成转基因即目的基因[27]。显微注射产生携带该目的基因的转基因 C57BL/6 鼠，结果在转基因小鼠口腔、食管、前胃等部位出现鳞状上皮异常增生，并导致细胞周期、表皮生长因子受体、p53 蛋白活性的异常。另外一研究中将该转基因小鼠同 p53 缺失的 C57BL/6 鼠交配产生了具有口腔-食管鳞状细胞癌的 C57BL/6 鼠[28]。而张玲等构建了 ED-L2、PLUNC-P 双启动子调控鼻咽癌来源的 LMP1 表达载体，采用受精卵前核显微注射法构建转基因小鼠[29]。在获得的 58 只转基因首建鼠中，4 只整合阳性，其中 1 只转基因小鼠在鼻咽、前胃、舌根等部位检测到了外源基因的表达，但没有观察到鼻咽上皮细胞明显的病理改变。

除常规上述转基因模型外，诱导表达的转基因模型较为常见，目前最多的 3 个系统是：Tet(四环素)-反应系统、雌激素受体(ER)系统和孕激素受体(PR)系统。而用于口腔肿瘤小鼠模型的反应系统主要是孕激素受体系统，其中已经成功模拟人类口腔颌面-头颈部肿瘤的小鼠肿瘤疾病模型主要为口腔癌、乳头状甲状腺癌、滤泡型甲状腺癌、唾液性肿瘤和血管瘤。

## 二、原癌基因 K-ras-G12D 转基因模型

口腔癌的转基因小鼠模型主要是利用角蛋白 5(keratin5，k5)或角蛋白 14(keratin14，k14)作为启动子在小鼠口腔上皮过表达原癌基因 K-ras-G12D。K5 表达主要限于舌部的基底上皮和前胃，而 K14 主要表达于口腔黏膜和舌的基底膜。在 Caulin 等创立的模型中[30]，利用 Cre-loxP 位点特异性重组酶系统，将 Cre 与缺失突变的人类孕激素受体(PR)融合形成 CrePR1 重组酶，能被孕激素的拮抗剂 RU486 激活，其中 K-ras-G12D 基因受细胞角蛋白 K5 或 K14 启动子的驱动，受 CrePR1 重组酶的调控。因此，给予转基因小鼠口服孕激素拮抗剂米非司酮(RU486)可以导致小鼠口腔黏膜出现 K-ras-G12D 基因的表达，并且发现小鼠口腔鳞状上皮乳头状瘤的发生。和 Caulin 等研究不同，Vitale-Cross 等发现癌前病变不同程度的异常增生同小鼠的皮肤、口腔黏膜、舌、食管、前胃或子宫颈的恶性鳞状细胞癌的不同程度类似[31]。



该模型中，K-ras-G12D 基因的表达受 K5 启动子的驱动，且该基因置于 tet-反应元件的调控中，在给小鼠喂养他莫昔芬时可以诱导 K-ras-G12D 基因表达。发生口腔鳞状细胞癌的转基因小鼠模型也称为 K-ras-G12D 基因小鼠模型。在 K-ras-G12D 基因小鼠模型中，在受 K14 启动子驱动和受他莫昔芬调控的 CrePR1 重组酶的调控下的小鼠和 p53 条件敲除小鼠模型交配，产生的后代小鼠若在 2 周内就给予他莫昔芬的处理，无一例外发生口腔鳞状细胞癌[32]。另外一转基因模型是随着 Trp53 的下调构建 Akt 的激活，其中 K14 启动子用来靶向激活口腔 Akt[33]。小鼠发生的瘤前病变可以发展为鳞状细胞癌，还可以发生颈部淋巴结转移和肺转移，同时伴随发生一系列分子改变，而这些分子改变常见于人类的肿瘤包括表皮生长因子受体(EGFR)和 Stat3 的过表达。虽然上述表述的模型已经可以产生头颈癌的主要表型，但还是存在一定缺点[34]。首先，转基因小鼠通常由异种启动子驱动的转基因表达，不能导致生理性水平的转基因产物。另外，转基因小鼠肿瘤微环境和人肿瘤不同，小鼠的间质细胞也能携带转基因。尽管，口腔黏膜特异性启动子 K5 或 K14 已经使转基因表达的缺点最小化，仍不具备完全的组织特异性。总之，没有单一的基因能够导致口腔鳞癌的发生。因此，利用 1 或 2 种特异性基因如 K-ras 或 Akt 来驱动转基因小鼠肿瘤的发生并不能完全反映人类头颈癌的发生过程。临床上，虽然之前提到头颈部鳞癌中 H-ras 突变的发生，

但 K－ras 突变在人类头颈癌中并不常见。

## 三、甲状腺癌转基因小鼠模型

甲状腺癌转基因模型常用的基因是与人类疾病密切相关的功能基因。乳头状甲状腺癌中两种高突变的是在 BRAF 基因中 V600E 的突变和 RET/PTC 染色体的重排，而 $BRAF^{V600E}$ 突变是乳头状甲状腺癌中最常见的突变，其中超过 60%的乳头状甲状腺癌产生这种突变，$BRAF^{V600E}$ 突变可以激活 Ras/Raf/MEK/ERK 信号通路[35, 36]，且突变和预后差及局部复发率高相关[28]。Knauf 等用牛甲状腺球蛋白启动子作用于甲状腺细胞的 $BRAF^{V600E}$ 基因表达生产的乳头状甲状腺癌（PTC）转基因小鼠模型[38]，超过 90%的小鼠同 PTC 一样产生结节，最后导致分化差癌症的发生，合并包膜外浸润和血管浸润，但并无转移性病变发生。这种观察结果表明，仅过度表达 $BRAF^{V600E}$ 基因不能模拟乳头状甲状腺癌。

超过 85%散发或辐射导致的 PTC 中发生 RET/PTC 重排[39～41]。RET 是酪氨酸激酶受体，它们连接胶质细胞源性神经营养因子，野生型 RET 通常并不表达于甲状腺滤泡细胞。在 RET/PTC 重排中，RET 蛋白失去了配体连接位点使得甲状腺细胞在获得性启动子的调控下表达这种镶嵌蛋白。二聚体结构的融合蛋白可以导致 RET/PTC 蛋白配体依赖的酪氨酸的磷酸化[42]。Jhiang 等建立的 PTC 转基因模型是通过牛甲状球蛋白启动子调控的过表达 RET/PTC1 的镶嵌基因[43]，小鼠出现和甲状腺肿瘤患者一样显著的症状即甲状腺功能低下，同时伴随乳头状甲状腺癌的细胞学特征。然而，这些小鼠只有和 p53 基因敲除的小鼠交配才出现明显的浸润性特征[44]，产生的后代小鼠过表达 RET/PTC1 的同时还出现因为缺乏 p53 产生的更原始的未分化的肿瘤，显示局部高的浸润性，但没有小鼠出现转移性特征。因此，这些表型显示 RET/PTC 重排只是乳头状甲状腺癌发生的早期病理机制，接下来的突变对于完全模拟恶性肿瘤的特征才是必要的。

尽管 $BRAF^{V600E}$ 突变和 RET/PTC 重排在 PTC 中常见，但很少发现于滤泡性甲状腺癌中（FTC），在超过 50%的 FTC 病例肿瘤中经常发现 Ras 突变[42～44]。Vitagliano 等报道了 FTC 转基因小鼠模型[45]，通过牛甲状腺球蛋白启动子表达 N－ras 目的基因，超过 40%小鼠产生侵袭性滤泡型 FTC，部分模型混合乳头状/滤泡型分子特征，25%小鼠可以产生远处转移的特征，且和人 FTC 发生肺、骨、肝脏远处转移的特征是一致的。这些发现表明过表达 N－ras 基因可以促进具有远处侵袭特征的甲状腺肿瘤的形成。

关于口腔颌面-头颈部转基因小鼠模型，必须注意用来驱使恶性肿瘤转化的转基因并不能代表人类肿瘤的癌症生成过程。低肿瘤形成率需要的成本费很高，另外建立使用这些转基因模型需要时间，尽管如此，仍然需要一些动物模型来复制早期恶性肿瘤。这些模型被允许进行鉴定预测和检测相关标志物来研究特定的治疗方法。一个理想的模型需要一个致癌诱导模型和一个转基因模型的组合，应用致癌药物导致转基因小鼠形成早期肿瘤。这类似于人类慢性暴露烟草和乙醇产生的个人遗传倾向容易导致头颈部发生癌。



## 四、多形性腺瘤基因 1 转基因小鼠模型

虽然口腔颌面-头颈部研究较多的是恶性肿瘤模型，但也有人类良性肿瘤的转基因小鼠模型，较为成功的是人唾液腺肿瘤模型即多形性腺瘤基因 1（PLAG1）转基因小鼠模型[46, 47]和转多瘤病毒 T 抗原基因血管瘤模型[48～50]，也是我国开创性完成的口腔颌面肿瘤领域的两个动物模型。

PLAG1 是比利时科学家 Kas 等[51]，从人多形性腺瘤中克隆的一个高度表达的基因，因此命名为多形性腺瘤基因。多形性腺瘤是口腔颌面外科最常见的唾液腺肿瘤，好发于腮腺、颌下腺及腭腺，界于良恶性之间，是典型的临界瘤，约占全部唾液腺肿瘤的 53.9%。多形性腺瘤又名混合瘤，在组织病理学形态方面具有多样性，可含有肿瘤上皮样组织、软骨样组织及黏液样组织等。PLAG1 主要在一些人胚胎组织中表达，如肺、肝脏和肾，在成人组织如心脏、脑、胎盘、肺、肝脏、骨骼肌和胰腺的表达比较低，而 PLAG1 在成体小鼠除了在睾丸、卵巢和心脏可检测到外，其他组织检测不到。PLAG1 在大部分唾液腺多形性腺瘤中高表达，PLAG1 的激活与唾液腺肿瘤的发生直接相关[51, 52]。

在人类其他某些肿瘤也发现了该基因的高表达，包括成脂细胞瘤、肝母细胞瘤、急性粒细胞白血病、子宫平滑肌瘤、平滑肌肉瘤和一些平滑肌肿瘤等[51, 52]，但 PLAG1 致瘤机制尚不明确。PLAG1，作为 PLAG1

基因家族的原型，在肿瘤生长中具有多态性，尤其是在唾液腺多形性腺瘤中。多种疾病中因为基因启动子的交叉导致 PLAG1 过度表达，引起多种 PLAG1 的靶基因表达紊乱。

张陈平和王铸钢教授合作建立了 PLAG1 转基因小鼠，并传代保藏和应用。PLAG1 转基因小鼠建立前，成功克隆了中国汉族人 PLAG1cDNA 全长序列[53]，构建了 pCMV－EGFP/PLAG1 转基因质粒(真核表达载体)并经酶切、测序证实，通过所构建的 pCMV－EGFP/PLAG1 转基因质粒体外转染 NIH3T3 细胞、观察细胞中绿色荧光蛋白的表达情况并检测细胞基因组中 pCMV－EGFP/PLAG1 基因，来研究构建的 pCMV－EGFP/PLAG1 转基因质粒的功能，为建立 PLAG1 转基因小鼠模型奠定基础。PLAG1 转基因小鼠建立的具体方法与前所述相同，首先构建 PLAG1 转基因质粒，应用显微注射的方法，将 PLAG1 导入到小鼠的受精卵雄原核中，经过传代、基因型和表型鉴定，获得 PLAG1 高表达的、具有涎腺肿瘤表型的转基因动物模型(见图 12－1)。到目前为止，应用该动物模型研究 PLAG1 基因的发病机制，研究发现了 PLAG1 基因新的致瘤分子机制[47, 54]。

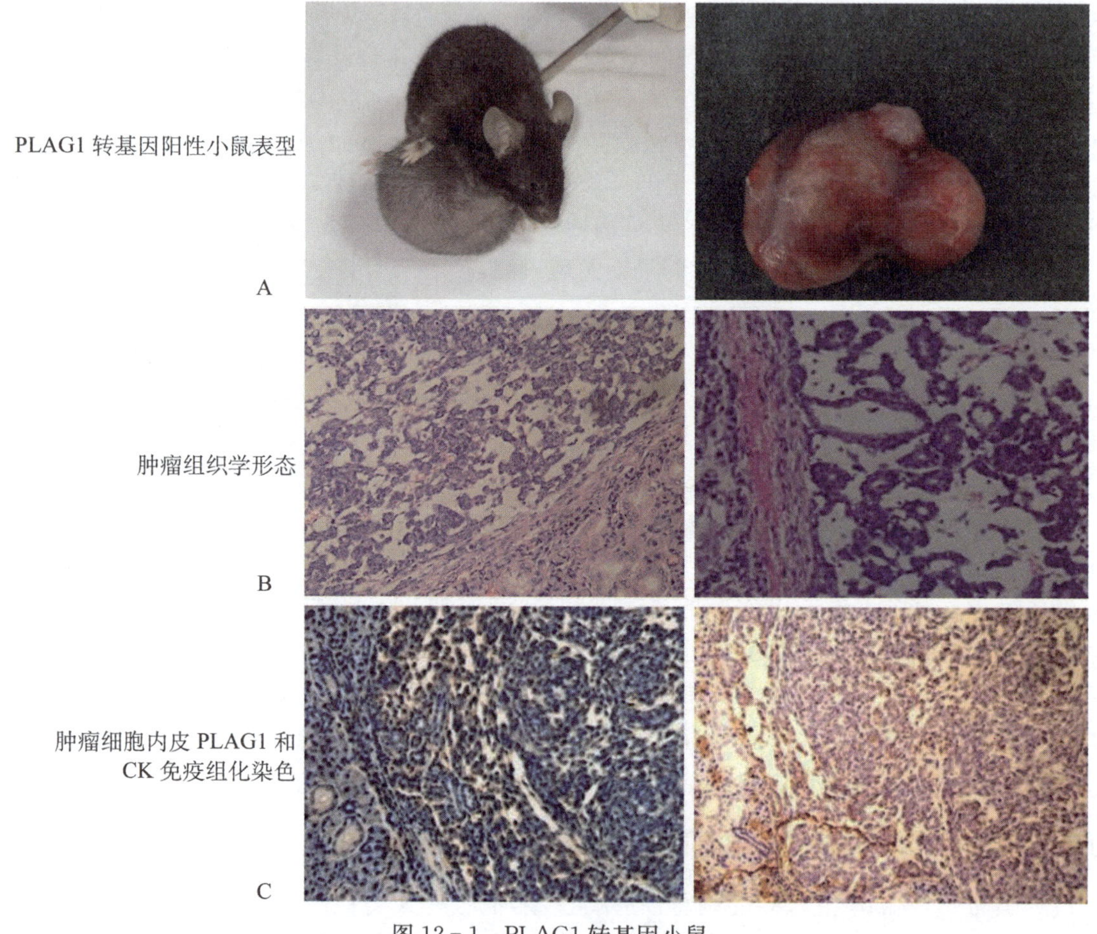


图 12－1　PLAG1 转基因小鼠

A－PLAG1 转基因阳性小鼠可见涎腺肿瘤呈多强节　B－组织学表现为与周围正常组织分界清楚，肿瘤组织内呈腺管样结构和实性条索及团片　C－肿瘤组织内 PLAG1 和 CK 表达呈阳性表达，而周围正常组织不表达或弱表达

## 五、转多瘤病毒 T 抗原基因血管瘤模型

血管瘤是婴幼儿发病率最高的良性肿瘤，为临床常见病、难治性疾病之一，而小鼠多瘤病毒中 T 抗原-基因(PyMT)与血管瘤形成的关系密切[48~50]，诱导血管瘤的形成不经过肿瘤发生的其他环节，但 MT 基因的表达具有胚胎致死性特点。因此该转基因血管瘤小鼠模型即先进行 PyMT 目的基因的构建，构建的该质粒受 SV40 晚期启动子的调控，通过显微注射将线性化含 PyMT 目的基因的 DNA 片段导入受精卵，后将存活显微注射后的受精卵植入假孕母输卵管，进行表型观察和 DNA 提取，转 PyMT 小鼠基因的整合检

测，同时将可疑血管瘤组织作组织学检查。其中 1 只小鼠出现血管瘤表型，其裸露的黏膜及皮肤表面均可见明显的血管样异常增生物，动物解剖时发现小鼠胸膜、腹膜及胃黏膜表面均有明显血管瘤样增生物，其余脏器未发现异常。组织切片检查得到证实，基因整合检测发现出现血管瘤表型的 1 只小鼠出现明显扩增条带，证实该小鼠基因组中有 PyMT 基因整合。但鉴于小鼠一般在 4 周内死亡，也许进行改良后 SV40 - PyMT 转基因小鼠可获得更广泛应用。为了克服转染 PyMT 基因小鼠血管瘤广泛表达、生存期短的特点，课题进一步开展了多西环素（强力霉素）诱导调控的条件化 PyMT 转基因小鼠模型的研究，通过 PCR 方法从鸡的基因组序列中克隆绝缘子元件，构建多西环素诱导调控的条件化转基因质粒，并将其调控元件和受控元件串联成一个载体，在 2 个元件之间插入绝缘子，以减轻两者之间的相互干扰。为提高转基因的表达效率，在转基因盒的上游亦插入绝缘子元件，将 PyMT 基因亚克隆至此载体。对转基因载体功能行细胞瞬转试验及半定量反转录 PCR 验证后，在体外扩增、酶切、回收，行小鼠受精卵原核注射，获得转染 PyMT 基因的阳性小鼠，体外试验证实目的基因的表达受多西环素的严格控制，通过原核注射，获得 5 只转基因阳性鼠，2 只体外诱导 2 个月后，1 只出现血管瘤表型（见图 12 - 2），反转录 PCR 检测证实表达 PyMT。条件化 PyMT 转基因小鼠模型的成功构建，为血管瘤的干预研究及 PyMT 致瘤机制的体内研究提供了条件。

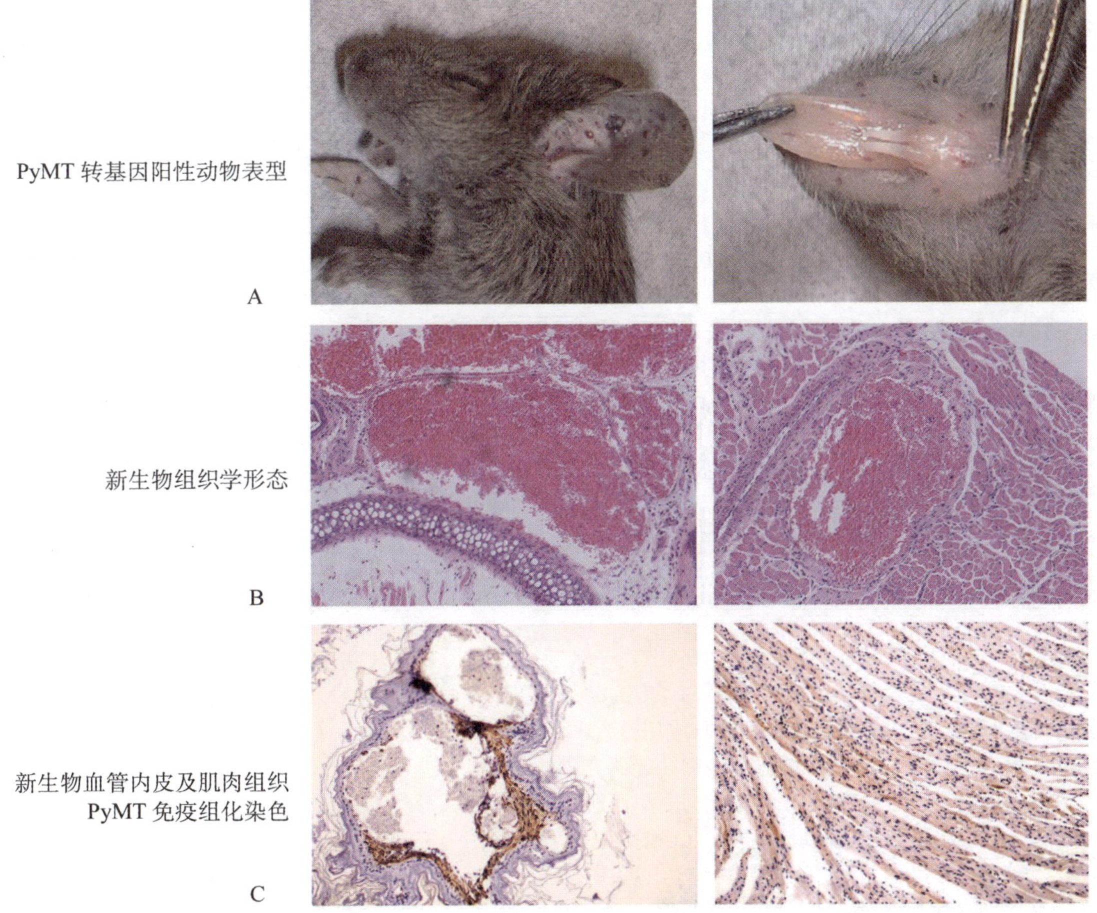


图 12 - 2　PyMT 转基因血管病阳性小鼠

A - PyMT 转基因血管瘤阳性动物皮肤及舌体见广泛血管瘤样新生物　B - 组织学呈单层扁平细胞衬里的充满血液的海绵囊腔结构　C - 新生血管内皮 PyMT 表达强阳性而肌肉组织 PyMT 不表达或弱表达

转基因小鼠已经成功模拟多种口腔颌面-头颈部肿瘤，而基于这些模型的研究还在继续。

（张陈平）

## 参考文献

[1] Cohen SN, Chang AC, Boyer HW, et al. Construction of biologically functional bacterial plasmids *in vitro* [J]. PNAS, 1973,70(11):3240－3244.

[2] Gordon JW, Scang Gordos GA, et al. Genetic transformation of mouse embryos by microinjection of purified DNA [J]. Proc Natl Acad Sci USA, 1980,77(12):7380－7384.

[3] Brinster RL, Chen HY, Trumbauer M, et al. Somatic expression of herpes thymidine kinase in mice following injection of a fusion gene into eggs [J]. Cell, 1981,27(1 Pt 2):223－231.

[4] Costantini F, Lacy E. Introduction of a rabbit beta-globin gene into the mouse germ line [J]. Nature, 1981,294(5836):92－94.

[5] Harbers K, Schincke A, Stuhlmann H, et al. A methytation and gene expression: endogenous retroviral genome becomes infectious after molecular cloning [J]. Proc Natl Acad of Sci USA, 1981,78(12):7609－7613.

[6] Wagner EF, Stewart TA, Mintz B. The human beta-globin gene and a functional viral thymidine kinase gene in developing mice [J]. Proc Natl Acad Sci USA, 1981a,78(8):5016－5020.

[7] Wagner TE, Hoppe PC, Jollick JD, et al. Microinjection of a rabbit beta-globin gene into zygotes and its subsequent expression in adult mice and their offspring [J]. Proc Natl Acad Sci U S A, 1981,78(10):6376－6380.

[8] 陈永福. 转基因动物[M]. 北京:科学出版社,2002.

[9] Gordon K, Lee E, Vitale JA, et al. Production of human tissue plasminogen activator in transgenic mouse milk [J]. Biotechnology, 1992,24:425－428.

[10] 张然,王媛媛,鲍永华,等. 转基因动物应用的研究现状及生物安全评价[J]. 生物产业技术. 2010,3(5):48－61.

[11] Harada H, Suliman Y, et al. A mouse model of human oral-esophageal cancer [J]. J Clin Invest, 2002,110(6):761－769.

[12] 谢菲,陈晗,李建明,等. 遗传修饰小鼠肿瘤模型的进展[J]. 中国热带医学,2009,9(6):379－381.

[13] Gossen M, Freundlieb S, Bender G, et al. Transcriptional activation by tetracyclines in mammalian cells [J]. Science, 1995,268 (5218):1766－1769.

[14] Felsher DW, Bishop JM. Reversible tumorigenesis by Myc in hematopoietic lineages [J]. Mol Cell,1999,4(2):199－207.

[15] Chin L,Tam A, Pomerantz J, et al. Essential role for cogenic Ras in tumor mainrenance [J]. Nature, 1999,400(6743):468－472.

[16] Ding S, Wu X, Li G, et al. Efficient transposition of the piggyBac (PB) transposon in mammalian cells and mice [J]. Cell, 2005,122(3):473－483.

[17] 吕选忠,于宙. 现代转基因技术[M]. 北京:环境科学出版社,2005.

[18] Ding C, Wei H, Sun R, et al. Hepatocytes proteomic alteration and seroproteome analysis of HBV-transgenic mice [J]. Proteomics, 2009,9(1):87－105.

[19] 张然,徐慰倬,孔平,等. 转基因动物应用的研究现状及发展前景[J]. 中国生物工程杂志,2005,25(8):16－24.

[20] 卡尔 A・平克尔特,转基因动物技术手册[M]. 劳为德译. 北京:化学工业出版社,2004.

[21] 孙晗笑,陆大祥,刘飞鹏. 转基因技术理论与应用[M]. 郑州:河南医科大学出版社,2000.

[22] 刘琳,张美丽,黄粤. DNA 转座子在小鼠基因功能研究中的应用[J]. 遗传,2011,33(5):485－493.

[23] 高瞻,唐红. 转基因动物研究进展及其应用[J]. 华西医学,2009,24(12)3259－3262.

[24] 刘桑,李宁. 动物转基因研究及其应用[J]. 江西农业大学学报,2010,32(5):847－854.

[25] 崔淑芳. 实验动物学[M]. 上海:第二军医大学出版社,2007.

[26] 林兆宇,高翔. 小鼠的遗传学研究[J]. 生命科学,2005,18(5):437－441.

[27] Nakagawa H, WANG TC, ZUKERBERG L, et al. The targeting of the cyclin D1 oncogene by an Epstein-Barr virus promoter in transgenic mice causes dysplasia in the tongue, esophagus and forestomach [J]. Oncogene, 1997,14(10):1185－1190.

[28] Opitz OG, Harada H, Suliman Y, et al. A mouse model of human oral-esophageal cancer [J]. J Clin Invest, 2002,110(6):761－769.

[29] 张玲,蓝轲,冯湘玲,等. 用鼻咽相对特异性调控区建立 NLMPl 转基因小鼠[J]. 生物化学与生物物理学报,2003,35(12):1072－1076.

[30] Caulin C, Nguyen T, Longley MA, et al. Inducible activation of oncogenic K-ras results in tumor formation in the oral cavity [J]. Cancer Res, 2004,64(15):5054－5058.

12

[31] Vitale-Cross L, Amornphimoltham P, Fisher G, et al. Conditional expression of K-ras in an epithelial compartment that includes the stem cells is sufficient to promote squamous cell carcinogenesis [J]. Cancer Res, 2004,64(24):8804 - 8807.

[32] Raimondi AR, Molinolo A, Gutkind JS. Rapamycin prevents early onsetof tumorigenesis in an oral-specific K-ras and p53 two-hit carcinogenesis model [J]. Cancer Res, 2009,69(10):4159 - 4166.

[33] Moral M, Segrellis C, Lara MF, et al. Akt activation synergizes with Trp53 loss in oral epithelium to produce a novel mouse model for head and neck squamous cell carcinoma [J]. Cancer Res, 2009,69(3):1099 - 1108.

[34] Seungwon KIM. Animal models of cancer in the head and neck region [J]. Clin Exp Otorhinol, 2009,2(2):55 - 60.

[35] Davkies H, Bignell GR, Cox C, et al. Mutations of the BRAF gene in human cancer [J]. Nature, 2002,417(6892): 949 - 954.

[36] Cohen Y, Xing M, Mambo E, et al. BRAF mutation in papillary thyroid carcinoma [J]. J Natl Cancer Inst, 2003,95 (8):625 - 627.

[37] Xing M, Westra WH, Tufano RP, et al. BRAF mutation predicts a poorer clinical prognosis for papillary thyroid cancer [J]. J Clin Endocrinol Metab, 2005,90(12):6373 - 6379.

[38] Knauf JA, Ma X, Smith EP, et al. Targeted expression of BRAFV600E in thyroid cells of transgenic mice results in papillary thyroid cancers that undergo dedifferentiation [J]. Cancer Res, 2005,65(10):4238 - 4245.

[39] Tallini G, Asa SL. RET oncogene activation in papillary thyroid carcinoma [J]. Adv Anat Pathol. 2001,8(6):345 - 354.

[40] Lam AK, Montone KT, Nolan KA, et al. Ret oncogene activation in papillary thyroid carcinoma: prevalence and implication on the histological parameters [J]. Hum Pathol, 1998,29(6):565 - 568.

[41] Nakazawa T, Kondo T, Kobayashi, et al. RET gene rearrangements (RET/PTC1 and RET/PTC3) in papillary thyroid carcinomas from an iodine-rich country (Japan) [J]. Cancer, 2005,104(5):943 - 951.

[42] Kondo T, Ezzat S, Asa SL. Pathogenetic mechanisms in thyroid follicular-cell neoplasia [J]. Nat Rev Cancer, 2006,6 (4):292 - 306.

[43] Jhiang SM, Sagartz JE, Tong Q, et al. Targeted expression of the ret/PTC1 oncogene induces papillary thyroid carcinomas [J]. Endocrinology, 1996,137(1):375 - 378.

[44] La Perle KM, Jhiang SM, Capen CC. Loss of p53 promotes anaplasia and local invasion in ret/PTC1 - induced thyroid carcinomas [J]. Am J Pathol, 2000,157(2):671 - 677.

[45] Vitagliano D, Portella G, Troncone G, et al. Thyroid targeting of the N-ras(Gln61Lys) oncogene in transgenic mice results in follicular tumors that progress to poorly differentiated carcinomas [J]. Oncogene, 2006,25(39):5467 - 5474.

[46] 赵旭东,杨雯珺,王龙,等.多形性腺瘤基因 1 高表达转基因小鼠动物模型的建立[J].中华医学遗传学杂志,2003,20 (5):390 - 395.

[47] Zhao XD, Ren W, Yang WJ, et al. Wnt pathway is involved in pleomorphic adenomas induced by overexpression of PLAG1 in transgenic mice [J]. Int J Cancer, 2006,118(3):643 - 648.

[48] 徐骎,张志愿,陈万涛,等.转基因小鼠血管瘤动物模型建立[J].转基因小鼠血管瘤动物模型建立,2003,38(5):355 - 357.

[49] Wang YA, Zheng JW, Fei ZL, et al. A novel transgenic mice model for venous malformation [J]. Transgenic Res, 2009,18(2):193 - 201.

[50] Xu Q, Chen W, Wang Z, et al. Mice transgenic with SV40 - late-promoter-driven Polyomavirus Middle T oncogene exclusively develop hemangiomas [J]. Transgenic Res, 2009,18(3):399 - 406.

[51] Kas K, Voz KL, Roijer E, et al. Promoter swapping between the genes for a novel zinc finger protein and beta-catenin in pleomorphic adenomas with t(3;8)(p21;q12) translocation [J]. Nat Genet, 1997,15(2):170.

[52] Hibbard MK, Kozakewich HP, Dal Clin P, et al. PLAG1 fusion oncogenes in lipoblastoma [J]. Cancer Res, 2000,60 (17):4869 - 4872.

[53] 杨雯珺,张陈平,王铸钢.中国汉族人多形性腺瘤基因 1 多态性位点分析[J].中国口腔颌面外科杂志,2003,2(3):99 - 101.

[54] Shen S, Yang W, Wang Z, et al. Tumor-initiating cells are enriched in CD44(hi) population in murine salivary gland tumor [J]. PLoS One, 2011,6(8):e23282.

# 第十三章
# 口腔颌面部肿瘤基因敲除动物模型

## 第一节　基因条件敲除技术

### 一、概述

2004年，人类基因组测序完成后，生命科学进入了一个后基因组时代。许多研究表明，基因的功能比我们预期想象的复杂得多，疾病突变基因并未给疾病发病机制的研究提供更多线索。从1989年人们第一次报道基因敲除小鼠模型成功建立，至此基因敲除小鼠已经成为研究功能基因组学和探讨疾病发病机制强有力的工具。2003年，Austin等提出了建立大规模基因敲除或条件敲除小鼠模型的可行性及意义。随后KOP、EUCOMM和NorCOMM这些大规模基因敲除或条件敲除小鼠项目分别在美国、欧洲及加拿大同时展开。这些项目设立的主要目的，是应用基因陷阱(gene traping)或基因靶向(gene targeting)同源重组技术，在小鼠胚胎干细胞中沉默(silencing)所有编码基因，从而更好地理解每个编码基因的功能和疾病发病的机制。多基因敲除疾病动物模型构建过程并不简单，这主要是很多技术关键掌握有难度；同源重组的效率低下(一般在$10^{-6}$左右)也是阻碍该技术发展的瓶颈。研究同源重组的分子机制，发展新的打靶策略，提高打靶效率变得十分关键。近几年发展起来的Cre-Loxp系统，对构建疾病模型鼠起到非常大的推动作用。研究者终于可以在不同时间、不同空间按预先的设计进行基因剔除。因此，Cre-Loxp系统的应用把基因打靶的研究推向一个新阶段。

目前，条件性基因敲除鼠已经广泛应用于研究在特定条件下基因与疾病的关系，特别是研究基因与肿瘤的关系。2003年，Berton等通过在上皮组织中特异性敲除BRCA1基因，发现72%小鼠(13/18)出生1年后，其皮肤、口腔和内耳道上皮产生鳞状细胞癌。此外，研究还发现在BRCA1基因条件性敲除鼠模型中过表达E2F1转录因子可以显著加快肿瘤的产生，表明在口腔上皮、皮肤和外耳道上皮组织中BRCA1基因作为肿瘤抑制基因通过与Rb－E2F1通路异常失调控共同促进口腔鳞癌、皮肤鳞癌和外耳道鳞癌的产生。Honjo等通过在大脑、脊髓和外周神经节组织中敲除TGF－β受体Ⅰ基因(TbetaRI)，发现35%条件性敲除小鼠在出生4～5个月后头颈区域发生鳞状细胞癌。Cohen等在口腔黏膜角化上皮中特异性敲除TGF－β受体Ⅱ基因(TbetaRⅡ)同时给予DMBA致癌剂诱导，100%(5/5)敲除小鼠于出生6个月后发生口腔黏膜鳞癌，并且发现NF－κB信号通路持续性激活。Raimondi等通过在口腔黏膜条件性过表达K-ras，小鼠于出生后1个月内无一例外地发生乳头状瘤，但不发生鳞癌。通过再与p53条件敲除小鼠杂交后，发现100%小鼠于出生2周后发生口腔黏膜鳞状细胞癌，提示K-ras和p53两次打击在口腔黏膜鳞状细胞癌发生中发挥重要的作用。此外，研究也发现，在头颈上皮中条件性敲除TGF-β受体Ⅰ基因(TbetaRI)同时给予DMBA致癌剂诱导，45%条件性敲除鼠在给药16周后发生头颈鳞状细胞癌，而且条件性敲除鼠口腔黏膜上皮细胞PI3K/Akt信号通路过度激活，提示TGF－β信号通路与PI3K/Akt信号通路之间在介导口腔黏膜鳞状细胞癌的发生中存在对话。Diegel等发现在小鼠唾液腺中条件性敲除APC基因或条件性敲除PTEN基因都不能发生肿瘤，然而，同时条件性敲除APC和PTEN基因的小鼠100%发生唾液腺肿瘤。进一步的研究发现，这些唾液腺肿瘤中mTOR信号通路异常激活，表明mTOR信号通路在唾液腺肿瘤发生中发挥重要的作用。最近的研究还发现，在鳞状细胞上皮中条件性敲除p120－联蛋白(catenin)基因，大约70%(17/34)条件性敲除小鼠在出生后9～12个月时同时发生口腔鳞状细胞癌、食管鳞癌和前胃鳞癌。进一步研究表明，p120 – catenin 基因敲除激活炎症相关的肿瘤微环境，明确 p120 – catenin 基因在鳞状上皮中发挥着肿瘤抑癌基因的功能。

当今，在基因敲除研究中，条件敲除技术成为体内研究基因功能主流技术方法。因此，本节内容主要介绍条件敲除技术的原理、技术方法。基因条件敲除技术(conditional gene knockout)又称条件性基因打靶技术，是在传统的基因敲除技术上的改进，是指在特定的组织细胞或细胞发育的特定阶段，通过同源重组而敲除特定基因的技术。与传统的基因敲除技术相比，其优势不仅在于克服了敲除一些与胚胎发育有关的基因可能引起胚胎致死而无法完成后续的基因功能研究，而且克服了遗传表型多样性而妨碍对特定组织细胞的具体研究缺陷。对于在特定的组织细胞和(或)特定的时间研究特定基因的功能以及更好地建立人类疾病的动物模型都具有十分重要的意义。

## 二、原理和方法

### (一) 原理

目前应用于条件敲除的系统有两个：Cre – LoxP 和 Flp – Frt 重组酶系统。就其作用机制来说，两重组系统相类似，但 Flp 重组效率没有 Cre 高。本章主要就 Cre – LoxP 重组酶系统在条件敲除中应用做详细介绍。条件性基因敲除主要是通过 Cre – Loxp 重组系统来实现的。前者来自大肠埃希菌(*E. coli*)噬菌体 P 的 Cre 基因，后者 LoxP 则由 2 个 13 bp 的反向重复序列和 1 个 8 bp 的间隔区域构成。Cre 基因编码蛋白属于位点特异性整合酶超家族的一员，相对分子质量为 38 000 的蛋白质，它可以介导 LoxP 的 34 bp 重复序列的位点特异性重组，切除同向重复的 2 个 LoxP 位点的 DNA 片段和 1 个 LoxP 位点，保留 1 个 LoxP 位点，而这种切除正是条件性基因敲除所需的。与传统的重组载体相比较，Cre – LoxP 重组系统的不同点在于：在被 Cre 重组酶介导的重组发生前内源基因功能正常，对基因组的任何改造必须位于编码区以外或者内含子区，并且不干扰调节区域的功能；根据删除片段的要求改变 LoxP 位点的插入方式可以得到不同的重组体；每段被改造的 DNA 片段都含有酶切位点便于用 Southern 印迹证实；利于区分打靶后不同细胞类型(野生型、打靶但未重组型、重组型)的显像策略的实施。

条件性基因敲除的基本原理是利用组织特异性或者时间特异性起作用的 Cre 重组酶，识别并作用于转基因小鼠基因组中的 LoxP 位点，介导方向一致的两个 LoxP 位点间 DNA 片段的敲除(诱导性基因切除)，应用四环素诱导的开关系统诱导 Cre 重组酶的暂时表达，实现特定基因在特定时间或者组织中的失活。

总之，Cre – LoxP 系统可以实现对基因的不同发育阶段、不同组织类型中特异性的删除，可以消除由于基因位置改变造成的影响，加强了对基因的控制能力，同时避免一些与胚胎发育有关的基因敲除可能引起胚胎致死而无法完成后续的基因表型研究，从而使研究者可以更方便地、有针对性地进行目标阶段的研究工作；Cre – LoxP 系统可以实现染色体间的基因重排，同时也可以看出该系统对基因的了解度要求极高，且对基因片段的操作能力要求也很高，基因片段的大小通常在 10 kb 以上，这些都不利于该项高难度研究工作进行。

### (二) 条件性基因敲除的方法



Cre – LoxP 重组酶系统条件性基因敲除的操作程序主要包括携带 LoxP 位点的转基因小鼠的建立、Cre 重组酶的组织特异性或者时间特异性起作用以及条件性基因敲除的实现。

#### 1. 携带 LoxP 位点的转基因小鼠的建立

LoxP 转基因小鼠，是指在感兴趣基因两侧含有方向一致的 LoxP 位点(即所谓的“flox”基因)的转基因小鼠。建立 LoxP 转基因小鼠，与传统的转基因动物相比，都包括获取目的基因、构建打靶载体、分离与培养 ES 细胞、打靶载体转染 ES 细胞、筛选同源重组的 ES 细胞克隆、准备小鼠囊胚、ES 细胞克隆囊胚显微注射、准备假孕鼠、囊胚移植到假孕鼠体内、获得嵌合体小鼠等步骤。条件性基因敲除与传统的基因打靶主要区别在于靶载体的构建；获得的嵌合体小鼠为携带 LoxP 位点的嵌合体小鼠，目的基因暂时未被敲除。具体介绍如下：

(1) 打靶载体的选择：要始终保持目的基因两侧各有一个 LoxP 位点以外，不对野生型基因组造成其他任何改变。打靶载体又分为插入型载体和置换型载体。在基因打靶中，通常使用的是置换型载体。打靶载体中至少应该包含目的基因 DNA、LoxP 位点、5′和 3′端同源臂、阳性和阴性筛选标记基因。

(2) 重组载体的构建：根据具体情况，选择合适的限制性内切酶对打靶载体的多克隆位点进行酶切，然后将目的基因连接到载体上。

(3) LoxP 位点的重组：Cre 重组酶发挥作用，至少需要两个 LoxP 位点。在条件性基因敲除中，两个 LoxP 位点需要位于同一 DNA 线性分子中，并且方向一致(两个 LoxP 位点的方向是否一致，可以通过 DNA 测序或者 Southern 印迹、PCR 检测确定)。在目的基因 DNA 或者编码目的基因必需功能部分的 DNA 序列两侧必须要有 LoxP 位点(floxed)。有报道称，当筛选标记基因位于目的基因的转录起始位点 5′端或者存在于内含子内，将会影响靶基因的表达。而在基本方案中，阳性筛选基因除非与目的基因一起被 Cre 重组酶切除，不能单独被删除，否则在携带 LoxP 位点的转基因小鼠中，可能会影响目的基因的表达。为消除对目的基因的潜在影响，同时保证两个 LoxP 位点的完整性，Sun 等建立了“Two - LoxP and Two - FRT”方案。基本策略是联合使用 Cre - LoxP 系统和 Flp - FRT 系统。在目的基因两侧使用 LoxP 位点，在阳性筛选基因两侧使用 FRT 位点，将同时含有目的基因和阳性筛选基因的转基因小鼠与 Flp 转基因小鼠杂交而切除阳性筛选基因。有报道称，在体外对 ES 细胞进行一定的操作，最后获得的 ES 细胞克隆种系能力降低。该方案的优点在于减少了体外操作，保持了 ES 细胞克隆的种系能力。位于 floxed 的目的基因以及阳性筛选标记 5′和 3′端与 ES 细胞野生型基因组中目的基因 5′和 3′末端的 DNA 序列完全同源，分别称为 5′和 3′端同源臂。同源臂是基因打靶构建载体的必需组成部分。基因打靶时，同源重组的实现就依赖于同源臂。增加同源臂的长度可以改善基因打靶的频率。5′和 3′端同源臂的总长度至少 6～8 kb，但单臂的长度一般不少于 1 kb。

(4) 同源重组阳性克隆的筛选：阳性和阴性筛选基因的作用，阳性筛选基因位于同源臂以内，阴性筛选标记位于同源臂以外。目前常用的阳性筛选基因有 neo(G418)、puro(puromycin)、hygro(hygromycin B)和 hprt(HAT media)等；阴性筛选基因有 HSV - tk(FIAU or gancyclovir)等。当载体与 ES 细胞发生同源重组时，阳性筛选基因也整合到 ES 细胞基因组中；而阴性筛选基因除非发生随机重组，不整合到 ES 基因组中。因此，可以利用阳性和阴性筛选基因初步区分出发生同源重组的 ES 细胞克隆。

(5) 嵌合体小鼠的产生：将经显微注射的囊胚移植到假孕雌鼠的子宫或者输卵管，产生新生小鼠。从毛色上可以初步判断是否获得整合有同源重组 ES 细胞的嵌合体小鼠以及嵌合程度。ES 细胞来源于 129 小鼠，其毛色为白色；囊胚来源于 C57BL/6J 小鼠，其毛色为黑色。因此，嵌合体小鼠为黑白相间的花色小鼠。如果白色小鼠的比例越大，则嵌合程度越高；反之，则相反。进一步鉴定需要做 Southern blot 或者 PCR。将嵌合体小鼠与正常 C57BL/6J 小鼠杂交，产生有种系传递能力的 $F_1$ 代杂合子小鼠，再继续与 C57BL/6J 小鼠杂交可以逐渐消除杂合子小鼠的 129 小鼠系遗传背景。杂交 12 代以后获得的杂合子小鼠，除了“flox”基因以外，染色体中大约 99.98%来源于 C57BL/6J 小鼠。若继续将杂合子雌性和雄性小鼠杂交，可以获得含有 LoxP 位点的纯合子小鼠。

2. Cre 重组酶的组织特异性表达

1) 将组织特异性启动子与编码 Cre 的基因序列相连，可以实现 Cre 重组酶的组织特异性表达。具体介绍如下：

(1) Cre 转基因小鼠的建立：建立表达 Cre 重组酶的转基因小鼠，其基本步骤大致与传统的转基因小鼠相似，只是在构建载体时，为实现 Cre 重组酶的组织特异性表达，需要在编码重组酶的基因 5′端插入组织特异性启动子控制该基因的表达。目前一些公司已经建立了多种具有不同的组织特异性的 Cre 转基因小鼠及 Cre 表达的小鼠细胞系，具体资料可查阅相关网站 http://www.genoway.com/。

(2) 病毒载体的使用：利用病毒载体可以实现在体细胞导入 Cre 重组酶基因。Fisher 等报道了 TVA/RCAS 反转录基因投递系统。基本策略是小鼠不表达 TVA 受体，而该受体是禽类白细胞增生病毒 A 亚群进入细胞所必需的。使用组织特异性启动子造成 TVA 受体在转基因小鼠的组织特异性表达，形成小鼠细胞对禽类白细胞增生病毒的组织易感性。然后将 Cre 基因插入克隆载体 RCAS(来源于禽类白细胞增生病毒)，将载体通过静脉或者局部注射到表达 TVA 受体的转基因小鼠，即可实现 Cre 重组酶的组织特异性表达。此外，还可以通过其他反转录病毒(如慢病毒)或者腺病毒载体将 Cre 基因导入体内(构建载体的基本策略是 Cre 基因的表达受组织特异性启动子的控制)。

2）导入具有组织细胞渗透能力的 Cre 重组酶融合蛋白或者利用诱导系统，可能实现对 Cre 重组酶作用的时间控制。具体介绍如下：

（1）可诱导的重组酶系统：Ireland 等报道，控制 Cre 基因表达的细胞色素 p450 启动子在亲脂外源性物质 β-萘黄酮(β-napthoflavone)诱导时，其转录水平上调，在肝脏、肠道等组织中均发生重组现象，同时发现重组的程度与 β-napthoflavone 的给药途径以及剂量有关。Zhou 等报道利用米非司酮(RU486)系统可以在翻译后水平实现对基因敲除的时间控制。在该米非司酮系统中，Cre 基因与突变的孕酮受体基因连接或者形成融合基因，表达的融合蛋白存在于细胞质中而不发挥作用；当存在孕酮拮抗剂米非司酮时，融合蛋白转移到细胞核，从而使 Cre 重组酶对含有 LoxP 位点的基因实现重组。Kemp 等联合使用上述两种方法对 Cre 重组酶的表达的时间控制，消除了背景重组(background recombination)对实验结果的干扰。

（2）具有组织渗透能力的重组酶融合蛋白：Jo 等报道将来自卡波西肉瘤成纤维细胞生长因子 FGF-4 的 12 个氨基酸的膜转位序列(MTS)与 Cre 重组酶融合形成融合蛋白，将该融合蛋白经腹腔内给药，在各种类型的培养细胞以及小鼠所有组织中均发生了高水平的重组现象。

（3）Cre 重组酶的组织特异性以及时间特异性发挥作用：Vooijs 等报道，在可诱导重组酶系统的基础上，将 Cre 重组酶与突变的雌激素受体(ERT)激素结合结构域(HBD)融合形成融合蛋白。该融合蛋白在存在天然配体 17-β 雌二醇时不能被活化，其活化依赖于合成的雌激素拮抗剂 OHT 的使用。表达 Cre-ERT 融合蛋白的基因受组织特异性启动子的控制，因而可以同时实现对 Cre 重组酶表达时间和空间的控制。

3. 条件性基因敲除的实现

将携带 LoxP 位点的转基因小鼠与 Cre 转基因小鼠杂交或者将 Cre 重组酶基因（或者重组酶融合蛋白）经体细胞导入携带 LoxP 位点的转基因小鼠体内。通过控制 Cre 重组酶作用的时间或者空间特异性，切除线性 DNA 分子中两 LoxP 位点（方向一致）间的 DNA 序列，而实现条件性基因敲除。同时为检测重组现象的发生，可以在构建打靶载体时，在其中插入一个报告基因（如 LacZ 基因或 EGFP 基因等)，使目的基因的切除与报告基因的激活相关联。

## 三、基因型和表型鉴定

条件性基因敲除小鼠模型的基因型鉴定是后续表型研究的基础。基因型鉴定的成败直接影响表型研究中的实验分组。目前基因型鉴定的主要方法有 PCR 检测、Southern 杂交方法和免疫组织化学、Western 印迹方法等。前两种方法属于基因转录水平的检测，而后两种则属于翻译水平的检测。基因型鉴定体系比较成熟，其中 PCR 方法较简单、方便及操作性强而被广泛使用。PCR 方法是利用特定靶基因上、下游引物，对特定靶基因拷贝数检测。经过基因打靶后的阳性小鼠首先需要通过剪取小鼠尾巴提取基因组 DNA，由于基因敲除整合部位的侧翼序列都是已知序列，可以据此设计相关引物进行 PCR 扩增，根据结果区分阳性小鼠的基因型是杂合型还是纯合型。目前，所有 Cre 转基因小鼠的基因型鉴定均可使用位于 Cre 基因编码区上的通用引物 Cre-1 和 Cre-2 进行 PCR 鉴定。

完成一个基因敲除小鼠后，最重要的是对获得的小鼠（包括杂合子和纯和子）进行一系列细致的表型分析，从而真正达到建立目的基因敲除小鼠疾病模型的目的。在分析表型之前，研究者应该根据孟德尔遗传规律，大致判断出生的小鼠出现异常的比例是否符合规律等。表型分析的具体方向可依据目的打靶基因的前期体外实验所获得的数据，有目的、有根据地进行相关系统检测。经典的表型分析的主要方法有以下几种。

### （一）常规体征指标检测

常规体征指标检测包括和同龄野生型小鼠的体重、身长、四肢发育、毛色、比例等常规数据进行检测和记录，为以后病理分析做参考。

### （二）常规组织学分析：苏木精-伊红染色

取阳性敲除小鼠的各个器官组织（心、肝、脾、肺、肾、胰腺、睾丸和脑等）固定后用石蜡包埋，切片后做常规组织切片并用苏木精-伊红染色，检查各个标本有无异常，并详细记录。

### (三) 免疫组织化学、组织免疫荧光分析

在常规组织学分析的基础上，针对目的打靶基因的相关蛋白分子进行组织分布的定量和分布情况进行分析，从而有助于在分子水平上进行表型的辅助分析，解释可能与表型相关的分子机制。

### (四) 原位杂交分析

1. 普通原位杂交分析

利用 35S 或地高辛 DIG 标记的 RNA 探针对组织切片进行原位杂交，进而从 RNA 转录水平上大概了解打靶基因相关分子的 RNA 组织的分布和数量，为阐述分子机制做好基础铺垫。

2. 整体原位杂交分析

此法适用于基因敲除后有胚胎致死效应基因的表型分析。胚胎取出后固定，经过预处理后进行原位杂交(方法同上)，显色后即可得出相关基因在整个胚胎中的表达情况。

### (五) 相关病理学分析

病理学分析包括小鼠的血液指标、尿液指标、骨骼发育指标、免疫系统相关指标的测量和分析，胚胎形态影像学分析等。

## 第二节　条件基因敲除鳞状细胞癌动物模型

### 一、概述

研究表明，p120 联蛋白(p120 - catenin)和 β-联蛋白(β - catenin)，以及在细胞-细胞黏附、信号转导和基因表达其作用的胞质 armadillo 重复蛋白是上皮联蛋白的主要调控分子。β - catenin 介导上皮联蛋白与细胞骨架肌动蛋白生理性联系，然而 p120 - catenin 通过调节联蛋白的稳定性和滞留于细胞表面来控制细胞-细胞黏附力。最近，人们通过 X 线衍射实验发现，p120 - catenin 剪接异构体 4A 能够与上皮联蛋白膜旁结构域核心区域直接结合。体外机制性的研究也表明使联蛋白稳定化活动发生在翻译后，同时需要 p120 - catenin 与其他联蛋白胞质尾部直接相互作用。p120 - catenin 能够通过其氨基酸末端残基调控 RhoA、Rac 和 Cdc42 的活性进一步维持黏附与迁移之间的平衡。进一步，p120 - catenin 与其迁移效应器之间还涉及 p190RhoGAP。p120 - catenin 结构由一个具有调控功能的末端氨基酸残基、一个中心 armadillo 重复结构域(Arm)、一个胞核输出信号肽和一个目前尚不知道功能的羧基结构域组成。由于不同的剪接，p120 - catenin 具有众多剪接异构体。从第一个 ATG 位点翻译的异构体 1 会优先表达于间质成分中，然而从第 3 个 ATG 位点翻译的并且缺乏螺旋-螺旋结构域的异构体 3 主要表达在上皮成分中，并不是所有剪接异构体都具有胞核输出信号肽结构。



越来越多的证据表明，p120 - catenin 在不同的肿瘤类型如前列腺癌、乳腺癌、胰腺癌、结肠癌、食管癌、皮肤癌、膀胱癌和子宫内膜癌中分别存在缺失表达、下调表达或异位表达。有趣的是，p120 - catenin 下调表达并不存在于整个肿瘤，而是存在于肿瘤的某些区域，类似于上皮联蛋白的表达形式。p120 - catenin 这种缺失表达或异位表达经常导致上皮联蛋白不稳定，同时通过干扰细胞黏附来赋予肿瘤细胞在细胞迁移方面的优势。此外，小发卡 RNA(shRNA)体外沉默 p120 - catenin 实验表明 p120 - catenin 沉默诱导肿瘤细胞的侵袭性，同时伴有上皮联蛋白的表达缺失或表达下调，虽然侵袭过程可能还涉及 p120 - catenin 胞膜滞留和 catenin 介导的细胞-细胞接触。最近国外的研究者们使用包含人食管鳞状细胞癌组织和配对的正常食管组织的组织芯片评估了 p120 - catenin 表达水平，发现 p120 - catenin 在配对正常的食管上皮组织中有相当量的膜定位；相反，p120 - catenin 在 69 个人食管鳞状细胞癌组织全部都表达缺失或错位表达。此外，研究者们还发现，p120 - catenin 与上皮联蛋白表达具有统计学上显著相关性($P=0.017$，*odds ratio*=3.23，95%Cl：$1.13<OR<9.24$)。上述研究结果也表明，p120 - catenin 与上皮联蛋白在大多数人食管鳞状细胞癌中表达具有协同性的减少或缺失，这与先前的研究结果一致。研究者们进一步在 14 株人食管鳞状细胞癌细胞中检测了 p120 - catenin 与上皮联蛋白的表达，发现 p120 - catenin 在所有人食管鳞状细胞癌

细胞中都有表达，但具有剪切异构体特异性表达方式。上皮联蛋白在11株人食管鳞状细胞癌细胞表达从中到高不等，在1株人食管鳞状细胞癌细胞中低表达，在2株人食管鳞状细胞癌细胞(HCE4，HCE7)表达缺失。p120-catenin与上皮钙黏蛋白表达在这些人食管鳞状细胞癌细胞中具有很好的相关性。有趣的是，研究者们还发现在HCE4和HCE7这两株人食管鳞状细胞癌细胞中间质型p120-catenin剪切异构体和1个间质标志物神经钙黏蛋白(N-cadherin)表达具有很好的一致性。总之，上述数据提示p120-catenin在各种肿瘤类型中是一个潜在的肿瘤抑制基因，但这种直接的因果关系在体内还没有被揭示。

人们已经尝试在小鼠模型中敲除p120-catenin去模拟人类疾病，但到目前为止，没有一个p120-catenin敲除小鼠直接产生了一个癌症表型。由于传统的p120-catenin基因敲除具有明显的胚胎致死性，组织特异性p120-catenin基因敲除小鼠模型也被人们广泛地应用在哺乳动物发育和癌症发生研究中来。例如，组织特异性p120-catenin基因敲除小鼠模型表现为牙釉质发育障碍的表型。在小鼠涎腺中靶向敲除p120-catenin基因表现为腺泡发育缺陷和导管上皮细胞缺失。虽然这些小鼠在出生后不久就会死亡，但是人们也注意到小鼠涎腺上皮发生上皮内异常增生，而没有发生癌变。在小鼠皮肤中靶向敲除p120-catenin基因会导致上皮不典型增生和伴随毛发及体表脂肪组织缺失的慢性炎症。虽然，小鼠表皮有NF-κB信号通路激活和非整倍体的有丝分裂缺陷的证据，但并没有发生癌变。最近研究发现，在小鼠小肠和结肠中条件敲除p120-catenin基因会导致小鼠出生后21 d死亡，同时伴有黏膜破溃、出血和环氧化酶-2(Cox-2)表达阳性的中性粒细胞的募集增多，表明存在一个黏膜天然屏障的障碍。令人遗憾的是，前期的研究中人们并没有发现组织特异性p120-catenin基因条件敲除小鼠模型出现侵袭性癌的表型，提示p120-catenin在这些特定组织中并没有发挥肿瘤抑制的作用。

总之，p120-catenin基因与肿瘤的关系需要在体内进一步调查研究。通过组织特异性的条件基因敲除技术，在鳞状上皮组织中靶向敲除p120-catenin基因，将会深入揭示p120-catenin基因在鳞状上皮组织中的作用以及可能与鳞状细胞癌发生的因果关系。

## 二、p120-catenin基因条件敲除动物模型

前面主要介绍了条件敲除动物模型的原理、方法及基因型和表型分析，本节就以条件基因敲除技术，介绍p120-catenin基因条件敲除鼠模型建立过程。

### (一)建立方法

#### 1. p120-catenin基因条件敲除鼠模型的建立目的及意义

人类疾病动物模型在医学发展中起着十分重要的作用，以自然发生作为研究人类疾病、特别是研究恶性肿瘤，常规肿瘤动物模型已经远远不能满足当今科学的需要，目前的研究表明，p120-catenin基因在上皮鳞状细胞癌组织中下调表达，提示p120-catenin基因在上皮鳞状细胞癌发生过程中可能起重要的作用。因此，利用基因条件敲除技术制备p120-catenin基因条件缺陷小鼠模型，使体外细胞水平p120-catenin基因研究与整体动物水平研究得到有机的结合，将为其他上皮鳞癌相关基因功能研究提供了一条崭新的途径。

最近，来自美国宾夕法尼亚大学的研究者们发现，特异性的在小鼠口腔鳞状上皮组织、食管鳞状上皮组织和前胃鳞状上皮组织条件敲除p120-catenin基因，能发生癌症表型，这种肿瘤能很好地、很精确地模拟人类口腔和食管鳞状细胞癌的病理特征。因此，这样一个肿瘤模型势必会成为研制食管和口腔鳞状细胞癌以及其他鳞状细胞癌新型治疗药物的重要开发平台。

#### 2. 带有LoxP侧翼序列的p120-catenin基因条件敲除鼠模型的建立方法

带有LoxP侧翼序列的p120-catenin基因条件敲除小鼠模型建立的具体研究方案如下(见图13-1)：①同源重组位点的设计：如图13-1所示，一个带有前后两端frt位点和带有两个下游LoxP位点的选择性基因座插入并替代p120-catenin基因2号内含子到8号内含子的基因序列。上述选择性基因座通过体外FlpE介导的同源重组而被人工去除；Cre酶通过体内介导同源重组而去除包括所有框内翻译起始位的floxed序列。②ES细胞的获得：上述打靶载体通过Notl限制性内切酶线性化后，电转入129SvEvTac ES细胞。③同源重组：通过显微注射将重组载体导入同源胚胎干细胞中，使外源DNA与胚胎干细胞基因组

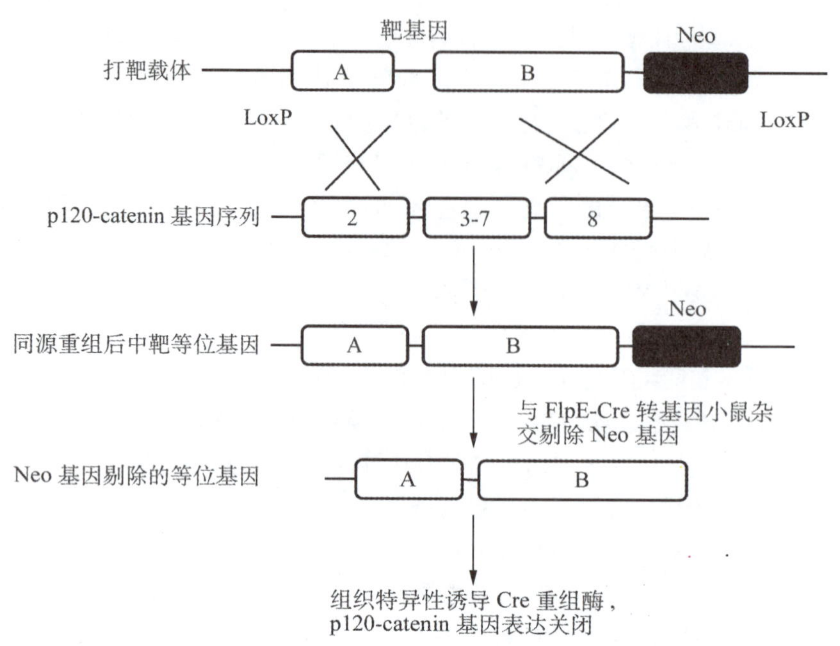


图 13-1　带有 LoxP 侧翼序列的 p120-catenin 条件基因敲除小鼠的建立示意图。

中相应部分发生同源重组，将重组载体中 DNA 序列整合到内源基因组中，从而得以表达。④筛选重组克隆：采用启动子缺失筛选。如果载体和细胞基因组发生同源重组，则正向选择基因能在靶位点的基因启动子的驱动之下，表达功能性产物，使阳性细胞具有 G418 抗性，从而可以在药物选择培养基中得到同源重组阳性克隆。⑤阳性克隆的鉴定(见图 13-1B、1C)：设计产物为 681 bp 大小的 PCR 引物，引物序列如下：5′-CTTGTGCTGTTATTTGGTGACTGG-3′；5′-CGTCTGTAATCCCTCTGCTTGTGAG-3′；通过 PCR 产物大小来判断同源重组阳性克隆。⑥p120-catenin 条件基因敲除小鼠的产生：使用标准操作流程，一个 ES 细胞克隆成功的产生 p120-catenin 条件基因敲除小鼠。⑦p120-catenin 条件基因敲除小鼠表型分析：具体方法同⑤。

### 3. L2Cre 转基因小鼠模型的建立方法

先前的研究发现，一个由 EB 病毒基因编码的 LMP-1 蛋白能特异性靶向皮肤上皮表达，并且能引起上皮的不典型性增生。此外，人们还发现一个大小约 600 bp EB 病毒特异性转录本在人的舌和食管组织处于高表达状态，其表达独立于 LMP-1 基因的表达。这个 600 bp 大小的转录本来自于 EB 病毒细胞溶素启动子(ED-L2)，其位于 LMP-1 基因 3′非编码区。因此，研究者们利用上述特异性启动子建立了 L2Cre 转基因小鼠模型。由于建立方法同前，在这里不再详细介绍。

13

## (二) 基因型和表型分析

前面主要介绍 p120-catenin 基因条件敲除鼠模型建立过程，本节将就 p120-catenin 基因条件敲除鼠基因型和表型分析，做进一步介绍。

### 1. p120-catenin 基因条件敲除鼠模型的基因型分析

研究者通过 PCR 方法和免疫荧光的方法鉴定 p120-catenin 基因条件敲除鼠模型的基因型。①基因组 PCR：具体方法同第二节(2)⑥；②组织免疫荧光：通过 p120-catenin 抗体与甲醛(福尔马林)固定的小鼠舌及食管上皮组织共孵育，采用间接荧光二抗标记和 DAPI 染细胞核的方法，完成 p120-catenin 的原位表达检测。

### 2. p120-catenin 基因条件敲除鼠模型的表型分析

(1) 在口腔(oral cavity)、食管(esophagus)和前胃(forestomach)鳞状上皮组织特异性条件敲除 p120-catenin 基因能产生侵袭性鳞状细胞癌、结缔组织增生和炎症表型

为了阐明 p120-catenin 在体内作用机制，研究者们在口腔鳞状上皮组织、食管鳞状上皮组织和前胃鳞

状上皮组织中特异性敲除 p120 - catenin 基因。大体肉眼病理检查发现，口腔、食管和前胃出现显著的肿块，同时伴有巨脾和肿大淋巴结。研究者还发现，与所有正常野生型对照相比，4～6 月鼠龄 p120 - catenin 基因条件敲除小鼠在口腔、食管和前胃上皮表现为上皮异常增生表型；9～12 月鼠龄 p120 - catenin 基因条件敲除小鼠表现为重度异常增生和侵袭性的鳞状细胞癌。9～12 月鼠龄 p120 - catenin 基因条件敲除小鼠肿瘤的发生率为 70%，而野生型对照组肿瘤的发生率为 0。此外，研究还发现一只 4 月鼠龄 p120 - catenin 基因条件敲除小鼠发生了侵袭性食管癌。一些食管肿瘤分化很差，但并没有发现远处转移的证据，虽然研究者不能排除其他脏器微转移灶存在的可能性。另外，研究者还发现口腔、食管和前胃黏膜下存在结缔组织增生和显著的免疫细胞浸润。

对 p120 - catenin 基因条件敲除小鼠前胃研究发现，上皮黏膜存在重度不典型增生、重度异常增生和侵袭性鳞状细胞癌，而所有野生型对照小鼠的前胃并不存在形态学的改变。同样地表象也发生在口腔上皮组织中。研究者们进一步评价了上皮钙黏着蛋白(E - cadherin)在 p120 - catenin 基因条件敲除小鼠上皮黏膜中的表达，发现与野生型对照小鼠相比，其在敲除型小鼠上皮黏膜中显著缺失表达或胞质的异位下调表达。

(2) p120 - catenin 基因条件敲除小鼠上皮细胞增殖和分化的改变：在这里，研究者们使用了两种增殖性的标志物 Ki - 67 和角蛋白 14(keratin 14)评价 p120 - catenin 基因条件敲除小鼠食管肿瘤增殖和分化状态。正常具有增殖性特征的基底细胞表达 Ki - 67 和角蛋白 14，而正常具有分化性特征的棘层细胞和颗粒层细胞表达角蛋白 4(keratin 4)和角蛋白 13(keratin 13)，以及表现出很弱的增殖能力。与野生型对照小鼠相比，p120 - catenin 基因条件敲除小鼠食管上皮和肿瘤细胞中 Ki - 67 的表达量明显增高。角蛋白 14 表达在 5 月龄小鼠食管上皮中表达显著升高，最终发展成侵袭性癌的肿瘤细胞角蛋白 14 表达呈强阳性。实时定量 PCR 结果显示与野生型对照小鼠相比，分化标志的角蛋白 4 mRNA 表达水平下降了 2.5 倍。有意思的是，研究者还发现 β - catanin 在 p120 - catenin 基因条件敲除小鼠食管上皮中膜定位表达，而在口腔上皮中缺失表达。进一步通过免疫组织化学染色发现，p120 - catenin 基因条件敲除小鼠上皮的表皮生长因子受体(EGFR)，C - myc，和 K - ras 等蛋白分子并没有明显的改变。然而，免疫印迹实验表明在 p120 - catenin 基因条件敲除小鼠上皮组织中磷酸化 Stat3 和磷酸化 Akt(并不是磷酸化 Mapk)表达明显升高。

(3) p120 - catenin 基因条件敲除小鼠上皮炎症细胞和 NF - κB 信号通路的改变：肿瘤的发生离不开肿瘤微环境支持，其中肿瘤间质中免疫细胞的募集在肿瘤的发生中起了非常重要的作用；考虑到 NF - κB 信号通路与炎症反应的关系非常密切。研究者们就此提出 NF - κB 信号通路可能在 p120 - catenin 基因条件敲除小鼠上皮组织中激活。通过免疫组织化学染色发现，NF - κB 信号通路确实在 p120 - catenin 基因条件敲除小鼠上皮异常增生和肿瘤组织中表达显著上调，提示 NF - κB 信号通路异常激活可能是肿瘤发生的早期分子事件。同时，在肿瘤间质免疫细胞中 NF - κB 信号通路也异常激活。

研究者们进一步建立了人食管癌细胞系 714ET，p120 - catenin 基因条件敲除小鼠食管癌细胞系 F2 - Cre 和永生化的小鼠食管上皮细胞系 $F_2$ - Tomato。免疫印迹实验表明相对于 $F_2$ - Tomato 细胞系，在 714ET 和 F2 - Cre 细胞系 p120 - catenin 基因表达完全缺失。在人食管癌细胞系 714ET 和 p120 - catenin 基因条件敲除小鼠食管癌细胞系 $F_2$ - Cre 中，磷酸化 NF - κB，磷酸化 Akt 和磷酸化 Stat3 分别上调表达了 8 倍、4 倍和 2 倍。此外，研究者还发现 714ET 细胞可以分泌大量单核巨噬细胞集落刺激因子(GM - CSF)、巨噬细胞集落刺激因子(M - CSF)、单核细胞趋化蛋白- 1(MCP - 1)和肿瘤坏死因子- α (TNFα)，但是其他细胞因子如 IL - 1β、IL - 2、IL - 4、IL - 5、IL - 6 和干扰素 γ 等分泌水平没有显著改变。为了进一步了解肿瘤微环境中免疫细胞的特点，研究者们实施了一系列实验研究。研究者们发现 p120 - catenin 基因条件敲除小鼠脾脏是野生型对照小鼠脾脏的 5 倍以上，以及伴随白细胞中分叶核中性粒细胞(segmented neutrophils)、杆状核中性粒细胞(band neutrophils)、嗜酸性粒细胞(eosinophils)和单核细胞(monocytes)比例的增加，提示循环血液中骨髓系来源的细胞数量增加以及 p120 - catenin 基因条件敲除小鼠产生的侵袭性癌对于上述免疫细胞的募集发挥重要的作用。因此，研究者们进一步分析了白细胞($CD45^+$ 细胞)亚群如不成熟骨髓系来源细胞(Gr－1＋$CD11b^+$ 细胞)、巨噬细胞($F4/80^+$)、T 细胞($CD3^+$)、B 细胞($CD19^+$)、树突细胞($CD11c^+$)和自然杀伤细胞($CD49b^+$)的比例分布情况。结果显示，与野生型对照相比，p120 - catenin 基因条件敲除小鼠正常上皮组织上皮异常增生组织，肿瘤组织和脾脏中白细胞所占比例没有明显改变。然而，在 p120 - catenin 基因条件敲除小鼠上皮异常增生组织和肿瘤组织中不成熟骨髓系来源细胞比例显著地增加。与野生型正常对照相比，在 p120 - catenin 基因条件敲除小鼠的食管或前胃上皮异常增生组织中不成熟骨髓系来源细胞所占比例增加了 4～8 倍。这样的表象也发生在 p120 - catenin 基因条件敲除小鼠的食管或前胃鳞状细胞癌组织中。而其他类型的免疫细胞如巨噬细胞、T 细胞、B 细胞，树突细胞和自然杀伤细胞所占比例并没有显著改变。这种只有不成熟骨髓系来源细胞比例变化提示 p120 - catenin 缺失可能会导致具有高度选择性的免疫细胞募集。接下来，研究者们纯化了脾脏组织中非成熟骨髓系来源细胞，通过细胞形态学染色观察发现，这种不成熟骨髓系来源细胞包括中幼粒细胞/晚幼粒细胞(11.7%)、分叶核粒细胞(48.1%)、杆状核粒细胞(12.5%)和单核粒细胞(7.7%)。这些细胞可以激活 NF - κB 信号通路，这与先前在小鼠肿瘤中发现 NF - κB 信号通路异常激活具有很好的一致性。

为了进一步评估这些不成熟骨髓系来源细胞的功能特性，研究者们再次从 p120 - catenin 基因条件敲除小鼠肿瘤中纯化不成熟骨髓系来源细胞，发现这些细胞能够在体外抑制肽段特异性 T 细胞反应。此外，这些不成熟骨髓系来源细胞能够分泌一氧化氮(nitric oxide)，而一氧化氮已经被证实能够抑制 T 细胞活性。研究者们进一步使用地塞米松(dexamethasone)处理 p120 - catenin 基因条件敲除小鼠后，发现能显著抑制食管鳞状细胞癌向不典型性增生上皮侵袭。此外，通过流式细胞仪分析发现，白细胞和不成熟骨髓系来源细胞所占比例显著减少。进一步对这些不成熟骨髓系来源细胞分析发现，IL - 4α 受体表达显著降低，而先前的研究已经证实 IL - 4α 受体表达水平与 $CD8^+$ T 细胞的抑制程度成正相关，提示包括不成熟骨髓系来源细胞的炎症细胞促进了 p120 - catenin 基因条件敲除小鼠肿瘤的发生。

(4) 结缔组织增生存在于 p120 - catenin 基因条件敲除小鼠肿瘤微环境中：为了进一步研究发生于 p120 - catenin 基因条件敲除小鼠肿瘤微环境的特征，研究者们发现肿瘤间质中存在显著增加的纤维胶原蛋白，这与先前发现的人食管鳞状细胞癌和口腔鳞状细胞癌存在结缔组织增生表象具有很好的一致性。相反，纤维胶原仅仅存在于野生型正常对照上皮下局限狭窄区域。此外，研究者们还发现在小鼠口腔鳞状细胞癌和食管鳞状细胞癌组织中成纤维特异性蛋白- 1(Fsp - 1)表达明显升高；同样地，α -平滑肌肌球蛋白(αSMA)表达也显著提升。有意思的是，地塞米松处理的 p120 - catenin 基因条件敲除小鼠能缓解成纤维细胞所导致的结缔组织增生，提示在这个动物模型中存在免疫系统调节结缔组织增生的可能性。

为了研究不成熟骨髓系来源细胞所引起的炎症和结缔组织增生之间潜在的联系，研究者们将 p120 - catenin 基因条件敲除小鼠的肿瘤组织中非成熟骨髓系来源细胞与正常小鼠成纤维细胞或肿瘤有关的成纤维细胞共培养，发现正常小鼠成纤维细胞被激活以及肿瘤有关的成纤维细胞发生了扩增。事实上，在共培养中一些异常激活的肿瘤有关成纤维细胞表现出"树突细胞"的表征。进一步研究还发现，与肿瘤有关成纤维细胞共培养，不成熟骨髓系来源细胞存活得更好以及 IL - 4α 受体表达更高。上述实验结果表明，p120 - catenin 基因条件敲除小鼠中非成熟骨髓系来源细胞具有肿瘤促进作用。研究者们为了进一步确定人食管鳞状细胞癌中骨髓系来源细胞与 p120 - catenin 缺失之间关系，通过髓过氧化物酶(MPO)和 p120 - catenin 双染发现，肿瘤间质中骨髓系来源细胞的 MPO 表达增加与 p120 - catenin 缺失成正相关，表明在食管鳞状细胞癌病理过程中，p120 - catenin 缺失诱导了 MPO 阳性细胞的募集。



(5) p120 - catenin 基因条件敲除小鼠肿瘤产生过程中分子特征的改变：小鼠肿瘤组织中除 NF - κB，Akt 和 Stat3 蛋白分子激活以及 NF - κB 诱导的粒细胞巨噬细胞集落刺激因子，单核细胞趋化蛋白- 1 和肿瘤坏死因子产生之外，研究者们进一步筛选和鉴定了潜在的可能在 p120 - catenin 基因条件敲除小鼠肿瘤产生过程中发挥重要作用的靶分子。通过使用基因表达谱芯片，研究者们分析了 p120 - catenin 基因条件敲除小鼠和野生型对照小鼠食管和前胃上皮组织中差异表达基因的改变。实时定量 PCR 进一步验证表明，一些涉及细胞因子信号转导基因如 IL - 13Ra1，IL - 1R2 和 Pias 1 表达发生了显著的改变。

通过上述在口腔、食管和前胃鳞状上皮中特异性条件敲除 p120 - catenin 基因，这些部位鳞状上皮可以发展成侵袭性的鳞状细胞癌。那么，人们不禁会问，p120 - catenin 基因的缺失是如何引起侵袭性鳞状细胞癌产生的呢？p120 - catenin 和 E - cadherin 基因一致性的缺失很有可能有利于肿瘤细胞的迁移和侵袭。因为在这个动物模型中，p120 - catenin 基因的缺失发生在 E - cadherin 基因缺失之前，但研究者们还不是很清楚肿瘤的产生多大程度上依赖于 E - cadherin 基因缺失。上皮钙黏蛋白的去稳态和缺失确实促进肿瘤的产生。与皮肤中 p120 - catenin 缺失激活 MAPK 信号通路不同，口腔及食管鳞状角化上皮中

p120－catenin 缺失并没有异常激活 MAPK 信号通路。这些鳞状细胞癌诱导了前存活信号如 NF－κB、Akt、磷酸化的 Stat3 信号通路的激活。这些鳞状细胞癌具有促结缔组织增生和免疫细胞浸润重要特征，如显著增加不成熟骨髓系来源细胞数量，并没有增加 T 细胞、B 细胞、NK 细胞、树突细胞和巨噬细胞。

另外，已有的研究结果还表明，肿瘤微环境也可以协助加速肿瘤细胞的迁移和侵袭。细胞外基质成分即肿瘤微环境包括侵袭的肿瘤细胞、肿瘤有关的成纤维细胞、血管内皮细胞、外膜细胞和免疫细胞。不成熟骨髓系来源细胞的募集已经被证实存在，其通过 IL－1β 基因过表达导致胃黏膜炎症和胃部肿瘤的产生。此外，研究还报道 TGF－β 信号通路失活，过表达突变的 K-ras 基因都能导致肿瘤发生和转移。在这个小鼠模型中，研究者们发现在肿瘤微环境和小鼠脾脏中不成熟骨髓系来源细胞数量显著增加。不容置疑的是，肿瘤细胞分泌的粒细胞巨噬细胞集落刺激因子对于不成熟骨髓系来源细胞的募集起非常重要的作用。虽然，以前的研究表明 IL－1β、IL－6、VEGF 和前列腺素(prostaglandins)与不成熟骨髓系来源细胞体外募集密切相关，但在这个动物模型中研究者们并没有发现肿瘤细胞分泌的 IL－1β、IL－6、VEGF 和前列腺素水平明显增加，提示 IL－1β、IL－6、VEGF 和前列腺素可能在其他肿瘤类型中起重要作用，而不是在鳞状上皮组织中。

不成熟骨髓系来源细胞如何促进肿瘤的产生？不成熟骨髓系来源细胞具有体外抑制抗原特异性 T 细胞的能力。在这个小鼠模型中，从小鼠肿瘤组织中分离的不成熟骨髓系来源细胞也具有抑制 T 细胞激活的能力。此外，不成熟骨髓系来源细胞能激活正常成纤维细胞和肿瘤有关成纤维细胞的激活扩增，而这正是研究者们新的发现。反过来，研究者们又证明了这些肿瘤有关成纤维细胞能促进不成熟骨髓系来源细胞的生存；当然，研究者们并不能排除这些不成熟骨髓系来源细胞其他的促进肿瘤产生的功能可能性，如血管形成、细胞化学因子分泌和细胞外基质降解酶等。因为，地塞米松有多种作用，它可能在这个小鼠模型中以一种特殊的方式抑制不成熟骨髓系来源细胞的功能而发挥非常重要的作用。

总之，条件性组织特异性在口腔、食管和前胃鳞状上皮组织中敲除 p120－catenin 基因导致侵袭性鳞状细胞癌的发生，通过激活 NF－κB、Akt、Stat3 信号通路，同时促进鳞状上皮细胞增殖，增加肿瘤细胞分泌粒细胞巨噬细胞集落刺激因子、巨噬细胞集落刺激因子、单核细胞趋化蛋白－1 和肿瘤坏死因子－α。伴随的肿瘤微环境存在促结缔组织增生和不成熟骨髓系来源细胞局部募集。这些分子事件可能促进 p120－catenin 基因敲除小鼠模型肿瘤的发生，提示 p120－catenin 基因在鳞状上皮组织中确实是一个肿瘤抑癌基因。因为 p120－catenin 基因敲除小鼠模型产生的肿瘤能够模拟人口腔鳞状细胞癌和食管鳞状细胞癌，所以这个小鼠模型能够作为诊断和治疗药物研发的转化平台。进一步，这个 p120－catenin 基因敲除小鼠模型可以应用于具有相同的基因组改变的其他鳞状细胞癌如具有 Sox－2 基因扩增的人食管鳞状细胞癌和肺鳞状细胞癌。在这样一个小鼠模型中一些策略方法值得考虑。首先，设计重新表达野生型 p120－catenin 基因策略可能有利于改善肿瘤进程。其次，考虑肿瘤微环境复杂的特征，靶向拮抗一个或多个肿瘤微环境成分，可能在肿瘤治疗领域取得突破性进展。例如，在前列腺癌中，一些临床前药物已经被证实能有效拮抗成纤维细胞激活蛋白(FAP)。基于 p120－catenin 基因敲除小鼠模型所取得研究成果，靶向拮抗不成熟骨髓系来源细胞可能成为将来肿瘤治疗的一个有意义的方向。



## 三、早老蛋白(presenilin)1 基因敲除鼠肿瘤模型

### (一) 早老蛋白(presenilin)1 基因与肿瘤的关系

早老蛋白(presenilin，PS)是一类编码多次跨膜蛋白的基因家族，是构成膜内 γ 分泌酶(γ－secretase)复合物的成员之一。在细胞内主要分布于内质网膜和高尔基体膜，同时少量分布于细胞核和胞膜。它最初是在研究阿尔兹海默病(Alzheimer disease，AD)致病基因时被发现的。PS 的突变可以导致家族性 AD 的早期发生。脊椎动物包含两种 PS 基因，PS1 和 PS2，在人类分别位于 14 号染色体和 1 号染色体[1]。该基因在进化上具有保守性。PS 是 γ 分泌酶的催化核心单元。其催化单元是 2 个具有高度保守性的天冬氨酸：Asp257 和 Asp385。γ 分泌酶可以在膜内催化淀粉样前体蛋白(amyloid precursor protein，APP)的水解断裂，释放 β 淀粉样蛋白(β－amyloid，Aβ)。Aβ 具有神经毒性作用，能够对脑神经元造成一系列毒害作用，是目前普遍接受的与 AD 发生、发展密切相关的蛋白成分。参与构成 γ 分泌酶除了 PS，还包括 NCT、

APH 和 PEN2。而且研究表明这些成分对于 γ 分泌酶的功能都是不可缺少的。

γ 分泌酶可以催化 40 多种底物,这些底物一般都属于Ⅰ型跨膜蛋白。除了与 AD 相关的 APP,另一个重要的底物是 Notch 受体。哺乳动物 Notch 受体包含 Notch1, 2, 3, 4,其配体主要分为两类:Delta-like1, 2, 4 和 Jagged1, 2。通过配体与受体的结合,Notch 分别经 ADAM(a disintegrin and metalloprotease)和 γ 分泌酶的催化裂解产生 Notch 细胞内结构域(NICD),NICD 被释放后进入细胞核内通过本身的 RAM 结构域与 DNA 结合蛋白 CSL(CBF1/RBPjk/Su(H)/Lag-1)结合,然后通过其 ANK 结构域募集激活原件 mastermind,后者进一步募集 MED8 转录激活复合物,激活下游靶基因的上调。Notch 信号通路的改变与众多肿瘤的发生发展有关。在人急性淋巴细胞白血病,Notch 功能获得性突变率高达 70%左右,而在众多实体肿瘤中 Notch 受体表达升高。但是在皮肤肿瘤如鳞状细胞癌和基底细胞癌,Notch 被证实为抑癌基因[2]。其机制可能是 Notch 的突变、缺失导致 p21 表达的下调,而同时对于 Wnt 的抑制作用降低,Wnt-β catenin 信号通路增强,EGFR 及 cyclin D1 的表达升高,导致细胞分化受到抑制,增殖过度,最终成瘤(见图 13-2)[3]。最近研究表明在头颈癌中 Notch 的突变率在 15%~20%左右,而且大多属于功能缺失性突变,考虑其也可能是抑癌基因。具体机制还需进一步研究。

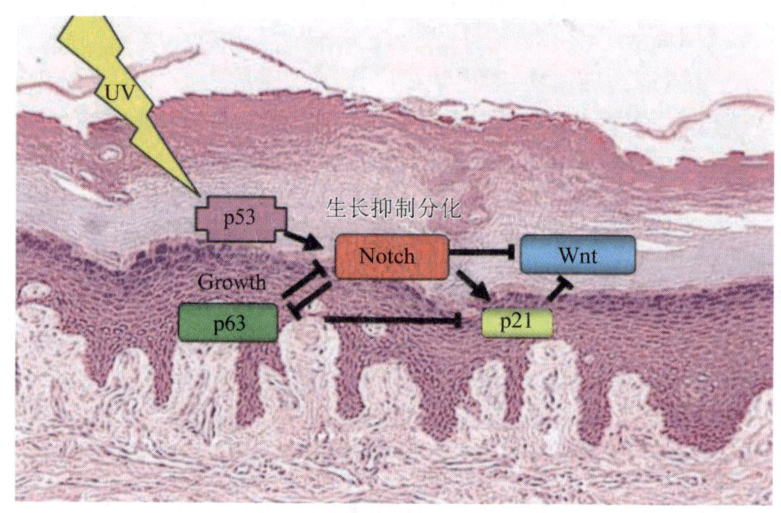


图 13-2 Notch 发挥抑癌基因功能的机制示意图(GP Dotto, 2008)

除了参与 APP 和 Notch 信号通路的调控,PS(PS1)还可与 β-catenin 相互作用[4]。β-catenin 在细胞黏附和 Wnt 信号通路中发挥重要的调节作用。其中 Wnt 信号通路被 β-catenin 调控主要是在缺少 Wnt 配体时胞质 β-catenin 被 GSK-3β 快速磷酸化并通过蛋白酶体途径降解。而 Wnt 一旦与细胞膜上的受体结合,GSK-3β 将被抑制,从而导致 β-catenin 在胞质内的聚集并进一步进入细胞核。在细胞核内,β-catenin 与 LEF 家族转录因子结合并活化下游基因,如 C-myc 和 cyclin D1。PS1 可能参与 β-catenin 的稳定性的调节,并抑制其功能[5,6]。这种抑制作用不同于其在 notch 的信号通路中的调节作用。在由 PS1 敲除导致的皮肤肿瘤细胞中,可溶性 β-catenin 表达升高,核内 β-catenin 表达同样升高。β-catenin 下游信号通路增强,cyclin D1 表达上调。而且 β-catenin 信号的增强可以被野生型 PS1 逆转,而不能被突变型 PS1 改变。在 PS1 敲除鼠模型的成纤维细胞,cyclin D1 在出生时即可被观察到表达升高。而相类似的基因 cyclin A 和 cdc2 的表达并未升高(此两者并不受 β-catenin 的直接调控),因此考虑 cyclin D1 的表达可能是由于 β-catenin 的活化导致。

PS1 敲除鼠的皮肤成纤维细胞 EGFR 的表达水平显著升高,而且这被认为和敲除鼠模型皮肤肿瘤的发生相关,但是其中的机制并没有得到公认,可能是由于 PS1 缺失后导致溶酶体功能缺陷,阻碍了 EGFR 的降解[7]。也可能是 PS1 通过调节泛素连接酶 Fbw7 的表达调控 EGFR 的表达[6]。还有研究认为是 PS1 通过调控 γ-分泌酶依赖的 APP 的细胞内结构域 AICD 的释放实现对 EGFR 的调控[8]。这些不同机制折射出 PS1 基因的复杂性与多面性。因此,PS1 可能直接(通过调节肿瘤相关基因如 β-catenin、EGFR)或间接(通过 γ 分泌酶的裂解作用调节 Notch 等基因的活性)参与了肿瘤发生、发展的调控[9,10]。

### (二) PS1 基因敲除鼠模型及其表型

PS1 敲除鼠在出生前或者出生不久便会死于明显的骨骼系统异常、中枢神经系统细胞凋亡以及大脑和脊髓的出血，所以常规的 PS1 敲除模型动物不易获得。早期有学者通过将人 PS1 的基因重组到以 Thy-1 为启动子的重组子并导入 PS1 敲除鼠，可以通过特异性在中枢神经系统表达 PS1 而避免模型鼠的早期死亡。此种类型称为 hPS1 挽救鼠模型(hPS1 rescue mice)。重组的 hPS1 可以是野生型 PS1，也可以是在特定位点的突变体。尽管挽救鼠模型动物不会早期死亡，甚至可以维持正常的寿命，但由于皮肤组织不表达 PS1，随着年龄的增长，小鼠皮肤的异常渐渐明显。最明显的表现是口腔周围、爪垫、四肢的皮肤的过度增生以及类似菜花样的增生物的形成。这些表现最早可以在鼠龄 3 周时出现，且在 9 周鼠中 90%的动物有明显的上述表现。尽管过度的增生可以见于身体的不同部位，或者表现可能有某些差异，但病变部位的皮肤经组织学检查发现其表现具有相似性，即细胞的异常增生和过度角化、上皮样囊种的形成以及从角化棘皮瘤样表现到鳞状细胞癌的形成。在 PS1 杂合性缺失的鼠模型中没有上述皮肤表现，说明 50%的 PS1 基因表达已经足够维持皮肤正常的增殖分化活动。

目前应用较多的是组织特异性 PS 条件敲除鼠模型，该模型使用的是 Cre-LoxP 重组酶系统。通过口服四环素或者他莫昔芬(tamoxifen)，可诱导小鼠皮肤组织中角化细胞特异性敲除 PS，这种小鼠模型称为 ePS-DKO。PS1 敲除鼠在 2.5～3 月时开始表现出皮肤异常，与上述挽救鼠模型类似，主要表现为头颈部、背部等多发性皮肤的损伤，包括上皮异常增生、表皮层结构紊乱以及不典型增生、过度角化、鳞状细胞侵袭性生长等鳞状细胞癌的表现(见图 13-3)。在这种表型的变化过程中，学者发现 ePS-DKO 小鼠上皮层 EGFR 的表达显著升高，但具体机制尚不明确。

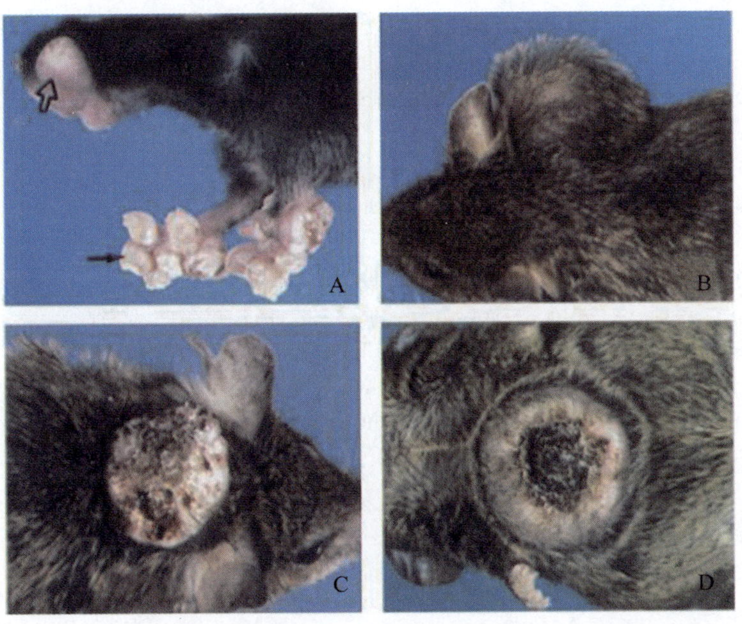

图 13-3 PS1 条件性敲除鼠的肿瘤模型(Xia X, *et al*. PNAS, 2001)[4]

### (三) 展望

PS1 基因敲除鼠模型之前主要用于神经退行性疾病如 AD 方面的研究，而其皮肤的异常是被发现的伴随现象，后逐渐被重视并加以深入研究。目前认为 PS1 抑制皮肤肿瘤发生中的作用主要是通过其参与的 γ-分泌酶膜内裂解 notch 的作用来实现的。notch 作为皮肤肿瘤的抑癌基因已得到广泛证实。因为除了通过 PS1 基因的敲除，使用特异性 γ-分泌酶的抑制剂抑制酶的活性后也可以导致皮肤肿瘤的发生，而且敲除 γ-分泌酶复合物中其他的成员，如 NCT、APH 等也可以产生类似敲除 PS1 的表型，即多发性皮肤损伤以及基底细胞癌或鳞状细胞癌的发生，这些成员对于 γ-分泌酶的活性是不可或缺的。但是另外也有学者发现 PS1 调控 β-catenin 以及 EGFR 等分化增殖相关的基因时可以不依赖酶的活性，而且在相同的细胞模型下可以得出不同的实验结论。这意味着 PS 本身可能具有双面性，一方面作为 γ 分泌酶的核心，参与裂解并调控 40 多种底物蛋白，这本身就是庞大的调控网络，在不同细胞背景下发挥不同的效应；另一方面，作为个体 PS 基因，它本身可以结合并调控 β - catenin，同时可以调控 PI3K、EGFR 以及 PTEN 等癌相关基因的表达[11～13]。这不仅体现了 PS 基因的重要性也增加了对其研究的难度。现有的条件性敲除鼠为研究这一基因提供了很好的操作模型，有望在不久的将来实现该基因研究的突破性进展。

（陈万涛）

## 参考文献


[1] To MD, Gokgoz N, Doyle TG, et al. Functional characterization of novel presenilin - 2 variants identified in human breast cancers [J]. Oncogene, 2006,25(25):3557 - 3564.

[2] Demehri S, Turkoz A, Kopan R. Epidermal notch1 loss promotes skin tumorigenesis by impacting the stromal microenvironment [J]. Cancer Cell, 2009,16(1):55 - 66.

[3] Roperch JP, Alvaro V, Prieur S, et al. Inhibition of presenilin 1 expression is promoted by p53 and p21WAF - 1 and results in apoptosis and tumor suppression [J]. Nat Med, 1998,4(7):835 - 838.

[4] Xia X, Qian S, Soriano S, et al. Loss of presenilin 1 is associated with enhanced beta-catenin signaling and skin tumorigenesis [J]. Proc Natl Acad Sci U S A, 2001,98(19):10863 - 10868.

[5] Repetto E, Yoon IS, Zheng H, et al. Presenilin 1 regulates epidermal growth factor receptor turnover and signaling in the endosomal-lysosomal pathway [J]. J Biol Chem, 2007,282(43):31504 - 31516.

[6] Rocher-Ros V, Marco S, Mao JH, et al. Presenilin modulates EGFR signaling and cell transformation by regulating the ubiquitin ligase Fbw7 [J]. Oncogene, 2010,29(20):2950 - 2961.

[7] Zhang YW, Wang R, Liu Q, et al. Presenilin/secretase-dependent processing of beta-amyloid precursor protein regulates EGF receptor expression [J]. Proc Natl Acad Sci U S A, 2007,104(25):10613 - 10618.

[8] De Strooper B, Annaert W. Novel research horizons for presenilins and γ - secretases in cell biology and disease [J]. Annu Rev Cell Dev Biol, 2010,26(1):235 - 260.

[9] Taniguchi Y. Presenilin-dependent "secretase" processing of deleted in colorectal cancer (DCC) [J]. J Biol Chem, 2003,278(33):30425 - 30428.

[10] Li T, Wen H, Brayton C, et al. Epidermal growth factor receptor and notch pathways participate in the tumor suppressor function of γ - secretase [J]. J Biol Chem, 2007,282(44):32264 - 32273.

[11] Kang DE. Presenilins mediate phosphatidylinositol 3 - kinase/AKT and ERK activation via select signaling receptors: selectivity of PS2 in platelet-derived growth factor signaling [J]. J Biol Chem, 2005,280(36):31537 - 31547.

[12] Zhang H, Liu R, Wang R, et al. Presenilins regulate the cellular level of the tumor suppressor PTEN [J]. Neurobiol Aging, 2008,29(5):653 - 660.

[13] Baki L SJ, Wen P, Shao Z, et al. PS1 activates PI3K thus inhibiting GSK - 3 activity and tau overphosphorylation: effects of FAD mutations [J]. EMBO J, 2004,23(13):2586 - 2596.

# 第十四章
# 非编码 RNA 的生物学基础

## 第一节　非编码 RNA

### 一、概述

顾名思义，非编码 RNA(non-coding RNA，ncRNA)是指不编码蛋白质的 RNA。从广义上讲，主要包括微小 RNA(microRNA，miRNA)、小核 RNA(small nuclear，snRNA)、小核仁 RNA(small nucleolar RNA，snoRNA)、长链非编码 RNA(long noncoding RNA，lncRNA)、小干扰 RNA(small interfering RNA，siRNA)、转运 RNA(transfer RNA，tRNA)、核糖体 RNA(ribosomal RNA，rRNA)和 Piwi 蛋白相互作用 RNA(piwi-interacting RNA，piRNA)等，还包括其他一些未知功能的不编码蛋白的 RNA。狭义上的非编码 RNA 一般不包括 tRNA 和 rRNA[1，2]。

人类基因组测序计划完成后的分析结果表明，编码蛋白质的 DNA 只占整个基因组的 2%左右，而众多 DNA 仅仅转录成 RNA，不编码蛋白质，这些都属于非编码 RNA；很显然，它们的数量远远超过编码蛋白质的 mRNA[3]。而非编码 RNA 或转录非编码 RNA 的 DNA，曾一度被认为是“垃圾 RNA”或“垃圾 DNA”。根据生物进化遵循的“用进废退”的原则，非编码的 RNA 如果是垃圾，那么它们应该会逐渐被淘汰，然而人们却发现生物进化的水平和非编码 RNA 息息相关。对人类基因组图谱的分析发现，在人类基因组中，能编码蛋白质的基因约有 3 万个，占整个基因组的不到 2%，而剩下的都是非编码区域。而在其他低等生物如果蝇中，其编码蛋白的基因数量却占基因组的 20%左右，这个比例在较低等生物——线虫中高达 60%左右，在更低等生物——结核杆菌中，这个比例更大，约有 98%。编码 RNA 的比例随着物种进化水平的降低呈明显升高趋势，相应地，非编码 RNA 的比例则随着物种进化水平的降低呈下降趋势。这一现象告诉我们，生物进化越高等，它们基因组中非编码 RNA 的比例越高，在进化上处于金字塔顶端的人类，基因组中的非编码 RNA 的比例达到 98%左右[4]。

近年来，随着人类基因组学和后基因组学的迅速发展，越来越多的研究成果表明，许多非编码 RNA 虽然不能直接参与基因编码和蛋白质合成，但是在基因转录、转录后调控、剪切和修饰等方面具有十分重要的功能，在很多生命活动中均起着举足轻重的作用，无疑也和人类疾病的发生、发展、诊断、治疗和转归等有着密切的关系，迅速成为当今分子生物学最热门的前沿研究领域之一。20 世纪 90 年代以来，随着许多新的非编码 RNA 的发现，它们的种类、数量和所发挥的多方面重要作用是我们以前难以想象的。

### 二、分类及其生物学意义

目前，关于 ncRNA 分类尚无统一的标准。一般而言，学者们根据 ncRNA 的长度将其划分为 3 类：①小于 50 nt 的 ncRNA，主要包括 miRNA、siRNA 和 piRNA。②介于 50～500 nt 之间的 ncRNA，包括 rRNA、tRNA、snRNA 和 snoRNA 等。③大于 500 nt 的 ncRNA，包括长的 mRNA-like 的非编码 RNA，长的不带 polyA 尾巴的非编码 RNA 等[5]。

具有调控作用的非编码 RNA 按其大小主要分为两类：短链非编码 RNA(包括 siRNA、miRNA、piRNA)和大于 200 nt 的非编码 RNA 即长链非编码 RNA。短链非编码 RNA 有很多种，如 microRNA，它们数量众多，目前在人类中已经发现将近 1 500 个不同的 microRNA。它们通过切断 mRNA 而终止基因的转录过程，或者影响蛋白质的翻译过程，破坏蛋白质的正常功能。microRNA 近年来已成为生物学研究领域的热点之一，广泛参与基因表达、胚胎发育分化以及多种疾病的发生、发展等过程[6]。长链非编码 RNA(lncRNA)是一类转录本长度超过 200 nt 的 RNA 分子，它们并不编码蛋白，而是以 RNA 的形式在多种层面上(表观遗传调控、转录调控以及转录后调控等)调控基因的表达水平[7]。

在细胞中，除了人们熟知的在蛋白质翻译以及氨基酸运输过程中发挥作用的 tRNA 和 rRNA 外，还存在着种类繁多的其他短链非编码 RNA。如小核 RNA(small nuclear RNA，snRNA)，它们在真核细胞中广泛参与 RNA 剪接和 RNA 修饰等多项重要过程；核仁小 RNA(small nucleolar RNA，snoRNA)是一类指导 rRNA 和其他 RNA 特异位点进行化学修饰的小 RNA，为核仁小核蛋白体(snoRNP)的重要组分[8]；引导 RNA(guide RNA，gRNA)是有编辑功能的小分子 RNA，指导在 mRNA 中插入或缺失[9]；信号识别体 RNA(signal recognition particle RNA，SRP RNA)。SRP 是一种 RNA-蛋白质复合物，SRP RNA 是其重要成分，参与细胞中的分泌性蛋白质的转运[10]；转移-信使 RNA(transfer-messenger RNA，tmRNA)的功能既像 tRNA，可以转运氨基酸，又像 mRNA 作为编码多肽链的模板[11]；核糖核酸酶 P-RNA(RNaseP RNA，pRNA)在 tRNA 前体和 rRNA 前体加工中发挥催化作用[12]；小干扰 RNA(small interfering RNA，siRNA)是一类外源性的双链小分子 RNA，它可以引起靶基因 mRNA 的降解，以抑制 mRNA 的表达[13]；科学家还从老鼠和人的睾丸中发现了 piRNA(piwi-interacting RNA)，它是长度为 21～23 nt 单链 RNA。piRNA 出现在小鼠的精细胞中，在减数分裂开始时大量积聚，在成熟的精子产物中消失，可能在精细胞发育过程中起重要作用[14]。

近年来，随着越来越多的研究人员将注意力转移到非编码 RNA 的研究领域，RNA 的研究取得了突破性进展。也使“聚光灯”下的 RNA 已经逐步摆脱了“DNA 光芒”的掩盖，从“配角”变成“主角”。其中投入研究精力最多的当属小非编码 RNA 领域的明星成员 microRNA。microRNA 作为一类长约 22 nt 的非编码 RNA，其前体为长 70～90 nt 的具有发夹结构的 RNA，并由 Dicer 酶加工而成。研究发现，microRNA 的主要功能是调节参与生物体生理和病理过程密切相关基因的表达，microRNA 在从癌症、心脏病、艾滋病到病毒感染的各种疾病中起一定作用，研究人员甚至推测这种小分子调节着人类 1/3 的蛋白编码基因[6]。

非编码 RNA 在体内存在的形式多种多样，它们的大小、形态及空间构象各异，功能也千差万别，在生物的生长、发育、分化及各种病理生理过程中起着至关重要的作用。一般而言，其功能主要可分为以下 5 点：①调控染色体的结构和空间构象。②参与转录的调节。③参与转录后 RNA 的加工和修饰。④转录后水平调控 mRNA 的稳定性及翻译。⑤调控蛋白的稳定性及运输。具体每一种 ncRNA 的功能见表 14-1。为实现上述功能，ncRNA 主要通过以下 4 种方式发挥调控作用：①ncRNA 与 DNA 相互作用的方式，ncRNA 可以修饰染色体构型或染色质状态，进而调控 DNA 局部区域的转录活性。②nRNA 与 mRNA 之间的相互作用可以调控 mRNA 的剪切、编辑、稳定性和翻译等过程。③ncRNA 分子与蛋白分子相互作用，从而改变蛋白的生物学活性，区域化的 RNA 分子还可引导蛋白分子定位到细胞的特定区域发挥作用。④RNA 分子本身可以折叠成复杂的二级及三级结构，为其他小分子或蛋白因子结合提供空间支架[7](见表 14-1)。



**表 14-1　非编码 RNA 的主要功能**

| 非编码 RNA | 主要功能 |
|---|---|
| tRNA | 负责氨基酸转运，参与蛋白翻译 |
| rRNA | 形成核糖体，参与蛋白翻译 |
| snRNA | pre-mRNA 修饰 |
| snoRNA | rRNA 修饰 |
| siRNA | 基因沉默 |
| miRNA | 基因沉默 |
| pi-wiRNA | 生殖细胞内转座子的沉默 |
| lncRNA | 基因组印记和 X 染色体失活 |

# 第二节　微小 RNA

## 一、概述

微小 RNA(microRNAs，miRNA)是一类进化上高度保守的小分子非编码 RNA，长度大约 22 nt，具有转录后调控基因表达的功能。miRNA 在细胞生物学及病理生理学方面是一个重要的调节因素，在从植物细胞到人类细胞进程中有重要影响。目前，最新的 miRNA 数据库(miRBase)版本号是 17.0(April 2011，www.mirbase.org)，涵盖了 153 个物种、共 19 724 条成熟 miRNA 序列。尽管 miRNA 的研究进展迅速，但是大多数 miRNAs 在生理或病理过程中发挥的作用和机制仍未被揭示出来。目前大量的研究已经证实，miRNA 的异常表达与许多疾病、尤其是与癌症有着密切的关系。近年来，其作用及调控机制已成为研究的热点。

### (一) miRNA 起源

miRNA 研究有着快速“崛起”的历史。在 1993 年，Lee 等首先在秀丽线杆虫中发现约 22 个核苷酸，并能调控线虫发育的小分子 RNA(lin－4)[15]；到 2000 年，Pasquinelli AE 等发现第 2 个 miRNA(let－7)[16]；2001 年，德国、英国及美国 3 个实验室运用生物信息学及分子生物学手段，发现并报道存在大量的 miRNAs；2002 年，*Science* 将“Small RNA&RANi”评为该年度最耀眼的明星，同时 *Nature* 亦将 Small RNA 评为年度重大科技成果之一。直到 2003 年以后，这种小 RNA 分子发挥的作用才不断被发现及报道。到 2005 年，miRNA 的研究第 5 次入选“十大科技突破”。2011 年 4 月，Sanger microRNA 序列数据库(miRBase)升级至 17.0 版。在新版本中，发夹前体序列升至 16 769 条，新增 1 597 条；成熟 miR 和 miR＊产物共 19 724 条，新增 2 383 条；新版本报道序列共涵盖 153 个物种。目前已公布的人类成熟 miRNAs 为 1 711 个。编码 miRNA 的基因，25%可能位于功能基因编码区、非编码区，15%可能成簇表达，60%可独立表达。这些 miRNA 调控至少 30%以上的人类基因的表达，参与多种生理、病理过程[17]。

到目前研究已证实，miRNA 是起源于内源性表达转录本，长 21～25 nt 的单链 RNA 分子，其广泛地存在于从低等的病毒、线虫、植物到高等的动物机体中。miRNA 生成途径由 RNA 聚合酶Ⅱ转录，开始于其转录本 pri-miRNA(primary)，在细胞核内被核糖核酸酶 Drosha 及 Pasha/DGCR8 加工处理而最终成为 pre-miRNA(precursor)，成为 70～100 碱基的、具有发夹结构的 pre-miRNA，之后其被 exportin 5 以一种 Ran－GTP 依赖的方式转运进入细胞质中，继而被核糖核酸酶 Dicer 剪切为 19～23 碱基的不完全的双链 RNA(dsRNA)，即 miRNA/miRNA。这个双链中的一条作为成熟的 miRNA 被优先载入核糖核蛋白复合体(miRNP 复合体)，后与 RISC(RNA－induced silencing complex)相结合并发挥其调节靶基因的功能。另一条链则很可能被降解[18]。关于 miRNA 加工成熟也存在其他的途径。Cheloufi 等证实，在 miR－451 的成熟过程中，Drosha 把其由 pri 变成 pre 后，装配到 Ago 并由 Ago 将其催化、剪切成成熟 miRNA，而不是 Dicer[17]。一般情况下，miRNAs 是通过和靶基因 mRNA 碱基配对，引导沉默复合体(RISC)降解 mRNA 或阻碍其翻译。目前报道，miRNA 主要通过两种机制负向调节靶基因的表达：当 miRNA 与靶基因 mRNA 3′－UTR 完全或几乎完全互补时，靶基因 mRNA 降解；当不完全互补时，则阻碍蛋白质翻译，而对靶基因 mRNA 无影响。但同时也有研究报道，miRNA 在一定条件下，可激活某些基因的表达，如 miR－122 在干细胞中直接促进 HCV 病毒的复制，但其机制尚不清楚[19]。miR－369－3 可在其 3′－UTR 区，通过募集 Ago2 及 FXR1 来激活 TNF－α 的翻译[20]。miRNA 对 mRNA 作用部位及机制尚待进一步的研究和阐明。而目前研究也证实一个 miRNA 可以调节多个 mRNA，并且特定靶基因可以被多个 miRNA 调节，如文献报道 Dicer 可同时受 miRNA－103/107 及 let－7b 调控，而 miRNA－21 可调控 TPM1、PDCD4、PTEN、Bcl－2、BTG2、SPRY1 和 SPRY2 等多个靶基因实现其功能。由此可见，miRNA 与靶基因及 miRNA 之间是复杂的、多机制的网络调控。

14

### (二) miRNA 与病毒

病毒与肿瘤发生、发展关系密切。Zur Hausen 在 1974～1977 年报道，宫颈癌可由尖锐湿疣等病变中存在的 HPV 引起；首先报道 HPV 参与口腔颌面-头颈部鳞癌发病的是 Syrjanen[21]，1983 年的流行病学调查显示，HPV 诱导的头颈部鳞癌逐渐上升，而烟草及乙醇导致的癌发病率下降。在头颈部鳞癌中 HPV 感染率报道各异，主要原因是研究人群、癌部位及检测方法的不同，高危型 HPV－16、18、31、33 及 35 通过其 E6/E7 癌蛋白使口腔上皮细胞发生转化，E6 蛋白通过与细胞泛素化蛋白连接酶 E6－AP 绑定后同时连接 p53，导致其泛素化及水解；而 E7 蛋白通过和 pRb 连接后并导致其不稳定，并阻止其与 E2F 转录因子结合，从而促进细胞周期的进程。HPV 阳性头颈部肿瘤中 p16 高表达，而在烟酒等因素暴露的头颈部肿瘤细胞中 p16 及 TP53 突变缺失率可高达 80％，从而引起细胞无控制的生长。文献报道，口咽癌 HPV 阳性率从 0～93％不等，通过 meta 分析得出，在口腔癌中阳性率为 38.1％，而基于 PCR 方法检测，其阳性率高于 ISH，PCR 方法检测口腔鳞癌 HPV 阳性率为 39.9％。但是 HPV 如何通过 miRNAS 具体调节癌基因及抑癌基因，最终导致癌变的机制尚不完全清楚。

EB 病毒(Epstein barr virus，EBV)是首个被发现的可以编码 miRNA 的病毒，目前已在疱疹病毒科、多瘤病毒科及反转录病毒科的 15 种病毒中发现了 140 余个病毒微 RNA(virus microRNA，vmiRNA)。文献报道证实腺病毒(adenoviruses，AV)、猿猴病毒(simian virus 40，SV40)、疱疹病毒(herpesviruses)、巨细胞病毒(cytomegalovirus，CMV)、卡波西肉瘤相关疱疹病毒(Kaposis sarcoma-associated herpesvirus，KSHV)、鼠疱疹病毒(murine herpesvirus 68，MHV68)及 EB 病毒，可表达其自身的 miRNA。vmiRNA 的生物学加工过程和方式同真核细胞 miRNA 是一致的，唯一例外的是 MHV68 和 AV 两种病毒，它们编码的 vmiRNA 在初始转录过程中所用的是 RNA 聚合酶Ⅲ。vmiRNA 序列与真核细胞编码的 miRNA 相比缺乏保守性，具有较高的突变率和较快的进化过程，这种进化优势使病毒能快速地适应不同的细胞环境。而正因为序列的保守性差，缺乏高度的同源性，使得难以通过计算机软件程序预测大多数 vmiRNA 的生物合成和作用靶点。vmiRNA 除了能够对病毒本身的基因产生调节作用外，还可明显影响宿主 miRNA 的表达，而不同病毒影响宿主 miRNA 形式不同。HPV 自身可不表达 miRNA，而是通过改变宿主细胞 miRNA 的表达来影响宿主细胞。越来越多的研究指出，多种 vmiRNA 与肿瘤发生密切相关。Melar－New 等证实，高危型 HPV 蛋白可下调 miR－203 在角化上皮细胞中的表达，并导致 Np63 高表达，并证实 miR－203 低表达后有利于 HPV 扩增[22]。Huang 等研究发现，在 HBx 病毒感染的鼠及细胞系中，miR－152 表达明显降低[23]；相关报道还证实，HPV－16 E6 通过 p53 失稳作用来抑制 miR－34a 表达，从而增强细胞增殖能力。Martinez 等证实 miR－218 在 HPV 阳性细胞系、宫颈病损及癌组织中，比 C－33A 及正常组织明显下调[24]。而病毒在引起肿瘤形成的过程中，也通过 miRNA 调节宿主的免疫系统。Lagos 等研究证实，KSHV 在致癌的同时，可通过上调 miR－132 而调节其靶基因 p300 表达水平，从而影响宿主的先天性免疫[25]。有研究证实，HBV 及 HCV 可明显引起肝正常及癌组织中 miR－122、miR－192 和 miR－199a/b－3p 等表达的变化；KSHV 可明显提高 miR－132 表达水平。研究还发现，miRNA 与病毒之间存在相互调控的作用，如 Lagos 等证实，细胞感染 KSHV 后，调节 CREB 使其磷酸化而激活，然后，再上调 miR－132 的表达，靶向调节作用使 p300 降低，阻止组蛋白 3 乙酰化，导致 miR－132 降低，形成负反馈通路调控病毒的表达；这种相互调控作用也存在于其他病毒，如在转染 HPV16 L2 后，可显著降低 miR－125b 水平，而转染 miR－125b 模拟物后，可显著降低 HPV DNA 的合成。



### （三）miRNA 特点

迄今，已经有上千个 miRNAs 被发现，但这可能只是其中一部分，随着分子生物学技术的进步及检测精确性的提高，更多 miRNA 分子会被发现及证实。目前，新的 miRNA 的发现主要依赖生物信息学预测及直接克隆的方法。miRNAs 克隆所依赖的结构特征，主要是其特异的 5′端磷酸基团与 3′羟基基团，用 T4 RNA 连接酶在末端加上连接分子后，扩增目的片段，然后构建到载体中。所获得的小分子 miRNA 经生物信息学及分子生物学方法确认后，注册到 miRNA 数据库。miRNA 的命名就是按发现的顺序命名，序列(特别是种子序列)高度同源的 miRNA 被归为一个 miRNA 家族，但这些 miRNA 并不一定是成簇表达的。例如，miR－34 家族 3 个成员 miR－34a、b、c，其中 miR－34a 位于 1p36 基因座位单独表达；而 miR－34b 和－34c 位于 11q23 基因座位成簇表达，但它们都具有相同的种子序列，并且都受到转录因子 TP53 的调控。同一 miRNA 家族成员靶基因可能不同，但其功能近似。成熟的 miRNA 具有如下生物学特点：

①通常的长度为 19～25 nt，但在 3′端可以有 1～2 个碱基的长度变化。②能够互补配对结合于基因序列的侧翼区域，导致 mRNA 降解或翻译抑制。③5′端有一磷酸基团，3′端为羟基，这一特点使它与大多数寡核苷酸和功能 RNA 的降解片段区别开来。④大多数 miRNA 以基因簇形式存在于基因组中，它们多以顺反子的形式转录出前体转录本，且大部分位于独立的转录单位中。⑤具有高度保守性、时序性和组织特异性。另外，文献报道 miRNA 非常稳定，体外半衰期超过 1 周。现已证实，绝大多数的 miRNA 不能独立发挥功能，而主要是通过调控靶基因发挥其功能，主要的调控特点如下：①交叉调节：动物 miRNA 与靶 mRNA 之间的不完全配对，使一个 miRNA 可以有多个靶基因，而一个靶基因可以同时受多个 miRNA 的调控。②自我调控：自我调控参与了 miRNA 的生物合成及功能，如 Dicer 蛋白是 miRNA 成熟过程中一种重要剪切酶，但同时又是 miRNA－103/107 及 let－7b 等的靶分子。③可逆性调控：miRNA 所致的翻译抑制在某些条件下是可逆的。此外，miRNA 调控方式也具有“高效节能”的特点：①与蛋白水平的调控相比，其更加节省能量。②与转录水平的调控相比，miRNA 调节更迅速，而且是可逆的。③内含子所编码的 miRNA 是一种对基因组资源的高效利用。

## 二、MiRNA 研究常用的技术和方法

### (一) miRNA 发现和定位

(1) 深度测序：抽提分离小分子(例如 18－30 nt)RNA，通过 RT－PCR 扩增之后，利用 solexa 深度测序，并进行生物信息学分析，获得 miRNA 表达谱。深度测序结合生物信息学分析手段，可以对海量数据进行分析，分别统计出已知的 miRNA(miRNA－known)、新的 miRNA(miRNA－new)以及可能的新 miRNA(miRNA－candidate new)，并对新发现的 miRNA 进行靶基因分析、功能预测等。通过深度测序的方法可以发现新的 miRNA，为进一步的深入研究奠定基础。

(2) miRNA 芯片：利用 miRNA 芯片(例如，Agilent miRNA 芯片)，可以高通量分析 miRNA 表达的时空特异性、不同样本(例如，癌组织和癌旁组织)中 miRNA 的差异表达，进而进行靶基因分析、功能注释、通路分析，网络分析等，以了解 miRNA 在疾病发生中的作用。与深度测序不同，miRNA 芯片针对已知 miRNA 进行研究；筛选到的差异 miRNA 可以利用 RT－qPCR 进行验证。

RT－qPCR 技术可以用来检测 miRNA、靶 mRNA 以及相关的 mRNA，主要方法有茎环法和加尾法等。前者针对特定 miRNA 设计引物，特异性好，然而成本较高、周期长；后者采用通用引物，时间短、通量较大。

基因功能研究通常采用过表达或干涉(抑制、敲除)等方法，通过导入化学合成的小分子 miRNA mimics 或拮抗 miRNA 的 antagomir，观察靶 mRNA 及编码蛋白表达以及细胞、动物水平的表型变化，进一步进行信号通路研究，是目前 miRNA 功能研究的常用方法。荧光素酶报告系统在确定靶 mRNA 之后，找到位于 3′UTR 区的 miRNA 结合位点，是研究者下一步关心的内容。通过生物信息学分析，获得候选的 miRNA 结合区域，将野生型和结合位点突变的 3′－UTR 序列克隆入商品化的荧光素酶报告载体(例如，pMIR－REPORT miRNA Expression Reporter Vector 系统)，通过观察 miRNA 对荧光强度的影响，对结合位点加以验证。

miRNA 的研究方法还有很多。例如，磁珠流式细胞仪分析 miRNA 表达谱，Northern 印迹或核酸原位杂交检测 miRNA 的表达，miRNA 克隆、测序等。另外，在 miRNA 研究中，随着高通量测序、芯片的技术的不断发展，另一个重要的工具——生物信息学分析发挥着越来越重要的作用。



### (二) miRNA 表达的检测技术

miRNA 功能分析与普通基因的分析方法相似。上调 miRNAs 的表达可用于鉴别“功能获得”的表型，下调或者抑制 miRNAs 则用于鉴别“功能缺失”的表型。结合上调或者下调 miRNAs，可用于鉴别 miRNAs 调控的特定的基因、以及用于鉴别特定 miRNAs 参与的细胞进程。随着对 miRNA 研究的深入，对作用于同一个基因的多个 miRNA 的研究也越来越多，Obad 等率先使用 tiny LNAs 对一个 miRNA 家族的多个 miRNA 同时沉默，这为 miRNA 家族的功能研究及 miRNA 的应用提供了新的思路。

MiRNA 芯片则可以很好地鉴定研究组和对照组的差异 miRNA，进而通过实时荧光定量 PCR(q－

PCR)加以验证。随着 miRNA 表达研究的深入进行，通过 miRNA 组织原位杂交可以详细判断 miRNA 在生物体组织或器官的分布情况。运用生物信息学分析以及数据挖掘，寻找 miRNA 可能的靶点以及靶序列，可能涉及的作用信号通路，之后进一步通过基因转染、过表达或抑制目标 miRNA 观察一些表型或基因表达变化，以发现 miRNA 的作用机制。研究 miRNA 与疾病的相关性，发展基于 miRNA 的诊断、疾病分型、预后判断、药效检测和治疗方法，都是目前 miRNA 研究的重要内容。

自 miRNA 被发现以来，其检测方法在很快的时间内经历了一个由定性到精确定量的快速发展阶段。以下根据不同原理介绍 4 种相关检测具体方法，即基于核苷酸杂交基础上的方法包括 RNA 印迹技术和原位杂交技术，以及基于微球的流式细胞术和微阵列技术。

1. RNA 印迹技术

这是检测 RNA 的经典方法，常用来评价其他 miRNA 检测方法的可靠性。传统方法敏感性相对较低，样本量相对较大。用锁定核苷酸(locked nucleic acid, LNA)寡核苷酸探针代替传统的 DNA 寡核苷酸探针进行检测，可明显提高检测 miRNA 的敏感性和特异性，尤其适用于可获得的样本量少、miRNA 表达量过低的情况，或者可用来有效区分仅有几个核苷酸差异的 miRNA。

2. 原位杂交技术

原位杂交技术的优点是能够显示 miRNA 表达的位置，甚至达到亚细胞定位的水平，尤其适用于石蜡包埋或甲醛固定后的样本。但是，原位杂交技术提供的 miRNA 定量信息量很少，也不能提供 miRNA 序列的信息。

3. 基于微球的流式细胞术

基于微球的流式细胞术(bead based flow cytometry)即液相芯片技术，这种技术将流式细胞检测与芯片技术有机地结合在一起，使生物芯片反应体系由液相-固相反应，改变为接近生物系统内部环境的完全液相反应体系。这种技术与传统技术相比最大不同之处是，传统生物芯片依靠其承载基片上的坐标定位进行寻址，而液相芯片则是根据微球颜色进行区分，且整个过程都在液相中进行，能够同时检测上百种目的基因，故其通量大、速度快，灵敏度高、特异性好，适用范围广且操作简单，与固相芯片技术相比还具有成本低、可以进行定量分析等优点。

4. 微阵列技术

微阵列技术(microarray)也称生物芯片、DNA 芯片或者基因芯片技术，是一种平面的基质载体，上面规则地、特异性地吸附着基因或基因的产物。当与荧光标记过的样本杂交后，相应位置荧光信号的强弱即可反映对应基因表达的丰度，具有高通量的特点。

5. 其他方法

(1) Maroney 等提出了一种比较简单的夹板连接法，不需要特别的仪器，也无须经过 PCR 扩增。此方法比 RNA 印迹技术简便、快速，也更敏感，可用来进行大量样本的检测。但目前国内应用较少[26]。

(2) 基于聚合酶链反应基础上的 miRNA 检测方法：该方法主要有 RNA 加尾和引物延伸反转录(RT)-PCR 法、茎环引物(stem-loop)RT-PCR 法及小靶点定量聚合酶链反应(small target quantitation PCR, SQ-PCR)法。目前，(RT)-PCR 法及茎环引物(stem-loop)RT-PCR 法应用较广，后者在检测 miRNA 更为精确。石蜡标本中的 RNA 检测一直是一个非常重要的技术，随着 miRNA 研究的逐渐升温，石蜡标本中 miRNA 的检测越来越受到关注。

(3) 上述这些方法主要关注 miRNA 的表达与定量，并仅局限于研究序列信息或二级茎环结构信息已知的 miRNA，无法寻找和发现新的 miRNA 分子。基于 Illumina 高通量测序平台的 miRNA 测序技术，突破了目前研究手段上的局限性，使研究人员能够直接对样本中指定大小的所有 miRNA 分子进行高通量测序，在无须在任何序列信息的前提下，研究 miRNA 的表达谱，并在此基础上发现和鉴定新的 miRNA 分子，并提供了更加灵活和深入的研究分析方法，深度测序结合生物信息学分析手段，可以对大量数据进行分析。该技术有着速度快、通量高、准确度高、一致性好、简便高效的特点。

### (三) miRNA 预测靶基因方法及网络分析

miRNA 靶位点通常分为 5′端主导型、5′端种子主导型及 3′端互补型。第 1 代预测软件包括 miRanda、

DIANA－miroT、RNAhybrid、TargetScan 和 MicroInspector，其主要侧重于种子序列与靶基因良好的互补性、靶基因非翻译区跨物种保守性及靶基因二聚体热力学稳定性；而第 2 代预测软件包括 PicTar、TargetBoost、miTarget、RNA22 和 microTar。其突破了物种间保守性来进行设计，通过引入机器学习方法来提取特征参数，尝试从统计的角度更好地反映 miRNA 和靶基因的相互作用，去除假阴性，有一定成效。目前，miRecords 网站(http://mirecords.biolead.org/)在 miRNA 靶基因预测方面得到很多研究者的偏爱，其最大优势是整合了 11 种预测方法(diana、microinspector、miranda、mirtarget2、mitarget、nbmirtar、pictar、pita、rna22、rnahybrid 和 targetscan)，研究者可以根据研究本身需要设计条件，以大大缩减预测靶基因的数量，各种数据库及详细网址参见表 14－2。

**表 14－2　miRNA 常用生物信息学网站和数据库资源**

| 网站名称 | 网　址 | 注　释 |
|---|---|---|
| miRbase | http://mirbase.org/index.shtml | 众所周知的 microRNA 基因注释数据库。目前 miRBase 只提供了 microRNA 的靶标的预测软件的链接 |
| starBase | http://starbase.sysu.edu.cn/ | 高通量实验数据 CLIP－Seq 和 mRNA 降解组测序数据支持的 microRNA 靶标数据库，整合和构建多个流行的靶标预测软件的交集和调控关系 |
| Tarbase | http://microrna.gr/tarbase/ | 收集已被实验验证的 microRNA 靶标数据库 |
| miRecords | http://mirecords.biolead.org/ | 整合的 microRNA 靶标数据库，整合多个靶标预测软件的调控关系 |
| targetScan | http://www.targetscan.org/ | 基于靶 mRNA 序列的进化保守等特征搜寻动物的 microRNA 靶基因。是预测 microRNA 靶标假阳性率较低的软件，由 Bartel 实验室开发 |
| PicTar | http://pictar.mdc-berlin.de/ | 基于 microRNA 或 microRNA 靶标联合作用等特征开发的搜寻动物的 microRNA 靶基因的软件，假阳性率也较低，由 Rajewsky 实验室开发 |
| PITA | http://genie.weizmann.ac.il/pubs/mir07/mir07_data.html | 基于靶位点的可接性(target-site accessibility)和自由能预测 microRNA 的靶标，由 Segal 实验室开发 |
| RNA22 | http://cbcsrv.watson.ibm.com/rna22.html | 基于序列特征预测 microRNA 的结合位点，是常用 microRNA 靶基因预测软件，由 IBM 公司的研究团队开发 |
| miRanda、microRNA.org | http://www.microrna.org/microrna/home.do | miRanda 的最新版本又叫 mirSVR，由 Memorial Sloan-Kettering 癌症研究中心开发 |
| MicroCosm | http://www.ebi.ac.uk/enright-srv/microcosm/htdocs/targets/v5/ | EMBL－EBI 的 Enright 实验室开发的 microRNA 靶标数据库 |
| miRTarBase | http://mirtarbase.mbc.nctu.edu.tw/index.html | 整合实验证实的 microRNA 靶标的数据库 |
| miRGator v2.0 | http://mirgator.kobic.re.kr:8080/MEXWebApp/ | 整合 microRNA 表达、靶标和疾病相关信息的数据库 |
| MiRNAMap | http://miRNAmap.mbc.nctu.edu.tw/ | 动物的 microRNA 基因及其靶标的数据库 |
| miRDB | http://mirdb.org/miRDB/ | 动物 microRNA 靶标预测和功能注释数据库 |
| RNAhybrid | http://bibiserv.techfak.uni-bielefeld.de/rnahybrid/ | 基于 miRNA-target 配对自由能预测 microRNA 的靶标的软件 |
| miRGen | http://www.diana.pcbi.upenn.edu/miRGen.html | microRNA 基因和 microRNA 靶标数据库 |
| Targetfinder | http://jcclab.science.oregonstate.edu/node/view/56334 | 使用基于植物的靶标罚分策略预测小 RNA 的靶标软件 |
| miRU，psRNATarget | http://www.plantgrn.org/psRNATarget/ | 植物 microRNA 靶标预测工具 |
| CleaveLand | https://homes.bio.psu.edu/people/faculty/Axtell/AxtellLab/Software.html | 基于 mRNA 降解组数据预测 microRNA 靶标的工具 |
| Target-align | http://www.leonxie.com/targetAlign.php | 鉴定植物 microRNA 靶标的工具 |

14

随着研究的不断深入以及生物信息学的进展，越来越多的分析方法终会越来越精确地构建出microRNA网络及microRNA-基因网络，并更好地阐述其功能。

(1) miRNA-mRNA整合分析：如果研究者拥有同样样本的miRNA数据以及mRNA数据结果，可以进行miRNA-mRNA整合分析。内容包括对原始数据进行标准化等预处理；miRNA-miRNA表达相关性分析：通过计算miRNA之间的皮尔森相关系数来识别功能相关的miRNA，表达一致的miRNA可能属于同一个miRNA簇，并且共同发生转录；miRNA-靶mRNA表达相关性：基于miRNA与靶mRNA的负调控关系，利用靶点预测算法，整合miRNA-mRNA表达谱，计算miRNA-靶mRNA对的相关性；筛选重要的miRNA-靶mRNA对：通过设定相关显著性阈值，筛选出表达显著相关的miRNA-mRNA关系对，利用共表达构建网络；miRNA功能推导：利用成熟的mRNA的功能来推断未知miRNA的功能，对异常表达miRNA靶向的mRNA进行功能注释，从而得到异常miRNA在癌症过程中所参与的生物学过程。

(2) GO(Gene Ontology)分析：对于得到的特定基因分类，可采用DAVID、EasyGO等GO分析软件对所得基因进行功能分析，并得到可能的富集功能，绘制网络图。GO分析对实验结果有重要的分析作用，通过差异基因的GO分析，可以找到富集差异基因的GO分类条目，寻找不同样本的差异基因可能与哪些基因功能的改变有关。

(3) 通路分析：基于KEGG等数据库，采取超几何分布检验等统计手段，得到显著富集的生物信号通路或代谢通路。通过差异基因的通路(pathway)分析，可以找到富集差异基因的通路条目，寻找不同样品的差异基因可能和哪些细胞通路的改变有关。

## 三、miRNA表达异常机制

miRNA表达异常可因人类染色体异常、表观遗传学的改变、突变和多态性(SNPs)，以及miRNA生物起源机械性缺陷等多个机制而发生改变。miRNA经常位于恶性肿瘤易于发生改变的染色体组的特定区域，这些区域可能含有肿瘤抑制基因的小区域的杂合性缺失，可能含有癌基因的小区域扩增或是脆弱位点。脆弱位点是易于发生姐妹染色体交换、移位、缺失、扩增或质粒DNA整合的位点。目前大量研究已经证实，多种病毒可通过自身产生或改变宿主miRNA表达水平，从而导致机体异常。表观遗传学的异常同样可影响miRNA的表达。与编码蛋白的mRNA相同，miRNA基因上游同样有启动子，启动子区的CpG岛发生甲基化，也会影响下游基因表达。一项关于对miRNA基因染色体组序列的深入分析显示这些基因中约一半与CpG岛相关，提示miRNA可能是DNA甲基化机制的潜在靶点。有研究分析5个细胞系中几个miRNA相关CpG岛，也提示正常和恶性细胞中都检测到高频率的miRNA基因甲基化；Cao等报道miR-199a/b-3p在肝癌中表达下调主要由组蛋白甲基化引起[27]，而miR-34b、miR-137、miR-193a和miR-203在头颈部鳞癌细胞系及癌组织中也被证实有异常的CpG岛甲基化。miRNA的异常表达还可以发生在其加工过程当中，Dicer酶的剪切是miRNA成熟过程中关键的步骤，但在肿瘤中，Dicer酶可出现异常表达，如在转移性乳腺癌中Dicer低表达，从而可使很多的miRNA的加工成熟产生影响，明显地影响肿瘤细胞的生物学行为，如发生EMT等，而相应异常地表达的miRNA可以反馈性的调节Dicer酶的表达。相关文献[28]也证实部分非小细胞肺癌Dicer核酸内切酶活性下降与let-7表达降低，术后生存不佳，肿瘤分化差。Dicer缺失容易表现为体细胞变化，是因为Dicer缺陷小鼠缺乏多潜能干细胞的形成导致没有原肠胚，不能繁殖。miRNA表达的变化还可以是由于恶性肿瘤中转录因子失调控，或病毒整合到肿瘤细胞的DNA当中引起。



miRNA在加工成熟后仍可被相关基因所调控。Poliseno等研究证实PTENP1通过消耗miR-19b及miR-20a在转录后水平调节PTEN，说明假基因(pseudogene)通过对miRNA的消耗作用调节miRNA，从而调节其对相应“真基因”的作用[29]。miRNA表达异常也可直接受到癌基因及抑癌基因的调控，如Piskounova等报道中，Lin28A及Lin28B蛋白高表达通过不同机制直接与Let-7的PreE(颈环区)结合抑制miRNA成熟，从而影响肿瘤细胞基因表达[30]。miRNA的表达异常也可以作为某些癌基因或抑癌基因发挥功能的中间环节，如EZH2可通过抑制多个miRNA的表达从而发挥其抑制抑癌基因的功能。

另外，细胞周围环境的改变可能导致细胞miRNA表达改变，Li等报道在氧化应激环境下，可导致miR-15家族、miR-106b家族表达下调及miR-182家族、miR-183家族的高表达[31]。哺乳动物体内miRNA

水平可能直接受到异体甚至异种生物的影响。Zhang 等发现，植物的 miRNA 可以通过日常食物摄取的方式进入人体血液和组织器官，如 miR－168a 可通过调控靶基因 LDLRAP1 进而降低人及鼠体内低密度脂蛋白水平。并且，一旦进入体内它们将通过调控人体内靶基因表达的方式影响人体的生理功能，进而发挥生物学作用[32]。

## 四、miRNA 在肿瘤中的异常表达

尽管少部分 miRNA 在一些特殊的肿瘤中出现高表达，但是 miRNA 的普遍下调是人恶性肿瘤的主要特征，其在细胞的表型转化中发挥重要的作用。miRNA 表达异常可能与肿瘤的发生、发展及预后有重要关系，Darido 等研究发现，在 GRHL3 低表达鼠可自发皮肤及头颈部鳞癌，而进一步的机制研究指出在人皮肤及头颈部鳞癌中 GRHL3 下调的主要机制是由 miR－21 高表达引起的[33]。PTEN 基因已被证实在肿瘤的发生中发挥重要作用，最新研究报道抑癌基因 PTEN 在肿瘤中的异常表达受其 ceRNA（competing endogenous RNAs）的调控，而调控的中间环节正是通过 miRNA 实现。miRNA 的中间“杠杆”作用在后续的研究中被进一步放大，Sumazin 等最近研究发现并证实，13 个 mPR（miR program-mediated regulatory）可通过 miRNA 从而影响 PTEN 的表达。除此之外，RUNX1、PTPRN、FGFR3、TGFBR2 及 DICER1 等基因表达，也被证实被其 mPR 通过 miRNA 调控[34]。以上实验数据提示，miRNA 可能在基因的“网络调控”机制中发挥着关键的作用。Cortez 等研究显示，miR－29b 和 miR－125a 可直接调节 PDPN 的表达，而研究指出，PDPN 可能为肿瘤干细胞的标志物[35]。Li 等通过实验证实 miR－223、miR－15a 和 miR－16 与 NF－κB 信号通路有关系，为治疗策略提供了更多的选择[31]。目前大量的实验数据证实，在肿瘤中低表达的 miRNAs 包括：miR－126、miR－199a、miR－335、miR－126、miR－125b、Let－7、miR－195、Let－7d、Let－7f、Let－7a、Let－7b、Let－7c、miR－335、miR－210 和 miR－187、miR－148a、miR－148b、miR－449、miR－193a、miR－145、miR－29b、miR－125a、miR－200（FAP－1）、miR－124、miR－375、miR－143、miR－24、miR－192－2 和 miR－26a－1；在肿瘤高表达的 miRNAs 包括：miR－205、miR－146b、miR－20a、miR－21、miR－106a、miR－181b、miR－203、miR－92a、miR－210、miR－132、miR－340、miR－187、miR－132、miR－15b、miR－16、miR－146a、miR－645、miR－30b/30d；促进肿瘤转移的 miRNAs 有：miRNA－21、miRNA－155、miRNA－17－92、miRNA－373、miRNA－10b、miRNA－211 和 miR－10b。

当然，实验数据也显示并证实，不同类型肿瘤组织中 miRNA 表达谱不同，如文献报道，miR－195 在 CRC 及肝癌细胞、肾上腺皮质癌表达降低，而在慢性淋巴细胞白血病中期表达却升高。Sempere 等通过 FISH 技术检测多种实体瘤中低表达（miR－34a 和 miR－126）和高表达（miR－21 和 miR－155）miRNA 时发现，miR－21 和 miR－34a 主要在癌细胞中，miR－126 和 miR－155 主要存在于内皮及免疫细胞中，说明有一种多相的 microRNA 参与，它在癌发生中通过影响癌细胞生物学或通过调节基质细胞、血管或免疫反应发挥作用[36]。Anand 等报道，miR－132 作为血管形成的微开关在人肿瘤内皮高表达，而在正常内皮不表达，推测可能是 miR－132 通过抑制负性调节癌蛋白 Ras 的通路而导致新生血管形成[37]。miRNA 在肿瘤中所发挥的作用可以通过多方面同时发挥。Gaziel-Sovran 等研究证实，miR－30b/30d 在肿瘤中高表达，一方面促进肿瘤细胞的转移，另一方面，可同时通过上调 IL－10 从而抑制转移灶的免疫应答，两方面同时发挥作用[38]。



miRNA 的表达谱变化与头颈部鳞癌的发生、发展有着密切的关系。口腔癌的发生与口腔癌前病变关系密切，研究报道 16%～62%的 OSCC 来源于口腔白斑，为明确 miRNA 在口腔癌前病变进程中是否发生变化，Cervigne 等研究发现，286 个 microRNA 在正常口腔黏膜表达，其中的 125 个在进展性白斑及 OSCC 中异常表达，而 miR－21、miR－181b、miR－345 和 miR－146a 只在进展性白斑及 OSCC 高表达，在正常黏膜及非进展性白斑中未见上调表达；miR－21、miR－181b 和 miR－345 与白斑异常程度正相关[39]。这些数据说明，在口腔癌发生的早期 miRNA 表达谱已经出现改变。在头颈部癌的发生、发展中，miRNA 表达谱发生了明显的变化。Tran 等研究 261 个 miRNAs 在 9 种头颈细胞系中的表达情况，发现 33 个高表达而 22 个低表达，其中 Let－7a 及 miR－21 在口腔癌中表达明显升高[40]。Kimura 等研究证实，miR－34b、miR－132、miR－137、miR－193a 和 miR－203 在 18 个口腔鳞癌细胞系中低表达，并进一步证实，miR－

34b、miR-137、miR-193a 和 miR-203 表达下调与 CpG 岛甲基化有关，并且在口腔鳞癌临床样本中进一步确定，miR-137 和 miR-193a 的下调是由其 CpG 岛甲基化引起的[41]。miRNA 表达谱在头颈部肿瘤细胞系中的变化，为 miRNA 的功能研究提供了有力工具。Chang 等通过芯片筛选并证实，头颈部鳞癌中 miR-21 及 miR-494 表达明显异常[42]。miRNA 表达情况不仅在癌组织中发生变化，Park 等通过 12 对健康及口腔癌患者唾液中对比研究发现 miR-200a、miR-125a、miR-142-3p 和 miR-93 表达明显差异，而 miR-200a 和 miR-125a 表达降低有明显统计学意义[43]。这些研究使 miRNA 作为临床诊断及预后指标有了理论的依据及应用可能。

## 五、miRNA 的应用前景

从 2000 年至今，关于 miRNA 的文献已经超过 13 000 篇，并且随着 miRNA 研究的不断深入，这个数字还在加速递增。目前关于 miRNA 的研究主要集中在肿瘤及其他疾病病理、免疫学、发育生物学以及 miRNA 诊断、治疗等。miRNA 在不同组织肿瘤及肿瘤的不同发展阶段有着不同的表达，参与肿瘤细胞的增殖、凋亡、侵袭及血管形成等过程。

miRNA 通过与转录本的相互作用，关闭或抑制基因的表达，影响了人类约 30%的基因。miRNA 在多种组织中，例如正常和肿瘤组织中差异表达。因此，通过表达谱分析，寻找疾病相关 miRNA 并进行发病机制研究，最终应用于肿瘤诊断和治疗，已经成为目前 miRNA 研究的重要方向。miRNA 所调控的靶基因是与细胞分化、增殖和凋亡等生物学行为密切相关的基因，miRNA 的数量远比抑癌基因及癌基因少。一个 miRNA 可以同时调控数十个甚至数百个基因的表达，可望成为更有效的诊断、预后判断和分子靶点。在肿瘤发生中，miRNA 能够作为肿瘤抑制剂或致癌因子行使功能，特定 miRNA 的敲除或过表达，可用于研究 miRNA 在癌症发生和发展过程中的作用。

在作为诊断及预后的标志物方面，正常组织和肿瘤组织中 miRNA 表达明显改变，这些特点使 miRNA 有可能成为肿瘤诊断新的生物学标记和药物治疗作用的靶标。Volinia 等通过 31 种实体瘤的 2 532 个癌标本与 806 个相应正常组织比较研究发现，miR-21 是表达差异最明显的一个，而且证实，在 NSCLC 中与肿瘤恶性度及总生存率相关[44]。miRNA 良好的稳定性为其临床应用奠定了重要基础。目前许多研究表明，miRNA 与肿瘤的分期、转移、药物疗效及预后标志物有着密切的关系。现已证实，血清中有稳定的 miRNA 表达，并且不受消化酶、血液放置时间及温度等变化的影响。Cervigne 等实验证实，石蜡包埋组织与新鲜冷冻组织 miRNA 数量及质量无明显差异。miRNA 的稳定性说明了其可作为一个"临床标志物"的基本要求[39]。miRNA 表达谱相对 mRNA 表达谱能够更准确地显示肿瘤的来源及分化程度。

在肿瘤治疗方面，由于大多数致癌基因能够引发癌症，因而，可以设计一些 miRNA 模拟物及抑制物影响其表达，从而可以达到抑癌的目的。目前已有文献报道，利用 miR-448 与 NF-κB 之间的自动调节关系，破坏 NF-κB-miR448 反馈通路，可以提高乳腺癌的化疗效果，避免化疗引起的 EMT。而在作为治疗靶点的作用已得到初步验证。文献报道，通过使用单链抗体(scFv)修饰 LPH(liposome-polycation-hyaluronic acid)纳米颗粒设计成运输 siRNA 及 miRNA 进入 B16F10 鼠黑色素瘤肺转移细胞系，结果显示 siRNA 及 miR-34a 通过该系统传递后，可明显降低存活蛋白(survivin)在转移瘤中的表达及肺转移。通过利用化学合成的 miR-34a，在鼠非小细胞肺癌模型中能抑制肿瘤生长，局部及全身应用均有效。这些成果为系统运输 miRNA 的概念提供了证据，可避开病毒运输的障碍，取得良好的抗癌效果，有望为临床恶性肿瘤基因治疗提供新的靶点，具有较好的转化医学研究前景。



# 第三节　长链非编码 RNA

## 一、概述

### (一) 长链非编码 RNA 定义

长链非编码 RNA(lncRNA)是一类转录本长度超过 200 nt 的 RNA 分子。它们并不编码蛋白，而是以

RNA 的形式在多种层面上调控基因的表达水平。lncRNA 起初被认为是基因组转录的“噪声”，是 RNA 聚合酶Ⅱ转录的副产物，不具有生物学功能。然而，近年来的研究表明，lncRNA 参与 X 染色体沉默、基因组印记以及染色质修饰、转录激活、转录干扰、核内运输等多种重要的调控过程。lncRNA 的这些调控作用也开始引起人们广泛的关注。虽然近年来关于 lncRNA 的研究进展较快，但是绝大部分的 lncRNA 的功能仍不清楚。

### （二）lncRNA 的分布

据统计，哺乳动物蛋白编码基因占总 RNA 的 1%，长链非编码 RNA 占总 RNA 的比例可达 4%～9%，这些长链非编码 RNA 是基因功能研究的又一座宝库。目前发现的许多 lncRNA 都具有保守的二级结构、特定的剪切形式以及亚细胞定位。它们在基因组上相对于蛋白编码基因的位置，可以分为 5 种：正义链(sense)、反义链(antisense)、双向(bidirectional)、内含子间(intronic)和基因间(intergenic)，其所在的位置与其功能有一定的相关性。与蛋白质一样，lncRNA 表达广泛，在很多组织中都有表达。另外，lncRNA 的亚细胞位置上也呈多样化，在细胞核、细胞质和细胞器均有分布，甚至某些 lncRNA 具有独特的亚细胞位置[45]。

## 二、lncRNA 的作用机制

lncRNA 功能主要体现在调控功能上，lncRNA 可以通过各种方式来调控基因表达，它可以直接结合 DNA，可以结合基因的启动子区域影响其转录；还可以结合蛋白质如转录因子进而影响基因转录。另外，lncRNA 自身还可以嵌入基因的启动子区域影响基因转录[46]。lncRNA 影响转录调控的方式十分多样化和复杂，常见方式如下(见图 14－1)：

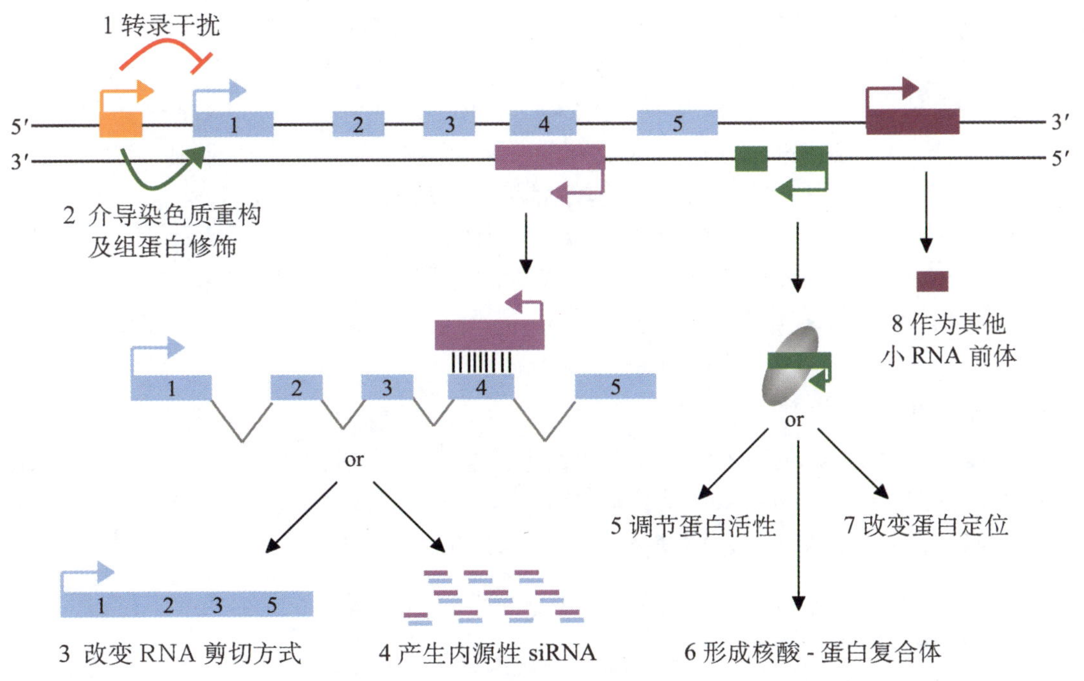


图 14－1　LncRNA 的调控转录方式

1－编码蛋白的基因上游启动子区(橙色)转录，干扰下游基因(蓝色)的表达　2－抑制 RNA 聚合酶Ⅱ或者介导染色质重构以及组蛋白修饰，影响下游基因(蓝色)的表达　3－与编码蛋白基因的转录本形成互补双链(紫色)，干扰 mRNA 的剪切，形成不同的剪切形式　4－与编码蛋白基因的转录本形成互补双链(紫色)，在 Dicer 酶的作用下产生内源性 siRNA　5－与特定蛋白质结合，lncRNA 转录本(绿色)可调节相应蛋白的活性　6－作为结构组分与蛋白质形成核酸蛋白质复合体　7－结合到特定蛋白质上，改变该蛋白质的细胞定位　8－作为小分子 RNA(如 miRNA、piRNA)的前体分子

一般来说，lncRNA 主要从以下 3 个层面实现对基因表达的调控(见图 14－2)：

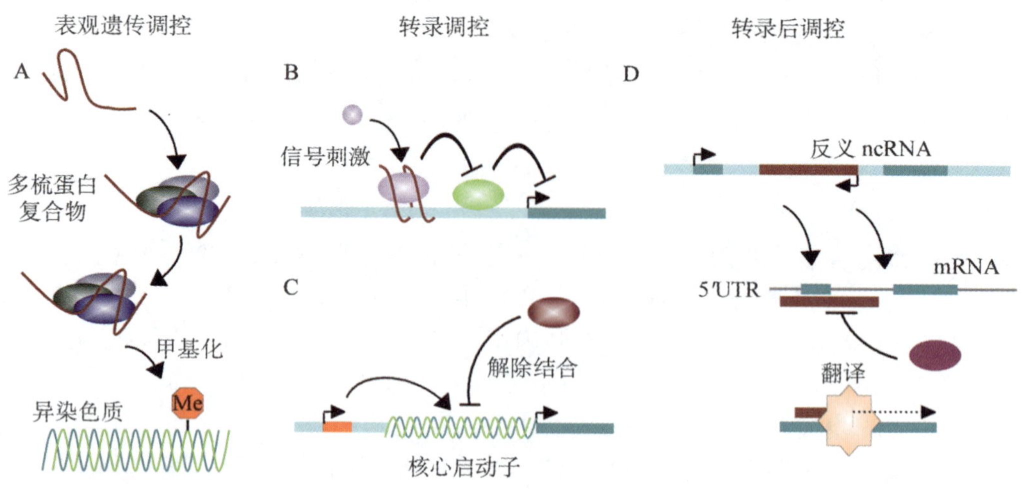


图 14-2 lncRNA 在 3 个层面上实现对基因表达的调控

### (一) 表观遗传学调控

lncRNA 招募染色质重构复合体到特定位点，进而介导相关基因的表达沉默。例如，来源于 HOXC 基因座的 lncRNA HOTAIR，它能够招募染色质重构复合体 PRC2 并将其定位到 HOXD 位点，进而诱导 HOXD 位点的表观遗传学沉默[47]。同样，Xist、Air、Kcnq1ot1 这些 lncRNA 都能够通过招募相应的重构复合体，利用其中的甲基转移酶如 EZH2 或者 G9a 等实现表观遗传学沉默。

### (二) 转录调控

lncRNA 能够通过多种机制在转录水平实现对基因表达的沉默，表现在以下几个方面：lncRNA 的转录能够干扰邻近基因的表达。在酵母中，SER3 基因会受到其上游 lncRNA SRG1 转录的干扰；lncRNA 能够通过封阻启动子区域来干扰基因的表达[48]。例如，DHFR 上游的一个 lncRNA 能够和 DHFR 的启动子区域形成 RNA－DNA3 螺旋结构，进而抑制转录因子 TFIID 的结合，从而抑制 DHFR 的基因表达；lncRNA 能够与 RNA 结合蛋白，并将其定位到基因启动子区从而调控基因的表达。CCND1 启动子上游一个 lncRNA 能够调节 RNA 结合蛋白 TLS 的活性，进而调控 CCND1 的表达[49]；lncRNA 能够调节转录因子的活性，如 lncRNA Evf2 能够与转录因子 Dlx2 形成转录复合体从而激活 Dlx6 的表达[50]；lncRNA 也能够通过调节基本转录因子来实现调控基因的表达，Alu RNA 能够通过抑制 RNA 聚合酶Ⅱ来实现广谱的基因抑制。

### (三) 转录后调控

lncRNA 能够在转录后水平通过与 mNRA 形成双链的形式调控基因的表达。例如，ZEB2 反义(antisense)RNA 能够和 ZEB2 mRNA 内含子 5′剪切位点区域形成双链，从而抑制该内含子的剪切。而该区域含有对于 ZEB2 蛋白表达所必需的核糖体结合位点，ZEB2 反义 RNA 通过这种方式，能够提高 ZEB2 蛋白的表达量[51]。



## 三、lncRNA 与肿瘤

大量的研究表明，在肿瘤细胞中，某些特定的 lncRNA 的表达水平会发生改变。近期多篇文章发现，lncRNA 在肿瘤调控中发挥着重要作用。来自美国 Wistar 研究院的研究人员获得了 1 000 多条长链非编码 RNAs 在多个细胞系中的表达情况，并且从其中发现了一组具有类增强子功能的长链非编码 RNAs。Broad 研究院的 Mitchell Guttman 及其同事对胚胎干细胞中表达的长链非编码 RNA(lncRNA)开展了 RNAi 研究，试图发现它们在细胞中的功能；他们发现一些 lncRNA 的敲除会影响细胞中的基因表达，进而影响干细胞的多能性和发育。此外，研究人员还根据他们的实验数据建立了一个 lncRNA 功能模型。在此模型中，特定转录因子调控了 lncRNA 的表达，而这些 lncRNA 与其他调控蛋白相关联，形成了细胞类型特异的 RNA－蛋白复合物[52]。John 及其同事编撰了一份 lncRNA 目录，其中涉及 8 000 多个人类

lncRNA。为编撰这份目录，Rinn 研究小组综合了现有的 lncRNA 注释，以及他们收集到的 RNA-seq 数据；对于每个 lncRNA，目录提供了超过 30 条性质，包括序列、结构和蛋白关联。Rinn 特别提到“一些人并没有计算机专家和大规模并行测序工具。如今他们有了一份 Excel 文件，能够对列排序，并找到可能与他们研究疾病相关的 lncRNA”。通过对目录的分析，研究小组发现，lncRNA 是组织特异性的，而且比蛋白编码基因要特异得多。基于这种高度特异性，lncRNA 成为不同细胞亚群的有益描述符，包括异常细胞，可用于诊断目的[53]。目前，Guttman、Rinn 以及他们的同事还在继续研究非编码 RNA 在胚胎发育以及正常和疾病细胞中的作用，在基本了解它们的作用之后，研究人员希望能改造或操控特异的 lncRNA，以便治疗疾病。

### （一）lncRNA 与肺癌

肺癌是一种常见的肺部恶性肿瘤。Ji 等发现了长链非编码 RNA –肺腺癌转移相关转录本（long noncoding RNA-metastasis associated in lung adenocarcinoma transcript, lncRNA – MALAT1），在 225 例Ⅲ期非小细胞肺癌（NSCLC）患者中，70 例发生转移的患者的转移标本中发现 MALAT1 过表达，且 MALAT1 的表达是病程和组织特异性的，提示 MALAT – 1 是Ⅰ期 NSCLC 患者生存期的潜在标志物。虽然该基因在其他肿瘤中被陆续发现，但 MALAT1 在 NSCLC 患者中的过表达最为显著[54]。来自伊利诺州大学的研究人员发现，MALAT1 是一种分布于哺乳动物细胞核内的 lncRNAs。MALAT1 基因表达异常与多种癌症发病相关，包括乳腺癌、肺癌和肝癌。他们检测了 MALAT1 与 SR 剪切因子家族的相互作用以及对于该因子家族成员的调控作用。研究人员发现，MALAT1 序列包含多个可与 SR 剪切蛋白结合的区域。进一步的研究显示，MALAT1 确实可与分析中的几个 SR 剪切蛋白结合。此外，研究人员还发现，抑制细胞内的 MALAT1 或剪切因子过度表达，可导致大量细胞 mRNA 前体的剪切发生同样的改变，表明 MALAT1 可结合剪切因子，并可调控它们对新转录子的作用[55]。

### （二）lncRNA 与肝癌

肝癌（hepatocellular carcinoma, HCC）是目前我国致死率居第 2 位的恶性肿瘤，侵袭力强、易转移、预后差，5 年预后存活率仅为 10%～20%。肝癌可由多种病因引起。因此，研究与发现新的肝癌特异的生物标志物和治疗靶点是改善肝癌临床治疗效果的有效途径。第二军医大学孙树汉教授课题组长期致力于肝癌研究，对相应的肝癌和癌旁组织的 lncRNA 表达谱进行了比较，找到了一个在癌组织中特异高表达的 lncRNA（lncRNA – HEIH）。结合患者生存时间等临床数据进行关联分析发现，lncRNA – HEIH 的表达水平可以作为患者生存时间的预测标志，并且与癌症的复发有较高的相关性。lncRNA – HEIH 的功能研究提示它在细胞周期调控中起重要作用，它可能通过与 EZH2 结合来招募 PRC2，进而抑制下游靶基因的表达发挥其调控功能。这些结果表明 lncRNA – HEIH 有望成为病毒型肝癌的一个新的早期诊断标志或治疗靶点[56]。

Braconi 等研究人员比较了 HCC 细胞株和正常人肝细胞的 lncRNA 表达水平，找到了在 HCC 细胞中表达显著下调的 lncRNA MEG3（the maternally expressed gene – 3），并进行了实时定量 PCR 的验证。对肝癌组织和癌旁肝硬化组织的实时定量 PCR 实验，同样发现 MEG3 在肝癌中的特异性表达下调。体外细胞实验初步研究了 MEG3 的肿瘤抑制功能，包括对细胞生长和细胞凋亡的调控等。而对 MEG3 自身所受到的表达调控机制的研究，则提示 MEG3 的表达下调可能是因为 MEG3 启动子发生了超甲基化，即 lncRNA 的表达同样可能受到表观遗传调控；而 MEG3 启动子的超甲基化可能是 miRNA – 29a 调控通路作用的结果，从而将两类重要的非编码 RNA，microRNA 和 lncRNA 联系起来[57]。

### （三）lncRNA 与胃肠癌

lncRNA 在胃肠癌领域的研究还处于起步阶段。Pibouin 等在肠癌中发现了一种长链非编码 RNA – OCC – 1，相对于正常黏膜组织，8 个肠癌患者中有 3 个患者肿瘤组织中 OCC – 1 mRNA 表达水平明显升高，提示其在肠癌亚型的鉴别中有一定的参考价值。

### （四）lncRNA 与卵巢癌

Leticia 等利用基因芯片的公共数据库，鉴定出 5 个新的在卵巢癌中特异性表达的基因。其中，

HOST2 是一种新的基因，没有明显的开放阅读框，包含有多个拷贝的反转录病毒相关序列。Northern 印迹分析证实，HOST2 基因在正常组织或非卵巢癌组织中很少表达，但在卵巢癌细胞系和原发肿瘤中却有表达。相比卵巢表面的上皮细胞，HOST2 基因在卵巢癌的 4 种亚型中均有上调。虽然 HOST2 在卵巢恶变中的作用尚不清楚，但 Leticia 等还是认为 HOST2 可以作为卵巢癌诊断和治疗的靶点[58]。

### （五）lncRNA 与前列腺癌

前列腺癌是男性生殖系常见的恶性肿瘤。Fu 等发现相比于美国高加索人种，在美国黑种人的前列腺癌中，一种名为 PCGEM1 的 lncRNA 过量表达导致了癌细胞的增殖和克隆形成，其认为 PCGEM1 转录水平的上调与美国黑种人的恶性前列腺癌的发生有关联，PCGEM1 调控着前列腺癌的发生进程，是潜在的前列腺癌标志物[59]。

### （六）lncRNA 与其他癌症

横纹肌肉瘤（rhabdomyosarcoma，RMS）亚型之间的差异分析鉴定出一个新基因——NCRMS（RMS 中的非编码 RNA），其在肺泡亚型中的表达相对于胚胎亚型明显增加。由于 NCRMS - RNA 几乎没有编码蛋白的潜力，且不同物种之间存在保守序列，NCRMS 很可能是一个具有功能的非编码 RNA[60]。

His - 1 基因作为一个长链非编码 RNA，其在肿瘤中的确切功能还不清楚。但 His - 1 基因在一系列白血病小鼠中转录活性的激活提示 His - 1 RNA 表达异常。通过 Northern 印迹检测发现，His - 1 RNA 在正常组织中没有表达，但在 5 个小鼠白血病病灶和 5 个脉络丛癌中鉴定出高表达。His - 1 基因的表达是严格限制的，且该基因的不适当激活可能导致癌症的发生[61]。

Okutsu 等在肾母细胞瘤患者的 11p15.5 染色体上发现有大量的印迹基因簇，并确定了在该位点的一个父系表达印迹基因 PEG8/IGF2AS，其以 IGF2 基因转录子的相反方向进行转录。PEG8/IGF2AS 和 IGF2 被发现在肾母细胞瘤样本中过表达，分别是肿瘤旁正常肾组织的 10 倍和 100 倍以上。这提示 PEG8/IGF2AS 是一个良好的肾母细胞瘤标志物，也可能是肾母细胞瘤中的候选肿瘤基因之一[62]。

## 四、展望

最近几年，内源性小分子 RNA 的研究已取得了令人瞩目的成果，包括 RNAi 在内的以小分子 RNA 的基因表达调控功能为基础的工程学手段问世，显著推进了肿瘤研究的发展。目前关于 lncRNA 与肿瘤在内的疾病相关联的证据大多来自于 lncRNA 表达水平上的差异，此可为肿瘤相关疾病的诊断和治疗提供依据和靶点。对 lncRNA 的鉴定使我们对整个功能性基因调控的基础进行重新解读。转录组研究的持续进展揭示了 lncRNA 在基因组表达上的重要功能。lncRNA 功能的注释对于现在很多生命科学研究具有现实意义。

对 lncRNA 发现和功能研究，鉴于研究技术方法的不成熟，目前所鉴定的功能性 lncRNA 与依据生物信息学手段所推测的数目相比仅仅是冰山一角，对 lncRNA 的了解还存在很多空白，比如功能性 lncRNA 的作用机制、进化机制等。此外，很多编码蛋白质的 RNA 除了编码功能，还发现具有其他的功能，即具有作为 lncRNA 发挥功能的能力。

总之，非编码 RNA 不仅不是垃圾，而且广泛参与生命现象的各个环节，如生长、分化、发育、免疫，甚至在肿瘤的形成中也具有重要的调控作用，没有非编码 RNA 默默的发挥调节作用，DNA 和蛋白质就不能像现在这样发挥正常的生物学功能。正因为这样，非编码 RNA 才能够在物种千万年的漫长进化中被选择和保留下来。因为生命需要非编码 RNA 对编码 RNA 和蛋白进行调节，这也是我们为什么需要非编码 RNA 的原因。



（陈万涛）

## 参考文献

[1] Paschoal AR, Maracaja-Coutinho V, Setubal JC, et al. Non-coding transcription characterization and annotation: a

guide and web resource for non-coding RNA databases [J]. RNA Biol, 2012,9(3):274 - 282.

[2] Isashiki Y, Ohba N. RNA world/pseudogene/non-coding RNA [J]. Nihon Ganka Gakkai Zasshi, 2009,113(12):1172 - 1175.

[3] Elgar G, Vavouri T. Tuning in to the signals: noncoding sequence conservation in vertebrate genomes [J]. Trends Genet, 2008,24(7):344 - 352.

[4] Mattick JS. Non-coding RNAs: the architects of eukaryotic complexity [J]. EMBO Rep, 2001,2(11):986 - 991.

[5] Carels N, Vidal R, Frias D. Universal Features for the Classification of Coding and Non-coding DNA Sequences [J]. Bioinform Biol Insights, 2009,3,37 - 49.

[6] Mo YY. MicroRNA regulatory networks and human disease [J]. Cell Mol Life Sci, 2012,69(21):3529 - 3531.

[7] Guttman M, Rinn JL. Modular regulatory principles of large non-coding RNAs [J]. Nature, 2012,482(7385):339 - 346.

[8] Bachellerie JP, Cavaille J, Huttenhofer A. The expanding snoRNA world [J]. Biochimie, 2002,84(8):775 - 790.

[9] Koslowsky DJ, Reifur L, Yu LE, et al. Evidence for U-tail stabilization of gRNA/mRNA interactions in kinetoplastid RNA editing [J]. RNA Biol, 2004,1(1):28 - 34.

[10] Rosenblad MA, Larsen N, Samuelsson T, et al. Kinship in the SRP RNA family [J]. RNA Biol, 2009,6(5):508 - 516.

[11] Barends S, Kraal B, van Wezel GP. The tmRNA-tagging mechanism and the control of gene expression: a review [J]. Wiley Interdiscip Rev RNA, 2011,2(2):233 - 246.

[12] Zhou H, Lu XY, Tian Y, et al. The structure, function and recent reseach of pRNA [J]. Yi Chuan, 2006,28(9):1180 - 1184.

[13] Kawasaki H, Taira K, Morris KV. siRNA induced transcriptional gene silencing in mammalian cells [J]. Cell Cycle, 2005,4(3):442 - 448.

[14] Kowalczykiewic D, Wrzesinski J. The role of piRNA and Piwi proteins in regulation of germline development [J]. Postepy Biochem, 2011,57(3):249 - 256.

[15] Lee RC, Feinbaum RL, Ambros V. The C. elegans heterochronic gene lin - 4 encodes small RNAs with antisense complementarity to lin - 14 [J]. Cell, 1993,75(5):843 - 854.

[16] Pasquinelli AE, Reinhart BJ, Slack F, et al. Conservation of the sequence and temporal expression of let - 7 heterochronic regulatory RNA [J]. Nature, 2000,408(6808):86 - 89.

[17] Cheloufi S, Dos Santos CO, Chong MM, et al. A dicer-independent miRNA biogenesis pathway that requires Ago catalysis [J]. Nature, 2010,465(7298):584 - 589.

[18] Slezak-Prochazka I, Durmus S, Kroesen BJ. MicroRNAs, macrocontrol: regulation of miRNA processing [J]. RNA, 2010,16(6):1087 - 1095.

[19] Mortimer SA, Doudna JA. Unconventional miR - 122 binding stabilizes the HCV genome by forming a trimolecular RNA structure [J]. Nucleic Acids Res, 2013,41(7):4230 - 4240.

[20] Vasudevan S, Tong Y, Steitz JA. Switching from repression to activation: microRNAs can up-regulate translation [J]. Science, 2007,318(5858):1931 - 1934.

[21] Syrjanen K, Syrjanen S, Lamberg M, et al. Morphological and immunohistochemical evidence suggesting human papillomavirus (HPV) involvement in oral squamous cell carcinogenesis [J]. Int J Oral Surg, 1983,12(6):418 - 424.

[22] Melar-New M, Laimins LA. Human papillomaviruses modulate expression of microRNA 203 upon epithelial differentiation to control levels of p63 proteins [J]. J Virol, 2010,84(10):5212 - 5221.

[23] Huang J, Wang Y, Guo Y, et al. Down-regulated microRNA - 152 induces aberrant DNA methylation in hepatitis B virus-related hepatocellular carcinoma by targeting DNA methyltransferase 1 [J]. Hepatology, 2010,52(1):60 - 70.

[24] Martinez I, Gardiner AS, Board KF, et al. Human papillomavirus type 16 reduces the expression of microRNA - 218 in cervical carcinoma cells [J]. Oncogene, 2008,27(18):2575 - 2582.

[25] Lagos D, Pollara G, Henderson S, et al. miR - 132 regulates antiviral innate immunity through suppression of the p300 transcriptional co-activator [J]. Nat Cell Biol, 2010,12(5):513 - 519.

[26] Maroney PA, Chamnongpol S, Souret F, et al. A rapid, quantitative assay for direct detection of microRNAs and other small RNAs using splinted ligation [J]. RNA, 2007,13(6):930 - 936.

[27] Hou J, Lin L, Zhou W, et al. Identification of miRNomes in human liver and hepatocellular carcinoma reveals miR - 199a/b - 3p as therapeutic target for hepatocellular carcinoma [J]. Cancer Cell, 2011,19(2):232 - 243.

[28] Forman JJ, Legesse-Miller A, Coller HA. A search for conserved sequences in coding regions reveals that the let - 7 microRNA targets Dicer within its coding sequence [J]. Proc Natl Acad Sci U S A, 2008,105(39):14879 - 14884.

[29] Poliseno L, Salmena L, Zhang J, et al. A coding-independent function of gene and pseudogene mRNAs regulates

tumour biology [J]. Nature, 2010,465(7301):1033 - 1038.

[30] Piskounova E, Polytarchou C, Thornton JE, et al. Lin28A and Lin28B inhibit let - 7 microRNA biogenesis by distinct mechanisms [J]. Cell, 2011,147(5):1066 - 1079.

[31] Li G, Luna C, Qiu J, et al. Alterations in microRNA expression in stress-induced cellular senescence [J]. Mech Ageing Dev, 2009,130(11 - 12):731 - 741.

[32] Zhang L, Hou D, Chen X, et al. Exogenous plant MIR168a specifically targets mammalian LDLRAP1: evidence of cross-kingdom regulation by microRNA [J]. Cell Res, 2012,22(1):107 - 126.

[33] Darido C, Georgy SR, Wilanowski T, et al. Targeting of the tumor suppressor GRHL3 by a miR - 21 - dependent proto-oncogenic network results in PTEN loss and tumorigenesis [J]. Cancer Cell, 2011,20(5):635 - 648.

[34] Sumazin P, Yang X, Chiu HS, et al. An extensive microRNA-mediated network of RNA - RNA interactions regulates established oncogenic pathways in glioblastoma [J]. Cell, 2011,147(2):370 - 381.

[35] Cortez MA, Nicoloso MS, Shimizu M, et al. miR - 29b and miR - 125a regulate podoplanin and suppress invasion in glioblastoma [J]. Genes Chromosomes Cancer, 2010,49(11):981 - 990.

[36] Sempere LF, Preis M, Yezefski T, et al. Fluorescence-based codetection with protein markers reveals distinct cellular compartments for altered MicroRNA expression in solid tumors [J]. Clin Cancer Res, 2010,16(16):4246 - 4255.

[37] Anand S, Majeti BK, Acevedo LM, et al. MicroRNA - 132 - mediated loss of p120RasGAP activates the endothelium to facilitate pathological angiogenesis [J]. Nat Med, 2010,16(8):909 - 914.

[38] Gaziel-Sovran A, Segura MF, Di Micco R, et al. miR - 30b/30d regulation of GalNAc transferases enhances invasion and immunosuppression during metastasis [J]. Cancer Cell, 2011,20(1):104 - 118.

[39] Cervigne NK, Reis PP, Machado J, et al. Identification of a microRNA signature associated with progression of leukoplakia to oral carcinoma [J]. Hum Mol Genet, 2009,18(24):4818 - 4829.

[40] Tran N, McLean T, Zhang X, et al. MicroRNA expression profiles in head and neck cancer cell lines [J]. Biochem Biophys Res Commun, 2007,358(1):12 - 17.

[41] Kimura S, Naganuma S, Susuki D, et al. Expression of microRNAs in squamous cell carcinoma of human head and neck and the esophagus: miR - 205 and miR - 21 are specific markers for HNSCC and ESCC [J]. Oncol Rep, 2010,23(6):1625 - 1633.

[42] Chang SS, Jiang WW, Smith I, et al. MicroRNA alterations in head and neck squamous cell carcinoma [J]. Int J Cancer, 2008,123(12): 2791 - 2797.

[43] Park NJ, Zhou H, Elashoff D, et al. Salivary microRNA: discovery, characterization, and clinical utility for oral cancer detection [J]. Clin Cancer Res, 2009,15(17):5473 - 5477.

[44] Volinia S, Calin GA, Liu CG, et al. A microRNA expression signature of human solid tumors defines cancer gene targets [J]. Proc Natl Acad Sci USA, 2006,103(7):2257 - 2261.

[45] Wilusz JE, Sunwoo H, Spector DL. Long noncoding RNAs: functional surprises from the RNA world [J]. Genes Dev, 2009,23(13):1494 - 1504.

[46] Huang Y, Liu N, Wang JP, et al. Regulatory long non-coding RNA and its functions [J]. J Physiol Biochem, 2012,68(4):611 - 618.

[47] Gupta RA, Shah N, Wang KC, et al. Long non-coding RNA HOTAIR reprograms chromatin state to promote cancer metastasis [J]. Nature, 2010,464(7291):1071 - 1076.

[48] Thebault P, Boutin G, Bhat W, et al. Transcription regulation by the noncoding RNA SRG1 requires Spt2 - dependent chromatin deposition in the wake of RNA polymerase Ⅱ [J]. Mol Cell Biol, 2011,31(6):1288 - 1300.

[49] Nie L, Wu HJ, Hsu JM, et al. Long non-coding RNAs: versatile master regulators of gene expression and crucial players in cancer [J]. Am J Transl Res, 2012,4(2):127 - 150.

[50] Shamovsky I, Nudler E. Gene control by large noncoding RNAs [J]. Sci STKE, 2006(355):pe40.

[51] Beltran M, Puig I, Pena C, et al. A natural antisense transcript regulates Zeb2/Sip1 gene expression during Snail1-induced epithelial-mesenchymal transition [J]. Genes Dev, 2008,22(6):756 - 769.

[52] Loewer S, Cabili MN, Guttman M, et al. Large intergenic non-coding RNA-RoR modulates reprogramming of human induced pluripotent stem cells [J]. Nat Genet, 2010,42(12):1113 - 1117.

[53] Clark MB, Amaral PP, Schlesinger FJ, et al. The reality of pervasive transcription [J]. PLoS Biol, 2011, 9, e1000625.

[54] Gutschner T, Hammerle M, Diederichs S. MALAT1 - a paradigm for long noncoding RNA function in cancer [J]. J Mol Med (Berl). 2013,91(7):791 - 801.

[55] Tripathi V, Ellis JD, Shen Z, et al. The nuclear-retained noncoding RNA MALAT1 regulates alternative splicing by modulating SR splicing factor phosphorylation [J]. Mol Cell, 2010,39(6):925 - 938.

[56] Yang F, Zhang L, Huo XS, et al. Long noncoding RNA high expression in hepatocellular carcinoma facilitates tumor growth through enhancer of zeste homolog 2 in humans [J]. Hepatology, 2010,54(11－12):1679－1689.

[57] Braconi C, Kogure T, Valeri N, et al. microRNA－29 can regulate expression of the long non-coding RNA gene MEG3 in hepatocellular cancer [J]. Oncogene, 2011,30(47):4750－4756.

[58] Rangel LB, Sherman-Baust CA, Wernyj RP, et al. Characterization of novel human ovarian cancer-specific transcripts (HOSTs) identified by serial analysis of gene expression [J]. Oncogene, 2003,22(46):7225－7232.

[59] Srikantan V, Zou Z, Petrovics G, et al. PCGEM1, a prostate-specific gene, is overexpressed in prostate cancer [J]. Proc Natl Acad Sci U S A, 2000,97(22):12216－12221.

[60] Chan AS, Thorner PS, Squire JA et al. Identification of a novel gene NCRMS on chromosome 12q21 with differential expression between rhabdomyosarcoma subtypes [J]. Oncogene, 2002,21(19):3029－3037.

[61] Xu F, Paquette AJ, Anderson DJ, et al. Identification of a cell type-specific silencer in the first exon of the His－1 gene [J]. J Cell Biochem, 2000,76(4):615－624.

[62] Okutsu T, Kuroiwa Y, Kagitani F, et al. Expression and imprinting status of human PEG8/IGF2AS, a paternally expressed antisense transcript from the IGF2 locus, in Wilms' tumors [J]. J Biochem, 2000,127(3): 475－483.


14

# 第十五章 微小 RNA 与口腔颌面-头颈部鳞癌侵袭转移

随着人类基因组学和后基因组学的发展，近年，在生命科学界、尤其是在肿瘤学研究领域，非编码 RNA 正逐渐成为研究热点，其研究领域也不断扩展。除了已被广泛研究的微小 RNA(microRNA, miRNA)和长链非编码 RNA(long noncoding RNA, lncRNA)外，其他非编码 RNA 如 H19 RNA、HOTAIR、超保守区域转录子、自然反义 RNA、转运 RNA 以及线粒体的非蛋白质编码 RNA 等也被证实参与了各种细胞活动，并与多种疾病(包括肿瘤)相关。在口腔颌面-头颈部鳞癌的研究中，非编码 RNA 研究主要集中在 miRNA，很少见到其他非编码 RNA 与口腔鳞癌的研究报道。本章主要讨论 miRNA 在口腔鳞癌侵袭、转移中的作用。

## 第一节　恶性肿瘤侵袭转移的生物学基础

### 一、肿瘤侵袭、转移多步骤模型

肿瘤生物学的经典理论认为，在侵袭-转移级联反应过程中，癌细胞首先脱离原发灶，突破基底膜并侵入周围组织形成局部浸润(local invasion)；然后穿过血管和淋巴管进入循环系统引起内渗(intravasation)；癌细胞在血管和淋巴管中抵抗失巢凋亡而存活；扩散至身体远端部位(靶器官)；在靶器官滞留后穿出毛细血管产生外渗(extravasation)；最后，到达靶器官实质组织的癌细胞适应新的微环境，定居并完成克隆增殖(colonization)，最终在远离原发灶形成新的肿瘤团块——转移灶。上述肿瘤侵袭和转移过程的简单概括，很好地体现了恶性肿瘤转移行为复杂的生物学过程，学者们也逐渐揭开了隐藏在这些步骤中的具体分子生物学事件，其涉及细胞恶性转化、细胞黏附、细胞骨架重排、细胞迁移、基质降解、血管生成、免疫逃避、抵抗凋亡及克隆形成等。

发生转移的第 1 步便是局部浸润。局部浸润也即癌细胞从原发瘤母体分离、脱落并侵入周围组织的过程，是侵袭、转移的第 1 步，其与癌细胞间的黏附力下降密切相关。上皮细胞之间的黏附力主要由细胞膜的钙黏着蛋白来调控，它是钙依赖性跨膜黏附蛋白，其胞内段与连接素相互作用，形成钙黏着蛋白-连接素复合体，起到稳定细胞间连接的作用。因此，上皮细胞间黏附分子表达异常，特别是上皮性钙黏着蛋白(E-cadherin)的表达下调或丢失，对癌细胞的侵袭转移非常重要。只是癌细胞间黏附力的下降，并不能使其离开原发部位，发生侵袭、转移的癌细胞必须具有降解细胞外基质和运动的能力。基底膜和细胞外基质的降解是肿瘤侵袭转移的又一关键步骤。降解组织中包绕细胞周围厚厚的基质成分是癌细胞面临的最大困难。行使这一功能的主要分子是基质金属蛋白酶家族(matrix metalloproteinases, MMPs)和一些非 MMPs 类的蛋白酶。MMPs 家族可以降解细胞外基质中的纤维蛋白、黏蛋白、胶原、层粘连蛋白及蛋白多糖，从而为癌细胞的移动创造空间；非 MMPs 类蛋白酶主要为尿激酶纤溶酶原激活剂(urokinase plasminogen activator, $\mu$PA)。$\mu$PA 能将纤溶酶原裂解为纤溶酶，而纤溶酶能够裂解激活 MMP1、2、3、4、9 和 14。癌细胞进入基质后便处于复杂的微环境调控之中，这些不同细胞之间存在着“交互对话”(cross talk)，对推动肿瘤进展起着非常重要的作用。与此同时，肿瘤细胞以阿米巴样的运动方式在间质中前进，该过程主要包括细胞骨架重排、细胞与基质的相互作用、肌动-肌球蛋白收缩、细胞间丝状聚合素的分解及再合成。调控该过程的关键分子有小 G 蛋白酶家族(Rho、Rac、cdc42)、整合素-局灶性黏附素-细胞骨架系统、分泌型和膜型的蛋白酶、肌动-肌球蛋白复合体。同样，进入间质中的癌细胞，通过分泌众多降解细胞外基质的酶破坏血管和淋巴管的完整性并侵入循环系统，侵入循环系统中并幸存的癌细胞，理论上可以随血流或淋巴液扩散到全身。当癌细胞扩散到远端的靶器官组织后，与血管内皮细胞发生黏附并穿过内皮细胞及其支持细胞，进入周围组织。上述两个过程依赖于癌细胞与内皮细胞及周围间质细胞间复杂的相互作用。外渗到达实质组织的癌细胞将开始在新的肿瘤微环境中增殖并形成癌组织。对癌转移来讲，该过程是整个侵袭-转移级联反应中最具有挑战性的步骤，因为新的环境一般无法提供肿瘤生长必须的各种生存信号，癌细胞很快会死亡，也即意味着癌细胞这个“种子”无法适应远端转移位点这个新的“土壤”，从而无法形成新的肿瘤团块。但“种子与土壤”学说并不能完全解释肿瘤转移的器官选择性，组织器官的血供模式在此过程中也起重要作用。因此，肿瘤转移至靶器官的概率由组织捕获癌细胞的概率和癌细胞适应新的组织微环境并形成克隆的能力等因素共同决定(见图 15 - 1)。

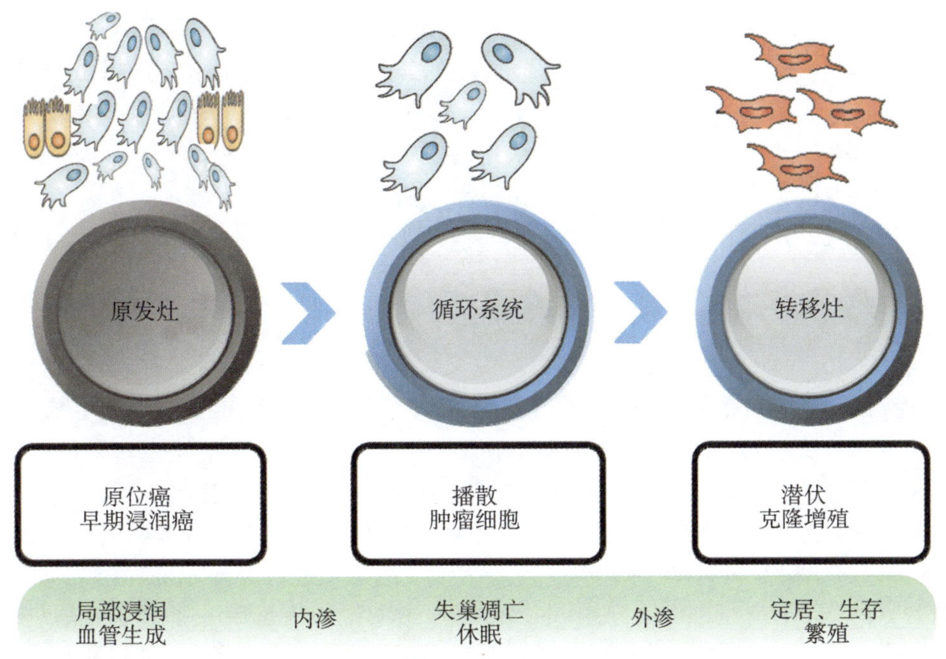


图 15 - 1　肿瘤转移的基本过程：局部侵袭、内渗、抵抗失巢凋亡、外渗、克隆增殖

## 二、上皮-间质转化与肿瘤侵袭转移两阶段模型

近年来，研究表明，癌细胞为获得运动和侵袭能力，会启动一系列程序丢失许多上皮细胞表型，使上皮层发生巨大改变，即上皮-间质转化(epithelial-mesenchymal transition, EMT)。在 EMT 过程中，上皮细胞间的细胞连接解体，上皮性分子标记物表达下调，如上皮性钙黏着蛋白(E - cadherin, E - cad)、细胞角蛋白(cytokeratin, CK)、紧密连接蛋白(zonulaoccluden 1, ZO - 1)等；而间质细胞分子标记物表达上调，如波形蛋白(vimentin, Vim)、神经钙黏着蛋白(N - cadherin, N - cad)、纤维连接蛋白(fibronectin)等，同时，细胞骨架重排，细胞运动和降解细胞基质能力增强。在所有的这些蛋白中，跨膜的 E - cadherin 在影响上皮与间叶细胞表型转换中起着非常重要的作用。在正常上皮细胞中，E - cadherin 分子的细胞外结构域从胞膜表面伸出，与邻近上皮同样突出在细胞外的 E - cadherin 分子形成同源二聚体，从而构成细胞之间四大基本连接之一的黏附连接；而 E - cadherin 的胞质内结构域通过与 α -联蛋白(catenin)和 β -联蛋白(catenin)复合物及其他辅助蛋白锚定在细胞骨架的肌动蛋白纤维上。因此，E - cadherin 分子通过细胞内外的分子交联将邻近细胞的肌动蛋白骨架交织在一起，在维持上皮细胞层结构的完整性起着至关重要的作用。一旦 E - cadherin 分子的表达受到抑制，许多 EMT 相关的细胞生物学改变紧随其后，转移的第 1 步即开始，所以，E - cadherin 表达丢失或下调被认为是 EMT 的标志性改变。目前，越来越多的研究提示，

15

EMT 与肿瘤局部浸润、转移播散和化疗耐药密切相关，而与 EMT 过程相对的 MET 则似乎在肿瘤细胞播散之后、形成转移灶的过程中发挥作用。此外，肿瘤微环境和肿瘤相关间质在肿瘤的发生和发展中的作用越来越受到研究者的重视，该微生态体系的各种细胞、细胞外基质和生长因子相互作用、相互影响，形成复杂的网络，调控肿瘤的恶性进展。有研究认为，肿瘤的间质成分可能是上皮细胞通过 EMT 转变而来，而这些肿瘤相关间质细胞多集中在侵袭前沿，与肿瘤的侵袭性密切相关。所以，癌细胞经过 EMT 改变后，自身不但获得运动和侵袭能力，而且还可以改造其所处的微环境，肿瘤微环境的改变又反作用于癌细胞，共同推进肿瘤的进展，促进侵袭、转移。更有趣的是，癌细胞通过 EMT 能够形成多个各不相同的细胞亚群，即形成了肿瘤细胞异质性（intratumoral heterogeneity）。这些亚群细胞都具有各自的特点，有一些可能分化程度较高，但还有一些则表现出了干细胞的特征，也是说 EMT 可以调控癌细胞的可塑性和干性。众多研究提示，EMT 在肿瘤发生和发展中起着非常重要的作用，但 EMT 过程中复杂的分子调控机制尚不完全清楚。E - cadherin 的调控则是其中最主要的一条信号通路。研究发现，单独 E - cadherin 的失调即可赋予癌细胞间质表型，而且 E - cadherin 表达失调后，在其胞内段与之相连的 β - catenin 则被释放，游离的 β - catenin 转位进入细胞核后激活经典的 Wnt 信号途径，促进侵袭转移，并可激活 EMT 程序。整个 EMT 过程有赖于上百个基因表达水平的改变，各种胚胎性转录因子在 EMT 过程中起主要调控作用，如 Snai1、Snai2、ZEB1、ZEB2、Fox C2 和 Twist 等，它们均可以抑制 E - cadherin 的表达并赋予癌细胞极大的可塑性[1]。最新研究发现，染色质修饰因子和 miRNAs 也参与 EMT 和癌干细胞的调控，如 miR - 200 家族和 miR - 205 在多种肿瘤中被证实，可以靶向 ZEB1/ZEB2 进而调控 EMT 过程。

随着对肿瘤侵袭转移分子机制的深入研究，尤其是 EMT 领域诸多开拓性研究成果的公布，极大地加深了研究者对肿瘤侵袭转移生物学行为的认识，根据这些最新的研究成果，学者们提出上述复杂的侵袭-转移级联反应过程可重新界定为两个阶段：①癌细胞由原发部位播散至远端转移部位。②远端转移部位的克隆性增殖。上述划分可能具有里程碑式的重要意义，从分子生物学机制来看，上述两个过程可能由完全相反的分子调控机制；更重要的是，从临床治疗角度来讲，了解第 1 个阶段的分子生物学机制有助于预防早期肿瘤患者的转移，了解第 2 个阶段的分子机制则可帮助治疗晚期已经发生转移的肿瘤患者，这对于指导肿瘤患者的治疗无疑是非常重要的[2, 3]。上皮-间质转换和间质-上皮转换（mesenchymal-epithelial transition, MET）理论似乎为上述划分提供了完美的解释。细胞从上皮表型转换成间质表型的过程被称作 EMT，而相反的过程则称为 MET，两者在胚胎发育（embryonic development）和创伤愈合（wound healing）中起到了关键性的作用。近年来，研究证实 EMT 和 MET 均参与了肿瘤发生和发展。在 EMT 过程中，癌细胞的细胞间黏附力下降，细胞极性和上皮性特征丢失，同时获得间质细胞表型及运动、侵袭和抵抗凋亡的能力，并被赋予了干细胞特性，所以，EMT 对肿瘤局部浸润、转移播散（metastatic dissemination）和化疗耐药有非常重要的作用。与 EMT 相对的 MET 则似乎在克隆增殖的过程当中发挥重要作用，MET 理论认为癌细胞到达转移位点后从间质表型变回上皮表型。因此，原发肿瘤通过 EMT 能够获得移位至远端转移位点的能力（转移第 1 个阶段），而到达远端转移位点后，可发生 MET 进而克隆增殖形成新的转移灶（转移第 2 个阶段）。理解上述这两个阶段的分子生物学机制可能会改变我们现在对癌症侵袭转移的看法，对未来恶性肿瘤的治疗产生巨大的影响。

虽然 EMT 理论在诸多肿瘤研究中被证实，逐渐得到了学者的公认，但仍存在较大争议。一些病理学家对肿瘤中是否真正发生 EMT 持否定态度。他们认为 EMT 理论主要是基于来自培养细胞和动物模型的实验结果，然而却并未在人类肿瘤转移中找到令人信服的证据。Tarin 称病理学家们对来自肿瘤的数百万张组织切片进行筛查的结果，并未观察到这类发生上皮-间质转换的细胞。Robert Weinberg 认为这有可能仅仅是因为 EMT 的过程非常短暂，当转移细胞侵入到新组织中时，它的间质细胞特性就很快消失了，当他们对来自一名患者的组织切片进行检测时，获得了这一瞬间的快照，并没有得到完整的影像；他进一步提出，要解决这一争论的关键实验是从癌细胞自肿瘤上脱落一刻开始，到转移形成新病灶整个过程中，对形成转移灶的单个癌细胞进行追踪研究，然而目前在体内开展这样的实验还存在一个很大的技术挑战[4]。



## 三、EMT 与口腔鳞癌侵袭转移

在口腔鳞癌的研究中，关于 EMT 的研究相对较少，EMT 发生的病理学证据也较薄弱。黄洪章课题组在研究中发现，侵袭到邻近组织的舌癌边缘也即舌鳞癌细胞与间质的交界处可以观察到 EMT 现象，利用舌鳞癌患者的组织标本，课题组定格了舌鳞癌细胞发生 EMT 的瞬间，这些位于侵袭前沿的舌鳞癌细胞丢失上皮表型、获得间质表型，并呈现出成纤维细胞的形态，在此基础上课题组还证实“瘤芽”与舌鳞癌患者淋巴结转移和 EMT 密切相关[5]。“瘤芽”是位于肿瘤侵袭前缘散在于间质中单个的癌细胞或小于 5 个成簇的癌细胞，这些细胞表现出间质细胞的表型和形态，而上皮细胞表型丧失。类似的研究结果同样被 Yang 等证实[6]。这种 EMT 现象在组织切片中大多位于癌细胞和间质细胞的交界处，提示基质相关的信号对舌鳞癌细胞的 EMT 起着非常重要的作用。研究已经证明，多种基质来源的细胞因子可以诱导口腔鳞癌发生 EMT，包括转化生长因子- β(transforming growth factor - β, TGF - β)、表皮生长因子(epidermal growth factor, EGF)、白细胞介素- 6(interleukin - 6, IL - 6)和间质源细胞因子- 1(stromal cell - derived facotor - 1, SCF - 1)等，上述生长因子可通过不同的信号通路激活 EMT 程序。同样，与其他肿瘤的研究结果类似，各种胚胎性转录因子，如 Snai1、Snai2、ZEB1、ZEB2 和 Twist 等在口腔鳞癌 EMT 过程中也起着至关重要的作用。黄洪章课题组通过基因芯片筛选、分析和验证等手段，也证实 Snai2 在舌鳞癌 EMT 中起着重要作用[7]。此外，组蛋白修饰因子 EZH2 也可通过表观遗传调控机制抑制 E - cadherin 表达，调控口腔鳞癌 EMT 的发生，促进其侵袭转移[8]。同样，越来越多的研究证实，miRNA 可调控口腔颌面-头颈部肿瘤的 EMT，如 miR - 138、miR - 200 家族及 miR - 205 等。

## 第二节　microRNA 调控肿瘤侵袭转移的机制

### 一、概述

侵袭转移是癌的十大特征之一，也是癌致死的主要原因。据统计，原发癌只引起 10%左右的癌症患者死亡，而大约 90%的癌症患者最终死于侵袭转移。但是，侵袭转移发生的机制仍不十分清楚，学术界一直存在各种争议。随着研究的深入，学者证实，非编码 RNA 特别是 miRNA 在肿瘤恶性进展过程中、尤其是侵袭转移中起着非常重要的调控作用。

### 二、miRNA 调控细胞黏附及肿瘤微环境与侵袭转移

细胞黏附是指细胞与细胞和细胞与细胞外基质间的相互作用，涉及细胞黏附分子、细胞外基质蛋白和细胞骨架相关蛋白，其表达异常与肿瘤侵袭转移密切相关。在过去几年里，学者们发现，miRNAs 可以调控细胞-细胞间黏附分子、细胞-细胞基质间黏附分子、细胞骨架相关蛋白和细胞外基质蛋白，从而影响癌细胞侵袭转移[9]。

#### (一) miRNAs 对细胞-细胞间黏附分子的调控

细胞-细胞间的黏附对上皮的完整性和组织架构的维持有着重要作用。细胞-细胞间黏附失调可引起各种病理过程，包括癌的侵袭转移。如前所述，上皮细胞间最重要的黏附分子是 E -钙黏着蛋白(cadherin), E - cadherin 表达失调对侵袭转移有着至关重要的作用，是 EMT 的标志性改变。已有研究表明，众多 miRNAs 可直接或间接调控 E - cadherin 的表达，如 miR - 9、miR - 200 家族、miR - 205 和 miR - 192。Ma 等通过一系列实验证明 myc 可上调乳腺癌中 miR - 9 的表达，而 miR - 9 可直接抑制 E - cadherin 表达，同时激活 Wnt 信号通路共同促进其侵袭转移；但亦有研究表明，在黑色素瘤中，miR - 9 可抑制 NF - κB - Snail 信号通路，进而间接上调 E - cadherin 的表达，这说明 miR - 9 对 E - cadherin 的调控具有两面性和组织特异性。miR - 200 家族、miR - 205 和 miR - 192 则均是通过直接抑制 ZEB1 和(或)ZEB2，间接调控 E - cadherin 表达，它们能够与 ZEB1 和 ZEB2 的 mRNA 3′UTR 区特异结合抑制其表达，而 ZEB1 和 ZEB2 能与 CDH1 基因启动区的 E - box 结合，发挥转录抑制因子的作用；有意义的是，ZEB1 和 ZEB2 又可通过与启动子区的 E - box 结合，抑制 miR - 200 家族的表达，两者之间形成负反馈调控环路，该负反馈调控机制对于癌细胞间质特性的获得和维持有非常重要的作用。相对于 E - cadherin 介导上皮-上皮细胞间的黏附，E -选择素(E - selectin)主要介导细胞与内皮细胞之间异质细胞的黏附，对肿瘤细胞与内皮细胞相互作用起重要调控

作用，miR-10a 和 miR-31 被证实可直接调控 E-selectin。另一大类细胞-细胞间黏附分子主要是免疫球蛋白超家族类，miR-221/miR-222、miR-17、miR-339 均被证实可调控细胞间黏附分子-1(intercellular adhesion molecule 1, ICAM-1)，miR-126 则可调控内皮细胞间黏附分子-1(vascular cell adhesion molecule 1, VCAM-1)的表达，它们可能对肿瘤细胞穿出脉管壁起着重要的调控作用。

#### （二）miRNAs 对细胞-细胞基质间黏附分子的调控

正常情况下，上皮源性癌细胞必须附着在细胞基质之上，一旦失去基质的支持，便很快发生失巢凋亡。因此，肿瘤细胞发生转移必须能够耐受失巢凋亡。整合素家族是调控细胞-细胞基质间黏附最重要的分子，作为各种 ECM 的配体，介导细胞与 ECM 的黏附，从而控制细胞与基底膜的结合，以及细胞的游走，对肿瘤的侵袭转移有着重要的调控作用。研究发现，miR-29、miR-183、miR-24 可直接调控整合素 β1, miR-338 和 miR-451 可间接调控整合素 β1；Let-7a 和 miR-31 可直接调控能够整合素 β3；miR-31 和 miR-92a 可调控整合素 α5。值得一提的是，Augoff 等通过一系列实验证实 miR-31 是整合素家族的一个核心调控因子，他们发现在癌细胞中过表达 miR-31 能够在 mRNA 和蛋白水平抑制整合素 α2、α5、αV 以及整合素 β1 和 β3 的表达，进一步研究证实，整合素 α2、α5、αV 以及整合素 β3 是 miR-31 的直接调控靶基因。

#### （三）miRNAs 对细胞骨架相关蛋白的调控

细胞骨架重排是癌细胞迁移过程的重要步骤，与癌细胞的形态和运动能力密切相关，其主要由 Rho 家族小 GTP 酶(Rho、Rac、cdc42)调控。研究发现，miRNAs 能够在多个层次和水平调控 Rho 家族小 GTP 酶。miR-31、miR-133、miR-155 能够直接抑制 RhoA 的表达；miR-138 还可直接抑制 Rho C 表达；而 Cdc42 则受 miR-224、miR-29 和 miR-133 的调控。除了调控 Rho 家族小 GTP 酶的表达外，miRNAs 还可以调控其活性，miR-151 和 miR-10b 可以分别靶向调控 RhoGDIA 和 Tiam1 影响小 GTP 酶信号传导。此外，Rho 家族小 GTP 酶信号通路的下游效应分子也受 miRNAs 调控。研究证实，miR-139 在多种肿瘤表达下调，它可以直接靶向抑制 ROCK2 的表达；而 miR-138 在头颈部鳞癌中表达下调，促进鳞癌细胞侵袭和迁移。实验证实，其可同时直接调控 RhoC 和 ROCK2。最后，miRNAs 还可调控肌动蛋白的调节因子，继而调控肌动蛋白的聚合和解离，miR-31 和 miR-200 能够抑制肌动蛋白聚合因子 WAVE 3, miR-133a 和 miR-145 能够抑制肌动蛋白结合分子 fascin-1 的编码。由此可见，miRNAs 通过对 G 蛋白酶家族成员和诸多肌动蛋白调节因子的调控，进而导致细胞骨架的解聚和重排，影响癌细胞形态及运动能力。

#### （四）miRNAs 对细胞外基质蛋白及肿瘤微环境的调控

细胞外基质是由细胞合成并分泌到胞外、分布在细胞表面或细胞之间的大分子，主要是一些多糖和蛋白、或蛋白聚糖。这些物质构成复杂的网架结构，支持并连接组织结构、调节组织的发生和细胞的生理活动，控制细胞存活、决定细胞的形状并参与细胞的迁移。研究表明，miR-29c 和 miR-335 可直接调控促转移基质蛋白(pro-metastatic matrix proteins)层粘连蛋白 γ1(laminin-γ1)、胶原蛋白(collagen)和黏蛋白(tenascin, TNC)等蛋白，进而促进细胞外基质的重构过程。此外，部分 miRNAs 可调控降解细胞外基质的酶，如 miR-21 和 miR-222 均可间接调控基质金属蛋白酶的表达，从而为肿瘤细胞的迁移和运动开拓通道；miR-146 可抑制 TrAF6 和 IrAK1 进而失活 NF-κB 信号通路，导致 IL-8、IL-6 和 MMP-9 等细胞因子分泌下调，调控肿瘤细胞生存的炎性微环境。

### 三、miRNA 调控 EMT4 与侵袭转移



上皮-间质转化是细胞的一种发育过程。经过 EMT 过程，细胞与细胞间的连接或者细胞与细胞外基质间的连接会被解离，细胞的转移模式会从集体浸润模式(collective invasion pattern)转变成分离的、散播的迁移方式(detached and disseminated cell migration method)。研究证实，癌细胞发生 EMT 后，其细胞间黏附力下降，细胞极性和上皮性特征丢失，同时获得间质细胞表型及运动、侵袭和抵抗凋亡的能力，并被赋予了干细胞特性。所以，EMT 对肿瘤局部浸润、转移播散(metastatic dissemination)和化疗耐药有非常重要的作用。在肿瘤发展和去分化过程当中，发生 EMT 改变的肿瘤细胞的浸润能力和转移能力以及对各种放化疗的抵抗能力均大为增强。因此，患者的临床预后都极为不佳。目前，关于 miRNAs 调控 EMT 的分子机制是肿瘤

生物学领域研究的热点。已有研究证实，诸多 miRNAs 能够调控 EMT 程序，起着促进或抑制 EMT 的作用，包括 miR-200 家族(miR-200a、miR-200b、miR-200c、miR-141、miR-429)、miR-205、miR-155、miR-138、miR-30a、miR-9、miR-103/miR-107、miR-221/miR-222 和 miR-10b 等)[10]。在所有这些研究中都发现了一个共同点，那就是在所有的 EMT 调控途径中，上皮钙黏蛋白-E-cadherin 的表达都会直接或间接受 miRNAs 的调控，而调控的核心均集中在 EMT 相关转录因子的表达调控上。

### (一) miRNAs 在 EMT 中的促进作用

目前发现能够促进 EMT 的 miRNAs 并不多，Weinberg 研究团队中的 Ma 等是最早研究 miRNAs 在侵袭转移中扮演角色的学者之一。他们在实验中发现，miR-10b 与其靶基因 HOXD10 结合，抑制 HOXD10 蛋白的表达，导致 RhoC 的表达上调，从而促进乳腺癌的侵袭转移，异位表达 miR-10b 可使不具有转移能力的乳腺癌细胞系获得运动和侵袭的能力，且不影响其生长和增殖；同时，过表达 HOXD10 或沉默 RhoC 可完全逆转 miR-10b 引起的侵袭转移，更重要的是实验还发现，TWIST1 可以直接调控 miR-10b，而 Twist 则是诱导 EMT 的一个重要的转录因子。简言之，在 TWIST1 诱导 EMT 过程当中，TWIST1 蛋白诱导 miR-10b 分子过表达，然后 miR-10b 分子直接抑制了 RHOC 转录抑制因子 HOXD10 的表达，从而间接增加了 RHOC 的水平，增强了癌细胞的迁移能力。另有研究发现，miR-155 在 TGF-β 诱导的 EMT 过程中显著升高，沉默 miR-155 可抑制 TGF-β 诱导的 EMT。Ma 等在另一研究中还发现，miR-9 在乳腺癌中表达升高，并证实 miR-9 可直接靶向抑制 E-cadherin 表达，促进 EMT 发生。值得一提的是，Martello 等发现 miR-103/miR-107 在乳腺癌中表达升高并与转移和患者预后密切相关；进一步研究证实，miR-103/miR-107 可靶向抑制 Dicer，而 Dicer 控制着 miRNA 的生成，Dicer 表达下调进一步导致 miR-200 家族的表达下调，从而引发 EMT 促进肿瘤侵袭转移。此外，经典的 Ras 信号通路激活后可以上调 miR-221/miR-222 表达，而 miR-221/miR-222 可靶向抑制 TRPS1，TRPS1 则可直接抑制 ZEB2 的表达，ZEB2 表达升高可直接诱导 EMT。

### (二) miRNAs 在 EMT 中的抑制作用

miR-200 家族和 miR-205 对 EMT 的调控在多个不同肿瘤中均得到了验证，是目前研究最多也是最全面的 EMT 相关 miRNAs。在诸多肿瘤中，miR-200 家族成员及 miR-205 的表达水平也都会随着波形蛋白 mRNA 的表达水平而“反向变化”，而与 E-cadherin 的表达水平呈正相关。后续的研究工作又发现，这些 miRNA 的靶标还包括 ZEB1 和 ZEB2 这 2 个能够诱导 EMT 过程发生的转录因子，它们均能与 CDH1 启动子中的 E-box 结合，发挥转录抑制因子的作用，抑制 E-cadherin 的表达。同样，在 TGF-β 诱导的 EMT 过程中，miR-205 和 miR-200 家族成员的表达均有下调，ZEB1 和 ZEB2 仍然是其作用靶标，而且，这些 miRNA 分子的表达下调足以诱导 EMT 过程的发生；同时，如果过表达这些 miRNA 分子，则能够诱发 MET 过程。进一步研究则发现，ZEB1 和 ZEB2 还可直接抑制 miR-200 家族和 miR-205 的表达，形成 miR200/miR-205-ZEB1/ZEB2 负反馈通路，促进 EMT 并维持癌细胞的间质状态。此外，miR-141 还可抑制 TGFβ 的表达，TGFβ 是最重要的 EMT 促进因子之一。另外有研究表明，miR-30a 可靶向抑制 Snail 调控 EMT，而 miR-138 可靶向调控不同 EMT 调控因子，包括 EMT 相关转录因子、表观遗传调控因子以及细胞骨架相关调控蛋白，这些不同层次的 EMT 调控网络，在口腔颌面-头颈部鳞癌的恶性进展中起着非常重要的作用，这将在后面详细叙述。

由此可见，miRNAs 调控 EMT 是肿瘤侵袭转移的重要调控机制之一，在将来，随着发现鉴定非编码 RNA 技术的进步，以及非编码 RNA 功能研究手段的丰富，我们必将能够发现更多的非编码 RNA 在 EMT 和 MET 过程中发挥关键的调控作用。



## 四、miRNA 调控肿瘤干细胞与侵袭转移

肿瘤干细胞(cancer stem cell, CSC)是肿瘤群体中具有自我更新、分化和稳态控制的细胞亚群，是维持肿瘤群体生存的关键细胞亚群；同样，其也是一个具有异质性的群体，似乎参与了肿瘤从形成、发展到扩散的所有环节。目前认为，转移瘤的形成主要由肿瘤干细胞完成，至少在部分肿瘤中是这样。许多病理学研究提示，肿瘤干细胞在肿瘤侵袭前沿和播散肿瘤细胞(包括循环肿瘤细胞和骨髓中的播散肿瘤细胞)存在

的比例远远大于原发灶，这提示我们，肿瘤干细胞与 EMT 及侵袭转移密切相关。Weinberg 研究团队也同样证实，经过 EMT 转变后的癌细胞具有了干细胞样特性，提示 EMT 过程与肿瘤细胞的干细胞状态之间相互交织[11]。目前，已有研究证实 miRNAs 参与调控干细胞的自我更新和分化[12]。miR－30、Let－7 和 miR－200 是其中比较重要的 3 个 miRNAs，它们在肿瘤或肿瘤干细胞中表达下调，并与肿瘤的侵袭转移和患者预后密切相关。miR－30 可以通过靶向抑制泛素结合酶 9(ubiquitin-conjugating enzyme 9，Ubc9)和整合素 β3 调控乳腺癌干细胞凋亡、失巢凋亡和自我更新能力；Let－7 则可通过靶向调控 Ras、C－myc、HMGA2、cyclin D 和 CDC25A，进而调控癌干细胞自我更新能力并促进干细胞分化；miR－200 在前面已经提及是 EMT 的重要调控因子，进一步研究还发现 miR－200 具有调控癌细胞干性的作用，它能够靶向抑制 PcG 家族蛋白 Bmi，Bmi 可通过表观调控机制抑制促凋亡、衰老和分化的相关基因表达。此外，miR－101 也能通过靶向抑制另一 PcG 家族蛋白 EZH2，调控癌细胞干性、EMT 进而促进侵袭转移。在前列腺癌、乳腺癌、卵巢癌、肺癌和结肠癌等肿瘤中，miR－101 均已被证实表达下调。目前，越来越多的证据表明，miRNAs 能够同时调控癌细胞的“干性”和 EMT，如 miR－200 家族可靶向调控 ZEBs 和 Bmi。ZEBs 是 EMT 的经典转录调控因子，Bmi 则是癌细胞“干性”维持和细胞分化的重要表观调控因子。此外，Mani 等研究证实，经过 EMT 可赋予癌细胞“干细胞样特性”。因此，miRNAs 可以通过对 EMT 的调控将癌细胞的干细胞状态与其转移过程联系起来，因为 EMT 既与干细胞状态相关，也与肿瘤转移过程有关。此外，由 miRNAs 诱导的 EMT 过程不仅是增强肿瘤细胞侵袭能力的一种机制，同时还在转移瘤的克隆增殖过程中扮演着非常重要的角色，因为 EMT 过程在赋予癌细胞侵袭和迁移能力的同时，还能够促进已经转移到身体其他部位的癌细胞增殖并保持自我更新的能力。因此，只有具有极强抵抗凋亡能力和可塑性的细胞，如具有 EMT 特性的癌干细胞才能在陌生的转移部位存活下来，克隆增殖并形成肉眼可见的转移灶。综上所述，miRNAs－EMT－CSC 的网络可能是 miRNAs 调控肿瘤侵袭转移的重要机制之一。

## 五、miRNA 调控血管生成与侵袭转移

血管生成在肿瘤发生、发展过程中起着重要作用，是所有直径＞0.2 mm 肿瘤生长的一个关键的、决定因素。癌细胞在突破基底膜前就已经开始分泌促血管生长因子，通过多孔屏障到达基质内的内皮细胞，刺激和促进基底膜基底侧血管生成；这一步骤非常有利于肿瘤细胞进行后续的侵袭-转移级联反应。借助这些血管，肿瘤细胞可以转移到机体其他部位。因此，miRNA 对血管生成的调控也是 miRNAs 调控肿瘤侵袭-转移的重要机制之一[13]。低氧诱导因子 1(hypoxia-inducible factor 1，HIF1)是血管生成的一个重要调控因子，它在多种肿瘤中表达升高。同时，HIF1 也可以上调多种 miRNA 的表达，比如 miR－27a、miR－26 家族、miR－107 和 miR－210；miR－27a 可以靶向抑制 ZBTB10 蛋白的表达，间接影响了血管内皮生长因子(VEGF)及其受体的表达水平；miR－26 家族、miR－107 和 miR－210 的表达促进了肿瘤细胞的生长和存活；同时 miR－210 还可以抑制内皮附着型配体蛋白 ephrin A3 的表达，促进肿瘤血管的生成。此外，缺氧还能够抑制 miR－15b、miR－16、miR－20a 和 miR－20b 的表达，而这些 miRNAs 均可靶向抑制 VEGF 调控血管生成。所以，缺氧可以通过影响 miRNAs 的表达，间接上调 VEGF 表达促进血管新生。VEGF 通过促进 miRNAs 的表达调控血管新生，如 miR－130a，miR－130 则可靶向抑制 GAX 和 HOXA5，间接促进 VEGFR2 和 COX－2 表达。miR－17 和 miR－92 在肾癌、胰腺癌和乳腺癌中均表达升高，并参与形成高侵袭性、高血流灌注肿瘤病灶的过程，myc 可以激活其转录并上调其表达，它可以靶向抑制结缔组织生长因子(connective tissue growth factor，CTGF)和血小板反应蛋白 1(thrombospondin 1，TSP1)的表达，这两个蛋白在细胞外基质重构过程中都具有非常重要的作用，能够抑制血管新生。在所有与内皮细胞功能相关的 miRNA 分子中，miR－221 和 miR－222 具有相同的种子序列，在内皮细胞中缺乏 miR－221 和 miR－222，会加强 KIT 蛋白促增殖及血管生成的功能；但是通常在肿瘤细胞中观察到 miR－221 和 miR－222 上调，其可以靶向抑制细胞周期蛋白依赖激酶抑制蛋白 p27(cyclin-dependent kinaseinhibitor p27)的表达，p27 蛋白表达抑制可以促进 KIT 蛋白表达的上调，因而肿瘤细胞的增殖能力和转移能力也都有所增强；不同的表达模式却有类似的生物学功能，这极好地证明 miR－221 和 miR－222 表达的细胞特异性和其调控的复杂性。miR－126 在内皮细胞和肿瘤细胞中的表达情况与对细胞的作用则恰好相反。在内皮细胞中，miR－126 表达上调，通过抑制 SPRED1 和磷酸肌醇 3 激酶调控亚单位

(phosphoinositide3 - kinase regulatory subunit 2, PI3KR2)来维持促血管生成因子信号通路的作用;在肿瘤细胞中,miR - 126 表达下调,促进肿瘤细胞转移并在转移部位增殖。此外,前面提到过的 EMT 相关 miRNAs、miR - 205、miR - 9 和 miR - 101 等也同样可以调控肿瘤血管生成。已有研究证实,miR - 205 可直接靶向调控 VEGF - A 的表达;而 miR - 9 直接抑制 E - cadherin 表达,进而释放与 E - cadhern 细胞内连接的 β - catenin, β - catenin 进入细胞核后激活经典的 Wnt 信号通路,上调 VEGF 表达;miR - 101 是 EZH2 的一个重要调控因子,而 EZH2 能够导致 VASH1 基因启动子甲基化,下调其表达,进而促进 VEGF 表达诱导血管生成。

综上所述,许多 miRNAs 参与了调控肿瘤侵袭-转移级联反应过程中的各个方面,涉及细胞黏附、运动、细胞外基质及微环境重构、EMT、干性、克隆增殖以及血管生成等(见图 15 - 2)。miRNAs 能够参与到肿瘤侵袭转移的各个环节,这些不同的调控机制相互渗透、相互交织共同组成一个分子网络,在表观遗传的水平对侵袭转移进行精细的调控。在未来的几年里,我们相信会有更多的科学研究发现更多非编码 RNA 与多种人体肿瘤侵袭转移之间的关系,弄清楚与肿瘤转移相关的基因和 miRNA 之间错综复杂的相互作用关系。

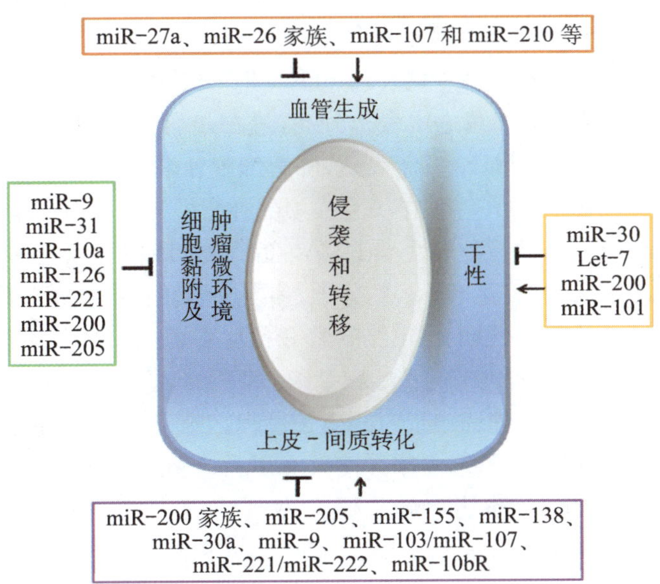


图 15 - 2　miRNAs 调控肿瘤侵袭转移的分子机制

## 第三节　microRNA 与口腔鳞癌侵袭转移

miRNAs 的表达调控具有组织/肿瘤和时空特异性,同一种 miRNAs 在不同肿瘤或组织中可能有截然不同的作用,在一种肿瘤中充当"抑癌基因"角色,可能在另一肿瘤中充当"癌基因"的角色。目前,研究表明,已明确有 10 余种 miRNAs 参与口腔鳞癌侵袭转移,它们能够发挥癌基因或抑癌基因的功能,促进或抑制口腔颌面-头颈部肿瘤侵袭转移[14, 15](见表 15 - 1)。

表 15 - 1　miRNA 与口腔鳞癌侵袭转移的关系

| miRNA | 表达情况 | 靶基因 | 在肿瘤转移中的作用和机制 |
|---|---|---|---|
| miR - 21 | 上调 | TPM1、PTEN、PDCD4、SERPINB5、RECK 和 TIMP3 | 抑制 PDCD4 和 SERPINB5 进而活化 uPA<br>抑制 PTEN、RECK 和 TIMP3 进而间接促进 MMP 家族表达 |
| miR - 31 | 上调 | FIH | 抑制 FIH 进而激活 HIF |
| miR - 221 | 上调 | PTEN 和 TIMP3 | 抑制 PTEN 和 TIMP3 进而间接促进 MMP 家族表达 |
| miR - 138 | 下调 | ZEB2、EZH2、FOSL1、VIM、RHOC 和 ROCK2 | 抑制 ZEB2、EZH2、FOSL1 和 VIM 调控头颈鳞癌 EMT<br>抑制 RHOC 和 ROCK2 调控细胞形态和运动能力 |
| miR - 222 | 下调 | SOD2 和 MMP1 | 抑制 MMP1 表达<br>抑制 SOD2 表达进而抑制 MMP1 表达 |
| miR - 200 | 下调 | ZEB1、ZEB2 和 Bmi | 抑制 ZEB 调控 EMT<br>抑制 Bmi 调控癌细胞"干性" |
| miR - 205 | 下调 | ZEB1 和 ZEB2 | 抑制 ZEB 调控 EMT |
| miR - 101 | 下调 | EZH2 | 抑制 EZH2 调控 EMT 和癌细胞"干性" |
| Let - 7b<br>Let - 7d | 下调 | MYC、RAS 和 HMGA2 | 广泛参与肿瘤增殖、凋亡和侵袭转移的调控 |
| miR - 133a | 下调 | CAV1 和 GSTP1 | |
| miR - 1 | | TAGLN2 | |

## 一、miRNA 在口腔鳞癌侵袭转移中的促进作用

目前已经证实对口腔鳞癌侵袭转移有促进作用 miRNA 并不多，主要包括 miR－31、miR－221 和 miR－21。Lajer 等发现 miR－31 在头颈部鳞癌组织中表达升高，进一步研究证实 FIH（factor-inhibiting hypoxia-inducible factor，FIH）是 miR－31 的直接调控靶基因，而 FIH 是 HIF 的负性调控因子，故过表达 miR－31 可以抑制 FIH 间接激活 HIF 信号通路促进头颈部鳞癌恶性进展[16]。随后，Liu 等在口腔鳞癌患者的唾液和血浆中均发现 miR－31 表达升高，当患者肿瘤切除后其表达下调[17]。Avissar 等证实 miR－221 在头颈部鳞癌中表达升高，进一步研究发现，PTEN 和 TIMP3 是其靶基因，而抑制 PTEN 和 TIMP3 可以促进 MMPs 家族表达，降解细胞外基质，促进癌细胞局部侵袭[18]。

关于 miR－21 在口腔头颈部肿瘤中的研究较多，它是调控口腔鳞癌侵袭转移的重要因子。已经证实 miR－21 是一种癌性 miRNA，在肿瘤进展中可以发挥"癌基因"的作用；同时，它也是各种实体瘤细胞中最常见的、过表达 miRNA 分子，参与肿瘤转移的多个步骤。研究表明，miR－21 在口腔鳞癌中表达升高并与患者的临床分期、淋巴结转移和预后密切相关[19]。TPM1、PTEN、PDCD4、SERPINB5 和 TIMP3 已经被证实是 miR－21 的直接靶基因。TPM1 蛋白是一种肌动蛋白结合蛋白（actin binding protein），它能够抑制细胞不依赖锚定蛋白的生长过程。鉴于 TPM1 蛋白在细胞骨架组织中的作用，科研人员继续对它展开了更深入的研究，希望弄清楚 miR－21 究竟是通过对 TPM1 施加影响，还是对其他靶标发挥作用，来调控肿瘤细胞运动能力的。研究发现 miR－21 直接抑制了 maspin（SERPINB5）和细胞程序死亡因子 4（programmed cell death 4，PDCD4）的表达。这两个蛋白都是促转移因子尿激酶纤溶酶原活化因子表面受体（urokinase plasminogen activator surface receptor，uPAR）的调控因子，而且还发现 miR－21 能够赋予肿瘤细胞转移的能力，因为它能直接抑制 RECK 和金属蛋白酶 3 组织抑制因子（tissue inhibitor of metalloproteinases 3，TIMP3）这两个金属蛋白酶抑制剂和磷酸酶 PTEN 的表达，从而提高金属蛋白酶（matrix metalloproteinase，MMP）的活力。实际上，细胞内由于 miR－21 导致的 PTEN 表达下调会促进成簇黏附激酶（focal adhesion kinase 1，FAK1）的磷酸化，继而上调 MMP2 和 MMP9 的表达。由此可见，miR－21 主要是通过调控细胞增殖、凋亡以及重塑肿瘤微环境来影响肿瘤侵袭转移。

## 二、miRNA 在口腔鳞癌侵袭转移中的抑制作用

在口腔鳞癌进展过程中发挥抑制侵袭转移作用的 miRNAs 相对较多。Liu 等研究发现，miR－222 在高转移的舌鳞癌细胞株 UM1 中表达相对于低转移株 UM2 为低，进一步研究证实，miR－222 可以靶向抑制 MMP1 和 SOD2 表达，而 SOD2 也可上调 MMP－1 表达，共同增强舌鳞癌细胞侵袭能力[20]。同样，研究证实 miR－200、miR－205 和 miR－101 在口腔部鳞癌中表达下调，如前所述，上述 3 个 miRNAs 表达下调可诱导癌细胞发生 EMT，同时还以赋予癌细胞"干性"，在口腔鳞癌侵袭转移中起着非常重要的作用，而且，有学者研究发现，miR－205 可以作为判断口腔鳞癌是否发生转移的分子标志物。此外，Let－7b 和 Let－7d 在口腔鳞癌组织中表达也下调，进一步研究证实，它们可以靶向抑制 myc、Ras 和 HMGA2 调控口腔鳞癌的增殖、凋亡和侵袭转移。

目前，关于口腔鳞癌侵袭转移相关 miRNA 研究最多的是 miR－138。Zhou 课题组用 microRNA 芯片分别检测了 3 对具有不同侵袭转移能力的头颈鳞癌细胞株，结果发现 miR－138 在具有高侵袭转移能力的细胞株表达均下调。体外研究证实，过表达 miR－138 能够抑制头颈部鳞癌细胞株侵袭转移能力，而沉默其表达可以促进头颈部鳞癌细胞株侵袭转移能力。进一步通过大量的生物信息学分析和实验研究发现，miR－138 可以通过 5 条不同的信号通路调控口腔颌面-头颈部鳞癌侵袭转移（见图 15－3）：①miR－138 直接结合波形蛋白（vimentin）mRNA，在转录后抑制间质细胞分子标记物波形蛋白的表达。②miR－138 靶向抑制 EMT 诱导性转录因子 ZEB2，促进上皮性分子标记物 E－cadherin 表达。③miR－138 直接调控 FOSL1 表达，抑制 AP1 活性和 Snai2 表达，促进 E－cadherin 表达。④miR－138 靶向抑制 EZH2 表达，促进 E－cadherin 表达。⑤miR－138 靶向抑制 RhoC 和 ROCK2，抑制 Rho 小 GTP 酶信号通路对细胞运动和形态的调控[21～23]。

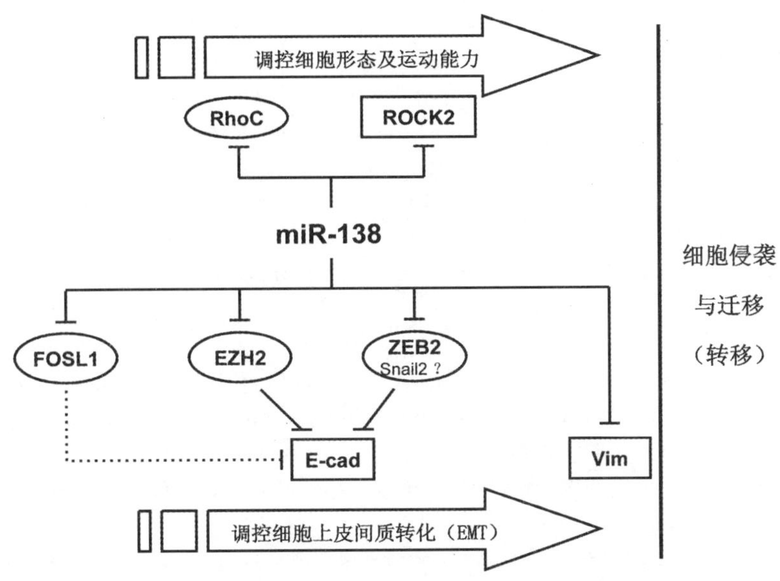


图 15－3　miR－138 调控头颈鳞癌侵袭转移的分子机制

## 三、问题与展望

在肿瘤侵袭转移过程中，miRNAs 广泛参与各个环节，随着对肿瘤侵袭转移分子机制的深入研究，人们对它们的看法和认识也渐渐发生改变，但对 miRNAs 与口腔鳞癌侵袭转移的关系和分子机制仍知之甚少。我们相信，随着科技的进步和研究的深入，在不久的将来，将会发现更多的与口腔鳞癌侵袭转移相关的 miRNAs，并阐明它们与肿瘤侵袭转移之间的关系，找到更多的实验和理论证据，发现更多的临床意义。而对于患者而言，miRNA 可能起到预测肿瘤转移的作用，基于目前对于 miRNA 的基础研究成果，应尽快开发出调控 miRNAs 的治疗方法，实现基础研究的临床应用转化。

（黄洪章）

## 参考文献

[1] Thiery JP, Acloque H, Huang RY, et al. Epithelial-mesenchymal transitions in development and disease [J]. Cell, 2009,139(5):871－890.

[2] Chaffer CL, Weinberg RA. A perspective on cancer cell metastasis [J]. Science, 2011,331(6024):1559－1564.

[3] Valastyan S, Weinberg RA. Tumor metastasis: molecular insights and evolving paradigms [J]. Cell, 2011,147(2):275－292.

[4] Ledford H. Cancer theory faces doubts [J]. Nature, 2011,472(7343):273.

[5] Wang C, Huang H, Huang Z, et al. Tumor budding correlates with poor prognosis and epithelial-mesenchymal transition in tongue squamous cell carcinoma [J]. J Oral Pathol Med, 2011,40(7):545－551.

[6] Yang TL, Wu CT, Ko JY, et al. Significance of tumor satellite variables in reflecting the epithelial-mesenchymal transition of tongue cancer [J]. Oral Oncol, 2011,47(8):720－724.

[7] Wang C, Liu X, Huang H, et al. Deregulation of Snai2 is associated with metastasis and poor prognosis in tongue squamous cell carcinoma [J]. Int J Cancer, 2012,130(130):2249－2258.

[8] Wang C, Liu X, Chen Z, et al. Polycomb group protein EZH2－mediated E－cadherin repression promotes metastasis of oral tongue squamous cell carcinoma [J]. Mol Carcinog, 2013,52(3):229－236.

[9] Valastyan S, Weinberg RA. Roles for microRNAs in the regulation of cell adhesion molecules [J]. J Cell Sci, 2011,124(pt7):999－1006.

[10] Gregory PA, Bracken CP, Bert AG, et al. MicroRNAs as regulators of epithelial-mesenchymaltransition [J]. Cell

15

Cycle, 2008,7(20):3112 - 3118.

[11] Mani SA, Guo W, Liao MJ, et al. The epithelial-mesenchymal transition generates cells with properties of stem cells [J]. Cell, 2008,133(4):704 - 715.

[12] Liu C, Tang DG. MicroRNA regulation of cancer stem cells [J]. Cancer Res, 2011,71(18):5950 - 5954.

[13] Weis SM, Cheresh DA. Tumor angiogenesis: molecular pathways and therapeutic targets [J]. Nat Med, 2011,17(11): 1359 - 1370.

[14] Babu JM, Prathibha R, Jijith VS, et al. A miR-centric view of head and neck cancers [J]. Biochim Biophys Acta, 2011,1816(1):67 - 72.

[15] Wu BH, Xiong XP, Jia J, et al. MicroRNAs: new actors in the oral cancer scene [J]. Oral Oncol, 2011,47(5):314 - 319.

[16] Lajer CB, Nielsen FC, Friis-Hansen L, et al. Different miRNA signatures of oral and pharyngeal squamous cell carcinomas: a prospective translational study [J]. Br J Cancer, 2011,104(5):830 - 840.

[17] Liu CJ, Kao SY, Tu HF, et al. Increase of microRNA miR - 31 level in plasma could be a potential marker of oral cancer [J]. Oral Dis, 2010,16(4):360 - 364.

[18] Avissar M, Christensen BC, Kelsey KT, et al. MicroRNA expression ratio is predictive of head and neck squamous cell carcinoma [J]. Clin Cancer Res, 2009,15(8):2850 - 2855.

[19] Li J, Huang H, Sun L, et al. MiR - 21 indicates poor prognosis in tongue squamous cell carcinomas as an apoptosis inhibitor [J]. Clin Cancer Res, 2009,15(12):3998 - 4008.

[20] Liu X, Yu J, Jiang L, et al. MicroRNA - 222 regulates cell invasion by targeting matrix metalloproteinase 1 (MMP1) and manganese superoxide dismutase 2 (SOD2) in tongue squamous cell carcinoma cell lines [J]. Cancer Genomics Proteomics, 2009,6(3):131 - 139.

[21] Jin Y, Wang C, Liu X, et al. Molecular characterization of the microRNA - 138 - Fos-like antigen 1 (FOSL1) regulatory module in squamous cell carcinoma [J]. J Biol Chem, 2011,286(46):40104 - 40109.

[22] Liu X, Wang C, Chen Z, et al. MicroRNA - 138 suppresses epithelial-mesenchymal transition in squamous cell carcinoma cell lines [J]. Biochem J, 2011,440(1):23 - 31.

[23] Jiang L, Liu X, Kolokythas A, et al. Downregulation of the Rho GTPase signaling pathway is involved in the microRNA - 138 - mediated inhibition of cell migration and invasion in tongue squamous cell carcinoma [J]. Int J Cancer, 2010,127(3):505 - 512.

# 第十六章 microRNA 与口腔癌化、放疗耐受

## 第一节 microRNA 与口腔癌化疗耐药

### 一、概述

微小 RNA(microRNA，miRNA)在干细胞维持、细胞分化、增殖、凋亡、代谢平衡、胚胎发育和免疫应答等生命进程中起着非常重要的作用。生物信息学预测及实验研究表明，单个 miRNA 可调控多个靶基因，而目前已经鉴定出的约 1 500 个人类 miRNAs，据估计可以调控超过人类基因组 1/3 以上的基因。已有研究显示，多种人类恶性肿瘤中均存在特定 miRNAs 的表达异常，且其表达具有肿瘤/组织特异性。癌细胞中这些表达异常的 miRNAs 所调控的靶基因大多与细胞分化、增殖和凋亡等生物学行为密切相关。因而，miRNA 自身也充当着“抑癌基因”和“原癌基因”的角色，在肿瘤的发生、发展、诊断和治疗中发挥着重要作用。近年来，随着对 miRNA 研究的不断深入，越来越多的证据表明，miRNA 与肿瘤细胞的化疗耐药密切相关。不同肿瘤中 miRNAs 可同时调控多个基因和细胞信号通路，影响细胞分化、增殖、凋亡、侵袭和迁移等，并最终导致肿瘤细胞对化疗药物敏感性的改变。

### 二、miRNA 参与肿瘤化疗耐药

美国国立癌症研究所(NCI)对 60 种不同来源/部位的肿瘤细胞系(NCI-60)的化疗敏感性进行了较为系统深入的研究。获得了包括 mRNA 表达谱、蛋白表达谱、基因突变、染色体变异、DNA 拷贝数改变以及 miRNA 表达谱等数据。利用这些数据，研究人员成功拟合出能预测乳腺癌对氟尿嘧啶、环磷酰胺、多柔比星(阿霉素)和紫杉醇敏感性的 miRNA 表达谱，并且在乳腺癌患者的样本中进行了验证。进一步的研究显示，部分 miRNAs 包括 miR-16、miR-21 和 Let-7 等，均可显著改变不同组织来源/类型的肿瘤细胞对数种化疗药物的敏感性。迄今，已有多达数十种 miRNAs 被证实参与肺癌、肝癌、结直肠癌、胃癌、胰腺癌、卵巢癌、前列腺癌、白血病和头颈部恶性肿瘤的化疗耐药(见表 16-1)。这些研究充分表明，miRNAs 表达对于肿瘤耐药性的维持和逆转至关重要。

表 16-1 miRNAs 与肿瘤化疗耐药的关系

| 肿瘤类型 | miRNA | 化疗药物 | miRNA 靶基因 |
|---|---|---|---|
| 白血病 | miR-21 | 柔红霉素 | PTEN |
| | | 阿糖胞苷 | PDCD4 |
| | miR-138 | 长春新碱 | p-gp，Bcl-2 |
| 肺癌 | miR-200bc/429 | 长春新碱/顺铂 | Bcl-2，XIAP |
| | miR-138 | 顺铂 | ERCC1 |
| | miR-17 | MEK 抑制剂 | BIM |
| | miR-519c | 米托蒽醌 | ABCG2 |
| 乳腺癌 | miR-128 | 多柔比星 | Bmi-1，ABCC5 |
| | miR-21 | 曲妥珠单抗 | PTEN |
| | miR-7/345 | 顺铂 | MRP1 |

（续表）

| 肿瘤类型 | miRNA | 化疗药物 | miRNA 靶基因 |
|---|---|---|---|
| | miR－125b | 紫杉醇 | Bak1 |
| | miR－326 | 依托泊苷 | MRP1 |
| | miR－328 | MX－100 | BCRP/ABCG2 |
| | miR－221/222 | 他莫昔芬 | ER－α，p27 |
| | miR－21 | 托泊替康 | PTEN |
| 卵巢癌 | miR－27a | 紫杉醇 | HIPK2 |
| | miR－214 | 顺铂 | PTEN |
| 膀胱癌 | miR－21 | 多柔比星 | PTEN，Bcl－2 |
| 前列腺癌 | miR－143 | 多西泰索 | KRAS |
| | miR－148 | 紫杉醇 | MSK1 |
| 胰腺癌 | miR－200/Let－7 | 吉西他滨 | ZEB1 |
| 结直肠癌 | miR－224 | 甲氨蝶呤 | CDS2，HSPC159 |
| | miR－34a | 氟尿嘧啶 | Sirt1，E2F3 |
| | miR－21 | 氟尿嘧啶 | hMSH2 |
| 胃癌 | miR－181b | 长春新碱/顺铂 | Bcl－2 |
| | miR－15b/16 | 长春新碱 | Bcl－2 |
| 胶质细胞瘤 | miR－125b－2 | 替莫唑胺 | Bcl－2 |
| 肝癌 | miR－195 | 氟尿嘧啶 | Bcl－w |
| | miR－21 | 干扰素/氟尿嘧啶 | PTEN，PDCD4 |
| | miR－199a－3p | 多柔比星 | mTOR，C－Met |
| 食管癌 | miR－200c | 顺铂 | Akt 信号通路； |
| | miR－141 | 顺铂 | YAP1 |
| 头颈部鳞癌 | miR－212 | 西妥昔单抗 | HB－EGF |
| | miR－21/23a/214 | 顺铂 | TOP2B |
| | miR－98 | 顺铂，多柔比星 | HMGA2 |

## 三、miRNA 影响肿瘤细胞药物敏感性的可能机制

miRNA 究竟通过何种作用机制对肿瘤细胞的药物敏感性产生影响尚有待研究。一般认为，miRNAs 相关的各种突变/多态性和 miRNAs 表达/加工异常，均能影响其对靶基因的表达调控，进而引起肿瘤细胞对化疗药物的耐受（见图 16－1）。

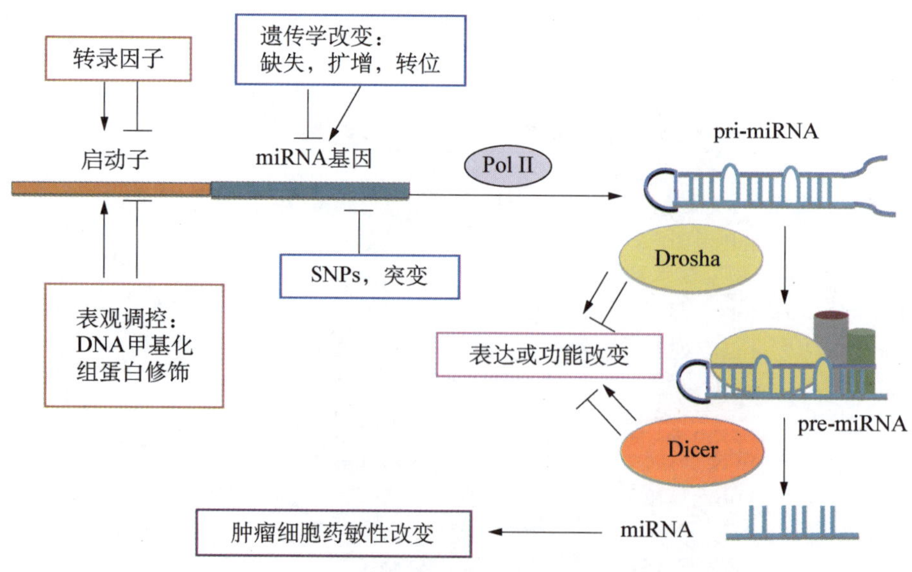


图 16－1　miRNA 调控化疗耐药的作用模式图

16

### (一) miRNA 突变/多态性与肿瘤化疗耐药

miRNA 突变/多态性可导致 miRNA 功能增强或减弱/缺失，是肿瘤细胞对抗药物产生耐药的关键步骤。miRNA 突变形式主要包括插入、缺失、扩增、转位和单核苷酸突变等。这些突变可大致分为以下 4 类：①miRNA 编码基因的突变。②miRNA 加工过程中相关基因(如 Drosha、Dicer、exportin－5 和 RanGTP)的突变。③miRNA 靶基因(包括 miRNA 结合位点及附近序列)的突变。④miRNA 编码基因的上游调控基因(如编码 DNA 甲基化和组蛋白乙酰化相关基因)的突变。这些 miRNA 相关的突变可通过改变药物吸收、代谢、分布以及细胞凋亡的靶基因表达，影响肿瘤对化疗药物的敏感性。miRNA 结合位点的单核苷酸多态性影响 miRNA 与靶 mRNA 的互补配对，导致 miRNA 的功能缺失。Mishra 等的研究表明，二氢叶酸还原酶基因(dhfr)mRNA 3′- UTR 区靠近 miR－24 结合位点处发生单核苷酸多态性(829 C→T)，阻遏 miR－24 与 dhfr 基因 mRNA 的正常配对结合，导致肿瘤细胞中 DHFR 蛋白的高表达和对甲氨蝶呤的耐药[1]。

### (二) miRNA 异常表达与肿瘤化疗耐药

肿瘤中普遍存在 miRNA 表达异常的现象，其可能的原因包括：①约半数以上的 miRNAs 定位于人基因组与肿瘤发生相关的区域/位点，包括最小扩增区(minimal regions of amplification)、最小杂合性丢失区(minimal regions of loss of heterozygosity)、断裂区(breakpoint regions)和脆性位点(fragile sites)[2]。②miRNA 加工相关基因/蛋白表达水平的改变。③miRNA 表达调控基因/蛋白的表观遗传学改变。

肿瘤中 miRNAs 表达发生上述改变，会相应造成靶(基因)蛋白异常表达，最终可导致肿瘤细胞对化疗药物的敏感性改变。这些靶基因包括与药物外排相关的能量依赖型转运体、细胞凋亡、细胞修复和细胞周期相关的基因。这其中，以 miRNAs 调控转运体和细胞凋亡相关基因影响肿瘤耐药的研究报道最多。

#### 1. 药物转运相关 miRNAs 的异常表达

药物转运体(drug transporters)是控制体内药物摄取和排泄的一组膜结合蛋白，其表达对药物在体内的生物利用度和分布具有重要的影响[3]。根据转运方式，药物转运体可分为外排性转运体和摄取性转运体两种。ABC 转运蛋白超家族(ATP－binding cassette，ABC)是一组 ATP 能量依赖型跨膜转运蛋白，能够结合 ATP 并利用能量驱动各种不同分子包括内源性小分子和药物等的外排。ABC 家族成员中，P－糖蛋白(P－glycoprotein，P－gp)、多药耐药相关蛋白(multidrug resistance associated protein，MRP)和乳腺癌耐药蛋白(breast cancer resistance protein，BCRP，又称为 ABCG2)与耐药的关系最为密切，研究报道也相对较多。

通过比较食管鳞癌和癌旁正常组织的 miRNA 表达谱，Hong 等发现，miR－296 可通过调控 P－gp 蛋白、Bcl－2、Bax 和 MDR1 的表达，影响食管癌的化疗敏感性。有研究显示，卵巢癌和宫颈癌耐药细胞株中 miR－27a 和 miR－451 表达增加；抑制 miR－27a 和 miR－451 的表达后，可以靶向上调 P－gp 蛋白，导致细胞耐药。在对多柔比星耐药的乳腺癌细胞株中，同样发现 miR－451 具有类似功能。进一步的研究表明，miR－27a 通过作用于同源异型结构域相互作用蛋白激酶 HIPK2，调控癌细胞 P－gp 蛋白的表达，导致细胞对紫杉醇产生耐药。反之，下调细胞中内源性 miR－27a 的表达之后，HIPK2 表达增加，P－gp 蛋白表达下降，耐药细胞株对紫杉醇的敏感性增加。

乳腺癌耐药蛋白(BCRP/ABCG2)属于 ABC 转运蛋白超家族中的 G 亚家族，是介导肿瘤细胞多药耐药机制中最重要的跨膜转运蛋白之一，在临床抗肿瘤治疗中具有重要的意义。Pan 等发现，耐药乳腺癌细胞中 miR－328 低表达，而 BCRP/ABCG2 高表达，两者间呈负相关的关系；抑制 miR－328 可以上调 BCRP/ABCG2 的表达水平，使药物外排增加，细胞内的药物浓度降低，导致耐药产生。新近有研究显示，米托蒽醌敏感的肺癌细胞中 miR－519c 和 miR－520 高表达，抑制两者的表达可靶向下调 BCRP/ABCG2，并增加药物的细胞毒性作用。相反地，上调耐药细胞中两者的表达水平却并不会改变其对药物的敏感性，这可能与耐药细胞中 BCRP/ABCG2 的 3′非翻译区(3′- UTR)变短以及与 miRNA 结合位点丢失有关。



#### 2. 细胞周期和凋亡相关 miRNAs 的异常表达

临床常用的抗肿瘤药物如烷化剂、抗代谢类、生物碱和抗生素等，多数都通过阻滞细胞周期和诱发细胞凋亡发挥其治疗作用。细胞凋亡可分为线粒体途径和死亡受体途径，也可分为胱冬裂酶(caspase)依赖型和非胱冬裂酶依赖型。凋亡级联反应涉及多条信号通路，一旦这些通路中的关键分子发生改变，会导致耐药的产生。

目前已经报道的数十种化疗耐药相关 miRNAs，其直接和(或)间接作用靶基因多数与细胞凋亡有关。近几年中，以 miRNAs 靶向调控 Bcl-2 参与化疗耐药的研究报道最多。Bcl-2 是细胞凋亡网络的关键分子之一，在多种人类肿瘤中过表达，与肿瘤的多药耐药密切相关。多项研究揭示，耐药相关 miRNAs 如 miR-125b-2、miR-200b、miR-200c、miR-429、miR-181b 和 miR-138 等，都与 Bcl-2 介导的细胞凋亡改变导致耐药有关。研究表明，多药耐药胃癌细胞中 miR-15b 和 miR-16 表达下调，靶基因 Bcl-2 的表达升高；抑制 miR-15b 和 miR-16 的表达，可使 Bcl-2 蛋白水平上升，导致细胞的多药耐药。下调乳腺癌细胞中 miR-21 的表达后，对拓扑替康的敏感性明显增强，其原因可能是 miR-21 下调后，造成靶蛋白 Bcl-2 的表达抑制，Bcl-2 的低表达诱发了细胞凋亡。此外，miRNAs 如 miR-195 和 miR-125b 等，还可以通过调节 Bcl-2 家族其他成员如 Bcl-x 和 Bak1 等，抵抗化疗药物诱发的细胞凋亡。

p53 基因是迄今发现与人类肿瘤相关性最高的基因，约半数以上的恶性肿瘤会出现该基因的突变。正常 p53 有“基因组卫士”的称谓，检查 DNA 损伤，监视基因组的完整性，并在阻滞细胞周期、促进细胞凋亡和维持基因组稳定等方面起着关键的作用。在细胞周期中，p53 的调节功能主要体现在 $G_1$ 和 $G_2/M$ 期检测点(check point)的监测，并与转录激活作用密切相关。一旦 p53 基因突变或表达缺失，致使 $G_1$ 和 $G_2/M$ 期检测点的阻滞作用丧失，当细胞受到化疗损伤后，绝大部分将停滞在 $G_2/M$ 期，修复受损的 DNA，提高肿瘤细胞的抗损伤能力，从而导致肿瘤的耐药。有关 p53 促进细胞凋亡的功能研究已较为深入。一方面，p53 可通过 Bax/Bcl2、Fas/Apol、IGF-BP3 等完成对细胞凋亡的调控。p53 可以上调 Bax 和下调 Bcl-2 的表达共同完成促进细胞凋亡作用。另一方面，p53 还可以通过死亡信号受体蛋白途径和直接刺激线粒体释放氧自由基等诱导细胞凋亡。此外，p53 的活性还受磷酸化、乙酰化、甲基化、泛素化等翻译后修饰调控，而它与 miRNAs 的相互调控作用更是近年的研究热点。

p53 可以直接诱导 miRNAs 的表达，而 miRNAs 过表达可抑制靶基因，导致细胞生长阻滞并诱发细胞凋亡。为了证明 p53 通路中 miRNAs 的重要性，研究人员将野生型和 p53 功能缺陷型(null)小鼠胚胎成纤维细胞的 miRNA 表达谱进行比较，结果显示 miR-34a、miR-34b 和 miR-34c 的表达与 p53 功能状态密切相关。DNA 损伤时，野生型细胞的 miR-34 水平上调，而 p53 功能缺陷型细胞的 miR-34 水平无变化。癌基因介导激活 p53 活性，诱导 miR-34 表达的动力学改变类似于 p21Waf1/Cip1。染色体免疫沉淀反应证实 p53 可直接结合到 miR-34 上游的基因启动子区，荧光素酶分析发现 p53 结合位点的突变或缺失均不能引起 miR-34 的上调，从而证实了 miR-34 就是 p53 的直接调控靶基因。进一步的研究显示，miR-34 通过诱导细胞衰老和增殖，使细胞停滞在 G1 期。这些细胞表型的改变与细胞周期蛋白(cyclin)E2、细胞周期蛋白依赖性激酶 4(cyclin dependent kinase 4，CDK4)、c-MET(肝细胞生长因子受体)的表达水平下降有关，而这 3 种基因的表达均受活性 p53 的调节。另有研究发现经甲氨蝶呤处理 HCT-16(野生型 p53)与 PKO(野生型 p53)细胞使 p53 活性升高后，细胞中 miR-192 表达上调；ChIP 分析证实在 miR-192 的启动子区存在 p53 结合位点，因此推测 miR-192 是继 miR-34 之后，又一条受 p53 直接调控的 miRNA。类似的研究还发现，p53 可以同时上调 miR-192 与 miR-215 的表达，并共同参与细胞增殖过程。值得一提的是，之前有研究显示在无 p21Waf1/Cip1 的情况下也能发生 miR-34 介导的生长停滞，说明 p53 诱导 miRNAs，可以通过 p21 依赖性或者非 p21 依赖性的方式，实现其阻滞细胞生长和促进凋亡的生物学功能。这些研究揭示：p53 作为转录因子不仅可以调控下游的基因，还可通过调控多条 miRNAs，扩展 p53 的调控网络。

相反地，miRNAs 同样可以在转录后水平直接或间接调控 p53 的表达。He 等[4]首先证实脑组织 miR-125b 通过作用于 p53 的 3′-UTR 区，在转录后水平调控 p53 的表达，是 p53 的直接负调控因子；下调人成纤维细胞与斑马鱼脑组织中 miR-125b，p53 水平明显上调，诱导细胞凋亡。随后，陆续有研究证实，p53 是多个 miRNAs 包括 miR-125a、miR-449 与 miR-504 的直接靶标。另外，Park 等发现 miR-29 家族成员(如 miR-29a、miR-29b 和 miR-29c)可以通过抑制 p85 与 Cdc42，间接活化 p53 从而诱导细胞凋亡。最近有多项研究提示，miRNA 参与的 p53 信号通路可能还存在着多种前馈环路(feed-forward loop)或正反馈环路(positive feedback loop)。SIRT1 是一种依赖于 NAD 的蛋白去乙酰化酶，可调节 p53 蛋白去乙酰化影响其活性。有研究发现 miR－34a 可以抑制 SIRT1 表达，p53 活性增强，导致细胞周期停滞，细胞生长受到抑制，对喜树碱的敏感度增强。因此研究人员认为存在正反馈环路，即 p53 诱导 miR－34a 的表达，而 miR－34a 抑制 SIRT1，SIRT1 反过来又可以增强 p53 的活性。另一方面，Brosh 等的研究发现，p53、E2F 与多条 miRNAs 也存在着前馈环路，即 p53 与 miRNAs 共同调控着 E2F 及其下游多个转录调控因子[5]。这些研究揭示了 miRNAs 分子在促进 p53 调控网络中信号传递的多样性和重要性，也为基于 p53 靶向药物的研发提供了新的思路。

3. DNA 损伤修复相关 miRNAs 的异常表达

化疗药物如顺铂引起的 DNA 损伤后修复是导致肿瘤细胞耐药的重要原因。DNA 损伤修复是一种复杂的过程，包括 DNA 错配修复（mismatch repair, MMR）、碱基切除修复、核酸切除修复（nucleotide excision repair, NER）以及基因特异性修复等。

MMR 系统由一系列特异性修复 DNA 碱基错配的酶组成，已知人类 MMR 系统主要包括 hMSH2－6、hMLH1－3、hPMS1－2 和 ERCC1 等，通过参与识别 DNA 错配、小的插入及缺失以及化疗药物引起的 DNA 损伤等，在 DNA 损伤修复过程中发挥着重要的作用。当药物引起肿瘤细胞 DNA 损伤后，若 MMR 系统启动并发挥其修复功能，则细胞不能被杀死，从而导致耐药的发生。Valeri 等的研究显示结直肠癌中 miR－155 表达与 hMSH2、hMLH1 的水平呈负相关；miR－155 过表达可显著下调 hMSH2、hMSH6 和 hMLH1 的表达水平，导致肿瘤细胞基因组不稳定，产生突变表型[6]。类似地，新近有研究表明 miR－21 可靶向下调 hMSH2、hMSH6，miR－21 过表达可抑制 5－FU 诱发的细胞凋亡。进一步的研究还发现，miR－21 下调 hMSH2 可能与细胞中 p53 的活性有关。应用 TGF－β 处理具有正常 p53 活性的乳腺癌细胞，在 Smad 介导下，诱导 hMSH2 表达；相反地，同样应用 TGF－β 处理 p53 功能缺陷的细胞，结果显示 miR－21 表达明显升高，而 hMSH2 的表达水平显著降低。

除了上述 miRNA 突变与表达变异之外，miRNAs 还可以通过参与调控染色体、药物靶点、细胞解毒过程以及细胞骨架、热休克蛋白等，导致细胞耐药，但目前相关的报道较少。需要特别指出的是，结合已有的研究来看，一些 miRNAs 在不同类型肿瘤化疗中的作用可能不同，甚至截然相反。以 Let－7 为例，它既可直接下调原癌基因 RAS 及 HMGA2 的表达，抑制细胞增殖。下调卵巢癌中 Let－7 的表达，细胞对顺铂诱导的细胞死亡产生抵抗；而在肺癌中，抑制 Let－7 表达则可增加 NSC670550 诱导的细胞死亡；类似地，有研究发现在 A431 和 HepG2 细胞中过表达 Let－7a 可增强细胞对多柔比星、紫杉醇及干扰素－γ 的耐药性，而抑制其表达则可增加药物引发的细胞凋亡。另外，亦有研究显示 Let－7a 通过下调细胞凋亡通路中的启动酶胱冬裂酶（caspase－3）抑制细胞凋亡，导致化疗耐药。这些看似矛盾的现象既折射出肿瘤化疗耐药机制的复杂性，同时也反映出 miRNA 与靶基因的网络调控特点。但是有关 miRNA 的作用，特别是它对不同类型肿瘤化疗的影响以及具体的作用机制，仍有待进一步研究。

## 四、miRNA 参与口腔癌化疗耐药

目前有关 miRNAs 与口腔癌化疗耐药的研究报道甚少。国内上海交通大学附属第九人民医院张陈平课题组应用 miRNA 微芯片技术，检测分析对顺铂敏感的舌鳞状细胞癌细胞株及其耐药细胞株的 miRNA 表达谱，共发现 19 个差异表达的 miRNAs。其中，miR－214 和 miR－23a 在耐药细胞中表达上升，而 miR－21 表达降低；改变 miRNAs 表达水平可以逆转细胞耐药性；进一步的研究发现 miR－23a 过表达可以下调拓扑异构酶Ⅱb 的表达[7]。Hebert 等的研究表明，舌鳞癌细胞中 miR－98 表达降低，靶蛋白 HMGA2 表达相应上调，细胞对顺铂和多柔比星的耐药能力随之增强。笔者在前期体外实验发现，与顺铂敏感舌鳞癌细胞株 UM1 相比，其先天性耐药株 UM2 和获得性耐药株 UMcddp 中 miR－21、miR－24、miR－138 及 miR－222 表达升高，而 miR－200b、miR－200c 及 miR－205 表达降低。进一步研究发现，上调 UMcddp 细胞中 miR－200b 或 miR－205 表达水平后，细胞对顺铂的敏感性提高；相反地，应用 miRNA 抑制剂处理 UM1 后，细胞的耐受性明显增强。上述研究结果提示 miRNAs 在口腔癌化疗耐药过程中起着非常重要的调控作用。



新近有研究人员利用槟榔提取液诱导癌变，成功建立了口腔黏膜癌动物模型。检测发现肿瘤细胞中 DNA 损伤标志物 γ－H2AX 表达升高、miR－23a 过表达，而 DSB（DNA 双链断裂基因）修复能力降低。功

能性分析表明，FANCG（先天性骨髓发育不全易感基因）是 miR－23a 的直接靶基因；槟榔提取液引起 DNA 损伤后，miR－23a 表达上调，抑制 FANCG 的表达，调节 DSB 修复通路和阻止染色体变异的作用减弱。除此之外，已经证实多个耐药相关的 miRNAs，如 miR－138、miR－24、miR－221、miR－222 和 Let－7 等，在口腔癌中表达变异，并通过直接调控靶基因包括 CDKN1B、Bcl－2、PTEN 和 PDCD4 等，改变细胞的生长增殖能力，并诱导细胞凋亡。

## 五、miRNA 调控 EMT 和"干性"对口腔癌化疗耐药的影响

越来越多的证据表明，EMT 过程与肿瘤细胞的"干性"（stemness）状态之间相互交织，不可分割。诱导细胞发生 EMT 改变后，其表型与干细胞的表现非常相似。近年来，陆续有研究报道多种 miRNAs，尤其是 miR－200 家族和 miR－205 等参与 EMT 的过程。另一方面，miRNA 可能会影响肿瘤细胞的"干性"。Yu 等发现，在乳腺癌干细胞（也被称为肿瘤起始细胞）中，Let－7 表达下调，细胞呈现不依赖锚定蛋白生长的特性，并具有更强的自我更新能力以及多向分化能力。将 Let－7 低表达的乳腺癌干细胞移植到 NOD/SCID 小鼠后，发现肿瘤细胞的转移能力有明显增强。另有研究显示，miR－101 在维持细胞"干性"状态和肿瘤细胞侵袭转移过程中起着双重作用。miR－101 能够直接抑制 EZH2 蛋白表达，而 EZH2 蛋白是在干细胞增殖分化过程中具有重要调控作用的多梳蛋白（polycomb protein）的表观调控因子，与 EMT 发生密切相关。在乳腺癌、转移性前列腺癌、肺癌和结肠癌等肿瘤中，miR－101 的表达明显下调，而 EZH2 蛋白过表达；miR－101 通过负调控 EZH2，密切参与肿瘤增殖、侵袭和转移过程。因此，在干细胞中发挥重要作用的 miR－101，也可通过调控 EMT 过程，在肿瘤发生发展中发挥重要作用。

有关 miRNAs 调控 EMT 和"干性"，进而改变肿瘤细胞对药物的敏感性的研究是肿瘤化疗耐药领域的研究前沿，但目前相关的研究报道不多，特别是在口腔癌化疗耐药领域，这方面的研究才刚起步。笔者在前期研究中应用 2 种不同的 miRNA 微芯片，分别检测不同头颈部癌细胞株，发现与顺铂敏感细胞株相比较，部分耐药细胞株中 miR－138、miR－200、miR－205 表达明显降低，而 miR－21 表达水平升高。应用基于定量 PCR 技术的 mRNA 微芯片检测 EMT 特异性基因表达谱，结果显示，miR－200 低表达细胞中 E－cadherin、CK19 等表达降低，而波形蛋白、N－cadherin、ZEB1、Twist1 等表达升高。体外研究显示，下调敏感株细胞中 miR－200 和 miR－205 的表达水平，可成功诱导 EMT，细胞的耐药性增强。最近，有两个研究小组分别报道了头颈部鳞癌（head and neck squamous cell carcinoma，HNSCC）细胞中不同的 miRNAs 调控 EMT 和"干性"状态，导致肿瘤细胞对化疗药物敏感性的改变。Lo 等的研究发现，BMI1 是 miR－200c 的直接靶标；与 HNSCC 原发灶相比，颈淋巴结转移灶中 miR－200c 表达降低，而 BMI1 表达水平升高。分离的 $ALDH^{+}/CD44^{+}$ 细胞亚群，表现出"癌干细胞"（cancer stem cell，CSC）或者"肿瘤起始细胞"（tumor initiating cell，TIC）样表型和 EMT 样改变，并对放化疗耐受。与未分离细胞相比，这部分细胞中 miR－200c 表达更低，而 BMI1 水平更高；同时还伴随有 ZEB1、Snail、N－cadherin 表达下调以及 E－cadherin 表达上调；相反，miR－200c 过表达后，肿瘤细胞肺转移能力降低，小鼠存活时间明显延长[8]。类似地，新近有研究显示，HNSCC 中 Let－7a 低表达，而干细胞标志物 Nanog、Oct4 高水平表达；复发性 HNSCC 和淋巴结转移灶中 Let－7a 表达更低，而 Nanog 和 Oct4 表达更高。分离出 $ALDH^{(+)}$ 细胞亚群，检测 Let－7a 低表达而"干性"基因高表达；上调 Let－7a 表达，则细胞的"干性"减弱，对化疗药物的敏感性增强；体内研究同样显示细胞肿瘤细胞肺转移能力降低，而小鼠存活时间明显延长。上述研究提示，miRNAs 可通过调控 EMT 和"干性"相关基因的表达，改变肿瘤细胞的耐药性，因而有望成为逆转化疗耐药的理想靶点。

## 六、小结与展望

miRNA 广泛参与细胞增殖、分化和凋亡等生命进程，在肿瘤发生发展中起着关键的作用。近年的研究逐渐表明，miRNA 表达水平的改变，会影响靶基因的转录后调控，进而改变靶蛋白的表达水平，最终影响肿瘤细胞对化疗药物的敏感性。口腔癌中，已有研究初步显示多个肿瘤相关 miRNAs 参与了顺铂耐药，为今后进一步研究利用 miRNA 防治耐药、也为化疗增敏提供了依据和新的靶标。

需要指出的是，miRNA 的表达具有组织细胞特异性和时空性，在不同肿瘤细胞中，miRNA 的表达可能升高或者降低，对靶基因的表达调控可能完全相反，并可能导致对同一种药物既耐受又敏感的现象。如

何解释这些看似矛盾的结果，并更进一步阐明其耐药/增敏的机制，仍将是今后研究的重点。相信随着各种高通量技术以及生物信息学手段在 miRNA 研究中的广泛应用，一方面，可以更加灵敏地检测到低丰度的 miRNAs，有利于发现新的耐药相关 miRNAs；另一方面，可以在特定时间内同时鉴定和分析多个 miRNAs 的表达情况及其相互作用关系，这无疑将对阐明 miRNA 在耐药中的作用机制、进而为选择和优化 miRNAs（和靶基因）作为肿瘤化疗的新靶点提供帮助。有关 EMT 与耐药、miRNA 调控 EMT 及其与口腔癌化疗耐药的研究，仍需今后更加系统深入研究，这将对阐明口腔癌化疗耐药机制、逆转化疗耐药，保证化疗持续有效、以及提高患者长期生存质量都具有重要意义。

## 第二节　microRNA 与口腔癌放疗抵抗

### 一、概述

放射治疗是恶性肿瘤综合治疗方案中不可缺少的部分，在头颈部肿瘤的治疗中有着非常重要的地位。头颈部鳞癌细胞对放射线中度敏感，整体上治疗效果较好，特别是随着现代放疗技术的迅速发展和高能射线的广泛应用，放射治疗对于控制头颈部鳞癌原发病灶、颈部转移灶和术后残留病灶，以及控制远处转移等方面扮演着越来越重要的作用。尽管如此，头颈部恶性肿瘤放疗后仍有相当部分的病例出现复发，其原因很可能与肿瘤内乏氧微环境和放疗诱发瘤细胞凋亡耐受、加速再增殖有关。

乏氧是指由高海拔、贫血或者异常的、不充分的血液供给等生理和病理状态引起的可利用氧减少或氧分压降低到临界值以下的状态，可严重影响器官、组织和细胞的生理功能。1955 年，Thomlinson 等首次提出了肿瘤中存在着乏氧区的假设。此后的多项研究表明，乏氧是实体瘤发生发展过程中的普遍现象。肿瘤中乏氧区的存在使得肿瘤细胞对放疗的抗性增加，肿瘤更容易发生侵袭和转移。

miRNA 可以通过调控乏氧基因和细胞增殖、凋亡相关基因的表达，在肿瘤放疗抵抗过程中起着重要的作用。目前报道与放疗抵抗相关的 miRNAs 达数十种，包括 Let-7、miR-7、miR-138、miR-210、miR-221/222、miR-21、miR-34a 和 miR-373 等（见表 16-2）。

**表 16-2　放疗耐受相关 miRNAs 的表达、靶基因和功能**

| miRNA | 表　达 | 靶基因 | 功　能 |
|---|---|---|---|
| miR-199b | 肝癌中低表达 | HIF-1 | 促进细胞生长，导致放疗抵抗 |
| miR-138 | 骨肉瘤中低表达 | H2AX | 维持基因组稳定，对放、化疗耐受 |
| miR-21 | 射线处理成胶质细胞瘤，表达升高 | CDC25A | 抑制细胞凋亡，促进细胞生长，细胞对射线不敏感 |
| miR-210 | 前列腺癌细胞低氧培养下表达升高 | HIF-1 | 细胞克隆形成能力增强 |
| miR-7 | 多种肿瘤中低表达 | EGFR/AKT | 激活信号通路，使细胞放疗抵抗 |
| miR-9 | 射线处理肺癌细胞，表达升高 | NF-κB1 | 激活信号通路，使细胞放疗抵抗 |
| miR-221/222 | 在放疗抵抗肿瘤中高表达 | PTEN | 激活 AKT 通路，抑制放射诱发的细胞凋亡 |
| miR-106b | 射线处理前列腺癌细胞，表达升高 | p21 | 抑制放射引起的 p21 激活，细胞不经历 G2/M 期阻滞，并抑制放射诱发的细胞生长阻滞 |
| miR-181a | 射线处理成胶质细胞瘤，表达升高 | Bcl-2 | 抑制放射诱发的细胞凋亡 |
| let-7 | 肺癌中低表达 | K-RAS | 抑制放射诱发的细胞生长阻滞 |
| miR-126 | 肺癌中低表达 | pAKT | 促进细胞生长，抑制放射诱发的细胞凋亡 |
| miR-34a | 低表达 | Bcl-2 | 抑制细胞凋亡，减少细胞死亡 |
| miR-182 | 乳腺癌中低表达 | BRCA1 | 阻遏放射引起的细胞死亡 |
| miR-101 | 低表达 | DAN-PKcs/ATM | 抑制 DNA 双链断裂(DSB)修复和同源重组修复，导致放疗抵抗 |

## 二、放射条件下 miRNA 的表达和调节

不同放射条件(射线种类、照射方式、剂量和照射时间等)下，miRNAs 的表达有明显的不同。应用实时定量 PCR 技术，Chaudhry 等[9]检测了经不同照射剂量处理后的两种细胞(不同 p53 状态)中 miRNAs 的动态表达情况，结果显示，放射处理后 TK6 细胞中 Let-7 表达升高，而在 WTK1 细胞中 Let-7 的表达反而降低；0.5Gy 的 X 线处理 TK6 细胞后，miR-15a 和 miR-16 表达有明显增加；但 2Gy 的 X 线处理却下调了 miR-15a 和 miR-16 的表达；相反地，0.5 Gy X 线处理 WTK1 细胞后，miR-15a 和 miR-16 表达受到了明显的抑制。此外，miR-21 在低剂量照射的 TK6 细胞中高表达，而高剂量照射时其表达下调。类似的研究发现，经过高能射线处理后诱导形成的肝癌细胞中 miR-21 的表达增加了 6 倍以上。分别用高能射线和低能射线处理人和鼠的肝细胞，miR-21 表达均有上调，但在高能射线处理组中升高尤为显著[10]。

相同(类似)放射条件下，不同组织类型肿瘤中 miRNAs 的(诱导)表达亦有很大的不同。应用 miRNA 微芯片检测放射(2 Gy)处理后的不同类型的恶性肿瘤细胞，发现多种与细胞凋亡、增殖、侵袭、局部免疫反应以及放疗抵抗相关的 miRNAs(如 miR-24、miR-151-5p、Let-7i 和 miR-1285 等)表达有显著的改变[11]。同样地，应用 miRNA 微芯片检测经放射处理后的前列腺癌 LNCaP 细胞，发现包括 miR-106b 在内的多个 miRNAs 的表达发生了变化；上调 miR-106b 水平，可抑制放射诱导的 p21 激活，使细胞不经历 G2/M 期生长阻滞，保护放射诱导的细胞生长阻滞，导致细胞对放疗抵抗。有研究观察到放射诱导的 miR-34 表达与不同组织、器官和年龄相关。放射诱导 miR-34 表达上调后，取决于 p53 的活性状态，其靶蛋白 bcl-2 的表达受到抑制，促进细胞凋亡，组织细胞对放射的敏感性增强，提示 miR-34 可作为一种新的评估放射损伤、放射敏感程度以及放射保护的指标。除了 p53 之外，K-ras 的活性亦与细胞对放射的敏感性密切相关；相应地，miRNAs 如 Let-7a，Let-7g 可以通过靶向调节 K-ras 的表达参与放射抵抗，而上调肿瘤细胞中这些 miRNAs，可以起到放疗增敏的作用。另外，放射还可通过诱导 DNA 双链断裂(double strand breaks，DSBs)杀伤肿瘤细胞。研究认为，DNA 依赖性蛋白激酶 DNA-PKcs 在这种放射诱导的 DSB 修复过程中起着重要的作用。一旦 DNA-PKcs 功能失活，会加重放射引起的细胞损伤。最近有研究人员应用射线处理 DNA-PKcs 缺陷的人胶质细胞瘤 M059J 细胞后，发现 Let-7、miR-15、miR-16、miR-143、miR-155 和 miR-21 表达下调，而 miR-17、miR-19a、miR-19b、miR-142 等表达升高。进一步的研究证实，DNA-PKcs 和 ATM(促进 DNA 同源重组修复的重要调控因子)是 miR-101 的直接靶基因。上调 miR-101 可抑制 DNA-PKcs 和 ATM 的表达，肿瘤细胞对放疗的敏感性增强，说明可利用 miRNA 特异性下调 DNA 修复基因起到放疗增敏的效果。

## 三、乏氧微环境中 miRNA 的表达和调节

多项研究显示，miRNAs 在细胞缺氧反应中起着至关重要的作用。miRNAs 可以通过精确调控乏氧基因和相关信号通路的表达水平，影响乏氧细胞的增殖、凋亡、血管生成、DNA 损伤修复和能力代谢等，促使细胞适应乏氧微环境。目前已报道与乏氧相关的 miRNAs 包括 miR-17-92 簇、miR-20b、miR-23、miR-24、miR-26、miR-107、miR-199a、miR-210 和 miR-373 等。这些 miRNAs 主要通过参与调节乏氧诱导因子(hypoxia-inducible factors，HIF)信号通路发挥作用；反过来，部分 miRNAs 的表达水平也会受到 HIF 的调控。

HIF 通过调控与细胞分化、增殖凋亡、血管发生以及能量代谢相关基因的表达，改变细胞对缺氧的反应，并使细胞得以适应乏氧微环境。HIF 是由 α 亚基(HIF-1α)和 β 亚基(HIF-1β)构成的异源二聚体，其中 HIF-1β 在正常和缺氧条件下均可持续表达。HIF-1α 是 HIF 的功能活性单位，其表达水平及活性直接影响 HIF 蛋白的调节功能。HIF-1 蛋白的表达和转录活性受细胞内氧浓度的精确调节。在乏氧条件下，HIF-1α 表达增多，其活性增强，与 HIF-1β 相互结合形成二聚体，进一步激活下游乏氧相关以及自我保护相关基因的表达。

2007 年，Kulshreshtha 等首次报道了乏氧可以影响 miRNA 的表达[12]。随后的研究表明乏氧可以在转录、转录后等多水平调控许多 miRNAs 的表达。这其中，尤以 miR-210 与乏氧相关的研究最为引人关

注。miR－210 基因定位于人染色体 11p15.5，与编码 AK123485 基因转录生成的非编码 RNA 的内含子序列部分重叠。在乏氧的正常或者肿瘤细胞中，miR－210 是表达变化最显著的 miRNAs 之一。研究证实，在 miR－210 基因启动子区转录起始位点上游约 40 bp 处存在进化上高度保守的乏氧反应元件（hypoxia responsive element，HRE），HIF－1α 通过与 HRE 直接结合，实现对 miR－210 表达的靶向调节。此外，在 miR－210 基因启动子区 HRE 附近还存在其他重要的转录调控因子，如 E2F 和过氧化小体增殖剂激活型受体 γ（peroxisome proliferator-activated receptor γ，PPARγ）等，推测很可能也参与了 miR－210 的乏氧调节过程。在乏氧刺激下，HIF－1α 高表达，诱导下游的 miR－210 表达增多，进而抑制其靶基因 Ehprin A3 的表达并促进 VEGF 诱导的人脐静脉内皮细胞（HUVECs）迁移和分化，促进新生血管的形成[13]。亦有报道指出，miR－210 可通过抑制细胞表面受体 AcvR1B 促进成骨细胞的分化。另有研究发现，乳腺癌患者原发灶中 miR－210 表达与 VEGF、缺氧和肿瘤新生血管形成密切相关，并提示 miR－210 高表达患者预后较差。miR－210 对细胞周期的调控主要通过抑制转录因子 E2F3 和 myc 依赖性转录激活和细胞生长拮抗因子（antagonist of myc-dependent transcriptional activation and cell growth，MNT）的表达来完成。缺氧条件下，一方面，miR－210 可以通过调节 E2F3 不同异构体的表达影响细胞周期进程；另一方面，miR－210 可以直接下调 MNT，阻止其结合并抑制 myc 的表达，加速细胞周期、增殖和细胞代谢过程。此外，有研究发现 miR－210 可靶向抑制同源重组修复过程中的关键基因 RAD52 的表达，提示 miR－210 可能参与 DNA 损伤修复和肿瘤细胞基因组不稳定的调节，但目前尚缺乏更直接有力的证据支持。

## 四、口腔癌放疗抵抗与 miRNA 表达

有关 miRNA 参与口腔癌放疗抵抗的研究才刚刚起步，目前这方面的研究报道非常少，尚缺乏直接的证据。研究表明超过 50%的口腔鳞癌中存在 11q(11q14.2－11qter)染色体区段的缺失，约 45%存在 11q13 区域的扩增。Henson 等[14]在检测分析该区段（11q）全部 13 个 miRNAs 时发现，miR－100 和 miR－125b 在肿瘤组织和体外培养细胞株中均有表达降低。细胞转染 miR－100 和 miR－125b 后，其生长增殖能力被显著抑制。cDNA 微芯片检测分析结果显示，上调 miRNA 可抑制众多基因表达，涉及细胞增殖、分化、细胞周期进展、免疫反应和发育相关基因/通路等。而在这些下调基因中，包括有与口腔鳞癌细胞放疗抵抗相关的 ID1、MMP13 和 FGFR3 和 FGFBP1 等，提示 miRNA（如 miR－100）低表达与放射抵抗有关，miR－100 有可能成为口腔鳞癌放疗增敏的治疗靶标。

EGFR 在包括口腔鳞癌在内的多种实体瘤中高表达，与肿瘤的化放疗耐受密切相关。新近有研究发现在 EGFR 信号通路异常激活的多种人类肿瘤中，miR－7 低表达。肿瘤细胞转染 miR－7 前体分子后，抑制 EGFR 和 Akt，同时下调 DNA－PKcs，使细胞对放射的敏感性增强；相反，下调 miR－7、EGFR 及其下游的效应分子表达升高，肿瘤细胞出现放射抵抗[15]。值得一提的是，笔者在前期研究中同样检测到 miR－7 在口腔癌中低表达，功能性分析证实 miR－7 直接结合并下调 IGF1R 的表达，抑制 IGF1 诱导的 Akt 激活，导致细胞生长停滞、细胞凋亡增加。此外，包括本课题组在内的多个研究小组还发现，口腔鳞癌中存在 miR－138 低表达[16]。有意思的是，Wang 等[17]的最新研究表明 miR－138 可直接与组蛋白 H2AX 的 3′UTR 结合，抑制 H2AX 表达，并诱导 DNA 损伤后染色体的不稳定。细胞中过表达 miR－138，会抑制染色体的同源重组，增强肿瘤细胞对 DNA 损伤药物（如顺铂、喜树碱）和放射敏感性。在 miR－138 高表达的骨肉瘤细胞中引入 H2AX，可抑制这种 miR－138 介导的增敏作用，提示 miR－138 对于维持基因组的稳定性非常重要，而 miR－138 与 DNA 损伤药物联合应用可以起到放、化疗增敏的作用。

## 五、小结与展望

临床中，肿瘤放疗耐受的现象较为普遍，很可能与肿瘤内乏氧微环境和放疗诱发的凋亡耐受、加速再增殖等有关。多项研究显示，miRNA 可以通过调控乏氧基因和细胞增殖凋亡相关基因的表达，进而影响肿瘤的放疗效果。口腔癌发生发展过程中，许多与乏氧相关的 miRNAs 及其调控靶基因（细胞增殖、凋亡相关）表达改变，提示这些 miRNAs 在口腔癌放疗抵抗/增敏过程中可能起着重要作用。相信随着研究的不断深入，进一步揭示 miRNA 在乏氧和其他通路中调控的作用机制，将会对 miRNA 的生物学功能有更

全面的了解，对于开发 miRNA 成为新型高效的放疗敏感性诊断和治疗靶点具有重要的意义。

（黄洪章）

## 参考文献


[1] Mishra PJ, Song B, Mishra PJ, et al. MiR－24 tumor suppressor activity is regulated independent of p53 and through a target site polymorphism [J]. PLoS One, 2009,4(12):e8445.

[2] Calin GA, Sevignani C, Dumitru CD, et al. Human microRNA genes are frequently located at fragile sites and genomic regions involved in cancers [J]. Proc Natl Acad Sci U S A, 2004,101(9):2999－3004.

[3] 张斌，黄洪章. miRNA 调控 EMT 与口腔癌化疗耐药关系的研究进展[J]. 中国口腔颌面外科杂志，2011，9(5)：435－438..

[4] He L, He X, Lim LP, et al. A microRNA component of the p53 tumor suppressor network [J]. Nature, 2007,447(7148):1130－1134.

[5] Brosh R, Shalgi R, Liran A, et al. p53－Repressed miRNAs are involved with E2F in a feed-forward loop promoting proliferation[ J]. Mol Syst Biol, 2008,4:229.

[6] Valeri N, Gasparini P, Fabbri M, et al. Modulation of mismatch repair and genomic stability by miR－155 [J]. Proc Natl Acad Sci U S A, 2010,107(15):6982－6987.

[7] Yu ZW, Zhong LP, Ji T, et al. MicroRNAs contribute to the chemoresistance of cisplatin in tongue squamous cell carcinoma lines [J]. Oral Oncol, 2010,46(4):317－322.

[8] Lo WL, Yu CC, Chiou GY, et al. MicroRNA－200c attenuates tumour growth and metastasis of presumptive head and neck squamous cell carcinoma stem cells [J]. J Pathol, 2011,223(4):482－495.

[9] Chaudhry MA, Kreger B, Omaruddin RA. Transcriptional modulation of microRNA in human cells differing in radiation sensitivity [J]. Int J Radiat Biol, 2010,86(7):569－583.

[10] Zhu Y, Yu X, Fu H, et al. MicroRNA－21 is involved in ionizing radiation-promoted liver carcinogenesis [J]. Int J Clin Exp Med, 2010,3(3):211－222.

[11] Jeong SH, Wu HG, Park WY. LIN28B confers radio-resistance through the posttranscriptional control of KRAS [J]. Exp Mol Med, 2009,41(12):912－918.

[12] Kulshreshtha R, Ferracin M, Negrini M, et al. Regulation of microRNA expression: the hypoxic component [J]. Cell Cycle, 2007,6(12):1426－1431.

[13] Fasanaro P, D'Alessandra Y, Di Stefano V, et al. MicroRNA－210 modulates endothelial cell response to hypoxia and inhibits the receptor tyrosine kinase ligand Ephrin－A3 [J]. J Biol Chem, 2008,283(23):15878－15883.

[14] Henson BJ, Bhattacharjee S, O'Dee DM, et al. Decreased expression of miR－125b and miR－100 in oral cancer cells contributes to malignancy [J]. Genes Chromosomes Cancer, 2009,48(7):569－582.

[15] Lee KM, Choi EJ, Kim IA. microRNA－7 increases radiosensitivity of human cancer cells with activated EGFR-associated signaling [J]. Radiother Oncol, 2011,101(1):171－176.

[16] Liu X, Jiang L, Wang A, et al. MicroRNA－138 suppresses invasion and promotes apoptosis in head and neck squamous cell carcinoma cell lines [J]. Cancer Lett, 2009,286(2):217－222.

[17] Wang Y, Huang JW, Li M, et al. MicroRNA－138 modulates DNA damage response by repressing histone H2AX expression [J]. Mol Cancer Res, 2011,9(8):1100－1111.


16

# 第十七章
# 新一代基因组测序技术在口腔癌研究中的应用

## 第一节　全基因组关联研究

### 一、概述

根据基因对疾病的影响，分为单基因疾病和多基因疾病。后者是由多个微效基因的变异、基因的多态性、等位基因的遗传异质性，以及基因与基因之间、基因与环境因素之间共同作用引起的，因此称为"复杂性疾病"。常见的复杂性疾病主要包括：肿瘤、糖尿病、自身免疫性疾病、心血管疾病、精神神经疾病和慢性感染性疾病等。对于单基因遗传性疾病，研究者们应用经典的家系连锁定位克隆法，确定引起疾病的突变基因。而对于复杂性疾病而言，每个致病基因对于疾病的发生可能具有重要而又微小的影响。Risch 和 Merikangas 于 1996 年首先提出，常见复杂性疾病是由多个常见的遗传变异引起的，关联分析较连锁分析具有更好的检测效率，而传统的候选基因关联分析每次只能研究少数的几个基因，很难发现导致常见复杂疾病的多个致病基因，使得对常见复杂性疾病的常见遗传变异的检测成为难点。全基因组关联研究(genome-wide association study, GWAS)是指通过扫描人类整个基因组，找出与人类复杂性疾病相关的遗传多态性位点如单核苷酸多态性(single nucleotide polymorphism, SNP)位点，在此基础上推测与之相关的易感基因或基因型，是研究分析复杂性疾病相关遗传变异最有效的方法。其基本原理是：在一定人群中选择病例组和对照组，比较全基因组范围内所有 SNP 位点的等位基因、或基因型频率在病例组和对照组间的差异，如果某个 SNP 位点的等位基因或基因型在病例组中出现的频率明显高于或低于对照组，则认为该 SNP 位点与疾病间存在关联性。根据该位点在基因组中的位置和连锁不平衡关系推测疾病的相关易感基因[1]。

#### (一) GWAS 产生的研究背景

2003 年，"人类基因组计划"(human genome project, HGP)绘制完成，这项耗资超过 30 亿美元的计划在历经 13 年后，绘制完成人类基因组完整图谱，标志着人类已进入后基因组时代。人类基因组计划是人类迄今第一次全面、系统地研究和解读人类自身的遗传信息，是人类基因组学研究的一个里程碑，其意义深远，与"阿波罗登月计划"、"曼哈顿工程"并称为 20 世纪自然科学的三大奇迹。2002 年，启动人类基因组单体型图谱计划(haplotype map, HapMap)。该计划通过检测人类基因组中的单核苷酸多态性位点，绘制单体型基因多样性图谱。HapMap 计划分别在 2005、2007 和 2009 年公布了第一、二、三期的数据。目前该计划已经发现了人类基因组中 1 000 多万个常见基因变异标志，构建了人类基因组 DNA 遗传变异的公众数据库。HapMap 计划提供了遗传多态性位点与常见复杂性疾病相关的信息，为常见复杂疾病的 GWAS 研究奠定了基础。除了 HGP 和 HapMap 计划的顺利完成，近年来在此基础上迅速发展的基因测序分型技术以及精确强大的统计学分析方法、统计学分析软件为 GWAS 的顺利开展提供有力的技术保障，可以同时对每一个体的数十万到 100 多万个 SNP 位点进行检测。通过对 HapMap 计划带来的海量数据进行分析，目前已确定了 200 多种常见复杂疾病相关的 700 多种易感基因或位点。

#### (二) GWAS 研究策略和方法

GWAS 研究与以往的候选基因研究策略有明显的不同，不需要在研究前构建任何假设，不再局限于预先选择的候选基因或者染色体区域，而是针对全基因组进行 SNP 位点的检测。GWAS 的设计原理同病例-对照研究，假设某个 SNP 位点与该疾病相关联，理论上病例组中的该 SNP 位点的等位基因频率应高于对照组，然后通过假设检验来验证该假设。

根据研究成本、基因分型以及研究的把握度，GWAS 研究设计分为单个阶段的研究(one-stage design)和两个阶段研究(two-stage design)或多阶段研究(multiple-stage design)。单个阶段研究就是在选择了足够多的病例组和对照组样本后，一次性地对所有样本中的所有 SNP 进行基因分型，然后分析每个 SNP 与疾病的关联，最终筛选出与疾病相关的 SNP 位点。其缺点是研究成本高，基因分型耗资大。两个阶段或多个阶段研究即第 1 阶段先在小样本中对全基因组范围选择的所有 SNP 进行基因分型，统计分析后筛选较少数量的阳性 SNPs，然后在更大的样本中对所得阳性 SNPs 进行基因分析，结合两个阶段的结果进行分析[2]。第 1 阶段的基因分析可以是以个体为单位，也可以采用 DNA pooling 的办法，后者可以大大降低基因分型的工作量，但研究表明 DNA pooling 估计的等位基因频率其标准差为 1%～4%，这对全基因组的病例-对照研究的把握度是不可忽视的。

两个阶段或多个阶段的研究因基因分析的数量和成本低，已被越来越多的研究者采用，但是第 1 阶段的分型和筛选工作非常重要，只有保证了最大可能的筛选出与疾病或者表型相关的 SNPs，才能在第 2 阶段控制假阳性率并提高研究的可信度。

### (三) 研究对象的选择

确定研究对象的表型是 GWAS 研究设计中的首要问题。选择研究表型时应基于以下 3 个原则：①选择遗传度较高的疾病或者表型。疾病的遗传度(heritability，$h^2$)表示疾病或者性状在多大程度上受遗传因素的影响，较低遗传度的表型会降低遗传学关联研究的把握度。②GWAS 研究时，应尽量选择测量简单、准确和遗传度高的数量表型。数量表型测量的难易程度直接和该表型的遗传度相关，因为降低测量误差的操作可能增加该数量表型变异的 $h^2$。③研究疾病相关数量表型优于疾病状态的原则[3]。有时临床上有些疾病的诊断模糊不清，或者很难测量，或者多种疾病混在一起。因此，在 GWAS 研究时，相关数量表型的研究优于对疾病状态的研究。

### (四) GWAS 的遗传标记

GWAS 研究的特点是针对基因组内所有的 SNPs。HGP 计划和 HapMap 计划的完成为我们提供了不同种族人类基因组超过千万的 SNPs，以及相关之间连锁不平衡(linkage disequilibrium，LD)关系图谱，为 GWAS 提供了强有力的工具。基于 HapMap 数据库平台，研究者可以筛选多达 25 000～500 000 个常见的 SNPs 用于 GWAS 的研究，其所选 SNPs 覆盖了全基因组 65%～75%常见的 SNPs。应用基于 HapMap 的 SNPs，虽然可以发现代表一个 LD 区域的标记 SNP 与某些特征或疾病相关，但仍无法精确地获得这些 LD 区域内致病的遗传变异。因 HapMap 中包含了大量常见的 SNPs 信息，仅提供了少量罕见的 SNPs 信息，早期的 GWAS 研究，成功发现了许多常见 SNPs 在疾病发生中的作用，但对于发现罕见的、导致大部分特定疾病发生的高风险遗传变异的效率有限，而且几乎所有已经发现的 SNPs 位点都只是轻度增加了疾病易感基因的风险，仅仅能够解释 2%～15%的疾病家族聚集性的原因，大多数疾病与基因之间的关联性仍难以明确。人们发现除了 SNPs 外，还存在着基因拷贝数变异等多种形式的基因组多样性。SNPs 位点不是人类寻找致病基因的唯一途径[4]。

20 世纪 80 年代，人们已经发现基因组中存在多种类型的染色体数目和结构变异。基因组拷贝数变异(copy number variations，CNVs)是指与参考序列相比，基因组中≥1 kb 的 DNA 片段插入、缺失和(或)扩增，及其互相组合衍生出的复杂染色体结构变异[5]。在研究基因和环境共同导致疾病发生过程中，CNVs 在人类基因组的广泛存在及作用逐渐被人们认识，人类第一代基因组 CNVs 图谱已被构建完成，基于 NCBI build36 参考基因组序列，发现基因组内 CNVs 区域大约覆盖了 18.8%的人类基因组范围，而且这些区域与疾病易感基因位点相关，说明 CNVs 可能像 SNPs 一样影响基因的表达和表型变异，因此也是一种重要的疾病易感遗传变异，从而增加疾病的发病风险。CNVs 在染色体上的分布具有非随机性，它与其他的基因组特征密切相关(如外显子、可移动元件)，而这些基因组特征通常是导致疾病发生的遗传学基础之一。CNVs 除了覆盖面广、组成形式多样外，还具有可遗传性、相对稳定性和高度异质性等人群遗传学特点。

对于复杂性疾病来说，致病性遗传变异可能分布在不同的染色体上，因此以SNPs为基础的关联分析对疾病易感基因位点的检出能力有限，而对于致病性CNVs来说，其引起的基因剂量改变足以改变表型，因此基因拷贝数变异的全基因组关联分析更容易鉴定致病基因。目前，Affymetrix和Illumina公司推出了Genome-wide SNP 6.0和Illumina1M基因芯片，除了包括SNPs探针外，还包括几乎等量的拷贝数探针，使研究者可以同时对人类基因组常见SNPs和CNVs变异进行分析，使我们深入理解复杂疾病的分子机制，发现与疾病相关的致病基因的准确性更高。

### (五) GWAS的遗传统计学分析

GWAS研究采用病例-对照研究设计时，比较每个SNP的等位基因频率在病例组和对照组中的差别采用4格表的$\chi^2$检验，计算相对危险度(odds ratio, *OR*值)及95%的可信区间，进而计算归因分数(attributable fraction, AF)和归因危险度(attributable risk, AR)。需要调整主要的混杂因素时，采用Logistic回归分析。而对于随机人群的关联分析，比较SNP与某一疾病的关联时，采用单因素方差分析，需要调整混杂因素时，采用协方差分析或者线性回归方程分析。基于家系的关系研究，可采用传递不平衡检验(transmission disequilibrium test, TDT)分析遗传标记与疾病的关联。TDT分析的优势是可以排除人群混杂对关联分析的影响，但其阳性关联的检验效能低于相同样本量的病例-对照研究。

对于GWAS研究来说，多重比较和人群混杂带来的假阳性结果是GWAS面临的一个重要问题。多重假设检验的次数取决于所选的代表基因组SNP的数量，校正多重假设检验所得*P*值可以减少假阳性率。可采用Bonferroni校正法、Bonferroni递减校正法、模拟分析和错误发现率来校正*P*值。对前两种方法中每个*P*值须单独进行校正，所以又称为单一步骤校正法。Bonferroni校正法，即将单个假设检验得到的每个位点的*P*值乘以本研究中同时进行假设检验的次数(选择的SNP位点的数目)，如果校正后的$P<0.05$，可判断该位点与疾病间存在关联性。该种方法是最为保守的一种校正*P*值的方法，存在校正过度可能，从而增加了假阴性的概率。Bonferroni递减校正法，即首先将所有检验获得的*P*值从小到大排序，最小的*P*值乘以所选SNP位点的数目，第2个*P*值乘以所选位点数减1，依次类推，最大*P*值乘以1，如校正后的$P<0.05$，认为该位点与疾病存在关联性。模拟分析主要采用组合检验和蒙特卡罗模拟，组合分析是对多重假设检验所得的未校正*P*值排序，依据基因结构之间的关系，通过反复抽样模拟运算分析*P*值分布，对所有的*P*值同时进行校正；蒙特卡罗模拟是一类通过随机变量统计试验进行随机模拟以求得问题近似解的方法。基于群体遗传理论，按照在自然人群中的理论值预测单体型的类型，并在计算每个估计单体型得到不确定性的估计值，蒙特卡罗模拟主要用于单体型关联分析。错误发现率是首先将未校正*P*值从小到大排序，最大的*P*值保持不变，其他的*P*值依次乘以系数(位点总数/该*P*值的位次)，如校正后$P<0.05$，则认为该位点与疾病存在关联性，这是一种最为宽松的校正方法，即可能增加了假阳性的概率。

人群混杂在GWAS研究中普遍存在，是出现假阳性、假阴性结果的重要原因之一，即使研究是基于同源性较好的同一种族研究人群也仍然存在人群混杂的因素，基因组对照法、结构关联法以及主成分分析都未能有效地解决该问题[6]。为解决这个问题，一种方法为基于家系的关系分析，该方法可避免人群混杂对关联分析的影响(如前所述)。来自Emery大学人类遗传系和美国疾病控制中心的研究者们发明了另一种新方法，称为分层分数法(stratification-score approach)。分层分数法用来控制人群分层对关联分析的影响，即在第1阶段的研究中用基因组内亚结构信息位点分析与疾病的风险度，不包括待测的SNP位点，为每一个研究对象计算其分层分数；在第2阶段的研究中，将研究对象根据分层分数分层，然后分别在每一层内分别分析SNP位点与疾病的关联。

为降低GWAS研究结果的假阳性率和假阴性率，研究分析过程中可以对所得的GWAS数据进行深入分析。在扩大样本量的同时，适当放宽第1阶段筛选SNPs的标准，扩大验证范围，还可以采用数据共享和国际合作的方式扩大样本量。近年来，荟萃分析(meta分析)受到众多研究者的青睐。meta分析是指通过合并多个研究数据的方式增加样本量，提高统计把握度，从而有利于发现新的易感位点。基因型填补(imputation)在一定程度上亦可以解决研究结果的假阴性率问题，imputation可以根据已检测位点的基因型信息和HapMap提供的单体型结构，推断未检测位点基因型，进而分析该位点与疾病的关联性。在

GWAS 的研究过程中，发现部分疾病有共同的遗传易感区域，这表明不同的疾病之间可能存在着共同的遗传易感机制。这些共同遗传易感位点多位于不同疾病发病网络的衔接点或中枢点，对疾病的发生发展起到重要的作用。对这类位点的研究有利于深入理解疾病的发病机制。将同类疾病的 GWAS 数据进行合并分析，有利于发现疾病的共同易感位点。GWAS 研究即使应用不同的遗传统计学分析方法，也不能完全避免人群混杂所导致的假阳性问题，也不能单纯靠校正 $P$ 值水平来判断一个 SNP 位点是否为疾病的真正关联，高质量的重复研究才能保证发现与疾病相关联的遗传变异。

### （六）GWAS 的研究成果

2005 年，Klein 等应用 GWAS 对年龄相关性视网膜黄斑变性的研究，成功发现了一个与疾病密切相关的基因 CFH。随后，GWAS 相继应用于多种复杂疾病的研究，如糖尿病、冠心病、精神分裂症等，并发现了许多与疾病相关的易感基因位点或基因。1 型糖尿病是一种复杂疾病，其发病与遗传和环境因素有关。Todd 等利用 WTCCC(wellcome trust case control consortium)的数据，选择了 11 个与 1 型糖尿病相关的 SNP 进行独立样本验证，证实 12q13. 2(ERBB3)、12q24. 13(C12orf30、SH2B3/LNK)、16q13. 13(KIAA0350)和 18p11. 21(PTPN2)与 1 型糖尿病的发病有关。Hakonarson 应用 GWAS 进一步证实，16q13. 13(KIAA0350)与 1 型糖尿病的易感性相关。目前多个研究小组应用 GWAS 对 1 型糖尿病易感基因的研究，已发现了 40 多个易感基因与糖尿病的发病有关[7]。

2 型糖尿病是一种常见的复杂疾病，也是目前应用 GWAS 研究最多的一种疾病。多个研究机构对 2 型糖尿病的 GWAS 合作和数据共享，发现多个 2 型糖尿病的易感位点，它们分别是：CDKN2A/CDKN2B、CDKAL1、IGF2BP2、HHEX/IDE、SLC30A8 和靠近 CDKN2A/CDKN2B 基因内含子区的显著相关性 SNPs。迄今为止，已开展 20 余项 2 型糖尿病 GWAS 易感基因研究，共发现 40 多个与之相关的易感基因或位点[8]。冠心病也是一种常见的复杂疾病，Samani 等应用 GWAS 对冠心病相关的染色体位点进行筛查，发现 1p13. 3(rs599839)、1q41(rs17465637)、2q36. 3(rs2943634)、6q25. 1(rs6922269)、9p21. 3(rs1333049)、10q11. 21(rs501120)、15q22. 33(rs17228212)与冠心病显著相关。9p21. 3(rs1333049)在随后的 2 次实验中均发现与冠心病显著相关，2q36. 3(rs2943634)和 6q25. 1(rs6922269)与德裔人群的冠心病存在显著相关。

寻找精神分裂症的特异位点对于预测该疾病的发生具有重要意义。Lencz 等应用 GWAS 筛查了精神分裂症 500 000 个 SNPs 位点，发现 IL3RA 及位于 Xp22. 32/Yp11. 3 的 CSF2RA 基因与精神分裂症相关联。2008 年，贺林院士与剑桥大学、斯坦福大学等多家学术机构合作，发现 ZNF804A 基因为精神分裂症的遗传易感性基因。2009 年，张学军等对 6 860 例银屑病患者和 8 472 例正常对照者，完成了国内首个中国人银屑病的 GWAS，发现 1q21 的 LCE 基因簇与银屑病的发生密切相关，同时还验证了 MHC 和 IL2B 与银屑病的遗传易感性相关，并在 2010 年通过对前期银屑病 GWAS 数据深入分析，在扩大验证样本量等方法的基础上，又发现了 6 个与银屑病相关的遗传易感基因位点。

除了上述研究成果外，应用 GWAS 还发现了骨质疏松症、高血压、白癜风、肥胖等复杂疾病/性状相关的遗传易感基因位点或基因。近来，科学家们还将 GWAS 应用到疾病治疗的研究中，发现了与药物治疗反应、不良反应相关的一些基因，药物反应相关基因的研究将为根据患者遗传信息的差异进行个体化治疗提供一定的理论基础。

### （七）GWAS 的局限性

GWAS 是一种花费巨大的研究技术，而且在筛选 SNP 时要达到足够的检验效能 $P<5\times10^{-7}$，需要较大的样本量，大的样本量人群分层可能影响实验的准确性，从而导致假阳性结果的产生；同时大的样本量可能导致遗传异质性问题更严重，对疾病诊断分型的不准确而导致结果的不可靠[9]。复杂疾病研究的一个理论基础是："常见疾病，常见变异"，即复杂性疾病是由多个遗传易感基因变异共同作用的结果，但某些复杂疾病的遗传基础更接近"常见性状，罕见变异"假说。目前，GWAS 主要检测人群中最小等位基因频率＞5%的相对频率较高的中度风险遗传变异，尚不能检测出那些高效的少见或罕见遗传变异。而且，目前基因芯片仅可以覆盖全基因组 65%～75%的 SNPs，对于某些特定的基因可能是不够的。GWAS 仍处于早期阶段，研究效能的准确性尚不能保证，而且很多 GWAS 结果在不同的人群中存在异质性，多数 GWAS 结

果不能被重复。为保证结果的可信性，合理的设计、完善的遗传统计学方法以及大样本多种族的重复研究是必不可少的。

## 二、GWAS 与头颈部肿瘤的关系

随着分子生物学研究的进展以及对人类癌瘤致病基因的研究深入，逐渐认识到肿瘤也是一种基因疾病。虽然其发生、发展受到多个因素的影响，但遗传突变在疾病的发生、发展过程占据主导地位。在此过程中还受到基因与基因、基因与环境等相互作用的影响。至今，在头颈部癌中已证实存在着癌基因的过表达，如 C－Ha－ras、C－Ki－ras、C－myc 以及 C－erB 等，而抑癌基因如 p53、nm23 以及 Rb 等表达降低。肿瘤的发生就是基因与内在和(或)外在环境因素(如烟草、乙醇、人乳头瘤病毒等)相互作用而产生。近 5 年来，随着 GWAS 在肿瘤致病机制方面的深入研究，越来越多的肿瘤发现了与之相关的致病易感基因或位点，在此基础上，引起头颈部肿瘤的遗传易感基因或位点也逐渐地被发现。

### (一) GWAS 在头颈部肿瘤中的初步研究成果

(1) 发现了位于 5p15.33 的端粒酶逆转录酶基因(telomerase reverse transcriptase，TERT) SNP rs2736098 和 CLPTM1L(cleft lip and palate transmembrane 1－like) SNP rs401681 共同作用可明显降低头颈部肿瘤的发生率。既往研究发现位于 5p15.33 的 TERT 和 CLPTM1L 和部分肿瘤具有相关性，如 TERT rs2736098 和 CLPTM1L rs401681 与基底细胞癌、肺癌、膀胱癌、前列腺癌具有相关性；CLPTM1L mRNA 在喉鳞状细胞癌中呈过度表达，TERT 基因在人类口腔癌的发病过程中起到重要作用，但尚不明确 TERT rs2736098 和 CLPTM1L rs401681 与头颈部肿瘤的相关性。2010 年，Zhesheng Liu 等在对非西班牙裔白种人 1 079 例患者(口腔癌 316 例、口咽癌 548 例、喉癌 172 例、下咽癌 43 例)和 1 115 例正常个体进行 TERT 和 CLPTM1L 的 SNPs 进行研究，发现病例组中吸烟和饮酒人数明显多于对照组，进一步说明烟草和乙醇在头颈部肿瘤发病机制中的作用[10]；发现在 TERT rs2736098 和 CLPTM1L rs401681，相对于 CC 基因型，CT＋TT 基因型可降低头颈部肿瘤的发生，进一步调整混杂因素后，CLPTM1L rs401681 CT＋TT 基因型较 CC 基因型在吸烟人群、喝酒人群中头颈部肿瘤的发生率更低，但是在 TERT rs2736098 未发现此相关性。因为非口咽癌的发生与吸烟、饮酒明显相关，而口咽癌则主要与 HPV 感染有关。因此，CLPTM1L rs401681 可降低口咽癌的发生率，而对于非口咽癌患者无此相关性。研究尚未发现单独的 TERT rs2736098 和 CLPTM1L rs401681 与头颈部肿瘤之间明显的相关性，但分析两者的联合作用，发现 TERT rs2736098 和 CLPTM1L rs401681 共同作用，可明显降低头颈部癌的发生率。这种相关性在吸烟、饮酒人群中更明显。这一结果提示，TERT rs2736098 和 CLPTM1L rs401681 在头颈部癌的发生过程中发挥协同作用。

TERT 基因在维持端粒 DNA 长度、染色体的稳定性以及细胞活性方面发挥重要作用。在正常情况下，TERT mRNA 仅在胚胎干细胞和生殖细胞中表达，而在正常的体细胞中不表达或微量表达，在多种肿瘤中可检测到 TERT mRNA 和蛋白的异常表达；也有报道认为，端粒酶在肿瘤的发生、发展和转移过程中起重要作用，提示 TERT 在肿瘤的发生发展过程中起重要作用。TERT 基因和不同肿瘤的相关性在不同的人群中呈现异质性，在波兰对 1 995 例患者和 2 296 例正常个体的 SNP 研究中，发现 TERT rs2736098T 等位基因与乳腺癌无相关性，而在随后进一步的分层研究中发现 TERT rs2736098T 等位基因可降低乳腺癌的发病率；在另一项在高加索人的 GWAS 研究中发现 TERT rs2736098T 等位基因可增加基底细胞癌、肺癌、膀胱癌和前列腺癌的发病率。最近，韩国的一项 GWAS 研究则证实，TERT rs2736098T 等位基因可增加肺癌的发病率。研究结果不一致的原因可能是每种疾病的遗传背景不同，而且在疾病发生、发展过程中还受到基因与基因、基因与环境因素的相互作用。另外，样本量的大小以及在分析过程中对混杂因素的不充分调整都可造成结果的不一致。

目前，CLPTM1L 基因的具体功能尚不一致，部分研究证实，其在细胞凋亡过程中发挥作用。CLPTM1L 作为一种跨膜蛋白，在耐顺铂的卵巢肿瘤细胞系中呈现高表达，提示在基因毒性作用下参与了细胞的凋亡反应；在烟草致癌物质的基因毒性下，在肺细胞和对顺铂敏感的细胞中，CLPTM1L 的过度表达则可导致细胞的凋亡。CLPTM1L rs401681 多态性和肿瘤之间的相关性结果亦不一致。在对高加索人的小样本人群进行的一项关联研究发现 CLPTM1L rs401681T 和肺癌之间无相关性，随后在另一群更大样本中则发现 CLPTM1L rs401681T 可明显降低肺癌的发病率。在最近的一项 GWAS 研究中，Rafnar 等发现 CLPTM1L rs401681C 可明显增加基底细胞癌、肺癌、膀胱癌和前列腺癌的发病率；另一项 GWAS 则发现 CLPTM1L rs401681C 可降低黑色素瘤的发病率。

(2) 发现 2 个与上消化道肿瘤(upper aerodigestive tract, UADT)相关的新的遗传易感位点(4q21 rs1494961, 12q24 rs4767364)，同时验证了乙醇脱氢酶(alcohol dehydrogenase)基因 3 个遗传易感位点(ADH7 rs1573496、ADH1B rs1229984、ADH1C rs698)与 UADT 肿瘤相关[11]。

既往对 UADT 肿瘤常见遗传突变多应用候选基因的方法进行研究，研究的重点集中在与乙醇代谢相关的基因，因乙醇的代谢中间产物乙醛为一种致癌物质，因此乙醇代谢相关基因的突变可能增加了 UADT 肿瘤的患病率，并且研究已证实 ADH7、ADH1B、ADH1C 在欧洲人群中与 UADT 肿瘤的发生具有相关性。2011 年，INHANCE(international head and neck cancer consortium)进行了一项 GWAS 研究，由欧洲 2 个多中心 UADT 肿瘤研究所联合另外 13 家 UADT 肿瘤研究所，采用两阶段法对欧洲 UADT 肿瘤患者进行 SNP 相关性研究，第 1 阶段应用 Illumina HumanHap 300 beadchip 对 2 091 例患者和 8 334 例正常个体的 294 620 个 SNP 进行研究，第 2 阶段对第 1 阶段筛选出的前 19 个易感遗传突变在 6 514 例患者和 7 892 例正常个体进行进一步的验证分析，结果发现了 5 个常见遗传位点突变与 UADT 肿瘤相关，其中 2 个为新发现的遗传易感位点 4q21 rs1494961 和 12q24 rs4767364，另外 3 个为先前已发现的位于 4q23 的易感基因 ADH 基因族，分别是 ADH7 rs1573496、ADH1B rs1229984 和 ADH1C rs698。

12q24 rs4767364 位于一段包括与乙醇代谢相关乙酰脱氢酶(ALDH)2(aldehyde dehydrogenase 2)基因的 LD 区域。调整人群混杂因素的分层研究发现 12q24 rs4767364 与食管癌的相关性比其他的 UADT 肿瘤更强，但 12q24 rs4767364 与乙醇消耗量之间无相关性，12q24 rs4767364 与 UADT 肿瘤之间的相关性在非洲美国人的 GWAS 研究中亦得到证实。非同义变异 4q21 rs1494961 位于 HEL308 基因区大约跨度 90 kb 的 LD 区域。联合分析中发现，4q21 rs1494961 在年轻吸烟患者中与 UADT 肿瘤的相关性更明显；根据这个结果，在另一项 GWAS 研究中，发现 4q21 rs1494961 与肺癌具有相关性，这说明 4q21 rs1494961 与烟草因素导致的肿瘤可能存在一定的相关性。GWAS 研究进一步证实，ADH 基因与 UADT 肿瘤之间的相关性，并确立了具体的遗传易感位点 ADH7 rs1573496, ADH1B rs1229984 和 ADH1C rs698。调整性别、烟草、乙醇等混杂因素后，发现 ADH7 rs1573496、ADH1B rs1229984 和 ADH1C rs698 均与男性食管癌的相关性更明显，而根据乙醇消耗量进行的分层研究中发现，ADH1B rs1229984 与 UADT 肿瘤的相关性具有异质性，在喝酒不抽烟的 UADT 肿瘤人群中相关性更明显，而 ADH7 rs1573496 则未发现此异质性，提示 ADH1B rs1229984 对 UADT 肿瘤的影响是通过乙醇的作用调节的，进一步说明上述遗传易感位点是通过不同的途径以及不同的致病机制而引起 UADT 肿瘤的发生。上述的 5 个遗传易感位点均位于可导致 UADT 发生的相关基因的附近，但是仅能解释 4%UADT 肿瘤患者的患病风险，由于 UADT 肿瘤的发生是多基因和环境相互作用的结果，通过 GWAS 研究可发现更多的与 UADT 肿瘤有关的易感遗传位点或基因，并进一步分析基因与基因，基因与环境之间的相关性。

(3) 发现磷脂酶基因 ε 亚型(phospholipase C epsilon 1, PLEC1) rs2274223G, rs3203713G, rs11599672G 等位基因的联合效力与头颈部鳞状细胞癌(head and neck squamous cell carcinoma, HNSCC)具有相关性。

2010 年，两大 GWAS 结果同时报告了在中国人群中 PLEC1 rs2274223 是食管癌(esophageal squamous cell carcinoma, ESCC)和胃贲门腺癌(gastric cardia adenocarcinoma, GCA)的易感遗传位点，位于 10q23 PLEC1 基因属于磷脂酶家族中的一员，磷脂酶可催化聚磷酸肌醇水解产生 1, 4, 5-三磷酸肌醇和甘油二酯。因此 PLEC1 参与细胞的生长和分化过程，部分研究报告 PLEC1 在肠癌、皮肤癌、膀胱癌、直结肠癌和头颈部肿瘤的发生、发展过程起重要作用，非同义变异 SNP rs2274223 位于 PLEC1 的 26 外显子，可造成组氨酸改变为精氨酸。研究显示，在食管癌和胃贲门腺癌组织中 PLEC1 基因的表达明显高于正常组织，提示 PLEC1 基因突变可能是人类肿瘤发生的生物学遗传基础。由于 HNSCC 的发生与食管癌、胃贲门腺癌的发生具有部分共同的发病因素，如乙醇、烟草等，提示 PLEC1 基因突变可能与头颈部癌的发生具有相关性。

2011 年，Hongxia Ma 等对 1 098 例 SCCHN 患者(口咽癌 559 例，非口咽癌 539 例)和 1 090 例正常个体非西班牙裔白种人进行 PLEC1 rs2274223A/G、rs3203713A/G、rs11599672T/G 与 SCCHN 相关性的研究，结果发现，在 SCCHN 患者中吸烟人数、喝酒人数分别占 72.2%和 72.9%，明显高于对照组(分别为 50.9%和 56.6%)，进一步说明烟草、乙醇等危险因素在 HNSCC 发生、发展过程中发挥重要作用[12]。在 PLEC1 rs2274223A/G、rs3203713A/G、rs11599672T/G 中，研究虽未发现单独的 SNP 位点突变对 HNSCC 发病风险的影响，但是 3 个突变位点的联合效力明显增加了 HNSCC 的发病风险，特别是与非口咽癌的 HNSCC 之间具有明显的相关性。在进一步根据肿瘤部位进行的分层研究中发现，rs2274223 可增加非口咽癌的 HNSCC 患者的发病风险，而 rs11599672 可明显降低非口咽癌 SCCHN 患者的发病风险，rs3203713 在不同肿瘤部位的人群中则未发现此异质性，提示我们 PLEC1 rs2274223A/G、rs3203713A/G、rs11599672T/G 在不同部位肿瘤的发生发展过程中起不同的作用机制。应用单体型分析 3 个位点与非口咽癌 HNSCC 的相关性发现，相对于常见的单体型 $T_{rs11599672}A_{rs2274223}A_{rs3203713}$ 来说，$G_{rs11599672}A_{rs2274223}A_{rs3203713}$ 可降低非口咽癌 SCCHN 的发病风险，而 $T_{rs11599672}G_{rs2274223}A_{rs3203713}$ 可增大非口咽癌 SCCHN 的发病风险，而 $G_{rs11599672}G_{rs2274223}G_{rs3203713}$、$T_{rs11599672}G_{rs2274223}G_{rs3203713}$、$G_{rs11599672}G_{rs2274223}A_{rs3203713}$ 则未发现此相关性。在根据年龄、性别、吸烟、喝酒以及疾病分期进行的分层研究发现，SNP rs2274223 位点突变可增加年轻、男性、吸烟、喝酒、早期的非口咽癌 HNSCC 的发病风险，而 SNP rs11599672 可降低年轻、吸烟、不喝酒的非口咽癌 SCCHN 的发生。提示 PLEC1 基因多态性在引起 HNSCC 发生发展过程中与烟酒等环境因素的暴露有关，但由于人群混杂等因素的干扰，不排除存在假阳性率的可能性，需进一步在更大样本量中验证 PLEC1 与 HNSCC 之间的相关性。

#### (二) 展望

随着现代遗传学、基因组学和医学研究的不断发展，我们对基因有了更进一步的认识，GWAS 为复杂性疾病/性状的遗传易感基因的研究揭开了序幕，发现了许多与复杂疾病/性状相关的遗传易感基因或位点。至今，已经有 50 多种肿瘤的 GWAS 结果相继公布于众，其中包括 15 种恶性肿瘤，大大促进了我们对人类肿瘤遗传基础的理解[13]。现阶段虽然发现了多个与 HNSCC 相关的位于不同染色体区域的遗传易感基因或位点，但是真正引起 HNSCC 发病的功能遗传基因仍不清楚。相信随着高通量全基因组遗传标记扫描平台和新的遗传统计方法的不断发展，以及以基因型和单体型为基础的关联分析的普遍应用，GWAS 将发现更多的与 HNSCC 关联的微效基因变异，并进一步阐明基因与基因、基因与环境之间的关系，发掘其背后隐藏的生物学遗传机制，并且将这些研究结果用于临床指导，评估个体患某种疾病的危险。通过鉴定疾病发生、发展的分子遗传机制，并将大大推动个性化药物的研发和个体化治疗的发展，通过针对不同致病机制的个体化治疗，从而明显降低 HNSCC 发病率和病死率。

## 第二节　口腔颌面-头颈部肿瘤全基因组测序分析

### 一、概述

随着人类基因组计划的完成和后基因组时代的到来，现代医学的研究模式发生了重大的改变。传统医学将逐渐向基因组学研究基础上的个体化医学转变，在不远的将来，每个人都将有希望清晰地知道自身遗传背景，具有哪些疾病的易感性，从而实现疾病预防和治疗的个体化。这种个体化医学的发展基础是快速、低成本的个体化全基因组测序[14]。目前，昂贵的成本和由此可能产生的法律问题、伦理和道德问题、个人隐私问题是阻碍全基因组测序检测发展的主要因素。

肿瘤的发生是一个多步骤、多因素的过程，但其实质上是患者基因组的改变，癌细胞与正常细胞行为不一样的遗传因素是癌细胞基因组里有一些基因突变。比较不同癌细胞和正常细胞的基因组，获得癌细胞中发生突变的基因，寻找导致某一类型肿瘤发生的关键基因和分子靶点是后续进行肿瘤靶向治疗和个体化治疗的基础。同时通过这样的研究，科学家们也可以了解这些突变发生的先后顺序，并结合遗传进化的观点更为直接地推断肿瘤的演化过程。目前，千人基因组计划已经启动，期望能够通过基因组的比较发现与疾病相关的易感基因，寻找到一些可能与某些疾病直接相关的位点，从而为这些疾病的治疗和预防提供新的理论依据，这其中也包括对癌症相关基因组改变的研究。

全基因组测序是癌症诊断的强有力工具，在许多被怀疑癌症发生可能性增加的患者中，常规的相关候选基因测试（如 BRCA1 和 BRCA2 突变检测）无法提供有用信息时，采用全基因组测序方法对患者基因组进行测序分析，可能检测到在常规候选基因检测中检测不到的结构性变异和少见突变，突破常规候选基因检测的局限性[15]。同时全基因测序可以在一个临床相关的时间段内发现细胞遗传学所无法看到的致癌基因改变，从而以此调整患者的治疗计划，影响患者的预后，显示了全基因组测序具有指导肿瘤临床诊断和治疗的实用性和实效性。

2010 年 4 月，国际癌症基因组协会在 *Nature* 杂志发表了题为 *International network of cancer genome projects* 的文章。这篇由全球多个国家的多名科学家共同撰写的文章从多个角度、多个方面描述了目前的癌症基因组研究计划项目[16]。国际癌症基因组协会计划联合全世界的科研力量对全球范围内具有重要临床和社会影响的 50 种不同类型肿瘤进行全基因组学研究，对超过 25 000 个肿瘤相关基因的基因组水平、表观遗传学水平、转录水平的系统研究将全面揭示基因突变对肿瘤的影响，确定与肿瘤诊断和治疗有关的临床相关亚型，并发现新的肿瘤预防和治疗方法。大规模的肿瘤基因组分析表明肿瘤内有大量的突变存在，这些突变往往具有异质性。前期的肿瘤基因组学研究已经在多种类型肿瘤中确定了一些新的肿瘤相关突变基因，包括 PIK3CA、BRAF、NF1、KDR、PIK3R1 和组蛋白甲基化、去甲基化等相关基因，这些基因有希望成为新的肿瘤治疗靶标。同时在某些研究中，也确定了肿瘤基因突变与患者预后的相关性。例如在多种类型神经胶质瘤的基因组学研究中发现了 IDH1 和 IDH2 基因突变与预后相关。

癌症基因组计划将由全球的多个国家、多个研究机构共同参与并分工协作完成。其中澳大利亚负责胰腺癌和卵巢癌，加拿大负责胰腺癌，中国负责胃癌，法国负责肾癌和肝癌，英国和法国负责乳腺癌，印度负责口腔癌，德国负责成神经管细胞瘤，希腊负责罕见胰腺癌，日本负责肝癌，西班牙负责慢性淋巴细胞性白血病，英国和美国负责肿瘤全基因图谱的完成工作。肿瘤突变相关基因的确定必须是发生突变频率较高、针对某一特定类型的肿瘤，必须在 3% 以上的患者中观察到突变的基因才能被确定为肿瘤相关基因。所以特定类型肿瘤的全基因组测序研究，样本量至少在 500 例以上，对某些异质性较大的肿瘤来说，所需要的样本量更大。随着此计划的开展和完成，科学家预测到 2020 年，所有与肿瘤发生相关的基因突变都将被找出，肿瘤的诊断和治疗研究将会进入一个新的时代。

全基因组测序在临床患者中的应用价值已经得到了验证和证实。美国贝勒人类基因组测序中心和有关机构的研究人员及专家通过对一对双胞胎和他们的哥哥、父母的全基因组测序并进行对比分析，找到了引起这对双胞胎患有多反应性肌张力障碍疾病的突变基因，从而使医师能够对他们的病症进行针对性的治疗，并取得了良好效果[17]。这标志着全基因组测序技术已经开始造福患者，并且为未来的个体化医疗指明了方向。全基因组测序在对某些人类罕见遗传性疾病的研究中更具有优势，科学家对罕见的遗传性疾病以受累家庭或极端性状个体为单位进行全基因组测序，能够缩小在人类基因组中搜寻致病基因突变的范围，准确找出与这些疾病相关的基因；同时，能有效地降低 DNA 测序所固有的背景噪声，使测序数据更加准确，从而帮助研究人员理解不同的基因变异在相关疾病的诊断、治疗和预防中可能扮演的角色。

但目前，一个样本的全基因组测序费用为数万美金，其昂贵的价格限制了其在科学研究和临床实践中的大规模应用。针对这一问题，科学家一方面研究并开发新一代高效快速廉价的测序技术；另一方面，基于基因组编码区对疾病及性状表型所起的关键作用，科学家们提出了新的外显子捕获测序技术理念。外显子是人类基因的一部分，包含着合成蛋白质所需要的全部信息。外显子测序是指利用序列捕获技术将全基因组外显子区域的 DNA 捕捉并富集后进行高通量测序的基因组分析方法[18]。全部外显子，也就是通常所说的“外显子组”只占全部基因组的 1%，测定外显子序列只需要针对外显子区域的 DNA 即可。因此，与全基因组测序相比，外显子测序的覆盖度更广，数据准确度更高，也更加简便和经济，是现阶段基因测序工作的重点。外显子测序技术的应用为进一步加速科学家们发现疾病相关致病基因提供了强有力的工具，极大地推动了疾病研究的进展。外显子测序的实用性已经得到多个研究机构的验证，与常用的人类基因组测序相比，外显子测序在检测基因变异（无论是普通变异还是罕见变异）方面，表现出很高的敏感性；同时对于单个基因变异引起的疾病，外显子测序同样可以准确找到致病基因[19]。基于外显子测序的高通量和快速可靠性，也可以用于研究多基因变异引起的常见疾病，例如糖尿病和癌症等，以揭示这些疾病的遗传相关致病基因和致病机制。

近年来，越来越多的科学家将外显子测序技术应用到自己的研究中。2010年，来自美国华盛顿大学医学院的研究人员利用外显子测序技术，找到了一种致命性眼癌的关键基因，这一成果可能成为未来治疗这种癌症的靶标。由于外显子测序技术在疾病研究领域的广泛应用和突出贡献，2010年入选 *Science* 杂志年度"十大科学进展"。外显子测序技术在癌症研究方面也崭露头角。自2005以来，先后有30余篇文章利用外显子测序技术对10多种癌症进行了研究，包括对8个卵巢癌患者的肿瘤组织和正常组织的比对测序分析和后续的34个患者样本验证，发现了两个新的致病相关基因：ARIDIA 和 PPP2RTA；对葡萄膜恶性黑色素瘤的外显子测序研究中发现了可能成为治疗靶标的关键基因：BAP1；对9个急性白血病 M5 亚型的骨髓样本及其血液样本进行的外显子组测序分析中发现了 DNMT3A（DNA 甲基化转移酶 3A 的编码基因）突变，提示 DNA 甲基化转移酶活性与急性单核细胞白血病的发病密切相关，相关蛋白可能成为此类疾病诊断和预后的有用标志物；对膀胱移行上皮癌的外显子测序分析发现了许多未知的突变基因，说明遗传水平上的染色体调节可能是膀胱癌的一个重要标志[20]。

最近也有一些利用家系样本进行外显子测序研究的报道。2010年10月，在 *The New England Journal of Medicine* 杂志上报道了第一篇应用外显子测序技术研究复杂疾病的文章。研究者通过对一个低脂血症家系中2名患者及60个正常人进行外显子组测序比对分析，发现 ANGPTL3 基因与低脂血症相关。接着科学家通过外显子组测序技术发现了米勒综合征、歌舞伎综合征和孤独症的相关致病基因。对于常见疾病，如肿瘤的研究来说，要找到致病性变异需要检测大量的样本，此时在价格和耗时方面，外显子测序技术就显示出相比全基因组测序的优势性[17]。在相同的测序量下，采用外显子测序能研究更多的样本，这意味着更高的变异检测效能；同时基于外显子测序的序列捕获技术，研究者可以在全基因组筛选的基础上对特定染色体或特定基因进行更深一层的研究。由于目标区域测序大幅缩小了测序区域，在保证获得足量目标基因变异信息的前提下，大大降低了样本的测序成本。因此，包括外显子测序在内的目标区域测序将成为全基因组测序的重要补充，研究者可以根据自身的研究目的选择合适的测序策略，从而以更经济、更高效的手段达到科学发现的目的[21]。

## 二、口腔颌面-头颈部肿瘤外显子测序分析

2011年，*Science* 在同一期发表了来自美国两个不同的研究机构对口腔颌面-头颈部鳞癌的全外显子测序分析研究成果，为进一步研究和揭示口腔颌面-头颈部鳞胞癌的发病机制提供了新的线索。在这2篇来自不同研究机构的论文中，均证实 NOTCH1 基因与头颈部鳞状细胞癌的发生密切相关，研究表明，在10%～15%的头颈部鳞癌中存在 NOTCH1 基因的失活性突变。这是在头颈部肿瘤中发现的、仅次于 TP53 基因的第二高频率突变基因，目前的研究未在其他实体肿瘤中检测到 NOTCH1 的高频率突变发生[22]。

在约翰霍普金斯大学论文中，科学家们对32例原发性头颈部鳞癌肿瘤样本（其中30例样本在收集前未进行过任何化学治疗和放射治疗）及相对应的非肿瘤组织中的18 000余个蛋白编码基因进行了全外显子测序和基因拷贝数分析。所收集到的样本采用精确诊断和显微切割等方法，确保其中肿瘤组织达到60%以上。采用 SureSelect（Agilent）或 CCDS（Nimblegen）富集系统捕获全外显子序列后，分别采用 GAIIx/HiSeq 技术（17例样本）或 SOLiD V3/V4 技术（15例样本）进行测序分析，目标区域的覆盖度分别达到77倍和44倍。

将32个样本测序后的数据进行分析，发现了725个基因上的911个候选体细胞突变，后采用 Sanger 测序分析方法，确定了其中的609个突变。研究结果提示，HPV 检测阴性的患者肿瘤样本中的突变要多于 HPV 检测阳性的患者。在 HPV 检测阳性的患者肿瘤中未发现 TP53 的突变，但在78%的 HPV 检测阴性患者肿瘤中检测到了 TP53 的突变，这些研究结果与已经报道的结果是一致的。具有吸烟史的患者肿瘤样本中的突变要多于无吸烟史的患者。但与肺癌中的研究结果不同的是，吸烟患者肿瘤中的突变谱不是集中在 G：C>T：A 的转换。另外，几乎所有的头颈部鳞癌中都存在一个与非吸烟相关性肺癌和其他非吸烟相关性肿瘤相似的突变谱，这些数据表明烟草对基因突变谱的影响在不同类型肿瘤中是不一样的。

在后续的88例头颈部鳞癌和相对应正常组织样本的验证中，证实了与头颈部鳞癌发生相关的6个基因：TP53、CDKN2A、PIK3CA、HRAS、FBXW7和Notch1存在突变，其检测到的突变率分别为47%、15%、9%、6%、5%和4%，其中FBXW7和NOTCH1是首次被报道与头颈部鳞癌发生相关，其他4个基因的突变频率和类型与以往报道是一致的。有意义的是，在所检测到的28个NOTCH1基因突变中，40%的突变是导致此基因产物的截短，提示在头颈部鳞癌这一类型肿瘤中，NOTCH1是一个肿瘤抑制相关基因，而不是一个癌基因。

FBXW7的突变在其他类型肿瘤中时有报道，FBXW7是F-box家族中的一员，并参与泛素蛋白配体复合物的形成。FBXW7在多种类型肿瘤中发挥肿瘤抑制因子的作用，NOTCH1是它发挥降解作用的主要目标蛋白。本研究中所发现的FBXW7突变位于公认的阻止活化后NOTCH1降解的热点区域。尽管FBXW7还调节其他目标基因参与蛋白降解过程，如细胞周期蛋白(cyclin)E和C-myc，但在这个研究中还是可以提出这样的假设：FBXW7突变调节Notch信号通路的功能，这一假说还需要更多研究结果的支持和证实。

本研究中的数据对肿瘤发生过程中Notch1所扮演的角色提出了新的有趣的问题，Notch1参与人类肿瘤发生这一观点，是在T细胞型白血病的易位研究中第一次提出来的，随后在多种造血系统肿瘤中发现了更多的Notch1基因突变，这些造血系统肿瘤中的Notch1突变大多集中在两个热点区域：异二聚体形成(heterodimerization, HD)结构域和位于C-末端的富含脯氨酸、谷氨酸、丝氨酸和苏氨酸(PEST)的结构域。这些突变的Notch1外源性表达，同Notch1易位一样，导致了体内外的恶性转化。同时有报道称，Notch信号通路功能降低与慢性粒细胞白血病的发生具相关性，提示Notch是一个肿瘤抑制因子。另外，在一些实体肿瘤中也发现了一小部分Notch1截短突变的存在。这种突变模式也是同肿瘤抑制因子功能相一致的，只是在这些肿瘤中，这种突变是少量的，所以无法明确是否是一种主导因素。而在头颈部鳞癌的研究中，这种突变的大量存在证实其是一种主导因素。另外，在头颈部鳞癌中发现的突变与在造血系统中发现的是很不同的，大多数突变位于N-末端的EFG类似配体结合结构域，而且大多数突变导致蛋白的N末端转变到跨膜区。这些转变的位置和特性，以及每7个患者中就有两个存在Notch1突变，提供了强烈的遗传学证据，证明Notch1在头颈部鳞状细胞癌中发挥的是抑癌作用，这与鳞状细胞中的Notch1基因功能研究结果是一致的：Notch1$^{-/-}$鼠发生了上皮肿瘤。Notch1在一些淋巴瘤中发挥癌基因功能，在慢性粒细胞白血病和头颈部鳞癌中发挥肿瘤抑制功能，说明Notch1在正常生物学层面上的功能双重性，它的活化在某些组织起到干细胞维持功能，而在某些其他组织中则发挥促进末端分化功能。这些结果同时强调，无论是在组织培养还是器官模型研究中，依据细胞类型不同来评价肿瘤相关基因突变的功能是非常重要的。

在哈佛-麻省理工博德研究所论文中，科学家们对74组头颈部鳞癌与相对应正常组织样品进行了全外显子组测序分析，除进一步证实了已报道的头颈部鳞癌相关基因(TP53、CDKN2A、PTEN、PIK3A和HRAS)以外，还发现了大量的新的未报道过的、可能与头颈部鳞癌发生相关的基因[23]。在30%以上的病例中发现，发生突变的基因参与鳞状上皮的分化。例如，Notch1、IRF6和TP63。此研究提示鳞状上皮分化相关基因的功能失调可能是头颈部鳞癌发生的主要启动因素。该研究所采用的病例中，89%具有吸烟史，79%具有饮酒史。研究发现头颈部鳞癌中的基因突变总数与其他吸烟相关肿瘤，如小细胞肺癌和肺腺癌中发现的数量相当，但HPV检测阳性患者肿瘤组织中的突变为HPV检测阴性患者肿瘤组织中的一半左右。此结果与流行病学研究所提出的HPV阳性和隐性病例具有生物学差异的观点是一致的。具有吸烟史的患者肿瘤样本中具有更多的非CpG区域的G→T转换突变，此突变可以作为“功能性”烟草暴露的指标。在11%的肿瘤样本中发现Notch1基因的点突变。在以往的动物模型研究中曾经报道过Notch1基因在皮肤鳞状细胞癌中存在功能失调，但鳞状恶性肿瘤体细胞中存在Notch1基因突变以往未见报道。此研究还发现11%的肿瘤样本中存在Notch2和Notch3的错义点突变。虽然有研究表明在T细胞急性淋巴细胞白血病和慢性淋巴细胞白血病中存在Notch1的活化突变，在弥漫性大B细胞淋巴瘤中存在Notch2的活化突变，但在头颈部鳞状细胞癌中出现的Notch基因突变是功能丧失突变，与最近报道的髓细胞性白血病中的Notch基因突变功能相同。所检测到的Notch1基因突变中，几个无义突变是将编码蛋白截短，截短的蛋白缺失了激活靶基因的关键C-末端锚蛋白重复结构域。另外5个突变(4个错义突变和1个缺失突变)位于或邻近 Notch 基因高度保守的胞外配体结合区域。2 个剪切位点突变导致蛋白截短或关键功能区域的缺失。例如,配体结合区域或蛋白水解激活区域。这些结果表明,Notch 基因的功能失调,或者说 Notch 信号转导通路在头颈鳞状细胞癌的发生、发展起到了重要作用。

Notch1、IRF6 和 TP63 基因功能都与鳞状分化相关,在鳞状上皮中最多的 TP63 蛋白产物是 ΔNp63。此蛋白通过 Notch1 和 CDKN2A 下调机制启动基层角质细胞的更新。而 IRF6 参与了 ΔNp63 的蛋白酶体降解过程。当鳞状上皮接收到具遗传毒性的应激时,可发生反应性的末端分化。其作用机制是 p53 依赖型的 Notch1 转录活化,这种转录活化与 ΔNp63 呈对抗性[24]。头颈部鳞状细胞癌中包括鳞状上皮的转化,这种转化在组织学上与表皮相似。这些结果提示我们提出这样的假设:发生在这些基因上的突变破坏了这些肿瘤前体细胞的鳞状分化程序(见图 17-1)。

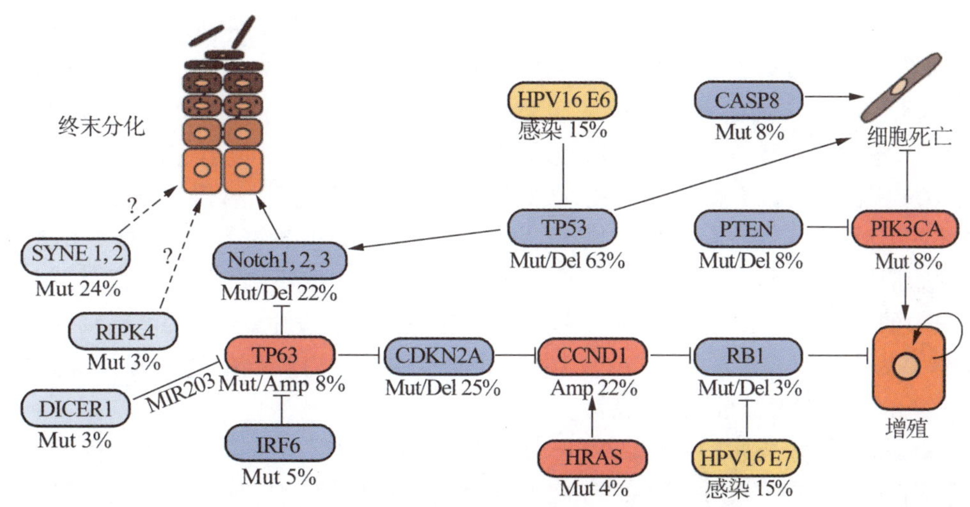


图 17-1 头颈部肿瘤分子线路的部分可能示意图

蓝黑:功能丧失;红色:功能获得;黄色:病毒基因;亮蓝:假定参与头颈部鳞癌的基因;每个蛋白下面的数字代表发生相应基因突变、扩增或缺失的肿瘤样本比例

进一步突变检测确定了另外 11 个具有破坏鳞状分化功能的基因。相关基因(Notch1、Notch2、Irf6、Tp63、Ripk4、Cdh1、Ezh2 和 Dicer1)敲除鼠存在鳞状上皮分化缺陷,位于人类相关基因(IRF6、TP63、CDH1 和 MLL2)上的胚系突变可导致腭面综合征的发生。在培养的人类胶质细胞中降低相关基因(TP63、NOTCH1、IRF6、MED1)的表达,可导致分化受阻和增殖加快。因此,头颈部鳞癌中的很多突变基因可能参与了鳞状分化。这些突变可能启动了一种原始的,并且更具有增殖性的基底细胞样表型。这些发现与已知的头颈部鳞癌发生、发展步骤性和具有分化标志物特征是一致的。此研究还发现了一些发生在相对特征性不是很明显的基因中的常见突变。例如,分别在 20%和 8%的头颈部鳞癌患者肿瘤样本中,发现了 SYNE1 和 SYNE2 突变。这些基因参与了细胞极性的调节,此种调节在鳞状上皮中位于 Notch1 的上游。另外,分别在 11%和 12%的肿瘤样本中发现了 RIMS2 和 PCLO 的突变,其相应的编码蛋白调节另外一个重要的末端鳞状分化过程——钙敏感性。

除了这些直接参与鳞状分化的基因外,研究还发现存在于两个凋亡相关基因(CASP8 和 DDX3X)上的突变。由此可以推断,凋亡抑制也参与了头颈部鳞癌的发病机制,可能参与了破坏鳞状细胞的成熟。另外,组蛋白甲基转移酶 PRDM9 和 EZH2 也被检测到存在突变[25]。目前,Notch 信号通路抑制剂已经应用于临床。此研究中,所发现的头颈部鳞癌中的 Notch1 突变导致的功能缺失,可能具有重要的临床治疗价值。最近的 γ 分泌酶抑制剂(抑制 Notch)临床试验被叫停,部分原因就是治疗组中出现了皮肤癌发生率的增加。这种临床现象与动物模型中观察到的现象是一致的,敲除表皮 Notch1 发生了皮肤癌。此研究结果提示,接受 γ-分泌酶(secretase)抑制剂治疗的患者,需要同时监控表皮和头颈部鳞状恶性肿瘤的发生。

目前,头颈部肿瘤的临床特征存在解剖学上的差异,此研究结果指向了一些分子水平上的共同特征。例如,不论是体细胞突变还是 HPV 感染,恶性肿瘤中的 TP53 失活表现都是差不多。此研究表明鳞状分化的破坏可能是不同解剖部位头颈部肿瘤多个遗传学机制中的共性。头颈部鳞癌可能同其他类型肿瘤一样，其发生机制可能包括了成熟停止或者谱系依赖。头颈部鳞癌的不寻常之处在于突变的发生是多样化的，而在白血病和前列腺癌中只是单纯几个目的基因的损伤。所以针对鳞状分化阻止的合理治疗途径可能需要综合性的精确途径来确定特异的分子标志物。这些分子标志物可能来自 Ntoch 信号通路[26]，或者来自 TP63 突变，或者其他解除这种阻止的程序。

综上所述，全外显子测序技术的应用和所得到的新研究成果为科学家们深入了解头颈部鳞癌的发生机制，寻找有效的治疗靶标，推动个体化治疗的发展提供了重要的研究数据。同时这些研究也证明了大规模的肿瘤/正常配对样本的全外显子测序技术，能够为多种人类肿瘤生物学基础研究提供新的思路。

## 三、突变基因与口腔癌功能

TP53 和 Notch1 是头颈部鳞癌的高频率突变基因。TP53 基因是肿瘤研究领域中关注度最高的一个基因，也是人体肿瘤细胞中发生突变最频繁的一个基因。TP53 基因突变现象与目前已知的过半肿瘤都有关联。TP53 基因编码的 p53 蛋白是人体内的主要抗癌蛋白，也是目前生物学领域中研究热度最高的蛋白。在肿瘤细胞中，重建野生型 p53 基因的活性能够使细胞生长停滞，既可以停滞在 $G_1$ 期，也可以停滞在 G2/M 期；同时 p53 蛋白也可以介导细胞凋亡；新的研究还发现，p53 蛋白可以诱导细胞老化。p53 蛋白通过与靶基因内部或上游的 p53 反应元件相结合的方式反式激活这些基因的转录，这些靶基因中有很多都与细胞凋亡或细胞周期调控过程有关，这是 p53 发挥抑癌作用的主要机制[27]。目前，有研究检测口腔鳞癌和癌前病变组织中的 p53 蛋白表达，发现 p53 基因在口腔黏膜鳞癌发生、发展及淋巴结转移过程中可能具有一定作用，p53 基因突变是口腔黏膜癌变过程中的早期事件并与口腔癌的进展有关，检测 p53 蛋白有助估计口腔黏膜癌变的可能性及口腔癌的预后。

Notch1 是 Notch 受体家族中的一种。Notch 受体是一组包含着多个类上皮生长因子重复序列的大的跨膜蛋白，它们调节着许多在癌症中重要的细胞特性，包括细胞的分裂、分化和存活。Notch 受体、Notch 配体和 CSL DNA 结合蛋白等共同构成 Notch 信号转导通路。此通路主要通过与邻近细胞的相互作用来精确调控各谱系细胞的分化、增殖和凋亡，在胚胎发育、造血、血细胞发育、血管生成、某些神经系统疾病及肿瘤形成等生理、病理过程中发挥着重要的作用。有研究表明[28~29]，活化的 Notch 信号对口腔鳞癌具有抗增殖的作用，可在体内体外抑制肿瘤细胞的生长，同时伴随细胞周期阻滞和细胞程序性死亡。另外还有研究发现，Notch 受体和配体可能参与调控正常的和肿瘤性牙源性上皮的分化和增殖。

（陈万涛）

## 参考文献

[1] Marchini J, Howie B, Myers S, et al. A new multipoint method for genome-wide association studies by imputation of genotype [J]. Nat Genet, 2007,39(7):906 - 913.

[2] Wang k, Li M, Bucan M. Pathway-based approaches for analysis of genome-wide association studies [J]. Am J Hum Genet, 2007,81(6):1278 - 1283.

[3] Li L, Plummer SJ, Thompson CL, et al. A common 8q24 variant and the risk of colon cancer: a population-based case-control study [J]. Cancer Epidemiol Biomarkers Prev, 2008,17(2):339 - 342.

[4] Hoggart CJ, Clark TG, De Iorio M, et al. Genome-wide significance for dense SNP and resequencing data [J]. Genet Epidemiol, 2008,32(2):179 - 185.

[5] Waters KM, Marchand L, Kolonel LN, et al. Generalizability of associations from prostate cancer genome-wide association studies in multiple populations [J]. Cancer Epidemiol Biomarkers Prev, 2009,18(4):1285 - 1289.

[6] Christopher I Amos, Li-E Wang, Jeffrey E Lee, et al. Genome-wide association study identifies novel loci predisposing to cutaneous melanoma [J]. Human Molecular Genetics, 2011,20(24):1093 - 1105.

[7] Smyth DJ, Plagnol V, Walker NM, et al. Shared and distinct genetic variants in type 1 diabetes and celiac disease [J]. N Engl J Med, 2008,359(26):2767 - 2777.

[8] Zeggini E, Weedon MN, Lindgren CM, et al. Replication of genome-wide association signals in UK samples reveals risk loci for type 2 diabetes [J]. Science, 2009,316(5829):1336-1341.

[9] Lettre G, Rioux JD. Autoimmune diseases:insights from genome-wide association studies [J]. Hum Mol Genet, 2008, 17:R116-R121.

[10] Zhensheng Liu, Guojun Li, Sheng Wei, et al. Genetic variation in TERT-CLPTM1L genes and risk of squamous cell carcinoma of the head and neck [J]. Carcinogenesis, 2010,31(11):1977-1981.

[11] James D, Therese Tr, Valerie Ga, et al. A genome-wide association study of upper aerodigeative tract cancers conducted within the INHANCE consortium [J]. PloS Genetics, 2011,7(3):1333-1344.

[12] Hongxia Ma, Li-E Wang, Zhensheng Liu, et al. Association between novel PLCE1 variants identified in published esophageal cancer genome-wide association studies and risk of squamous cell carcinoma of the head and neck [J]. BMC Cancer, 2011,11:258-267.

[13] Hakonarson H, Grant SF. Planning a genome-wide association study: points to consider [J]. Ann Med, 2011,43(6): 451-460.

[14] Link DC, Schuettpelz LG, Shen D, et al. Identification of a novel TP53 cancer susceptibipty mutation through whole-genome sequencing of a patient with therapy-related AML [J]. JAMA, 2011,305(15):1568-1576.

[15] Welch JS, Westervelt P, Ding L, et al. Use of whole-genome sequencing to diagnose a cryptic fusion oncogene [J]. JAMA, 2011,305(15):1577-1584.

[16] International Cancer Genome Consortium, Hudson TJ, Anderson, et al. International network of cancer genome projects [J]. Nature, 2010,464(7291):993-998.

[17] Pasche B, Absher D. Whole-genome sequencing: a Step closer to personapzed medicine [J]. JAMA, 2011,305(15): 1596-1597.

[18] 眭维国,李丽萍,车文体,等.人类遗传疾病中常见变异和罕见变异的研究策略[J].国际检验医学杂志,2011,32(16): 1847-1850.

[19] 辜清泉,杨琳,杨旭.外显子测序技术在疾病研究中的应用[J].分子诊断与治疗杂志,2011,3(5):334-338.

[20] Su X, Cho MS, Gi YJ, et al. Rescue of key features of the p63-null epithelial phenotype by inactivation of Ink4a and Arf [J]. EMBO J, 2009,28(13):1904-1915.

[21] Leemans CR, Braakhuis BJ, Brakenhoff RH. The molecular biology of head and neck cancer [J]. Nat Rev Cancer, 2011,11(1):9-22.

[22] Agrawal N, Frederick MJ, Pickering CR, et al. Exome sequencing of head and neck squamous cell carcinoma reveals inactivating mutations in NOTCH1 [J]. Science, 2011, 333(6046):1154-1157.

[23] Stransky N, Egloff AM, Tward AD, et al. The mutational landscape of head and neck squamous cell carcinoma [J]. Science, 2011,333(6046):1157-1160.

[24] Moretti F, Marinari B, Lo Iacono N, et al. A regulatory feedback loop involving p63 and IRF6 links the pathogenesis of 2 genetically different human ectodermal dysplasias [J]. J Clin Invest, 2010,120(5):1570-1577.

[25] Ezhkova E, Lien WH, Stokes N, et al. EZH1 and EZH2 cogovern histone H3K27 trimethylation and are essential for hair follicle homeostasis and wound repair [J]. Genes Dev, 2011,25(5):485-498.

[26] 黄红杰.实体瘤中 Notch 信号途径的研究进展[J].健康研究,2009,29(2):132-135.

[27] Levine AJ, Oren M. The first 30 years of p53: growing ever more complex [J]. Nat Rev Cancer, 2009,9(10):749-758.

[28] Duan L, Yao J, Wu X, et al. Growth suppression induced by Notch1 activation involves Wnt-beta-catenin down-regulation in human tongue carcinoma cells [J]. Biol cell, 2006,98(8):479-490.

[29] Kumamoto H, Ohki K. Detection of Notch signaling molecules in ameloblastomas [J]. J Oral Pathol Med, 2008,37(4):228-234.


17

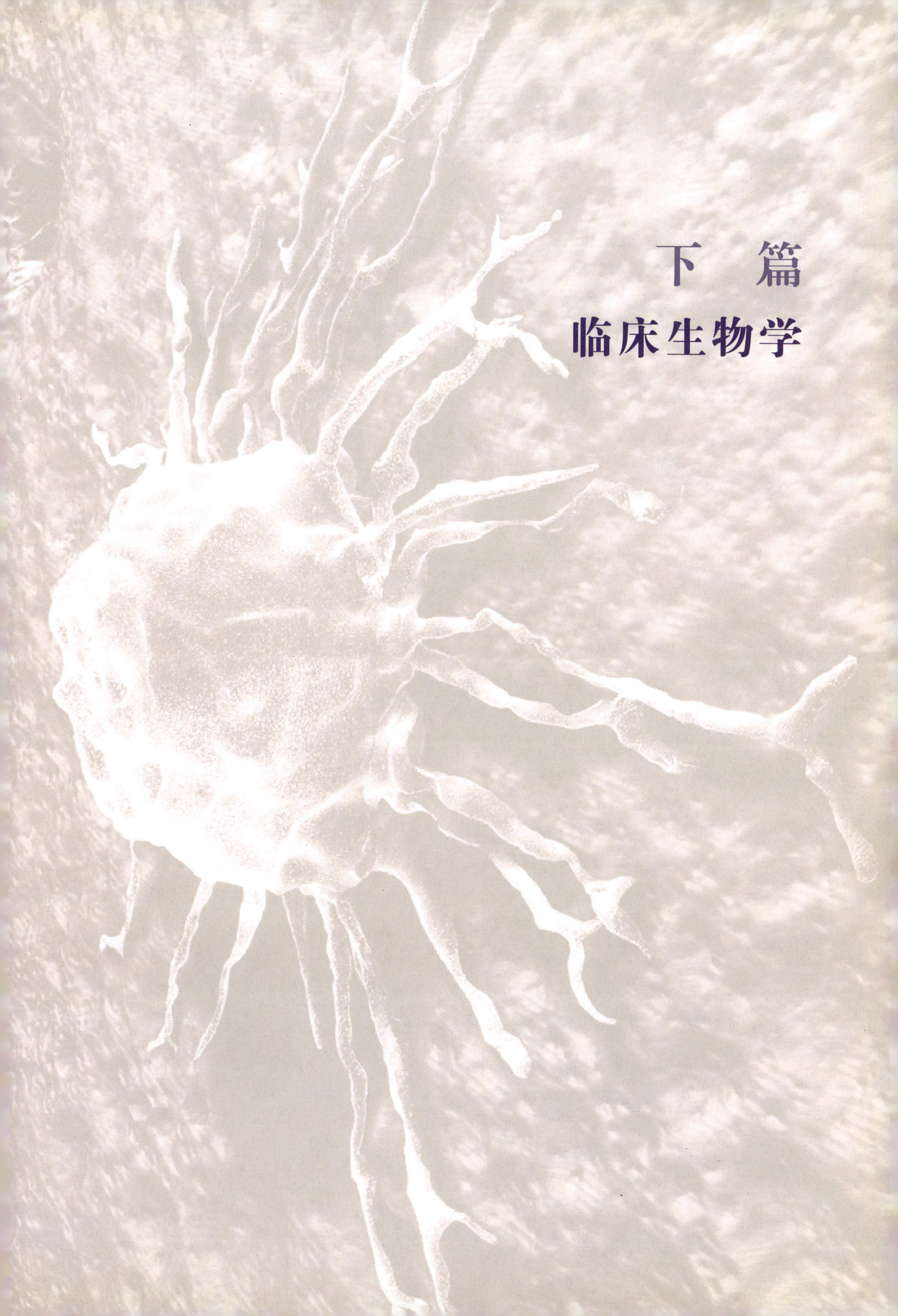

# 下　篇

# 临床生物学

# 第十八章 口腔颌面-头颈部肿瘤的生物学标志物

## 第一节 口腔颌面-头颈部肿瘤生物学标志物研究现状

### 一、概述

口腔颌面-头颈部肿瘤和其他恶性肿瘤一样，早期确诊和早期治疗是治疗成功的关键。而对于大多数中、晚期恶性肿瘤患者，通过肿瘤生物学标志物的应用，对其影响治疗和预后的主要生物学特性作出定性和定量判断，达到预测治疗效果、指导治疗和判断预后的目标，做到真正意义上的个体化治疗，从根本上改变恶性肿瘤的经验治疗和治疗后效果判断的传统模式。这无疑是提高恶性肿瘤患者生存率和生存质量最有效和最经济的方法。而实现上述目标的主要基础是基于生物学标志物的分子诊断和分子分类技术的研究和应用。

口腔颌面-头颈部肿瘤分子分类就是对其发生、发展、浸润和转移、耐药和放疗抵抗等与恶性生物学特性和表型相关分子进行筛选、验证和确定，以此为基础，建立能对该类型肿瘤早期诊断、转移诊断、化疗和放疗抵抗、预后预测等判断技术。目前，针对口腔颌面-头颈部肿瘤的诊断方法仍然是传统的形态学病理诊断方法。诊断的标准是组织细胞的形态学变化，而且是依赖典型的恶性肿瘤的形态学变化。这些多是晚期癌变组织和细胞才具有的特征性变化，而且具有明显的主观性和经验性；而在癌细胞形态发生前几年甚至更长时间，基因、蛋白、信号通路分子等分子水平的变化早已发生，故基于分子水平的分类诊断能使口腔颌面-头颈部肿瘤诊断提前几个月甚至几年；另一方面，传统的病理学诊断和分类，并不能很好地对肿瘤的治疗效果和预后作出准确的预测和判断，因为同一病理组织类型的肿瘤对相同治疗方案的反应常常存在很大的差异。分子分类的优势，不但可以使口腔恶性肿瘤的性质和类型尽早得到明确的诊断，为患者的治疗提供最宝贵的时间和机会，而且能对复发转移，放化疗抵抗性和预后等关键临床指标作出定量的判断，为合理有效治疗方案的制订和实施提供最恰当的指导。

口腔颌面-头颈部肿瘤是一种由多基因参与的分子疾病，这个过程主要包括细胞周期的失控、细胞凋亡障碍和端粒酶异常激活等引起的细胞无限增殖。其中，参与癌变过程的一系列细胞抑癌基因、癌基因、细胞周期蛋白、端粒酶基因等，在这个多阶段的致癌过程中均发挥不可或缺的重要作用；癌组织中的这些基因出现缺陷并逐渐累积，编码的蛋白质功能失调，从而导致调控细胞生长、分化、凋亡等生理过程的信号转导通路失控，细胞出现无限增殖，肿瘤细胞和肿瘤间质细胞分泌细胞因子，导致肿瘤周围血管和淋巴管的生成，促进肿瘤的局部侵袭和转移。大部分参与肿瘤发生、发展和转归相关分子的改变，是口腔颌面-头颈部肿瘤的早期事件，它们的变化可以应用现代分子生物学的技术和方法，从组织和体液中检测到，从而能为口腔颌面-头颈部肿瘤的分子分类提供一种有效的方法[1]。

染色体异常，如染色体缺失、扩增和结构重排是恶性肿瘤的显著特征，在口腔颌面-头颈部肿瘤中也观察到染色体的异常变化。在癌前病变发展到癌的过程中，DNA 等位基因缺失是比较常见的 DNA 突变方式，如在染色体 3p、9p、17p 发生特异性的染色体缺失。在异常增生(约 30%)和口腔鳞癌组织中(70%～80%)，一个早期、且常见的基因事件是 9p21 染色体发生杂合性缺失，这对于口腔颌面-头颈部鳞癌的早期诊断具有潜在的应用价值[2](见表 18-1)。

20 世纪后期以来，聚合酶链反应、比较基因组杂交、差异 mRNA 显示技术、荧光原位杂交、荧光定量

表 18 - 1　口腔颌面-头颈部鳞癌中常见的染色体突变位点

| 染色体 | 突变位点 | 染色体 | 突变位点 |
| --- | --- | --- | --- |
| 1 | 1p36. 3 缺失 | 12 | 12p12. 2 - 13 拷贝数增加 |
| 2 | 2q35，2q36 缺失 | 13 | 13q14. 3 缺失 |
| 3 | 3p13 - 14，3p21，3p25 缺失；3q25 - ter 拷贝数增加 | 14 | 14q31 - 32. 2 拷贝数增加 |
| 4 | 4q25，4q31 - 32 缺失 | 15 | 15q15 拷贝数增加 |
| 5 | 5q21 - 22 缺失；5p 拷贝数增加 | 16 | 16q23 - 24 拷贝数增加 |
| 6 | 6q13，6q25 缺失 | 17 | 17p13 缺失；17q24 - 25 拷贝数增加 |
| 7 | 7q31 缺失；7p11 拷贝数增加 | 18 | 18q 缺失；18p 拷贝数增加 |
| 8 | 8p21，8p22，8p23 缺失；8q22，8q23 - ter 拷贝数增加 | 19 | 19q 拷贝数增加 |
| 9 | 9p21 缺失 | 20 | 20p11. 2 缺失；20q 拷贝数增加 |
| 10 | 10q23，10q26 缺失 | 21 | 21q11. 1，21q21，21q22. 2 缺失 |
| 11 | 11q22. 2 - 22. 3 缺失；11q13 拷贝数增加 | 22 | 22q13 缺失 |

PCR、基因芯片、蛋白芯片和组织芯片等一大批先进生物学技术的相继发展和推广应用，极大地促进了分子生物学的发展，在分子水平上进行口腔颌面-头颈部肿瘤分子分类成为可能。利用基因组学、转录组学、蛋白组学和代谢组学等手段寻找肿瘤诊断和治疗的标志物，进而发展分子分类技术，这已经成为 21 世纪国际肿瘤防治领域研究的重点，并成为生物医学研究方面最具有商业化价值的领域[3]。

反映恶性肿瘤生物学特性的标志物，如基因和蛋白的表达具有部位和时相特异性，在头颈部鳞癌中标志物的表达也随着部位和临床分期的不同而改变[4]。Freier 等利用高通量组织芯片，对 547 例原发性头颈部鳞癌标本，采用免疫组织化学方法对 cyclin D1，C - myc，ErbB1 和 ErbB2 等蛋白表达水平进行了检测和分析，发现 cyclin D1 和 C - myc 在咽和喉部鳞癌中表达比口腔鳞癌明显上调；而 ErbB1 和 ErbB2 多在口腔鳞癌中高表达[5]；cyclin D1 的表达增高主要发生在临床晚期(IV)患者。为了确定在基因水平上的差别，Freier 又对 609 例鳞癌患者进行了研究，其中包括不同临床分期、不同解剖部位的原发鳞癌 511 例，继发鳞癌 98 例；荧光原位杂交技术证实，5 个癌基因扩增率分别是 cyclin D1 34. 5%、EGFR 12. 7%、C - myc 8. 8%、ZNF217 6. 2%、ErbB2 3. 6%。其中，cyclin D1 与咽部原发鳞癌相关[6]；咽部鳞癌 ZNF217 的扩增率比口腔鳞癌低。这 5 个癌基因在头颈部鳞癌中部位不同、表达也不同，说明在头颈部不同部位的鳞癌，其发生具有不同的分子机制。因而，对于口腔颌面-头颈部肿瘤的分子分类，不能用“头颈部癌”这个笼统的概念进行研究和分析，必需分别对口腔癌、口咽癌、喉癌和鼻咽癌分子标志物分门别类进行研究和分析。

## 二、可能成为口腔颌面-头颈部肿瘤生物学标志物的分子

口腔黏膜上皮细胞发生癌变的关键是细胞基因组本身发生了异常。目前口腔颌面-头颈部肿瘤分子分类可以采取以下策略：①检测口腔颌面-头颈部肿瘤的相关抑癌基因、癌基因等功能基因的突变、扩增和表达水平变化。②检测口腔颌面-头颈部肿瘤中表观遗传学的改变。③检测口腔颌面-头颈部肿瘤端粒酶的改变。④检测口腔颌面-头颈部肿瘤非编码 RNA 等调控因子的变化。总之，能够反映口腔黏膜上皮癌变发生和发展过程的基因及其上游调控因子、下游转录和翻译产物的改变，都有可能成为分子分类的候选标志物。

### (一) 抑癌基因和癌基因与口腔颌面-头颈部肿瘤的分子分类

在口腔黏膜上皮的癌变过程中，首先发生抑癌基因的失活和癌基因的激活，抑癌基因和癌基因在肿瘤发生、发展过程中的不同阶段，分别都发挥着决定性的作用。抑癌基因对口腔黏膜上皮细胞分裂、增殖和分化进行严格的控制，使细胞按正常程序进行周期分裂、生长和凋亡，防止细胞周期失调而导致细胞无限制地生长，防止细胞向口腔颌面-头颈部肿瘤前病变和癌方向发展[7]。事实上，癌基因是存在于正常口腔上皮细胞内的基因，编码生长因子、生长因子受体及蛋白激酶、GTP 结合蛋白、核转录因子、甲状腺素/类固醇激素受体等，主要生理功能是调控细胞生长、增殖和分化，当过度表达和(或)表达时空不对时，则使正常口腔黏膜上皮细胞发生恶性转化，获得无限增殖的能力和其他恶性表型。目前发现在口腔颌面-头颈部肿瘤

中涉及多个抑癌基因和癌基因的改变，同时基因改变的频率也不相同。这些基因主要包括：Rb、p16、p53、RARβ、PTEN、APC、Ras、p65、cyclin D1、myc 和 EGFR 等[8~10]。

ErbB 基因在包括头颈部鳞癌在内的许多人类恶性肿瘤中被发现，其家族成员异常激活与肿瘤的进展和转移密切相关。EGFR 在头颈部癌的研究较为普遍，研究表明，其可能是一个有广阔前景的肿瘤生物学标志物和预后因子。myc 和 Ras 基因在头颈部鳞癌中过表达与肿瘤的进展和不良预后显著相关。cyclin D1 在口腔鳞癌和癌前病变中也有广泛的表达(36%～66%)，在头颈部鳞癌中，cyclin D1 扩增往往提示不良预后和高风险的淋巴结转移[9]。Feng 和 Yang 等研究发现，cyclin D1、XIAP 的过表达与口腔鳞癌的化疗效果显著相关，为肿瘤的个体化化疗提供了一组有效的分子标志物。目前常见的口腔颌面-头颈部鳞癌候选生物学标志物见表 18-2。

表 18-2　常见的口腔颌面-头颈部肿瘤候选生物学标志物

| 标志物 | 功　能 | 临床意义 |
|---|---|---|
| p53 | 调节细胞周期 | 预后相关 |
| p16 | 调节细胞周期及细胞衰老 | 预后相关 |
| p21 | 调节细胞周期 | 肿瘤发生，发展 |
| p27 | 调节细胞周期进展 | 不良预后 |
| MDM2 | 调节细胞周期 | 肿瘤发生 |
| MGMT | 调节启动子甲基化 | 预后相关 |
| EGFR | 调节细胞增殖及细胞生长 | 淋巴结转移，不良预后 |
| ERBB2 | 调节细胞增殖及细胞生长 | 肿瘤进展和转移 |
| RARβ | 调节细胞生长及细胞分化 | 预后相关 |
| myc | 调节细胞生长及细胞凋亡 | 肿瘤进展和转移 |
| BCR-ABL1 | 调节细胞周围及细胞分化 | 肿瘤进展和转移 |
| Ras | 信号转导及细胞生长 | 不良预后 |
| cyclin D1 | 细胞周期调控 | 淋巴结转移，不良预后 |
| STAT-3 | 参与细胞因子信号通路，细胞增殖 | 预后相关 |
| VEGF | 参与血管生成 | 肿瘤靶向治疗 |
| EBV | 调节细胞周期 | 诊断和筛选 |
| HPV | 调节细胞周期及细胞凋亡 | 预后相关 |

在口腔颌面-头颈部肿瘤中，抑癌基因和癌基因异常改变是复杂的，涉及许多个基因的不同表达模式。在肿瘤的不同发生、发展阶段，不同的个体之间存在差异，要找出一个有价值的分子分类标志物，必须注意这方面的复杂性，同时还要对每个基因在肿瘤发生过程中的具体作用机制进行深入而细致的研究。

### (二) 表观遗传学变化与口腔颌面-头颈部肿瘤分子分类

肿瘤的发生是一个多因素、多步骤过程，癌基因的激活、抑癌基因的失活在肿瘤发生中起着关键作用。近年来研究发现，DNA 的异常甲基化，尤其是启动子区 CpG 岛的高甲基化(hypermethylation)已成为继基因缺失、突变后抑癌基因或相关基因失活的第 3 种重要机制，有时是某些基因失活的唯一途径。DNA 甲基化(methylation)是基因的表观遗传性(epigenetic)改变，是 DNA 通过自身的化学修饰完成的。研究发现，CpG 岛的高甲基化与肿瘤的关系涉及细胞生物学表型多方面，包括细胞周期、凋亡、DNA 修复、转移等，其中与肿瘤关系密切的基因有 E-cadherin、p16、MGMT($O^6$-methylguanine-DNA-mehtyltransferase)、RARβ、DAPK(death association protein kinase)等。在人类乳腺癌、前列腺癌、肺癌、口腔鳞癌和胃癌中的研究，均不同程度地表明了这些基因异常甲基化与肿瘤的关系。有研究报道，对 79 例口腔鳞癌患者癌组织及癌旁组织中 p16、RARβ、E-cadherin、cyclin A1、细胞珠蛋白(cytoglobin)的甲基化检测发现，每个基因均有 4～5 个 CpG 位点发生甲基化，口腔颌面-头颈部肿瘤组织中启动子区 CpG 位点发生显著的甲基化，其甲基化率分别是 p16(28%)、RARβ(73%)、E-cadherin(42%)、cyclin A1(53%)和 cytoglobin(65%)。而且 p16、cyclin A1、cytoglobin 在癌组织中表达较正常组织甲基化明显提高。Jac 等研究发现，IL-6 通过 DNA 甲基化促进口腔黏膜鳞癌的形成。

基因启动子异常甲基化的本质是一种DNA分子异常(DNA alteration),在口腔颌面-头颈部肿瘤发生过程中是一个早期事件,是导致许多口腔颌面-头颈部肿瘤相关基因表达异常的一个重要原因。同时这种改变比其他各种类型的DNA分子异常(如基因点突变、基因缺失、微卫星DNA多态性、基因异常扩增等)在口腔颌面-头颈部肿瘤中出现的频率高。因此,从这方面入手进行口腔颌面-头颈部肿瘤的早期分子诊断和分子分类标志物的研究,可能是一条捷径。

在口腔颌面-头颈部肿瘤癌变和发展过程中,各个基因启动子出现甲基化频率是不同的。因此,选择哪些基因作为诊断指标,需要对癌组织中这些基因发生甲基化的频率有一个全面的了解,并需要与临床病理特征相关性进行分析。Lopez等研究发现,在口腔黏膜白斑的患者中存在高频率的甲基化现象,主要基因是p16、p14、MGMT,其中p16和MGMT启动子区域甲基化出现超过50%,p14有12%,这为口腔颌面-头颈部癌前病变恶性转化提供了一个十分有利的监测指标。Ogi等研究发现,在口腔颌面-头颈部肿瘤组织中,$p16^{INK4A}$、$p15^{INK4B}$、$p14^{ARF}$、DCC、DAP激酶、MINT1、MINT2、MINT27和MINT31出现不同频率的高甲基化现象。进一步分析发现,DAP激酶、MINT1甲基化与基因的表达缺失有密切的联系。DCC甲基化与牙龈癌的骨侵犯、舌癌的侵袭性、生存率的降低有密切关系;MINT1、MINT31甲基化提示预后较差;$p14^{ARF}$甲基化提示预后较好。

关于DNA甲基化在唾液腺腺样囊性癌中的作用,有学者对23例腺样囊性癌的临床标本及细胞系做了E-cadherin的检测,发现70%的临床标本中存在E-cadherin启动子的甲基化,并且甲基化与其表达呈负相关。又有学者对38例腺样囊性癌的临床标本做了p16的甲基化特异性PCR(methylation specific PCR, MSP)检测和免疫组化检测后指出,启动子区的高甲基化可能导致其表达下调。Li等对60例腺样囊性癌临床标本中p16、RASSF1A(RAS association domain family protein 1A)、DAPK、MGMT甲基化水平检测表明,基因甲基化是该肿瘤的常见事件,76.7%的肿瘤至少出现了一个基因的甲基化。其中RASSF1A最有意义,其甲基化率随着病理分级($P<0.01$)、临床分期($P<0.01$)、肿瘤转移($P<0.05$)的增高而显著增加,而p16的甲基化与神经侵犯有显著的相关性($P<0.05$)。这些研究结果表明,在腺样囊性癌的发生、进展和转移过程中,E-cadherin、p16、RASSF1A基因的甲基化扮演了重要角色。

肿瘤相关基因的甲基化状态是一种有前景的肿瘤分子生物标志物(biomarker),从理论上讲,口腔颌面-头颈部肿瘤相关基因的甲基化状态也可以在外周血及体液中检测到,为肿瘤的早期诊断提供非常有价值的信息。尽管已经证实在口腔颌面-头颈部肿瘤中出现高频率的甲基化改变,但是作为诊断的指标还有很多工作需要去做,还有待进一步深入研究。如各种不同致癌因素对甲基化的影响,甲基化与基因表达的关系、大量样本的对照研究确定诊断意义,与基因结构改变联合实现早期诊断等。相信随着对口腔颌面-头颈部肿瘤相关基因甲基化研究的深入,肿瘤相关基因甲基化状态有望成为早期分子诊断和分子分类的一个重要指标。

### (三)端粒酶检测与口腔颌面-头颈部肿瘤分子诊断

在口腔颌面-头颈部肿瘤早期分子诊断中,最理想的靶点就是口腔颌面-头颈部肿瘤特有,而在正常组织细胞中不存在的物质。端粒酶活性的改变在口腔鳞状上皮细胞发生恶变的早期阶段就已经发生,激活并维持细胞的无限增殖能力,是异常上皮增生和口腔颌面-头颈部肿瘤区别于正常细胞的重要特征之一,也是细胞维持永生化的物质基础。因此,端粒酶是口腔颌面-头颈部肿瘤早期诊断研究的热点。端粒酶在口腔颌面-头颈部肿瘤的发生过程中,主要存在三方面的变化:端粒酶的活性、端粒酶组成成分表达水平变化和表达端粒酶组成成分的细胞分布发生改变。有研究利用端粒酶重复序列扩增法流程(telomeric repeat amplification protocol, TRAP)方法和RT-PCR方法对培养的正常口腔鳞状细胞和口腔鳞癌细胞进行端粒酶活性和端粒酶各组分表达的对比研究,同时利用原位杂交对端粒酶各组分在正常口腔黏膜、癌前病变和癌组织中进行定位。研究结果表明,在正常口腔黏膜上皮中,hTEP1、hTR和hTERT主要表达在基底层细胞中;在口腔黏膜白斑中表达在基底上层;在癌组织中的表达没有层次差别,分布于整个肿瘤组织中。端粒酶及其组分的改变,不仅说明在口腔颌面-头颈部肿瘤发生过程中端粒酶组分功能的不同,同时为口腔颌面-头颈部肿瘤诊断指标的选择提供了方向;端粒酶组分也可以作为口腔颌面-头颈部肿瘤分子诊断的指标。其中,hTRT与端粒酶活性表达基本一致,可以代替端粒酶活性检测。已有研究证实,在口腔颌面-

头颈部肿瘤诊断中，检测 hTRT 的表达与检测端粒酶活性相比更敏感。除了在组织标本中检测端粒酶活性之外，还可以应用脱落细胞和体液进行检测。这些方法其标本来源方便、创伤小，在检测灵敏度和特异性方面优于细胞学检查，极有可能成为诊断和监测口腔鳞癌进展的方法。从目前的研究文献可以得出，在口腔正常组织中，端粒酶的阳性率较低，一般<25%；而口腔颌面-头颈部肿瘤组织中检出率较高，一般>85%，与其他的口腔颌面-头颈部肿瘤分子诊断指标相比这种差异是很显著的。一项对甲状腺癌研究发现，端粒酶活性阳性率为 75.0%，而细针穿吸活检(FNAB)的准确诊断率为 43.8%；两者联合诊断率可提高至 87.5%，提示端粒酶活性检测是 FNAB 很好的辅助诊断方法，两者联合应用可明显提高 FNAB 标本的阳性诊断率。鉴于端粒酶的生理学特点，凡是增殖能力强的细胞，必定存在端粒酶活性的增高，对正常的细胞也不例外；对恶性肿瘤诊断而言，端粒酶活性检测敏感性高，但同时不可避免地存在特异性低的缺陷。因此，端粒酶活性检测如果与其他特异性强的口腔颌面-头颈部肿瘤诊断标志物联合应用，将会更有临床价值和实用意义。

#### (四) 微小 RNA 在分子分类中价值

微小 RNA(micro RNA，miRNA)是一组非编码的、平均长度为 18～24 个核苷酸大小的 RNA，它在调节基因转录后表达方面发挥重要作用。通过与 mRNA 3′UTR 多个位置的序列特异性结合，miRNAs 能阻止靶基因 mRNA 的翻译或降解 mRNA。计算机预测人类大概有 2 000 多个 miRNAs，目前已有 1 000 多个 miRNA 在人类基因组中被发现，在转录后水平，超过 30%的蛋白编码基因被至少一个 miRNA 调节。因此，找出 miRNA 在 HNSCC 中的表达特点可以更好地理解这种异质的、复杂疾病的遗传基础，miRNA 可能被用作诊断和预后的标记物。miRNAs 作为癌生物学标记物具有组织敏感性，能够以促进肿瘤生长的癌基因方式或抑制潜在恶性细胞生长的抑癌基因方式发挥作用；也就是说，miRNAs 在一部分癌症组织中是过表达或“打开”的，而在另一部分癌症组织中是则表现为低表达或“关闭”的。Calin 等首次把 miRNAs 和癌症联系在一起，发现 miR-15a 和 miR-16-1 在慢性淋巴细胞性白血病中表现为下调或缺失。随后有关 miRNAs 在癌症领域的研究逐渐成为热点，其在癌症发生、发展、转移、耐药、预后评价及药物靶点筛选中发挥的作用逐渐被认识。在口腔颌面-头颈部肿瘤领域，miRNAs 作为分子诊断和分子分类标志物研究成果，已在第 14～16 章中进行了详细介绍。

## 第二节　口腔颌面-头颈部肿瘤基因表达谱型

### 一、概述

口腔颌面-头颈部肿瘤分子诊断和分子分类的基因筛选，主要目的是确定与癌肿关系密切、在口腔上皮恶性转化和发展过程中起关键作用，同时在肿瘤发生的早期、中期和晚期能提供具有分子分类价值的基因。

口腔颌面-头颈部肿瘤的发生具有多因素、多步骤发展的特点。在这个发展过程中肿瘤分子生物学改变，主要包括口腔上皮细胞基因的变异以及 DNA-染色质结构的改变。上皮细胞基因的变异主要包括 DNA 一级结构的改变，如 DNA 序列突变、丢失、扩增、易位及重排等，以及与基因调控的相互关系；DNA-染色质结构的改变主要是 CpG 序列中胞嘧啶的甲基化、去甲基化，染色质主要成分组蛋白的乙酰化、去乙酰化。这些改变会引起相应基因调控的异常，从而导致口腔颌面-头颈部肿瘤的发生。在这个过程中，涉及细胞分裂、信号转导、细胞代谢、细胞结构、细胞因子水平、肿瘤的抑制基因等方方面面。这些基因在口腔颌面-头颈部肿瘤的发生过程中，组成了一张有功能联系的网络。每一个基因都是基因网络上的一个环节，每一个基因都受上游基因的调控，又对下游的基因产生调控作用，同时又有可能存在通过其表达产物互相调控的可能。可见在口腔颌面-头颈部肿瘤发生相关基因之间的相互作用是极其复杂的，在这些基因相互作用的网络中，要寻找到能够作为诊断标志的基因，不仅需要筛选在肿瘤的发生过程中哪些基因发生了早期的改变，同时还需要对这些基因的相互作用途径有充分的了解，这样才能够找到起关键作用的一个或是一组基因作为口腔颌面-头颈部肿瘤的诊断标志，这样的诊断标志才能具有早期性、特异性和准确性。

基因的筛选是一个系统化的工程，需要分析肿瘤在发生、发展过程中，增殖周期中不同阶段、不同病理分期、不同生物学行为以及在不同诱导环境下，口腔颌面-头颈部肿瘤细胞的基因表达与正常组织的差异，从而对这些基因表达的个体特异性、组织特异性、分化阶段特异性、部位特异性、外界刺激的特异性进行综合判断，确定几个或是多个基因作为口腔颌面-头颈部肿瘤分子分类的指标。指标的确定也离不开对单个基因功能的深入研究。

基因芯片技术能够在基因组水平分析基因表达，检测许多基因的转录水平。对大规模基因表达谱的分析存在方法学问题。大规模基因表达谱数据分析方法，目前只有很少的分析工具。聚类分析(clustering analysis)是目前大规模基因表达谱分析最广泛使用的统计技术。例如，斯坦福大学的 Michael Eisen 开发的 Windows 平台免费芯片数据分析软件 CLUSTER 和 TREEVIEW，下载网址：http://www. genome. standford. edu。最近发展了一种有监督的机器学习方法：支持向量机(support vector machines, SVMs)来分析表达数据，它通过训练一种"分类器"来辨识与已知的共调控基因表达类型相似的新基因。与经典的无监督聚类方法和自组织图不同，该方法建立在已有的知识上并有改进现有知识的潜力。

生物芯片的兴起和其在口腔颌面-头颈部肿瘤基因研究中的应用，大大推动了功能基因筛选的研究进程。尤其是口腔颌面-头颈部肿瘤的基因表达谱研究，在国内外都成为一个新的热点。通过对口腔颌面-头颈部肿瘤基因表达谱的研究，可以更加深入地了解肿瘤发生的分子机制，有助于找出肿瘤的早期诊断指标、治疗靶点、治疗应答和预后指标，有着广泛的应用前景。目前国内、外应用较多的有：

(1) 基因微阵列技术(microarray)：应用这种技术可以高效平行地检测肿瘤细胞的基因转录表达图谱，通过与对应正常细胞表达图谱的对比，进一步分析与恶性转变相关的基因。其优点是可以同时对大量基因，甚至整个基因组的基因表达进行对比分析。包括 cDNA 芯片(cDNA microarray)和 DNA 芯片(DNA chips)。

(2) 基因表达系列分析(serial analysis of gene expression, SAGE)：SAGE 可以在整体水平对细胞或组织中的大量转录本同时进行定量分析，而无须对基因的性质和生物系统预先有所了解。SAGE 技术区别于差异显示 PCR 等其他技术的主要特点是能够发现那些较低丰度的转录物，最大限度地收集基因组的基因表达信息，从而成为全面研究基因表达、构建基因表达图谱的首选策略之一。

(3) 差异显示 PCR 方法(differential display RT - PCR, DDRT - PCR)：DDRT - PCR 技术的基本原理是扩增反转录产物得到相对分子质量大小不同的 cDNA 片段。

(4) 消减杂交法(substractive hybridization, SH)：该方法是以抑制 PCR 为基础的 cDNA 消减杂交方法。

## 二、口腔鳞癌基因表达谱研究

高通量微阵列技术已经广泛用于鉴定一些肿瘤中异常表达的基因表达谱(gene expression profile)，通过分析和验证得到相关的标志物，以此对肿瘤进行分子分类。这一技术成功应用的重要前提条件：一是表达谱芯片对表达基因检测的敏感性；另一方面是对多基因表达模式的有效生物学统计和分析。对于区分背景和那些低丰度的重要功能基因而言，这两点是十分重要的。尽管一些新的计算方法和统计学方法可对微阵列进行分析，但目前所用的每种方法都有其自身的优点和缺点。这些方法获得的微阵列结果的可靠性偏低，所以基因芯片检测所得到的结果，需要用传统的分子生物学手段作进一步的验证和证实。

上海交通大学医学院的 Chen 和美国纽约大学医学院的 Chen 合作，应用 affymetrix HG - U95Av2 基因表达谱芯片，检测了 22 对(44 例)配对的头颈部鳞癌组织和正常上皮组织的基因表达谱；采用 RMA (robust multi-chip analysis)算法，对各张芯片的数据结果进行均一化。随后，采用 7 种统计分析方法进行分析。进一步对筛选得到的基因，应用实时定量荧光 PCR 和免疫组化技术进行验证。最终选择出了 42 个探针，这 42 个探针中，除去重复的探针最后对应了 39 个基因。这 39 个基因可以被分成 4 组，其中一半以上已被证实与肿瘤发生有关。包括一些肿瘤相关基因或是在肿瘤发生中起作用的癌基因。

肿瘤相关抗原(TAA)类包括 5 个基因，它们与肿瘤发生有重要关系。骨桥蛋白(osteopontin, OPN)，有文献报道，它可作为头颈部鳞癌预后相关的血清标志。癌胚抗原相关细胞黏附分子 1(carcino-embryonic antigen related cellular adhesion molecule 5, CEACAM1)和癌胚抗原相关细胞黏附分子 5

(carcino-embryonic antigen related cellular adhesion molecule 5，CEACAM5)是 CEA(癌胚抗原家族)和分子黏附相关家族中的成员。CEACAM1 目前被研究得较为清楚，在前列腺癌、乳腺癌、结肠癌中是一种抑癌基因，在 503 位点上丝氨酸变成丙氨酸后，会导致其抑制生长功能的丧失。LAGY 在肺癌中显著下调，因此被称为是肺癌相关基因 Y。内皮膜蛋白 1(epithelial membrane protein 1，EMP1)是一种肿瘤膜蛋白和肿瘤生长相关蛋白。在乳腺癌细胞系中发现它是一种肿瘤快速生长的标志物，与肿瘤细胞转移相关。该基因的表达水平和头颈肿瘤浸润及转移的关系已引起重视。

在 12 个酶类基因中，有 9 个与肿瘤发生的关系已经被证实。ACPP 是前列腺癌预后的一种血清标记，蛋白裂解酶在降解细胞外基质中有重要作用，可加速肿瘤的浸润和转移。金属基质蛋白酶 1(matrix metalloproteinases 1，MMP1)、尿激酶型纤溶酶原激活剂(urokinase-type plasminogen activator，PLAU)和丝氨酸蛋白酶是蛋白裂解的主要酶类。MMP1 也称为胶原酶Ⅰ，在恶性肿瘤中表达持续升高。PLAU 在多种恶性肿瘤中属于独立判断预后的一项指标。丝氨酸蛋白酶 11 (serine proteinase 11，PP11)、SERPINH2 和 SPINK5(都是丝氨酸蛋白酶的抑制剂)被发现与肿瘤发生有关，或参与了肿瘤的浸润。FAFP 是丝氨酸蛋白酶的一个高度保守区，它的表达常常与人黑色素瘤和癌细胞浸润生长有关。谷胱甘肽过氧化物酶 3(glutathione peroxidase 3，GPX3)的高表达在卵巢癌中有过报道。转谷氨酰胺酶 3 (transglutaminase 3，TGM3)参与组装角细胞层(CE)的结构蛋白，这是复层鳞状上皮终末分化的一个重要结构。这可能也解释了它在鳞癌中低表达的原因。在结构相关类基因中，11 个基因中的 5 个已知与肿瘤相关。纤维连接蛋白(fibronectin，FN)随着年龄增加在胞质内和组织内表达增加，被推测与肿瘤生长有关。而且它的蛋白裂解产物被发现有潜在致癌性。SCEL 是 CE 的一种前体；PPL 是 CE 的另外一种成分，可与 TGM 交联；CRK4 和 CRK13 是细胞移动因子，在分化好的上皮细胞中出现，因此在鳞癌中表达降低。

在这种分析方法中发现的一些其他基因也有报道直接或间接地参与了肿瘤的发生。C5ORF13，又称为 p311，在恶性胶质细胞瘤中有过表达。体外实验证实 p311 在恶性胶质细胞瘤中的作用。PTHLH 基因的一个位点被认为与肺癌发病相关。而且，同一位点异常与肿瘤的预后密切相关。PTHLH 也被认为与恶性肿瘤中内分泌性高血钙有关。IL1RA 被认为参与不同实体肿瘤的发生。PITX1 是一种转录因子，被报道在垂体腺瘤中表达下降。实验研究还发现，利用这群探针可正确区分肿瘤和正常组织，也就是说可以作为头颈部鳞癌分子分类基因谱。分析结果还发现，口腔颌面部癌组织中高表达的基因在癌前病变中也有高表达，相同病程和临床分级的口腔颌面部鳞癌标本的基因表达差异较大，提示现有病理结果和 TNM 分级系统还需要分子生物学标志物的进一步补充和完善。

## 三、口腔颌面部鳞癌相关基因的筛选和确定

人类基因组计划研究结果表明，人类基因组中包含了约 3.5 万个不同的功能基因。这些基因的选择性表达决定了整个机体的生命过程，基因表达的变化处于控制生物学调节机制的中心位置。人类功能基因组学研究的一个重要目的是筛选、鉴定与疾病发生、发展和转归密切相关的致病基因，为疾病的诊断、治疗和预后判断提供基因靶点，从而为疾病的诊断、治疗和预后判断提供有效的方法。研究证实，恶性肿瘤是多基因分子疾病，基因的功能并不独立，一个基因表达的上调或是下调，往往会影响上游或下游几个基因转录、表达水平的改变，并进一步导致相关基因之间复杂表达模式的改变。要阐明恶性肿瘤的发生机制，设计有效的诊治方案，需要全面地认识这种关系，研究不同个体、不同组织、不同时间、不同环境条件下肿瘤组织表达谱的信息，进而筛选影响肿瘤发生、发展、侵袭和转移等生物学行为的相关靶点基因。这些所依赖的正是生物芯片技术的发展。它通过设计不同的靶标阵列，使用特定的分析方法进行快速的、高通量的生物信息分析，其应用领域广泛。目前，各国已有很多肿瘤表达谱的分析研究，并对恶性肿瘤的相关功能基因和有应用潜力的基因靶点进行深入的功能研究，有些已制作成相关的功能芯片用于肿瘤的临床检测、治疗效果和预后判断。这些研究在一定程度上揭示了肿瘤的发生、发展机制，为癌肿的新型诊断方法和筛选治疗药物靶点提供了条件。

在口腔颌面-头颈部肿瘤方面，Leethanakul、Alevizos、Mendez、AlMoustafa 和 Gonzalez 等各自采用基因表达谱芯片技术，分别对大小不等的样本量研究发现，口腔颌面部鳞癌差异表达基因主要涉及细胞生长分化的调控、血管生成、细胞凋亡、细胞周期和信号转导通路；许多基因参与口腔颌面部癌的发生，如

NMU、FN1、PTK、ALDH8、ALDH10、ADH7、COX Vb 和 GST－Ⅱ等。陈万涛等对 NCBI 网站上的 PubMed 公众数据库进行检索，选择口腔颌面鳞癌差异表达基因研究的文献，对这些入选文献按照已有条件进行基因筛选。结果共筛选出 76 个差异表达基因，其中上调基因 47 个，下调基因 29 个；这些上调和下调表达基因结果详见表 18－3 和表 18－4。

**表 18－3 基因表达谱芯片筛选的上调基因**

| 基因名称 | 被筛选次数 | 基因名称 | 被筛选次数 |
|---|---|---|---|
| 5T4 | 3 | integrin α6 | 6 |
| ALDH3A2 | 3 | IL－8 | 5 |
| APC | 3 | jagged 1 | 3 |
| C1S | 4 | p38 | 3 |
| cadherin－3 | 4 | MMP－1 | 7 |
| cadherin－6 | 3 | MMP－10 | 4 |
| CCND1 | 9 | MMP－14 | 3 |
| CDKN2A | 3 | MMP－2 | 3 |
| CK10 | 3 | MMP－7 | 4 |
| COL1A1 | 5 | MMP－9 | 5 |
| COL1A2 | 5 | MYC | 3 |
| COL4A1 | 5 | OB－cadherin－2 | 3 |
| COL4A2 | 3 | OPN | 3 |
| COL5A2 | 3 | PARP1 | 3 |
| CTSL | 3 | PDGFA | 6 |
| EGFR | 4 | PLAU | 8 |
| FGF3 | 3 | RhoA | 4 |
| FGF6 | 3 | RhoC | 3 |
| FN1 | 7 | SERPINE1 | 3 |
| GRO1 | 3 | SPARC | 6 |
| IAP | 4 | STAT－1 | 3 |
| VEGF | 3 | TGFβ | 4 |
| VEGFC | 5 | TGFβ1 | 3 |
| IL－8 | 5 | | |

**表 18－4 基因表达谱芯片筛选的下调基因**

| 基因名称 | 检到次数 | 基因名称 | 检到次数 |
|---|---|---|---|
| cadherin－6 | 3 | MAPK1 | 3 |
| CCNG2 | 3 | NMU | 3 |
| Cip1 | 3 | PAI－2 | 4 |
| CK1 | 4 | TGM3 | 7 |
| CK13 | 6 | deoxyribonuclease1－like 3 | 3 |
| CK14 | 4 | EMP1 | 5 |
| CK15 | 7 | ERBB2 | 3 |
| CK17 | 5 | ERBB3 | 3 |
| CK18 | 3 | IGFBP5 | 3 |
| CK19 | 4 | integrin α6 | 6 |
| CK4 | 10 | IL－1RN | 4 |
| creatine kinase | 3 | IVL | 3 |
| CYP3A5 | 3 | JUP | 3 |
| LAGY | 3 | KIAA0089 | 4 |
| MAL | 4 | | |

将筛选到的口腔颌面部鳞癌差异表达基因进行 GO 分类，得到如表 18－5 所列出的以生理学功能为基础的基因分类。这些基因参与的生理学功能有免疫反应、炎症反应、生长发育、周期调控、细胞骨架、应激反应、信号转导、细胞凋亡、细胞增殖调控、组织发生、细胞分化和细胞黏附等 21 种生理学功能。

**表 18－5　口腔颌面鳞癌相关基因 GO 分类结果**

| 生理功能 | 基因名称 |
|---|---|
| 生长发育 | TGM3，VEGF，ERBB3，ALDH3A2，ERBB2，jagged 1，MAL，APC，TGFβ，CK4，COL1A1，COL1A2，Frizzled，VEGFC，GRO1，IAP，MAPK p38，PDGFA，ERK1，FGF3，EGFR，CK17，CK14，CDH3，CK18，PDGFA，IL－8，S100A7，FGF6，PARP1 |
| 周期调控 | CCND1，Cip1，CDKN2A，CCNG2，PDGFA，STAT1，FGF6，VEGFC，ERK1，VEGF，FGF3，APC，EGFR，MYC，IL－8，MAPK p38 |
| 信号转导 | C1S，IL－8，GRO1，NUM，ITGA6，jagged1，TGFβ，EGFR，MAPK p38，ERBB3，STAT1，MAL，PLAU，FGF6，VEGFC，ERBB2，ERK1，FGF3，APC，Frizzled，RhoA，RhoC，PDGFA，FN1，SPARC，TIMP3，COL1A2 |
| 转录因子 | STAT1，MYC，CDKN2A，PARP1 |
| 细胞迁移 | FN1，OB－cadherin－2，VEGF，EGFR，jagged1，IL－8，5T4，TGFB |
| 代谢相关分子 | MMP－2，MMP－14，MMP－9，MMP－7，MMP－1，MMP－10，S100A7，MYC，ALDH3A2，CYP3A5，KIAA0089，DNase1－like 3，FN1 |
| 细胞骨架组装 | CK17，CK4，RhoA，PDGFA，GRO1 |
| 细胞增殖调控 | MYC，jagged 1，Cip1，SPP1，CK4，EGFR，ERBB2，VEGFC，IL－8，GRO1，CDKN2A，PDGFA，TGFβ，EMP1，CK17，FGF6，FGF3，CCNG2 |
| 蛋白质水解酶 | SERPINE1，PLAU，CK1，C1S，P11，MMP－2，MMP－14，CTSL，MMP－9，MMP－7，MMP－1 |
| 蛋白磷酸化 | MAPK p38－AT，ERBB3，EGFR，TGFβ，CCND1，ERBB2，ERK1，STAT1，PDGFA |
| 组织发生，细胞分化 | COL1A1，EMP1，TGM3，ALDH3A2，CK15，CK17，CK1，CK10，CDKN2A，CK13，CK14，MAL，Frizzled，FGF6，VEGFC，Jagged 1，APC，CCND1，CDH3，OB－cadherin－2，CDH6，SPP1，CK4，S100A7，IVL，TGFβ |
| DNA 损伤反应 | MAPK p38 AT，Cip1，PARP1，ERK1，FN1 |
| 应激反应 | MAPK p38，EGFR，FN1，S100A1，MYC，ERK1 |
| 趋化因子 | MAPK p38，IL－8，GRO1，PLAU，SPP1，VEGFC |
| 细胞凋亡 | Cip1，MYC，TIMP3，MAPK p38，MAL，SPP1，VEGFC，IAP，DNase1－like 3，STAT1 |
| 转录调控 | MYC，TGFβ |
| 细胞黏附 | FN1，SPP1，JUP，ITGA6，IL－8，thrombospondin 2T，CDH3，OB－cadherin－2，5T4，CDH6，COL6A2，APC，EGFR，COL6A2 |
| 免疫反应 | C1S，B2M，IL－8，GRO1，IL－1RN，S100A7，SPP1 |
| 炎症反应 | IL－8，GRO1，IL－1RN，TIMP3，CDH3 |
| 骨矿化 | SPP1，EGFR，SPARC |

Kondoh 等比较了 5 例口腔颌面-头颈部肿瘤和 5 例口腔黏膜白斑，发现分别有 63 和 53 个基因表达异常[11]。经反转录聚合酶联反应(RT－PCR)验证后发现相对于口腔黏膜白斑，口腔鳞癌中有 12 个基因上调和 15 个基因下调。最终筛选出包括 MGP、NR2F2、SLIT3、KRT1、KRT13、TG3、FXYD6、CXCL10、LAM 2、FST 和 IGJ 在内的 11 个基因。这些基因对口腔鳞癌和白斑的判断准确率达到 97％。Belbin 等研究了头颈部鳞状细胞癌不同分期和淋巴结转移的关系，筛选出了 ECM，TN，STC1，硫酸角蛋白 4、13、15(keratins sulfate 4、13、15)，BRUSH－1，MXI1，OSR1 等基因。经免疫组化方法验证，发现这些基因在正常组织和癌组织间的表达有显著差异，但癌原发灶组织和转移淋巴结中表达比较差异无统计学意义。Ziober 等以癌旁正常组织(原发灶旁 2～3 mm)做对照，从 13 例口腔鳞癌中筛选出了 25 个基因。RT－PCR 和免疫组化验证，准确率达 96％，并能区别舌鳞癌和非舌鳞癌。但作者同时指出这些癌基因不能鉴别癌症的早晚期。

基因表达可用来预测口腔鳞癌的转移。有关转移的生物学和临床问题都可以用这个方法进行研究。生物学的问题是指在转移灶和原发部位之间是否有基因表达差异，发现基因表达的差异就可能识别调控转移的重要基因。癌症治疗方法的选择和肿瘤患者的生存率依赖于对肿瘤转移的早期预测，而原发灶间的表达差异能预测癌症转移吗？Zhou 等运用 Affymetrix U133A 芯片分析了 25 例舌癌患者，淋巴结转移阳性 11 例(pN+)，11 例中又有 7 例淋巴结包膜扩散(ECS +)。研究表明，淋巴结转移组织中，有 33 个基因标签表达异常；在淋巴结包膜扩散(ECS +)病例中有 22 个基因标签异常。经 RT-PCR 验证，找出 8 个相关基因。其中与淋巴结转移和包膜外扩散相关性最大的基因是 CTTN 和 MMP9，可用于临床对肿瘤转移的预测。但 Roepman 等对 19 例癌转移组织进行研究，只发现了一个基因 MTA1 有表达差异[12]。Nguyen 通过基因微阵列比较口腔鳞癌颈淋巴结转移组和非转移组间的基因表达差异，筛选出的 8 个基因 DCTC、IL-15、THBD、GSDML、SH3GL3、PTHLH、RP5-1022P6 和 C9orf46 能准确地预测口腔鳞癌的淋巴结转移[13]。

基因表达谱分析除了能够甄别、预测淋巴结转移和远处转移外，还可用于口腔颌面-头颈部鳞癌生存率的预测[14]。Chin 等采用基因表达微阵列技术和生物信息学技术，统计分析、筛选出 3 个特异性最强的基因 SPARC、PAI1 和 uPA；用这 3 个基因对 62 个样本进行免疫组化检测、验证和分析，结果表明 SPARC 作为一个独立的预后标志物，能预测头颈部鳞癌患者的无病生存和总生存。

大部分口腔颌面-头颈部鳞癌对化疗和放射治疗是敏感的，但临床上还有少部分患者对此无效[15]。鉴于此，越来越多的学者尝试应用基因表达谱预测敏感和不敏感的病例，从而指导治疗方式和有效方案的个体化设计。Ganly 等对 35 例实施放疗和化疗的喉咽癌病例组织标本进行基因表达谱检测，筛选出 17 个基因和肿瘤局灶治疗失败有关，其中 4 个基因 MDM2、ErB2、H-ras 和 VCAM-1，又经过 RT-PCR 验证表明，MDM2 和 erb2 有可能用于预测放、化疗的抵抗性[16]。

Feng 等通过分析国内外对口腔颌面-头颈部鳞癌基因表达谱芯片的研究结果，选择 80 个和口腔颌面-头颈部鳞癌发生、转移、耐药等功能相关的基因，制备口腔鳞癌个体化基因芯片；该芯片对口腔颌面-头颈部鳞癌诊断敏感性和特异性都超过 93%(芯片制作流程详见图 18-1)，为该肿瘤分子诊断提供了条件。

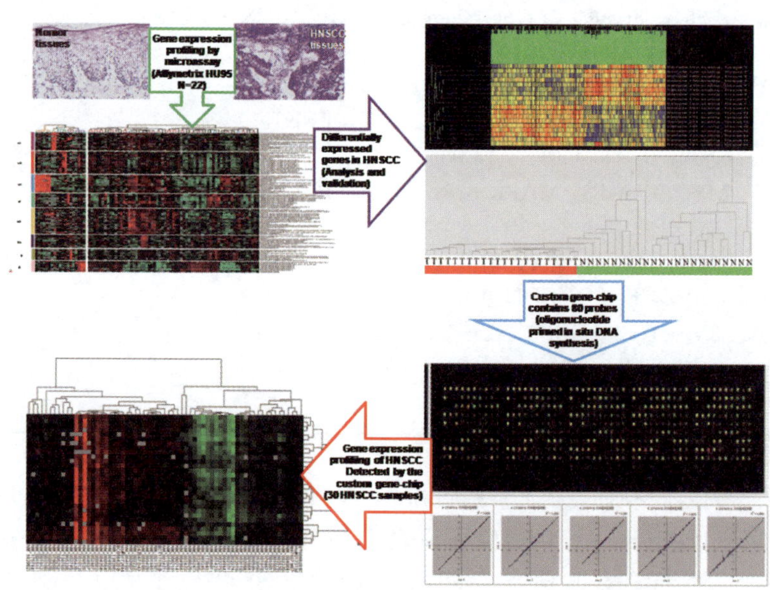


图 18-1　口腔颌面部鳞癌个体化基因芯片制作流程图

口腔颌面-头颈部鳞癌分子分类新技术的研究和应用，有望对该类肿瘤的诊断和治疗带来革命性的变化，从根本上解决现行诊断方法和标准不能对其生物学特性作出准确判定的问题，使以分子分类为指导的个体化治疗方案的制订和实施成为可能[17]。



## 第三节　口腔颌面-头颈部肿瘤相关蛋白表达谱

随着人类基因组学计划的完成，人们逐渐发现，基因研究和阐明并不能解决一切问题。遗传信息的中心法则，遗传信息从 DNA(基因)转变为中间转载体 mRNA，然后再合成各式各样的结构蛋白和功能蛋白，构成一个有机体。蛋白质在体内加工、修饰，并转运到细胞适当的位置才发挥正常的生理作用。因此，不难发现，基因只能是生命长河的源头，而蛋白质才是生命的执行者。蛋白质在其中任何一个环节发生改变都会影响生命活动。人们随之提出了“蛋白质组(proteomic)”这个概念。

蛋白质组的概念在1994年首次提出，是指“一个细胞或者一个组织基因组所表达的全部蛋白质”。与基因组学类似，它也是以高通量扫描手段为基础的科学。蛋白质组学技术被广泛应用于肿瘤研究中，主要有两个方面的内容：一是建立肿瘤的全蛋白表达谱，精确进行肿瘤的分类鉴定；二是研究肿瘤与正常细胞、肿瘤不同生物学特征，如转移与非转移等蛋白质的差异表达，即“差异蛋白组学”。通过研究正常、肿瘤组织、血清、唾液和体液中的特异蛋白作为候选生物学标记物，可能为筛选肿瘤发生、发展、转移、耐药、复发和预后相关的蛋白特征谱，发现肿瘤发生的机制提供帮助。肿瘤蛋白组学可能临床应用在以下3个方面：①肿瘤的早期诊断。②检测肿瘤侵袭和转移潜能。③预测肿瘤放、化疗敏感性。④判断肿瘤的预后。

## 一、蛋白组学在口腔鳞癌中的应用

### (一) 肿瘤早期诊断

与很多实体肿瘤相似，口腔鳞癌如果在早期发现和治疗，预后很好。特别是在肿瘤发生转移之前及时诊断肿瘤可显著提高患者生存率，降低与治疗相关的死亡。虽然口腔肿瘤因其所发生的部位较易发现，但是个别发生于舌根、咽侧壁等深部的肿瘤必需借助一定的设备才能发现。其次，某些早期鳞癌还应与白斑、溃疡和增生等良性病变或癌前病损进行区分，使其早期即得到合理有效的干预或治疗。因此，如果能在肿瘤组织、血清和唾液中发现明确的口腔肿瘤标志物，就能大规模筛查口腔颌面-头颈部肿瘤的高危人群，对患者做出早期诊断和及时、针对性的治疗。

### (二) 肿瘤侵袭、转移的检测

有资料显示，临床上约30%未发现淋巴结转移的口腔鳞癌患者，实际上都已发生隐匿性淋巴结转移。这可能是部分患者复发或预后不理想的原因之一。因此，对于临床上未发现淋巴结转移的患者，是否应当进行颈淋巴清扫及颈部放疗一直是临床医师比较棘手的问题。因为，临床医师一直未找到判定口腔鳞癌是否转移的明确指标，60%～70%无淋巴结转移潜能的口腔鳞癌患者，仍在接受不必要的颈淋巴清扫或颈部放疗。因此，寻找口腔鳞癌侵袭、转移相关的分子生物学标志物，能在肿瘤治疗前明确肿瘤的转移潜能，更好地指导临床治疗手段，减少不必要的手术，降低手术风险，减轻患者痛苦和治疗费用，也可使患者得到更合理的治疗，提高生存率和生存质量。

### (三) 预测肿瘤放化疗敏感性和评价预后

口腔鳞癌的治疗手段是以手术为主的综合序列治疗，虽然90%的口腔鳞癌患者需要手术治疗，但是某些情况，如特殊部位、晚期多处转移、侵袭重要的大血管或神经等，则需要姑息治疗或术前诱导化疗、术后辅助放疗。但是，不管是放疗还是化疗，都有一定程度的不良反应。如脱发、恶心、呕吐、贫血和放射性骨坏死等。这些不良反应甚至是致命的。因此在治疗早期预测肿瘤对放化疗方案的敏感性，可以指导临床医师实施个体化的放疗、化疗方案，减轻患者痛苦和经济负担。

## 二、蛋白组学技术

### (一) 二维聚丙烯酰胺凝胶电泳

二维聚丙烯酰胺凝胶电泳(two-D gel electrophoresis, 2-D-PAGE, 2-D-G)是一种利用蛋白质等电点和分子大小的差异进行正交分离的分析方法，因其特有的高分辨率，而在蛋白质组研究中始终占据着重要的地位。然而2-D-G也存在一些难以克服的缺陷，比如有限的动态范围和分离样品中大小差别较大的蛋白、低含量的蛋白(如信号蛋白和转录因子)以及疏水蛋白(膜结合蛋白和跨膜蛋白)的能力，操作过程费时、费力，难以实现与质谱(MS)的直接联用等，已被公认为是蛋白组学研究的技术“瓶颈”。因此，发展新型高分辨率、高通量和高峰容量的分离分析方法已成为加快蛋白组学研究的关键。

### (二) 双向荧光差异凝胶电泳

双向荧光差异凝胶电泳(2-D fluorescence difference gel electrophoresis, 2DE-FDIGE)是2-D-G

18

加以改进后的技术。结合蛋白质组中的专门技术和蛋白质差异分析的最先进方法，研制出的系统对于每块双向电泳凝胶上的每一个点采用独特的"CyDye"DIGE荧光素进行蛋白标记，使不同的CyDye标记的样品能在同一块胶上分离，这样保证所有的样品在完全相同的第一向和第二向电泳条件下分离，消除实验偏差并保证精确的胶内匹配。带有内标的2DE－FDIGE的流程是分别将两个蛋白抽提物用两个截然不同的荧光染料*N*－羟基琥珀酰二亚胺衍生物propyl－Cy3和methyl－Cy5共价标记。同时再取等量的这两个蛋白抽提物混合后用第3种染料Cy2标记作为内标。然后把用3种染料标记的样品混合后加到一个凝胶条上进行双向电泳，使用每种染料的激发波长交替照射凝胶就可以显示相应的蛋白质点图像。并通过颜色重叠的图像结合标准的图像分析软件，或者使用专门为2DE－FDIGE设计的软件进行分析；从凝胶上将表达的蛋白点切下来供质谱鉴定。这一技术与通常采用的考马斯亮蓝和银染方法相比灵敏度和线性都有显著的提高。高灵敏度确保在统计可信度范围内能够鉴别出可能检测到的真实的蛋白表达最小差异；不需要电泳后的处理固定或染色，因而减少了蛋白特别是低分子量蛋白的损失。更重要的是标准化的技术能最大限度地降低实验偏差，得到有效的数据以得出精确的实验结论；而且多个样品在同一块凝胶上同时分离，提高了通量，有更好的定量重复性和更准确的量化蛋白表达数据。因此，2DE－FDIGE真正可以作为定量蛋白质组学差异显示的首选技术。现已经广泛应用于细胞、组织、植物和动物等的定量蛋白组研究。

#### （三）高效液相色谱和毛细管电泳

高效液相色谱(HPLC)和毛细管电泳(CE)的发展为蛋白质和多肽的分离分析提供了新的手段。然而一维分离模式所能提供的分辨率和峰容量往往十分有限。多维HPLC/CE方法可以采用多种不同的HPLC模式，如交换色谱、亲和色谱、反相液相色谱；还有CE模式，如毛细管区带电泳、毛细管凝胶电泳、等电聚焦、胶束电动色谱和毛细管电色谱等，通过在线或离线的方式进行耦联，从而实现对复杂样品的分离。这种新型的多维液相分离模式具有以下优点：灵敏度高、分析速度快；可以通过不同分离模式的耦联来实现对样品中分子大小差别较大的蛋白质、低含量的蛋白质、疏水蛋白以及酸碱性蛋白的分析，可以直接和MS联用，易于实现系统的自动化等。因此，作为和2D－PAGE互补的一种分离模式，它在蛋白组学研究中已发挥重要的作用。

### 三、口腔鳞癌组织蛋白组学

#### （一）口腔鳞癌组织蛋白组学

对于口腔鳞癌组织蛋白组学研究最多的是，利用口腔鳞癌肿瘤组织与正常组织或癌前病变做比较，即"比较蛋白组学"，旨在发现口腔鳞癌发生、发展相关的分子标志。美国国立癌症研究院采用抗体芯片的高通量蛋白组分析方法，分析了口腔鳞癌组织的蛋白表达改变(定量和定性)与肿瘤发生相关性。另外，在上皮细胞周围和邻近上皮细胞的基质中也有多个蛋白质表达发生改变，直接与上皮肿瘤的发生相关。经过鉴定，证实涉及的蛋白与信号转导通路相关，提示上皮与基质之间涉及多重细胞信号的分子信息，且在口腔颌面-头颈部肿瘤的发生中起关键作用。

香港大学化学部采用双向电泳和基质辅助激光解析离子化—飞行时间质谱检测了10个舌鳞癌组织和与之匹配的正常黏膜组织的蛋白表达谱。结果发现，舌鳞癌组织中的热休克蛋白HSP60、HSP27、B－晶状体球蛋白、ATP合成酶、钙结合蛋白B、肌浆球蛋白、原肌浆球蛋白和半乳糖结合蛋白1的表达发生了改变；这些肿瘤相关蛋白可用于肿瘤的诊断和监测肿瘤的复发。Chi等通过ESI离子阱和MALDI－TOF/TOF MS系统，比较3对口腔鳞癌及邻近正常黏膜的蛋白表达差异，发现80个表达差异的蛋白，其中53个上调，27个下调。进一步免疫组化分析验证了12个过度表达的蛋白；通过meta CoreTM分析，证实干扰素(IFN)信号通路在口腔鳞癌中显著上调，多达20%上调的蛋白质属于受IFN刺激基因家族，包括泛交叉反应蛋白UCRP/ISG15。还有研究通过分析口腔鳞癌组织，鉴定与肿瘤相关的蛋白。结果表明，除了B－晶状体球蛋白表达下降外，在肿瘤组织中有许多蛋白过量表达。这些蛋白包括糖分解酶、热休克蛋白、肿瘤抗原、细胞骨架、与解毒和抗氧化系统相关的酶，与线粒体和细胞内信号传递相关的蛋白质。大量蛋白表达变化的结果表明，肿瘤的发生与多种细胞信号转导相关，许多蛋白可同时作为疾病分子分类的标记物。至少 SCC 抗原、G 蛋白、谷胱甘肽硫转移酶、锰超氧化物歧化酶、膜联蛋白、依赖电压的阴离子通道、亲环素 A、stratifin 和半乳糖结合蛋白 7 是候选靶蛋白。Ralhan 等利用口腔鳞癌标本与正常组织比较研究，发现了 811 个差异蛋白，其中包括结构蛋白、信号分子、酶、受体、转录因子和伴侣分子。此外，很多蛋白标志物都被陆续报道，如 C 反应蛋白、肌酸激酶、半乳凝素-7、热休克蛋白 27 和 60、谷胱甘肽 S-转移酶、细胞角蛋白 6B 等在口腔鳞癌中高表达；相反，膜联蛋白 1、热休克蛋白 20、肌球蛋白等表达明显下调[18]。Merkley 等通过 14 例口腔鳞癌组织和配对的邻近正常组织，鉴定出 39 个差异蛋白质点。在上调的 6 个蛋白质中，谷胱甘肽合成酶尤为明显，可能与肿瘤微环境中缺氧应激反应有关。上述发现表明，利用蛋白组学分析可以获得丰富的蛋白质信息，利于较全面理解肿瘤发生和发展机制，是研究诊断和治疗方法的基础。

国内也有不少学者致力于口腔鳞癌蛋白组学的研究。陈谦明等运用双向电泳-质谱-生物信息学为核心的蛋白组学技术，分析 20 例口腔鳞癌新鲜标本及配对癌旁正常组织的蛋白表达谱，得到 57 个上调蛋白点和 20 个下调蛋白点。应用 Western 印迹、免疫组织化学法对 RACK1 蛋白进行验证，证明 RACK1 蛋白在口腔正常组织、口腔白斑和口腔鳞癌中表达依次递增。通过 RNA 干扰技术，沉默 RACK1 基因可显著上调口腔鳞癌细胞的凋亡能力。表明 RACK1 可能作为口腔鳞癌的候选药物靶标。此外，还有研究发现，β-纤维蛋白、磷酸丙糖异构酶等蛋白质在口腔鳞癌组织中表达有明显变化。

除了研究口腔鳞癌与正常黏膜组织的差异表达蛋白，筛选肿瘤标志物外，通过对比高低转移癌组织之间、化疗耐药与敏感组织之间、预后好坏之间的差异表达蛋白，从而发现预示口腔鳞癌转移、耐药与预后的生物学标志物。Chang 等运用基于 iTRAQ 的定量蛋白组学技术，分析口腔鳞癌原发灶与转移灶之间的蛋白表达差异，结果发现 74 个差异表达蛋白质，通过免疫组化验证分析候选差异蛋白在口腔鳞癌原发灶与转移灶组织的表达，其中 PRDX4 和 P4HA2 在口腔转移癌中表达增高，通过 RNA 干扰的方法敲除 PRDX4 和 P4HA2 基因后，可明显降低口腔鳞癌细胞 OEC - M1 的侵袭和转移能力，结果提示，PRDX4 和 P4HA2 可能是口腔鳞癌转移的生物学标志物[19]。

除了应用临床标本外，癌细胞系也是常用的一种研究对象。日本千叶大学分子生物学部，采用荧光双向电泳对人正常口腔角化细胞(HNOKs)和口腔鳞癌细胞系(HSC - 2、HSC - 3)进行蛋白组学分析，对感兴趣的斑点进行分类，并用质谱进行指纹鉴定。结果发现，口腔鳞癌细胞系有 22 种蛋白的表达发生改变，其中 9 种蛋白表达上调，13 种蛋白表达下调。上述蛋白中包含有膜联蛋白 A1、热休克蛋白 27、核纤层蛋白 A/C、白细胞介素 1 受体拮抗剂、丝氨酸蛋白酶抑制剂 clade B5、Stathmin 1 和超氧化物歧化酶 2；部分靶点与其他研究报道的结果相似。

### （二）口腔颌面-头颈部肿瘤血清蛋白组学

随着检测手段的不断进步，检测的中介物范围也不断扩大。除常规采用血清作为检测的中介物以外，其他的体液也逐渐被用于临床辅助诊断。有关在血清以外的体液中检测肿瘤标志物，研究相关疾病的报道不断被发表，包括尿液、支气管灌洗液、胸腔积液、腹水、乳头溢液和唾液等。在所有体液中，与口腔鳞癌相关的体液主要是血清和唾液。口腔鳞癌血清方面的蛋白质组学研究，涉及动物实验和临床检测两个方面。动物实验方面，Huang 等将口腔鳞癌细胞系细胞注入裸鼠皮下，经过 2 周时间，收集裸鼠的血清。采用比较蛋白质组学方法，发现成瘤裸鼠血清中 SCC - A1 表达上调，并且通过口腔鳞癌患者标本得到了验证；动物实验为临床研究提供了一定的参考价值。Cheng 等采用磁珠亲和提纯方法，结合 MALDI - TOF MS 技术，比较口腔颌面-头颈部肿瘤患者和正常人血中差异蛋白质的表达情况，结果发现 6 个经校准后具有显著差异的峰分别位于 2664(1)、2850(1)、3250(1)、7735(2)、7927(2)和 9240(2)Da，其中 2664(1)被鉴定为纤维蛋白原 α 链(fibrinogen alpha chain, FGA)，其临床检测敏感度和特异度分别为 100%和 97%。

Lai 等利用 SELDI - TOF - MS 检测头颈部鳞癌患者治疗前后的血清蛋白，发现 181 个差异蛋白，经分析，发现 16 个蛋白可能与疾病状态有关。在复发患者血清中，激肽原、丝氨酸蛋白酶抑制因子 C - 1 抑制因子、血管紧张素原、丝氨酸半胱氨酸蛋白酶抑制因子分化体 G 成员 1(serine/cysteine proteinase inhibitor clade G member 1)表达下调，而巯基特异抗氧化蛋白(thiol-specific antioxidant protein, TSA)、载脂蛋白 A1 和前载脂蛋白、表皮细胞角蛋白 2 等表达上调[20]。

18

国内也有研究者对口腔鳞癌的血清蛋白组进行研究，Sun 等收集 28 例口腔鳞癌血清和 32 例健康人的血清，通过 SELDI－TOF－MS 和蛋白芯片分析检测，经统计筛选出 7 个蛋白峰，进一步建立了口腔鳞癌血清学诊断模型。这种诊断模型在后续的验证中，发现其准确度为 93.33%(56/60)，敏感度和特异性分别为 93.75%(30/32)和 92.86%(26/28)。因此，认为这种蛋白质组学研究方法在寻找疾病相关体液中新的肿瘤标志物方面具有较好的应用前景。

**（三）口腔颌面-头颈部肿瘤唾液蛋白组学**

唾液方面的研究目前尚处于起步阶段。但已经呈现出较好的研究前景。因为唾液作为检测中介，具有取材安全无创、操作方法简便、样品可以反复采集等优点。目前，采用蛋白质组学方法检测唾液蛋白质成分的研究日益增多，主要集中在分析不同唾液腺分泌的蛋白质和全唾液中蛋白质的比较。有研究者发现，唾液中蛋白成分与血清蛋白有类似之处，在对口腔鳞癌患者唾液及血清蛋白组研究发现，细胞角蛋白片段(CK19)、组织多肽抗原(TPA, CK8、18、19)、前炎症因子(IL－6 和 TNFα)及抗基因突变的抗体，如 p53 抗体等蛋白在唾液和血清中均有表达。Wang 等回顾研究唾液用于口腔颌面-头颈部肿瘤诊断的情况，认为唾液蛋白质组学研究可以发现与口腔颌面-头颈部肿瘤相关的生物学标志物。他们采用 2－DE 和质谱技术分析出口腔颌面-头颈部肿瘤患者唾液中 IL－8 和硫氧还蛋白(thioredoxin)2 个蛋白质较正常人显著升高，并且从 mRNA 水平和蛋白质水平得到验证[21]。研究认为，采用蛋白质组学方法有利于在唾液中发现药物靶标、评估药物有效性和安全性。Griffin 课题组运用 3－D－G 分离鉴定法，即等电聚焦、强阳离子交换色谱及毛细管反向色谱方法分离口腔鳞癌患者全唾液蛋白，共得到 1 000 多种蛋白，其中包含口腔鳞癌信号转导及肿瘤发生相关的通路。信号转导因子和转录激活因子 3(signal transducer and activator of transcription 3, STAT3)、PIPK2(recepto-interacting serine/threonine-protein kinase2)、IKBKB (inhibitor of nuclear factor κB kinase subunit β)和 PRDX3(thioredoxin-dependent peroxide reductase, mitochondrial)是 4 种与口腔鳞癌信号通路相关的蛋白。STAT3 是与 IL－6 反应元件结合的核转录因子。PIPK2、IKBKB 都可以激活 NF－κB 信号通路。PRDX3 可以与 MAP3K 协同作用调节 NF－κB 通路活性。此外，还寻找到口腔鳞癌肿瘤标志物 SCCA1 和 SCCA2。与口腔鳞癌黏附和生长有关的蛋白，如 CD82、SLC3A2、LY6D 和 TACSTD2。此外，还包括 30 多种口腔细菌相关蛋白，部分可能与口腔鳞癌有关。回顾关于口腔鳞癌唾液蛋白组学的研究发现，与正常口腔和癌前病变相比，前炎症因子、促血管生成因子(TNFα、IL－1α、IL－6 和 IL－8)表达明显升高。

因为口腔唾液容易受到进食、生活习惯、口腔微环境等因素的影响，蛋白含量差异波动较大，Kooren 等通过使用龈沟液取样纸条(periopaper)从口腔流体中取样，直接收集口腔病变的渗出液。通过收集口腔颌面-头颈部肿瘤前病变的渗出液，加上大规模质谱分析，发现口腔颌面-头颈部肿瘤癌前病变渗出蛋白与全唾液有很大的不同，而与口腔颌面-头颈部肿瘤病变相关蛋白高度类似。研究者通过与健康组织渗出液对比研究，显示其炎症相关蛋白渗出明显增加，包括 hnRNPM、IL1F6、LCN2、S100A8、NQO1 和 XRCC5/6 等，研究也显示，通过研究癌前病变的渗出液，可能发现癌前病变及口腔颌面-头颈部肿瘤相关的标志物，提高口腔颌面-头颈部肿瘤的早期诊断率。

尽管针对口腔鳞癌组织、血清和唾液的生物学标志物不断被报道，但是这些标志物并非口腔鳞癌特异性的标志物；而且如何用于指导临床患者的诊断和治疗，还需要大量样本及规范的前瞻性研究结论提供依据。随着实验技术及仪器的不断进步，可能检测到更多的低丰度蛋白，有希望发现与口腔鳞癌特异的蛋白标志物或者与肿瘤发生相关的关键蛋白，还可能作为口腔鳞癌治疗的药物靶点。

（陈万涛）



## 参考文献

[1] Williams MD. Integration of biomarkers including molecular targeted therapies in head and neck cancer [J]. Head Neck Pathol, 2010,4(1):62－69.

[2] Campo-Trapero J, Cano-Sánchez J, Palacios-Sánchez B, et al. Update on molecular pathology in oral cancer and precancer [J]. Anticancer Res, 2008,28(2B):1197 - 1205.
[3] Xu JZ, Wong CW. Hunting for robust gene signature from cancer profiling data: sources of variability, different interpretations, and recent methodological developments [J]. Cancer Lett, 2010,296(1):9 - 16.
[4] Takes RP, Rinaldo A, Rodrigo JP, et al. Can biomarkers play a role in the decision about treatment of the clinically negative neck in patients with head and neck cancer [J]. Head Neck, 2008,30(4):525 - 538.
[5] Bhattacharya N, Roy A, Roy B, et al. MYC gene amplification reveals clinical association with head and neck squamous cell carcinoma in Indian patients [J]. J Oral Pathol Med, 2009,38(10):759 - 763.
[6] Myo K, Uzawa N, Miyamoto R, et al. Cyclin D1 gene numerical aberration is a predictive marker for occult cervical lymph node metastasis in TNM stage Ⅰ and Ⅱ squamous cell carcinoma of the oral cavity [J]. Cancer, 2005,104(12):2709 - 2716.
[7] Chi TV, Brian LS. Understanding oral cancer in the genome era [J]. Head Neck, 2010,32(9):1246 - 1268.
[8] Thomas RK, Baker AC, DeBiasi RM, et al. High-throughput oncogene mutation profiling in human cancer [J]. Nat Genet, 2007,39(3):347 - 351.
[9] Ferris RL, Xi L, Seethala RR, et al. Intraoperative qRT - PCR for detection of lymph node metastasis in head and neck cancer [J]. Clin Cancer Res, 2011,17(7):1858 - 1866.
[10] Hrstka R, Coates PJ, Vojtesek B. Polymorphisms in p53 and the p53 pathway: roles in cancer susceptibility and response to treatment [J]. J Cell Mol Med, 2009,13(3):440 - 453.
[11] Kondoh N, Ohkura S, Arai M, et al. Gene expression signatures that can discriminate oral leukoplakia subtypes and squamous cell carcinoma [J]. Oral Oncol, 2007,43(5):455 - 462.
[12] Roepman P, Wessels LF, Kettelarij N, et al. An expression profile for diagnosis of lymph node metastases from primary head and neck squamous cell carcinomas [J]. Nat Genet, 2005,37(2):182 - 186.
[13] Nguyen ST, Hasegawa S, Tsuda H, et al. Identification of a predictive gene expression signature of cervical lymph node metastasis in oral squamous cell carcinoma [J]. Cancer Sci, 2007,98(5):740 - 746.
[14] Benjamin L, Alexandre E, Guillaume C, et al. Gene expression profiling in head and neck squamous cell carcinoma: clinical perspectives [J]. Head Neck, 2010,32(12):1712 - 1719.
[15] Dumur CI, Ladd AC, Wright HV, et al. Genes involved in radiation therapy response in head and neck cancers [J]. Laryngoscope, 2009,119(1):91 - 101.
[16] Ganly I, Talbot S, Carlson D, et al. Identification of angiogenesis/metastases genes predicting chemoradio-therapy response in patients with laryngopharyngeal carcinoma [J]. J Clin Oncol, 2007,25(11):1369 - 1376.
[17] Feng ZN, Xu Q, Chen WT. Epigenetic and genetic alterations-based molecular classification of head and neck cancer [J]. Expert Rev Mol Diagn, 2012,12(3):279 - 290.
[18] Ralhan R, Masui O, Desouza LV, et al. Identification of proteins secreted by head and neck cancer cell lines using LC - MS/MS: Strategy for discovery of candidate serological biomarkers [J]. Proteomics, 2011,11(12):2363 - 2376.
[19] Chang KP, Yu JS, Chien KY, et al. Identification of PRDX4 and P4HA2 as metastasis-associated proteins in oral cavity squamous cell carcinoma by comparative tissue proteomics of microdissected specimens using iTRAQ technology [J]. J Proteome Res, 2011,10(11):4935 - 4947.
[20] Lai CH, Chang NW, Lin CF, et al. Proteomics-based identification of haptoglobin as a novel plasma biomarker in oral squamous cell carcinoma [J]. Clin Chim Acta, 2010,411(13 - 14):984 - 991.
[21] Wang Z, Jiang L, Huang C, et al. Comparative proteomics approach to screening of potential diagnostic and therapeutic targets for oral squamous cell carcinoma [J]. Mol Cell Proteomics, 2008,7(9):1639 - 1650.

# 第十九章<br>口腔颌面-头颈部肿瘤生物学治疗

口腔颌面-头颈部肿瘤是威胁人类健康的一类主要疾病，主要治疗方法包括手术，单独或者与放、化疗联合应用。口腔颌面-头颈部肿瘤患者的5年生存率约60%，采用传统的治疗方法进一步改善口腔颌面-头颈部肿瘤的治疗效果很难，这是提高恶性肿瘤临床治疗水平的一个瓶颈。因此，寻找新的肿瘤治疗策略是大势所趋。随着细胞生物学、分子生物学及基因工程技术的迅速发展，肿瘤生物治疗(biotherapy)在基础和临床研究方面都取得了长足的进步，并逐渐被人们所接受，成为继手术、化疗及放疗之后的第4种肿瘤治疗模式。

## 第一节　免疫治疗

### 一、概述

肿瘤免疫治疗是指应用各种手段和方法，增强和激活人体免疫系统的功能，控制和杀伤体内的肿瘤细胞。口腔颌面-头颈部肿瘤细胞产生的一些肿瘤细胞相关蛋白是免疫细胞作用的靶抗原，能够刺激机体产生免疫反应，为口腔颌面-头颈部肿瘤的免疫治疗提供物质基础。免疫治疗主要是肿瘤综合治疗的手段之一，与临床其他治疗方法，如手术、放疗、化疗联合应用，能改善综合治疗的效果。其主要作用包括在大量肿瘤细胞得到清除后，清除体内少量残留及播散的肿瘤细胞，降低复发和转移的风险；消除癌前及早期癌变细胞，减少第二原发癌的风险。对于原发灶较大及晚期的肿瘤，单独应用免疫治疗，疗效很有限，一般仅限于作为姑息治疗的手段。

### 二、口腔颌面-头颈部肿瘤免疫治疗的分子机制

#### (一) 口腔颌面-头颈部肿瘤的肿瘤抗原

肿瘤抗原(tumor antigen, TA)按照其特异性一般分为：肿瘤特异性抗原(tumor specific antigen, TSA)和肿瘤相关抗原(tumor associated antigen, TAA)[1]。前者是指特异性表达于肿瘤细胞，而正常细胞完全不表达；后者则是指异常高表达于肿瘤细胞，但部分正常组织细胞也有表达。按照肿瘤抗原的来源，口腔颌面-头颈部肿瘤的肿瘤抗原主要分为5类：①癌细胞特异表达基因编码的抗原。②正常基因突变后，其变异体编码的抗原，如联蛋白(catenin)、胱冬裂酶(caspase-8)、突变p53。③仅表达在特定器官或是特定分化阶段的抗原，如肿瘤睾丸抗原(cancer-testis antigen, CTA)。④癌细胞自身过表达的抗原，如Her/2-neu。⑤肿瘤相关病毒抗原，如HPV-16/18来源的E6/E7蛋白。在口腔颌面-头颈部肿瘤中，癌细胞特异表达基因编码的TSA表达缺乏普遍性。由于肿瘤的异质性，肿瘤抗原不是表达在肿瘤中所有癌细胞，只是其中的一群或是一部分细胞具有相关抗原的表达。此外，肿瘤细胞的某个基因突变，并不是每个患者都发生的，在临床研究中不具有很强的操作性；正常基因突变后产生的抗原，是口腔颌面-头颈部肿瘤TA中的主要组成部分，这些分子不是口腔颌面-头颈部肿瘤所特有的，在许多类型的肿瘤中存在，但是这些TA表达局限于恶性肿瘤细胞；特定器官或是特定分化阶段的抗原，是由于肿瘤组织癌变过程中重新激活进行转录表达的结果，在正常的成熟个体的体细胞中不表达这类分子，只表达在胚胎时期或是特定的发育阶段；过表达的抗原，在正常的组织细胞中也有表达，但是在肿瘤细胞中过度表达，或者在肿瘤细胞中

聚集，这种差异表达可作为肿瘤免疫治疗的靶点，设计疫苗；病毒编码的抗原，是口腔颌面-头颈部肿瘤发生的一个相关因素，EB病毒(Epstein-Barr virus)、人乳头瘤病毒(human papilloma virus, HPV)是较常见的致癌因素，机体会针对肿瘤细胞表达的病毒抗原，产生有效的肿瘤免疫反应，排斥和清除肿瘤细胞。

### (二) 肿瘤免疫的效应机制

口腔颌面-头颈部肿瘤的肿瘤抗原的处理和呈递是一个复杂的过程，不仅包括机体免疫系统参与，癌细胞及癌周微环境中的各类细胞，也分泌许多生物活性因子对这一过程进行调节[2]。其中，机体T细胞起至关重要的作用，贯穿始终。例如，$CD8^+$细胞毒T细胞(cytolytic T lymphocytes, CTL)在肿瘤免疫的效应阶段发挥作用；$CD4^+$辅助性T细胞(T helper type cells, Th)通过提供细胞因子，负责肿瘤免疫应答的诱导，维持以及建立免疫记忆。T细胞识别抗原受MHC分子的约束，即所有抗原只有经过抗原呈递细胞处理，并与MHC结合后，才能被T细胞识别。T细胞无法识别没有经过MHC分子携带的单纯抗原。在Ⅰ类MHC处理过程中，肿瘤细胞通过蛋白酶体对线性未折叠的内源性蛋白进行降解，形成8～10个氨基酸构成的肽段；该肽段以三磷酸腺苷依赖模式，通过抗原肽转运蛋白(transporter associated with antigen processing, TAP)复合体进入内质网进行抗原的加工；在内质网中，降解的肽段通过序列识别与Ⅰ类MHC分子的轻链及$\beta_2$微球蛋白结合，形成复合体；该复合体通过高尔基体转运至细胞表面，主要供$CD8^+$ CTL细胞识别。在Ⅱ类MHC处理过程中，抗原呈递细胞，如树突细胞、巨噬细胞，通过细胞吞噬，对损伤或者凋亡的肿瘤细胞释放的外源性蛋白进行摄取；细胞吞噬作用形成的内噬空泡与酸性脂质体融合，激活酸性蛋白酶，对抗原进行消化。处理后的抗原表达在细胞表面，供$CD4^+$辅助性T细胞识别。研究证实，口腔颌面-头颈部肿瘤细胞表达的TA是由8～20个氨基酸构成的肽段，这些抗原能够被T细胞识别，其中有TCR进行参与，保证了识别的特异性。此外，体液免疫也是肿瘤免疫的一个组成部分。TA能够刺激免疫系统产生抗体，B细胞表面免疫球蛋白与肿瘤抗原结合，处理和呈递肿瘤抗原，从而诱导T细胞对肿瘤的应答。

在抗原处理和识别后，肿瘤的免疫应答进入了效应阶段，包括多种效应细胞和细胞因子。如T细胞、自然杀伤细胞、巨噬细胞、杀伤细胞、中性粒细胞和抗体(详细内容参见本书第九章第二节)。

抗体在免疫治疗中也发挥重要作用，主要包括补体依赖细胞毒抗体，淋巴细胞依赖性抗体和嗜细胞性抗体。补体依赖细胞毒抗体与肿瘤细胞结合，活化补体，补体成分的接触破坏肿瘤细胞的脂质双分子层，引起细胞渗透压变化和生化物质的丢失，导致细胞溶解；淋巴细胞依赖性抗体活性，是在Ig型抗体重链的Fc片段上，其Fab段与肿瘤表面抗原发生特异性结合，使肿瘤细胞破坏，即ADCC效应，参与反应的细胞主要是K细胞。嗜细胞性抗体通过Fc与单核巨噬细胞上的Fc受体结合，抗体分子的Fab片段与肿瘤抗原结合，使单核巨噬细胞包围肿瘤细胞而杀灭清除之。

口腔颌面-头颈部肿瘤的免疫应答是一个相当复杂的过程，并不是所有的抗原都能够引起免疫应答，引起肿瘤细胞的杀伤。这主要有两方面原因：首先，口腔颌面-头颈部肿瘤患者本身存在免疫缺陷。例如，肿瘤细胞表达的共刺激调节因子缺乏，导致无法激活T细胞；口腔颌面-头颈部肿瘤患者自身的T细胞对抗原的刺激已经具有了一定的耐受性；口腔颌面-头颈部肿瘤患者的树突细胞功能丧失，导致无法进行有效的抗原呈递。其次，口腔颌面-头颈部肿瘤细胞存在免疫"逃逸"机制，主要包括以下几个方面：口腔颌面-头颈部肿瘤缺少明确、特异性的肿瘤抗原；肿瘤与非肿瘤细胞抗原具有相似性；口腔颌面-头颈部肿瘤细胞无法释放正确的信号引发免疫应答；MHC分子的表达异常改变，导致免疫系统无法识别，进而逃避免疫监视。

### (三) 常用口腔颌面-头颈部肿瘤免疫治疗方法

肿瘤的免疫治疗方法主要分为两大类：肿瘤非特异性免疫治疗和肿瘤特异性免疫治疗。肿瘤非特异性免疫治疗是指通过各种手段刺激机体免疫系统，增强机体固有免疫及适应性免疫，杀伤肿瘤细胞，其中包含多种免疫应答方式。特异性的免疫应答是指，针对肿瘤相关抗原，特异性地激活肿瘤免疫应答，引起特定的肿瘤细胞和组织死亡和坏死。根据目前现有的免疫治疗基础研究及临床研究资料，本部分将免疫治疗分为如下几个方面。

#### 1. 非特异性免疫刺激剂

Coly毒素(多种细菌毒素混合物)是最早采用的非特异性免疫刺激剂，此后多种非特异性免疫刺激剂得到了临床应用。卡介苗(BCG)早期成功应用于膀胱移行细胞癌的治疗。在口腔颌面-头颈部肿瘤中，

BCG 与手术和术后化疗方法联合应用，延长了患者的无瘤生存期，整体生存率也得到了提高。胸腺肽由淋巴细胞及胸腺细胞分泌，可以诱导 T 细胞及 NK 细胞的成熟，增强细胞因子的分泌及对细胞因子的敏感性。在口腔颌面-头颈部肿瘤的动物及临床实验中，胸腺肽有助于肿瘤免疫应答，但是目前还没有证据表明可以改善口腔颌面-头颈部肿瘤的进展和预后。左旋咪唑的功能具有相对的特异性，可以上调肿瘤细胞Ⅰ类 MHC 蛋白及表面黏附分子表达，可能更有利于肿瘤细胞被机体的免疫细胞识别和破坏。作为一种免疫佐剂，左旋咪唑联合氟尿嘧啶(5－FU)治疗结肠癌，取得良好的临床效果；其是否能够让口腔颌面-头颈部肿瘤患者获益还无法准确判定，但是作为联合治疗用药，其治疗效果还是值得期待。

2. *细胞因子*

口腔颌面-头颈部肿瘤的动物模型研究证实，在免疫治疗中，应用细胞因子如 IL－2、IL－12 和 GM－CSF 等，可以获得理想的免疫增强效果，说明这些细胞因子具有调节免疫细胞的激活、增殖及功能发挥，对于抗肿瘤免疫应答的诱导和维持具有重要意义。

(1) 白细胞介素：全身应用白细胞介素(interleukins, ILs)可以放大抗肿瘤的免疫应答，但是全身应用白细胞介素进行治疗，全身不良反应较重。例如，头痛、全身乏力、关节痛、恶心和呕吐等。IL－2 是口腔颌面-头颈部癌常用的免疫治疗药物，De Stefani 等报道[3]，对于可切除的口腔癌及口咽癌($T_{2\sim4}$, $N_{0\sim3}$, $M_0$)，在手术前后进行颈部淋巴结周围注射 IL－2，可以延长患者的无瘤生存期，提高患者生存率，整个试验未见到 IL－2 注射引起的严重并发症；在黑色素瘤患者中，IL－2 与 IL－12 联合应用，可以改善患者的免疫功能，引起一系列临床及病理的免疫应答，同时部分患者伴有发热、全身乏力、寒战等中毒症状；手术和放疗之前应用 IL－2 进行肿瘤局部注射，可以引起肿瘤内部炎症反应加强，肿瘤组织细胞坏死加重；瘤内注射 IL－12，患者可以耐受，但是部分患者出现循环 T 细胞及 NK 细胞数目减少等症状。

(2) 干扰素：干扰素(interferon, IFN)可分为 α、β、γ 3 型，具有广泛的生物学作用。IFNs 可抑制肿瘤细胞增殖和诱导细胞分化，具有抗肿瘤病毒作用，能诱导 NK、CTL 等杀伤细胞发挥杀伤作用，与 IL－2 有协同作用，上调瘤细胞上的 MHC Ⅰ类分子表达，增强杀伤靶细胞的敏感性。此外，IFN－α 与氟嘧啶类药物具有协同作用，这种协同作用和增强免疫活性无直接关系，而是直接作用于药物的代谢过程，导致药物细胞毒效应增强。在喉癌、食管癌的临床试验结果表明，当 5－FU 与 IFN－α 联合应用时，在取得良好的临床治疗效果同时，减少了 5－FU 细胞毒化疗药物对患者免疫功能的影响。

(3) 克隆刺激因子：克隆刺激因子(colony stimulating factors, CSFs)是一类能促使造血干细胞分化成粒细胞和巨噬细胞克隆的一类细胞因子，包括粒细胞克隆刺激因子(G－CSF)、巨噬细胞克隆刺激因子(M－CSF)、多能克隆刺激因子(Multi－CSF)和粒细胞巨噬细胞克隆刺激因子(GM－CSF)。放化疗前应用 CSF，可以促进肿瘤细胞进入增殖周期，有利于物理及化学疗法杀伤更多的癌细胞；放化疗后应用 CSF，可尽快解除骨髓造血功能受抑制的状态；正向调节骨髓细胞源性淋巴因子激活的杀伤细胞(LAK)抗肿瘤活性和增殖。晚期口腔癌患者接受放化疗，其中最主要死因之一是继发感染。而化疗对骨髓毒性导致的外周血中性粒细胞减少与感染有极密切的关系。CSF 能加快骨髓功能的恢复，合理适时地应用 CSF，可以有力地支持化疗，保证化疗计划的完成，提高化疗疗效。临床应用 CSF 的常见不良反应为低血压、心动过速、皮肤潮红、恶心呕吐和骨痛等。这些不良反应均为可逆的，一旦停药，症状会自行消失。

(4) 细胞因子基因治疗：全身应用细胞因子不良反应较大、失效快，瘤内或者瘤周局部注射细胞因子，虽然可以避免全身不良反应，但是局部注射后，细胞因子的降解和清除，同样阻碍了疗效发挥[4]。近年来，一些研究将 IL－2、GM－CSF 基因经不同载体导入体内，能够使细胞因子在肿瘤局部小量缓慢释放，从而增加疗效，减低全身毒副作用。动物研究显示，肿瘤细胞转染 IL－2 和 IL－12 后，肿瘤局部微环境中细胞因子的浓度提高，$CD8^+$ 细胞数目增加，CTL、NK 细胞活性增强；亦有研究表明，肿瘤细胞转染 IL－2 后，可以提高传统化疗药物的抗肿瘤效应，减少化疗药物的用量；转染 IL－12 也可以产生同样的效果，同时还具有抗肿瘤内血管生成的作用。除了上调肿瘤细胞中细胞因子表达之外，增强细胞因子受体的表达也可以达到同样目的。体外实验表明，口腔颌面-头颈部肿瘤细胞基因转染 IL－2R 后，肿瘤细胞的增殖受到了明显抑制，同时肿瘤细胞对 IL－2 引起的杀伤作用具有更高的敏感性。

3. *肿瘤疫苗治疗*

肿瘤疫苗属于特异性免疫治疗的一种，这种治疗需要以肿瘤的特异性抗原为前提。相对于非特异性免疫治疗,选择特定的肿瘤抗原可能限制了免疫应答的强度,但是选择特异性抗原可以更好地监控疫苗诱导的免疫反应。

突变型 p53 蛋白是肿瘤相关抗原的一种,近年来也是疫苗研究的主要方向之一[5]。几项研究显示,口腔颌面-头颈部鳞癌患者中可以分离出一群 T 细胞,这些淋巴细胞可以识别和裂解突变型 p53 蛋白过表达的口腔颌面-头颈部肿瘤细胞,这是对该类患者进行有效免疫治疗的前提条件;野生型 p53 蛋白致敏的 T 细胞,对突变型 p53 过表达癌细胞无应答反应,但是与带有改良肽段的树突细胞作用后,可以与其同源性 TCR 进行结合;临床前期研究中,应用树突细胞及野生型 p53 肽段对小鼠进行免疫后,可以引起肿瘤的排斥。以上数据为研制单一表型野生型 p53 蛋白特异性疫苗奠定了基础。这些疫苗的临床试验目前正在进行中。

除了针对肿瘤中的肽段进行疫苗设计,基因疫苗也是目前研究的重点。基因疫苗是指将编码外源性抗原的基因插入到含真核表达系统的质粒上,然后将质粒直接导入体内,在宿主细胞中表达抗原蛋白,诱导机体产生免疫应答。目前基因疫苗还不能和乙肝病毒疫苗一样引发机体的免疫反应,但是作为一个研究的方向,其有着自身的优点。首先,对于肿瘤免疫治疗的候选基因,可以通过基因工程的方法,比较容易得到疫苗;其次,基因疫苗在肿瘤局部能保持较长时间的稳定,有效地传递免疫应答的信号;第三,对于免疫抑制的区域,通过基因表达载体的导入,可以打破免疫屏障;第四,可以通过多次注射引发机体的免疫应答反应,其需要的抗原也是由机体自身提供,不需要与疫苗自身进行整合。DNA 疫苗可以通过多种方式进行治疗,肌肉注射是最常用的方法。另外,基因枪技术也可以将 DNA 质粒包被的粒子植入皮下,DNA 摄取后,通过朗格汉斯细胞进行抗原呈递。此外,腺病毒载体及细菌载体也可以进行基因输送。另外一种基于 DNA 的免疫治疗是异基因 HLA B7 转导,也叫 allovectin－7。在口腔颌面-头颈部肿瘤中,该基因与 $\beta_2$ 微球蛋白共转染,进入肿瘤细胞内,引发炎症性的抗肿瘤反应。目前其Ⅰ期和Ⅱ期的临床试验结果较理想,对于晚期口腔颌面-头颈部鳞癌可以较好地控制疾病进展,控制率约 30%。

### 4. 过继性免疫治疗

过继性免疫治疗(adoptive immunotherapy)是指将体外扩增和激活的自体或异体免疫效应细胞输注给患者,引发机体产生特异的、持续的细胞介导的免疫应答,直接或者间接地对肿瘤细胞的生物学行为进行干预,以达到杀伤患者体内肿瘤细胞的目的。过继免疫治疗是近年研究较活跃的领域,它具有以下优点:①免疫细胞在体外可以避免体内特异性及非特异性免疫的限制而进行扩增,达到临床治疗需要的细胞数量。②免疫细胞在体外进行处理,可以进一步恢复和提高细胞的抗肿瘤作用。③免疫细胞的活化需要细胞因子的刺激,体外活化可以避免细胞因子的全身毒副作用。④体外进行免疫细胞的处理方便易行,有利于与新的方法联合应用,如应用基因工程方法,使免疫细胞活化或产生效应细胞因子。

在过继性免疫效应细胞治疗中,淋巴因子激活的杀伤细胞(lymphokine activated killer, LAK)是最主要的治疗手段。LAK 具有广谱的抗自体及异体基因肿瘤的活性,在口腔颌面-头颈部鳞癌的治疗中应用较少。同样,过继活化 T 细胞免疫治疗在黑色素瘤、肾细胞癌、肺癌、乳腺癌中进行了较多的临床试验。Chang 等发现,将 T 细胞体外扩增后,再输入患者体内,T 细胞可以识别自体的肿瘤细胞并分泌细胞因子,但是,该项临床试验未观察到显著的临床获益。目前口腔颌面-头颈部肿瘤免疫治疗中研究较多的是 CTL 过继免疫治疗;CTL 体内产生部位是淋巴结及黏膜淋巴相关组织,通过体外方法,在细胞因子的作用下,CTL 细胞可以顺利地扩增。在口腔颌面-头颈部肿瘤的异种移植瘤模型中,通过 CTL 过继免疫治疗,可以降低肿瘤的淋巴道转移风险。目前临床试验正在进行中,初期研究结果令人满意。

### 5. 单克隆抗体治疗

肿瘤细胞的一些特异性抗原可以诱导机体产生抗体。治疗肿瘤的理想抗体,除了与肿瘤相关抗原具有高度特异性及亲和性外,还能够与肿瘤细胞结合后,通过 NK 细胞产生 ADCC 效应,破坏、杀伤肿瘤细胞。肿瘤治疗性抗体可以单独应用,主要与细胞的 ADCC 效应有关。但是在临床治疗中,也经常遇到治疗性抗体与肿瘤相关抗原结合后,无法诱导有效的抗肿瘤免疫反应的情况。为了避免这方面的缺陷,通过抗体工程技术,研究人员成功地对抗体进行了改造,制备了杂交抗体,其中一条轻链可以与肿瘤特异性抗原结合,另一条轻链及 Fc 片段可以与免疫共刺激因子、CTL、生物毒素、放射性同位素结合,最大限度提高杀伤肿瘤细胞的能力,提高临床治疗效果。

在口腔颌面-头颈部肿瘤的免疫治疗中，目前应用最多、疗效最好的是表皮生长因子受体（epidermal growth factor receptor，EGFR）单抗[6]，如西妥昔单抗（erbitux，cetuximab）。EGFR在口腔颌面-头颈部鳞癌中是一个过表达分子，在鼻咽癌、腮腺恶性肿瘤和甲状腺癌中均有表达。EGFR在口腔颌面-头颈部鳞癌的发展过程中，通过控制4条信号通路发挥作用：①通过促分裂原活化蛋白（RAS－mitogen activated protein kinase，MAPK）系统调节肿瘤细胞的生长和增殖。②通过丝氨酸/苏氨酸蛋白激酶（Akt）影响肿瘤细胞的存活及抗凋亡能力。③通过蛋白激酶C（PKC）调节肿瘤细胞的细胞周期。④通过信号转导蛋白和转录激活物（signal transducer and activator of transcription，STAT）系统，特别是STAT3，调节肿瘤相关基因的转录表达。口腔颌面-头颈部肿瘤的发生和发展是一个多步骤过程，其癌前病变及癌周正常组织中均有EGFR高表达，说明通过抑制EGFR的活性及功能，有可能是治疗和干预口腔颌面-头颈部肿瘤复发、多原发癌及肿瘤场癌变的有效手段。

西妥昔单抗是IgG1单克隆抗体，能够与EGFR发生特异性结合，有效阻断EGFR细胞内信号转导途径。Ⅱ期的临床试验证实，对于复发及转移的难治性的口腔颌面-头颈部肿瘤患者，西妥昔单抗单用或是与顺铂联合应用，两者的有效率（response rate）相似，为10%～15%，说明西妥昔单抗具有良好的抗肿瘤作用。另一项临床RCT试验显示，西妥昔单抗与顺铂或者与安慰剂联合应用，其有效率分别为23%和9%，联合化疗具有良好的临床效果。Bonner研究证实，放疗联合西妥昔单抗治疗局部晚期HNSCC具有比单纯放疗更好的疗效，为局部晚期HNSCC的治疗提供了新的标准方案。西妥昔单抗联合同步加速放疗治疗局部晚期HNSCC的Ⅱ期临床试验显示（在日本人群中进行），总缓解率为81.8%，最常见的3/4级不良反应包括黏膜炎、皮炎、感染、放射性皮肤损伤和胃炎。该结果与Bonner的研究一致。说明西妥昔单抗联合放疗对亚洲人群耐受性好，是一种可行的有效治疗方案。

上述这些临床试验说明，西妥昔单抗代表了目前恶性肿瘤单抗治疗的先进水平，尤其是对晚期的口腔颌面-头颈部肿瘤。在腮腺的恶性肿瘤中，对西妥昔单抗也进行了相关的临床试验研究，但是目前还没有获得确切临床疗效的报道，因为腮腺肿瘤自身具有较长时间的疾病稳定期。

*6. 抗原呈递细胞移植*

树突细胞（dendritic cells，DCs）是抗原呈递细胞的一种主要类型，具有较强的抗原呈递功能。其主要存在于黏膜下和皮下组织，引发机体的适应性免疫应答。树突细胞可以向肿瘤组织中迁移、浸润，进行肿瘤相关抗原的处理和呈递。激活的树突细胞也可以将处理过的肿瘤相关抗原呈递给未致敏的T细胞，产生CTL和记忆性T细胞。此外，树突细胞还可以分泌多种细胞因子，如IL－12、IFN－γ，增强免疫应答反应，参与免疫功能调节。

在晚期口腔颌面-头颈部肿瘤的治疗中，激活或者抗原冲击的树突细胞是一个研究方向。为了能够让DCs产生足够的抗肿瘤免疫应答，必须应用肿瘤细胞表达的多肽对其进行冲击、致敏。致敏原可以是肿瘤细胞的裂解物或肿瘤相关抗原。DCs可以对肿瘤细胞内的大量多肽进行消化处理，进行多种抗原呈递，导致体内多个克隆的T细胞增殖，产生免疫应答，但是该方法易导致机体产生免疫耐受。目前临床试验表明，在鼻咽癌的治疗中，EB病毒多肽致敏的树突细胞没有取得良好的治疗效果。但是这并没有阻碍其他相关致敏分子的研究。例如，hTERT冲击的树突淋巴细胞正在临床研究中。

## 三、口腔颌面-头颈部肿瘤免疫治疗的前景及展望

口腔颌面-头颈部肿瘤的治疗是一种综合治疗的模式，包含多种治疗方法，肿瘤免疫治疗仅限于手术、放疗及化疗的辅助治疗方法。免疫治疗的优势在于它的通用性、特异性、有限的全身不良反应。此外，肿瘤的免疫治疗在控制口腔颌面-头颈部肿瘤多原发癌方面具有积极意义，能够发挥药物的预防作用，减少多原发癌的发生概率，改善口腔颌面-头颈部鳞癌患者的预后。就免疫治疗的临床疗效而言，目前还没有确切的评价，因为在目前的临床试验中，纳入的病例主要是晚期、复发和转移风险较大的患者。这些患者与早期的口腔颌面-头颈部肿瘤患者相比，全身肿瘤负荷重、营养状态差，肿瘤造成的免疫失调的时间较长。这些因素都可以造成试验结果的偏倚，容易得出肿瘤免疫治疗疗效不尽如人意的结论。因此，在今后的临床试验中，应该将早期的口腔颌面-头颈部肿瘤患者纳入试验中，以期获得临床疗效的客观评价。

肿瘤疫苗代表着未来肿瘤免疫治疗研究的一个重要方向。目前为止，已经有千余人进行了肿瘤疫苗

的治疗。临床试验显示，肿瘤疫苗自身注射带来的全身的不良反应较少，但是肿瘤疫苗临床应用效果与体外实验一致性较差，这是进行临床试验的一个不利因素。然而，目前对于肿瘤疫苗的确切疗效还不能轻易地下结论，应该着力于疫苗改良。未来的改良设计涵盖了免疫应答的各个环节，包括：改良疫苗的免疫佐剂；对多肽冲击的树突细胞进行研究，强化肿瘤免疫应答；进行双特异性及多特异性肿瘤疫苗的研制；添加辅助性多肽，增强肿瘤抗原的识别。

单克隆抗体是肿瘤免疫治疗的另一个重要研究方向。目前能够应用于口腔颌面-头颈部肿瘤临床治疗的单抗较少，但是随着越来越多的靶向治疗药物的发现，单克隆抗体必将在口腔颌面-头颈部肿瘤的治疗中具有广阔的前景。单克隆抗体的研制是一个系统过程，除了发现特异性的靶向分子，抗体自身制备也需要解决以下几个问题：如何避免单克隆抗体应用后机体抗抗体的产生；如何避免单克隆抗体与非特异的Fc受体结合，造成非靶向组织杀伤；如何避免单克隆抗体与血清中抗原结合，降低抗体治疗效果；如何增强抗体在肿瘤组织中的渗透性和穿透力。此外，虽然在动物模型及基础研究中证实，单克隆抗体在口腔颌面-头颈部肿瘤治疗中具有良好的效果，但是最终的临床应用还需要经过严格的临床试验。在应用单抗进行治疗的同时，应该建立肿瘤患者的分子模型，对患者进行给药前筛选，筛选出可能有疗效的患者，提高药物的临床获益与花费比值。

## 第二节　基因治疗

基因治疗是指将遗传物质导入患者体内细胞，进行疾病的治疗和预防。其实质和目的是对患者体内细胞进行遗传物质转移和遗传修正，同时对周围健康的细胞和组织不造成损伤。早期的基因治疗研究主要集中在单一的遗传缺陷性疾病，例如重症联合遗传免疫缺陷（severe combined immunodeficiency disease，SCID）、囊性纤维化、血友病等。随着对癌症发病机制认识的深入，癌症也被认为是一种遗传性疾病，癌细胞内转染基因发挥功能后，肿瘤可以缓解或治愈，因此基因治疗在癌症中得到逐步的应用。

在肿瘤的基因治疗中，既包括肿瘤细胞内遗传物质的转移，也包括肿瘤细胞内基因功能的调控。其采用的形式也是多种多样，可以将目的基因直接导入癌细胞和组织中，也可以在体外将外源基因转染肿瘤细胞，然后回输到体内；可以结合免疫治疗理论，将免疫应答相关基因导入患者体内，增强患者的抗肿瘤免疫应答；可以利用基因工程技术，例如核酸沉默技术，调节肿瘤细胞内异常基因的表达和功能。一般来说，基因治疗研究包括以下步骤：①肿瘤治疗性基因的鉴定，分离和扩增。②靶向肿瘤细胞和组织的提取和培养。③构建载体将治疗基因导入肿瘤细胞，并启动目的基因的表达，进行功能验证。④将携带基因的载体或者包含治疗基因的细胞转移到患者体内，进行临床试验与观察评价。

### 一、概述

肿瘤存在遗传改变，正常细胞的恶变是一个逐步演进的过程，同时也是细胞基因突变及表观遗传改变累积的过程。这些改变主要受到环境因素影响或偶然获得，仅有一少部分由于遗传因素引起。正常的细胞周期受到多个基因调节，包括癌基因及抑癌基因，两者保持一种动态平衡。癌基因表达增强或者抑癌基因表达降低，会诱导细胞异常增殖，获得自主的生长信号，进而恶变。与其他恶性肿瘤一样，口腔颌面-头颈部肿瘤，尤其是口腔癌，在外界致癌因素的长期反复的刺激下，上皮细胞中多种遗传改变及基因突变逐渐积累。例如，染色体9p21的变异及p16基因启动子区的甲基化和杂合性缺失（loss of heterozygocity，LOH），导致p16基因失活；染色体17p的LOH和p53基因的点突变。这些改变诱导口腔黏膜产生“区域癌化”，最终导致肿瘤的发生。目前研究证实，细胞周期蛋白D1、myc、ras、neu、Bcl－2等癌基因，以及p53、Rb、p16、p21、p27等抑癌基因的异常表达均与口腔癌的发生密切相关。

这些基因异常一方面促进了口腔颌面-头颈部肿瘤的发生和发展，另一方面也为通过基因干预，阻断癌变提供了理论依据和靶点。通过在肿瘤细胞内进行基因导入，恢复正常的基因功能或是阻断异常基因功能的发挥，可以逆转由于相应基因突变导致的细胞恶性表型[7]。因此，相应的基因治疗也成为目前口腔癌基础和临床研究的热点。

## 二、基因治疗的方法及作用机制

瘤内注射是进行基因治疗的常用手段，主要是因为全身注射可能导致表达载体在肝脾内滞留和破坏；单独应用核酸进行全身注射，核酸又会被血清核酸酶迅速降解。由于口腔颌面-头颈部肿瘤病变位置表浅，有利于基因药物给予和治疗效果的观察、判定。因此，口腔颌面-头颈部肿瘤也是基因治疗临床试验的良好模型[8]。

在肿瘤的基因治疗过程中，一旦选择并确定了进行干预的基因，该基因片段的合成、分离及纯化是相对简单的过程。DNA 和 RNA 是带有负电荷的生物大分子，很难穿透细胞膜，进入目的细胞，因此基因治疗的有效实施，需要合适的载体。如何选择和构建基因表达载体，进行准确有效的基因转染是基因治疗的关键步骤。首先，一个理想的载体首先应该能够将遗传物质准确地插入基因组中，对其表达能够进行精确调控，防止过度表达，保证基因治疗的安全性；其次，应该具有高度的特异性，专一感染肿瘤细胞，对正常细胞无影响；第三，应该具有较高感染效率，对所有目的细胞均能够进行基因转染，即有效性；第四，应该具有高度稳定性，能够在目的细胞持续表达。遗憾的是，理想的载体在目前的基因治疗中还没有研发出来，这也是今后基因治疗领域研究的热点和难点。

### （一）基因治疗常用的载体

基因治疗的载体种类很多，主要分为病毒载体和非病毒载体。病毒载体因其具有较高的基因转染效率、外源基因能够稳定表达等优势，成为恶性肿瘤基础研究和临床试验中应用最多的载体类型。同样，在口腔癌的基因治疗研究中，普遍采用的是病毒载体，非病毒方法进行转染的试验很少[9]。但是，病毒载体有引起病毒性疾病，以及机体急性中毒的可能。因此，早期病毒载体的研究集中在对病毒基因组进行改造，减轻病毒的毒副作用，防止病毒在人体内进行复制，提高基因治疗的安全性。但是，病毒载体的复制能力是一把双刃剑，其不断复制也可以提高基因治疗的效果。因此，研发在特定癌细胞中复制的病毒成为新的方向。本部分主要对病毒载体的类型及在基因治疗中的优势和不足做一论述和分析。

#### 1. 病毒载体

经过千万年的进化，病毒自身具备感染细胞的能力，能够将自身遗传物质整合到宿主的细胞核 DNA 中，依靠真核细胞的转录机制实现自身的复制。这种自然属性使之能够成功地对 HNSCC 癌细胞进行基因转染。根据有无复制能力可以将病毒载体（viral vectors）分为：具备复制能力的病毒（replication-competent viral vectors）或溶瘤病毒（oncolytic viruses）；复制缺陷型病毒载体（replication-deficient viral vectors），对病毒的基因组进行了改造，敲除启动病毒复制的基因，可以避免和减少病毒对机体的感染及致癌性。但是，病毒失去了复制的能力，即使成功地在肿瘤细胞内进行了基因转染，对 HNSCC 的细胞破坏也只是限于病毒注射部位的肿瘤细胞，对周围的肿瘤细胞没有破坏作用。因此，虽然应用复制缺陷型病毒进行癌基因治疗是安全的，但是临床效果不甚理想，主要就是无法对肿瘤中的所有细胞进行转染。为了能够达到最大的杀伤效果，可以对病毒自身遗传物质进行改造，敲除负责正常病毒生命周期的特定病毒序列，或者选择对癌细胞特异性感染的病毒，这些具有复制能力的病毒载体成功转染后能够进行复制，再次释放病毒载体。此外，还可以通过旁观者效应，将代谢产物传递给周围的癌细胞或者引发全身的免疫应答，通过免疫效应杀伤肿瘤细胞[10]。

目前基因治疗中应用的载体病毒主要有 5 种类型：反转录病毒（retroviruses）、慢病毒（lentiviruses）、腺病毒（adenovirus）、腺相关病毒（adeno-associated viruses, AAVs）和疱疹病毒（herpes virus）。其中慢病毒和反转录病毒的基因能够与宿主细胞的 DNA 整合。腺病毒、腺相关病毒、疱疹病毒能够作为游离基因（episome）在细胞核中存在。

（1）腺病毒载体（adenovirus vectors）：腺病毒属于 DNA 病毒，能够将最大 7.5 kb 外源性基因转移到癌细胞中，进行有效地翻译和转录。其不与宿主细胞中的基因组结合，而以游离基因的形式存在，发生插入突变的风险较小，但是治疗效应短暂，在基因治疗中需要进行多次注射。腺病毒转染效率较高，对非分裂象细胞和分裂象细胞均能够进行有效的转染。腺病毒制备简单，尤其是具有复制能力的腺病毒，可以获得较高的病毒滴度。但是，90％人群经常暴露于腺病毒，体内预先存在抗病毒抗体，降低了腺病毒的有效性。此外,腺病毒载体具有较强的免疫原性,引起机体的免疫应答或是机体的局部炎症反应。

腺病毒载体是一种较理想基因治疗载体,广泛应用于 HNSCC 的基础和临床试验中。其可携带多种基因如抑癌基因、凋亡基因、免疫效应基因,血管生成抑制基因等,从多个角度完成对肿瘤的治疗。为了使腺病毒载体更好地满足抗肿瘤治疗的需要,在使用过程中经常需要对腺病毒的基因组进行改造。例如,对腺病毒的结构基因进行敲除,或者改造病毒表面的纤维蛋白,降低腺病毒的免疫原性,延长基因表达时间,减少免疫效应对病毒的排斥,提高病毒的感染效率;采用具有复制能力的腺病毒,通过溶瘤效应,进一步释放病毒感染周围细胞,提高治疗效果;通过腺病毒基因改造,对其能够自身复制的组织进行限定,增加该病毒感染癌细胞的特异性。例如,Onyx015 中去除了 E1B 基因,增加了对肿瘤细胞的感染特异性;对转染载体的启动子进行选择和替换,应用能够在特定肿瘤组织中激活的启动子-组织特异性启动子(tissue specific promoters, TSPs),增加基因治疗的特异性,减少对正常组织的损伤。目前,对肝组织、软组织和骨组织中的特定启动子都已经进行了鉴定。对于口腔癌来说,相关 TSPs 较少,主要是来源于人乳头瘤状病毒,该启动子对口腔癌细胞系具有高度的特异性。

(2) 反转录病毒载体:反转录病毒是一种单链 RNA 病毒,在感染细胞后进行转录,形成双链 DNA,随机与宿主细胞基因组进行整合,具有高度的稳定性,在宿主细胞传代过程中不断地进行复制。反转录病毒载体可以携带最大 9 kb 的外源性基因,且该基因能够长期稳定地表达,因此在应用该病毒进行基因治疗时必须考虑和面对安全性的问题。反转录病毒感染效率较低,主要感染处于分裂象的细胞,对于静止期的细胞无法感染。反转录病毒与宿主细胞的 DNA 进行整合,插入宿主的基因组,有产生插入突变的可能。例如,在治疗 X 染色体连锁重度联合免疫缺陷病,患者在治疗过程中,发生了白血病。因此,在 HNSCC 基因治疗中反转录病毒载体体内应用受到了限制,主要应在体外实验中,例如从患者体内分离和提起癌细胞后,转染后进行体内回输。一般为了安全的原因,采用的也是无复制能力的反转录病毒。在反转录病毒载体的应用中,也可以整合组织特异性启动子,实现对外源性基因的表达调控。慢病毒是反转录病毒家族的一种,与反转录病毒不同的是,可以针对分裂象或非分裂象的癌细胞进行转染,目前这种病毒载体也主要是应用在基础研究中[11]。

(3) 疱疹病毒载体:疱疹病毒主要是由单纯疱疹病毒Ⅰ型(herpes simplex virus type 1, HSV－1)病毒株发展而来。该病毒是双链的 DNA 病毒,是人类常见的病原体,一般不会引起严重的疾病,作为基因治疗的载体,具有良好的生物安全性,但是 γ 亚型疱疹病毒可能与细胞癌变有关。疱疹病毒可以携带大片段的外源性 DNA,对癌细胞进行快速有效转染,还能够将外源性基因导入多能干细胞中,并且在后代细胞中长期存在。基因治疗中,应用较多的是复制缺陷型 HSV－1,其自身克隆能力较强,可以同时进行多个基因的转染。为了减少对周围组织损伤,可以对 HSV－1 进行基因改造,例如敲除神经毒性或启动复制的相关基因。基因敲除后的病毒可以进行脑组织的基因转染,但是没有造成相应的病毒感染。但是,在口腔癌荷瘤小鼠模型中,该病毒可以促进癌细胞的生长,对体外培养的口腔癌细胞无明显影响。目前,该病毒载体在 HNSCC 基因治疗中应用很少。

(4) 腺相关病毒载体(AAV):腺相关病毒是一种单链的无包膜的小 DNA 病毒,属于复制缺陷型细小病毒。AAV 自身包装能力较差,需要和其他病毒,例如腺病毒、单纯疱疹病毒、痘苗病毒共同感染才能进行有效复制和感染。AAV 有 12 种血清型:AAV1～AAV12,病毒衣壳有 100 多种变异形式,因此该病毒对不同的组织或者细胞具有特异亲嗜性,可以在体内对多种组织进行基因转染。与其他载体病毒相比,野生型的 AAV 无致病性,免疫原性较低。作为载体进入目的细胞后,外源基因的表达水平需要较长时间才能达到顶峰,但是可以在组织中长期稳定地表达。该病毒载体可以感染分裂和非分裂状态的细胞,因为载体 DNA 主要以游离基因的形式存在,在细胞中不会导致插入突变。在基因治疗中,因为靶向组织和细胞的类型不同,经常对 AAV 和外壳蛋白进行重组,形成针对不同组织的重组 AAV 载体,提高转染效率。由于其属于单链 DNA 病毒,需要互补为双链后才具有转录活性,是提高基因转染效率的不利因素。该病毒自身包装能力较差,需要辅助病毒,因此病毒产量较低并且容易受到污染,限制了在 HNSCC 基因治疗中的应用。但是从致病性和免疫原性角度来说,AAV 是目前最安全病毒载体。

2. 非病毒载体

非病毒载体(non-viral vectors)主要包括裸质粒 DNA、阳离子脂质体、非脂质-聚阳离子- DNA 复合物等；它们也可以包被其他微粒子进行细胞转染，例如金、钨微粒子。非病毒载体可以携带较大片段的DNA，转染时不需要特定受体。由于免疫原性较低，能够进行反复的注射；载体具有生物安全性，制作容易，价格便宜。然而非病毒载体，转染效率较低，外源性基因的表达时间较短，多为一过性表达，很难形成稳定的转染。此外，非病毒载体的方法还包括通过物理方法将 DNA 直接注射到肿瘤细胞。为了提高基因转染效率，其应用方法也在不断改进。例如，电子穿孔(electroporation)，对细胞膜进行电刺激，增加细胞膜的通透性；基因枪(gene gun)将富有外源基因的微粒子高速击入靶组织或靶细胞，超声增加细胞膜的穿透性；高压流体动力学方法将大量的 DNA 溶液快速地进行靶向组织注射。

### （二）基因治疗的策略

肿瘤基因治疗的策略实际上就是从何种角度，采用何种方法，纠正肿瘤细胞的恶性表型，调节肿瘤细胞的生物学行为，从而达到抗肿瘤的目的。肿瘤发生和演进过程中，肿瘤细胞的生物学行为在不断地发生改变，导致肿瘤的侵袭和转移。因此，在进行肿瘤基因治疗时，应该有不同的切入点，治疗策略也应该是多种多样的。

#### 1. 基因添加治疗

基因添加治疗(gene addition therapy)是指通过在肿瘤细胞中重新表达已经失活的抑癌基因，恢复抑癌基因的功能，抑制肿瘤的生长。肿瘤抑癌基因对正常细胞生理功能具有重要调节作用，也是决定肿瘤细胞治疗反应重要的决定因素。正常口腔黏膜细胞在相关基因的调控下，按照规律生长、分裂，最终发生程序性死亡。而在口腔癌中，由于遗传信息缺失、基因失活以及表观遗传学改变，都会造成抑癌基因功能的丧失，导致细胞周期失调控，而这些基因也就是基因添加治疗的靶点。目前研究较深入的有 p53、p16、p27、Rb 等。

肿瘤抑制基因 p53 是研究最为广泛深入的基因，在调节细胞周期及细胞凋亡具有重要的作用，是细胞防御和修复的重要组成部分。当正常细胞遗传物质异常，p53 蛋白可以阻断细胞周期，进行修复；当细胞损伤不能修复时，p53 蛋白可以促进其发生凋亡。如果 p53 蛋白出现变异，损伤细胞就可以在体内进行扩增，引发癌变。已经证实 p53 基因是口腔癌中最常见的突变基因之一，33%～76%的口腔癌，以及 20%的口腔癌前病变中存在 p53 基因异常。Higuchi 等利用 8 种不同的口腔颌面-头颈部鳞癌细胞株导入重组人野生型 p53 腺病毒，有 14.5%～47%的细胞生长受到明显抑制，说明野生型 p53 基因添加治疗，能够使癌细胞周期阻滞，产生抗癌作用。目前含有 p53 基因的重组腺病毒已率先进入 HNSCC 的临床应用。

近年来研究发现，细胞周期蛋白激酶抑制因子 p16 也是一个重要的抑癌基因，在口腔颌面-头颈部鳞癌中，通过 PCR 检查发现 p16 突变率为 19%～58%，LOH 分析发现 57%等位基因丢失，免疫组化显示 55%～89%的肿瘤表达偏低。研究证实，在口腔颌面-头颈部肿瘤细胞中导入 Ad-p16 后，96%的细胞出现生长抑制，主要表现为细胞周期阻滞($G_1$ 期或 S 期)；腺病毒-巨细胞病毒 p16(AdCMVp16)联合放疗作用于鼻咽癌细胞系后，发现联合治疗对 p16 低表达的鼻咽癌细胞有良好的抑制作用。其他的抑癌基因包括 p12、Rb(Retinoblastoma gene)、mda-7(Melanoma differentiation-associated gene-7)，基因转染肿瘤细胞后，可以抑制肿瘤细胞生长，促进肿瘤细胞凋亡，但是抗肿瘤作用较弱。此外，癌细胞中转染 p27 同样可以抑制癌细胞的生长。此外，p27 基因突变与舌癌细胞的形态关系密切，说明 p27 基因可能是 OSCC 基因治疗的有效靶点。

#### 2. 基因删除治疗

基因删除治疗(gene excision therapy)策略是指通过去除缺陷的原癌基因，阻断癌基因的表达产物对肿瘤细胞生长的刺激。口腔颌面-头颈部鳞癌癌变的过程中，细胞中的癌基因经常处于失调状态，包括 myc、ras、neu、Bcl、int，等等。癌基因的异常表达允许肿瘤细胞逃避凋亡，促进肿瘤细胞生长。其激活方式主要包括基因扩增、基因重排和点突变。

阻断癌基因的过度表达能够取得良好的抗肿瘤作用。在口腔癌中，Egr-1(early growth response factor 1)能够促进和加速癌细胞生长和细胞周期，同时还能够调节 TGF-$\beta_1$、PDGF-A、PTEN 的功能。实验表明，应用冈田酸(akadaic acid)抑制 Egr-1 蛋白的磷酸化，降低 Egr-1 基因表达抑制了癌细胞的增殖和分化，具有良好的抗肿瘤效应；体外实验中，针对信号转导子和转录激活子 3(signal transducer and activator of transcription－3，STAT－3)，采用转录因子诱饵，阻断生长信号的传递，导致了癌细胞的死亡；环氧化酶-2(cyclooxygenase－2，COX－2)在口腔颌面-头颈部肿瘤中过度表达，可以促进肿瘤内部的血管生成，为肿瘤的生长和侵袭提供基本条件。采用 Ad－COX－2－E1A 抑制 COX－2 表达，同样取得了良好的抗肿瘤效应。

对于过度表达的基因产物，可以从转录水平进行调节，阻止基因的翻译。目前主要采用 3 种方法和技术：反义寡脱氧核苷酸(antisense-oligodeoxynucleotides，ASO)、RNA 干扰(RNA interference，RNAi)和核酶(ribozymes)。ASO 是经化学修饰或未修饰的单链 DNA 分子。一般 ASO 长度较短，由 12～20 个核苷酸构成，能够与靶细胞中单一序列结合。根据作用机制，ASO 主要分成两种：RNase H 依赖的寡脱氧核苷酸，可以诱导 mRNA 的降解；空间阻滞寡脱氧核苷酸，阻止和抑制 mRNA 的剪切和翻译过程。ASO 可作用于癌基因家族成员和(或)其下游的信号通路，通过抑制癌细胞存活所依赖的癌基因或分子发挥抑癌作用，包括 myc、fos、ras；也可以抑制病毒的活性，如 HSV－1、HPV、HTLV－1。由于传统的反义寡脱氧核苷酸无法提供足够数量的反义分子，下调靶基因、抑制肿瘤生长，因此没有得到广泛的应用。近来为反义寡脱氧核苷酸设计了增强启动子，克服了这个缺点。临床试验证实，即使采用静脉注射的方法，药物不良反应也有限，与放疗或者化疗结合，还能够发挥协同抗肿瘤作用。针对晚期口腔癌患者，采用质粒(包含 EGFR 反义序列)进行了Ⅰ期临床试验，获得了良好的治疗效果。基因特异性双链 RNA 能够引发同源细胞 RNA 的降解，这种现象叫做 RNAi。应用这种原理，可以进行肿瘤相关基因特异性 RNA 的设计，抑制或者降低这些基因的表达。能够进行沉默的基因十分广泛，涉及癌细胞增殖、转移、血管发生和药物抗性基因等。目前采用 siRNA 和 Micro RNA 针对 HNSCC 的靶向性治疗研究还停留在基础研究阶段，主要是在进行靶向基因的筛选，尚未进入临床试验阶段。基础实验发现，以人类细胞周期 S 期激酶相关蛋白为靶向基因，siRNA 质粒载体在异种移植瘤中具有抗癌效应。以尿激酶纤溶酶原激活物受体为靶点，siRNA 反转录病毒载体在异种移植瘤模型同样具有抗癌效应。核酶(ribozymes)是具有催化活性的 RNA 分子，能够针对特异性序列降解 mRNA 中的磷酸二酯键。体外细胞实验显示，将编码核酶基因的腺病毒载体转染口腔癌细胞系，癌细胞中 Bcl－2 mRNA 表达下降，细胞增殖受到抑制。目前在核酶进行口腔颌面-头颈部肿瘤基因治疗还没有相关的临床报道。

3. *自杀基因治疗*

许多抗癌药物可以以药物前体的形式给药，然后利用特定基因编码的酶进行代谢或激活。如果这样的基因只在肿瘤细胞中存在，全身进行药物前体的注射就可以获得良好的抗肿瘤效应，避免了对正常组织的不良反应。自杀基因治疗(suicidegene therapy)就是根据这种原理发展而来，实质就是基因引导的酶药物前体疗法。该方法包括两个步骤：第一步将编码酶的基因转染到靶细胞内；第二步，该酶发挥作用，将药物前体转变成具有细胞毒性的药物，发挥抗肿瘤作用。目前，有两个较为成熟的自杀基因系统：其一为单纯疱疹病毒胸苷激酶(herpes simplex virus thymidine kinase，HSV－TK)/更昔洛韦(ganciclovir，GCV)系统。该酶能够磷酸化更昔洛韦，随后细胞内的酶进一步将其磷酸化，形成三磷酸复合体，抑制 DNA 聚合酶活性，终止 DNA 合成；其二为大肠埃希菌胞嘧啶脱氨酶(*E. coli* bacterial cytosine deaminase，CD)/氟胞嘧啶(5－flucytosine，5－FC)系统。CD 能将常用的化学药物 5－FC 代谢为细胞毒性的氟尿嘧啶(5－fluorouracil，5－FU)，杀伤癌细胞。其他的系统还有细胞色素 p450 超家族(cytochrome p450 proteins，CYP)中的亚类 CYP2B1，可以参与抗肿瘤药物的体内代谢过程，可以激活环磷酰胺，成为细胞毒药物，发挥抗肿瘤作用。在口腔癌体外细胞实验及动物模型中，该方法可以有效地杀伤口腔癌细胞，减缓肿瘤的生长。除了通过活化药物前体发挥抗肿瘤作用外，自杀基因疗法还能通过旁观者效应，将细胞毒性代谢产物在周围细胞之间传递，干扰肿瘤血管的生成，诱导肿瘤组织的凋亡或坏死。



目前自杀基因疗法还停留在基础研究阶段，尚无应用于 HNSCC 的基因治疗临床试验。该方法主要缺点是，对整个肿瘤组织转染的效果较差。在临床前期研究中，应用复制缺陷性腺病毒载体转移 HSV－TK 基因到 HNSCC 移植瘤产生了细胞毒效应。也有采用微粒和脂质体转移 HSV－TK 基因治疗 HNSCC 移植瘤的实验报道。当然如果选择反转录病毒作为转染载体，可能会提高转染的效率，但是必须采取保护措施，预防基因突变带来的癌基因的激活。根据目前的实验结果，应用腺病毒转染 HSV－TK 基因，同时联合更昔洛韦，对口腔癌进行基因治疗，可能是一个比较好的选择。

4. 免疫基因治疗

口腔颌面-头颈部肿瘤不是典型的具有免疫原性的癌，但是有证据表明，在该类型中存在肿瘤细胞的免疫识别，免疫系统参与控制肿瘤生长，免疫抑制在肿瘤的演进过程中扮演着重要的角色。免疫基因治疗(immunomodulatory gene therapy)的前提是免疫系统具有清除口腔颌面-头颈部肿瘤细胞的能力。口腔颌面-头颈部肿瘤患者自身存在免疫细胞功能的缺陷，包括NK细胞、T细胞缺失，树突细胞功能下降，免疫调节细胞因子缺乏。因此，免疫基因治疗就是通过基因工程方法提高癌细胞的免疫原性，增强患者对癌细胞的免疫应答。

免疫基因治疗主要是采用两种方法。一种是通过基因转染技术，在细胞中引入外源性基因，对正常细胞或癌细胞进行遗传修正，在肿瘤细胞表面表达外源性的蛋白，作为肿瘤疫苗引发机体的免疫反应。该方法对肿瘤抗原的选择要求很高，外源性基因产物必须有足够的能力被肿瘤患者的免疫系统有效识别。另一种方法是将细胞因子和主要组织相容性抗原复合体(major histocompatibility complex, MHC)引入癌细胞，上调机体对肿瘤细胞的识别和免疫应答。

HLA-B7是一种MHCⅠ类分子，在HNSCC中经常出现表达下调。有学者构建了HLA-B7质粒，其中包含编码人类组织相容性B7抗原(HLA-B7)重链基因和$\beta_2$-微球蛋白基因。在动物模型中发现，肿瘤细胞中共表达HLA-B7白细胞抗原基因和$\beta_2$-微球蛋白基因，瘤内注射后可以抑制癌细胞生长，肿瘤局部具有良好耐受性。对晚期HNSCC患者采用HLA-B7的Ⅱ期临床试验也证实其具有一定疗效和良好的安全性。此外，在肿瘤细胞中引入细胞因子基因，也是一种常用的方法。细胞因子基因转染可以在体内进行，也可以在体外对自体细胞进行转染，然后回输患者体内，肿瘤细胞或者免疫细胞都可以作为靶细胞。进行转染的细胞因子种类较多，包括白细胞介素2、12(interleukin-2, IL-2、12)、肿瘤坏死因子α(tumor necrosis factor-α, TNF-α)、干扰素γ(interferon-γ, INF-γ)和粒细胞-巨噬细胞集落刺激因子，等等，这些因子可以应用多种病毒载体进行有效转染。

免疫基因治疗在黑色素瘤、淋巴瘤及病毒诱导的恶性病损中已经逐步应用并逐渐得到认可。免疫基因治疗还可以与化疗或者放疗结合，进行口腔颌面-头颈部肿瘤治疗。研究显示mIL-2、mIL-12免疫基因治疗与放疗联合应用，能够在体内产生强烈的免疫应答。一般来说，为了避免IL-2、IL-12全身注射引起的严重并发症，仅限于肿瘤内的直接注射。通过在癌细胞中引入这些基因，不仅保证了对癌细胞的持续作用，而且安全性更高，这也是采用免疫基因治疗的优势。

5. 促凋亡基因治疗

正常的体细胞内遗传物质损伤后，逐渐积累到一定的水平，或者在细胞毒性药物作用下，会引发自身的程序化死亡，这是机体的一种保护性机制。细胞的凋亡受到多种分子调控，也可以进行人为干预，成为肿瘤基因治疗的靶点。因此，从凋亡的角度进行基因治疗的策略就是通过调节内在或者外在的凋亡途径，在肿瘤细胞内重新激活细胞的凋亡功能，达到抑制肿瘤生长的目的[12]，这就是促凋亡基因治疗(pro-apoptotic gene therapy)。

癌细胞自身具有逃避凋亡的能力，是恶性肿瘤演进的一个重要特征。肿瘤的基因治疗就是要解决癌细胞对凋亡的抵抗。目前也已经研制出了多种药物，并且进入了临床试验。它们主要是靶向细胞凋亡机制或者是生长因子，通过激活凋亡杀伤肿瘤细胞。基础和临床试验表明[11, 13]，通过作用于诱导凋亡的配体，能够成功地激活肿瘤细胞的凋亡。例如，TNF、TRAIL、FasL等。但是临床的不良反应较大，限制了临床的应用。理论上直接将这些基因载体进行肿瘤局部注射能够减少全身的并发症。研究表明，Ad-GFP-FasL局部应用，不仅可以直接造成肿瘤细胞的杀伤，还可以通过旁观者效应进一步杀死周围的肿瘤细胞，解决了该基因治疗载体在肿瘤内分布的问题，取得了一定的治疗效果。其余通过靶向凋亡途径针对的分子还包括Bcl-2、Bax、胱冬裂酶(caspase)等[14, 15]。

6. 抗血管生成基因治疗

肿瘤的生长和代谢加速伴随着肿瘤内部的血管生成。研究表明，肿瘤直径超过2 mm，需要建立自己的血供才能继续增殖和不断演进。抗血管生成基因治疗(anti-angiogenic gene therapy)就是通过上调抑制血管生成因素，或者下调促血管生成因素，抑制肿瘤的生长。在血管生成过程中，促血管生成因素和抗血管生成因素之间的平衡状态，决定是否启动肿瘤的血管生成。促血管生成的因素主要包括：碱性成纤维细

19

胞生长因子(basic fibroblast growth factor, bFGF)、血管内皮生长因子(vascular endothelial growth factor, VEGF)、血小板衍生物内皮生长因子(platelet-derived endothelial growth factor, PDGF)等;抑制血管生成因素主要包括:血管抑素(angiostatin)、内皮抑素(endostatin)、血小板反应素-1(thrombospondin-1)等。

口腔颌面-头颈部鳞癌中存在血管生成因素的过度表达,抑制血管生成因素的表达下调,在基因治疗中采用拮抗和增强两种方法进行调节。针对VEGF,利用反义寡核苷酸技术,阻断VEGF的促血管生成作用,能够显著抑制口腔颌面-头颈部肿瘤异种移植瘤的生长;在HNSCC中,超过90%患者EGFR表达上调。采用反义EGFR基因的质粒进行瘤内注射,封闭EGFR信号通路,Ⅰ期临床试验治疗有效率提高到29%;内皮抑素可以是一种抑制血管生成和肿瘤生长的作用,内皮抑素腺病毒载体进行瘤内注射,能够显著地抑制异种移植瘤内部血管新生,抑制肿瘤生长[16]。临床应用内皮抑素,具有良好的耐受性,但是由于半衰期较短,需要反复多次注射,才能产生抗癌作用,这也是临床应用的一个障碍。将内皮抑素基因与腺病毒载体E10A进行重组,在HNSCC中能产生持续的效果,但是确切的疗效还需要临床Ⅱ期和Ⅲ期试验进一步的验证。目前抗肿瘤血管生成基因治疗的疗效,还很少进行单独的评价,主要是与肿瘤放、化疗同时进行评价。

7. 化疗保护与化疗耐药的基因治疗

化疗是恶性肿瘤常用的治疗方法,应用时要考虑如何将化疗药物的效果最大化,同时对正常组织影响最小化。通过基因治疗的方法,可以向正常细胞转染细胞保护基因,或者提高肿瘤细胞的敏感性来实现这个目的,也就是化疗保护与化疗耐药的基因治疗(chemoprotective and chemoresistance gene therapy)。

为了提高肿瘤细胞对化疗药物的敏感性,需要有效地提高肿瘤组织内部的药物浓度。通过HSV-TK/GSV系统、CD/5-FC系统,能够成功地将药物前体进行激活,转化成细胞毒性药物,避免正常组织细胞的损伤。硝基还原酶基因也是一个可对药物前体激活的基因。在口腔颌面-头颈部肿瘤Ⅰ期临床试验,将硝基还原酶基因(nitroreductase gene)导入癌细胞中,癌细胞表达并产生硝基还原酶,将无活性的药物前体CB1954转化成为化疗药物。

口腔颌面-头颈部肿瘤患者在进行放化疗期间,都要经历急性或者慢性的不良反应,使治疗时间和强度受到一定限制[17, 18]。对于化疗药物引起的骨髓抑制,可以进行重组造血生长因子基因,例如G-CSF,减轻治疗相关的骨髓抑制。此外,还可以将耐药基因转染进入正常的细胞,如造血干细胞,产生化疗药物抵抗,能够耐受高剂量的化疗[19, 20]。基础实验研究证实,应用反转录病毒载体,针对裸鼠造血祖细胞进行化疗耐药MDR1基因(multidrug resistance 1gene)转染,成功转染后,该基因mRNA表达在骨髓细胞中,6周后骨髓细胞中p-gp功能上调,加速细胞内化疗药物的排除,对骨髓细胞起到保护作用[21]。

8. 转录调节基因治疗

转录调节基因治疗(transcription-directed gene therapy)实质就是对基因功能在转录水平进行操纵,将基因治疗的范围局限在肿瘤组织中,减少对正常组织的不良反应。转录因子可以调节基因的转录,通过和DNA上的增强子或启动子元件相互作用来实现,是该策略的作用靶点。理论上来说,转录调节基因治疗的启动子在肿瘤组织中能够有效激活治疗基因的表达,但是在正常细胞或者组织中活性较低或者没有活性。各种启动子为基础的基因治疗策略,也是目前基因治疗研究的热点。例如,组织特异性启动子,这方面虽然具有良好的前景,但是能够真正应用于临床还尚需时日[22]。

9. 溶瘤病毒

溶瘤病毒(oncolytic viruses)能够在肿瘤细胞中进行自我复制,这种复制具有肿瘤细胞特异性,破坏肿瘤细胞,导致肿瘤细胞溶解死亡[23, 24]。目前溶瘤病毒载体主要包括牛痘苗、腺病毒、HSV-1和新城堡病毒等。在某些类型的病毒中,具有在肿瘤细胞中进行复制的能力。新城堡病毒(New castle virus, NDV)又称亚洲鸡瘟病毒,其感染严格限制在鸡中。它能够在干扰素信号系统缺陷的细胞中进行复制。一个溶瘤细胞株命名p701,在Ⅰ期临床试验中,通过静脉给药,22%患者的肿瘤生长受到抑制,其中一名腭垂鳞癌的患者完全缓解。

当然对病毒基因进行改造,删除特定的基因序列,获得肿瘤细胞内复制能力,是目前溶瘤病毒研制的主要方法。牛痘病毒(vaccinia virus)能够在细胞质中进行复制,不感染宿主的DNA。去除TK基因后,该病毒只能在具有TK活性的肿瘤细胞中进行复制,并且将拥有细胞周期特异性。ONYX-015是E1B缺失的条件复制腺病毒，优先选择在 p53 缺陷的病毒中进行复制，不能在正常细胞中进行复制。基础研究显示，该病毒在动物模型中，具有良好的抗肿瘤作用。晚期复发的口腔颌面-头颈部鳞癌Ⅰ期和Ⅱ期临床试验中没有发现病毒在正常组织中进行复制及毒性反应；在 40 名患者中，10%患者出现肿瘤消退，61%患者肿瘤大小无明显变化，29%患者继续进展，该药物没有剂量依赖效应，剂量增大伴随发热、注射部位疼痛等副反应增加；在早期的口腔颌面-头颈部肿瘤患者中，与顺铂和 5－FU 联合应用，没有增加化疗的毒性，治疗肿瘤的有效率为 63%，大大高于预期。研究数据还表明，单纯应用 ONYX－015 具有 20%的有效率，与 5－FU 联合应用可提高疗效 6%。在 ONYX－015 给药 24 h 后，细胞因子 IL－6、TNF－α、IL－10 和 IFN－γ 升高，有助于提高肿瘤细胞对免疫应答反应。此外，ONYX－015 说明对口腔异常增生的上皮也具有治疗作用，能够逆转上皮的异常表型，终止上皮的恶变。H－101 与 ONYX－015 类似，是一种 E1B－55kb 缺失和 E3 蛋白部分缺失的腺病毒载体，对 p53 基因缺陷的肿瘤细胞具有杀伤作用。H－101 联合顺铂及 5－FU 进行口腔颌面-头颈部鳞癌的治疗，能够显著提高化疗药物的作用，具有协同作用。

与复制缺陷型 HSV 病毒不同，具有复制能力或者具有溶瘤病毒性质的 HSV 在临床试验中取得了一些成功。改造 HSV 病毒，去除控制病毒毒性或者致病性[例如，ICP6 和(或)ICP34.5]基因，使病毒能与肿瘤表面特异性受体结合，杀伤癌细胞。Ⅰ期口腔颌面-头颈部肿瘤临床试验，HSV 联合放、化疗，具有良好的临床疗效，在黑色素瘤、乳腺癌、消化道肿瘤中也进行了相似的试验。其他研究报告还包括溶瘤腺病毒(oncolytic adenovirus)OAS403 静脉注射，能够产生抗癌作用，并且具有选择性及免疫耐受性。该种腺病毒对 Rb 蛋白异常的肿瘤细胞产生作用，同时能够调节端粒酶的表达。OAS403 与传统的多种化疗药物具有协同作用，能够增加抗肿瘤效应。溶瘤病毒均能够通过基因操控，获得癌细胞的靶向性，但是，在进行改造的时候一方面要减少正常组织中的毒性，保证治疗安全，另一方面要保持病毒抗肿瘤疗效，增强抗肿瘤效果。

## 三、口腔颌面-头颈部肿瘤基因治疗常用临床药物

口腔颌面-头颈部肿瘤基因治疗方案在临床上应用并不多，主要有 p53、EGFR、B7、IL－2 和 GM－CSF 等。这些大部分处于Ⅰ～Ⅱ期临床试验阶段，只有 Ad－p53 进入了Ⅲ期临床试验阶段。

2007 年，最新研究资料显示，世界范围内已开展基因治疗临床试验 1 020 项，采用重组人腺病毒 p53 (recombinant human adenovirus－p53，rAd－p53)制剂治疗肿瘤的临床试验 58 项，其中 15 项用于治疗口腔颌面-头颈部肿瘤。美国食品药品监督管理局(Food and Drug Administration，FDA)已将 Introgen 公司 INGN－201(又名 Ad5CMV－p53，Advexin)列入快速审批通道。INGN－201 是一种携带 p53 治疗基因的复制缺陷性腺病毒载体，在 1998 年，Clayman 等应用 INGN－201 治疗复发的 34 例口腔颌面-头颈部肿瘤患者，证明了其有效性及安全性。对复发性 HNSCC 患者进行 INGN－201 治疗，结果表明 p53 基因低度突变的患者具有较高的存活率，而对高度突变的患者治疗反应较差，与甲氨蝶呤相比较治疗效果没有差异。Introgen 公司在第 95 届美国癌症研究学会年会上报告，单独适用 rAd－p53 制剂治疗 217 例复发性晚期口腔颌面-头颈部鳞癌病例，以治疗前后的 CT 测量肿瘤最大截面积，及肿瘤面积＝肿瘤最大径×最大垂直径的结果表示肿瘤的大小，用来确定肿瘤缩小率，对此进行比较。其中 10%的患者肿瘤完全或部分消退，59%的患者肿瘤停止进展。INGN－201 采用口腔内黏膜瘤内注射，可以抑制口腔黏膜癌前病变的进展，没有毒性反应。因此，增强癌前病变及癌变细胞中 p53 表达能够取得确切的抗癌效果。

我国研制的今又生(Gendicine)也是一种携带 p53 的腺病毒载体(Ad－p53)基因治疗药物，Ⅱ期临床试验(9 种恶性肿瘤，共 107 例)充分证明重组人 p53 腺病毒是安全而有效的。联合放射治疗治疗口腔颌面-头颈部肿瘤患者 42 例，证实 p53 基因具有放疗增敏的作用。基于这些研究结果，Gendicine 先后完成了口腔颌面-头颈部肿瘤的Ⅲ期临床试验，并于 2004 年 3 月成为世界首个批准上市的基因治疗药物-重组人 p53 腺病毒注射液，应用于口腔颌面-头颈部肿瘤等恶性肿瘤的治疗。四川大学华西口腔医院口腔颌面-头颈部肿瘤外科，将 36 例口腔癌晚期患者随机分为对照组和治疗组，其治疗组经颞浅动脉插管联合 rAd－p53(Gendicine)及化疗药物治疗晚期口腔癌患者，其对照组单独经颞浅动脉插管进行化疗，治疗时间 3 个月，期间通过 CT 复查判定治疗效果。治疗 4 周后评定疗效。结果表明，治疗组的有效率达到 85%，完全消退达 40%，对淋巴结转移和远处转移治疗效果良好，疗效出现在 Ad－p53 注射 5 次后，患者的主要不良

反应是给药当日 4～5 h 的发热，通过物理降温等方式均能恢复正常体温，并且体内未发现病毒复制。由此可见，Ad－p53 的应用是安全有效的，对晚期口腔癌可有效控制肿瘤发展并延长患者的带瘤生存时间。

目前，口腔颌面-头颈部肿瘤患者的 rAd－p53 治疗多采用局部给药(肿瘤组织内多点注射)的方法，大多与手术、放疗、化疗等常规疗法联合应用。口腔颌面-头颈部肿瘤瘤内注射 rAd－p53 是安全有效的，给药后除一过性发热外，均未发现其他计量限制性毒性和不良反应，且与手术联合应用可以消灭残余癌细胞，预防肿瘤复发，延长患者的无瘤生存期；与放疗、化疗联合应用可以产生显著的协同抗癌效应。过去认为，其作用机制在于细胞内导入野生型 p53 基因后对 p53 基因突变后造成的细胞功能的紊乱进行修复，因此 p53 腺病毒制品只对 p53 发生变异的细胞或病变产生作用。目前的多项临床研究证实，包括口腔癌在内的多种恶性肿瘤细胞中，无论其 p53 基因状态如何，在 Ad－p53 作用下，均表现出不同程度的细胞凋亡；并且 Ad－p53 与放疗、化疗、或热疗联合使用时，对肿瘤细胞的杀灭呈现协同或叠加效应，而这种效应与肿瘤细胞的 p53 基因状态无关。

## 四、口腔颌面-头颈部肿瘤基因治疗的前景及展望

总体来说，目前在实验室中进行的基因治疗研究很多，但是能够进入临床试验的相当少，真正通过临床试验应用于临床的更是少之又少。但是，我们相信随着基因治疗技术和基因治疗靶点的发现，能够进入临床的药物会更加丰富和多样[25]。基因治疗作为一种新的治疗手段，在没有明确的Ⅲ期临床试验结果，对疗效进行确认之前，应该严格选择。由于基因治疗价格昂贵，对患者是一个很大的经济负担，因此应该建立疗效预测系统，通过标志物的检测，对患者进行个性化的治疗，提高获益人群的数量。根据目前的临床试验，口腔癌的基因治疗应该主要应用于：①中晚期口腔癌患者。②复发性、转移性、口腔癌的术前、术中、术后应用。③对放疗不敏感、化疗耐药的口腔癌联合应用。在应用的过程中，强调反复多次转染，为使肿瘤局部聚集高浓度的病毒，最好采用局部注射或是动脉灌注给药途径。

在目前的口腔癌基因治疗基础研究和临床应用中还存在许多有待解决的问题，对这些问题加以总结，主要有以下几个方面。

### (一) 基因治疗的安全性

基因治疗的安全性无疑是临床应用中考虑的首要问题，对于这个问题的担忧曾一度限制了基因治疗技术的普及和推广。在基因治疗早期对病毒载体安全性的关注，现在看来某种程度上被夸大了，在众多的临床试验中，接受基因治疗的患者，其安全性还是很高的。但是不能否认基因治疗载体还是有潜在的、未被充分认识的风险和不良反应。因此，基因治疗临床应用必须在严格的实验基础上，经过长期临床观察评价其安全性后，循序渐进地展开。

### (二) 基因治疗的有效性

癌症基因治疗是否有效主要取决于两个方面：选择的外源性基因在肿瘤细胞内表达后，阻止肿瘤细胞演进的能力；基因转染载体系统的效率和靶向性。对于靶向基因的选择，目前还是存在很大难度，因为首先肿瘤具有异质性，由多个分子表达差异的异质性克隆组成，很难选择一个对所有肿瘤细胞均有效的治疗靶点；其次，肿瘤组织的分子表达具有组织特异性。对于口腔颌面-头颈部肿瘤来说，不同部位来源的肿瘤，其分子表型也是多种多样的，很难保证基因治疗靶点对不同肿瘤都具有效果。因此，如何能够针对肿瘤部位，病理类型及亚型进行个性化靶点选择是今后口腔癌基因治疗发展的一个挑战。

体外进行载体介导的基因转染效率及靶向性很高，但在体内无论是转染效率还是基因表达强度和时间、靶向性差别较大，也同样限制了基因治疗在临床疗效上取得突破。基因治疗中采用的病毒具有较高的转染效率，但因为具有抗原性影响病毒载体功能的发挥；肿瘤细胞凋亡可能会导致病毒在肿瘤中的复制受到抑制；病毒载体在肿瘤组织内的渗透和分布，某种程度取决于组织的密度，上述这些因素都是病毒载体进行基因转染的不利因素。此外，基因治疗药物主要是通过识别靶向细胞表面特定的表面蛋白和受体。分化良好的组织可以表达这些标志物，但是对于肿瘤细胞，本身存在去分化的现象，这些特异性的标志物可能就会丢失，导致基因转染靶向性降低。如何解决这些问题，关系到口腔颌面-头颈部肿瘤基因治疗是否能够取得进一步的突破。

### （三）多基因异常发生机制和单基因治疗方案的矛盾

口腔颌面-头颈部肿瘤的发生和发展是一个多基因参与的复杂过程。而目前基因治疗大多数都采用单基因的治疗研究，而进入临床试验研究的多基因联合方案还未见报道。但是也有证据表明，在肿瘤恶性转化的过程中，虽然需要多个基因参与，对单个基因缺陷进行纠正后完全可以纠正肿瘤的进展和预防肿瘤形成。因此，是否需要对口腔颌面-头颈部肿瘤进行多基因联合治疗或者单基因治疗，还需要进一步论证。

### （四）全身性疾病和单一给药方式的矛盾

在 Ad－p53 基因治疗口腔癌的方案中，常采用直接将腺病毒注射到肿瘤局部。若静脉注射，病毒颗粒将很快被清除，真正能够到达肿瘤组织的很少，难以到达治疗效果，并且增加了不良反应。而局部用药只能对局部的病变起作用，对药物没有到达的浸润病灶及转移淋巴结无效。目前来看，动脉给药途径是全身给药疗效不佳情况下一个较好的选择，可以提高基因导入的靶向性和转染效率。

### （五）多种治疗方法联合应用

在肿瘤的临床治疗中，两药或者多药联合应用是标准的方法，因为可以通过协同作用增强抗肿瘤作用，减少治疗的毒副作用。根据这种理念，基因治疗和化疗药物亦进行了联合应用。理论上来说，病毒在健康细胞中能够良好复制，细胞毒性药物可能降低病毒的复制活性，联合应用的疗效应该比单独应用差。但是在动物模型中，顺铂、环磷酰胺、氟尿嘧啶药物能够增加复制型病毒对口腔癌的治疗效果，在临床试验中联合应用大多数都取得了良好的治疗效果。这可能是由于病毒基因存在突变，丧失了维持自身功能的基因，化疗药物能够刺激癌细胞弥补病毒的功能缺陷。口腔颌面-头颈部肿瘤基因治疗已经进行了 20 余年，目前还是一种辅助治疗手段，对晚期肿瘤患者，放疗、化疗、热疗以及基因治疗的单一应用其疗效尚不能满足治疗需要，推荐传统疗法与基因治疗的联合应用，从而控制肿瘤发展，延长患者带瘤生存时间、提高生存质量的目的。

总之，到目前为止，对于任何一种基因治疗，都没有证据表明它们的治疗效果比传统的治疗方法疗效相同或是更好。尽管如此，这个领域还是在不断地改进和进步，不断地有新的方法出现。口腔颌面-头颈部肿瘤的基因治疗是一个机会与挑战并存的领域，我们应该有信心也有能力将基因治疗在基础研究上有所突破，在临床上逐步推广。

# 第三节　中医中药治疗

## 一、概述

中医学历史悠久，与西方医学理念和方法上具有显著区别。我国明代著名的医学家和药理学家李时珍著有《本草纲目》，已经详细地记载和论述了多种中药的药理作用及临床应用。在中国人心中已经形成共识，对于一般性疾病，特别是慢性疾病，中医中药具有特殊疗效，具有不可替代的作用。但是对于肿瘤性疾病，尤其是恶性肿瘤是否有确切的疗效，一直受到西方的质疑，主要就是在临床实践中缺乏严谨、可信的临床证据支持。随着西方国家中国移民数量的增多，中医中药逐渐在世界范围进行流传和传播，中国人采用的治病观念也逐渐改变了西方人对中国传统医学的看法，对于现代药物的发明具有重要的指导意义，有助于发现和拓展其临床应用范围。

在恶性肿瘤的治疗中，现代医学具有多种方法和手段，但是中医药在其中的地位是不可被忽视的。中医中药作为一种肿瘤治疗的辅助手段，经常在肿瘤手术治疗、放化疗后发挥调理作用，并且中药的一些成分及衍生物也是重要的化疗药物，具有肿瘤治疗作用。目前对口腔颌面-头颈部肿瘤的治疗，主张采用中西医结合、个体化的综合治疗，以期在一定程度上提高患者生存质量，治疗效果和远期生存率[26]。

## 二、中医中药治疗的机制

### （一）中医中药进行肿瘤治疗的策略

中医学强调整体观念，从整体的角度对疾病进行治疗，其发挥作用的方式和机制具有自己独特的模式。中医学认为对于肿瘤的治疗主要包括辨证分型，辨证施治。辨证就是根据肿瘤的不同发展阶段，不同的临床表现作出判断，包括正气亏虚、热毒蕴结、气滞血瘀、痰瘀凝结等。根据对肿瘤患者全身状态的判断，采用不同的治疗方法，包括扶正固本，益气养血；清热解毒，化瘀软坚；理气活血，化瘀软坚；理气化痰，软坚散结等。对于恶性肿瘤放、化疗后的并发症中医主要采用辨病治疗。例如，对骨髓抑制以补血、益气，温补肾阳为主；对恶心呕吐等消化道反应，以扶正、理气、消导的药物为主，降低放化疗的不良反应，提高患者对放化疗的耐受性，进而提高疗效。当然，在辨证施治和辨病施治过程中，具有抗癌作用的中药也是同时应用的。对于晚期肿瘤患者，无法采用手术，放化疗等治疗方法时，中医中药也可以进行单独应用，也是一种重要的姑息治疗的手段，主要是控制肿瘤进展、减轻痛苦，改善患者全身的免疫状态。

### （二）现代医学对中医中药抗癌作用的认识

中医学认为，肿瘤患者健康状态的回归是多种因素共同作用的结果，强调动用各种抗肿瘤因素达到治疗肿瘤的效果。多项报道证实，对传统化疗无效的患者，中药仍然具有敏感性，具有良好的治疗效果，可以直接抑制肿瘤的进展。现代医学认为，中医药抗肿瘤作用主要包括抑制肿瘤细胞的生长和增殖、诱导细胞凋亡、细胞周期阻滞、阻断肿瘤的血管生成、改善肿瘤细胞的耐药性、激活患者免疫系统功能等[27]。下面对中药抗癌成分及作用机制做一介绍。

1. 黄芩

黄芩富含黄酮类物质，具有抗感染、抗病毒及抗肿瘤活性。在肝癌、乳腺癌、肺癌、卵巢癌等治疗中，单独应用或者与其他药物联合应用，有效成分能够被肠道菌群转化成黄芩素。其主要活性就是诱导凋亡及抗肿瘤细胞增殖。黄芩素可以抑制花生四烯酸的合成，进而抑制环氧合酶(cyclooxygenase - 2，Cox - 2)和脂氧合酶(lipoxygenase)的活性，减轻炎症及肿瘤的发生；能够阻滞细胞周期在 $G_0$～$G_1$ 期，诱导肿瘤细胞的凋亡；阻断肿瘤中的血管生成，抑制肿瘤细胞的增殖。

2. 姜黄

姜黄的主要抗癌活性成分是姜黄素。姜黄素对癌细胞具有细胞毒性作用，在与放疗或者化疗联合应用的时候具有协同作用，能够抑制肿瘤细胞的增殖；通过抑制 VEGF、碱性成纤维细胞生长因子(b - FGF)发挥抑制血管生成的作用，降低癌细胞的侵袭能力，减少血液中的循环癌细胞；作用于蛋白酶体，抑制蛋白酶体的活性，导致泛素化蛋白在癌细胞内积聚，引起癌细胞凋亡。

3. 雷公藤

作为传统中药，雷公藤(*Triterygiuni Wilfordii*)主要用于治疗自体免疫性疾病及炎性疾病。该药毒性强，包含多种多种具有生物活性的化合物，其中雷公藤内酯醇(triptolide)以及雷公(celastrol)是两种主要发挥抗肿瘤作用的化学成分。雷公藤内酯醇是雷公藤的重要化学成分，该药物可以与细胞膜进行可逆性结合。在低浓度的时候可以抑制细胞的生长，在高浓度的时候能够诱导细胞的凋亡；雷公是蛋白酶体活性的抑制剂，可以抑制体外肿瘤细胞和肿瘤组织中纯化 20S、26S 蛋白酶体活性。此外，雷公藤内酯醇和雷公可以抑制 NF - κB 亚单位 p65、p50 的核转位，参与 NF - κB 信号途径的调节。

4. 紫草

紫草萘醌(naphthoquinone shikonin)是紫草中提取的主要成分，肿瘤细胞的蛋白酶体是紫草发挥抗癌活性的一个分子靶点。其能够抑制蛋白酶体的类糜蛋白酶活性，引起细胞内泛素化蛋白的积聚，激活 Bax 以及 p27 等分子，引起细胞的死亡；通过抑制 EGFR 信号途径，抑制肿瘤细胞的生长。

5. 补骨脂

补骨脂常用于治疗白癜风、麻风病、银屑病等疾病。补骨脂包含 30 多种药物成分，其多种成分的提取物可以抑制癌细胞蛋白酶体的活性，抑制 NF - κB 结合活性。

6. 艾蒿

青蒿素(*Artemisinin annuae*)是其主要活性成分，具有抗肿瘤血管生成的作用，可以降低肿瘤及内皮细胞中 VEGF、VEGFR - 1、VEGFR - 2 的表达，呈剂量效应关系。

7. 冬凌草

冬凌草甲素(oridonin)是该药物的提取物，可以通过 EGFR 信号途径诱导喉癌细胞的凋亡。

### 8. 其他的中药提取物及衍生物

红豆杉的提取物——紫杉醇及其衍生物可以有效抑制肿瘤细胞微管的解聚，终止细胞的有丝分裂；海南粗榧提取物——三尖杉酯碱(*Harringtonine*)、喜树提取物——喜树碱(*Camptothecin*)也作为抗癌药物已经在临床广泛应用。其他还有榄香烯，半边旗("half-flag")与传统的化疗药物多柔比星和氟尿嘧啶(5-FU)联合应用，具有抗肿瘤的协同作用；小蘖胺(*Berbamine*)的衍生物-EBB(*O*-(4-ethoxyl-butyl)-berbamine)分别与环磷酰胺和丝裂霉素C联合应用，可以提高抗癌效果，改善患者的生存质量；人参皂苷Rg3(*Panax ginsenoside Rg*3)促进罗丹明在癌细胞聚集，逆转多种癌细胞对长春新碱的耐药。

## 三、中医中药治疗在肿瘤治疗中的地位及前景

在口腔颌面-头颈部肿瘤的辅助和支持治疗治疗中，中医中药具有坚实的理论和完备的治疗手段，在常规治疗期间和治疗后可以同时应用。一份临床meta分析显示：鼻咽癌患者进行中医中药治疗与传统肿瘤治疗方法联合应用，能够延长患者的生存期，增强肿瘤对治疗的即刻反应，改善患者的全身免疫状态，减少各种肿瘤治疗的急性并发症；放化疗期间，减少口咽黏膜急性毒性反应，能够保证治疗的顺利实施，采用清热生津、清热解毒、活血、利咽、止痛的中药合剂，在局部治疗的同时，还发挥中药的治本功效。此外，在口腔癌的预防和阻断方面中药也发挥了重要的作用。按照中医配伍原则和药物配伍增效互补机制，针对口腔癌研发了1023合剂(黄芪、绞股蓝、川芎和含硒绿茶)。实验表明，该合剂能够抑制口腔癌的发生率，减轻上皮异常增生程度，具有防癌、阻癌的作用。

当然，中医中药在肿瘤治疗中也存在着一些问题。例如，中药经常是通过口服给药，由于肿瘤患者之间存在个体的差异，给药后个体对药物的吸收和利用存在差异，可以引起临床治疗效果的差异，因此对中药中有效的抗癌成分无法进行判定，难以进行客观的疗效评价和评估。此外，中药的成分复杂，如何有效地发现其中的有效成分及进行确认，还需要针对药物发现方法及给药途径进行革新。

但是，中医中药在以下两个方面具有优势。首先，中药可以通过多种方式影响肿瘤细胞内信号途径，针对多个分子靶点发挥抗癌作用，可以减少肿瘤细胞对药物产生的耐药性；其次，中药是今后抗癌药物的一个来源，有助于发展新的治疗措施，提高肿瘤的治疗效果及治疗的选择性。尤其是随着肿瘤靶向治疗分子的发现，可以从中药中分离和提取特异性的靶向药物，使中药应用于个性化的肿瘤治疗。

(李龙江　张　壮)

## 参考文献


[1] Ferris RL. Progress in head and neck cancer immunotherapy: can tolerance and immune suppression be reversed? [J] ORL J Otorhinolaryngol Relat Spec, 2004,66(6):332-340.

[2] McKechnie A, Robins RA and Eremin O. Immunological aspects of head and neck cancer: biology, pathophysiology and therapeutic mechanisms [J]. Surgeon, 2004,2(4):187-207.

[3] De Stefani A, Forni G, Ragona R, et al. Improved survival with perilymphatic interleukin 2 in patients with resectable squamous cell carcinoma of the oral cavity and oropharynx [J]. Cancer, 2002,95(1):90-97.

[4] Feinmesser R, Hardy B, Sadov R, et al. Report of a clinical trial in 12 patients with head and neck cancer treated intratumorally and peritumorally with multikine [J]. Arch Otolaryngol Head Neck Surg, 2003,129(8):874-881.

[5] Chikamatsu K, Nakanok, Storkus WJ, et al. Generation of anti-p53 cytotoxic T lymphocytes from human peripheral blood using autologous dendritic cells [J]. Clin Cancer Res, 1999,5(6):1281-1288.

[6] Bonner JA, Harari PM, Giralt J, et al. Radiotherapy plus cetuximab for squamous-cell carcinoma of the head and neck [J]. N Engl J Med, 2006,354(6):567-578.

[7] Ayllon Barbellido S, Campo Trapero J, Cano Sanchez J, et al. Gene therapy in the management of oral cancer: review of the literature [J]. Med Oral Patol Oral Cir Bucal, 2008,13(1):15-21.

[8] Chisholm E, Bapat U, Chisholm C, et al. Gene therapy in head and neck cancer: a review [J]. Postgrad Med J, 2007, 83(986):731-737.

[ 9 ] Karamouzis MV, Argiris A and Grandis JR. Clinical applications of gene therapy in head and neck cancer [J]. Curr Gene Ther, 2007,7(6):446 - 457.
[10] Zhang X, Yang Z, Dong L, et al. Adenoviral-mediated interferon alpha overcomes resistance to the interferon protein in various cancer types and has marked bystander effects [J]. Cancer Gene Ther, 2007,14(3):241 - 250.
[11] Wenger T, Mattern J, Haas TL, et al. Apoptosis mediated by lentiviral TRAIL transfer involves transduction-dependent and -independent effects [J]. Cancer Gene Ther, 2007,14(3):316 - 326.
[12] Elojeimy S, Mckillop JC, El-Zawahry AM, et al. FasL gene therapy: a new therapeutic modality for head and neck cancer [J]. Cancer Gene Ther, 2006,13(8):7397 - 45.
[13] Norris JS, Bielawska A, Day T, et al. Combined therapeutic use of AdGFPFasL and small molecule inhibitors of ceramide metabolism in prostate and head and neck cancers: a status report [J]. Cancer Gene Ther, 2006,13(12):1045 - 1051.
[14] Adams JM and Cory S. The Bcl - 2 apoptotic switch in cancer development and therapy [J]. Oncogene, 2007,26(9): 1324 - 1337.
[15] Shah VR, Koster MI, Roop DR, et al. Double-inducible gene activation system for caspase 3 and 9 in epidermis [J]. Genesis, 2007,45(4):194 - 199.
[16] Li L, Liu RY, Huang JL, et al. Adenovirus-mediated intra-tumoral delivery of the human endostatin gene inhibits tumor growth in nasopharyngeal carcinoma [J]. Int J Cancer, 2006,118(8):2064 - 2071.
[17] Lee WT, Akst LM, Adelstein DJ, et al. Risk factors for hypopharyngeal/upper esophageal stricture formation after concurrent chemoradiation [J]. Head Neck, 2006,28(9):808 - 812.
[18] Rosenthal DI, Lewin JS and Eisbruch A. Prevention and treatment of dysphagia and aspiration after chemoradiation for head and neck cancer [J]. J Clin Oncol, 2006,24(17):2636 - 2643.
[19] Masucci G, Broman P, Kelly C, et al. Therapeutic efficacy by recombinant human granulocyte/monocyte-colony stimulating factor on mucositis occurring in patients with oral and oropharynx tumors treated with curative radiotherapy: a multicenter open randomized phase Ⅲ study [J]. Med Oncol, 2005,22(3):247 - 256.
[20] Ryu JK, Swann S, Leveque F, et al. The impact of concurrent granulocyte macrophage-colony stimulating factor on radiation-induced mucositis in head and neck cancer patients: a double-blind placebo-controlled prospective phase Ⅲ study by Radiation Therapy Oncology Group 9901 [J]. Int J Radiat Oncol Biol Phys, 2007,67(3):643 - 650.
[21] Guo C and Jin X. Chemoprotection effect of multidrug resistance 1 (MDR1) gene transfer to hematopoietic progenitor cells and engrafted in mice with cancer allows intensified chemotherapy [J]. Cancer Invest, 2006,24(7):659 - 668.
[22] Pedersen N, Pedersen MW, Lan MS, et al. The insulinoma-associated 1: a novel promoter for targeted cancer gene therapy for small-cell lung cancer [J]. Cancer Gene Ther, 2006,13(4):375 - 384.
[23] Liu TC and Kirn D. Systemic efficacy with oncolytic virus therapeutics: clinical proof-of-concept and future directions [J]. Cancer Res, 2007,67(2):429 - 432.
[24] Fujimoto Y, Mizuno J, Sugiura S, et al. Intratumoral injection of herpes simplex virus HF10 in recurrent head and neck squamous cell carcinoma [J]. Acta Otolaryngol, 2006,126(10):1115 - 1117.
[25] Li XM and Song Q. Gene therapy of head and neck neoplasms [J]. Zhonghua Er Bi Yan Hou Tou Jing Wai Ke Za Zhi, 2007,42(6):473 - 476.
[26] Parekh HS, Liu G and Wei MQ. A new dawn for the use of traditional Chinese medicine in cancer therapy [J]. Mol Cancer, 2009,8:21.
[27] Cho WC and Chen HY. Clinical efficacy of traditional Chinese medicine as a concomitant therapy for nasopharyngeal carcinoma: a systematic review and meta-analysis [J]. Cancer Invest, 2009,27(3):334 - 344.

# 第二十章
# 口腔颌面-头颈部肿瘤化疗耐药性和逆转

## 第一节　耐药性和耐药机制

### 一、概述和分类

和手术治疗及放射治疗相比，化疗的独特优势在于它能够对已经发生转移的晚期肿瘤及一些亚临床肿瘤细胞起杀伤作用。目前口腔颌面部癌常用的化疗药物有顺铂、卡铂、平阳霉素、甲氨蝶呤、替尼泊苷、紫杉醇、环磷酰胺、长春新碱、达卡巴嗪、氟尿嘧啶、多柔比星、羟基喜树碱等。临床选择化疗药物和制订化疗方案多是依据肿瘤的病理类型、临床分期及解剖部位等相关因素。然而在临床上，同一解剖部位、相同病理类型和临床分期的不同患者，对同一化疗方案的治疗效果往往具有很大差别。目前研究认为，肿瘤的耐药性是导致这一现象的主要原因之一。

与全身其他部位的恶性肿瘤一样，口腔颌面-头颈部恶性肿瘤化疗的主要障碍之一就是肿瘤的耐药性。肿瘤耐药通常分为原发性耐药（primary resistance）和获得性耐药（acquired resistance）两种。原发性耐药是肿瘤细胞所固有的，早在未接触药物时就已经存在；获得性耐药则是指由某些物理或化学因素引起，使原本对药物敏感的肿瘤细胞产生耐药。根据耐药谱的不同，肿瘤耐药性又可分为单药耐药（primary drug resistance，PDR）和多药耐药（multidrug resistance，MDR）。多药耐药是肿瘤耐药最常见的类型，也是临床肿瘤化疗失败的主要原因，表现为肿瘤细胞同时对多种结构和功能不同的化疗药物产生耐受。肿瘤的多药耐药是目前肿瘤化疗中亟待解决的问题。

### 二、肿瘤耐药机制

口腔颌面-头颈部肿瘤的耐药机制十分复杂，已知的耐药机制包括药物吸收减少和（或）泵出增多、细胞解毒能力增强、已有药物靶点发生变化、细胞对损伤的耐受性增强、DNA修复能力增强、细胞周期调控和（或）细胞凋亡异常等。这些机制事实上涉及药物对细胞的作用、细胞本身对DNA损伤的识别、修复和凋亡等众多途径的改变。这些不同机制和途径是如何相互协调作用并导致细胞耐药的目前并不完全清楚，这也造成了口腔颌面部恶性肿瘤耐药机制的复杂性和不确定性。

#### （一）肿瘤细胞内药物浓度降低

药物对肿瘤细胞的杀伤作用依赖于细胞内有效的药物浓度。大部分药物经主动扩散或易化运输的方式经细胞膜进入细胞，局部药物浓度梯度及载体蛋白的结构都能影响这一过程。如还原叶酸载体SLC19A1/hRFC1表达下降会影响细胞对甲氨蝶呤（methotrexate，MTT）的摄入。SLC29A1、A2、SLC28A1介导吉西他滨（gemcitabine）的运转，SLCO1B3/OATP1B3则参与了紫杉醇（paclitaxel）的运转。当这些载体蛋白的表达下降或结构改变时，会使得药物与之结合能力下降，从而引起细胞内药物浓度降低。另一方面，一些药物进入体内会诱导机体解毒能力增强，使得血药浓度和肿瘤局部药物浓度梯度下降，也会影响药物进入细胞，引起耐药。

除了进入细胞内的药物减少以外，导致细胞内药物浓度降低的一个重要原因还在于肿瘤细胞能够主动将细胞毒性药物排出。目前研究最多也是最常见的是ATP结合盒转运蛋白（ATP binding cassette，ABC）超家族成员之一ABCB1（也称MDR1基因）。该家族成员均有类似的ABC结构，利用ATP供能转运如氨基酸、碳水化合物(糖类)、离子、色素及一些药物。ABCB1 基因编码 p170 蛋白，主要定位于细胞膜，在胞质内也可见其定位于高尔基复合体和溶酶体形成的小泡，可能与转运毒物及药物等的解毒功能有关。几乎所有肿瘤细胞中均有 ABCB1 基因的表达，包括口腔癌、结肠癌、肝癌、肾癌、胰腺癌、神经母细胞瘤、乳腺癌、卵巢癌、食管癌、胃癌、膀胱癌、肺癌、胆囊癌和胆管癌等。当化疗药物进入肿瘤细胞后，细胞内的化疗药物与 p170 结合，活化 ATP 结合区，ATP 水解释放能量，在 $Mg^{2+}$ 的作用下使 p170 形态发生变化，在药物尚未与细胞内靶点作用时即将其泵出细胞外，从而使细胞内药物浓度不断下降，引起耐药。大量研究证实细胞膜上的 p170 表达水平与肿瘤细胞的耐药性及胞内药物浓度下降呈正相关。p170 介导多种亲脂性化疗药物的耐药，包括抗生素类及植物类化疗药物，如多柔比星、丝裂霉素、柔红霉素、长春新碱、依托泊苷、放线菌素 D 和紫杉醇等。约一半的肿瘤在化疗前就有 ABCB1 基因表达的升高，化疗后复发的肿瘤 ABCB1 基因表达则更高，与临床化疗效果密切相关。在头颈部肿瘤中，1999 年刘勤江等检测 30 例头颈部鳞癌组织中 p170 的表达，发现 p170 的阳性率为 63.3%[1]。而杨凯等对比了 106 例口腔鳞癌患者新辅助化疗前后 p170 的表达水平，发现化疗后 p170 表达显著升高，且化疗前 p170 表达水平与化疗效果明显负相关[2]。赵菲等检测了 25 例乳腺癌患者 p170 表达，发现一部分乳腺癌细胞在恶变的过程中就伴发了对化疗药物耐受能力的增加，与肿瘤细胞内 ABCB1 mRNA 表达有关[3]。

除 p170 外，细胞膜表面多种药物泵都可参与肿瘤耐药。例如，多药耐药相关蛋白、肺耐药相关蛋白、乳腺癌耐药相关蛋白(BCRP)等。多药耐药相关蛋白(multidrug resistance protein, MRP)是 1992 年研究多柔比星耐药的肺癌细胞系 H69AR 时发现的一种转运蛋白，定位于 16p13，相对分子质量约 190 000，结构和功能与 p170 类似，有 15%的氨基酸序列与 p170 相同，也能以 ATP 供能将药物转运至细胞外。MRP 家族有 9 个成员，主要识别与谷胱甘肽耦合的底物如多柔比星、表柔比星(表阿霉素)、氟尿嘧啶(5－FU)、长春新碱、丝裂霉素等多种药物，故又称为 GS－X 泵。MRP 还能影响细胞内药物的分布，使药物局限于核周囊泡，呈房室分布，难以进入核内发挥细胞毒作用。

肺耐药蛋白(lung resistance protein, LRP)最早于 1993 年从肺癌细胞中分离，定位于 16 号染色体，相对分子质量约 110 000，主要位于胞质，呈粗颗粒状或囊泡状。LRP 相对分子质量为 110 000，能够封锁核孔使药物无法进入细胞核而转运至运输囊泡，最终经胞吐方式排除。LRP 是一种与细胞内药物转运有关的蛋白，结构上与一种穹隆体主蛋白(major vault protein, MVP)的序列非常类似。LRP 不与细胞膜相关，缺少 ABC 转运蛋白特有的 ATP 结合位点，无跨膜转运区域，主要是控制药物从细胞核向胞质运转。LRP 在很多 p170 阴性的耐药肿瘤细胞中表达升高。LRP 一方面可降低药物的核浆比例以降低药物的有效浓度；另一方面可以通过囊泡运转和胞吐机制将胞质内的细胞毒性药物泵出细胞外，使细胞内药物绝对浓度下降。目前认为 LRP 能够介导对顺铂、卡铂、烷化剂等一些非 p170 底物的化疗药物耐药，这些药物的一些共同特点是以 DNA 为靶点。LRP 在原发性和继发性耐药的非小细胞肺癌中普遍表达升高，与临床耐药和预后不良相关。

1998 年，Doyle 等从 MCF7/AdrVp 细胞中克隆出 BCRP 基因[4]，亦属于 ABC 转运蛋白超家族的成员，主要运转亲水性或半亲水性分子，如吡柔比星、柔红霉素、罗丹明、多柔比星、拓扑替康和米托蒽醌等 20 多种不同细胞毒性药物的耐药，而对顺铂、紫杉醇和长春新碱耐药性不明显。BCRP 是一种相对分子质量约 95 000 的磷酸糖蛋白药物转运体，其结构与 ABCB1 和 MRP 明显不同，BCRP 只包含一个跨膜结构和一个 ATP 结合区域，只有当其自身或是与其他分子形成二聚体或四聚体的时候才有运载活性，故 BCRP 又称为半转运蛋白。BCRP 的表达与白血病、卵巢癌、乳腺癌的临床化疗敏感性有关，且与 PGP、MRP 的表达水平无相关性。除影响细胞内药物浓度外，BCRP 还可以改变细胞内药物分布，减少细胞核内药物的比重[5]。

**(二) 细胞内解毒机制的增强**

解毒作为正常细胞的一种自身保护机制，也是肿瘤细胞产生耐药性的一个重要原因。与机体解毒能力增强相关的酶类主要有谷胱甘肽－S－转移酶(glutathione S－transferase, GST)、金属硫蛋白(metallothioneins, MT)、博来霉素水解酶(bleomycin hydrolase, BH)、二氢叶酸还原酶(dihydrofolatereductase, DHFR)和胸苷酸合成酶(thymidylatesunthase, TS)等。许多药物在肿瘤内被这些酶水解后失活。谷胱甘肽(GSH)是机体中含量较高的一种含巯基三肽，主要功能为保护氧化剂对巯基的破坏。许多化疗药物如烷化剂和铂类均具有氧化性质，GSH可以自发性与其结合，或是在谷胱甘肽-S-转移酶催化后与化学药物结合，降低化学药物的细胞毒作用。GST是一组具有多种生理功能的二聚体蛋白，人类GST超基因家族主要分为α、π、μ、θ 4种，其中GST-π是肿瘤细胞和组织中最常见的类型，在许多耐药细胞中高水平表达，也是肿瘤耐药性标志之一。GST介导的耐药主要发生在烷化剂，如CTX、马法兰、BCNU、MTX和苯丁酸氮芥等。GST降解药物的具体机制包括：GST催化亲电子的化疗药物与谷胱甘肽（GSH）结合形成药物谷胱甘肽复合物，加速药物代谢而直接使药物灭活；协助MRP及p170的挥药物外泵的作用；核内GST能抑制抗癌药物对DNA攻击作用，并能催化谷胱甘肽与金属铂结合，从而与DNA竞争结合，减弱铂剂的抗癌作用。Welters检测头颈部鳞癌细胞株在顺铂化疗前后GST表达水平的变化，发现GST表达水平与肿瘤细胞对顺铂的敏感性负相关。笔者曾检测了80例口腔鳞癌，其GST-π的阳性率高达85%。此外，有研究发现一类金属硫蛋白（MT），具有与重金属和微量元素结合的能力，也参与了铂类化疗药物在细胞内的代谢。目前知道的MT有4种亚型，在体外实验中发现顺铂治疗后耐药的口腔鳞癌细胞内有MT-Ⅰ和MT-Ⅱ mRNA水平升高，而敏感细胞内则没有。

**（三）细胞内药物靶点的改变**

拓扑异构酶（TOPO）在DNA复制、转录和染色体分离中起重要作用。细胞内TOPO酶可分为Ⅰ型和Ⅱ型，其中TOPO Ⅱ型是主要类型，通过改变DNA分子的拓扑形式，参与DNA复制、转录和染色体分离等过程。TOPO Ⅱ型切断DNA双链，与5′断端结合，形成酶-DNA共价复合体，在DNA螺旋结构改变后，DNA双链断端连接，TOPO Ⅱ型与DNA分离。增殖旺盛的细胞内TOPO Ⅱ型的水平明显高于静止细胞。许多抗癌药物如多柔比星、米托蒽醌、依托泊苷（VP-16）等均以TOPO Ⅱ型为作用靶点，可以与细胞内拓扑异构酶Ⅱ及DNA形成稳定的可切割复合物，影响DNA的转录和复制活性，并导致DNA断裂和细胞死亡。因此，TOPO Ⅱ的质量和数量与这些药物的活性直接有关，当TOPO Ⅱ活性降低、表达缺失或是基因突变，都会使这些抗癌药物失去靶点而无法发挥细胞毒作用。这种类型耐药与BCRP及GST介导的耐药有明显区别，被称为不典型MDR。肿瘤的耐药性与细胞内的绝对药物浓度无关，也没有p170的过度表达。在口腔鳞癌患者中，TOPO Ⅱα的表达水平与临床PTP化疗方案（顺铂＋替尼泊苷＋平阳霉素/博来霉素）效果相关，而在唾液腺恶性肿瘤中TOP Ⅱ的表达不仅可以为临床化疗用药提供参考，还能作为患者预后的预测指标[6]。

另一类化疗药物MTX，其细胞毒性作用主要通过抑制二氢叶酸还原酶（DHFR），并导致二氢叶酸含量下降。研究发现DHFR活性的增强或含量增多均可导致细胞对MTX耐药。MTX耐药细胞内往往伴有DHFR基因的扩增/变异和MTX的亲和力下降。

**（四）细胞对损伤的耐受性增强和（或）DNA修复能力增强**

许多化疗药物的细胞毒作用都是通过引起DNA损伤产生的，因此肿瘤细胞对化疗药物的敏感性明显受到其自身修复能力的影响。DNA错配修复和核酸切除修复是DNA修复的主要途径。DNA损伤修复能力和细胞对化疗药物敏感性的关系比较复杂。一方面，DNA损伤修复系统能够帮助细胞修复化疗药物所致的DNA损伤，增强细胞对化疗药物的耐受；另一方面，DNA损伤修复系统又有启动凋亡信号的能力。研究发现错配修复基因hMLH1丧失与细胞对铂类及5-FU类药物耐药有关。90%的顺铂耐药细胞株没有hMLH1表达，而只有极少数敏感细胞有hMLH1的表达。Meyers等研究发现，5-FU处理结肠癌细胞系后，hMLH1阴性者较阳性者对5-FU更具有耐受性[7]，其机制可能是药物引起DNA损伤，hMLH1阳性细胞修复损伤，当修复无望时导致细胞周期停滞和凋亡发生；而hMLH1阴性细胞识别DNA损伤的能力弱不能产生触发细胞凋亡的信号，也就不会诱发凋亡，结果导致基因组不稳定性进一步增加，产生耐药的突变体。Tajima的研究结果证实，hMuts（hMLH1和hMLH2二聚体）可特异性识别并与5-FU掺入的DNA结合，启动细胞凋亡[8]。用甲基化抑制剂5-氮杂胞（嘧啶核）苷（5-azacytidine）处理顺铂耐药细胞能诱发hMLH1的表达，提高耐药细胞对顺铂及5-FU的敏感性。ERCC1介导的核苷酸切除修复在UV二聚体、多环芳香碳氢化合物、顺铂和其他重金属所致的DNA损伤中发挥重要的作用。研究发现ERCC1表达增加能增强肿瘤细胞对受损DNA的修复，从而导致细胞对顺铂耐受。有报道显示在接受顺

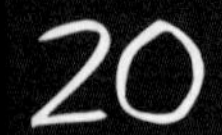

铂为主的辅助化疗的头颈部肿瘤患者中 ERCC1 的表达水平与辅助治疗预后呈负相关关系[9]。

另一类研究较多的是烷化剂与 DNA 损伤修复的机制。烷化剂能使细胞内 DNA－DNA 或 DNA－蛋白质发生交联，从而使 DNA 无法进行正常的复制和转录。而肿瘤细胞内的烷基转移酶能特定识别鸟嘌呤 $O^6$ 位置的烷化基团，通过共价转移实现 DNA 修复。烷基转移酶在多种肿瘤细胞株中的含量很高，是引起肿瘤对亚硝脲类物质耐药的主要原因。

### （五）细胞凋亡的抑制

细胞凋亡功能的异常不仅在肿瘤的发生与发展过程中发挥了重要作用，还参与介导肿瘤细胞的多药耐药性。细胞凋亡是一个多因子参加的复杂生理过程，化疗药物可以诱导癌细胞凋亡而发挥其抗肿瘤效果，同时也能诱发凋亡因子发生一系列变化而参与细胞耐药。很多基因能够正向或负向调节细胞凋亡，正向调节基因包括 p53、Fas/ Apo－Ⅰ等，负向调节基因包括 Bcl－2、Bcl－xl 等。这些基因的活性和相互作用能直接影响肿瘤细胞对化疗的敏感性。

#### 1. p53 与多药耐药

p53 与肿瘤发生、发展关系密切，参与细胞生长、分化及凋亡等多个环节的调控。p53 基因功能异常时细胞凋亡信号通路受到显著影响。p53 参与 MDR 的调控主要表现在两方面。一方面参与对细胞周期的调控。野生型 p53 参与细胞 $G_1$ 期检测点监测，DNA 损伤时（如暴露于抗肿瘤药）细胞能进入依赖 p53 的 $G_0/G_1$ 期细胞周期停滞状态，随后开始进行 DNA 损伤修复，如果损伤过于严重则诱发细胞凋亡。而在大部分肿瘤细胞中有 p53 基因突变或失活，细胞 $G_0/G_1$ 检查点出现异常，DNA 受损伤的肿瘤细胞不发生 $G_0/G_1$ 阻滞，结果是细胞异常增殖而耐药发生。另一方面 p53 基因可以通过调控耐药相关蛋白的表达来影响耐药。研究证实野生型 p53 能直接抑制 ABCB1 和 MRP 的表达。在 LRP 启动子区域也有 p53 结合位点，提示野生型 p53 也能调控 LRP 的表达。野生型 p53 功能丢失和多药耐药表型的获得是肿瘤细胞对化疗药物产生耐药的两个主要因素。p53 高表达也是口腔癌患者预后不良的高危因素。

#### 2. 核因子-κB 与多药耐药

核因子-κB(NF－κB)普遍存在于各种细胞中，参与细胞的增殖、分化、凋亡、炎症等多种生物学效应。在正常情况下，NF－κB 与其抑制物 I－κBα 结合，存在胞质中处于失活状态。在细胞因子、电离辐射和化疗药物的刺激下 I－κBα 磷酸化和降解，NF－κB 转位进入细胞核发挥其转录因子的作用，与多种靶基因的启动子或增强子结合促进靶基因的转录。NF－κB 的靶基因包括多种抗凋亡蛋白。因此，NF－κB 的激活帮助细胞对抗化疗药物引起的细胞凋亡。耐药肿瘤细胞中 NF－κB 的活性多较高。抑制 NF－κB 信号通路能够抑制肿瘤增殖、促进凋亡和逆转耐药，是目前比较理想的化疗增敏剂作用靶点之一。

#### 3. Bcl－2 蛋白家族与多药耐药

Bcl－2 家族是细胞凋亡的关键调控物，目前已经鉴定出的 Bcl－2 蛋白家族有 20 余种，根据它们在细胞凋亡中的作用可分为两类：一类是抗凋亡蛋白，包括 Bcl－2、Bcl－xl、Bcl－1 等 10 余个成员；另一类是促凋亡蛋白，包括 Bax、Bak、Bid、Bad 等 10 余个成员。抗凋亡蛋白如 Bcl－2 通过其 BH3 结构域能与一定数目的促凋亡蛋白如 Bax 等形成异二聚体，两类蛋白间的比值决定了细胞的存活与死亡。Bcl－2 的过度表达可导致肿瘤细胞凋亡抑制，细胞同时对多种化疗药物如多柔比星、环磷酰胺、氟尿嘧啶、长春新碱、顺铂、米托蒽醌、氮芥等药物耐受。Asakura 等认为在凋亡过程中 Bcl－2/Bax 的比值参与调节线粒体渗透小孔，使细胞色素 C 从线粒体释放到胞液。临床上许多白血病和实体肿瘤中 Bcl－2 表达较高者，往往同时伴有放、化疗耐受。不同研究中报道的 Bcl－2 蛋白在口腔癌中阳性率差别较大，从 7%～60%不等，但研究结果均提示 Bcl－2 高表达参与肿瘤进展，与不良预后正相关。Itoh 等 2002 年用 Bcl－xl 反义核酸治疗耐药的口腔癌细胞，能部分逆转细胞的耐药性[10]。

#### 4. C－myc 与多药耐药

普遍认为 C－myc 参与细胞的增殖、永生化、去分化、转化和凋亡等生物学过程。C－myc 必须与其同源的转录因子 MAX 形成异二聚体才能起作用，主要是以转录因子的形式，通过调节目的基因的表达，结合细胞所处的内外环境来影响细胞的生物学行为，从而促进细胞增殖或诱导细胞凋亡。研究发现与敏感细胞株比较，耐药株具有较高的 C－myc，而且参与调节 MDR1 的表达，并且在 MDR1 介导的多药耐药细胞中 C－myc mRNA 的水平降低。

5. 人类表皮生长因子受体 2 与多药耐药

人类表皮生长因子受体 2（HER2/erbB－2）是酪氨酸激酶受体，属于跨膜受体中的一员，参与调节细胞增殖、分化的信号传导通路的网络受体。HER2/neu 的超表达预示着乳腺癌的恶性程度较高以及预后不良。资料显示，相比于敏感的乳腺癌细胞株，耐药株的 HER2/neu 呈现高表达。如果使用酪氨酸激酶抑制剂（如大黄素），可以使 HER2/neu 高表达的乳腺癌细胞的耐药性提高，后来发现在 erbB－2 和 MDR1 基因中有一段与多药耐药相关的共同序列。在头颈部鳞癌中，HER2 阳性率约为 45%，与肿瘤的临床分期和淋巴结转移相关。

6. 热休克蛋白 70 与多药耐药

热休克蛋白（heat shock proteins，HSPs）是生物体或离体培养细胞在不良环境因素作用下，所产生的一组具有高度保守性的应激蛋白，它普遍存在于整个生物界，几乎所有的细胞均能合成 HSPs。大多数 HSPs 能被环境因素诱导，如热损伤、缺血、氧化应激、电离辐射、病源微生物以及化疗药物等作用下都会引起 HSPs 表达升高。其中与凋亡抑制相关的主要是 HSP70。许多恶性肿瘤细胞内 HSP70 的高表达对肿瘤细胞提供了保护作用。Karlseder 等发现 HSP70 高表达可以逃避多柔比星诱导的 G2 期阻滞，从而促使肿瘤细胞生长。而且 HSP70 对线粒体具有保护作用，并能抑制类胱冬裂酶（caspase）－3 样蛋白酶活性[11]。有研究表明 HSP70 的调控因子 HSF1 与 MDR1 基因的表达存在相关性，MDR1 启动子含有两个热休克元件（HSEs），在热休克蛋白的刺激下，能通过 HSEs 直接提高 MDR1 启动子的活性。

7. 凋亡抑制蛋白家族与多药耐药

细胞的耐药程度与凋亡减少密切相关。大部分化疗药物诱导的细胞凋亡是通过激活凋亡效应分子 caspse－3、caspase－7，切割 DNA 来实现的。凋亡抑制蛋白（inhibitor of apoptosis protein，IAPs）是一类在结构上高度保守的细胞内源性凋亡抑制蛋白。目前在人体内已经发现的 IAPs 有 8 种。IAPs 蛋白能够直接抑制凋亡的效应分子，诱导 NF－κB 信号通路的活化、抑制 TNFR、Fas/CD95 和 TRAILR 等死亡受体信号从而参与肿瘤耐药。目前研究较多的是 XIAP 和存活蛋白（survivin）。在胰腺癌中 XIAP 的表达水平与化疗效果有关。抑制 XIAP 的表达能够提高胰腺癌对吉西他滨及 5－FU 的敏感性。存活蛋白在包括头颈肿瘤的大部分肿瘤中都有表达，而且其表达水平和肿瘤患者预后相关。存活蛋白能直接抑制凋亡相关蛋白 caspase－3 和 caspase－7 的活性来阻断各种刺激诱导的凋亡；另一方面，存活蛋白能与细胞周期蛋白 CDK4、p43、CDC2 相互作用阻断凋亡信号通路。抑制存活蛋白的表达可显著增强肺癌对顺铂及紫杉醇的敏感性。存活蛋白的表达水平常与多药耐药基因 ABCB1 的表达水平正相关。

### （六）蛋白激酶 C 与多药耐药

多种耐药相关蛋白，如 p170 和 MRP 都是蛋白激酶 C（protein kinase C，PKC）的作用底物，PKC 磷酸化 p170 及 MRP 后可以使其激活而具有活性。研究发现，耐药细胞内多有 PKC 活性增加；PKC 选择性激活剂可导致肿瘤细胞对细胞毒性药物耐受；用 PKC 抑制剂处理耐药的肿瘤细胞后其耐药性可部分逆转。这些证据均表明 PKC 是多药耐药的机制之一。

### （七）细胞微环境的变化与多药耐药

肿瘤细胞所处的微环境对肿瘤耐药性有重要影响。肿瘤细胞密度过高时，化疗药物无法有效地掺入肿瘤内部并达到预期的肿瘤细胞致死剂量，也会造成细胞耐药。在体外实验中，球形培养细胞对化疗药物的敏感性低于单层培养的细胞。此外，pH、温度、氧分压和基质营养条件等均能影响化疗的效果。

### （八）耐药与肿瘤干细胞

肿瘤干细胞和耐药的关系是目前肿瘤研究领域的一个热点。一方面，肿瘤干细胞多有 ABCB1、ABCG2、Bcl－2、p53 等耐药相关基因、损伤修复基因及凋亡抑制基因的高表达；另一方面，它具有干细胞所特有的“自我更新”能力和处于静止期的特性。由于大多数药物主要作用于细胞周期或分裂期细胞，因此肿瘤干细胞能有效地逃脱这些药物的杀伤作用，导致肿瘤的复发转移和临床化疗的失败。传统的观念认为，化疗耐药是由于肿瘤组织中一个或多个肿瘤细胞获得基因突变后产生耐药，化疗药物杀死了敏感的克隆而耐药的克隆仍存活并继续增殖，驱动肿瘤的生长。肿瘤干细胞理论认为，肿瘤干细胞因有高水平的

ABC类转运蛋白表达，具有天然的抗化疗药物的能力而得以抵抗化疗，在化疗药物杀死敏感肿瘤细胞后，残存的肿瘤干细胞驱动肿瘤的生长和复发。在这种模式下，如果化疗药物杀死了大部分肿瘤细胞并诱导肿瘤干细胞及其子代细胞发生耐药相关基因的点突变、基因扩增或基因激活，则导致了继发性耐药性；如果肿瘤中的干细胞和各种已分化的细胞均对化疗药物不敏感，即表现为肿瘤的原发性耐药。关于肿瘤干细胞参与耐药的机制目前认为主要有以下几种。

1. 肿瘤干细胞大多处于静止期或休眠期

目前使用的大部分化疗药物是细胞周期特异性药物，对处于增殖期的肿瘤细胞较敏感，而对 $G_0$ 期细胞不敏感。而肿瘤干细胞经常处于静止期，很少进行细胞分裂增殖，因而对多数抗肿瘤药不敏感。

2. ABC 转运蛋白的药泵作用

ABC 转运蛋白可保护细胞免受化疗毒性药物的损伤，而干细胞表面常常有 ABC 家族蛋白成员的表达，能对干细胞起到保护作用。很多 ABC 转运蛋白也是目前分离和鉴定干细胞常用的指标之一。其中研究较多的是 ABCG2 和 ABCB1。ABCB1 和耐药的关系非常明确，而 ABCG2 因为能够引起干细胞对 hochest33342 的拒染，所以常被来作为分离肿瘤干细胞中侧群细胞的一种方法，但对于 ABCG2 在肿瘤的发生中的具体作用还不清楚。目前认为，ABCG2 的高表达与肿瘤的原发耐药有关。

3. 抗凋亡作用

研究表明，参与细胞凋亡的 Bcl－2、NF－κB、p53、C－myc 基因都参与了肿瘤细胞耐药，而在肿瘤干细胞中这些抗凋亡基因常常高表达。

4. 肿瘤干细胞微环境

肿瘤干细胞通常位于相对低氧的环境中，而围绕其周的肿瘤细胞、成肌纤维细胞、内皮祖细胞、细胞外基质等起到屏障作用保护着肿瘤干细胞，使它们不易接触到化疗药物，从而逃避药物的杀伤作用。

肿瘤对化疗药物的耐受是一个复杂的过程，其中涉及药物对细胞的作用机制、细胞对药物的代谢机制、细胞自身的修复机制及抗凋亡机制等众多途径的改变。这些途径是如何相互协调作用并导致肿瘤耐药，特别是在头颈肿瘤中的作用机制并不清楚。由于功能基因在不同的遗传背景和生物学状态下的作用机制并不完全相同，不同的肿瘤针对不同药物的耐药机制可能各不相同。而另一方面由于基因的功能并不独立，单个基因表达的上调和下调往往会影响上游和下游几个基因表达的改变，从而激活不同的信号途径，片面地根据其中一个或几个基因的变化来预测化疗效果很容易导致结果间的互相矛盾。口腔鳞癌的耐药性可能是众多机制共同作用的结果。此外，口腔肿瘤的临床化疗效果也受到肿瘤微环境、给药方式、给药剂量等众多因素的影响，这些也为临床研究口腔肿瘤耐药机制带来了一定的复杂性。

## 第二节　药物敏感性检测技术和应用

### 一、概述

尽管从 20 世纪 40 年代氮芥被用来治疗癌症以来，肿瘤化疗已经取得了很大的进展，有些类型的恶性肿瘤，如绒毛膜上皮癌、急性淋巴瘤白血病、睾丸肿瘤的治愈率可达 90%以上，但在大部分实体肿瘤中，由于肿瘤对化疗药物敏感性的差异、耐药性的产生以及患者个体因素等，相当一部分患者对经典化疗方案的效果并不理想，且可能出现严重不良反应。肿瘤的化学治疗中选择有效的药物是化疗成功的关键，化疗要取得良好的疗效，必须有合理的治疗方案，包括用药的时机，药物的选择与配伍、剂量、疗程、间隔时间，等等。如何合理使用抗癌药物，涉及药物的药理作用及其代谢动力学、肿瘤的本身特点、患者的身体情况等等多方面的问题。肿瘤对化疗药物的反应与肿瘤病理分型、肿瘤异质性、细胞动力学、患者个对化疗药物敏感程度以及对药物的耐受程度、药物本身的毒性反应等因素有关。因此，如何针对特定的患者选择合适的治疗方案十分重要。各种肿瘤药物敏感性检测技术也就应运而生，并成为肿瘤研究中的一个重要领域。目前认为要提高口腔颌面-头颈部肿瘤的临床化疗效果，一方面有必要对口腔颌面-头颈部肿瘤化疗耐药性机制进行探讨，寻找可能的逆转化疗耐药性的靶点及新的药物；另一方面通过肿瘤化疗药物敏感性的检测，以有利于在已有的化疗药物中针对每一个患者个体选择有效的药物，并制订个体化化疗方案，实现对肿瘤患者的合理用药和化学治疗的个体化。

## 二、分类和机制

药物敏感性能试验帮助临床医师根据肿瘤生物学特性来选择具体化疗药物，因为药敏检测能预先识别出那些反应性较小或无效的药物，从而使化疗实施者选用最有效的药物和最合理的化疗方案。另外一个主要目的是通过药敏检测的结果，预测患者对化疗的可能反应；对暂无有效药物的患者不要进行化疗，而选择其他可能有效的手段。化疗药敏检测方法目的是筛选对肿瘤患者疗效较好的药物，避免传统化疗设计方案的盲目性，减低无效药物对患者身体损害，提高药物治疗指数，减低医疗费用。具体在技术层面上应该满足：①敏感性高，需要肿瘤组织较少。②有一定的通量，能同时进行多种化疗药物的敏感性评价。③试验成功率高，便于推广。④具有较好的可重复性。⑤与临床化疗效果符合。目前针对化疗药物敏感性检测方法很多，包括体内和体外两大系列、10 余种药敏试验方法。

体内法多是先建立动物实验模型，如人肿瘤细胞裸鼠的皮下模型、小鼠肾包膜下肿瘤移植法、重症联合免疫缺陷小鼠模型等，在肿瘤形成后进行化疗药物试验，再筛选出有效化疗药物。体内法模拟肿瘤真实环境并采用药物代谢动力学的半定量检测，具有较高的准确率、敏感性和特异性。但试验要求条件高，周期长，且费用昂贵。

体外法具有简便快捷、成本低、短时间内可以检测大量样品等优点，应用更为广泛。体外法一般选择从实体肿瘤标本中分离出肿瘤细胞进行原代培养来评价化疗药物的疗效。因为原代培养细胞离体不久，其生物学性状与原体内细胞比较接近，其对化疗药物的反应比较接近于体内真实效果。具体来讲就是利用每个患者自身的肿瘤组织，将患者的肿瘤细胞在体外培养后，分别加入不同的化疗药物，通过测定肿瘤细胞对不同化疗药物的敏感程度而筛选最优的化疗药物。常用的体外药敏检测法有：①软琼脂培养法：此法起于 20 世纪 70 年代后期，Salmon 和 Hamburger 首先建立了人肿瘤原代细胞的双层软琼脂培养系统，即肿瘤干细胞克隆分析。②四氮唑蓝（MTT）比色分析法：此法于 1983 年 Mosmann 等报道，适用于检测细胞的代谢活性，通过检测对照组和加药组 *OD* 值，计算细胞对各种药物的抑制率。该法需要细胞数量较大，结果受酶标仪条件、肿瘤细胞代谢和 pH 影响较大，目前有很多学者在尝试改良该技术。③集落形成法：von Hoff 等开始是在含有化疗药物的培养条件下观察细胞增殖和克隆形成的一种方法。该法由于需要活细胞数量较大，培养条件高目前已经较少使用。④差别染色细胞毒检测法：该法直接将肿瘤细胞浸入化疗药物中，然后用快绿/苯胺黑染色，由于死细胞不能排出染料，从而可以在显微镜下观察化疗药物的效果，但该法易受人为因素干扰，试验结果的稳定性和重复性不好。⑤三磷酸腺苷生物荧光法：通过测定细胞内源性 ATP 的含量从而反映化疗药物对肿瘤细胞的杀伤能力，在肿瘤细胞数量很少的时候也能检测到较高数值，具有高敏感性、技术检测结果与体内治疗反应具有高度的一致性。此法成为除 MTT 法之外，在临床上应用较多的肿瘤体外药敏试验方法，并已被制成试剂盒在国外广泛应用，而实验的重复性和稳定性也有待进一步提高。

## 三、临床应用进展

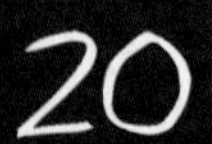

近年来，以抗肿瘤药物个性化治疗为目的的抗肿瘤药物敏感性试验越来越受到重视，通过体外药物敏感性试验方法指导临床选择合适的化疗方案，评估现有的化疗方案的疗效，在抗肿瘤药物的筛选和预测患者生存期方面均有重要的意义。由于 MTT 比色法简单、快速、灵敏，可以在短时间进行大量标本的测定，并且与临床化疗疗效有较好的一致性，成为目前最常用的体外肿瘤药敏试验方法，广泛应用于细胞系的体外药物敏感试验。在临床上最多用于白血病的药敏检测，并已逐步应用到胃癌、肺癌、肝癌、卵巢癌、乳腺癌、头颈部癌等实体肿瘤的治疗中，提高了药物的选择性和化疗的疗效。许多学者的研究表明，肿瘤细胞体外药敏试验结果与体内疗效有较高的符合率。在血液病和实体瘤中应用 MTT 法的研究发现，MTT 法所得结果与临床化疗疗效有良好的吻合性，在卵巢癌，两者的符合率为 65%～83%；在急性单核细胞性白血病，两者的符合率为 98%。日本对抗癌药敏感性试验的临床效果预测率显示，1 101例具有可评价病变患者的抗癌药敏感性试验确诊率为 74%，认为抗癌药物敏感性测定是一种提高抗癌治疗效果较为有效的

检测方法。药敏试验结果为阴性者，几乎可以肯定为体内临床用药不敏感或耐药的病例。尽管化疗的水平在不断提高，但新的抗癌剂和化疗方案的应用对于临床疗效的评估和最后常规应用都是极大的挑战。选择适应每个患者自身的最佳药物才能发挥最大的治疗作用。药敏试验不但可以辅助研发新的抗肿瘤药物以及筛选老药的新适应证，也是临床肿瘤医师化疗前对药物进行前瞻性研究的有效工具，因为根据试验可以排除无效药，避免药物的不良反应和不必要的花费。

上海交通大学医学院附属第九人民医院口腔颌面外科采用改良式 MTT 体外药敏检测方法，对 152 例口腔颌面部肿瘤住院患者进行药物敏感性检测，10 例标本因细胞过少或污染等原因没有获得数据，检测成功率为 93.42%。每例标本分别检测了 6～8 种化疗药物的敏感性，发现敏感性最高的药物是替尼泊苷(VM－26)，它对鳞癌、腺上皮癌和恶性淋巴瘤中度以上敏感率分别为 90.48%、92.31%和 100%。对鳞癌而言，其余各种化疗药物中度以上敏感比例从高到低分别为 CDDP(44.04%)、E－ADM(47.67%)、紫杉醇(taxol，32.81%)、5－FU(25.45%)、PYM(22.22%)、VDS(16.51%)，MTX 最低为 15.89%。对三大类口腔恶性肿瘤耐药性最低的药物是替尼泊苷，其次是 CDDP 和 E－ADM，因此替尼泊苷联合 CDDP 的化疗方案效果最好。由于不同个体对化疗的敏感性差较大，同一个体对不同化疗药物的敏感性不同，仅凭经验很难对各种肿瘤的化疗效果作出较正确的预测。采用改良式 MTT 法作体外化疗药物的敏感性检测，药敏试验结果提示为化疗中度以上敏感组的实际化疗效果有效率高于化疗耐受组，两者具有统计学差异，且具有较好的准确性和重复性。对口腔癌临床敏感性预测率为 86%以上，而耐药性的预测率为 65%，提示改良的 MTT 体外药敏检测结果可以用来指导口腔癌化疗药物的选择和预测化疗效果。

肿瘤体外药敏试验在临床化疗中抗肿瘤药物的筛选、优化治疗方案和改善患者的生存期和预后等方面有着至关重要的作用。目前国内外一些医院已开始利用其指导临床选择有效的、针对性较强的个体化治疗的一线和二线化疗方案，以期大大提高癌症患者的疗效和生存率，避免不必要的毒副作用。虽然体外药敏试验的研究已有很多年，但目前还是主要集中在实验室研究上，真正进入临床前瞻性试验的常规应用还很少，而各个国际研究机构对药物浓度的采用、药物与细胞作用时间的选择及敏感标准的设立各不相同。常用的方法也各有不足之处，如 MTT 法和 ATP 生物发光法均需分离癌细胞，不可避免地会对细胞表面造成的损伤，而且不能分辨混入的成纤维细胞等非肿瘤细胞。此外，目前的体外药敏试验一般采用单药进行研究，显示的只是单个药物的体外敏感性或耐药性，与临床联合化疗有一定的差异，难以反映联合化疗药物间的协同、相加、拮抗作用。从理论上说，联合药敏试验能更直接、客观地确定临床所用联合方案的体外敏感性，预示临床联合化疗的疗效。

## 第三节　肿瘤化疗耐药性的逆转

如何克服和逆转肿瘤化疗耐药性，是临床迫切需要解决的难题。目前已相继有一些化学试剂如钙通道阻滞剂、钙调蛋白拮抗剂、抗生素、中医中药、单克隆抗体等在体外试验中展示出了对阻止/逆转肿瘤耐药的效果。

### 一、化学药物治疗



#### (一) 转运蛋白抑制剂

肿瘤细胞表面表达大量 ABC 转运蛋白，已被证明能够在肿瘤细胞中介导对多种化疗药物产生耐药。因此，相应逆转耐药研究大多集中在针对 ABC 转运蛋白家族。一般来说，这些药物可以增加耐药细胞内化疗药物的聚集，而不改变敏感细胞中药物的聚集。迄今相继有多种 ABC 转运蛋白抑制剂被发现，但这些抑制剂的临床疗效并没有人们想象的那样满意，可能的原因是 MDR 转运蛋白本身种类繁多，其活性相互之间有一定的重叠性，单一的针对某种转运蛋白的抑制剂不能完全阻止耐药的产生。

*1. p-糖蛋白的抑制*

目前 p-糖蛋白抑制剂已经发展到了第 3 代[12]。第 1 代抑制剂包括维拉帕米、环孢素 A、他莫昔芬和一些钙调节蛋白拮抗剂，在体外实验中可以阻止甚至完全逆转肿瘤多药耐药，但在体内试验中受剂量毒性的限制，不能达到有效逆转多药耐药所需要的浓度；因而在临床上常常联合其他化疗药物治疗多种肿瘤，但治疗的特异性不强。第2代p-糖蛋白抑制剂主要是通过对第1代p-糖蛋白抑制剂进行结构改造而合成，主要包括右旋维拉帕米、右尼古地平、伐司朴达、比立考达等，其中比较具有代表性的是伐司朴达和比立考达。伐司朴达是环孢素D的衍生物，它对p-糖蛋白的抑制作用是环孢素A的10～20倍。临床试验表明伐司朴达可使紫杉醇在体内的半衰期延长49%，然而第2代糖蛋白抑制剂是CYP3A4的底物，能够抑制该酶的活性，导致该酶代谢的细胞毒药物体内代谢受抑。当逆转剂与其他药物合用时会干扰药代动力学，化疗药物的血药浓度和稳定作用时间都可能发生改变，从而使患者可能过度暴露于细胞毒性药物，产生严重毒性反应。第3代p-糖蛋白抑制剂是通过构效关系和组合化学技术来弥补第2代抑制剂的不足，主要有XR9576、LY335979、S9788、ONT2093、粉防己碱、R101933和GF120918等，具有高选择性，且不再是CYP3A4的作用底物，因此不会影响与其联合应用抗癌药物的药代动力学。这其中，XR9576和LY335979是目前最具有发展前景的第3代p-糖蛋白抑制剂之一，已经进入临床试验。第3代p170抑制剂本身不是p170的底物，可以结合在p-糖蛋白的ATP结合位点上，通过抑制ATP酶活性起作用。

#### 2. 多药耐药相关蛋白MRP的抑制

MRP也属于ABC转运蛋白超家族，迄今临床尚未发现低毒有效的MRP逆转剂。MRP和p170的结构和耐药机制不同，许多研究表明p170逆转剂不能逆转MRP所介导的MDR。维拉帕米既能逆转p170，又能逆转MRP；环孢素（环孢菌素A）能逆转p170，但不能逆转MRP；异黄素样异鹰瓜豆碱不能逆转p170，却能逆转MRP。吡啶（pyridine）类似物PAK-104P、非类固醇消炎药、SN-38白三烯D4受体拮抗剂如ONO-1078、丁硫氨酸亚砜亚胺钾矾铵、双嘧达莫（潘生丁）等均可以逆转MRP。

#### 3. 肺耐药蛋白LRP抑制剂

对上皮样肉瘤的体内和体外研究发现肺耐药蛋白介导了上皮样肉瘤对长春新碱的耐药，而环孢素可以逆转这种耐药。Kitazono等对由丁酸钠诱导LRP高表达人结肠癌SW-620细胞研究发现，一种吡啶类似物PAK-104P和抗LRP抗体可以增加多柔比星在细胞核内的累积，并可抑制多柔比星由细胞核流向细胞质[13]，因而认为PAK-104P可用于逆转由LRP介导的耐药。

#### 4. 乳腺癌耐药蛋白BCRP抑制剂

目前对乳腺癌耐药蛋白介导的耐药机制尚不完全清楚，传统的MDR逆转剂如维拉帕米、环孢素、他莫昔芬（三苯氧胺）等对BCRP引起的MDR均无逆转作用，目前进入临床前期试验的BCRP抑制剂主要有VX710和GF12091。GF12098也是一种新的p170逆转剂，可以逆转BCRP介导的耐药，且具有低毒性。

### （二）谷胱甘肽转移酶GSH抑制剂

一种人工合成的丁硫氨酸亚砜胺（BSO）是特异性γ-谷氨酰胺-半胱氨酸合成酶抑制剂，能阻止GSH的合成来增加烷化剂和顺铂的细胞毒性。研究证实BSO与左旋苯丙氨酸氮芥合用，可使抗左旋苯丙氨酸氮芥的耐药细胞恢复其敏感性。类似的药物还有硝基咪唑类、维生素$K_3$、对乙酰氨基酚、硒酸钠、硒半胱氨基酸。依他尼酸（利尿酸）、GST抑制剂均可对GST介导的耐药起逆转作用，1 mmol/L的维生素$K_3$与多柔比星（DXR）合用可明显提高后者的细胞毒作用。但是GSH是细胞活动的一个重要的内源性物质，清除GSH可能会引起细胞内环境的紊乱，因此以耗竭谷胱甘肽作为逆转MDR的药物并不理想。此外，由于GSH下降可增加顺铂的毒性，所以BSO不适合用于顺铂的耐药逆转研究。有报道显示GST抑制剂依他尼酸也可以通过抑制GST的活性来增加肿瘤细胞对烷化剂的敏感性，但效果并不十分理想。另外，Ⅰ期临床试验发现DNA聚合酶α和γ的抑制剂阿非迪霉素（aphidicolin）可以抑制烷化剂导致的细胞内DNA损伤的修复作用。

20

### （三）拓扑异构酶抑制剂

拓扑异构酶是细胞增殖的重要细胞核酶类，它能引起DNA二维及三维结构的改变，直接与基因表达和DNA复制有关。拓扑异构酶分为Ⅰ型和Ⅱ型两类，Ⅰ型抑制剂有喜树碱、放线菌素D等，Ⅱ型抑制剂有吖啶类、表鬼臼毒素类、蒽环类以及蒽醌类等。TOPO Ⅱ为作用靶点的逆转剂能稳定TOPO Ⅱ和DNA形成的复合物，抑制DNA复制，导致细胞死亡。同时应用两种TOPO抑制剂不仅可以清除敏感的肿瘤细胞，还可以防止TOPO抑制剂产生耐药性，这类抑制剂主要为喜树碱类衍生物，其中包括两种水溶性衍生物拓扑特肯(topotecan，TPT)，伊立替康(irinotecan，别名 CPT－11)，另外一种非水溶性衍生物 9－氨基喜树碱(9－aminocamoptothecin，9－AC)活性较高。

### (四) 蛋白激酶 C 抑制剂

蛋白激酶 C 抑制剂可以下调 PKC 含量，PKC 含量减少会促进细胞凋亡及增加细胞内药物聚集根据作用部位不同，目前常用的 PKC 抑制剂分为 3 类：①与 ATP 竞争性结合 PKC 催化区上 ATP 结合位点，包括 1－(5－异喹啉硫酰基)－2－甲基哌嗪(H－7)、K－252a、星型孢菌素及其衍生物 PKC412，UCM－01，－02 等。该类抑制剂的缺点是选择性较差，对所有的 PKC 均有作用。②作用于 PKC 调节区，与 PKC 调节区的 $Ca^{2+}$、磷脂酰丝氨酸、佛波醇脂、二酰(基)甘油(DAG)等结合位点作用，具有较高的选择性。③同时作用于 PKC 调节区和催化区的抑制剂，一方面与 DAG 竞争结合位点，另一方面与 PKC 调节区的佛波酯结合位点结合抑制酶的活性。目前热点研究的 PKC 抑制剂主要有：ISIS 3521(一种反义核苷酸抗肿瘤药)，(商品名 Affinitak，LY900003)，是含有 20 个硫代磷酸结构的反义寡聚核苷酸，属于 PKC－α 反义抑制剂；恩扎喇林(enzastaurin，LY317615)是一种 PKCβ 选择性抑制剂；UCN－01 为星型孢菌素类似物，是很强的 PKC 抑制剂，能调节与细胞周期相关的蛋白的活性；PKC412 为一种口服的多种丝氨酸/苏氨酸和酪氨酸激酶抑制剂；苔藓抑素 1(bryostatin－1)是从草苔虫的二氯甲烷中提取的一种大环内酯类化合物，可促进阿糖胞苷的磷酸化，增强阿糖胞苷诱导和 PKC 介导的细胞凋亡能力。

### (五) 药物蛋白交联剂

由于抗肿瘤药与逆转剂同时给药会改变药物的动力学性质而加剧抗肿瘤药的不良反应，因此可以通过制剂手段，将药物与蛋白质、多肽交联，或用脂质体、纳米微粒包封，克服药物外排，逆转多药耐受。将多柔比星(DXR)与谷胱甘肽交联，GSH－DXR 非竞争性抑制谷胱甘肽转移酶，显著增加细胞毒性，从而达到逆转耐药的目的。GSH－DXR 对敏感或耐药的细胞株都有很强的细胞毒作用，这种细胞毒作用除由于 DXR 插入 DNA 外，还由于交联物抑制了 GSH/GST 的解毒活性。而多柔比星聚氰丙烯酸烷酯毫微粒逆转 MDR，一方面是纳米微粒通过细胞内吞作用进入细胞，避免了细胞膜上 p170 的作用，从而克服了细胞的耐药性；另一方面是纳米微粒被细胞膜吸附，黏附于细胞膜上，造成 DXR 局部浓差梯度，有利于 DXR 由胞外向胞内扩散，而达到逆转作用。

### (六) 其他药物

抗血栓药物双嘧达莫类似物 BIBW22 是许多细胞毒药物的调节剂，可以增强抗代谢药物如 MTX、5－FU、VP－16、多柔比星、长春新碱等的细胞毒性。抗心律失常药奎尼丁、氯喹、抗疟药阿的平、吲哚碱类药物利血平、抗组胺药物特非拉丁等药物，也有报道它们能不同程度逆转耐药和增加肿瘤内化疗药物的浓度。

## 二、天然药物治疗

国内外学者从中药中寻找高效、低毒、多靶点的逆转剂，发现许多中草药具有钙离子拮抗剂的作用，如汉防己、丹皮、川芎、丹参、前胡、黄芩、赤芍、茵陈、大黄、五味子、当归、泽泻、桃红、补骨脂、金钱草等。由上述药物组成的方剂如小柴胡汤、四物汤、柴胡桂枝汤等显示了良好的协同钙离子拮抗作用。上述药物多为临床上常用的无毒、不良反应较小的中草药。川芎嗪能使 K562/ADM 对多柔比星的半数抑制率降低，同时可以使 p170 糖蛋白的表达下调，能逆转白血病 HL－60/VCR 细胞的多药耐药性。研究发现，MRP 基因和 MDR1 基因表达阳性的白血病及多发性骨髓瘤患者用川芎嗪逆转 MDR，可以取得一定效果且无明显的不良反应。中药 R3 为补骨脂的提取剂，可以使 MCF－7/ADR 细胞对 ADR 的敏感性增加 720 倍，且其 p170 糖蛋白的表达随着作用时间的延长而逐渐减少。另外还有人发现，孕激素、他莫昔芬等药物也是肿瘤细胞多药耐药有效的逆转剂，而 9－顺式维甲酸(9－cisRA)则可以增强人胆管癌细胞系 QBC939 对化疗药物的敏感性。汉防己属祛风利湿类中药，其主要成分汉防己甲素，能提高柔红霉素、长春新碱等杀灭白血病细胞的能力，对耐药细胞的促杀伤作用，高于敏感细胞的 2～3 倍，在一定程度上抑制了细胞的耐药性；苦参碱是苦参的提取物，能增加白血病多药耐药细胞系对柔红霉素的敏感性，使柔红霉素的半数有效剂量由 14.92 mg/L 降低至 8.29 mg/L，能部分逆转 K562/A02 细胞对柔红霉素的耐药性，可能与苦参碱下调

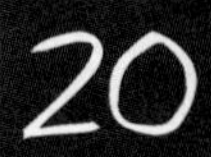

p170 糖蛋白表达有关。其他报道中药还有 6-榄香烯及其衍生物 6-榄香烯吗素、雄黄、蝎毒、冬凌草甲素、紫杉醇等。它们本身就是抗癌药，在临床上与其他抗肿瘤药联合应用，既可发挥自身抗肿瘤作用，又可下调抗凋亡基因 Bcl-2 和 p170 糖蛋白的表达，促使耐药细胞凋亡，发挥逆转多药耐药的作用。中药逆转肿瘤耐药的优势在于：①中药复方、单体成分或有效部位均有不同程度的逆转肿瘤耐药的能力，作用靶点多，逆转作用强而不良反应较小。②中药在逆转肿瘤耐药的同时还具有抗肿瘤、调节机体免疫、抑制血管生成、抑制转移等多重功效。但缺点在于中药逆转效果多较温和。

## 三、耐药的免疫治疗

包括使用抗体、免疫细胞、细胞因子来逆转耐药。针对 MDR 的抗体种类很多，如针对 p170 糖蛋白的特异性单克隆抗体，能与 p170 糖蛋白特异性结合抑制药物外排来克服细胞耐药；很多细胞因子，如 TNF、IFN 和 IL-2 能下调 p170 糖蛋白的表达来增加细胞对化疗药物的敏感性。此外还有研究通过采用抗凋亡分子 1(APO-1)的单克隆抗体，使靶向表达 Fas 抗原的 MDR 细胞引起其凋亡，或是构建抗 CDa/p170 糖蛋白微型双功能抗体，使免疫细胞在肿瘤细胞周围富集，从而更有效地杀伤肿瘤细胞 。

## 四、耐药的基因治疗

基因治疗增加耐药细胞对药物的敏感性，具有较强的特异性和无毒性，可为肿瘤 MDR 的逆转开辟新途径。肿瘤耐药相关基因治疗主要包括反义寡核苷酸技术、肽核酸技术、核酶技术和小分子 RNA 技术等。近年来，小分子 RNA 技术因其高效、高特异性，已成为当前肿瘤耐药基因治疗研究的热点。

### (一) 反义核酸技术

研究发现利用互补于 ABCB1 基因 5′末端转录起始部位的反义核酸探针传染表达 p170 糖蛋白的 KB2825 细胞株后，细胞内 p170 糖蛋白表达水平下降，细胞内柔红霉素浓度提高，被传染细胞对药物的半数致死量由原来药物敏感株的 5.6 倍降为 3.2 倍，研究结果说明，反义核酸技术能部分逆转由 p170 糖蛋白介导的耐药性。由于反义核酸探针的降解逆转作用并不完全，有研究采用硫代磷酸修饰的 ABCB1 基因的反义核酸探针，发现能显著提高 p170 糖蛋白介导的肿瘤耐药细胞的化疗敏感性。进一步研究显示，经修饰后的寡核苷酸探针对核酸酶清除耐受显著增强，且易溶于水，能更有效地与靶基因进行杂交，从而增加了其逆转耐药的作用。

### (二) 核酶

核酶是一类具有酶活性的 RNA 分子，可通过与目的 RNA 结合来催化 RNA 剪切反应致切割特定 mRNA 来抑制其表达。这种作用无须能量就能使 RNA 降解。核酶催化效率横高，一分子核酶可切割多分子的靶 RNA，而自身不被消耗，可重复使用。研究发现，特异性切割 Bcl-2 mRNA 的核酶能明显促进紫杉醇诱导的细胞凋亡，而用 MDR1 核酶处理人肝癌耐药细胞 Hep G 后能引起细胞内罗丹明聚集，对多柔比星的敏感性显著提高[14]。

### (三) RNA 干扰技术

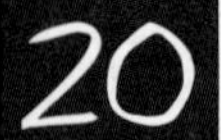

RNA 干扰能直接降解 MDR 相关的基因表达，使已产生耐药的肿瘤细胞的 MDR 表型发生逆转，能提高耐药细胞对多种化疗药物的敏感性。Xu 等[15]以 ABCB1 为靶点构建 shRNA 病毒载体转染口腔癌细胞，结果发现其成功抑制 ABCB1 表达，并逆转肿瘤耐药。Ee 等用针对 BCRP 的 siRNA 下调 BCRP 的表达后，发现人绒毛膜 BeWo 细胞对盐酸米托蒽醌和托泊替康的敏感性增加了 8～10 倍[16]。Nieth 等[17]研究发现 siRNA 在 mRNA 水平和蛋白水平有效抑制 ABCB1 基因表达能降低胰腺癌细胞对柔红霉素 89%的耐药性。

### (四) 细胞周期调控基因

细胞毒类药物如顺铂等作用于肿瘤细胞后会引起细胞 DNA 损伤，细胞内一些重要功能基因如 p53 会检测到这种损伤，引起细胞周期停滞并诱导细胞内 DNA 修复系统启动修复或是诱发凋亡。笔者发现采用 CCND1 反义核酸探针或 RNA 干扰片段联合顺铂治疗顺铂耐药肿瘤细胞，在裸鼠体内可以取得满意的效果。

### (五) 细胞因子

机体免疫系统的一些细胞因子可降低 MDR 基因 mRNA 和 p170 的表达水平，增强细胞对 MDR 相关药物 DXR 及 VCR 的敏感性。但细胞因子静脉应用可产生严重的不良反应，有研究者尝试将细胞因子基因导入肿瘤细胞，在肿瘤局部微环境中产生和释放细胞因子，可减轻全身应用的不良反应。

### (六) 抑癌基因

目前研究得较为深入和广泛的是 p53 基因治疗。p53 是肿瘤中最容易发生突变的抑癌基因，当细胞受到某种药物如顺铂或放疗作用后，造成细胞 DNA 的损伤，野生型 p53 蛋白活化引起细胞 $G_1$ 阻滞以完成修复或进入凋亡以清除受伤细胞。而 p53 的突变导致化疗药物不能有效地诱发肿瘤细胞凋亡，引起肿瘤耐药。一项 Ⅰ 期临床试验表明，局部注射携带 p53 基因的腺病毒，可导致一部分肺癌和头颈部肿瘤消退。

## 五、耐药的物理治疗

高强度聚焦超声波能够造成细胞膜通透性改变，影响膜表面的酶活性，可诱导细胞凋亡，引起细胞内药物浓度增加，增强化疗药物的杀伤作用。研究证实采用高强度聚焦超声波照射耐药的肿瘤细胞后，其对多种化疗药物如多柔比星、5 - FU、顺铂、丝裂霉素等的敏感性增强。

虽然肿瘤耐药的研究已取得了长足进步，对其发生的机制和逆转方法也有了一些研究成果，但由于恶性肿瘤的发病机制非常复杂，仍有很多问题亟待解决。比如不同肿瘤产生多药耐药的具体机制如何；针对不同肿瘤的多药耐药，有哪些高效、低毒、价廉的逆转剂及其给药途径、剂量、给药时间的相关研究；针对不同肿瘤的多药耐药如何选择抗癌药物以及如何与逆转剂联合应用以提高化疗的疗效等，都是国内外学者所关注和研究的重点。MDR 机制复杂，单独针对某一机制逆转不能解决全部问题；而且目前的逆转剂在体内往往也难以达到体外有效逆转浓度。因此，努力寻找高效低毒且能用于临床的逆转剂或开发对 MDR 细胞无耐药性的新型抗癌药物，如生长因子抑制剂、肿瘤血管生成抑制剂、生物反应调节剂、肿瘤耐药逆转剂、端粒酶抑制剂、基因工程药物等有良好的研究开发前景，给肿瘤的治疗带来新的希望。

（张　萍）

## 参考文献


[1] 刘勤江，田尤新，王军. p170 在头颈部鳞癌中的表达及临床意义[J]. 中国肿瘤临床与康复. 1999，6(3)：27 - 28.

[2] 杨凯，陈睿，孙德平，等. 多药耐药相关蛋白和 P -糖蛋白在口腔鳞癌中的表达及其对新辅助化疗敏感性的预测研究[J]. 重庆医科大学学报，2008，33(8)：931 - 934.

[3] 赵菲，姜军，范林军. P -糖蛋白在乳腺癌原发性耐药过程中的表达[J]. 第四军医大学学报，2005，26(16)：1513 - 1516.

[4] Maliepaard M, Van Gastelen MA, De Jong LA, et al. Over expression of the BCRP/MXR/BACP gene in a topotecan-selected ovarian tumor cell line [J]. Cancer Res, 1999，59(18)：4559 - 4563.

[5] Zhang W, Mojsilovic-Petrovic J, Andrade MF, et al. The expression and functional characterization of ABCG2 in brain endothelial cells and vessels [J]. FASEB J, 2003，17(14)：2085 - 2087.

[6] 伍师鹏，杨菲，杨筱，等. ToPo Ⅱ α 在口腔鳞癌 PTP 方案化疗中的指导意义[J]. 口腔颌面外科杂志，2009，19(3)：164 - 168.

[7] Meyers M, Wanger MW, Hwang HS, et al. Role of the hMLH1 DNA mismatch repair protein in fluoropyrimidine-mediated cell death and cell cycle responses [J]. Cancer Res, 2001，61(13)：5193 - 5201.

[8] Tajima A, Hess MT, Cabrera BL, et al. The mismatch repair complex hMutS alpha recognizes 5 - fluorouracil-modified DNA: implications for chemosensitivity and resistance [J]. Gastoenterology, 2004，127(6)：1678 - 1684.

[9] Jun HJ, Ahn MJ, Kim HS, et al. ERCC1 expression as a predictive marker of squamous cell carcinoma of the head and neck treated with cisplatin-based concurrent chemoradiation [J]. Br J Cancer, 2008，99(1)：167 - 172.

[10] Itoh M, Noutomi T, Chiba H, et al. Bcl - xL antisense treatment sensitizes Bcl - xL - overexpressing squamous cell carcinoma cells to carboplatin [J]. Oral Oncol, 2002，38(8)：752 - 756.


20

[11] Karlseder J, Wissing D, Holzer G, et al. HSP70 overexpression mediates the escape of a doxorubicin-induced $G_2$ cell cycle arrest [J]. Biochem Biophys Res Commun, 1996,220(1):153 - 159.
[12] Borowski E, Bontemps-Gracz MM, Piwkowska A. Strategies for overcoming ABC - transporters-mediated multidrug resistance (MDR) of tumor cells [J]. Acta biochimica Polonica, 2005,52(3):609 - 627.
[13] Kitazono M, Sumizawa T, Takebayashi Y, et al. Multidrug resistance and the lung resistance-related protein in human colon carcinoma SW - 620 cells. J Natl Cancer Inst, 1999,91(19):1647 - 1653.
[14] Gao P, Zhou GY, Zhang QH, et al. Reversal MDR in breast carcinoma cells by transfection of ribozyme designed according the secondary structure of mdr1 mRNA [J]. Chin J Physiol, 2006,49(2):96 - 103.
[15] Xu D, McCarty D, Fernandes A, et al. Delivery of MDR1 small interfering RNA by self-complementary recombinant adeno-associated virus vector [J]. Mol Ther, 2005,11(4):523 - 530.
[16] Ee PL, He X, Ross DD, et al. Modulation of breast cancer resistance protein (BCRP/ABCG2) gene expression using RNA interference [J]. Mol Cancer Ther, 2004,3(12):1577 - 1583.
[17] Nieth C, Priebsch A, Stege A, et al. Modulation of the classical multidrug resistance (MDR) phenotype by RNA interference (RNAi) [J]. FEBS Lett, 2003,545(2 - 3):144 - 150.

# 第二十一章 口腔颌面-头颈部肿瘤的辐射生物学效应研究

## 第一节　概　　述

### 一、治疗用放射线种类和特点

当今，在口腔颌面-头颈部肿瘤治疗中，手术治疗具有不可替代的地位，但肿瘤的生物学特点及解剖结构制约了手术的彻底性，因而在许多情况下需要进行术后的辅助放射治疗，以消灭手术残余灶和亚临床病灶。另外，对于无法手术或术后肿瘤复发而影响患者的生活质量，如出血、骨破坏等，放射治疗能起到姑息性的治疗作用。在个别类型口腔颌面-头颈部肿瘤中，如鼻咽癌，放射治疗具有不可替代的治愈作用，取得了非常好的疗效。自 20 世纪 60 年代以来，放射治疗有了飞速的发展，它由 3 部分组成，即放射物理学、放射生物学及临床放射治疗学。作为一个临床学科则称之为放射肿瘤学(Radiation Oncology)。

在目前用于肿瘤治疗的主要射线为低线性能量转换(liner energy transfer，LET)射线。它主要包括下面几种射线：

#### (一) 低能 X 线

低能 X 线，又称之为深度 X 线(deep X - ray)。它的最高剂量点在皮肤表面，随着深度的增加，剂量跌落较快。因而适合治疗皮肤等表浅病变，如皮肤癌等。

#### (二) γ 线

γ 线主要由同位素 $^{60}$Co 产生。它的最大剂量在皮下 0.5 cm。深度剂量也较高，因而适用于深部肿瘤的治疗，如头颈部肿瘤及鼻咽癌等。

#### (三) 高能 X 线

目前高能 X 线主要由直线加速器产生。根据能量不同，其最高剂量位于皮下不同的深度，因而能治疗不同深部的肿瘤，是目前肿瘤治疗最常用的。当前，在加速器上安装了许多设备和软件，能开展精确的治疗，以减少正常组织反应和提高肿瘤控制率，诸如适形调强技术、影像引导下的照射、自适应照射等。

#### (四) 电子线

电子线属于粒子射线。表面剂量及 80%或 90%的剂量区随着能量的不同而不同。它的最大优点是在设定肿瘤靶区所需能量后，剂量的跌落非常快，这样使肿瘤后方的正常组织得到了保护。因而在头颈部癌放疗中适用于颈部淋巴结区的照射。

在以上射线中，X 线和 γ 线又称为光子线。另外，目前正在临床上探索应用的射线包括质子和重离子射线。前者从放射生物学角度考虑为低 LET 射线，它具有和光子相似的生物学特点，其相对生物学效应(relative biological effect，RBE)为 1.1。重离子为高 LET 射线，主要适用于增殖相对缓慢的肿瘤，如头颈部的黑色素瘤及软组织肉瘤等。但重离子设备非常昂贵，技术很复杂，目前临床上尚未普遍使用。

### 二、肿瘤和射线的相互作用

#### (一) 肿瘤细胞辐射存活曲线

与正常组织不一样，肿瘤细胞群是呈异质性的。肿瘤干细胞(cancer stem cells，CSC)仅占肿瘤细胞群中很小的一部分，并不是所有的肿瘤细胞都具有 CSC 的特点。CSC 能不断地进行分裂，当肿瘤未受到根除性治疗时，如头颈部肿瘤经手术或放疗后有肿瘤残余时，CSC 便能加速分裂和增殖而形成一个肿瘤，称之为肿瘤的复发。但肿瘤细胞群内的非干细胞则通过进一步分化及老化等最终走向死亡。因而，放射治疗成功与否取决于是否杀灭了肿瘤内残余的 CSC。在体外研究中，把肿瘤内一部分的细胞群进行体外培养，以产生 50 个细胞作为标准，代表一个 CSC 分裂增殖而形成集落细胞(colony forming cell, CFC)。当不同肿瘤细胞数经系列剂量照射后，在半对数上坐标就能建立一条细胞存活曲线[1]。存活曲线主要由两部分组成，即在低剂量照射后的肩区及高剂量照射后的线性部分。由于临床上常用的照射剂量为 2～3 Gy，因而肩区部分的生物学效应的变化具有重要的临床意义。目前通常根据靶理论(target theory)来说明射线杀灭肿瘤的作用。根据该理论，DNA 中的结构是维持细胞分裂和增殖的重要因素。这些结构或靶可能与细胞受照射后产生的损伤有关。也就是细胞经照射后的存活率与靶被杀灭的多少有关。这可从两方面来解释：当一次单击击中一个靶时，即单击单靶，导致细胞死亡；另外，也可从单击多靶的角度解释，即每一个细胞内存在多个敏感的靶，每一次击中每个细胞中所有敏感的靶，那这个细胞即产生死亡。以上可应用多靶模型(multi-target model)来描述存活曲线。在该模型中，$D_1$ 代表单靶杀灭效应，$D_0$ 代表多靶杀灭效应。$D_1$ 和 $D_0$ 均分别为初斜率和终斜率的倒数，也就是在经照射后，杀灭了 63%的细胞而残留 37%的细胞存活所需的剂量。另外，外推值 $N$ 代表靶的数量。细胞存活曲线除了应用靶理论说明外，另一个目前在研究中和临床上常用的理论是线性-平方模型(the linear quadratic model, L－Q model)。其模式为：$-\ln(S)=n(\alpha D+\beta D^2)$。

根据 L－Q 模式，存活曲线呈持续性弯曲，其曲线形状由 $\alpha/\beta$ 比决定。$\alpha/\beta$ 比为在达到 $\alpha$ 类型细胞生物效应和 $\beta$ 类型生物学效应相同时所需的物理剂量。在增殖快的肿瘤如头颈部鳞状细胞中 $\alpha/\beta$ 值较高，而在增殖慢的肿瘤中如黑色素瘤的 $\alpha/\beta$ 值较低。因而，$\alpha/\beta$ 代表了不同类型的组织，这样有助于临床中放射治疗模式的选择。

### (二) 细胞周期和肿瘤辐射生物学效应

一般细胞周期可分成 4 种时相。即分裂象(M 期)、DNA 合成期(S 期)，在它们之间分别为 G1 和 G2 期。细胞周期时间的长短主要取决于 G1 期所占的时间长度。不同时相的辐射敏感性不一样的，M 和 G2 期对射线较敏感，S 期后期辐射敏感性较差。由于存在细胞周期内不同时相辐射敏感性的差异，提示肿瘤放射治疗必须分次进行。

不同细胞不同时相辐射敏感性的差异与细胞内硫氢基浓度有关，该化合物为辐射保护剂，在 S 期浓度最高，而在 M 期浓度最低。

### (三) 肿瘤细胞的死亡

根据细胞存活曲线可知，细胞的杀灭是呈指数性的而不是线性的关系，所以要完全杀灭所有肿瘤细胞是不可能的。同时，照射后细胞的损伤是按泊松模式(Poisson model)分布的。肿瘤细胞群经射线照射后可产生下列 3 种情况：一部分细胞产生死亡；一部分细胞受到损伤但未死亡，经修复又恢复成为活的细胞；尚有一部分肿瘤细胞未受到任何照射，仍是完整的细胞。



#### 1. 细胞死亡的形式

辐射所致细胞死亡通常分为两大类。即分裂期细胞死亡(mitotic cell death)及间期性细胞死亡，又称程序性细胞死亡或细胞凋亡(apoptosis)[2]。它们两者之间有很大区别。前者所产生的细胞死亡并非细胞照射后立即产生，而是在细胞照射后，经过几次细胞分裂后才最终产生死亡。在分裂期间，细胞仍具有功能，表现为肿瘤可增大。但最后经几个细胞周期后最终走向死亡。这种死亡形式主要存在于头颈部肿瘤中。细胞凋亡是细胞照射后产生的另一种重要的细胞死亡形式。它主要存在淋巴造血系统肿瘤中。在细胞经照射后数小时即产生死亡。不同的细胞类型产生凋亡率是不一样的。在临床实际工作中，若要通过细胞凋亡率来判断细胞辐射生物学效应的变化，则要非常谨慎，因为它们之间并不是完全一致的。

#### 2. 细胞死亡的机制

许多研究工作证实，细胞核内 DNA 是产生细胞损伤和死亡的主要靶区。它的重要性要超过射线与细胞膜或细胞质的相互作用。射线和 DNA 相互作用后可产生单键断裂(single strand break, SSB)或双键断裂(double strand break, DSB)。研究已证明,细胞的死亡和DSB密切相关,而与SSB关系较少[3],大部分照射后产生的SBB最终得到了修复。另外一种现象称之为旁观者效应(by stander effect),也与辐射生物学效应有关。旁观者效应并不是射线直接作用到细胞,而是射线经过细胞附近时所产生的细胞辐射生物效应,产生原因尚不清楚。有可能射线直接击中细胞产生了某些物质如细胞因子等进入细胞周围的介质内,继而作用于未受到照射的细胞内而引起细胞死亡。旁观者效应主要存在于低LET射线。特别在低剂量照射时,许多细胞并未被直接击中,因而旁观者效应所产生的细胞死亡具有重要的意义。

#### (四) 细胞辐射损伤的修复

在应用低LET射线照射时,细胞内大部分辐射损伤会得到修复。但其修复过程和照射后的时间呈指数性的关系,即随着照射后时间的延长修复的程度呈指数性减少。细胞的修复可分为两大类:即亚致死性损伤修复(sublethal damage repair, SLDR)和潜在性致死性损伤修复(potentially damage repair, PLDR)。SLDR主要存在于分次照射中,即一个剂量相隔不同时间进行分次照射,其所产生的总的生物效应低于相同总剂量单次照射的生物学效应,如在目前临床放射治疗实施那样。不同类型的组织和肿瘤完成SLDR所需时间不一样的,学者常用半修复期($t_{1/2}$)即完成50%细胞修复所需的时间来衡量修复的速度[4]。修复是呈指数性的,因而$t_{1/2}$不是一个修复的中位数。增殖快的正常组织细胞及大部分头颈部肿瘤其$t_{1/2}$是很短的,相当于0.5 h左右;而一些增殖缓慢的肿瘤和正常组织的$t_{1/2}$则很长,这已成为现代放射肿瘤学重要的生物学基础之一。PLDR则指细胞在非增殖状态、也即静止期进行照射,并且照射后继续保持在静止期状态一段时间,那么最终导致细胞存活率增加。这也是头颈部肿瘤照射后复发的原因之一。不管是SLDR或PLDR,它们的修复动力学是相似的,可以把它们作为一个整体看待。在应用高LET射线如碳-12治疗肿瘤时,由于照射后细胞修复发生率很低,故在分次放射时细胞修复可忽略不计。

#### (五) 肿瘤干细胞经照射后的快速增殖

肿瘤内干细胞经照射后能促使它分裂速度加快,称之为细胞的加速再增殖。这一现象不仅存在于肿瘤内,正常组织也存在此现象。在头颈部肿瘤进行照射时,表面上看,肿瘤在不断地退缩,但肿瘤内未被杀死的肿瘤干细胞正在不断地分裂产生更多的肿瘤细胞。而且其分裂的速度快于未受到照射时的分裂速度。有研究分析了头颈部肿瘤放疗后的局部控制率和总治疗时间的相互关系,证实在头颈部肿瘤中,照射开始后第28天,肿瘤干细胞增殖速度明显加快,因而每日需要增加剂量0.6 Gy以补偿由于肿瘤细胞加速增殖而产生的生物学效应下降。以上提示我们,头颈部肿瘤放射治疗必须在尽可能短的时间内完成,否则会导致肿瘤控制率的下降。这已成为头颈部肿瘤放射治疗的基本放射生物学原则之一。

## 第二节 剂量-分割-时间因素

### 一、5个Rs

21

自20世纪70年代以来,Withers提出了4个Rs的概念[5],即细胞损伤的修复(repair, R)、细胞的再增殖(repopulation, R)、乏氧细胞的再氧化(reoxygenation, R)[6]以及细胞周期的重新分布(redistribution, R)。多年以来,4个Rs已成为现代放射治疗的主要生物学基础。以后在这个基础上增加了另外一个R,即放射敏感性(radiosensitivity, R)。所以现在简称为5个Rs。

5个Rs中所起的作用是不一样的:细胞的修复和再增殖使得肿瘤和组织增加了对射线的抵抗性,而乏氧细胞的再氧化和细胞周期的重新分布能增加肿瘤对射线的放射敏感性。而放射敏感性差异存在于不同的肿瘤或组织之间,如头颈部淋巴瘤的放射敏感性要明显高于腺癌,鳞状细胞癌为具有中等敏感的肿瘤,而软组织肉瘤基本归类于放射敏感性很差的肿瘤。

细胞的修复存在细胞内,除了应用$t_{1/2}$来衡量修复的速度外,还常采用$\alpha/\beta$(Gy)比值来判断肿瘤和组织的修复的能力[7],$\alpha/\beta$(Gy)高的肿瘤和组织修复能力较差,而$\alpha/\beta$(Gy)低则修复能力强。其实,修复能力高低主要决定于$\beta$因素,$\beta$因素低则$\alpha/\beta$值高,则修复能力差;反之则修复能力强。

细胞的增殖意味着总的放射治疗时间增长,细胞数会明显增加。通常应用潜在性倍增时间(potential

double time，*T*pot)来衡量。*T*pot 是假定在肿瘤细胞没有任何丢失的情况下，细胞数增加 1 倍所需的时间。头颈部鳞状细胞癌的中位 *T*pot 大约在 4 d，肿瘤增殖很快。所以在优化患者治疗计划时必须要把这个因素考虑在内，否则由于治疗时间拖得太长而导致肿瘤局部控制率下降。

头颈部肿瘤特别是鳞状细胞癌内存在乏氧细胞区。乏氧细胞可分为两大类，即急性乏氧和慢性乏氧。前者是指由于肿瘤内的血管内存在癌栓或血管产生痉挛而导致闭塞，使血管周围的肿瘤细胞供氧不足而形成急性乏氧细胞区。后者是指由于肿瘤细胞远离血管，使血液内氧无法扩散进入肿瘤细胞形成慢性乏氧区。在临床工作中，急性乏氧所引起的放射抵抗性要高于慢性乏氧。

细胞周期中不同时相的放射敏感性是不一样的，经射线照射后，有可能细胞在放射敏感的时相，如 G2 期滞留，这样在分次照射中，或许由于再次照射时，增加肿瘤细胞击中的机会。可是，目前仅处于实验阶段，尚无法在临床上应用。

## 二、设计和优化治疗计划的四要素

设计和优化治疗计划时需要重点考虑的四方面因素：分次剂量大小、总的治疗时间、分次照射间隔时间及总剂量[8]。

### （一）分次剂量

分次剂量 $d = 2$ Gy 是常规放疗中常用的剂量。多年以来的各种放射治疗的基本原则和参数均是建立在 $d = 2$ Gy 的基础上，如正常组织的耐受剂量、肿瘤的控制剂量等。由于肿瘤的生物学特性有很大差异，或放射敏感有很大不同，因而不可能用一个固定的剂量学模式来治疗所有的肿瘤。也就是说，必须根据不同肿瘤的生物学行为而个体化制定相应的治疗计划，即目前通称的非常规放疗。

头颈部肿瘤经射线照射后，一部分肿瘤很快退缩，如鳞状上皮细胞癌等，但另一部分肿瘤退缩很慢、甚而要全部放疗结束后才会缩小，如软组织肉瘤、黑色素瘤等。肿瘤退缩潜伏期的长短和细胞的增殖动力学有关。细胞增殖快则潜伏期短，增殖慢则潜伏期长。这说明在不同增殖动力学的组织和肿瘤有不同的放射生物学特点。不同增殖动力学曲线的斜率是不一样的，增殖快的早期反应，组织斜率小；而增殖慢的后期反应，组织斜率大。所以当分次剂量 $d$ 产生变化时，它们的等效总剂量的改变也不一样。当 $d < 2$ Gy 时，增殖慢的组织和肿瘤的等效总剂量会显著增加，而增殖快的等效总剂量仅有轻度增加。也就是说当 $d < 2$ Gy 时，对增殖动力学慢的组织和肿瘤起了保护作用。所以，不同增殖动力学的肿瘤治疗所用的 $d$ 不一样。对增殖慢的肿瘤当 $d > 2$ Gy 时的生物效应要大于 $d < 2$ Gy 照射时所产生的生物学效应。与鳞癌相比，淋巴造血系统肿瘤敏感性更高。应用 $d < 2$ Gy，可在达到相同肿瘤控制率基础上，减少正常组织并发症。这已成为目前常用的超分割治疗(hyperfractionated radiotherapy，HR)的生物学基础之一[9]。

### （二）总的治疗时间即总治疗疗程

前已谈到，不适当地延长总的放疗疗程会导致肿瘤局部控制率下降[10]。在头颈部恶性肿瘤手术联合放疗的综合治疗中也同样存在这种情况。临床已证实，若在 11 周内全部完成手术和放射治疗，则能获得较好的局部控制率，若超过 13 周，局部控制率明显下降。若因为伤口未愈合，在术后放疗的后期必须采取加速分次放疗(accelerated fractionation therapy，AFT)，以能缩短整个放疗疗程。AFT 不同于 HP。应用 AFT 方案时，每天分 2 次照射，相隔 6 h，分次剂量 $d$ 等于或略小于 1.8 Gy。这样替代常规放疗后，就能缩短总的治疗时间，亦克服了肿瘤细胞的加速增殖，提高了肿瘤的局部控制率。上述现象不仅存在于手术放疗综合治疗中，在鼻咽癌新辅助化疗中也存在。这归因于化疗药物和射线一样均为细胞毒治疗方法，不但能杀灭肿瘤细胞，也能促使肿瘤干细胞增殖，因而化疗和放疗联合应用，而又应用多个化疗疗程，那么相当于延长了整个治疗疗程，有可能引起细胞增殖，最终无助于局部控制率提高，甚至降低了局部控制率。在非头颈部肿瘤中也要注意这个原则。例如，直肠癌及宫颈鳞癌等肿瘤术后放射时也存在同样的情况。但对于增殖缓慢、也就是 *T*pot 长的肿瘤，可以待化疗结束或手术创面基本愈合后实施术后放疗，这样才不会导致肿瘤局部控制率下降，如前列腺癌及某些骨、软组织肿瘤等，所以，放疗最终要做到个体化治疗。

### （三）每一次放射治疗间隔时间

间隔时间的长短主要与正常组织并发症有关。在常规放疗中，每天照射 1 次，这样相隔 24 h 以能保证

SLD得到完全的修复。但在非常规放疗中，如HR、AFT等需每24 h照射2～3次。这样，每次照射应相隔多长时间成为必须考虑的问题。若相隔时间很短，SLD无法得到完全的修复，会加重放射性损伤，增加正常组织并发症。不同更新速度的组织的 $t_{1/2}$ 不一样，如黏膜上皮细胞的 $t_{1/2}$ 为0.5 h左右，3～4 h内可完成SLD的修复；但脊髓的 $t_{1/2}$ 为2.5～4 h，24 h才能完成SLD的修复。由于目前许多更新速度较慢的组织，其 $t_{1/2}$ 大约为1.5 h，所以临床上常采取相隔6 h作为治疗计划制定的参考。间隔时间的长短最终一定要参照不同组织的 $t_{1/2}$ 决定，否则，对剂量必须进行纠正。

#### （四）肿瘤控制率及总剂量的关系

放射治疗最终目的是杀灭肿瘤内肿瘤干细胞，才能达到控制肿瘤的目的。而肿瘤干细胞数的多少和肿瘤体积有关。肿瘤越大，肿瘤干细胞越多。因而肿瘤体积越大，要达到同样肿瘤控制率，所需总剂量越高，这一点在临床上已得到证实。如乳腺癌手术后50 Gy就能达到90%亚临床病灶的控制率，但总剂量也不能无限制增加。这主要是因为在线性坐标上，肿瘤的控制率和总剂量呈S形曲线[11]，当剂量达到90%肿瘤控制率时，剂量增加非但无助于肿瘤控制率提高，反而会导致正常组织并发症增加。

## 第三节　肿瘤干细胞和放疗敏感性

肿瘤干细胞是指肿瘤内的某些具有不断自我更新和增殖能力的细胞群[12]。从放射治疗的角度考虑，若射线没有杀灭全部肿瘤细胞包括肿瘤干细胞，即使留下一个CSC也会导致肿瘤复发。在肿瘤细胞群内，CSC仅占很小比率，而大部分肿瘤细胞为非CSC。

### 一、肿瘤干细胞放射抵抗性的机制

目前，通过细胞表面的标志物，如乳腺癌表现为 $CD24^{-}/CD44^{+}$，已能够筛选出CSC。在此基础上，有条件进行CSC放射敏感性的研究。很多证据提示，与非CSC相比，CSC具有较高的放射抵抗性。例如，不论在照射前或照射后，CSC细胞内的自由基清除剂浓度较高，如谷胱甘肽等，这就直接导致照射后DNA的损伤明显减轻，生物学效应下降。应用间接的方法，如应用rH2AX或DNA彗星法等测定CSC DNA的损伤和它的修复能力，表明DNA损伤的修复能力明显增加了。它主要是通过激活DNA损伤的检测点(check point，Chk)，减慢了细胞周期速度，使得细胞在进入分裂前已得到了修复。事实上，若应用Chk抑制剂作用在这检测点上，就能增加辐射生物学效应，无论在细胞或动物水平均证实这一点。另外，CSC经常处在静止期，而处在静止期细胞辐射敏感性要低于处于增殖期的肿瘤细胞。照射后肿瘤大量死亡使得CSC进入到细胞周期内，并且细胞增殖速度明显加快。在分次照射时，若CSC的对称性分裂明显加快，则表现为生物学效应下降，即肿瘤辐射抵抗性增加。一些研究也已证实，CSC可能处在乏氧的状态。以上均是CSC产生具有较高的辐射抵抗性的可能原因。在临床工作中也必须注意，CSC的放射生物学特点也会产生动态性变化。这种变化主要是取决于局部周围环境，及肿瘤内的自有的动态平衡机制。例如，CSC可能在肿瘤内富氧区或乏氧区形成不同的放射敏感性。但在分次照射期间，由于再氧化及肿瘤增殖状态的改变，会引起乏氧CSC的生理状态动态性变化，在临床制定治疗计划时必须考虑到这些情况。



### 二、肿瘤干细胞理论在放射治疗中的意义

当前，许多研究工作已证实，肿瘤内的肿瘤干细胞决定了肿瘤的放射治愈性。因而，通过照射而治愈一个肿瘤，需杀灭肿瘤内全部CSC，假定剩下一个未杀死的CSC也会成为肿瘤复发的根源。从理论上看，某些肿瘤经照射后达到治愈，可能是由于肿瘤床效应、免疫作用或残留的肿瘤干细胞分化为非肿瘤干细胞等原因。由于肿瘤内存在肿瘤干细胞，所以在用低剂量照射时，无法达到治愈肿瘤的要求。当照射剂量达到某阈值剂量时，肿瘤控制率随着照射剂量的增加而提高。肿瘤控制率和剂量呈S形的曲线，这也说明了肿瘤内肿瘤干细胞呈泊松分布的(Poisson statistics)。在肿瘤放射中，除了肿瘤干细胞本身决定肿瘤治愈性外，肿瘤干细胞内在的放射敏感性，如不同的肿瘤干细胞经2 Gy照射后细胞存活率(SF2)的差异，乏氧细胞的存在等均直接影响到肿瘤治愈性。在临床上，放射治疗是以多次分割治疗的方式进行的，以前所述

及的分次照射4Rs的概念：照射后残留肿瘤细胞的增殖，乏氧细胞的再氧化，细胞辐射损伤的修复及分次放射中细胞周期的重新分布等。这些生物学现象存在于所有肿瘤细胞中，可是只有产生在肿瘤干细胞中才会真正地影响肿瘤的局部控制率。在目前，临床上肿瘤照射剂量的选择主要是由许多临床病理学因素支配，如肿瘤组织学、肿瘤大小、肿瘤的解剖部位及靶区内正常组织的耐受性等。但仅有这些参数是满足不了个体化治疗要求的。虽然先进物理技术的应用，提高了照射野的适应性，有利于正常组织并发症的降低，但最终还是要通过肿瘤生物学的研究才能个体化地优化治疗计划。在将来，通过生物学标记物的应用和信号通路的研究，而能具体预测个别肿瘤的敏感性和治愈性及正常组织的辐射生物学效应，进而实施个体化治疗。最近研究较多的胶质母细胞瘤(glioblastoma，GB)的细胞表面标记物是CD133，$CD133^+$的GB干细胞呈现对辐射产生的细胞凋亡敏感性明显降低。当$CD133^+$的细胞经2Gy照射后，能重新生长成和未受照射有同样特点的肿瘤。这些高度的放射抵抗性可能与$CD133^+$的细胞对辐射损伤的修复能力较强，以及乏氧状态的存在有关。遗憾的是，目前尚未找到具有临床能应用及有实际意义的头颈癌干细胞标记物。

由于在肿瘤干细胞和非肿瘤干细胞之间存在放射敏感性差异，前者的敏感性低于后者。提示我们在临床前研究工作及在临床研究中，若仅以肿瘤的体积变化作为疗效判断标准，可能会产生认识上的误差。其原因在于照射或药物所致的肿瘤体积缩小，首先是源于非肿瘤干细胞的大量死亡，而只有根除肿瘤或获得肿瘤的局部控制，才能真正体现出肿瘤干细胞的死亡。

### 三、展望

虽然，临床前及临床研究已证实，不同肿瘤内的肿瘤干细胞数和肿瘤内在的放射敏感性是不一样的，以至于直接影响到肿瘤的治愈率。可是，问题在于目前所得到的干细胞表面标记物是否存在于所有的肿瘤干细胞中？因而，今后必须开展多个标记物的联合性研究，以探讨它们和肿瘤控制率的关系。在此基础上，可以在肿瘤组织标本上进行检测，成为肿瘤个体化治疗及预测放疗疗效的依据。有研究报道，基于肿瘤干细胞所在微环境(niches)，可以通过剂量绘图(dose painting)的方法，增加该部位的剂量；这样，既提高了肿瘤的局部控制率，又不加重正常组织的损伤。

## 第四节　提高放射敏感性的生物学机制及应用

在临床上照射靶区内存在两种不同的组织，即正常组织和肿瘤组织。前者在治疗中应受到保护，产生的并发症应降到最低(事实上，没有正常组织损伤的放射治疗是不存在的)；而肿瘤细胞达到最大限度的杀灭。可是在治疗中要满足上述要求是很困难的。基于上述原因，必须在治疗中应用不同的方法对治疗计划进行优化。治疗计划的优化包括两部分，即对正常组织产生保护作用的治疗方法，如超分割放疗或抗辐射药、细胞保护药WR2721(氨磷汀，amifostine)等药物应用。而在治疗中如何提高肿瘤的放射敏感性乃是获得治疗成功的关键之点，但必须以不增加正常组织的损伤为原则。迄今，通过多年来的探讨和研究，获得了许多经验，包括乏氧细胞增敏方法的应用，放射和药物的联合应用，靶向治疗和放射治疗的联合应用等。当然，要把这些增敏的方法严格地分类是不可能的。实际上，它们的作用是相互交叉的，如药物和射线联合应用时，一方面药物能增加肿瘤细胞对射线的敏感性；另一方面，又存在药物对肿瘤细胞的直接毒性作用，最终产生的是这两种作用的总和。

### 一、克服肿瘤内乏氧细胞的主要方法

#### (一) 高压氧舱

在证实了乏氧细胞存在是产生肿瘤放射抵抗性的主要因素以后，就开始探讨高压氧在临床上的应用。即让患者待在封闭的舱内，舱内充满氧气，这些氧气达到3个大气压(1 atm = 101 kPa)。但在治疗中，由于技术上的原因，必须应用大分割照射而不能按常规分割方法治疗。另外，在治疗中患者会产生精神上的恐惧症，因而依从性较差。虽然如此，根据Medical Research Council多中心治疗宫颈癌和晚期头颈部肿瘤结果，无论局部控制率或生存率都获得显著性提高，尽管局部控制率提高了6.6%，但晚期正常组织并发症也

增加了。在以后研究中，逐渐出现许多化学药物，因而该方法在临床上也不再应用。

### （二）增加肿瘤内氧的供应提高乏氧细胞的放射敏感性

外周血液内的血红蛋白是携送氧的重要载体。在临床上常见到嗜烟的患者，甚至在接受放射治疗期间继续吸烟的患者，其肿瘤的局部控制率明显低于不嗜烟的患者。另外，若外周血的血红蛋白低下，即贫血的患者其肿瘤局部控制率也差于没有贫血的肿瘤患者。这启发我们能否通过改善患者的贫血状况而进一步提高肿瘤的局部控制率，进而获益于生存率的提高？例如，通过输血或人造血液制品的输入。由于最终发现，该方法代价昂贵、疗效并不理想而无法在临床推广应用。

### （三）肿瘤加热治疗

通过加热治疗（hyperthermia）肿瘤已有很长的历史。但由于无法让深部肿瘤得到有效的温度，而且单纯的加热又无法获得肿瘤的长期局部控制率，这阻碍加热在临床上的广泛应用。

无论在体外或体内，通过加热达到控制肿瘤生长取决于加热的温度及加热的时间。目前临床上常用的加热温度为 43℃上下，持续 30 min，由于存在肿瘤细胞对热的耐受性，所以以每周 2 次加热为宜。

在临床上，不主张单纯应用加热治疗，而宜与放疗或化疗联合应用。总体来看，加热对肿瘤细胞系及相应的正常组织细胞的敏感性无明显的差异。在当肿瘤组织内存在供氧不足的情况下，加热能增加肿瘤细胞的生物效应，其主要机制在于肿瘤的快速生长导致肿瘤内血流缓慢，肿瘤内热能消退也变慢，加热后肿瘤内的温度明显升高。另外，由于肿瘤内血供减少而导致形成乏氧区域，肿瘤细胞处在酸性及低 pH 状态中，对加热具有较高的热敏感性。这种乏氧细胞对热的特别敏感性成为加热和放疗联合应用的基础。当加热和放疗联合应用时，若加热和放疗同时应用，会产生增敏作用，若两者不是同时应用而是序贯性应用，如先接受放疗再进行加热，则不再存在增敏作用。这时所产生的辐射生物效应的增加是由于对射线抵抗的乏氧细胞被加热杀灭而导致辐射生物学效应的增加，因而属于相加作用，其放疗和加热联合应用的生物学效应明显低于两者同时应用。至今为止，临床上通过加热和放疗的联合应用在多个部位的肿瘤取得了较高的局部肿瘤控制率，如胸壁、直肠、膀胱、宫颈、黑色素瘤及头颈部肿瘤等。当然，以上部位肿瘤的治疗多为姑息性，但在加热治疗中最主要的是热剂量的测定，迄今，热剂量即加热的温度的测量多是创伤性的，不宜临床推广和应用，特别是深部的肿瘤。另外，在加热和放疗联合应用时，如何对其生物学效应进行定量的评估也缺乏有效办法，这些均影响它们在临床上的应用。目前，通过药物和免疫学的研究已找到了更好的与放疗联合应用的方法。因而，加热的临床应用不再受到放射肿瘤领域的重视。

### （四）克服肿瘤内急性乏氧状态

迄今，临床上所用的提高肿瘤内乏氧细胞放射敏感性的方法主要是针对慢性乏氧，也即克服由于血液内氧弥散距离受限而产生的乏氧区域。所以表现为其疗效并不显著。这些方法并不会对克服急性乏氧起任何作用。临床前的研究证实烟酰胺（nicotinamide，维生素 $B_3$ 的类似物）在与放疗联合应用时能增加肿瘤辐射生物效应，并且该药对正常组织毒性作用也较轻微。其主要作用机制是防止肿瘤内血管发生的暂时性的扭曲而产生急性乏氧。据此，临床上设计了既能克服慢性乏氧、又能克服急性乏氧的方法。即口服烟酰胺联合卡波金（carbogen）的吸入。在这基础上，又联合短疗程快速分次放疗（accelerated fractionation radiation），即所谓 ARCON 方案（accelerated radiation，carbogen nicotinamide，ARCON），获得了较好的初步临床疗效。

21

### （五）生物还原剂

生物还原剂（bioreductive drugs）主要功能是能直接的杀灭乏氧细胞[13]。它们能在低氧的情况下，于细胞内还原成对细胞有毒的物质。这类物质大致分为三大类：醌类抗生素（quinone antibiotics）、硝基芳香化合物（nitroaromatic compound）及 *N*-氧化物（*N*-oxides）。

#### 1. 醌类抗生素

丝裂霉素 C（mitomycine C，MMC）是其中的主要药物。长期以来在临床上一直作为放射增敏剂和放疗联合应用。但实际上，它能直接作用于肿瘤乏氧细胞。当 MMC 进入机体内通过生物还原作用形成特殊的产物直接损伤 DNA，最终杀灭肿瘤细胞。存在于富氧细胞和乏氧细胞的 MMC 杀灭效应的差异较小。所以，在临床上头颈部肿瘤放疗中，联合应用 MMC，并且取得了一定的临床疗效，但其作用还是很有限的，需要进一步在这方面进行探索。

2. 硝基芳香化合物

最经典的该类药物为醚醇硝唑(misonidazole)。它能直接作用于乏氧细胞,导致肿瘤乏氧细胞死亡。在此基础上,进一步地找到了硝基咪唑类化合物(nitroimidazoles),如 RSU-1069,在动物实验中,产生了有较好的对肿瘤乏氧细胞的毒性作用,但同时也带来严重的正常组织并发症,如中枢神经系统的损害、视网膜损害引起的失明等,因而无法在临床上应用。

3. N-氧化物

在 20 世纪 80 年代中期,国外学者合成了放、化疗增敏剂药物替拉扎明(tirapazamine, TPZ)化合物。该药物在乏氧的情况下,能导致 DNA 单链和双链断裂。在临床前动物体内与放射联合应用的研究中,TPZ 能显著地增加乏氧细胞放射损伤。当在与药物如顺铂联合应用时,也显示出同样的增强作用。但在临床试验中,证实在晚期的乳房癌、头颈部肿瘤、宫颈癌及肺癌等肿瘤中,与化疗药物或放疗联合应用时,能初步达到延长生存率及提高局部控制率。毫无疑问,同时也存在较为严重的对正常组织的不良反应,如 3 度肌肉痉挛、呕吐和失聪等。由于影响提高肿瘤控制率的因素很多,预期在以后的研究中会出现更多的方法,用来提高放射治疗的疗效。

## 二、提高肿瘤细胞放射敏感性的主要途径

提高放射敏感性的方法很多,在作用机制探讨或临床应用中无法把它们隔裂开来,如与乏氧细胞增敏作用的相互关系等。但为容易理解,我们把它们分开描述。

### (一) 化疗药物的放射增敏作用

恶性肿瘤放射治疗失败的一个重要原因是肿瘤细胞的内在辐射抗性(intrinsic redioresistance)。目前临床上通过化疗药物和放疗的联合应用已成为克服肿瘤细胞辐射抵抗性及提高疗效的重要方法之一。化疗药物和放疗相互应用的初始依据是它们形成一个空间上的相互协作(spatial cooperation)。即放射治疗用于治疗原发病灶,而化疗用于治疗转移性病灶。实际上,放疗和化疗的联合应用能达到最大的肿瘤控制率。如在乳腺癌的治疗中,证实紫杉醇和放疗的联合应用能显著提高疗效。紫杉醇除了本身具有细胞毒作用能杀灭肿瘤细胞外,它还能让肿瘤细胞阻滞在细胞周期中的 $G_2$/M 期,而这个时相属于对射线很敏感的周期,故有利于辐射生物效应的提高。另外,当肿瘤细胞内 p53 产生畸变后,其对紫杉醇的敏感性要高于 p53 野生型的肿瘤细胞。当紫杉醇和放射治疗联合应用时,由于射线对 p53 野生型肿瘤细胞较敏感,于是最终它们提高肿瘤的局部控制率,也就是提高了放射敏感性。在放疗和化疗联合应用时,必须同时考虑正常组织对放射耐受性的改变。

上面讨论联合应用的主要目的是提高局部控制率及患者生存率。目前临床常用的联合应用方式有下列 3 种:新辅助或诱导化疗,即在放疗前进行数个周期化疗;辅助化疗,即在放疗结束后辅以数个周期的化疗;同期放、化疗,即放疗和化疗同时进行。经过基础研究及临床实践证实同期放化疗在提高肿瘤控制率方面疗效最好,已成为当前临床常用的治疗方法。例如,在较晚期的鼻咽癌中,其主要原因在于既由于化疗药物毒性作用而杀灭肿瘤细胞,又能增加辐射敏感性。由于不同药物作用的靶点不一样,而肿瘤由于存在异质性,所以在放、化疗联合应用中选择作用于不同靶点的药物,即多药联合应用,会得到更加好的疗效。如可选择分别作用于细胞周期、乏氧细胞等不同的药物。

目前常用的能增加辐射敏感性药物主要包括吉西他滨(健择)、博来霉素、多柔比星、丝裂霉素和顺铂等。

### (二) 靶向药物和放射治疗的联合应用

许多分子生物学的研究证实,一些分子过程及信号通路的改变能增加细胞的辐射抵抗性。主要从下列几点考虑。

1. 表皮生长因子受体

表皮生长因子(epidermal growth factor receptor, EGFR)是一种相对分子质量为 170 000 的蛋白。它能调节细胞的生长、增殖、分化以及保持主要上皮来源的细胞在形态功能上的自我稳定。在肿瘤细胞壁内

EGFR 常表现为过表达或畸变。因而，导致肿瘤细胞产生更大的侵袭性，放射治疗的抵抗性及最终肿瘤控制率患者存活率下降[14]。许多生物学家开始探讨如何反作用于 EGFR。其中一个方法即是通过抗 EGFR 抗体阻断细胞外的受体，以阻止配体受体相结合，如西妥昔单抗(C225)。研究已证实 C225 能延迟肿瘤的生长，但该作用不强。另外一个是酪氨酸激酶抑制剂(TKI)，如易瑞沙(iressa)。它能结合到细胞内的受体上以阻止磷酸化过程。当 C225 和放射治疗联合应用时，能明显增加辐射生物学效应。C225 单次剂量能提高辐射生物学效应 1.6 倍，而 3 次连续应用时能提高 3.6 倍。同样，易瑞沙和放射治疗联合应用时也明显地提高了辐射生物学效应。在一组Ⅲ期和Ⅳ期头颈部肿瘤的多中心随机的临床Ⅲ期 C225 和放射治疗联合应用的临床研究证实，2 年的局部控制率提高了 10%，3 年的总存活率提高了 10%以上。正常组织不良反应很轻微[15]。目前，已出现了多个靶向治疗药物，这为临床上头颈部肿瘤放射治疗提供更多的联合应用方法，但需要在临床前及临床中开展进一步的多中心前瞻性研究。

*2. 肿瘤内乏氧细胞和肿瘤血管的靶向治疗*

在肿瘤的生长中会形成许多肿瘤血管，尽管如此，肿瘤内还会出现乏氧细胞区。与富氧细胞相比，乏氧细胞的辐射抵抗性高于富氧细胞 3 倍左右。到目前为止，已试用许多方法来克服肿瘤内的乏氧细胞的辐射抵抗性，但收效不大，且某些方法的正常组织反应也较重。基于对肿瘤内血管和血液供应的作用和机制不断了解，找寻血管生成抑制剂(angiogenesis inhibiting agent，AIA)成为提高肿瘤控制率重要的途径。初步证实，AIA 能提高肿瘤内氧浓度，所以期望 AIA 与放射治疗联合应用时能提高辐射生物学效应。但迄今，其联合应用后能否提高放疗尚无定论，一些研究提示，AIA 提高了辐射生物学效应，但不是增敏作用而是相加作用。某些临床前研究提示 AIA 反而增加了肿瘤内乏氧细胞区，在联合应用时反而使肿瘤辐射生物学效应下降。由于这些不确定性的存在，故尚无法在临床上应用。

*3. 基因治疗和放射治疗*

这是一个新的提高肿瘤辐射生物效应的研究方向。但目前仅进行了非常初步的研究。如应用反义寡核甘酸作用于抗细胞凋亡抗体，与放疗联合应用以期望提高放疗疗效。其他还可通过免疫疗法增加肿瘤的免疫原性，当放疗消灭了大部分肿瘤细胞后，体内激活的免疫系统就能杀死残余的肿瘤细胞，体现出联合应用的协同作用。

以上所讨论的基因治疗和放疗的联合应用是目前临床前和临床研究的新的方向。但因目前的证据尚不很全面，因而有待于更多的前瞻性的大样本及多中心的临床研究。

### 三、问题与展望

在对肿瘤实施放射治疗，不可避免地会对正常组织产生损伤。因而为了取得放射治疗的成功就必须提高肿瘤的放射敏感性，提高肿瘤放射敏感性和正常组织耐受性的差异。在这方面放射治疗学家已进行了长期的探索。一种有效的放射增敏剂必须达到既提高肿瘤的放射敏感性，又不能对正常组织产生损伤。但迄今，尚难以找到满足这两个要求的药物。靶向治疗药物和放射治疗的联合应用是一个正在研究的方向。



## 第五节　口腔癌临床生物学特点和放射治疗原则

### 一、口腔癌放疗相关临床生物学特点

口腔癌在印度和巴基斯坦发病率高达 40%～50%；在我国，口腔癌占全身恶性肿瘤的 1.9%～3.5%，占头颈部恶性肿瘤的 4.7%～20.3%，居于头颈部恶性肿瘤的第 3 位。口腔癌的发生目前比较公认的是与口腔黏膜白斑或红斑等癌前病变、义齿等长期异物刺激、烟草、饮酒、嚼槟榔等有关。大多数口腔癌的放射疗效较好，又不影响面部外形、语言和进食功能，因此患者大多更愿接受放疗。但中晚期口腔癌常常需与手术联合才能取得更好疗效。唇癌在解剖和治疗上与口腔癌关系密切，现一并讨论。

#### (一) 解剖和病理特点

口腔是消化道的起始部，上部为腭，下部为口底、两侧为颊部。分为上下牙龈、硬腭、口底、颊黏膜、舌

前2/3和臼后三角共7个部分。口腔部位淋巴引流至双侧颌下、颈深上、颈深中及颏下等淋巴结区,舌活动部及口底部位的淋巴引流为双侧。口腔癌病理上大多为分化好的鳞状细胞癌,约占90%,少数是来自唾液腺的腺癌、腺样囊性癌和黏液表皮样癌等。

**(二)临床特点**

口腔癌早期多为黏膜的非特异性改变,表现为黏膜局部粗糙、浅表结节、较浅的溃疡等。因许多患者为黏膜白斑经多年演变而来,故对于白斑等癌前病变的随访要严密,必要时局部活检以发现早期癌变。病变进展可形成反复发作的溃疡,可浸润深部组织结构如肌肉和骨骼,与周围的组织器官粘连固定。大部分牙龈癌患者以相应部位牙齿松动、脱落或拔牙后创面不愈合,溃疡形成为主诉。淋巴结转移与病变部位及病期有关,Ⅰ期约为6%,Ⅱ期约为20%,Ⅲ~Ⅳ期为30%~40%。口腔癌多发生于口腔表浅部位,体格检查是简便而有效的方法。其中触诊是十分必要的,因为病变浸润深部组织也有可能仅表现为较小的黏膜改变。增强CT检查能显示原发灶、邻近骨侵犯和转移淋巴结,但MRI图像对评估小肿瘤的性质、范围、软组织侵犯的诊断敏感性更高。B超检查可显示颈部转移性淋巴结的大小和结构,可作为筛选可疑转移淋巴结的客观的辅助检查方法。病理活检是确诊的依据,但建议局部切取活检后创面加压止血而不需缝合,并尽快实施手术或放疗。

**(三)放射治疗特点**

目前,放疗对$T_1$期口腔癌的局部控制率为80%,$T_2$期为60%~75%,$T_3$期以上的局部控制率低于50%。据Skolyszewsk报道,153例口腔癌(Ⅲ、Ⅳ期占全部患者的68.8%):经单纯放疗后5年无瘤生存率为:Ⅰ期90%、Ⅱ期50%、Ⅲ期21.3%、Ⅳ期2.3%。须特别指出的是,单纯放疗或单纯手术对Ⅲ、Ⅳ期患者均难以控制,术前放疗+手术或手术+术后放疗是提高控制率的有效办法。有研究表明,术前诱导化疗对部分患者(化疗敏感者)可以提高局控率和无病生存率。西妥昔单抗及尼妥珠单抗等分子靶向药物联合放疗对于提高口腔癌的放疗效果有一定的应用前景。无手术指征的患者,放疗+化疗,放、化疗同期治疗,放疗+热疗均可起到姑息治疗的作用。

口腔颌面部是消化道和呼吸道的起端,重要器官集中,有许多重要生理学功能,加上头颈部放射治疗的方法多、技术复杂,放疗计划必须更加严谨,否则将影响疗效或造成重要器官的严重损伤及并发症。因而该部位肿瘤放疗后并发症尤为严重和被关注。口腔癌放疗并发症最常见的是口腔黏膜炎。一般在放疗的第2周末开始发生,放疗2周后基本愈合,严重者影响进食,可予皮质激素加抗生素治疗。部分患者出现味觉异常,影响食欲,可适当应用药物改善胃口。放射剂量过高或合并感染可诱发颌骨放射性骨髓炎或骨坏死,需手术去除死骨。

## 二、口腔癌放射治疗原则

**(一)舌癌**



早期患者($T_1$和表浅$T_2$期舌癌)应首选手术根治性切除原发灶和适当的颈淋巴清扫;当切缘不足或阳性、多个淋巴结转移、肿瘤包膜外侵犯或与血管神经粘连时,应行术后放疗。患者不愿或不能耐受手术,或手术会严重影响功能者,也可首选单纯放疗。舌癌的颈部淋巴结转移率高,颈部治疗十分重要。中期患者(较大的$T_2$、$T_3$期舌癌)推荐肿瘤局部切除+术后放疗。局部晚期患者($T_4$期)肿瘤扩大切除+术后放疗,也可行术前放疗50 Gy,以提高手术完全切除率。全身情况差的晚期患者,行姑息放疗。

外放疗+后装/组织间插植[外照射50 Gy/5周+后装放疗(3~5 Gy)×(5~10次)];术后放疗:切缘阳性和切缘不足,外照射60~66 Gy;切缘阴性患者外照射55~60 Gy。外照射范围:$N_0$期患者照射原发灶加上颈部,$N_{1\sim3}$期患者照射原发灶加全颈部。$T_1N_0$和$T_2N_0$期5年的局部控制率分别为92%和86%,5年生存率分别为90%和83%,$T_1$、$T_2N_{1\sim3}$期的5年生存率为45%;$T_3$期和$T_4$期局部控制率分别为36%和18%,5年生存率分别为19%和5%。

**(二)口底癌**

早期患者($T_1$和表浅$T_2$期口底癌)单纯放疗和手术疗效相似。因放疗后有放射性骨坏死的风险,以手术治疗为首选。中、晚期患者(较大的 $T_2$、$T_3$ 期)块浸润或固定或侵犯下颌骨($T_4$ 期)患者手术治疗为主。对无手术指征及拒绝手术治疗者,可行单纯根治性放疗或姑息放疗。切缘不足或切缘阳性、周围神经侵犯、区域淋巴结侵犯考虑术后放疗。若颈清标本发现多枚淋巴结转移或有淋巴结包膜侵犯,也需行术后放疗 55～65 Gy。对手术难以切除的晚期患者,可行术前放疗 45～50 Gy,休息 3 周后手术。$T_1N_0$ 期的 5 年生存率为 93.5%,$T_2N_0$ 期为 61.5%,$T_2N_{1\sim3}$期为 28%;按牙龈有无侵犯计:未侵犯牙龈者 98 例 5 年生存率为 86%;已侵犯者 18 例 5 年生存率为 50%(Mazeron, 1990);$T_3$ 和 $T_4$ 期局部控制率分别为 67%和 40%,5 年生存率分别为 43%和 10%。

#### (三) 颊黏膜癌

对于小的、表浅的病变首选手术切除,可获得满意的疗效。手术应注意将肿瘤周围的黏膜白斑一并切除。早期肿瘤采用近距离放射治疗,辅以中等剂量外照射,既可获得和外科手术相似的效果,又可保持容貌及正常功能。对于 $T_3$、$T_4$ 期病变应以手术治疗为主,或手术和放射治疗综合治疗。

放射治疗多采用高能 X 线照射至 40 Gy/4 周时缩野,避开脊髓,至 50～56 Gy/5～5.5 周,再行组织间插植或高能电子束口腔筒放射治疗,以减少下颌骨的受量。对于已有骨受侵者,外照射 66～70 Gy/6.5～7 周。颊黏膜癌颈部转移率高,需行颈部治疗。晚期患者应首选放射和手术综合治疗。术前放疗剂量为 50 Gy/5 周,术后复发危险大的患者应行术后放疗 55～60 Gy/6 周。$T_1$ 和 $T_2$ 期的 3 年生存率为 73%和 59%;上海肿瘤医院报告各期合计 5 年生存率为 45%。

#### (四) 牙龈癌

牙龈癌与颌骨关系密切,单纯外照射易引起颌骨坏死,而近距离治疗也困难,故以手术治疗为主。$T_1$ 期、无骨受侵的外生型病变及不适合行颌骨手术或拒绝手术的患者可选择放疗。术后复发危险大的患者应行术后放疗 55～60 Gy/6 周。$T_1N_0$、$T_2N_{0\sim1}$、$T_3N_{0\sim1}$期的 3 年生存率分别为 73%、31%和 7%;$T_4N_{1\sim2}$ 期的 5 年生存率为 0。

#### (五) 硬腭癌

对早期浅表肿瘤,可采用单纯放射治疗,残存灶可行挽救性手术。对于中晚期病变则以放射和手术综合治疗为佳。小涎腺来源的腺样囊性癌,因其有沿神经鞘播散的可能,照射野要适当扩大,追踪神经分布到颅底。单纯外照射剂量为 70～76 Gy/7～8 周。小唾液腺来源的黏液表皮样癌和腺样囊性癌应行放疗和手术综合治疗,腺样囊性癌术前、术后照射剂量可至 60～66 Gy/6～7 周。

#### (六) 磨牙后三角和咽前柱癌

对表浅的 $T_1$ 和 $T_2$ 期病灶,可首选放疗,浸润型 $T_3$ 和 $T_4$ 期病灶宜采用手术和放疗综合治疗。放疗以外照射为主,某些适合的病例可加用口腔筒。$T_1N_0$、$T_2N_0$、$T_3N_0$ 期的 3 年生存率分别为 88%、69%和 40%;$T_{1\sim4}N_1$ 期为 25%;放疗后手术挽救成功率为 59%。

#### (七) 唇癌

$T_1$ 和 $T_2$ 期唇癌用手术和放疗的疗效均好,一般由患者意愿决定。对 $T_3$ 和 $T_4$ 期唇癌,如原发灶虽大,唇部破坏不大,以放疗为好,如唇部破坏大、下颌骨侵犯及淋巴转移,应首选手术。对 $T_2N_1$ 期患者也可原发灶放疗、手术清扫舌骨上淋巴结。当唇癌手术后复发,可用放射治疗;放疗后复发者一般用手术治疗。无淋巴结转移病人的 5 年局部控制率为 90%,已有淋巴结转移为 30%～35%。



## 第六节　口咽癌临床生物学特点和放射治疗原则

### 一、放疗相关临床生物学特点

放射治疗在口咽癌的治疗中占有十分重要的地位。与其他部位的恶性肿瘤相比,口咽部恶性肿瘤不仅接受放疗的比例高,而且疗效也好。放疗是口咽癌治疗的主要手段,早期口咽癌的手术或放射治疗均可达到较好的疗效,但放疗常能保留器官和局部组织的外形和功能,提高了患者的生存质量。

口咽癌解剖及病理具有特殊性，口咽介于软腭与舌骨水平之间，包括舌根(舌后 1/3)、会厌谷、口咽侧壁(含扁桃体、腭舌弓、腭咽弓)、口咽后壁以及软腭与腭垂构成。淋巴引流主要向颈深上淋巴结及咽后淋巴结，口咽癌转移率很高，据统计口咽癌初诊时既有淋巴结转移者达 50%～75%。口咽癌主要为鳞癌且多为分化较差的鳞癌，其次可为腺源性上皮癌，偶见淋巴上皮癌(多发生在舌根部)。口咽部(咽环)是恶性淋巴瘤的好发区。

## 二、放射治疗原则

### (一) 扁桃体癌

扁桃体肿瘤向上可侵犯软腭、硬腭，侧方可侵犯舌根及颊黏膜，前方可侵犯磨牙后区域，后方可侵犯咽侧壁。触诊扪及肿块可以了解肿瘤的质地及侵犯范围，颈部触诊可扪及浅表转移性淋巴结。影像学检查：增强 CT 及 MRI 检查可显示局部病变以及病灶浸润范围，并可提示颈深部淋巴结特别是咽后淋巴结转移情况。早期患者放射治疗可得以治愈，且能有效地保留器官解剖结构及功能。中晚期患者单纯放疗难以治愈，采用多学科综合治疗，如原发灶放疗＋手术综合治疗，颈部行手术清扫术。

单纯放疗 65～70 Gy；术前放疗剂量 45～50 Gy；颈部预防性放疗剂量为 50 Gy/5 周。$N_{2\sim3}$期病变单纯放疗局控率差，多需辅以颈淋巴结清扫术。中国医学科学院肿瘤医院报道，按 T 分期 5 年生存率：$T_1$ 期为 82.6%，$T_2$ 期为 66.1%，$T_3$ 期为 57.8%，$T_4$ 期为 42.1%；按 N 分期：$N_0$ 期为 88.8%，$N_3$ 期为 55.5%。

### (二) 软腭癌

临床上易于查见软腭溃疡、软腭运动不对称等，触诊病变多较硬，淋巴结转移率为 30%～50%，通常转移至颈深上淋巴结和二腹肌淋巴结。增强 CT、MRI 检查对了解周围结构有无受侵有帮助，并可了解颈淋巴结情况。软腭癌常有局部外侵，手术切除范围大，局部修复和重建困难，常影响术后语音功能的恢复，放疗对早中期肿瘤治愈率较高，且对功能损害较小，不需要假体或组织重建，因此除极小的浅表性病变可采用单纯局部手术切除外，一般均以放疗或放疗与手术综合治疗为主。

外照射通常采用两侧平行相对野，包括原发灶和上颈部淋巴结。通常用大野照射剂量至 40 Gy，再避脊髓缩野加量至根治量 60～70 Gy/6～7 周；也可外照射 40～50 Gy/4～5 周后口腔筒加照 20～30 Gy。据 Wang 报告，$T_1N_0$、$T_2N_0$、$T_3N_0$、$T_4N_{1\sim3}$期的 3 年生存率分别为 100%、76%、38%和 8%，中国医学科学院肿瘤医院报告 $T_1N_0$、$T_2N_{0\sim2}$、$T_4N_{0\sim3}$期的 5 年生存率分别为 100%、45.9%和 8.3%。

### (三) 舌根及会厌溪癌

舌根癌以浸润性生长为主，常向后蔓延到舌会厌溪，并易向双侧颈深上淋巴结转移。起源于会厌溪的癌，亦易向前侵犯舌根。临床症状最常见的是舌咽部疼痛，吞咽加重。晚期可出现语音不清及吞咽困难，颈淋巴结转移多见，通常转移至颈深上淋巴结和二腹肌淋巴结，其次为颈后淋巴结和下颌下淋巴结。强化 CT、MRI 检查对了解肿瘤大小、浸润深度及邻近结构有无受侵有帮助，并可了解颈淋巴结情况。

21

因病理类型以鳞癌多见，分化较差，治疗宜采用以放疗为主的综合治疗。对 $T_1$ 和 $T_2$ 期患者，可采用放射或手术治疗，放射以外照射为主，需包括原发灶、受侵邻近区和颈部；也可外照射后再加后装放疗。对 $T_3$ 和 $T_4$ 期患者，单用放射或手术的疗效均差，一般均需两者综合治疗。对无法手术的晚期患者，采用姑息放疗或化疗。3 年生存率：$T_{1\sim2}$期为 80%，$T_3$ 期为 30%；$T_4$ 期为 10%，5 年生存率：$T_1$ 期为 75%，$T_2$ 期为 55%；$T_{3\sim4}$期为 26.7%(中国医学科学院肿瘤医院)；按 UICC 分期的 5 年生存率：Ⅰ＋Ⅱ期为 87%，Ⅲ＋Ⅳ期为 17%；按 N 分期：$N_0$ 期为 66%，$N_{1\sim3}$期为 6%(复旦大学附属肿瘤医院)。

### (四) 口咽侧壁和后壁癌

口咽侧壁和后壁癌少见，多为鳞状细胞癌；分化较差多继发于舌根，软腭、鼻咽和扁桃体病变，易侵犯邻近结构。颈部淋巴结转移相当多见，晚期病变淋巴结转移率高达 80%。早期临床症状不明显，溃疡出现则有显著咽痛、吞咽困难、口臭等。

早期病变行单纯放疗或手术切除均能获得较好疗效，中晚期病变则以放射治疗与外科手术综合治疗为主。通常采用两侧平行相对野。两侧平行相对野包括原发灶和上颈部淋巴引流区，上界至颅底，下界至食管入口，包括鼻咽、口咽和下咽部，若有喉侵犯，照射野需包括喉。通常用大野照射剂量至 40 Gy，两侧野的后界前移避开脊髓继续照射至 50 Gy，以原发灶为中心再次缩野，加量至根治量 65～70 Gy。咽侧壁和后壁癌预后差，3 年生存率为 22%（中国医学科学院肿瘤医院）。

## 第七节　鼻咽癌临床生物学特点和放射治疗原则

### 一、鼻咽癌放疗相关临床生物学特点

放射治疗和以放射治疗为主的综合治疗被认为是目前最有效的鼻咽癌（NPC）治疗方法，可以同时治疗原发灶和颈淋巴引流区。鼻咽癌在中国和东南亚地区发病率高，是我国常见的恶性肿瘤之一。鼻咽位于咽的上 1/3 处，连接鼻腔和口咽。鼻咽腔由前、顶后、底及左右两侧壁构成，向上邻近颅底，向后邻近第 1、2 颈椎，向前邻近下鼻甲及后鼻孔，两侧为咽部筋膜，邻近咽旁间隙。故肿瘤进展可以引起相应部位的临床症状。鼻咽部淋巴引流丰富，可发生双侧或对侧的淋巴转移，且淋巴转移多较早出现。大体病理分型分为：结节型、菜花型、溃疡型及黏膜下型。镜下分型分为：Ⅰ型（鳞状细胞癌，经典型）、Ⅱ型（非角化型癌）及Ⅲ型（未分化癌），我国以Ⅱ、Ⅲ型多见，占鼻咽癌发病率 90%以上，有研究显示，此 2 型与 EB 病毒感染相关。

临床表现及诊断鼻咽癌因原发部位不同，临床表现复杂多样。局部肿瘤进展引起的症状常有头痛、回抽涕带血、鼻塞、鼻出血、耳鸣、耳闷、听力下降、面麻、复视等；肿瘤侵犯颅底可以引起脑神经麻痹综合征，侵犯翼内、外肌可以引起张口困难；颈部淋巴结转移率高，初诊发现颈淋巴结转移的达 70%以上，并以上颈淋巴结转移最多，高达 60%～86%，双颈淋巴结转移也达 30%～50%。间接鼻咽镜、光导纤维鼻咽镜对于鼻咽癌的诊断和疗效评价有重要意义。同时可以取活检，明确病理诊断。增强 CT、MRI 等影像学检查对于鼻咽癌的诊断、分期、预后判断及疗效评价等至关重要。如颅底骨和颅内侵犯，有头痛和脑神经受累症状的患者增强 CT 和 MRI 检查在显示鼻咽癌侵犯海绵窦、小脑脑桥角、翼腭窝、颈内静脉孔、舌下神经管或颈动脉鞘，咽后淋巴结肿大方面，早于临床症状出现，可以为确定放射治疗范围提供可靠的依据。正电子发射断层摄影（PET）及 PET/CT 检查可以为鼻咽癌调强放疗的靶区的准确勾画提供有力的支持。部分患者可出现远处转移。需要行肺 CT 和骨扫描等检查，排除全身远处转移。

### 二、治疗原则

放疗对早中期鼻咽癌多可获根治疗效，对晚期患者亦可获良好姑息疗效。中、晚期患者常以放疗联合铂类药物同步放、化疗来提高局部控制率。近年来，放疗联合西妥昔单抗（C225）和尼妥珠单抗等分子靶向药物在鼻咽癌治疗中具有较好的前景。个别单发性肺转移或限局性骨转移者，放疗后可能较长期生存。但对病理是腺癌、腺样囊性癌、黏液表皮样癌或恶性混合瘤患者，可考虑放疗加手术的综合治疗。有临床资料表明，残存和放疗后复发的符合手术条件的患者，挽救性手术可以获得一定的临床效果。三维适形放射治疗（CRT）与调强放射治疗（IMRT）能提高鼻咽癌的生存率，降低正常组织的并发症。

照射野的设计原则是，鼻咽癌外照射放疗分为常规放疗及三维适形（包括调强）放射治疗。外照射采用仰卧位，热塑膜固定。常规模拟机或 CT 模拟定位等中心照射技术治疗。靶区应包括临床及影像学检查可见的肿瘤及周围的亚临床病灶，即鼻咽、咽旁间隙、鼻腔、及上颌窦的后 1/3（包括翼腭窝），颅底和颈部引流区需包括在照射野内。

照射方法常采用两侧面颈联合野加颈部锁骨上野照射。面颈联合野的上界为颅底，下界为舌骨水平或根据颈部淋巴结调整。前界根据肿瘤侵犯范围而定，一般包括鼻腔及上颌窦的后 1/3，注意保护眼球及口腔，后界以肿瘤累及范围而定，还要包括双颈淋巴引流区，但注意 DT：36～40 Gy 后应改野保护脊髓。颈部锁骨上野采用源皮距垂直照射技术，上界与面颈联合野衔接，下界沿锁骨下缘走行，两侧界位于肩锁关节内缘（以保护肩关节）。内界为体中线旁开 1 cm 左右，以保护脊髓。根据原发灶的位置和大小，常用照射野还有面前野、耳前野、耳后野等。外照射剂量：鼻咽原发灶 $T_{1\sim2}$ 期：66～70 Gy/6～7 周，$T_{3\sim4}$ 期：70～76 Gy/

21

7～7.5 周；颈淋巴结转移灶 60～70 Gy/6～7 周；颈淋巴结阴性及预防照射区域 50～56 Gy/5～5.5 周。

三维适形放射治疗与调强放射治疗这一新技术目前在国内外已经广泛使用，且调强放射治疗能提高鼻咽癌的生存率，降低正常组织的并发症。调强放疗的关键是如何准确地勾画靶区。靶区勾画过程中，肿瘤靶区(gorss target volume，GTV)的确定除了靠增强 CT、MRI 等检查，PET/CT 在功能显像方面有明显的优势。有条件者可以进行多种图像融合，以期减少靶区勾画的误差。临床靶体积(clinical target volume，CTV)被认为是亚临床病灶的区域，包括两部分：CTV1 是指高危区，是肿瘤极有可能累及的区域，在鼻咽癌一般包括整个鼻咽、咽旁间隙、咽后淋巴结区、斜坡、颅底、翼腭窝、蝶窦、鼻腔和上颌窦的后 1/3 以及有转移淋巴结的淋巴结区域；CTV2 是指低危区，是根据肿瘤生物学行为推断出的可能受累的区域，一般包括没有转移淋巴结的颈部淋巴引流区。调强治疗可以更好地保护脊髓、脑干、视交叉等重要器官，对于双侧腮腺功能的保护明显优于常规放疗，可以有效地减少口干的发生。调强对于放射质量控制要求高，未经验证的治疗计划不得执行。近距离照射为外照射的补充治疗手段，每次 8～10 Gy，每周 1 次。适用于早期鼻咽腔内局限病灶、常规外照射后鼻咽腔内有残留及放疗后鼻咽腔内复发。立体定向放射治疗一般作为鼻咽癌治疗后残留或复发病灶的辅助治疗。

鼻咽癌的疗效与放疗后的局部控制率呈正相关，原发灶越大，局控率越低。中国医学科学院肿瘤医院提供的数据显示，Ⅰ～Ⅳ期鼻咽癌患者 5 年生存率分别为 95.5%、87%、76.9%和 66.9%。鼻咽癌放疗过程中口腔黏膜的放射性黏膜炎多见，一般在放疗 2 周左右开始出现，至放疗完成 2 周后自愈，不留有后遗症。放疗后严重的放疗并发症有：大脑颞叶放疗损伤，脑干、脊髓放射损伤，放射性颅底坏死，脑神经放射损伤等，一般发生在复治的病例，初治病例少见；但倘若发生，治疗困难，后果严重。鼻咽癌放疗后颅底放射性骨坏死的症状与肿瘤复发易混淆，多需行 MRI、CT 或 PET/CT 鉴别诊断。颅底放射性骨坏死临床上常出现鼻咽坏死、恶臭或张口困难等症状，单纯鼻咽癌放疗后复发则较少见这些症状。由于放疗结束时若有较小肿瘤残留，会在放疗后一段时间内继续消退，评价鼻咽癌放疗疗效应在放疗结束后 2～3 个月。鼻咽癌放疗后复发者，可以再程放疗，如与首程放疗间隔时间过短，正常组织损伤严重，疗效也差。

## 第八节　喉癌临床生物学特点和放射治疗原则

### 一、喉癌放疗相关临床生物学特点

喉癌是头颈部常见的恶性肿瘤之一，近年来发病率有增高的趋势。男性发病率约为女性的 4 倍，可能与男性吸烟有关。另外，喉癌的发生与黏膜白斑、乳头状瘤等癌前病变有关。

解剖及病理特点，喉位于颈前中央，相当于第 4～6 颈椎椎体水平。喉分为声门上区、声门区和声门下区 3 个区域。声门上区淋巴管丰富，可汇集到颈深上、颈深中淋巴结区(Ⅱ～Ⅲ区)；声门下区毛细淋巴管相对较少，多汇集到颈深中和颈深下淋巴结区(Ⅲ～Ⅳ区)；声带基本无毛细淋巴管，故早期声带癌很少发生淋巴转移。喉癌可分为声门型、声门上型和声门下型。病理上 90%以上为鳞癌、且分化程度较高，其他类型还有未分化癌、腺癌、肉瘤、神经内分泌癌和其他类型。

常见症状为进行性声音嘶哑，系声门型肿瘤的首发症状。声门上型癌则表现为咽喉异物感及吞咽不适、疼痛、刺激性干咳、痰中带血等。声门下型癌常引起气管狭窄造成呼吸困难。间接喉镜、直达喉镜和光导纤维喉镜为常用检查手段，结合病理诊断大多能确诊。增强 CT 和 MRI 检查可显示喉部占位情况，特别是对于评估浸润性病变及淋巴结转移情况有显著优势。

### 二、治疗原则

根据病变的分期喉癌可采用手术、放疗或综合治疗，同时也要重视在充分沟通下患者本人对治疗选择的倾向性。早期喉癌手术和放疗总的生存率相似，而采用放射治疗在保证疗效的同时还能保留发音及吞咽功能，提高患者的生存质量。即使放疗失败再进行手术治疗尚有较高的治愈率。晚期喉癌伴气道梗阻者行全喉切除术±术后放射治疗，气道梗阻不明显者可采用术前放疗＋手术的方法，可以增加保喉的概率。近年来研究表明，放射治疗、诱导化疗＋放疗、同步放化疗的方法可以提高部分晚期喉癌患者的保喉率，分子靶向药物联合放疗也有一定的应用前景。

$T_1$、$T_2$ 期的声门型癌，靶区的确定根据临床检查、喉侧位片、增强 CT 或 MRI 等影像学检查。患者取仰卧位，常规模拟机或 CT 模拟定位，设两侧野对穿照射，加用楔形滤片。剂量 65～70 Gy/6.5～7.0 周。声门上型、声门下型癌，放射治疗范围包括原发灶及颈部淋巴引流区。颈淋巴结阴性者，颈部作预防性照射。颈淋巴结阳性者作治疗性照射。剂量 40～50 Gy/4～4.5 周，须缩野避开脊髓。如颈淋巴结有转移，转移淋巴结与原发灶不能分开就同侧不缩野，对侧缩野。如转移淋巴结能与原发灶分野照射，则缩野后淋巴结区加至 64～70 Gy/6.5～7 周。原发灶总剂量 70 Gy/7 周。肿瘤严重阻塞气道，明显呼吸困难者、有周围组织广泛坏死或严重感染者、明显水肿者、或有全身患其他不能耐受放射治疗者为放射治疗相对禁忌证。

目前，$T_3$、$T_4$ 期的声门癌、声门上下型癌仍以手术为主，术前放射能使部分病灶缩小，可以提高保喉率，减少肿瘤播散；也有手术后作残留区补充放射。术后放疗的指征：肿瘤巨大手术后有残余，切缘阳性或安全边界不够；广泛的淋巴结转移，或淋巴结包膜受侵；伴软骨、周围神经或颈部软组织受侵。术后放疗的剂量一般 45～55 Gy/4.5～5.5 周。喉癌转移的淋巴结，如放射后有残留也可局部或颈淋巴结清扫术。单纯放疗对颈淋巴结转的控制作用一般较差，多需行颈淋巴结清扫术。治疗后注意局部复发，特别是放射后 6 个月峡部水肿持续不消退，需注意是否局部肿瘤复发。放疗期间注意密切观察患者的呼吸道畅通情况，谨防因疾病进展或放疗后喉水肿、喉梗阻等危险的发生。

声门癌单纯放疗 5 年生存率在 $T_1N_0$ 期为 95%，$T_2N_0$ 期为 65%～85%，与手术相当；放疗失败经手术挽救的 5 年生存率 $T_1$ 期可高达 90.5%～95%，$T_2$ 期可达 80%～85%。声门上下区癌单纯放疗的局部控制率明显低于声门癌，$T_{1\sim2}N_0$ 期仅 60%，$T_3$、$T_4$ 期分别为 37%和 23%左右。喉癌放疗最常见的并发症是喉水肿、喉软骨炎和喉软骨坏死，占全部患者的 5%～10%。肿瘤范围大、大分次剂量或总剂量偏高者易发生。喉软骨受侵者若采用放疗，不仅软骨坏死的发生率高，而且放疗的局部控制作用也很差。因此，这类患者首选手术，根据情况决定是否术后放疗。

喉水肿出现后可予以超声雾化，必要时加用皮质激素类药物抗感染消肿。一般而言，喉水肿多于放疗后 3 个月内消退，对超过半年仍不消退或加重者应注意有肿瘤局部残存、复发、或早期喉软骨坏死的危险。喉软骨坏死一旦出现，只有手术切除，目前尚无有效的保守治疗方法。

（冯　炎　李彬彬）

## 参考文献

[1] Elkind MM, Sutton H. Radiation response of mammalian cells grown in culture [J]. Radiat Res, 1960,13:556 - 593.

[2] Brown JM, Attardi LD. The role of apoptosis in cancer development and treatment response [J]. Nat Rew Cancer, 2005,5(3):231 - 237.

[3] Ward JF. The yield of DNA double-strand breaks produced intracellularly by ionizing radiation: a review [J]. Int J Radiat Biol, 1990,57(6):1141 - 1150.

[4] Bentzen SM, Saimders MI, Dische S. Repair halftimes estimated from observation of treatment-related morbidity after CHART or conventional radiotherapy in head and neck cancer [J]. Radiother Oncol, 1999,53(3):219 - 226.

[5] Withers HR. The four Rs of radiotherapy [M]// Lett JT, Adler H. Adavances in radiation biology. New York: Academic Press, 1975.

[6] Overgarrd J. Sensitizaion of hypoxic tumor cells-clinical experience [J]. Int J Radiat Biol, 1989,56(5):801 - 811.

[7] Williams MV, Denekamp J, Fowler JF. A review of alpha/beta ratios for experimental tumors: implications for clinical studies of altered fractionation [J]. Int J Radiat Oncol Biol Phys, 1985,11(1):87 - 96.

[8] Barendsen GW. Dose fractionation, dose rate and iso-effect relationships for Normal tissure responses [J]. Int J Radiat Oncol Biol Phys, 1982,8(11):1981 - 1997.

[9] Thames HD, Withers HR, Peters LJ, Fletcher GH. Changes in early and late radiation responses with altered dose fractionation: implication for dose-survival relationships [J]. Int J Radiat oncol Biol Phys, 1982,8(2):219 - 226.

21

[10] Baumann M, Liertz C, Baisch H, et al. Impact of overall treatment time of fractionated irradiation on local control of human FaDu Squamous cell carcinoma in nude mice [J]. Radiother Oncol, 1994,32(2):137 - 143.

[11] Khalil AA, Bentzen SM, Overdaard J. Steepness of the dose-response curve as a function of volume in an experimental tumor irradiated under ambient or hypoxic conditions [J]. Int J Radiat Biol Phys, 1997,39(4):797 - 802.

[12] Reya T, Morrison SJ, Clarke MF, Weissman IL. Stem cells, cancer, and cancer stem cells [J]. Nature, 2001,414 (6859):105 - 111.

[13] Vaupal P. Hypoxia and aggressive tumor phenotype: implications for therapy and prognosis [J]. Oncologist, 2008,13: 21 - 26.

[14] Baumann MK. Targeting the epidermal growth factor receptor in radio-therapy: radiobiological mechanisms, preclinical and clinical results [J]. Radiother Oncol, 2004,72(3):257 - 266.

[15] Bonner JA, Giralt J, Harari PM. Cetuximab prolongs survival in patients with locoregionally advanced squamous cell carcinoma of head and neck: A phase Ⅲ study of high dose radiation therapy with or without cetuximab [J]. Proc Am Soc Clin Oncol, 2004,23:488.

# 第二十二章
# 口腔黏膜癌前病变

口腔黏膜癌前病变(癌前状态)是一种口腔黏膜的临床表现形式。与正常人相比,患有口腔黏膜癌前病变者有更高的口腔癌发生率。口腔黏膜癌前病变主要有白斑、红斑、扁平苔癣、黏膜下纤维化和上皮异常增生等。不同类型的口腔癌前病变的癌变风险存在差异。

## 第一节　非可控性炎症和癌前病变

### 一、概述

炎症是机体对各种病源微生物及组织损伤等因素的一种应答反应,免疫系统激活并招募大量炎性细胞浸润,这些炎性细胞进而分泌多种细胞因子,这些因子与微环境相互作用,调控机体多种生理与病理信号网络的平衡和走向。正常情况下,当炎性因素消除后,炎症反应即告终结,之后转变成一种高度活跃、精细调控的平衡状态,这种炎症被称为可控性炎症(resolving inflammation)。但是,在某些不确定因素的存在下,如持续低强度刺激、组织过度反应时,炎症无法从抗感染、组织损伤模式下转变成平衡稳定状态,导致炎症反应持续进行,表现为非可控性的炎症(nonresolving inflammation)。尽管非可控性炎症通常并不是肿瘤等复杂疾病的关键起始因素,但其所构建的局部微环境却在这些疾病的发生、发展中发挥了重要作用。

### 二、研究进展

炎症与肿瘤关系密切,持续的炎性微环境提供大量改变细胞正常内环境稳定的活性氧簇、活性氮簇、细胞因子、趋化因子和生长因子等炎性介质,其引发的级联反应能够诱导细胞增殖,趋化炎性细胞进一步聚集,活化的炎性细胞如中性粒细胞和巨噬细胞产生反应性活性氧(reactive oxygen species, ROS)和反应性活性氮(reactive nitrogen species, RNS)等氧化物。这些氧化物可促进增殖细胞发生 DNA 损伤和癌基因激活及抑癌基因失活。而同时,反复的慢性炎症刺激导致机体产生免疫耐受,对突变细胞不能及时识别和清除,以致促进肿瘤的发生。一个经典的例子就是葡聚糖硫酸钠能够促使慢性炎症的发生,造成 DNA 损伤,进而使结肠上皮细胞癌变。胃癌、肺癌、皮肤癌、肉瘤、结肠癌和肝癌等很多恶性肿瘤都倾向于慢性炎症部位发生。口腔鳞状细胞癌(OSCC)的发生同样与口腔黏膜的慢性炎症密切相关。很多口腔黏膜癌前病变,包括白斑、红斑、扁平苔癣、黏膜下纤维样变都与慢性炎症相关。正常细胞的应激性反应和损伤应答通常是短暂的,而长期暴露于应激状态下则可能引起这些应答反应的异常延续,最终导致异常的克隆增生。

#### (一) 损伤宿主 DNA

慢性炎症过程中炎性细胞产生活性小分子物质活性氧物质(ROS)和活性氮物质(RNS)可激活巨噬细胞及中性粒细胞中的 NF - κB 信号通路,后者进一步促进 ROS 和 RNS 的产生,两者可直接损伤宿主DNA,引起 DNA 双链断裂和碱基突变,导致抑癌基因突变灭活及一些参与细胞凋亡、DNA 修复、细胞周期检查点等细胞基本进程的蛋白出现翻译后修饰,且损伤作用可被巨噬细胞及 T 细胞产生的巨噬细胞游走抑制因子(macrophage inhibitor factor, MIF)增强。正常状态下,当 DNA 损伤时,抑癌基因 p53 迅速激活，随后激活基因 p21 和 Gadd45 使损伤细胞停滞于 G1 期以便修复损伤。但炎症相关的 MIF 能抑制 p53 基因表达，使 DNA 分子损伤后的修复过程出现问题。在正常细胞中不能修复的突变细胞随后会进入凋亡，而在持续慢性炎症时，肿瘤坏死因子 TNF－α 可直接或间接激活突变上皮细胞内的 NF－κB，后者可表现为抗凋亡作用，使其继续存活，当其 DNA 损伤累积到一定程度时细胞就可能癌变。

RNS 通过诱导脂过氧化作用进一步生成其他活性簇如活性醛-丙二醛（MDA）和 4－hydroxynonenal（4HNE），诱导抑癌基因点突变从而增加慢性炎症癌变的危险；RNS 也是 MAPK 级联信号转导通路的介质，能引起 c－Fos、c－Jun、AP－1 等基因的活化，而长期暴露于氧化氮（nitric oxide，NO）会引起 p53 和 Rb 等抑癌基因功能残基的翻译后修饰，自由基的持续生成和聚集，导致一些关键调节分子和蛋白的损伤。

### （二）抑制机体抗肿瘤免疫

炎症可通过各种信号通路募集髓源抑制性细胞（myeloid-derived suppressor cells，MDSCs）。MDSCs 细胞在经 T 细胞和一些细胞因子如 IFN、IL－4、IL－13 和 TGF－β 激活后能促进突变细胞的免疫逃逸，抑制 T 细胞和 NK 细胞的功能。具体机制包括：高水平精氨酸酶 1（ARG1）能分解或消耗环境中 T 细胞活化所必需的精氨酸或半胱氨酸，阻止 $CD4^+$ 和 $CD8^+$ T 细胞活化；下调 T 细胞受体（TCR）相关 ζ 链，切断 $CD4^+$ 和 $CD8^+$ T 细胞活化信号，诱导 T 细胞阻滞在 G0/G1 周期；分泌 Th2 型细胞因子 IL－10，下调巨噬细胞 Th1 型细胞因子 IL－12 的产生，此效应可受巨噬细胞正反馈调节放大；在 IFN－α、IL10 及 NO 协助下，诱导调节性 T 细胞（regulatory T Cells，Treg）的产生。而 Treg 可通过细胞间接触、局部抑制因子分泌、局部生长因子竞争三方面，来实现其对免疫应答的抑制作用；结局包括阻断 NK 细胞活化受体 NKG2D 的表达，抑制 NK 细胞抗肿瘤作用，阻断 IFN－γ 的产生及下调 NK 细胞的穿孔素表达。

### （三）促进肿瘤相关血管新生及转移

炎症信号募集的 MDSCs 细胞能表达多种促血管形成因子，如 VEGF、bFGF 和 MMPs，促进肿瘤血管新生及转移。炎症因子 TNF－α 激活上皮细胞中的 NF－κB，TNF－α 和 COX 2 的产生，进而上调 PGE2 并导致 VEGF 大量产生，促进肿瘤血管新生。炎症相关巨噬细胞分泌的 IL－8 和 TGF－β 则能直接促进肿瘤血管新生。

### （四）细胞因子

慢性炎症持续性激活会引起细胞因子持续活化，而细胞因子和肿瘤发生密切相关。涉及肿瘤发生的促炎因子主要有 IL－8、IL－1、IL－6、TNF－α、集落刺激因子、MIF 等。IL－8 有促血管生成活性；IL－1 与胃癌的肝转移相关；IL－6 能介导 pRb 磷酸化及抗凋亡基因 Bcl－2 和 Bcl－xl 的表达，促进肿瘤生成；CSF－1 及其受体的增加与子宫内膜癌和乳腺癌发生成正相关。这些细胞因子和肿瘤的生物学行为、转移、预后关系密切。有报道 11 个细胞因子表达模式可预测肺癌细胞的淋巴结转移，而 IL－8 和 TNF－α 是肺腺癌的预后指标。MIF 抑制巨噬细胞游走，促进巨噬细胞在炎症局部浸润、增生、激活并分泌 TNF－α、IL－1、IL－8 等细胞因子，是连接肿瘤和炎症的重要介质，与 TNF－α 协同诱导巨噬细胞产生 NO，加重 DNA 的损伤；还可通过启动 ERK1/ERK2 磷酸化等级联事件，引起 NF－κB 的活化、COX－2 和 NOS2 的增加，抑制 p53 依赖及非依赖性凋亡。



### （五）NF－κB 信号通路

NF－κB 是连接炎症和肿瘤的一个关键转录因子。正常情况下，NF－κB 与其抑制蛋白 I－κB 结合处于无活性的抑制状态，当细胞受到炎性刺激后，膜受体募集并活化 I－κB 激酶，I－κB 激酶进而磷酸化 I－κBα 并引起其降解，随后 NF－κB 进入细胞核，介导靶基因转录。NF－κB 靶基因包括凋亡抑制基因、细胞周期相关基因、血管发生和转移相关基因等，而抑制 I－κB 依赖型 NF－κB 激活，能降低炎症相关小鼠肝癌和结肠癌发生率。

### （六）DNA 甲基化

大量证据显示，慢性炎症与 DNA 甲基化之间存在联系。Maekita 等[1]报道，幽门螺杆菌（*H. Pylori*）感染可诱导胃黏膜细胞 CpG 岛甲基化并与胃癌发生有关。炎症介导的胞嘧啶损伤能改变基因的甲基化模式，促炎因子 IL－6 能降低 EGFR 启动子甲基化，同时增强 p53 基因过甲基化。

#### (七) 环氧合酶 2

环氧合酶(COX)是花生四烯酸变成前列腺素(PG)的限速酶,包括 COX－1 和 COX－2 两种亚型,其中 COX－2 在生理情况下处于低表达,而在炎症、缺氧和 Wnt 信号通路激活的情况下,其表达迅速升高,增强抗凋亡蛋白 Bcl－2 的表达和 PG 表达升高,进而调节免疫,诱导肿瘤生成并激活 Wnt 通路,而 Wnt 通路中的 β-联蛋白(catenin)- TCF4 进一步增强 COX－2 基因转录。

### 三、问题和展望

炎症相关疾病的调控网络,涉及众多基因、非编码 RNA、蛋白质和代谢小分子等各种生物分子,彼此间通过复杂的相互作用共同形成多维的和动态的调控网络。该网络最终调节炎症在可控性与非可控性之间的平衡走向,决定炎症相关疾病的生物学行为与临床表征。因此,目前研究主要致力于以非可控性炎症转化的调控网络及分子机制为突破口,分析动态调节状态下该网络的关键节点在炎性相关疾病发生发展中的作用,通过界定非可控炎症的诱导因素,剖析非可控炎症恶性转化的规律特征,深化人们对炎症向癌前病变及肿瘤转化本质的认识,寻找可用于临床疾病的早期诊断、防治新模式和干预策略。

## 第二节　癌前病变恶性转化

### 一、概述

癌前病变是指具有恶性转化可能的临床病变,组织学上这些病变可具有一定的细胞形态上和组织结构上的改变,但细胞尚未突破上皮基底膜。和其他外观正常的口腔黏膜相比,患有癌前病变者有更大的 OSCC 发生可能。然而,多数癌前病变患者并不会在有生之年患 OSCC。目前,病理学是唯一在临床上用以预测癌前病变癌变可能的手段。尽管不典型增生是预测癌变可能性的有效指标,其有限的预测能力并不能满足临床医师和患者的需求。癌前病变的恶性转化和其他恶性肿瘤的发生一样,从口腔癌前病变到头颈部癌(HNC)是一个多步骤的过程,涉及一系列遗传学和表观遗传学的异常。目前研究者们正致力于采用各种细胞遗传学及分子遗传学手段,如原位杂交、微卫星分析、反转录 PCR、测序等技术鉴定在癌前病变恶性转化过程的不同阶段(增生、异常增生、原位癌及浸润性癌)、所涉及的各种遗传学异常的特征和发生概率。研究口腔癌前病变恶性转化的分子机制有助于找到有用的分子标记物。这些标记物可用于判断口腔癌前病变的预后,以及作为干预的靶点来及时阻断癌前病变的恶性转化,以达到预防口腔癌的作用。

### 二、研究进展



#### (一) 抑癌基因 p53 的异常

免疫组化染色提示,口腔癌前病变中有 p53 表达升高,而 p53 突变在高危病变中可高达 30%,也就是说 p53 突变可发生于癌变之前。Lippman 等发现,在 89%口腔白斑中可以用免疫组化检测出 p53 的表达[2],这些患者大部分为吸烟患者。在 p53 阳性标本中,蛋白阳性细胞主要定位在基底膜,基底上层表达降低,而在表浅层表达基本为阴性,和细胞分化程度正好相反,而和细胞增殖相关。染色越强者病理分级越差,而且 p53 的表达强度与细胞对维甲酸治疗的敏感性呈负相关。推测可能是在口腔暴露于致癌剂如烟草等物质后,一些上皮细胞的 p53 功能出现异常,从而促进了这些细胞的局部克隆性生长。p53 免疫组化染色阳性和基因突变之间的关系比较复杂。尽管大部分错义突变会引起 p53 蛋白半衰期延长和蛋白聚集,但无义突变或是移码突变通常会引起蛋白失去表达,因此也可能引起检测结果的假阴性。另一方面,在多数高表达 p53 蛋白的癌前病变样品中并未能检测到 p53 基因的突变,提示还有其他一些原因可能导致了 p53 蛋白的聚集。因为 p53 可在 DNA 受到损害时高表达,以便延长细胞的 G1 期而使细胞得到充足的时间来修复损伤的 DNA。因此,反复的烟草中致癌物的作用可导致正常细胞中的 p53 高表达。而这些组织的癌变概率并不一定增高。此外,p53 蛋白磷酸化或 MDM2 的过表达均可能稳定 p53 蛋白,导致 p53 在免疫组化下的阳性结果。因此,要了解 p53 在癌前病变中的具体作用,需要从病史、基因突变、蛋白水平和蛋白功能等因素综合考虑。

### （二）抑癌基因 FHIT

FHIT 位于 3 号染色体短臂，其杂合性丢失在口腔癌前病变中很常见，是第一个将染色体脆性位点与肿瘤联系起来的抑癌基因。其缺失与人类多种肿瘤发生发展有关。FHIT 能调控细胞周期并启动凋亡，阻止肿瘤的发生和发展。有研究者比较口腔白斑和扁平苔癣等癌前病变组织和 OSCC 中发现，OSCC 中 FHIT 蛋白表达明显减少，且和患者预后相关[3]。

### （三）维甲酸受体

维甲酸对维持正常细胞生长和分化是必需的。在一些肿瘤中维甲酸被当做预防癌症的化合物，来预防癌前病变患者发生癌变。维甲酸的药理学作用主要是通过 RARs 和 RXRs 受体实现。Lotan 等[4]检测了 52 例口腔白斑样本，发现其中 60%没有 RARβ mRNA 水平的表达，而在使用维甲酸处理 3 个月后，只有 10%的患者没有 RARβ 的表达，提示在口腔癌前病变中 RARβ 普遍处于抑制状态，而维甲酸处理可以上调其表达。有趣的是，上调 RARβ 的表达与患者对维甲酸临床反应性有关。

### （四）染色体杂合性缺失

很多证据表明特定染色体区段的杂合性缺失（loss of heterozigocity, LOH）是口腔肿瘤发生早期事件。在研究口腔白斑样品时发现[5]，36%的样品有 9p21 区段的杂合性缺失，而 45%有 3p14 的杂合性缺失，总体来讲，51%的癌前病变患者有 9p21 和（或）3p14 的杂合性缺失。这一结果表明这个染色体区段丢失，可能是癌前病变恶变的早期高发事件。

### （五）p16 抑癌基因失活

头颈部癌前病变样品中至少有 50%的 p16 表达阴性。9p21 位点的杂合子丢失和 p16 的缺失表达之间有相关性，提示 p16 可能存在纯合子丢失或启动子的甲基化。有研究发现，在喉癌癌前病变样品中，如果同时有 p16 表达丢失和 p53 过表达，则提示该患者更容易发生浸润性癌症。人乳头状瘤病毒（HPV）感染能够导致 p16 突变或甲基化，随后引起角质上皮细胞内衰老调控基因 $\sigma$ 表达下调，并引起癌症的发生。p16 的低表达与口腔癌前病变的癌变率有一定的相关性，p16 基因的甲基化在正常口腔黏膜、单纯性口腔白斑、异常增生口腔白斑及 OSCC 中逐渐增加，且在有淋巴结转移的 OSCC 中甲基化程度更高。

### （六）生长因子受体异常

表皮生长因子受体（EGFR）的异常常提示细胞出现增殖。在口腔黏膜白斑中，高达 90%的样本中 EGFR 的表达高于正常组织。血管内皮生长因子（VEGF）能诱导新生血管生成，在正常情况下表达水平很低，但在炎症和肿瘤内常有 VEGF 表达升高。研究发现，VEGF 的表达水平从正常黏膜到白斑到 OSCC 逐渐增加。

### （七）凋亡抑制

抗凋亡蛋白（survivin）又称存活蛋白，是一种凋亡抑制蛋白，在肿瘤中常常表达升高。Tanaka 等[6]证实 survivin 的表达从正常黏膜、白斑到 OSCC 中逐渐升高，并且 OSCC 中 survivin 的表达水平和预后相关。Bax 主要作用是拮抗 Bcl-2 的作用，促进细胞凋亡，其表达水平从正常口腔黏膜、单纯口腔黏膜白斑、扁平苔癣过程中逐渐升高，而在重度不典型增生的口腔黏膜白斑、扁平苔癣至 OSCC 过程中有所降低。Bcl-2 的表达从单纯白斑、异常增生白斑、原位癌显著增高。

### （八）微卫星不稳定性

在 23%～35%的口腔癌前病变中有微卫星的不稳定，不过目前对癌前病变中微卫星不稳定性的功能和机制尚不清楚。

### （九）端粒酶激活

超过 50%的头颈部癌前病变样品中会有端粒酶的活性。Mutirangura 等[7]在 38%的口腔白斑和红斑样品中检测到了端粒酶活性，而端粒酶的活性与癌前病变异常分化程度密切相关。笔者发现所有原发 OSCC 边缘的异常增生和不典型性增生样本中端粒酶活性均为阳性。这表明端粒酶激活可能是癌前病变发生恶性转化早期所必需的。因此，端粒酶的活性有望成为评估癌前病变恶性转化的一个生物学指标。

#### （十）其他因子

从癌前病变到恶性肿瘤过程中涉及众多分子及信号通路的异常。Uzawa 等[8]研究发现，口腔白斑、早期口腔癌及转移性口腔癌 Kai1 的表达组件下调，且与 OSCC 淋巴结转移相关；在口腔黏膜白斑、口腔黏膜扁平苔癣、口腔黏膜纤维化、上皮异常增生及 OSCC 组织中都有 MMP1 和 MMP9 的过度表达，而其表达程度和癌变的进展程度相关；肾小球足突细胞黏蛋白（PDDN）是一种小分子黏液蛋白，研究发现有 PDDN 表达口腔白斑患者 5 年内发生恶性转化的概率是无 PDDN 表达患者的 3.087 倍[9]。Cao 最近应用 76 例口腔黏膜白斑标本研究发现，EZH2 表达水平和口腔黏膜白斑的恶变有明显的相关性[10]；EZH2 高表达的口腔黏膜白斑患者 5 年内癌变率是 80%，而无表达和低表达患者 5 年内癌变发生率仅为 24%。

## 三、应用前景

#### （一）早期诊断

早期诊断是成功治疗 HNC 的关键。遗憾的是一半以上的患者在诊断明确时已达局部晚期，或已经发生了肿瘤的淋巴结转移，或全身血行性转移。因此寻找一个敏感而特异的诊断方法，对早期患者进行有效筛查具有重要的临床意义。目前的研究提示一些共有的遗传学，表观遗传学或其相关的异常，最终可望作为有价值的 HNC 早期诊断的生物标记物。

1. 唾液筛查

Sidransky 等[11]最先报道在膀胱癌患者的尿液中细胞学手段尚无法观察到肿瘤细胞之前，即可以检测到特定的 p53 基因突变。尿液样品中 p53 突变的类型和相应的原发膀胱癌的类型完全相同。而对 HNC 患者而言，其肿瘤大多和唾液有直接接触，也就是说在唾液中含有脱落的肿瘤细胞，但是这些细胞很难在显微镜下发现和辨认。大约 50%的 HNC 患者会有 p53 抑癌基因的突变，其可能对 HNC 的存在具有一定的辨认作用。研究发现，采用 PCR 技术扩增 p53 基因外显子 5～9（鉴于 95%的 p53 突变位于该区段）克隆测序的方法，在 69%（5/7）的 HNC 患者唾液中检测到了 p53 的突变，突变克隆百分含量在 0.1%～6.2%。由于 PCR 技术的高度敏感性，理论上该方法的极为敏感，可以在 10 000 个正常细胞检测到 1 个肿瘤细胞。鉴于肿瘤细胞和正常细胞之间的比例通常是＞0.05%，实际上并不需要其具有如此高的敏感性。然而，这种方法一定程度上也会引起假阳性，因为 PCR 反应本身可能会由于错配随机引入一些突变。如何寻找一个合适的特异性的分子标志物是该检测方法面临的一大难题，而 p53 的突变本身也只出现在 50%的 HNC 样品中。近年来，启动子甲基化以及蛋白谱的异常也被用于唾液中 HNC 检测。

2. 唾液中端粒酶活性检测

端粒酶重复序列扩增法流程（TRAP）技术的发展，极大地提高了端粒酶活性检测方法的敏感性。这种方法能够在很少量的临床样品中检测到端粒酶的活性。由于 90%的 HNC 和 54%的癌前病变样品中会有端粒酶激活，端粒酶的活性可能作为肿瘤早期诊断和癌前病变癌变预测的一个工具。Califano 等[12]用该方法检测了 44 例头颈鳞癌（HNSCC）及 20 例正常人的口腔冲洗液，发现 32%的 HNSCC 患者口腔冲洗液端粒酶呈阳性，而在正常人的口腔冲洗液只有 5%为阳性。研究中发现，尽管 TRAP 技术理论上敏感性很高，下限可到 1/10 000，但在实际应用中还是会有很高的假阴性。其发生原因可能是口腔冲洗液样品质量不高或者是唾液中含有端粒酶的抑制剂。同时这种方法也可能会产生假阳性，在许多癌前病变及处于增殖期的淋巴细胞内端粒酶也是活性。因此，端粒酶也并不是恶性肿瘤特异性的指标。新近发展的一个原位端粒酶重复扩增技术（ISTRAP）能够检测到单个端粒酶活性的细胞。结合 ISTRAP 和组织学特征可能会提高 HNC 诊断的特异性。此外，端粒酶重复序列结合因子 TRF1 是稳定端粒长度的一个负反馈分子，在肿瘤过表达端粒酶以逃避端粒缩短引起的危机过程中可能会有 TRF1 的失活。



#### （二）癌前病变癌变危险性评估

1. 微卫星稳定性和癌变的相关性

尽管目前组织病理学特征是评估癌前病变癌变风险最常用的指标，但这种方法精确性较差。Malhotra 等[13]对肺癌患者支气管洗液中 3p D3S1300 及 17p 的 TP53 位点进行了微卫星检测，发现其肺癌诊断的敏感性和特异性分别为35%和45%，比常规细胞学检查15%的敏感性更高。笔者[14~17]研究了37例口腔白斑患者3p14和9q21两个位点的微卫星不稳定情况，发现在19例有LOH的白斑中7例发生了癌变，而那些LOH阴性的18例患者中只有1例发生了癌变，而且有LOH的白斑患者癌变时间明显缩短。这一结果得到多个独立研究结果的证实。这表明微卫星稳定性分析可为评估癌前病变癌变的风险提供重要的信息。由于这种分析方法是基于检测克隆性遗传学异常的，如何获得相对较纯的克隆十分重要，所以常常需要采用显微切割技术来减少正常细胞的污染，也可以进一步引入更多的微卫星微点来增加预测方法的敏感性。

*2. 基因组不稳定性和癌变*

头颈部鳞癌的微卫星分析表明，癌前病变等位基因缺失与癌变危险性有关。等位基因缺失发生率随着病变恶性程度而增高；增生病变仅见单个等位基因缺失，而不典型增生和癌组织可见多个等位基因缺失；轻度和中度不典型增生标本中3个或3个以上位点的等位基因缺失少见，癌变危险可能较小；而重度不典型增生、原位癌和癌组织3个或3个以上位点的等位基因缺失多见，癌变危险可能加大；轻度和中度不典型增生的等位基因缺失多发生在3p、9p和14q，而高危不典型增生的等位基因缺失可发生在除此以外的4q、8p、11q、13q和17p染色体上。与头颈部鳞癌发生有关的等位基因缺失最常位于9p21～22区域，占头颈部鳞癌的60%以上，且常发生于头颈部鳞癌的早期和癌前病变。笔者[18]研究了13例口腔癌前病变样品的基因不稳定性与口腔癌发生的关系，其中7例患者有异常增生，而其余患者为不典型性增生。在异常增生的7例患者中3例进一步发展成为浸润癌，1例发展为原位癌。而这7例患者中4例有染色体拷贝数的异常增加，而没有异常增生的患者中只有1例有染色体拷贝数增加。Rosin等用微卫星分析法对116例早期口腔黏膜白斑病例的7个染色体臂(3p、4q、8p、9p、11q、13q、17p)进行了LOH分析，结果显示所有癌变病例都有3p和(或)9p的LOH，表明3p和(或)9p的LOH是细胞癌变所必有的。3p和9p的LOH分析可作为早期癌前病变的最初筛选方法。基于这些研究结果，有人提出了与癌变危险程度有关的3种LOH模式：①低危险度模式：未发生癌变相关的染色体如3p和9p等。②中危险度模式：3p和(或)9p存在LOH，其癌变的危险性仅是正常的3.8倍。③高危险度模式：不仅在3p和(或)9p上，而且在4q、8p、11p、13q或17p存在LOH。研究显示，有高危险度模式的病变比低危险度模式的病变癌变率高33倍。

*3. 抑癌基因改变和癌变*

作为HNSCC中最容易发生异常的抑癌基因，人们很早就评估了p53的状态和癌前病变潜在癌变的风险间的相关性，结果发现原发性HNSCC中p53蛋白表达水平对上呼吸道二重癌的发生具有预测价值。有p53突变的HNSCC对放射治疗相对不敏感，且在放疗后有较高的局部复发率。但目前关于p53是否能作为HNSCC预后预测的独立因素还有争议。p16是一个重要的细胞生长抑制蛋白，可能也是头颈部癌中最常发生异常的一个抑癌基因。p16缺失表达的口腔癌前病变患者和有p16表达的患者相比，前者癌变的概率会有所增加，但两组患者之间并没有显著性差异。而在喉癌前病变中发现，p53及p16的同时异常能增加喉癌发生的概率，但p53和p16都不能作为独立的预测因素。



## 第三节　癌前病变逆转

### 一、概述

临床上口腔黏膜癌前病变主要有白斑、扁平苔癣、红斑、乳头状瘤、腺性唇炎、光化性唇炎、黏膜下纤维性变、角化性真菌病、三期梅毒、免疫缺陷和缺铁性吞咽困难综合征。其中红斑恶变率可达80%，白斑为3%～24%，增生性疣状白斑属高危性白斑，其癌变率>70%，扁平苔癣为5.6%，黏膜下纤维性变为1.7%～7.6%。

这些病变发病因素中的一个重要原因是局部刺激因素。白斑的发生率与吸烟史的长短及吸烟量呈正比关系；饮酒、食过烫或酸辣食物、嚼槟榔等局部理化刺激也与白斑的发生有关。全身因素则包括微量元素、微循环改变、易感的遗传因素等。癌前病变癌变具体原因还不明确，但普遍认为与理化因素长期作用、致癌剂损伤、遗传物质以及免疫功能不全有关。近来研究发现，人类乳头状瘤病毒 HPV 的感染与癌前病变恶变密切关系，且主要与口咽部病变相关。因此，预防 HPV 感染也成为预防癌前病变的癌变的一个重要环节。

## 二、研究进展

病变的治疗和逆转的核心问题是去除致癌因素，逆转上皮的异常增生和延缓癌变的进程。除了改变不良生活习惯以减少或去除致癌因素外，癌前病变治疗方法主要包括全身治疗和局部治疗两种。

### （一）局部治疗

局部手术切除是最常用的方法，用于病变比较局限及有中度到重度不典型增生的患者。然而，手术方法并不适用于大面积病变者，原位复发或异位出现病变的概率也比较大。维甲酸具有促进上皮细胞分化和角质溶解等作用，但全身应用不良反应较多，故多为局部低浓度应用。用 0.1%～0.3%维甲酸局部治疗口腔白斑，据报道近期疗效很好，不良反应小，但停药后患者复发率高。博来霉素是一种多肽类抗生素，可选择性地抑制鳞癌生长。Epstein[19] 等用 1%博来霉素治疗 19 例有上皮异常增生的口腔白斑，结果 94%患者病情改善，75%患者活检见异常增生消退，停药后也有部分患者复发。然而，这些研究样本量都比较小，且缺乏长期观察，因此其减少或延缓病变癌变的作用无法评价。

### （二）全身药物治疗

#### 1. 芬维 A 胺

芬维 A 胺是合成的视黄醛衍生物，有抗增殖作用。Lippman 等[2] 对此前用维甲酸类治疗无效或复发的 35 例口腔白斑患者，给予每天 200 mg 芬维 A 胺治疗 3 个月后，发现 34.3%患者得到明显改善。Chiesa 等[20] 对 170 例口腔白斑手术切除后的患者，给予芬维 A 胺 200 mg/d 持续 1 年，停药后随访 19 个月，无一例患者出现白斑复发，也没有出现新的白斑病灶，直到术后 25 个月也未见癌的发生，表明用芬维 A 胺对于口腔白斑切除术后预防复发、预防出现新的病损和癌变有良好效果。然而，大剂量和长时间服用芬维 A 胺有较严重的不良反应，患者难以接受，而小剂量芬维 A 胺维持治疗在大样本前瞻性临床研究中，未能达到 HNC 的预防作用。

#### 2. β-胡萝卜素

β-胡萝卜素是一种抗氧化物。有研究给 46 例口腔白斑患者口服 300 mg β-胡萝卜素/周，连续服用 1 年，发现白斑的完全消退率为 33%，安慰剂组只有 10%，服药者血清 β-胡萝卜素增加，但停药后有 54%患者复发，未见严重的不良反应。然而，大样本前瞻性临床研究发现 β-胡萝卜素对癌症无明显预防效果，尤其是对吸烟者，服用 β-胡萝卜素者患肺癌及胃癌的风险率增加。

#### 3. 番茄红素

有人用番茄红素治疗口腔白斑，发现用药组临床反应率高达 66%～80%，和用药剂量有关，而安慰剂组为 12%。



#### 4. 包曼-毕尔克抑制药

包曼-毕尔克抑制药为大豆中衍生的蛋白酶抑制药。在一系列动物模型中发现其有化学预防活性。在一项Ⅱ期临床试验中，使用包曼-毕尔克浓缩液口服 1 个月后，31%的白斑患者临床好转，2 例病变完全消失，8 例改善，同时口腔黏膜细胞蛋白酶活性有明显降低。

#### 5. 环氧化酶 2 抑制剂

研究表明，环氧化酶- 2(COX - 2)在口腔鳞癌中表达较正常黏膜组织和炎症组织增高，且随着鳞癌分化程度的降低越来越高，说明 COX - 2 与口腔鳞癌的发生、发展有关。Feng[21] 等发现 COX - 2 抑制剂塞来考昔对早期异常增生病损有一定的预防作用，能延迟早期异常增生病损的进展，有效地延迟肿瘤生长，提示塞来考昔可望成为口腔肿瘤化学预防的新药。然而，长期服用 COX - 2 抑制剂的心血管不良反应，影响了这类药物在 HNC 化学预防中的应用。

#### 6. EGFR 抑制剂

由于 EGFR 在口腔癌前病变中的高表达，EFGR 抑制剂已被考虑用于 HNC 的化学预防。考虑到这些药物的不良反应，选择特别高危人群来接受治疗显得格外重要。目前正在进行的 EPOC Ⅲ期临床研究，就是应用 LOH 的方法选择口腔癌变高危人群来接受随机性的 EGFR 抑制剂治疗，该项研究结果将在 3 年后公布。

7. 中医学治疗

现代中医学认为口腔白斑是一种全身性疾病的局部表现，是有各种温度刺激、烟、酒、真菌及局部慢性炎症引起气郁气滞。气失通畅，则血不行，气血失和，蕴积不散，而致白斑；再者，脾主运化水湿，脾开窍于口，若脾失运化，湿停毒蕴，发于口腔黏膜，黏膜受湿邪侵蚀，则发白斑。故中医学观点认为，对口腔白斑的治疗以采取理气活血、清热解毒、健脾化湿、扶正祛邪为主要治则。刁文献等选白术、党参、茯苓、柴胡、车前子、连翘、木香、陈皮、防风、丹参、红花、怀牛膝等 12 味中草药组成去斑汤治疗口腔白斑 50 例，对照组服用维生素 A 及维生素 E。结果治疗组有 31 例痊愈，而对照组 3 例痊愈。5 年后随访发现，实验组 31 例患者中只有 2 例复发。绞股蓝有多种药理活性，在体外细胞培养中有抑制肿瘤细胞增殖的作用。研究者曾对 45 例口腔白斑患者应用复方灯盏花胶囊（含灯盏花、绞股蓝等）治疗后发现 54.2%的患者从轻度或轻中度上皮异常增生转变为无上皮异常增生，25%的患者从中度上皮异常增生变为轻度上皮异常增生。

## 三、问题和展望

随着对口腔癌前病变致病因素和生物学行为认识的逐渐深入，对各种常见的癌前病变的治疗、逆转和预防癌变的方法也趋于多样化和中西医学结合治疗的方式。虽然目前现代中医学的治疗方案仍缺乏系统性和规范性，但有理由相信，兼收并蓄，取长补短，中西医结合，口腔黏膜癌前病变的防治工作必将取得进一步的进展。

# 第四节　化学预防疗效判定标志物

## 一、概述

化学预防试验结果如以癌发生率为观察终点，所需人群样本量大，周期长，成本高且限制了试验的有效性和对化学预防效果的评价。因此，人们试图确定有效、灵敏、可靠的能反映癌发生率的中间标志物作为观察终点来代替癌发生率这一最后终点，以减少样本量，缩短观察时间，减少费用，提高化学预防效果观察的效率。中间生物标志物的定义为，在癌症发生起始与发展过程中检测到的、与癌症发生率相关的组织细胞生物学及分子水平的变化。作为能代替癌终点的中间标志物需满足两个基本条件：一是受化学预防剂调节；其次是其调节与减少癌症的发病率直接关联。



## 二、研究进展

### （一）癌前病变状态

癌前病变是一种比正常组织发生癌可能性更大、且形态学上已经有变化的组织，其发展成为浸润性癌一般需要几年甚至 10 余年的时间，因此是化学预防的理想研究对象。逆转和阻断癌前病变的发展是化学预防癌症的主要研究领域。很多预防性研究都是以癌前病变临床和组织形态的发展和转归作为中间节点，来代替癌发生率终点来判断化学预防的效果。癌前病变不仅为化学预防提供了一种可观察到的临床变化，而且伴随癌前病变的发展，组织病理学上不良增生程度加重，分子病理学上会有很多增殖、凋亡、分化相关指标异常表达。癌前病变的逆转往往伴随着这些指标的逆转。因此，用癌前病变基因变化、增殖和分化程度来作为一组化学预防中间点指标，要比单用一种临床形态变化来反映化学预防的效果更加科学。

### （二）基因标志物

DNA 损伤是癌症发生的重要机制，在干预试验中用以反映 DNA 损伤的指标常用的有微核、DNA-加成物及一些基因的变化。微核是增殖细胞受到化学或放射线作用后染色体和染色质受损，引起染色体片段或无着丝粒染色体环在细胞分裂后期不能定向移动而留在细胞质中形成，其发生频率可以反映染色体 DNA 受损伤的程度。在口腔癌的预防研究中，口腔上皮脱落细胞的微核是应用最广泛的标志物。DNA

加合物的水平同时反映机体接触致癌物水平和个体癌变危险性的指标。许多致癌物如黄曲霉素、多环芳烃和杂环胺等进入机体后，均可与DNA结合形成加成物，诱发细胞癌变。在口腔癌前病变干预试验中，观察到维生素A、β-胡萝卜素和茶多酚等化学预防剂对口腔黏膜上皮脱落细胞微核有抑制作用；联合使用锌、维生素A、硒对口腔黏膜Bap-DNA加合物有抑制作用，同时有癌前病变范围缩小。而血液中白细胞Bap-DNA加合物的水平也常被用来作为化学预防剂，对吸烟诱发DNA损伤保护作用研究的观察终点。

真正的癌前病变多由克隆性增殖的细胞群组成。这些细胞带有多种基因学异常，而这些异常往往是细胞癌变的根源。因此，定量检测治疗前后克隆性的基因变化，或可帮助评价治疗效果。在以往的研究中，笔者发现维生素A类药物可诱导细胞分化而导致临床上口腔白斑的消失，甚至镜下上皮正常化。但是，克隆性的基因变化并没有消失，提示这种治疗仅引起了病变的表观性改变，而非实质性治愈。一旦停药，病变往往会复发，甚至快速发生癌变。

### （三）细胞增殖标志物

细胞增殖异常是癌变的一个重要指标。目前常用来反映细胞增殖水平的标志物有细胞增殖核抗原(PCNA)、银染核仁导体区(AgNOR)、鸟氨酸脱羧酶、蛋白激酶、多胺水平、表皮生长因子受体等。而在癌变早期，这些标志物皆有不同程度的增高，与癌症的发生有很好的相关性，抑制这些标志物或许可以降低癌变或延长癌变的进展过程。在用13-顺-维甲酸预防吸烟引起的支气管上皮分化异常的临床干预实验中发现，其可降低组织内增生细胞PCNA的表达；另有一项报道发现，结肠息肉患者每天摄入钙能抑制结肠黏膜的鸟氨酸脱羧酶的活性。然而，这些增殖标记物在治疗后的降低与癌症发病率的下降并未得到证实和确认。

### （四）细胞分化标志物

细胞分化异常与癌变的关系也很明确。目前反映细胞分化相关指标常用的有角蛋白和细胞膜ABH抗原系统。角蛋白是上皮细胞的主要结构蛋白，目前发现至少有19种角蛋白，在癌前病变与癌变的不同阶段上皮内表达与分布不同。ABH抗原在很多种恶性肿瘤中丢失，而这种丢失程度与肿瘤的分化程度降低及淋巴结和血行转移呈正相关。在正常、癌前病变与癌组织细胞表面也不同，且这些变化先于组织形态学变化。一些研究表明，角蛋白和ABH抗原可作为癌变与化学预防的中间标志物。此外，谷胱甘肽与维生素E的防癌机制与调节细胞生长分化有关。

## 三、问题和展望

癌症的发生是以癌基因的激活与抑癌基因的失活为基础的多步骤多阶段过程。通过其表达产物的作用，改变和扰乱细胞生长、分化及代谢等重要过程，导致细胞癌变。在许多组织癌变早期即有癌基因激活和抑癌基因的失活。因此，寻找化学物质阻断癌基因激活与抑癌基因失活及表达的途径有可能抑制癌症的发生。用癌基因激活与抑癌基因失活作为肿瘤早期标志物与化学防治的靶点是目前肿瘤学研究的热点之一。最近的研究提示，HNC的发生以抑癌基因的灭活为主。因此，治疗靶点可能有限，而早期诊断和预防则应作为重点。值得注意的是，启动子甲基化是HNC中常见的灭活抑癌基因的机制。而启动子甲基化是可逆转的，从而为预防和治疗HNC提供了另一条途径。

用天然食品或膳食成分进行癌症化学预防研究是一个新的领域，目前还没有一个或一组中间标志物被确证代替癌发生率作为观察终点进行效果评价确实灵敏可靠。尽管如此，中间终点标志物在化学预防研究中的应用已发挥了很大的作用。中间标志物替代癌发生率作为观察终点，不仅可大大缩短化学预防观察时间，减少样本量，耗资小，而且还可通过检测中间终点来筛选高危人群，探讨化学预防剂的防癌机制。

（毛　力　张　萍）

## 参考文献

[1] Maekita T, Nakazawa K, Mihara M, et al. High levels of aberrant DNA methylation of Helicobacter pylori-infected

22

gastric mocosae and its possible association with gastric cancer risk [J]. Clin Cancer Res, 2006,12:989 - 995.

[2] Lippman SM, Shin DM, Lee JJ, et al. p53 and retinoid chemoprevention of oral carcinogenesis [J]. Cancer Res, 1995, 55(1):16 - 19.

[3] Kujan O, Oliver R, Roz L, et al. Fragile histidine triad expression in oral squamous cell carcinoma and precursor lesions [J]. Clin Cancer Res, 2006, 12(22): 6723 - 6729.

[4] Lotan R. Retinoids and chemoprevention of aerodigestive tract cancers [J]. Cancer Metastasis Rev, 1997, 16(3 - 4): 349 - 356.

[5] Jiang WW, Fujii H, Shirai T, et al. Accumulative increase of loss of heterozygosity from leukoplakia to foci of early cancerization in leukoplakia of the oral cavity [J]. Cancer, 2001, 92(9):2349 - 2356.

[6] Tanaka C, Uzawa K, Shibahara T, et al. Expression of an inhibitor of apoptosis, surviving, in oral carcinogenesis [J]. J Dent Res, 2003, 82(8):607 - 611.

[7] Mutirangura A, Supiyaphun P, Trirekapan S, et al. Telomerase a ctivity in oral leukoplakia and head and neck squamous cell carcinoma [J]. Cancer Res, 1996, 56(15):3530 - 3533.

[8] Uzawa K, Ono K, Suzuki H, et al. High prevalence of decreased expression of KAI1 metastasis suppressor in human oral carcinogenesis [J]. Clin Cancer Res, 2002, 8(3):828 - 835.

[9] Kawaguchi H, El-Naggar AK, Papadimitrakopoulou V, et al. Podoplanin: a novel marker for oral cancer risk in patients with oral premalignancy [J]. J Clin Oncol, 2008, 26(3):354 - 360.

[10] Cao W, Younis RH, Li J, et al. EZH2 Promotes Malignant Phenotypes and Is a Predictor of Oral Cancer Development in Patients with Oral Leukoplakia [J]. Cancer Prev Res, 2011, 4(11):1816 - 1824.

[11] Sidransky D, Von Eschenbach A, Tsai YC, Identification of p53 gene mutations in bladder cancers and urine samples [J]. Science, 1991, 252(5006):706 - 709.

[12] Califano J, Ahrendt SA, Meininger G, et al. Detection of telomerase activity in oral rinses from head and neck squamous cell carcinoma patients [J]. Cancer Res, 1996, 56(24):5720 - 5722.

[13] Malhotra P, Behera D, Srinivasan R, et al. Detection of microsatellite alterations in bronchial washings in squamous cell lung cancer: the first study from india [J]. Jpn J Clin Oncol, 2004, 34(8):439 - 444.

[14] Mao L, Lee JS, Fan YH, et al. Frequent microsatellite alterations at chromosomes 9p21 and 3p14 in oral premalignant lesions and their value in cancer risk assessment [J]. Nat Med, 1996, 2(6):682 - 685.

[15] Mao L, El-Naggar AK, Fan YH, et al. Telomerase activity in head and neck squamous cell carcinoma and adjacent tissues [J]. Cancer Res, 1996, 56(24):5600 - 5604.

[16] Mao L. Leukoplakia: molecular understanding of pre-malignant lesions and implications for clinical management [J]. Mol Med Today, 1997, 3(10):442 - 448.

[17] Mao L, El-Naggar AK, Papadimitrakopoulou V. Complete phenotypic reversion but persistent genetic abnormalities after biochemopreventive therapy in advanced premalignant lesions of head and neck [J]. J Natl Cancer Inst, 1998, 90(20):1545 - 1551.

[18] Mao L. Can molecular assessment improve classification of head and neck premalignancy? [J] Clin Cancer Res, 2000, 6(2):321 - 322.

[19] Epstein JB, Zhang L, Rosin M. Advances in the diagnosis of oral premalignant and malignant lesions [J]. J Can Dent Assoc, 2002, 68(10):617 - 621.

[20] Chiesa F, Tradati N, Grigolato R, et al. Randomized trial of fenretinide (4-HPR) to prevent recurrences, new localizations and carcinomas in patients operated on for oral leukoplakia: long-term results [J]. Int J Cancer, 2005, 115(4):625 - 629.

[21] Lai Y, Zhang X, Zhang Z, et al. The microRNA-27a: ZBTB10-specific protein pathway is involved in follicle stimulating hormone-induced VEGF, COX - 2 and surviving expression in ovarian epithelial cancer cells [J]. Int J Oncol, 2013, 42(2):776 - 784.

# 第二十三章 唾液腺腺样囊性癌远处转移特点及干预策略

唾液腺肿瘤中约占 1/3 为恶性肿瘤。北京大学口腔医学院积累的 6 001 例唾液腺上皮性肿瘤中，2 160 例为恶性肿瘤，占 36.0%。黏液表皮样癌和腺样囊性癌是最常见的唾液腺恶性肿瘤。北京大学口腔医学院统计的 2 160 例唾液腺上皮癌中，黏液表皮样癌和腺样囊性癌分别为 639 例和 613 例，各占 29.6%和 28.3%。根据俞光岩等对 405 例唾液腺癌的分析资料，颈淋巴结转移率不高，仅为 15%[1]。转移的发生与肿瘤的组织学类型、部位及临床分期有关。与口腔颌面部其他癌相比，颈淋巴结转移的特点不突出。然而，唾液腺癌中的腺样囊性癌(salivary adenoid cystic carcinoma，SACC)和唾液腺导管癌具有很高的远处转移率。唾液腺导管癌为少见肿瘤，而腺样囊性癌既常见，又极易发生远处转移，成为众多学者研究的热点。本章重点叙述唾液腺腺样囊性癌远处转移的特点及干预策略。

## 第一节　唾液腺腺样囊性癌远处转移的临床特点

唾液腺腺样囊性癌的远处转移率，文献报告 22%～52%不等[2~7]。在北京大学口腔医学院经治疗后随访的 467 例腺样囊性癌中，145 例发生远处转移，占 31%。肺部是最常见的转移部位(见图 23-1)，145 例远处转移癌中，肺部转移 113 例，占 77.9%。32 例转移到肝、骨和脑或多个器官，占 22.1%。之所以多见转移到肺的原因，认为肺是癌细胞易于定植的“土壤”，具有器官特异性。

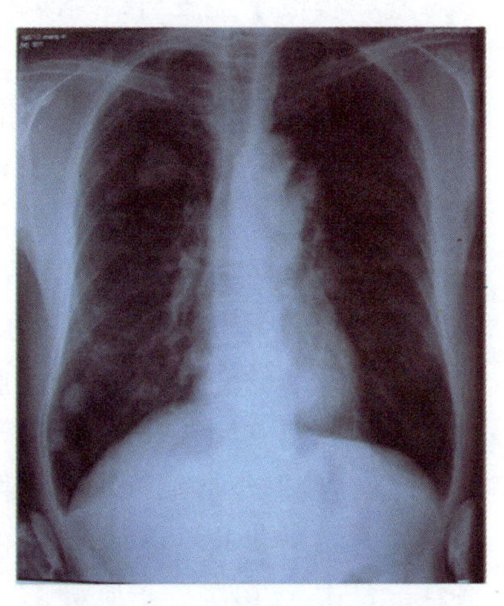

图 23-1　双肺多发性转移灶

分析腺样囊性癌治疗后发生远处转移的时间，可以 1 个月至 20 年不等，中位间隔时间为 40 个月。可以在原发癌有复发的情况下出现转移，也可以在没有复发的情况下发生转移。原发癌的部位与远处转移的发生有一定关系，舌根和下颌下腺腺样囊性癌转移率可达 35%以上，而发生于腭腺者相对较低(25%)[2, 3]。临床分期较晚的癌瘤更易发生转移(约 40%)，但值得注意的是，约占 1/4 的 $T_1$ 期肿瘤也出现了远处转移。

发生远处转移的腺样囊性癌患者生存率明显下降。北京大学口腔医学院 467 例患者中，未出现远处转移者的 5 年和 10 年生存率分别为 85.6%和 67.4%，而出现远处转移者的 5 年和 10 年生存率分别降为 68.6%和 45.7%，表明远处转移是影响患者预后的重要因素，采取有效的预防措施和治疗腺样囊性癌的远处转移是非常重要的。转移灶的部位亦与患者预后密切相关，肺转移患者的 5 年和 10 年生存率分别为 76.2%和 51.8%，而肝、骨、脑转移者的 5 年和 10 年生存率仅为 51.2%和 20.3%。

与口腔颌面部鳞癌明显不同的是，部分腺样囊性癌患者出现远处转移后仍可生存较长时间。北京大学口腔医学院统计的 145 例患者中，出现远处转移后的中位生存期为 43 个月，3 年和 5 年生存率分别为 53.7%和 30.4%。这一结果提示，部分患者肺部转移灶进展较缓慢，患者可带瘤生存较长时间，称为“和平共处”。

## 第二节　腺样囊性癌远处转移的机制

唾液腺腺样囊性癌的转移机制尚未清楚，不少学者从不同角度进行探索，取得了显著进展。

### 一、转移癌细胞迁移和侵袭特点

侵袭和转移是肿瘤治疗失败和导致患者死亡的主要原因。尽管肿瘤发生的遗传基础各异，但对多数肿瘤细胞来说，转移过程是相似的。转移过程不是随机的，而是一连串的连锁步骤，每一步都涉及肿瘤与宿主间的相互作用。

(1) 原发肿瘤细胞必须先脱离原发部位，进入细胞外基质(extracellular matrix, ECM)与基底膜(basement membrane, BM)，和 ECM 中一些大分子蛋白黏附，并激活细胞合成分泌各种降解酶类，降解 BM 与 ECM。

(2) 侵入血管壁进入循环或淋巴系统，在循环系统中运行并逃避免疫系统的攻击，通过信号转导在相关受体和因子的作用下到达新的部位。

(3) 黏附在内皮细胞壁并向血管外迁移。

(4) 在远处浸润，血管增生，形成新的转移灶[8, 9]。事实上，转移播散是非常低效的过程，利用实验性动物肿瘤模型发现，即使几百万肿瘤细胞进入血液，也只有其中很小一部分($P<0.01$)能够发展为转移性癌。这其中的主要过程包括：细胞黏附的改变、产生能降解基质的蛋白溶酶、运动能力的增强、归巢信号的捕获、血行转移过程中的免疫逃避以及抗血流剪切力等。

#### (一) 转移癌细胞对基底膜黏附和侵袭

基底膜位于上皮与结缔组织连接处，由胶原、糖蛋白(层黏蛋白、纤维连接蛋白等)和蛋白多糖(透明质酸、硫酸软骨素等)等组成。基底膜是恶性肿瘤细胞在侵犯过程中最先穿透的第一道屏障，其破坏或完全消失被认为是恶性肿瘤的最显著的特点。肿瘤的转移与侵袭紧密相关，一般来说，转移性强的肿瘤其侵袭性也强；反之亦然。侵袭是转移的前提，转移是侵袭的结果。因此，转移癌细胞对基底膜的侵袭是发生转移的重要步骤。

23

多数学者对血行转移的研究发现，肿瘤细胞与 ECM 的黏附能力和肿瘤细胞的转移能力呈正相关，认为肿瘤细胞与 ECM 黏附能力的增强有利于靶器官对肿瘤细胞的捕获，有利于基质降解酶的分泌。肿瘤细胞在黏附分子的介导下，通过细胞膜上的受体与 ECM 成分进行黏附，并刺激基质生长或自分泌基质以利其黏附。肿瘤细胞在完成黏附步骤后，利用其自身产生大量的基质蛋白水解酶对其周围的基底膜和基质进行降解，使贴近肿瘤表面的有限区域的基质降解而形成局部通道以利于肿瘤细胞向远处迁移。

整合素是非共价键结合的异二聚体，是细胞表面受体的主要家族，对细胞和 ECM 的黏附起介导作用。整合素是由 α(相对分子质量 120 000～185 000)和 β(相对分子质量 90 000～110 000)两个亚单位形成的异二聚体。迄今已发现 18 种 α 亚单位和 9 种 β 亚单位。它们按不同的组合构成 20 余种整合素，其中大部分受体可以与配体如纤连蛋白、胶原等结合。体外实验表明，SACC 细胞在与不同的 ECM 黏附中，与纤连蛋白的黏附最强，与Ⅳ型胶原的黏附最弱。纤连蛋白是 $\alpha v\beta_1$ 整合素的配体，与 $\alpha v\beta_1$ 整合素结合后，传入的信号抑制细胞的增殖、生长。因此，涎腺腺样囊性癌生长缓慢的特点可能与其和纤连蛋白的高黏附有关[10]。但亦有研究发现，纤连蛋白的作用并非是抑制肿瘤细胞的生长、增殖，这可能是因为实验对象、实验方法不同造成的。

研究表明，具有高转移潜能的细胞系与低转移细胞相比，前者与层粘连蛋白以及纤连蛋白的黏附能力升高，这提示癌细胞与基底膜的黏附可能在 SACC 转移过程中发挥重要作用[11]。但另有学者发现，高转移细胞系与低转移细胞系相比，前者与上述蛋白的黏附能力下降。分析其原因，可能是研究应用的细胞系不同造成。也有学者解释为，肿瘤细胞与 ECM 黏附能力的降低，更有利于肿瘤细胞从原发灶的脱离[12]。因此，有关 SACC 细胞与基底膜之间的黏附关系需要进一步深入研究，以明确其在 SACC 转移过程中发挥的作用。

### （二）转移癌细胞的运动能力和趋化性

肿瘤细胞的运动能力越强，其转移能力越高。通过经典的划痕实验以及 transwell 迁移实验对不同 SACC 细胞的运动能力进行检测，发现高转移潜能的 SACC 细胞较低转移潜能的 SACC 细胞具有更强的迁移和侵袭能力，提示转移癌细胞具有较强的运动能力。

细胞骨架是反映细胞运动能力的另一指标，通过免疫荧光染色特异性标记细胞骨架肌动蛋白（F-actin）。在高转移 SACC 细胞中，可以观察到 F-actin 呈现明显的束状或纺锤状结构，并且沿细胞长轴排列，而低转移 SACC 细胞中，F-actin 多呈点状或球状分布。上述现象进一步说明转移癌细胞具有较强的细胞运动能力。

SACC 的远处转移具有部位特异性，常常转移至肺部，提示转移癌细胞对归巢信号具有较强的捕获能力及趋化性。以常规培养液或 NIH3T3 条件培养液作为趋化液，采用硝化纤维微孔膜或聚碳酸酯微孔膜作为屏障，均可观察到高转移潜能的 SACC 细胞的趋化运动能力强于低转移的 SACC 细胞[13]。

### （三）转移癌细胞的血流动力学

当肿瘤细胞突破基底膜和血管，进入血液循环、向特异器官转移时，影响其成功转移的重要因素就是高速血流所带来的剪切力以及免疫细胞的攻击。

通过周期性双轴力学应变实验，观察 SACC 细胞黏附能力的改变。在不同强度以及不同持续时间的力学刺激下，高转移和低转移 SACC 细胞表面黏附因子的表达出现不同的变化。力学刺激对 E－cad/β－cat 复合体表达的影响随时间的延长而发生变化。在力学刺激下，1 h、3 h E－cad/β－cat 复合体表达降低，而在 6 h 时表达升高，该现象表明 SACC 细胞对基底膜应变敏感，是一种对力学因素可兴奋的细胞[14]。但是细胞是如何感应机械应变，并将这种机械刺激转化成生化信号，导致一系列生化反应，引起代谢的改变，造成对肿瘤生长的影响的确切机制尚不清楚，还需进一步深入研究。

大量研究表明，肿瘤细胞在血行转移过程中对血小板的黏附有利于抵抗血流剪切力以及免疫攻击。在对高转移 SACC 细胞进行筛选的过程中，研究者通过 5 次反复注射尾静脉筛选，获得了高转移的 SACC 细胞。通过比较低转移 SACC 细胞和体内筛选不同时期的高转移细胞的血小板凝集力，发现随着筛选的不断进行，与血小板的凝集力逐渐增强；提示转移癌细胞与血小板的黏附在血行转移过程中发挥重要作用。

## 二、与转移相关的信号分子



### （一）癌细胞表面的黏附分子

细胞黏附分子（cell adhesion molecules，CAMs）是指由细胞产生、存在于细胞表面、介导细胞与细胞间或细胞与基质间相互接触和结合的一类分子，大多为糖蛋白，少数为糖脂，分布于细胞表面或细胞外基质中。其重要性在于它的功能：

（1）增强细胞间的黏附（缺失则可使细胞转变为运动或侵袭状态）。

（2）赋予细胞与基质相互作用的能力，使肿瘤细胞易于黏附在基质上。黏附分子由 4 个超家族组成，即钙黏着蛋白（cadherin）、整合素（integrins）、免疫球蛋白超家族的 CAM（Ig-superfamily）和选择素（selectin）。肿瘤细胞从原发部位的逃逸需要细胞-细胞间接触的丧失，尤其是上皮性肿瘤的迁移，需要细胞-细胞间负责连接的钙黏着蛋白的表达丢失。逃逸的肿瘤细胞要与细胞外基质结合，这一过程中整合素起重要的作用。其他的黏附分子如免疫球蛋白超家族和（或）选择素家族参与了不同类型细胞之间的相互作用，包括肿瘤细胞与内皮细胞之间的相互作用。

#### 1. 钙黏着蛋白

也称为钙依赖黏附因子，是一类属于同亲性依赖钙的细胞粘连蛋白，其主要功能是介导同型细胞-细胞之间的相互作用。在形态构成及分化表型的维护中起重要的作用。钙黏着蛋白家族包括上皮钙黏着蛋白（E-cadherin）、神经钙黏着蛋白（N-cadherin）和胎盘钙黏着蛋白（P-cadherin）。E-cadherin 主要介导上皮细胞之间的黏附，其分子结构可分成胞外区、跨膜区和胞内区 3 个部分，胞内具有一个高度保守的胞质尾，首先与细胞内的联蛋白（catenin，A，B，C）相连，而后与细胞骨架相连接，胞外部分通过识别 RGD（Arg-

Gly-Asp)三肽序列而相互结合，从而实现同种细胞间的黏附与连接，维持上皮细胞的极性。如果钙黏着蛋白失去其胞内部分，将失去钙黏着蛋白的功能，表明其在调节黏附功能中起重要的作用。近年来的许多研究发现，E-cadherin 表达水平下调与上皮性肿瘤细胞的上皮间质样变(EMT)相关，进而影响细胞的侵袭转移。

国内学者采用免疫组化技术检测 51 例 SACC 标本和 15 例正常唾液腺组织中 E-cadherin 的表达。正常唾液腺上皮组织中 E-cadherin 呈明确的膜阳性，表达稳定，而在 SACC 细胞中出现 E-cadherin 表达降低，在转移的 SACC 组织中其表达缺失更为严重，提示 SACC 的发生和转移可能与 E-cadherin 的下调有关。另有学者报告，E-cadherin-β-catenin 复合体丢失与 SACC 的转移有关，但与 SACC 病理分型无关。推测其原因可能是复合体表达下调，使得 SACC 肿瘤细胞易于脱离瘤体，侵袭周围组织，特别是神经和血管[15]。

2. 整合素

如前所述，整合素是一类重要的细胞黏附因子，作为细胞表面受体，可与具有 RGD 三肽结构的配体相结合，介导细胞与基质、细胞与细胞之间的黏着。近来的研究表明，整合素还可以通过调控细胞内外的信号转导，影响细胞功能，如迁移、分化和凋亡。

SACC 的生物学特性与 ECM 之间，尤其是与构成基底膜的Ⅳ型胶原蛋白关系密切，SACC 与Ⅳ型胶原蛋白的作用就是通过整合素的介导来实现的。SACC 中富含Ⅳ型胶原蛋白基质，推测整合素的变化与其侵袭行为有关。

3. 免疫球蛋白超家族

膜糖蛋白受体，含有数量不等的细胞外免疫球蛋白样功能区。这一家族通过不同的配体参与同型和异型细胞的相互作用。根据不同类型的黏附，可分为细胞间黏附分子(ICAM)、血管细胞黏附分子(VCAM)、血小板内皮细胞黏附分子(PECAM)以及神经细胞黏附分子(NCAM)。

目前，鉴于 SACC 的嗜神经性，与其相关的研究主要集中在 NCAM 方面。孙沫逸等研究结果显示，NCAM 在 SACC 中的表达与患者性别、肿瘤部位、原发灶分期无明显相关性，而与 SACC 的神经侵袭性显著相关，推测肿瘤细胞表面的 NCAM 可能在肿瘤神经侵袭中发挥“锚定”作用，但也有学者对此持否定态度[16]。Xue 等免疫组化研究的结果显示，ICAM－1 和 VCAM－1 与 SACC 转移呈正相关，而与 NCAM 呈负相关。国外学者通过体外侵袭实验，也证明 NCAM 在 SACC 细胞的侵袭过程中有抑制作用[17]。因此，NCAM 在肿瘤神经侵袭中的作用机制还有待于进一步研究。

4. 选择素

23

选择素为一类属于钙依赖的、可与特异糖基识别并相结合的糖蛋白，其分子的胞外部分具有凝集素(lectin)结构域。主要参与白细胞与脉管内皮细胞之间的识别与黏着，由于选择素与细胞表面糖脂或糖蛋白的特异糖侧链亲和力较小，加上血流速度的影响，白细胞在脉管中黏着-分离，再黏着-再分离，呈现滚动方式运动，同时活化其他的黏附因子如整合素，最终与之较强地结合在一起。白细胞就是以这种机制集中到炎症发生部位的，这也是肿瘤细胞穿越血管的模式。选择素包括血小板选择素(P－selectin)、白细胞选择素(L－selectin)和内皮选择素(E－selectin)。它们在脉管与血细胞及细胞之间普遍存在的、暂时的黏附功能中起主要作用。目前，有关 SACC 与选择素的相关研究较少。

### (二)与转移相关的细胞外基质蛋白溶酶

在肿瘤发生、发展过程中，正常细胞经基因变化导致表型改变，并获得侵袭和远处定殖能力。一旦形成肿瘤细胞，便可以通过与周围微环境的相互作用而形成对其生长和转移的有利环境。肿瘤细胞在转移过程中的一个必需步骤是穿越基底膜和侵入周围基质。这一过程有许多蛋白溶酶参与，主要为 4 类蛋白溶酶:基质金属蛋白酶、丝氨酸蛋白溶酶、肤氨酸蛋白酶和组织蛋白酶 D 和 L。

1. 金属基质蛋白酶家族

金属基质蛋白酶(matrix metalloproteinases, MMPs)是一组锌依赖的内源性蛋白酶，在肿瘤保持细胞微环境的动力学中起重要作用。根据其底物的不同，可分为 4 类:①间质胶原酶，包括 MMP－1、MMP－8 和 MMP－13，主要作用于Ⅰ、Ⅱ、Ⅲ型胶原。②基质溶解酶，包括 MMP－3、MMP－20、MMP－11 和 MMP－7，主要作用于蛋白多糖等。③明胶酶，包括 MMP－2 和 MMP－9，主要参与基底膜Ⅳ型胶原的代谢。④膜型金属蛋白酶，含 M－TMMP1 和 M－TMMP2，主要与 MMP－2 的激活有关。其中降解基底膜

Ⅳ型胶原蛋白的胶原酶 MMP－2 和 MMP－9 被认为与肿瘤的浸润和转移有关，肿瘤可刺激基质细胞上调蛋白酶的表达，并参与基质的降解。有大量研究表明，此两种酶在 SACC 中出现过度表达，可能与 SACC 的发生、易侵犯神经密切相关，可作为评估 SACC 生物学行为的重要标志物[18]。

2. 组织蛋白酶 D

组织蛋白酶 D(Cath－D)是溶酶体中天冬氨酸肽链内切酶，是一种蛋白溶解酶，可溶解基底膜、细胞外基质和结缔组织。彭歆等对 52 例经 5 年以上术后随访观察的 SACC 患者的术后肿瘤组织石蜡标本，进行免疫组化染色，转移组的 Cath－D 阳性表达率为 75%，明显高于无转移组(43.8%)。同时还观察到，有的神经纤维和血管被 Cath－D 阳性的上皮条索或上皮团块包绕，在肿瘤浸润的前沿可见 Cath－D 的阳性表达[19]。该结果提示组织蛋白酶 D 与 SACC 的远处转移有一定关系，它参与基底膜的降解，有助于肿瘤细胞对基底膜及间质蛋白的溶解突破，促进肿瘤的远处转移。

### (三) 表皮生长因子受体

表皮生长因子受体(epithelial growth factor receptors, EGFR)是一类具有酪氨酸蛋白激酶活性的受体蛋白，原癌基因 C－erbB1 的表达产物，相对分子质量 170 000，由 1 186 个氨基酸残基组成，其配体为 EGF 和 TGF－α，是表皮生长因子受体(HER)家族成员之一。该家族包括 HER1(erbB1, EGFR)、HER2(erbB2, NEU)、HER3(erbB3)及 HER4(erbB4)。HER 家族在细胞生理过程中发挥重要的调节作用。EGFR 与配体结合后，发生自磷酸化，从而激活酪氨酸激酶，通过催化与肌醇磷脂代谢有关的酶、激酶，调节蛋白磷酸化，促进产生第二信使，导致核内 C－myc 等原癌基因的表达，细胞出现增殖。其可能机制为：EGFR 的高表达引起下游信号传导的增强；突变型 EGFR 受体或配体表达的增加导致 EGFR 的持续活化；自分泌环的作用增强；受体下调机制的破坏；异常信号传导通路的激活等。EGFR 的过表达在恶性肿瘤的进展中起重要作用，胶质细胞、肾癌、肺癌、前列腺癌、胰腺癌、乳腺癌等组织中都有 EGFR 的过表达。针对 EGFR 在肿瘤发展中的重要作用，目前已有几类针对 EGFR 的单克隆抗体药物问世。EGFR 在正常唾液腺腺泡中不表达，只在导管上皮细胞中表达。在多种正常组织及肿瘤尤其是唾液腺癌中，EGFR 位于胞膜和(或)胞质，Western 印迹蛋白定量研究显示，EGFR 在低转移 SACC 细胞的细胞膜中呈现高表达，而在高转移 SACC 细胞的胞质中呈现高表达。高转移 SACC 细胞的胞膜中 EGFR 的表达明显降低，而胞质中的表达却明显增高[20]。该结果提示，EGFR 在细胞胞质中的高水平积累可能在腺样囊性癌的侵袭转移中发挥重要作用。另有学者通过免疫组化检测证实了该结论，即 EGFR 主要定位于 SACC 细胞的胞质，侵袭组的阳性强度高于非侵袭组[21]。

### (四) 转化生长因子

转化生长因子(transforming growth factor, TGF)超家族是一类结构相似的分泌型多肽细胞因子，作为多功能的细胞因子它们可刺激细胞外基质的分泌，促进血管生成，调控细胞增殖、迁移和分化，调节胚层的发育、器官的形成等许多重要的发育和生理进程，在胚胎的发育及成体动态平衡过程中起重要作用。肿瘤发生早期，TGF－β1 对肿瘤的抑制主要是通过抑制细胞生长以及促进细胞凋亡这两方面发挥作用的；肿瘤发生中晚期，TGF－β1 通过提高细胞运动能力、促进瘤细胞分泌细胞外基质酶、促血管生成、逃避“免疫监视”、促进肿瘤发生上皮间质样变等发挥促肿瘤转移的作用。研究表明，TGF－β1 及其下游通路蛋白 Smad2 在高转移 SACC 细胞以及肺转移 SACC 患者肿瘤标本中高表达，并且在肺转移 SACC 患者肿瘤标本中 β－catenin 的膜表达丢失；体外研究发现，TGF－β1 可激活 SACC 细胞中的 Smad 通路，下调细胞膜表面黏附蛋白的表达，并可诱导上皮性肿瘤细胞发生间充质样的形态改变，说明 TGF－β1 可能是通过 EMT 作用促进 SACC 转移的[13]。

### (五) 归巢受体

归巢受体是一组能帮助肿瘤细胞找寻转移靶器官的因子，使癌细胞离开血循环到达特定的器官。

1. CD44

CD44 为一类分布极其广泛的跨膜糖蛋白分子的总称，是透明质酸的主要受体，在细胞与细胞外基质间互相作用过程中发挥重要作用，被认为是一种归巢因子，其过量表达与肿瘤转移相关。陈伟军等的研究结果显示，SACC 的转移可能与 CD44 的高表达有关。CD44 基因位于 11 号染色体短臂上，其 20 个外显子被长短不一的内含子相隔，按插入变异型外显子不同而产生 10 种不同的 CD44 拼接变异体(CD44v)，经基因组分析表明，在 10 种变异体中，CD44v6 与肿瘤转移关系较为密切。陈垂史等的研究结果显示，CD44v6 以及骨桥蛋白在 SACC 组织中的阳性表达率高于正常唾液腺组织，转移组 SACC 组织中 CD44v6 的阳性率也明显高于未转移组，因而认为 CD44v6 的表达在腺样囊性癌的侵袭和转移过程中具有一定的临床意义[22]。

2. 趋化因子 CXC 亚家族受体

近年来，趋化因子受体(chemokine CXC subfamily receptor, CXCR)4 及其配体基质细胞衍生因子 1 (stromal cell derived factor-1, SDF-1)相互作用形成的反应轴 SDF-1/CXCR4 在肿瘤侵袭和转移中的作用越来越受到人们的关注。在乳腺癌、导管癌等肿瘤的研究中，趋化因子 CXCL12 和 CXCR4 结合后，能够导致肌动蛋白聚合和细胞伪足形成，使癌细胞突破基底膜发生侵袭，同时促使癌细胞的运动和远处转移，从而产生趋化运动和侵袭反应。

王洁等研究结果显示，CXCR4 mRNA 在高低转移 SACC 细胞膜上均有 CXCR4 受体的表达，且肺高转移 SACC 细胞系的阳性表达率显著高于肺低转移 SACC 细胞系，提示 CXCR4 可能与 SACC 嗜肺转移的生物学特性有关。Muller 等通过实时定量 PCR 以及免疫组化法在 SACC 细胞系以及 SACC 组织中也证明了 CXCR4 与 SACC 的肺转移相关。推测可能是因为肺、肝脏和骨髓可高水平表达 CXCR4 的配体 CXCL12 (即 SDF-1α)，而当 SACC 高表达 CXCR4 时，由于“归巢”作用，使肿瘤细胞易于向上述组织发生转移[23]。

### (六) 血管生成相关因子

1. 血管内皮细胞生长因子

血管内皮细胞生长因子(vascular endothelial growth factor, VEGF)与血管内皮细胞上相应受体结合后，能刺激血管内皮细胞增殖，还可加速血管内物质的渗透，促进新生血管和新基质形成，为肿瘤的浸润和转移提供了生物学基础。癌组织中不仅血管数量明显增多，而且血管壁薄，基底膜不完整，成为肿瘤侵袭、转移的有效途径。Folkman 提出“肿瘤血管新生”理论，认为在实体肿瘤发展过程中，开始是血管前期(肿瘤体积$<1\sim2$ mm$^3$)，肿瘤生长缓慢，以局部浸润为主，很少发生转移。当血管长入瘤体，进入血管期，肿瘤生长活跃，血管新生处于失控的病理状态，易于形成肿瘤的转移。大量研究表明，高转移的 SACC 细胞中高表达 VEGF，并且与转移相关[24, 25]。

2. CD34

CD34 分子是高度糖基化的跨膜糖蛋白，选择性地表达于人类及其他哺乳动物造血干/祖细胞表面，并随细胞的成熟逐渐减弱至消失。已有越来越多的研究结果表明，CD34 分子在介导细胞间黏附作用中发挥重要作用，可以参与造血干细胞的运输、定植，参与炎症反应以及淋巴细胞的归巢。除造血干/祖细胞外，非造血组织如小血管内皮细胞、少数间叶细胞及其相应肿瘤中也发现 CD34 的高水平表达。CD34 分子除在造血系统疾病的研究中有重要意义外，以 CD34 标记所显示的微血管密度(microvessel density, MVD)也为某些实体肿瘤的研究提供了新的标志。

3. 一氧化氮合酶

一氧化氮合酶(nitric oxide synthase, NOS)是一种同工酶，存在于内皮细胞、巨噬细胞、神经吞噬细胞及神经细胞中。其有 3 种亚型，即在正常状态下表达的神经元型一氧化氮合酶(nNOS)和内皮型一氧化氮合酶(eNOS)以及在损伤后诱导表达的诱导型一氧化氮合酶(iNOS)。iNOS 是近年来口腔医学领域研究热点之一。肿瘤中 iNOS 的研究主要集中于 iNOS 及其产物一氧化氮在肿瘤血管形成中的作用。肿瘤血管生成与肿瘤组织局部一氧化氮浓度、肿瘤类型和肿瘤细胞对一氧化氮的敏感性有关。

腺样囊性癌具有易沿血道发生转移的特点，通过免疫组化染色，发现癌组织与癌旁组织中 VEGF 的表达、MVD 值及 p53 蛋白的表达水平升高，实体型 SACC 高于管状型和筛状型，有远处转移者高于无远处转移者，由此认为其可作为反映 SACC 生物学行为的重要指标。也有学者通过联合检测 VEGF、MVD、iNOS 以及 NF-κB 在 SACC 中的表达，显示血管生成与 SACC 转移具有相关性，上述指标之间也具有相关性[25]。

### (七) 其他与 SACC 转移相关的基因和蛋白

1. 蛋白多糖

蛋白多糖(PG)是基底膜的重要组成部分，是一种无细胞成分的均质状物质。PG 的表达以及功能在不同发生部位以及不同类型的肿瘤中不尽相同，如在对胃癌、黑色素瘤等的研究中，PG 的高表达可抑制肿瘤细胞的转移；而在鳞状细胞癌和肝癌中 PG 则提高肿瘤的生长、转移能力。临床资料显示，SACC 组织学结构和转移特性与 PG 密切相关。富含 PG 的筛状型 SACC 的远处转移发生率明显低于 PG 缺乏的实性型 SACC，PG 似为肿瘤的抑制因素。但有学者在体外实验中显示，转移能力不同的 SACC 细胞系具有不同的 PG 表达水平。高转移 SACC 细胞系的硫酸乙酰肝素蛋白多糖(HSPG)表达明显高于低转移 SACC 细胞，且高转移细胞中的 HSPG 合成速度与沉积于细胞外基质的能力均明显高于低转移细胞。由于 PG 含不同种类的细胞黏附介导因子，使 ECM 组成成分对肿瘤细胞具有趋触性，并刺激肿瘤细胞的定向移行。有研究认为：SACC 不易经淋巴道转移而多经血道转移，主要原因可能是因为 SACC 富含细胞外基质，后者的受体与血管内皮细胞的黏附因子具亲和力，故而成为 SACC 转移的有利因素。

2. 环氧化酶 2

环氧化酶(cyclooxygenase, COX)是催化花生四烯酸转变为前列腺素和血栓素的限速酶，与机体的各种生理病理过程密切相关，有两种 COX 同工酶(COX-1 和 COX-2)，虽然其结构相似，但在组织中的分布和功能不尽相同。其中 COX-1 被认为是“管家基因”，在大多数正常细胞中都呈稳定的表达，维持正常的生理功能。而 COX-2 被认为是“快速反应基因”，静息时并不表达，仅在细胞受到刺激时迅速合成，参与多种病理生理过程，包括炎症及肿瘤的发生、发展过程。越来越多的证据表明，COX-2 在乳腺癌、肺癌等肿瘤中的高表达与这些肿瘤的发生、发展及转移密切相关。陈伟军等对 80 例 SACC 病例进行 COX-2 和 CD44 的联合检测，结果显示这两项指标在 SACC 侵袭组的表达均高于非侵袭组，但这两项指标间并没有显著相关性，提示它们可能通过不同机制介导 SACC 的侵袭[26]。

3. Notch 通路蛋白

Notch 信号传导途径在无脊椎动物和脊椎动物中广泛存在且高度保守，主要介导细胞的分化抑制信号，在胚胎发育、血细胞发育、肿瘤形成等生理病理过程中起重要作用。通过实时定量 PCR 和免疫组化法检测到 Notch-4 mRNA 在肺高转移细胞系中的高表达，以及发生转移患者的 SACC 原位组织中 Notch-4 蛋白也高表达，并且通过小 RNA 干扰(small interfering RNA)成功地抑制了肺高转移细胞系的侵袭能力，表明 Notch-4 可能在 SACC 的转移过程中具有重要作用。

4. 高通量筛选获得的差异表达蛋白

利用肺高低转移细胞系细胞，通过高通量双向电泳技术进行蛋白质的分离和提纯；再用专业计算机软件图像分析；通过质谱技术及蛋白质数据信息处理技术，对凝胶上的蛋白质进行分析与鉴定，结果发现，低转移与高转移细胞系之间有 12 个蛋白质点表达水平明显不同。主要涉及核酸合成、细胞增殖、促血管生成、细胞分裂和凋亡等，其中转酮醇酶、V-Ha-Ras 蛋白等在低转移 SACC 细胞中低表达，在高转移细胞中高表达；肿瘤坏死因子超家族成员 4(配合基)在低转移细胞中高表达，在高转移中低表达；pirin 仅在低转移细胞中表达[27]。上述结果提示这 12 种差异蛋白可能通过不同途径参与腺样囊性癌肺高转移。

一项研究应用双向电泳结合肽质量指纹分析技术，对唾液腺腺样囊性癌高、低转移细胞系的蛋白质表达谱的差异性进行比较研究。对其中 10 个差异较明显的蛋白质点，进一步进行基质辅助激光解吸电离飞行时间质谱(MALDI/TOF/MS)测定肽质量指纹图谱，用 Peptident 软件对 SWISS PROT 数据库比较分析。这些差异表达的蛋白涉及肿瘤发生、细胞新陈代谢、细胞与细胞、细胞与胞外基质间黏附等多方面功能。其中，多种基因曾有研究表明与肿瘤转移相关。如白细胞黏附因子，其表达产物参与细胞间黏附，在转移性黑色素瘤细胞中高表达；用 PTX 处理后 Gi2，可使 Gi2 发生 ADP 核糖基化，明显降低瘤细胞的侵袭能力，而低转移 B16 细胞则不表达 Gi2，PTX 处理也不改变瘤细胞的原有特性；铁蛋白对肿瘤的转移有抑制作用[28]。通过高通量技术筛选出的这些差异蛋白，对于阐明 SACC 转移的机制提供了新的思路。

## 第三节　腺样囊性癌远处转移的防治

### 一、唾液腺腺样囊性癌临床治疗原则和现状

目前，唾液腺腺样囊性癌远处转移灶的治疗主要针对肺转移灶，治疗方法包括化疗、放疗、手术和生物

治疗等，尚未建立规范的治疗方案，大多为各单位的小样本治疗经验，治疗效果也不理想。

唾液腺腺样囊性癌极易发生远处转移，已为学者所认同。基于其生物学特性，目前主要采用以手术为主，辅以术后放射治疗的综合治疗方案。手术多采取扩大切除，同时术后辅以平均剂量 60 Gy 以上的放射治疗，但该方法对肿瘤局部复发和远处转移的控制尚不理想。影响局部复发和远处转移的主要因素有：①手术切缘是否存在肿瘤微小病灶。②肿瘤是否侵犯神经。③肿瘤的病理类型及临床分期。

### （一）化学药物治疗

理论上讲，对于远处转移灶，化疗应是最常用和最有效的治疗方法。目前针对唾液腺恶性肿瘤的化学药物主要有顺铂、表柔比星、环磷酰胺和氟尿嘧啶等。黏液表皮样癌对顺铂与氟尿嘧啶的联合治疗较为敏感。顺铂和表柔比星结合氟尿嘧啶（或环磷酰胺）的联合治疗方式效果也得到证实。关于化疗预防 SACC 的远处转移，目前尚缺乏有效的药物。可供选择的常用药物有氟尿嘧啶、羟基喜树碱、顺铂和多西紫杉醇等。

### （二）放射治疗

肺部转移灶可选择放射治疗，治疗方法有普通外照射、γ 刀以及 $^{125}$I 放射性粒子植入等。

肺部转移灶常为多灶性，普通外照射反应重，患者难以耐受，疗效较差。

对于单个转移灶，γ 刀是可行的方法，可取得较好的控制效果。但对于多发性转移灶，虽可分次治疗，但总体治疗效果仍不理想。近年来，试用 $^{125}$I 放射性粒子植入治疗肺部转移灶，但设备和技术要求相对较高，目前限于少数医疗机构应用[29]。

### （三）手术治疗

对于大多数类型的恶性肿瘤，出现肺部转移后，常在短期内死亡，非手术适应证。然而，唾液腺腺样囊性癌出现肺部转移后，可以和肿瘤“和平共处”，进展较慢。因此，对于单个转移灶，可考虑行肺叶切除术。但对多叶性转移灶，则非手术适应证。

### （四）生物学治疗

生物学治疗是近 10 余年来分子生物学、分子免疫学、肿瘤学等学科的基础上发展起来的一种新的治疗肿瘤方法，是指通过给肿瘤患者补充或使其增加分泌细胞因子、抗体等生物因子，或其他方法增强免疫细胞杀死、抑制肿瘤细胞的能力，调节机体自身的免疫机制，提高机体抵抗肿瘤的免疫能力，从而控制和清除肿瘤细胞的一种治疗方法。主要包括免疫治疗（细胞因子治疗、肿瘤疫苗治疗、抗体治疗和过继性免疫治疗）、基因治疗、干细胞治疗和抗血管生成治疗等。



由于腺样囊性癌对于放疗、化疗均不敏感，越来越多的学者们将目光转向腺样囊性癌的生物学治疗，并做了大量基础研究工作。但是对于唾液腺腺样囊性癌的远处转移灶的治疗，尚无专题报道。

### （五）治疗效果

北京大学口腔医学院积累的 145 例发生远处转移的唾液腺腺样囊性癌患者中，25 例接受了转移灶的治疗，其中放疗 10 例，化疗 10 例，放化疗 3 例，肺叶切除 2 例。远处转移灶治疗后中位生存期为 47 个月，与非治疗组的中位生存期（40 个月）无明显差异。这一结果说明，虽然转移灶进展缓慢，但由于缺乏有效的治疗手段，患者最终死于远处转移。因此，探索对唾液腺腺样囊性癌有效的治疗手段是十分重要的。

## 二、唾液腺腺样囊性癌远处转移的实验性预防和治疗

基于对腺样囊性癌远处转移灶缺乏有效的治疗手段，不少学者进行了实验性转移癌的预防和治疗研究。

### （一）对于血行转移的诊断和预测

目前针对血循环中肿瘤细胞（circulating tumor cells，CTCs）的检测方法比较多，通常包括两部分：富集技术和分析技术。富集技术主要是通过一些物理化学原理将这些细胞特异性地富集起来，提高检测的敏感性，包括磁性细胞分选（magnetic cell sorting，MACS）、膜滤过法（isolation by size of epithelial tumor cells，ISET）、密度梯度离心法（density gradient centrifugation）。分析技术主要依靠肿瘤细胞上存在的一

些肿瘤特异性或器官特异性标记，以及肿瘤细胞本身的形态学特征来发现 CTCs，包括反转录多聚酶链式反应（reverse transcription polymerase chain reaction，RT-PCR）、免疫细胞化学技术（immunocytochemistry，ICC）、流式细胞分析（flow cytometry assay，FCA）、激光扫描细胞计量技术（laser scanning cytometry，LSC）、生物芯片技术等。为获得比较准确的结果，往往以多种方法相结合，检测多种目的基因或蛋白，从而推测 SACC 血行转移的发生率。

### （二）腺样囊性癌远处转移的预防

唾液腺腺样囊性癌的远处转移颇具特点。肿瘤可在有复发的情况下出现转移，也可在无复发灶的情况下出现转移。转移可早可晚，早者治疗后 1 年内出现转移，晚者可长达治疗后 10 年以上出现。相对于恶性黑色素瘤等转移率较高的肿瘤，远处转移发生较晚。因此，需要寻找可口服、不良反应小，可长期应用的抗转移药物。

#### 1. 精氨酸-天冬氨酸

北京大学口腔医学院采用药学院设计合成的精氨酸-天冬氨酸（RD），观察对肺高转移腺样囊性癌细胞系 SACC－LM 与细胞外基质的黏附、侵袭和趋化运动的影响。结果显示，RD 在 5μg/ml 时能明显抑制 SACC－LM 与纤维连接素（FN）的黏附，在 25 μg/ml 时能抑制 SACC－LM 细胞的趋化运动，在 1—0.25 μg/ml 时均能抑制 SACC－LM 细胞对人工重组基底膜的侵袭。采用裸鼠静脉注入 SACC－LM 细胞悬液的方法，建立实验性肺转移的动脉模型。采用 RD 30 mg/kg 时，能显著延长 SACC 实验性肺转移动物的生存期。量-效关系研究结果显示，长期应用 RD 时，30 mg/kg 组肿瘤转移灶形成最少，其次为 120 mg/kg 组，而 7.5 mg/kg 组对肿瘤转移灶形成的影响不明显，故以 30 mg/kg 作为 RD 抗肿瘤转移的建议用量[30]。

RD 具有使用方便，有效剂量小，无明显不良反应的优点，是一种比较有前途的抗 SACC 转移的药物，但尚需临床试验研究和证实。

#### 2. 染料木黄酮

染料木黄酮（genistein）是从大豆中提取出的异黄酮类化合物，可抑制酪氨酸蛋白激酶的活性，在体内外对多种恶性肿瘤的生长产生抑制作用。北京大学口腔医学院分别用肺高转移腺样囊性癌细胞系 SACC 细胞，经裸鼠尾静脉接种形成肺转移模型，染料木黄酮治疗 6 周后，处理动物，比较治疗组与对照组裸鼠 SACC 肺转移率、瘤结节数目，观察肺转移灶血管内皮生长因子（VEGF）、基质金属蛋白酶（MMP－9）的表达及凋亡情况。结果显示，染料木黄酮治疗组瘤结节数目明显少于对照组（分别为 9.29±1.80 和 27.44±13.55），转移灶凋亡指数明显高于对照组（15.37±3.96 及 6.03+3.36），VEGF 及 MMP－9 表达明显弱于对照组，提示染料木黄酮有一定的抗 SACC 远处转移的作用，其治疗作用可能是多种机制作用的结果[31]。

23

### （三）唾液腺腺样囊性癌远处转移的治疗

#### 1. 紫杉醇

刘浩等观察紫杉醇（泰素）对唾液腺腺样囊性癌细胞远处转移的作用及其对转移灶肿瘤细胞凋亡的影响。结果显示，对照组与紫杉醇治疗组相比，两者之间转移率（90%和 40%）及瘤结节数（27.44±3.55 和 7.75±1.26）均有显著性差异，对照组凋亡指数（6.03±3.36）明显低于治疗组（25.47±4.78），提示紫杉醇对唾液腺腺样囊性癌肺转移有较好的抑制效果，诱导凋亡可能是抗 SACC 裸鼠转移的作用机制之一[32、33]。

实验观察紫杉醇对唾液腺腺样囊性癌细胞远处转移的作用，及其对肺转移灶血管内皮生长因子、基质金属蛋白酶表达的影响。结果显示，紫杉醇治疗组的瘤结节数明显少于对照组，VEGF 及 MMP－9 的表达明显弱于对照组，表明紫杉醇对唾液腺腺样囊性癌有较好的抑制效果，可能与其抑制血管生成及基质金属蛋白酶表达有关[33]。

#### 2. 抗肿瘤血管生成剂

（1）表皮生长因子（epidermal of growth factor，EGF）和血管内皮生长因子（vascular endothelial growth factor，VEGF）受体抑制剂：EGF 和肿瘤生长因子－α 的关系密切，EGF 与其受体结合能有效地促进肿瘤细胞的生长、存活和促进肿瘤血管的生成。VEGF 及其受体能诱导血管通透性增加与促进肿瘤血管的形成，且 VEGF 各型及其受体在唾液腺恶性肿瘤中都有较高的表达。AEE788 是一种 EGF 和 VEGF 双重受体抑制剂，动物实验证明 AEE788 联合顺铂可有效抑制 SACC 在裸鼠肺部的转移[34]。

(2) TNP－470：TNP－470是目前研究得比较多的血管生成抑制剂，系烟曲霉素的衍生物，具有较强的抑制肿瘤新生血管内皮细胞增殖和血管形成的作用。将TNP－470与化疗药氟尿嘧啶或顺铂联合使用，有利于提高对SACC的治疗效果，并且在实验动物中能够有效地抑制肺转移。

3. 基因治疗

(1) 基因导入技术：RNA干扰(RNA interference，RNAi)系近年来发现的在生物体内普遍存在的一种古老的生物学现象，是由双链RNA(dsRNA)介导的、由特定酶参与的特异性基因沉默现象。它在转录水平、转录后水平和翻译水平上阻断基因的表达。与反义寡核苷酸技术相比，RNAi具有更高的特异性和抑制效果。伴随近年来合成dsRNA技术的改进，RNAi有望成为研究唾液腺肿瘤基因治疗的新方法。通过寻找合适的RNAi载体，针对各种靶向因子进行的治疗取得了明显的效果。有研究者利用RNAi技术沉默Ezrin基因，从而促进了高转移SACC的凋亡，使细胞运动能力和侵袭能力下降[35]。

减毒沙门菌是一种新的基因治疗载体，适用于转载编码分子治疗的质粒。其优点在于成本低，给药途径方便，高效表达，靶向免疫系统可诱导细胞，引发黏膜及系统内潜在的免疫反应。

(2) 基因治疗在实验性转移癌防治研究中的应用：抑癌基因TIP30是一种新近发现的短链脱氢酶-还原酶家族成员，能够通过诱导细胞凋亡以及抑制血管生成来抑制肿瘤生长和转移。TIP30在腺样囊性癌中低表达，而在正常涎腺中高表达；TIP30基因转染能有效抑制细胞进入增殖周期，抑制细胞生长并导致转基因细胞凋亡率明显增高，动物实验表明，采用TIP30转基因治疗的肿瘤生长明显受到抑制。江中明等将TIP30与人干扰素IFN－γ的共表达质粒pCI－TIP30/IFN转入减毒鼠伤寒沙门菌，建立荷SACC裸鼠模型后，给荷瘤裸鼠口服上述重组减毒沙门菌，结果发现减毒伤寒沙门菌靶向介导的TIP30、IFN－γ及其联合基因，对腺样囊性癌生长有明显抑制作用，可进一步深入研究[36]。

自杀基因编码的酶可将无毒性的前体药物(prodrug)催化为有细胞毒性的物质，表达自杀基因的肿瘤细胞在添加前体药物的条件下，可被自杀基因催化产生的毒性物质杀死。该疗法被认为是肿瘤治疗最有前景的途径之一，已在多种肿瘤细胞及动物模型的肿瘤治疗中进行大量临床前研究，有的已进入Ⅰ/Ⅱ/Ⅲ期临床试验。孙春晓等对单纯疱疹病毒胸腺激酶基因/羟甲基无环鸟苷(HSV－TK/GCV)自杀基因系统对腺样囊性癌的治疗作用进行了较为系统的研究，发现HSV－TK/GCV能显著地降低高转移SACC细胞的致瘤性。

## 三、唾液腺腺样囊性癌远处转移防治研究中存在的问题



### (一) 基础研究的对象及模型

在关于SACC转移的基础研究中，目前存在的主要问题是研究对象的缺乏，即现有细胞系较少，以及转移模型的建立较为困难。现有的SACC细胞系的筛选方式，都是通过裸鼠尾静脉注射法，经多轮筛选获得，但是由于该模型属于半转移模型，即忽略了癌细胞在原位生长、细胞外基质浸润，基底膜侵犯、突破血管壁进入血管的过程，因此并不能够完全反映SACC转移的完整过程。以这样的研究对象进行研究，难免会有所偏颇。另一方面，由于SACC体内生长缓慢，肺转移出现较晚，因此在建立裸鼠原位移植瘤模型观察肺转移时，往往还没有发生转移，原位瘤就已生长至较大体积，考虑到动物伦理需要，不得不处死动物，而无法获得预期的实验数据。因此，亟待建立更多的SACC细胞系，模仿更接近于体内转移的方式筛选高转移细胞系。

### (二) 研究深度及广度

唾液腺肿瘤的发生、发展以及转移是一个多基因，多步骤的过程，任何单一基因的研究都只是冰山一角。近年来，有关唾液腺肿瘤转移的分子生物学研究进展较快，但仍然多为某一基因的研究，缺乏多基因的综合研究。研究内容也多为基因结构的研究，而在唾液腺肿瘤中基因功能的研究不足。由于唾液腺的发生、组织来源不同于其他器官，因此唾液腺肿瘤的发生发展不同于其他组织的肿瘤，如果仅以乳腺癌、胃癌、肺癌等研究结果来推测唾液腺肿瘤的特性，可能无法全面揭示其机制。应从唾液腺肿瘤自身特点出发，探索新的研究思路，揭示其真正的转移机制。另一方面，由于唾液腺肿瘤，尤其是SACC，其转移往往发生于数年后，所以对于现行的治疗手段，尤其是新方法、新技术的临床疗效，还有待长期观察和随访。

综上研究，尽管对于唾液腺腺样囊性癌远处转移的机制及其防治方面的研究还不够全面和深入，但已为更有效地防治唾液腺肿瘤的远处转移积累了不少宝贵的资料和经验，进一步的深入研究有可能使唾液腺远处转移的防控提高到一个新的水平。

（俞光岩　董　灵）

## 参考文献

[1] Yu GY, Ma DQ. Carcinoma of the salivary gland: a clinicopathologic study of 405 cases [J]. Semin Surg Oncol, 1987, 3(4):240-244.

[2] 马大权，俞光岩. 腺样囊性癌的诊断和治疗[J]. 中华口腔医学杂志，1987,22(4):319-322,369.

[3] Huang MX, Ma DQ, Sun KH, et al. Factors influencing survival rate in adenoid cystic carcinoma of the salivary glands [J]. Int J Oral Maxillofac Surg, 1997,26(6):435-439.

[4] Spiro RH. Distant metastases in adenoid cystic carcinoma of salivary origin [J]. Am J Surg, 1997,174(5):495-498.

[5] Chummun S, McLean NR, Kelly CG, et al. Adenoid cystic carcinoma of the head and neck [J]. Brit J Plastic Surg, 2001,54(6):476-480.

[6] Fordice J, Kershaw C, El-Naggar A, et al. Adenoid cystic carcinoma of the head and neck: Predictors of morbidity and mortality [J]. Arch Otolaryngol Head Neck Surg, 1999,125(2):149-152.

[7] Perez DE, Alves FA, Nishimoto IN, et al. Prognostic factors in head and neck adenoid cystic carcinoma [J]. Oral Oncol, 2006,42(2):139-146.

[8] Liotta LA, Stetler-Stevenson WG. Tumor invasion and metastasis: an imbalance of positive and negative regulation [J]. Cancer Res, 1991,51(18 Suppl):5054s-5059s.

[9] Hoon DS, Kitago M, Kim J, et al. Molecular mechanisms of metastasis [J]. Cancer Metastasis Rev, 2006,25(2):203-220.

[10] 李翠英，徐韶琳. 腺样囊性癌细胞在Ⅵ型胶原中的趋化行为及其与整合素表达的关系[J]. 中华医学杂志，2000,50(10):793-795.

[11] Berno V, Porrini D, Castiglioni F, et al. The 67 kDa laminin receptor increases tumor aggressiveness by remodeling laminin-1 [J]. Endocr Relat Cancer, 2005,12(2):393-406.

[12] 李凤和，俞光岩，李盛琳，等. 涎腺腺样囊性癌细胞转移潜能与细胞外基质的关系[J]. 现代口腔医学杂志，2000,14(6):363-365.

[13] Dong L, Wang YX, Li SL, et al. TGF-β1 promotes migration and invasion of salivary adenoid cystic carcinoma [J]. J Dent Res, 2011,90(6):804-809.

[14] 何海波，唐休发，李龙江，等. 力学刺激对人腺样囊性癌高低转移细胞株中 E-cad-cat 复合体的影响[J]. 华西口腔医学杂志，2007,25(1):29-32.

[15] 吴轶群，张伟国，田臻. E-cadherin-catenin 复合体在涎腺腺样囊性癌中的表达[J]. 上海口腔医学，1999,8(3):163-165.

[16] 孙沫逸，王磊，杨连甲. NGF 在涎腺腺样囊性癌中的表达及与嗜神经侵袭和疼痛的关系[J]. 第四军医大学学报，2004,25(11):1012-1014.

[17] Xue F, Zhang Y, Liu F, et al. Expression of IgSF in salivary adenoid cystic carcinoma and its relationship with invasion and metastasis [J]. J Oral Pathol Med, 2005,34(5):295-297.

[18] Nakashima D, Uzawa K, Kasamatsu A, et al. Protein expression profiling identifies maspin and stathmin as potential biomarkers of adenoid cystic carcinoma of the salivary glands [J]. Int J Cancer, 2006,118(3):704-713.

[19] 彭歆，俞光岩，高岩，等. 组织蛋白酶 D 在涎腺腺样囊性癌表达的研究[J]. 中华口腔医学杂志，2000,35(3):206-208.

[20] Katopodi E, Patsouris E, Papanikolaou V, et al. Immunohistochemical detection of epidermal growth factor and its receptor in salivary gland carcinomas [J]. Oral Surg Oral Med Oral Pathol Oral Radiol Endod, 2003,95(3):266-268.

[21] 马杰，钟鸣，王兆元. EGFR 及 C-erbB-2 蛋白表达与腺样囊性癌细胞系转移力之间的关系[J]. 实用口腔医学杂志，2006,22(3):387-390.

[22] 陈垂史，黄志权，王友元，等. 骨桥蛋白、CD44v6 在涎腺腺样囊性癌转移中的意义[J]. 分子诊断与治疗杂志，2010,2(3):160-163.

[23] 王洁，蒋灿华. 趋化因子 SDF-1α 及其受体介导涎腺腺样囊性癌细胞的趋化与侵袭[J]. 现代免疫学，2006,26(6):508-

23

511.

[24] Hao L, Xiao-lin N, Qi C, et al. Nerve growth factor and vascular endothelial growth factor: retrospective analysis of 63 patients with salivary adenoid cystic carcinoma [J]. Int J Oral Sci, 2010,2(1):35 - 44.

[25] Zhang J, Peng B, Chen X. Expressions of nuclear factor kappaB, inducible nitric oxide synthase, and vascular endothelial growth factor in adenoid cystic carcinoma of salivary glands: correlations with the angiogenesis and clinical outcome [J]. Clin Cancer Res, 2005,11(20):7334 - 7343.

[26] 陈伟军,王成,曾亮. COX - 2、CD44 在腺样囊性癌中的表达及意义[J]. 中国现代医生,2009,47(16):36 - 37.

[27] 孙俊勇,郭伟,安杰,等. 腺样囊性癌肺转移相关蛋白值得筛选鉴定[J]. 中华口腔医学杂志,2004,39(2):114 - 117.

[28] 杨捷琳,朱乃硕,王颖,等. 涎腺腺样囊性癌高低转移细胞系 mRNA 及蛋白质表达谱差异研究[J]. 生物化学与生物物理进展,2004,31(4):313 - 316.

[29] 吕淑珍,张杰,赵京华. 联合术后放射性粒子$^{125}$Ⅰ组织间植入治疗涎腺腺样囊性癌的初步观察[J]. 现代口腔医学杂志,2009,23(4):550 - 551.

[30] Li Fenghe, Yu Guangyan, Li Shenglin, et al. Anti-invasive and anti-metastatic effects of Arg-asp(RD) on human salivary adenoid cystic carcinoma [J]. Int J Oral Biol, 2001,26(2):75 - 79.

[31] 刘浩,俞光岩. 染料木黄酮抗涎腺腺样囊性癌远处转移的实验研究[J]. 中华口腔医学杂志,2004,39(4):371 - 375.

[32] 刘浩,俞光岩. 紫杉醇抗涎腺腺样囊性癌远处转移的实验研究[J]. 现代口腔医学杂志,2002,16(3):193 - 194.

[33] 刘浩,俞光岩. 泰素抑制涎腺腺样囊性癌远处转移的机制研究[J]. 天津医药,2008,36(4):283 - 284.

[34] Younes MN, Park YW, Yazixi YD, et al. Concomitant inhibition of epidermal growth factor and vascular endothelial growth factor receptor yyrasine kinases reduces growth and metastasis of human salivary adenoid cystic carcinoma in anorthotopic nude mouse model [J]. Mol Cancer ther, 2006,5(11):2692 - 2705.

[35] 王友元,陈伟良,杨朝晖,等. Ezrin 基因在人涎腺腺样囊性癌中的表达及对转移细胞增殖侵袭性的影响[J]. 中华口腔医学杂志,2009,44(4):203 - 207.

[36] 江中明,赵平,高军,等. 携带 TIP30 与人 IFN - γ 基因的重组减毒鼠伤寒沙门菌的构建及抗腺样囊性癌的初步研究[J]. 中国肿瘤生物治疗杂志,2004,11(1):42 - 45.

# 第二十四章
# 唾液腺恶性肿瘤

## 第一节　腺样囊性癌

### 一、概述

唾液腺腺样囊性癌(salivary adenoid cystic carcinoma, SACC),是由上皮细胞和肌上皮细胞构成管状、筛状和实性型不同形态结构混合排列而成的基底样细胞肿瘤。Billodh 于 1859 年最早描述这一类型肿瘤,因其组织病理形态表现为上皮岛内间质相互编织呈圆柱形系统而命名为“圆柱瘤(cylindroma)”。但也有学者认为,是法国的 Lorain、Robin 和 Laboulbene 于 1853 年首次报道了 2 例鼻腔和 1 例腮腺的腺样囊性癌,并命名为异位腺肿瘤(heterogenic tumor),他们还在 1854 年观察到肿瘤侵犯神经并沿神经扩散的现象。1943 年,Dockerty 等采用“腺癌、圆柱瘤型”一名,明确了这种肿瘤的恶性性质,并强调了肿瘤沿神经鞘扩散的特性。1953 年,Foote 和 Frazell 使用腺样囊性癌(adenoid cystic carcinoma)一名,得到广泛认同并沿用至今[1]。SACC 是比较常见的唾液腺恶性肿瘤,根据大宗样本的报道,SACC 占全部唾液腺肿瘤的 7.2%～10%,占唾液腺恶性肿瘤的 10%～23.4%,其构成比居唾液腺恶性肿瘤的第 2 位,仅次于黏液表皮样癌。腺样囊性癌可以发生于任何年龄,但以 40～60 岁占绝大多数,儿童罕见。女性稍多于男性,国内约为 1.2∶1,国外报告为 3∶2。腺样囊性癌好发于小唾液腺和大唾液腺中较小的腺体,约 3/4 发生小唾液腺中,其中腭腺多见;约 1/4 发生于大唾液腺中,最常见发生于颌下腺。国内外有关腺样囊性癌在不同腺体发生的构成比各不相同。

### 二、生物学特点

#### (一) 临床和组织生物学特点

##### 1. 临床特点

腺样囊性癌在临床上常表现为生长缓慢的肿块,病期较长。平均病期为 3.5 年,最长者达 20 年。肿块疼痛和神经功能障碍是腺样囊性癌突出的临床症状,常为患者就诊时的主诉,疼痛可为自发性,也可为触发性,有的仅限于局部,也有反射到头颈部其他部位者。此外,患者常有患侧的神经功能障碍,腮腺肿瘤可出现面瘫;下颌下腺肿瘤常侵犯舌神经或舌下神经而出现舌麻木及舌下神经麻痹的症状。临床检查肿块大小不一,小者活动、轻微触痛,误诊为淋巴结炎者并非少见。肿块大者触诊硬如板样,活动度差,皮肤受压变薄,发生于口腔小唾液腺者黏膜变薄。常见肿瘤表面毛细血管扩张,可因创伤发生溃疡。累及鼻腔或上颌窦者可有鼻塞或鼻出血,也有不少病例可有眶下或上唇麻木症状。X 线检查虽可显示有骨破坏征象,但也有不少病例 X 线检查骨小梁结构正常而术后病理检查发现骨髓腔内有广泛的癌细胞浸润。这是由于腺样囊性癌可通过狭窄的间隙扩散而不破坏骨小梁。因此,不能依据 X 线片上有无骨质破坏来判断骨质受侵与否。另外,常规胸部 CT 检查非常必要,以确认有无肺转移。

##### 2. 组织病理学特点

大体观察,肿瘤呈圆形和椭圆形,有时为结节状。质地较硬,直径大小不等,多为 2～4 cm。肿瘤似与周围组织界限清楚,但剖面所见肿瘤无包膜或包膜不完整,并可见其向周围组织浸润。剖面呈实性灰白色,常见出血灶,部分可见囊性变,腔内含黏稠液体。光镜下表现可见腺样囊性癌主要由两种细胞组成。

一类为导管上皮细胞，似正常唾液腺导管的内层细胞。另一类为肌上皮样细胞，较导管上皮细胞大。肿瘤细胞排列组合成不同的形态类型。WHO根据不同的组织类型，将腺样囊性癌分为3种亚型：①腺样（筛孔状）型：上皮细胞巢内有许多圆柱状腔隙，形成一种似莲藕断面的筛孔状结构。无细胞的腔隙内包含有稀薄的嗜碱性物质或嗜酸性的玻璃样变性。超微结构观察表明这种腔隙是假性囊腔。这种筛孔状结构是腺样囊性癌典型的、最具特征性而易于辨认的形态结构。②管状型：瘤细胞排列呈腺管状，小管管腔内衬管状导管型细胞，纵向切面呈长的管状，细胞周围环绕一层或多层变异的肌上皮细胞。腔内含有少量的嗜酸性物质，高碘酸-希夫（PAS）染色阳性。常和筛孔状表现共存，并可见相互移行部分。③实体型：瘤细胞形成大小不等的巢或呈片状，没有或很少有筛孔状所见的腔隙以及管状结构。在这种类型中可见细胞呈多形性和有丝分裂象，此现象在前述2型中极少见[2]。虽然腺样囊性癌的组织病理可以划分为3种类型，但实际上并无纯筛状型、纯管状型和纯实体型。3种表现可以在同一肿瘤体中共存，类型的划分主要是根据上述成分所占的比重多少。Santo等将腺样囊性癌进行了组织学分级。Ⅰ级：高分化肿瘤，由管状及筛状结构组成，无实性团块。Ⅱ级：完全由筛状结构，或伴有不到30%的实性团块。Ⅲ级：肿瘤以实性团块为主。当某一种肿瘤处于两种级别之间时，则列为分化较差的级别。临床病理分析结果表明，组织学分级与患者预后密切相关。

腺样囊性癌是一种侵袭性很强的肿瘤，肿瘤包膜内外常有癌细胞浸润。邻近肿瘤的组织如肌、骨及骨膜等，肉眼观察近似正常组织而镜检常见癌细胞浸润，因此很难确定肿瘤所累及的解剖范围。区域淋巴结转移率很低，如有发生多为分化差的实质型，或原发部位在舌根者。腺体周围淋巴结侵犯是常见现象，A11en和Marsh的研究表明，这种情况都是肿瘤的直接侵犯，而不是栓塞性转移。腺样囊性癌远处转移发生率较高，转移部位以肺部最常见，也可发生于肝和骨，可在患者就诊时即有转移，但多数发生在原发灶手术以后。可在原发灶有复发的情况下出现转移，也可在原发灶无复发时出现转移。Perzin等注意到复发和组织类型之间存在关系：管状型为59%，筛状型为89%，而实质型为100%。控制远处转移是临床治疗中的主要问题。有关唾液腺腺样囊性癌远处转移的特点及干预策略，详细介绍见第23章内容，本章不再做重点介绍。

SACC是浸润性极强的恶性肿瘤，周围浸润性生长是其主要特点之一，常沿组织间隙向周围蔓延扩展，尤其是倾向于沿着或围绕纤维组织生长。但腺样囊性癌更为显著的浸润特点是，它极易侵袭神经，并循神经扩展，镜下常可见到神经周围间隙以至神经纤维内有肿瘤侵犯；患者常以神经症状作为其就诊的主诉症状：如自发痛或触疼，但均不重，或呈胀痛、轻微刺疼感。肿瘤发生于舌下腺或下颌下腺时，患者常有患侧舌痛，比较集中于舌尖，舌麻或舌下神经麻痹征象时有所见，不少病例可有眶下或上唇麻木症状，发生于腮腺者常有某一分支或全部面神经麻痹现象。值得注意的是，有的下颌下腺腺样囊性癌早期无明显肿块，而只表现为舌下神经麻痹的症状，患者往往先就诊于神经科而延误诊断[3]。本章重点介绍SACC浸润神经的生物学特性和机制。



### （二）治疗原则和预后相关因素

#### 1. 治疗原则

腺样囊性癌治疗原则是局部扩大切除，配合术后放疗有助于提高治愈率。腮腺SACC应作全腮腺切除，如有面神经受侵，应切除面神经后行面神经移植。下颌下腺或舌下腺SACC，应追踪切除舌神经。如肿瘤较小没有侵犯包膜外，可切除肿瘤和腺体。如侵犯包膜外，未与颌骨粘连则术中取骨膜冷冻活检，如有侵犯应切除患侧下颌骨。如与下颌骨粘连，即使X线片示无骨质破坏也应切除下颌骨并追踪切除下颌神经。腭部SACC应做包括翼突在内的上颌骨切除，以切除翼管内的上颌神经。SACC颈淋巴转移率低，除舌根SACC外一般不做颈淋巴清扫术。SACC通过血行远处转移率较高，可达40%～60%。黄敏娴等分析腺样囊性癌治疗后10、15年及20年生存率，分别为37.4%、24.5%和12.5%。Spiro等分析的242例中，10、15年和20年生存率分别为39%、26%和21%。而邢雪荣等分析的89例中，3年、5年、10年和15年总的生存率分别为86.3%、75.8%、49.2%和36.7%。

#### 2. 影响预后因素

影响SACC预后的因素主要有：①组织病理类型：实体型的预后差，管状型的好，筛状型介于两者之间。②原发病变部位：下颌下腺发生者预后差，血行转移率也以下颌下腺为高，原发病变部位可能是影响生存的重要因素之一。③临床分期：瘤体体积大者预后差。④治疗方式：手术后辅助放射治疗可以提高治愈率。而腺样囊性癌侵袭神经对预后的影响目前意见不一，Matsuba、Eby、Perzin 和 Goepfert 等分别通过各自的研究认为，腺样囊性癌侵袭神经对预后没有影响，而 Vrielinck 等分析 37 例腺样囊性癌，发现神经侵袭的患者的 5 年生存率（36.9%）明显低于无神经侵袭者（93.8%），Fordice 等对 160 例腺样囊性癌进行研究，认为只有当腺样囊性癌侵及知名神经时才会影响患者生存率。Luna 等则发现，当肿瘤侵犯神经的直径超过 0.25 cm 时，会严重影响患者的预后。而邢雪荣分析了 89 例腺样囊性癌，发现神经受侵者的预后比神经未受侵者的明显，神经受侵者死亡危险度是神经未受侵犯者的 5 倍多。

## 三、嗜神经侵袭机制的研究

目前认为腺样囊性癌可能来自向肌上皮细胞和导管细胞分化的多潜能细胞或储备细胞。1983 年，国内李盛林教授率先建立腺样囊性癌细胞系 SACC-83，随后又筛选、建立肺高转移细胞系 SACC-LM。国内其他单位也相继建立了数株腺样囊性癌细胞系，这些细胞系对我国腺样囊性癌研究的发展起了重要推动作用。腺样囊性癌相关的异常表达蛋白主要集中在细胞增殖、分化和细胞凋亡 3 个方面，其中表达上调者有 Ki-67、cyclin D1、E2F1、stathmin、TPX2、Skp2、maspin、C-kit 等[4~8]，表达下调者有 p27、RUNX3、Numb 蛋白等[9~11]。Ki-67 作为细胞增殖标志，研究中发现其在腺样囊性癌中高表达，且与腺样囊性癌患者生存率的减少呈正相关。研究中还发现，cyclin D1 正向调节细胞周期，并且在腺样囊性癌中也过表达，但其过表达并不一定伴随其编码基因 CCND1 的扩增。

周围神经侵袭（perineural invasion）是指在神经周间隙内肿瘤细胞呈同心环状包绕神经，并沿神经浸润和扩散的现象。肿瘤的这种特性称为肿瘤的嗜神经性（neurotropism）。肿瘤的嗜神经性并非腺样囊性癌的独有特性，在其他恶性肿瘤中也有此现象，如前列腺癌、直肠癌、胆管癌、黑色素瘤、膀胱癌及胰腺癌等，甚至在良性肿瘤如膀胱腺肌样增生、甲状腺腺瘤和前列腺结节样增生中也时有嗜神经现象的发生。在这些肿瘤中，尤以胰腺癌嗜神经发生率最高，高达 84%～100%。

早期人们一直认为肿瘤的神经浸润，是肿瘤细胞沿着淋巴管进入"淋巴性"的神经间隙进行扩散的，但后期许多研究表明，神经不存在所谓的"淋巴性"的神经间隙，肿瘤的神经浸润是因为神经周围有潜在的疏松间隙，并非存在有淋巴性组织，肿瘤在这个间隙中的生长和扩散所受的阻力较小。但该"假说"并不能解释不同肿瘤嗜神经的差异性。关于肿瘤的嗜神经侵袭，目前很多学者提出了"微环境假说"，他们认为嗜神经的肿瘤细胞和神经周围存在某些作用的因子，两者以这些因子为基础进行相互作用。

24

### 1. 肿瘤细胞的特定分化与嗜神经侵袭

根据微环境假说，许多学者提出，肿瘤细胞特定方向分化可能是恶性肿瘤嗜神经侵袭的基础。Reed 最早提出这一观点，他在研究黑色素瘤侵袭神经时发现，肿瘤细胞的特定分化与其侵袭神经有着密切的关系。1996 年，Iwamoto 认为黑色素瘤细胞向神经膜细胞分化可能是其嗜神经侵袭的组织学基础。Tezel 通过实验发现，胰腺癌在侵袭神经时也发生了神经相关性的分化。1996 年，Toth 等应用免疫组织化学酶标的方法，在腺样囊性癌中检测到了神经膜细胞的标记物 S100 蛋白、神经胶质原纤维酸性蛋白、神经元特异性烯醇酶等，基于这些研究，他们认为腺样囊性癌嗜神经侵袭的生物学特性是因为癌细胞发生了神经膜细胞的分化，产生癌嗜神经侵袭的生物学和分子基础（见图 24-1）；研究还推测发生分化的细胞可能是具有潜在分化能力的肌上皮细胞，但后者并没有足够的实验支持。孙沫逸等通过双重免疫荧光的方法研究发现，肌上皮细胞和神经膜细胞的标记物均在腺样囊性癌中同一细胞共表达，证实了肌上皮细胞的神经膜细胞分化就是腺样囊性癌嗜神经性侵袭的组织学基础[12]。2005 年，罗小龙等利用双重免疫荧光染色技术发现，神经膜细胞标记物髓磷脂碱性蛋白（MBP）和肌上皮细胞标记物肌动蛋白（MA）在腺样囊性癌同一癌细胞中呈共表达现象，进一步证实了腺样囊性癌中肌上皮细胞发生神经膜细胞分化的存在。

### 2. 神经营养因子及其受体介导肿瘤对神经的侵袭

神经营养因子（neurotrophic factors，NTFs）可分为 3 个家族：神经营养素家族（NTs，也称神经生长因子家族）、睫状神经营养因子家族（CNTFs）和胶质细胞源性神经营养因子（GDNFs）家族。神经营养素是在胚胎发育过程中可以促进神经元增殖和分化，调节周围和中枢神经细胞的发育、生长和再生的一类小分子蛋白质。神经营养素家族（NTs）包括神经生长因子（NGF）、神经营养因子-3（NT-3）、脑源性神经营养因

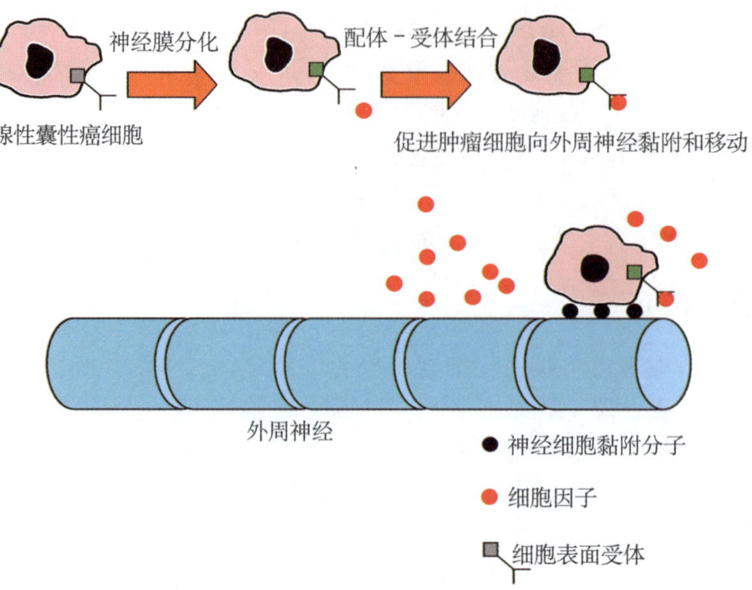


图 24－1 腺样囊性癌嗜神经侵袭神经膜细胞向分化学说示意图

子(BDNF)和神经营养因子－4/5(NT－4/5)等，其相关的受体包括 p75 神经营养因子受体(p75NTR)、酪氨酸激酶 A(TrkA)、酪氨酸激酶 B(TrkB)、酪氨酸激酶 C(TrkC)和 Ret 蛋白等。王磊等研究发现，NGF、NT－3、TrkA、TrkC 在 SACC 中阳性表达超过 90%，有嗜神经现象的 SACC 组阳性率显著高于未见嗜神经现象组。NGF 能够促进 SACC－83 细胞的体外黏附、移动及侵袭，NGF 可能在 SACC 嗜神经侵袭过程中起重要作用。

**3. 趋化因子及其受体与肿瘤嗜神经侵袭的关系**

2006 年，Müller 等证实趋化因子受体 CXCR4 在人的唾液腺腺样囊性癌组织和细胞系中均呈高表达，并通过趋化实验证实腺样囊性癌细胞可以向趋化因子 CXCL12 方向定向迁移，同时对于趋化因子 CXCL12 具有浓度依赖性。以上结果说明，CXCLl2/CXCR4 轴与唾液腺腺样囊性癌的转移密切相关。2000 年，Gleichmann 等发现鼠的中枢神经中的神经胶质细胞和外周神经中的神经膜细胞均可高分泌趋化因子 CXCL12。国内学者孟志兵等通过实验发现，在腺样囊性癌侵袭的周围神经组织中趋化因子 CXCL12 呈高表达。以上研究进一步说明，趋化因子和其相应的受体在人唾液腺腺样囊性癌侵袭神经的过程中发挥着重要的作用。

**4. 肿瘤嗜神经侵袭的其他因素**

神经细胞黏附分子(neural cell adhesion molecule，NCAM)是一种可以使细胞与细胞之间通过分子结合而相互聚集的细胞因子，对于它的研究结果目前尚存争议，有实验研究表明，其高表达可以促进肿瘤的嗜神经侵袭，而另有学者认为，NCAM 的高表达对肿瘤的神经性侵袭有抑制作用[13]。Shintani 等在实验研究中发现，在腺样囊性癌侵袭的区域内细胞外基质大量缺失。国内外学者的实验证明，基质金属蛋白酶 MMPs 在肿瘤的侵袭过程中起着关键性的作用，MMPs 可以将肿瘤细胞周围基质降解，为肿瘤细胞的侵袭创造条件，但具体的信号通路尚未完全明了，有待于进一步的研究[14]。

腺样囊性癌远处转移机制的研究，详细内容参见第 23 章。

## 第二节 黏液表皮样癌

### 一、概述

黏液表皮样癌(mucoepidermoid carcinoma，MEC)，是由黏液细胞、中间细胞、表皮样细胞构成的上皮性恶性肿瘤。黏液表皮样癌由 Volkman 于 1895 年首次报告。1948 年，Stewart 等将其称作“黏液表皮样肿瘤”。1953 年，Foote 和 Frazel 研究发现，部分“黏液表皮样肿瘤”发生了转移，提出此瘤属于恶性肿瘤，并称之为黏液表皮样癌。1962 年，Bhasker 和 Bernier 在研究中发现，80%的患者有明显的良性肿瘤表现，仅少数类似表皮样癌，故认为全部称为黏液表皮样癌并不恰当，应分为良性型和恶性型黏液表皮样癌。直到 1972 年，世界卫生组织统一将其定名为“黏液表皮样瘤”。我国在 1976 年制定的唾液腺上皮性肿瘤的分类中将其称为黏液表皮样癌。此后，大多数学者对该肿瘤的生物学行为进行研究后，认为该瘤应属“癌”。1991 年，世界卫生组织将其命名为“黏液表皮样癌”。黏液表皮样癌是最常见的原发性唾液腺恶性肿瘤。在我国统计唾液腺上皮性肿瘤中，MEC 占 12%，约占唾液腺恶性肿瘤的 30%。国外统计 MEC 占唾液腺上皮性肿瘤的 9.6%～15.7%，占唾液腺癌的 34.5%～56.9%，均为最常见的唾液腺癌。MEC 可发病于任何年龄，最小者不足 1 岁。发病高峰年龄为 40～60 岁。女与男发病之比约为 1.5∶1，最高为 1.69∶1。约 50%MEC 发生于大唾液腺，其中 90%以上发生于腮腺；下颌下腺较少，舌下腺罕见。约 47%位于小唾液腺，腭腺多见；其次为下颌磨牙后腺、舌腺、唇腺和颊腺等。颌骨内发生者约占 3%，也可原发于异位唾液腺。

## 二、生物学特点

### （一）临床和组织生物学特点

1. 临床特点

高分化型 MEC 大多为无自觉症状、不规则的肿块，偏硬，活动较差，有些肿瘤的部分区域呈囊性。一般病史较长，部分患者的病史在 10 年左右；肿瘤直径大小多数为 2～4 cm。腮腺内的高分化 MEC，即使面神经被包绕在瘤体内，却极少见到面神经麻痹，腭腺或磨牙后腺的高分化 MEC，有时呈淡蓝色或暗紫色，极易被误诊为血管瘤或囊肿。区域淋巴结转移率较低，常见腺体周围淋巴结被肿瘤直接侵犯。如发生于口底、舌根则常见淋巴结转移。低分化型 MEC 生长快，多出现疼痛、溃疡及神经受累等表现。肿瘤呈实性较硬肿块，边界不清，活动差，病史平均为 1.5 年，多数患者病史在 1 年之内，肿瘤直径平均 3.5 cm 左右。腮腺的低分化 MEC 患者，有时出现表情肌活动力减弱或面瘫，下颌下腺者有时出现舌下神经麻痹，发生于腭腺可破坏腭骨及上颌牙槽突，常发生颈部淋巴结转移。

2. 组织病理学特点

大体观察：肿物多为圆形、卵圆形或结节形、包膜不完整或无包膜，切面实性或囊性，灰白色或浅粉红色，囊内含蛋清或胶冻状的黏液。MEC 的病理分级还没有统一标准，主要方法有两种：①三级分类，以 Healy 等(1970)提出的三分级最有影响，即根据分化程度分为高、中、低三级分化。②二级分类，WHO 于 1991 年提出即高低二级分化。2005 年，WHO 唾液腺肿瘤组织学分类，为了预测预后，采用镜下 5 个参数得分分级系统，如根据囊内成分、神经、坏死、核分裂象、间变所得分数分为低中高三级，相应的病死率分别为 3.3%、9.7%和 46.3%。最近又提出 7 个参数得分分级系统，补充浸润深度和骨浸润特点。光镜下，MEC 主要由黏液细胞、中间细胞、表皮样细胞构成，不同类型的细胞的比例和所形成的结构不同。高分化或低度恶性黏液表皮样癌中，黏液细胞占 50%以上，表皮样细胞分化良好，中间细胞不多，无核异形，有丝分裂极少或没有。低分化或高度恶性黏液表皮样癌黏液细胞不足 10%，肿瘤主要为中间细胞或表皮样细胞形成的实质性团片。瘤细胞间变明显，可见核异形及较多的有丝分裂相。中分化或中度恶性黏液表皮样癌，介于高分化和低分化之间，黏液细胞多于 10%，中间细胞和表皮样细胞较多，常形成实质性团片。细胞轻度或中度异形，偶见有丝分裂相。黏液细胞及囊腔内容物 PAS、黏液卡红和阿辛蓝染色阳性，可与相关肿瘤鉴别。电镜下观察：富含糖原的细胞就是中间细胞；黏液细胞有黏液分泌颗粒，呈腺腔样排列，可见微绒毛及连接复合体；表皮样细胞含丰富张力丝，细胞间以桥粒相连。

### （二）治疗原则和预后相关因素

1. 治疗原则

MEC 的治疗原则与其分化程度相关，以局部扩大切除为主。高分化者，尽可能保留面神经，分离后可进行液氮冷冻及放疗。如手术彻底可不必作放疗和选择性颈淋巴清扫术。低分化者可作选择性颈淋巴清扫术，宜加术后放疗。唾液腺 MEC 预后较其他唾液腺癌好，术后生存率较高。俞光岩等报道 3、5、10 和

15年的生存率分别为86.7%、85.1%、84.6%和78.6%。

2. 预后因素

MEC的病理分级对预后有影响。Bandwein等发现低度恶性MEC无复发，中度恶性者30%复发，高度恶性者70%复发。Spiro等研究显示高分化者无转移，中、低分化者有44%发生颈淋巴转移。Yoo等研究显示，H-ras基因突变率在黏液表皮样癌的形成过程中起重要作用，在低分化、中间分化和高分化黏液表皮样癌中分别占5%、17%和35%，提示H-ars与黏液表皮样癌的分级分化及其临床预后相关，也可以作为临床病理分级的一个参考指标。研究中发现，高度恶性的MEC普遍存在原癌基因C-erbB-2的过度表达，而且C-erbB-2癌基因蛋白的阳性表达率随MEC恶性程度的增高而增高，与其病理学分级明显呈正相关，在预测MEC的进展中起一定的作用。卢敏华等研究认为，黏液表皮样癌中C-erbB-2呈过表达，并且与组织分型、分化程度及肿瘤复发等肿瘤的生物学特性高度相关。因此，C-erbB-2基因可作为黏液表皮样癌预后指标之一。Press和Cho等研究发现大约1/3的唾液腺黏液表皮样癌有HER-2/neu和C-erbB-2基因过度表达和(或)扩增，HER-2/neu和C-erbB-2的扩增和(或)过度表达可以作为黏液表皮样癌预后不良的一个独立判断指标。在增殖细胞核抗原(PCNA)表达与唾液腺MEC恶性程度的相关研究中，许多学者均发现唾液腺MEC恶性程度与PCNA表达指数明显呈正相关。研究表明，细胞增殖相关抗原Ki-67表达与唾液腺MEC恶性程度密切相关，随恶性程度增高，Ki-67抗原表达水平也明显增高。Skalova对35例唾液腺MEC患者的预后进行了研究，发现Ki-67抗原的表达水平可作为MEC的一个独立的预后因素。Yin等对71例口腔内小唾液腺MEC做了相同的研究，结果发现Ki-67阴性的肿瘤患者其生存率明显高于Ki-67阳性的肿瘤患者，所以他认为Ki-67是评价口腔内小唾液腺MEC预后的重要因素。Okabe等对31例口腔小唾液腺MEC患者预后的各种因素进行研究，发现p27表达与组织学分级呈负相关，与其他临床病理因素不相关，经多因素预后分析，仅肿瘤大小及p27表达是口腔小唾液腺MEC独立的预后因素。

研究还表明，nm23基因在mRNA水平和蛋白质水平的表达下降可增加黏液表皮样癌的转移能力。Choi等对MEC与p27的表达之间的关系也进行了研究，结果发现p27的低表达与MEC的恶性程度和区域淋巴结转移明显相关。



## 三、发病机制和治疗基础研究

一般认为黏液表皮样癌来源于排泄管储备细胞。司徒镇强等于1990年从1例低分化唾液腺黏液表皮样癌患者手术标本中取材行体外细胞培养，建立了唾液腺黏液表皮样癌高转移细胞系MEC-1。该细胞系细胞染色体众数为44，裸鼠皮下接种成瘤率100%。该细胞系具有表皮样细胞形态、亚二倍体染色体、成瘤率高等特点，符合低分化黏液表皮样癌生物学特性。吴军正等[15]应用MEC-1细胞系在裸鼠体内人工肺转移率较高的特点，通过裸鼠体内3次筛选，获得转移率更高的MC亚系，克隆化培养获得了转移率最高的MC3细胞克隆、转移率较低的MC1和MC2细胞克隆，即MC亚系仍含有生物学特性和转移力不全相同的细胞亚群。MC3，MC，MCl，MC2细胞染色体多数与MEC-1相同，仍保持人类染色体核型。刘斌等对肿瘤的单克隆抗体方面也进行了初步探讨，以黏液表皮样癌母本细胞MEC-1细胞系为免疫原，得到一株分泌肿瘤McAb的杂交瘤细胞系M-D4。M-D4杂交瘤细胞体外培养生长稳定，可分泌高效价的McAb，其抗体类型为IgG2b型。该杂交瘤系的建立及其相关研究对于肿瘤的主动免疫治疗提供了新的途径，促进了人类对黏液表皮样癌诊断和治疗的研究。韩建勋等报道8-甲氧基补骨脂素(8-MOP)可以调节MEC-1细胞部分基因的表达，能促使细胞p16和nm23-H1蛋白表达强度增强，而CDK4和H-ras蛋白表达强度减弱。人工合成与C-myc基因第二外显子翻译起始区序列互补的寡核苷酸，处理培养的人唾液腺黏液表皮样癌MEC-1细胞后，发现C-myc反义寡核苷酸能抑制黏液表皮样癌MEC-1细胞的增殖，其抑制作用具有浓度及时间依赖性。刘斌等对人黏液表皮样癌MEC-1细胞放射敏感性研究发现，MEC-1细胞具有较高的放射敏感性；同时小剂量HMBA与辐射联合应用，对MEC-1细胞具有协同抑制作用。

# 第三节　腺泡细胞癌

## 一、概述

腺泡细胞癌(acinic cell carcinoma, ACC)是来自腺上皮的恶性肿瘤,以浆液性腺泡细胞分化为特征。1892年,Nasse最先报告来自唾液腺腺泡的肿瘤;直到1953年Buxton等报告5例患者的恶性生物学行为,该肿瘤的恶性潜能才被认识。Burton曾将该病称为浆液细胞腺癌(serous cell carcinoma),而Foote和Frazell将该病命名为腺泡细胞癌。该病为良性还是恶性曾有不同认识。有些学者认为该肿瘤转移较少见,应称其为腺泡细胞瘤(acinic cell adenoma)。1972年,WHO唾液腺肿瘤的病理分类也是基于这样认识将其命名归类为良性唾液腺肿瘤。此后通过对该病进一步临床和病理学研究,认为该病虽然转移率低,但在肿瘤生物学行为上应视为癌。1991年WHO唾液腺肿瘤的病理重新分类,将其明确命名为腺泡细胞癌,属低度恶性唾液腺肿瘤[16]。

腺泡细胞癌占唾液腺肿瘤1%～6%,恶性唾液腺肿瘤的7%～17.5%。腺泡细胞癌主要好发于大唾液腺如腮腺,而下颌下腺、舌下腺发病较少;小唾液腺如颊、唇、腭、舌、磨牙后区等发病更为少见,文献有报道罕见发生于下颌骨(如下颌骨体、第三磨牙区及升支等)。女性发病略高于男性。该病发病年龄范围较广,从幼儿至老年均可发病。50～60岁是该病高峰年龄。在儿童中是位居第2位恶性唾液腺肿瘤。

## 二、生物学特点

### (一) 临床和组织生物学特点

#### 1. 临床特点

腺泡细胞癌一般表现为生长缓慢的肿物,病程持续时间可为数月至数十年,多数为1～3年。肿瘤大多为实性,较硬如橡胶样,可移动,也有因生长较快与周围组织粘连而固定者。部分患者出现自发痛或触痛,出现面瘫或麻木等神经受累者少见。部分患者有局部复发和转移(主要为分化较低者),主要为颈部等区域淋巴结转移(肿瘤较大者多见),远处(最常见为肺和骨)转移则较为少见。腺泡细胞癌的复发率约为35%,淋巴转移率约为16%,远处转移率为10%～20%。腺泡细胞癌重要的临床生物学特点是生存期较长、复发和转移较晚。

#### 2. 组织病理学特点

大体观察,肿瘤为圆形或卵圆形,直径大多<3 cm。一般情况下,肿瘤与周围组织边界清楚、可有包膜,但部分包膜不完整。有少部分肿瘤呈多结节状、边界不清。肿瘤剖面灰白或红褐色,偶见小囊腔,有黏液。光镜表现:腺泡细胞癌肿瘤细胞可见浆液性腺泡细胞分化及胞内酶原颗粒为主要诊断依据。镜下,按WHO分类可有5种细胞,4种类型。腺泡细胞癌有腺泡状、闰管样、空泡样、透明样和非特异腺样等5种细胞类型;有实体型(常见)、微囊型、滤泡型、乳头囊状型等4种生长结构类型。肿瘤可以表现为单一细胞和生长结构类型,也可以有多种不同细胞和生长类型混合,所占比例不同。此外,部分肿瘤间质内有大量淋巴细胞浸润,完全被淋巴细胞包绕并有薄的纤维性包膜,其侵袭性较低。腺泡细胞癌免疫组化染色无特殊性,癌细胞对细胞角蛋白、转铁蛋白、淀粉酶等呈阳性反应;腺泡细胞癌腺泡样肿瘤细胞的分泌颗粒呈PAS阳性反应。电镜观察,腺泡细胞癌腺泡样细胞内数量、大小、密度不同的分泌颗粒可协助诊断。

### (二) 治疗原则和预后相关因素

#### 1. 治疗原则

局部广泛切除是治疗腺泡细胞癌治疗原则。有文献报告,腮腺腺泡细胞癌采用部分浅叶切除者复发率较高,而采用全腮腺切除者复发率较低。一般情况下,面神经未受累者应保留面神经,而面神经受累者应切除面神经。腺泡细胞癌手术需同期行颈淋巴组织清扫者较为少见。术后酌情考虑放疗。腺泡细胞癌生长速度缓慢,其治愈率和生存率较好。Enroth等报告,该病的5年、20年治愈率分别为89%、56%。

Spiro 等报告，该病的 5 年、10 年和 15 年生存率分别为 76%、63%和 55%。

2. 预后因素

研究显示，多次复发和颈淋巴转移常提示预后不良。肿瘤的发病部位与侵袭性相关，发生于下颌下腺者较腮腺者侵袭性强，但发生于小唾液腺者较大唾液腺者侵袭性低。与侵袭性相关因素包括多形性、核分裂多见、神经受累、局灶坏死、间质浸润等。有研究表明，临床病理特点对生物学行为及预后影响不大；而另一些研究显示，随着有丝分裂象和细胞异形性增加，肿瘤的行为倾向于侵袭性。有学者认为实体型易复发转移。Lewis 等发现有丝分裂象与侵袭行为之间有很强的相关性。Batsakis 和 Seifert 对腺泡细胞癌预后分级也取得进展。这些文献提示腺泡细胞癌亚型可能与其侵袭性相关。腺泡细胞癌相对少见，缺乏评价标准使临床相关肿瘤分级较为困难。1988 年，Stanley 发现一种有明显侵袭行为的变异的腺泡细胞癌，表现去分化和低分化的特点。腺泡细胞癌去分化的特点是细胞的多形性、核分裂增加及增殖指数增高。

贾祝强等发现，cyclin D3 和 Ki-67 在腺泡细胞癌表达呈正相关，促进了细胞增殖并可能与复发有关，Ki-67 可能是一个重要的预后因子。Skalova 等研究显示 Ki-67 指数高于 5%的 13 例腺泡细胞癌中，有 8 例在 5 年内复发，且其中 3 例死于本病；而 17 例 Ki-67 指数低于 5%的患者，经长达 30 年的随访无 1 例复发。另有学者研究表明，Ki-67 指数高于 10%的患者多数预后不良。Ki-67 在复发病例中阳性细胞>25%，Ki-67 在转移病例中阳性细胞>50%。

## 三、发病机制

关于该病组织发生学目前尚无定论。多数学者认为腺泡细胞癌来自闰管细胞，也有学者认为其来自浆液腺泡细胞，还有学者根据超微结构研究也支持来源于非特异性“多潜能”储备细胞。这种细胞位于正常腺泡组织中介于导管-闰管连接部。免疫组化检测表达 CK 阳性，支持肿瘤来源于末梢导管细胞或非特异性“多潜能”储备细胞。有研究结果表明，腺泡细胞癌不仅发生于浆液腺（腮腺），还可见于混合腺（下颌下腺、舌下腺）及黏液腺（腭腺）内。因而，腺泡细胞癌来源于浆液性腺泡细胞的观点，无法解释上述现象。正常浆液腺、混合腺及黏液腺的免疾组化染色特点各不相同，但由这些不同的腺体发生的同一组织类型的腺泡细胞癌，却表现出相同的组织形态特征及共同的免疫组化染色特点。因此，腺泡细胞癌的来源不应是某个腺体特有的细胞，而应是这 3 种腺体共同具备的一种腺上皮。唾液腺各腺体的细胞均来自多能性终末导管细胞。不论浆液腺、混合腺还是黏液腺，都有闰管区多潜能干细胞，并且这种细胞有向浆液细胞、黏液细胞等多种细胞分化的潜能。腺泡细胞癌恰好符合这种肿瘤的特点，其不仅发生于浆液腺、混合腺及黏液腺体，且具有不同的组织结构和细胞类型。张晓珊等对 12 种凝集素在腮腺腺泡细胞癌中的定位研究表明，在正常和肿瘤中均有 ConA、WGA 和 RCA 受体。LCA 和 PSA 的相应受体在腺泡细胞癌细胞中减少，UEA-1受体在肿瘤组织中消失，这与腺泡细胞癌的分化程度较高是相关的。此外，UEA-1 的反应特点提示其可作为该肿瘤诊断的辅助工具。PHA 受体仅存在于正常和肿瘤的腺泡细胞，SB 受体仅出现在正常导管细胞，肿瘤的腺泡样细胞和闰管样细胞中也有少量存在，这些发现提示该肿瘤可能起源于闰管的多潜能细胞。腺泡细胞癌的细胞遗传学研究表明其有多种染色体结构和数量上的异常，如 6q 缺失、21 号染色体三体等，但没有发现公认的特异性改变。腺泡细胞癌的分子遗传学研究表明，某些染色体上的多个位点发生 LOH。上述遗传学研究提示肿瘤有多克隆性和不同起源。核糖体 S6 蛋白激酶（p70 S6K）是调控制蛋白质合成关键信号分子。刘奕等用免疫组化和 Western 印迹法对腮腺腺泡细胞癌和正常组织的 p70 S6K 进行研究，结果表明腮腺腺泡细胞癌的 p70 S6K 明显增加，提示 p70 S6K 可能与腺泡细胞癌的生长调控有关。Crivilini 等用 CK8、CK9、CK13、CK14、CK18、CK19、波形蛋白（vimentin）、肌动蛋白（actin，HHF-35）对小唾液腺腺泡细胞癌进行免疫组化研究，结果表明 CK8、CK18 表达较高，CK8 在腺泡样细胞的表达更有特异性。刘婷姣用免疫组化等方法对唾液腺腺泡细胞癌的总 Rb 蛋白、磷酸化 Rb 蛋白及 p27 的表达进行研究，结果表明主要是磷酸化 Rb，尤其是丝氨酸 795 位点磷酸化 Rb 蛋白的表达。提示 Rb 蛋白的磷酸化所导致的抑癌功能丧失可能是腺泡细胞癌发生的重要机制。Liu 等发现 cyclin D1 在腺泡细胞癌表达增强，认为 cyclin D1 在腺泡细胞癌发生的信号通路中起重要作用。

24

# 第四节　恶性多形性腺瘤

## 一、概述

1954 年，Foote 和 Frazell 把恶性多形性腺瘤单独分出作为一个独立的临床病理类型。Moberger (1968)等认为恶性混合瘤的病理学含意应为：癌在混合瘤中或癌在多形性腺瘤中。Batsakis(1977)和 Stephen(1986)等认为除混合瘤癌变之外，还有一种真性恶性混合瘤(true malignant mixed tumour)或癌肉瘤(carcinosarcoma)。King 于 1967 年报告此种病理类型并首先使用唾液腺癌肉瘤这一命名。Tortoledo (1984)等将此瘤分为癌在多形性腺瘤中、真性恶性混合瘤和转移性良性混合瘤 3 种临床病理类型。在 2005 年 WHO 唾液腺肿瘤组织学分类中，正式将恶性多形性腺瘤相关的肿瘤命名为 3 种类型，即癌在多形性腺瘤中、癌肉瘤、转移性多形性腺瘤，分别有独立的肿瘤学国际疾病分类编码。

## 二、临床和组织生物学特点

### (一) 多形性腺瘤癌变

#### 1. 临床特点

多形性腺瘤癌变或称癌在多形性腺瘤中(carcinoma ex pleomorphic adenoma)是来自多形性腺瘤的上皮性恶性肿瘤。又称为癌在良性混合瘤(carcinoma ex mixed tumor)、恶性混合瘤(malignant mixed tumor)、恶性多形性腺瘤(malignant pleomorphic adenoma)等。目前，有些学者认为癌在多形性腺瘤中是病理学描述性名称，应称为多形性腺瘤癌变或多形性腺瘤恶性变。多形性腺瘤癌变约占所有唾液腺肿瘤的 4%，所有唾液腺恶性肿瘤的 15%，多形性腺瘤的 6%。原发部位最多见是腮腺，其次是小腺体、下颌下腺和舌下腺。发病年龄以中老年人多见，好发年龄较多形性腺瘤晚 10 年，儿童罕见。发病无性别差异，也有报告男性发病多于女性。

病史一般为长期存在如数年的肿块伴近来如数月快速增大。但有些肿瘤持续时间相对较短。肿瘤常无痛，但有些出现疼痛，部分患者可有神经麻痹及肿瘤固定。文献报告下列 5 项中，只要出现其中之一，就应怀疑有恶变的可能：①肿瘤生长速度突然加快。②出现浸润并与周围组织粘连。③局部产生持续性疼痛。④自行破溃出血。⑤出现面瘫。约 5%的唾液腺多形性腺瘤发生恶性变，恶性变和多形性腺瘤的病史有关：5 年者为 1.5%，15 年以上增至 9.5%。

#### 2. 组织病理学特点

大体检查肿瘤平均直径大于多形性腺瘤，呈结节样，部分有囊性变或胶冻状。剖面良性部分灰白，致密似瘢痕；癌变部分呈鱼肉状，有出血和坏死，边界不清并周围有浸润者多见，边界清楚似有包膜者少见。主要病理表现是存在有良性多形性腺瘤的组织特征和上皮成分的恶性改变。良性和恶性区域的比例有很大不同，有些肿瘤可能只残存很少的良性成分。最常见的癌变成分有低分化腺癌、未分化癌、黏液表皮样癌等。Batsakis 提出，良性多形性腺瘤组织病理呈现大面积玻璃样变、坏死、出血、间质钙化或骨化以及有浸润性生长现象等，就应注意有无恶性变现象。有学者提出多形性腺瘤癌的诊断标准为浸润性生长、破坏正常组织、细胞间变、细胞异形性、非典形性有丝分裂及呈团或片状的恶性细胞。WHO 唾液腺肿瘤新分类将多形性腺瘤癌变分类为非侵袭性、微侵袭性(癌变成分侵入包膜外≤1.5 mm)和侵袭性(癌变成分侵入邻近组织≥1.5 mm)。前两类预后良好，而后一类预后较差。是否为侵袭性主要取决于有无破坏包膜侵入周围组织。非侵袭性癌也指包膜内癌、原位癌在多形性腺瘤中或重度异型增生的多形性腺瘤。它们为多形性腺瘤伴有灶状或弥散的细胞学上的恶性细胞，但没有浸润周围组织的证据。区别微侵袭性和侵袭性肿瘤不仅与预后有关，也与是否需要颈淋巴组织清扫和术后放疗有关。

#### 3. 治疗原则和预后相关因素

治疗原则局部扩大切除和区域淋巴组织清扫，对侵袭广泛和有侵袭性癌变者应配合术后放疗。对非侵袭性或微侵袭性肿瘤如手术彻底，可先观察暂不放疗。多形性腺瘤恶性变的预后和组织病理检查密切相关。非侵袭性或微侵袭性癌与一般的多形性腺瘤预后相似，手术彻底者预后良好。侵袭性癌为高侵袭性肿瘤，25%～50%的病例通常在5年内有一次或多次局部复发。约2/3的病例有区域或远处转移，常转移到肺、骨等部位。有一项研究表明，肿瘤侵袭范围>1.5 mm，预后不良，5年生存率为25%～65%。微侵袭性肿瘤（直径<1.5 mm）预后相对良好。

### （二）癌肉瘤

#### 1. 临床特点

癌肉瘤（carcinosarcoma）或称真性恶性混合瘤（true malignant mixed tumor），是癌与肉瘤成分混合构成的恶性肿瘤，是多形性腺瘤上皮性和间质性成分都发生恶性变，是极少见的高度恶性肿瘤，其发生率约占唾液腺肿瘤的0.4%，唾液腺恶性肿瘤的1%。腮腺是常见的发生部位，其次为下颌下腺及舌下腺。从少儿至老年均可发病，以老年多见。发病无性别差异。一般表现为肿物可伴有疼痛。患者多有复发性多形性腺瘤病史。转移部位主要是肺和颈淋巴结。癌肉瘤呈浸润性生长，边界不清。

#### 2. 组织病理学特点

镜下表现由癌和肉瘤成分构成，部分肿瘤可见到多形性腺瘤成分。癌性成分常见为低分化腺癌和未分化癌，肉瘤成分主要是软骨肉瘤和骨肉瘤，也有纤维肉瘤等其他肉瘤成分报告。

#### 3. 治疗原则和预后

治疗原则为局部扩大切除，如有颈淋巴结肿大应同期行颈淋巴组织清扫，术后放射治疗及酌情化疗。癌肉瘤预后极差，约2/3的患者死亡原因主要是局部复发和转移。

### （三）转移性多形性腺瘤

#### 1. 临床和组织病理学特点

转移性多形性腺瘤（metastasizing plomorphic adenoma），又称转移性良性混合瘤（metastasizing benign mixed tumor）或恶性混合瘤（malignant mixed tumor），是组织学上良性的多形性腺瘤发生局部或远处转移。国内外报告极其罕见。发病部位多见于腮腺，其次为下颌下腺、腭腺等。关于该病的发生推测是多次复发或手术使某些肿瘤细胞进入静脉并转移，也有无上述原因而发生转移者。

24

原发灶临床上通常与多形性腺瘤表现相同，转移灶的表现根据转移部位症状及体检方法而不同。部分患者有1次以上多形性腺瘤手术或复发病史。原发肿瘤与转移发生间隔长，从数年到数十年。转移瘤与局部复发同时出现少见。转移灶最多见于骨，其次为肺或颈淋巴结。组织病理学诊断标准必须是原发灶和转移灶都呈良性多形性腺瘤表现，无明显的组织学恶性表现。

#### 2. 治疗和预后相关因素

治疗主要采用局部广泛切除。放疗和化疗不作为主要治疗手段。Gnepp报告约40%的患者最终死于该病，47%的患者生存良好，13%的患者可以带瘤生存。

## 三、发病机制研究

恶性多形性腺瘤组织来源一般有两种意见。一种意见认为，它是在良性混合瘤基础上恶变而来；另一种意见认为，它是肿瘤从发生开始就是恶性即原发性恶性多形性腺瘤。Spiro认为绝大部分恶性多形性腺瘤是来源良性多形性腺瘤的恶变，临床上这类患者有长期多形性腺瘤病史，突然增大并出现疼痛，有些最初组织学证明是良性的病例在几次手术切除复发后发生了恶性变，并明显见到良性向恶性过渡。Foote和Frazell以及Livolsi和Perzin也在他们的研究中见到了这种良恶性过渡区域的变化。Spiro认为大约有30%的恶性多形性腺瘤为原发性，Batsakis认为恶性组织成分是来源于唾液腺闰管上皮的原始细胞恶性变，恶性多形性腺瘤中的多形性腺瘤及癌成分均来源于同一祖先，即闰管储备细胞。目前认为多形性腺瘤癌变来自闰管或闰管储备细胞。国内外对恶性多形性腺瘤的早期发生、发展及转移的分子基础进行研究，得到一些研究结果，介绍如下。

### （一）增殖相关抗原

Matsubayashi等[17]研究多形性腺瘤转化为恶性多形性腺瘤时发现，恶性多形性腺瘤中的恶性成分的PCNA和Ki-67表达明显高于良性正常组织成分；吕瑞祥等应用免疫组化法对25例恶性多形性腺瘤、35

例良性多形性腺瘤和 22 例腮腺正常组织进行 PCNA 分析时发现，PCNA 在前两者中的表达明显高于后者。雷爱萍等[18]对 114 例唾液腺良恶性肿瘤进行免疫组化研究发现，恶性多形性腺瘤的 PCNA 及 Ki－67 表达水平显著高于良性多形性腺瘤，以上说明 PCNA 和 Ki－67 在判断多形性腺瘤恶性转化及恶性增殖方面有重要意义。

### （二）细胞周期蛋白与细胞凋亡

有学者应用免疫组化的方法对正常唾液腺组织、良性多形性腺瘤及恶性多形性腺瘤的 p16 和 p21 的表达进行分析，结果发现两者均呈异常表达，说明 p16 基因的变异及 ras 基因产物 p21 的过表达可能在恶性多形性腺瘤的早期发生和发展中起重要作用[19]。吕红兵等发现，恶性多形性腺瘤 Bcl－2 阳性表达明显高于多形性腺瘤组，且有显著性差异($P<0.05$)。因此提示 Bcl－2 基因的高表达与恶性多形性腺瘤的发生有关。其机制可能是 Bcl－2 基因阻碍恶性多形性腺瘤细胞的凋亡，使细胞生存期延长，促进细胞的增殖，参与肿瘤的发生过程。

有学者用免疫组织化学方法对非侵袭性和微侵袭性多形性腺瘤癌变进行研究，发现其 p53 基因的表达率明显高于多形性腺瘤。p16 基因在多形性腺瘤癌变中的表达强度明显减弱，与正常唾液腺组织和多形性腺瘤相比有显著性差异，分析可能在多形性腺瘤恶变过程中，某些因素使 p16 基因发生改变，p16 基因表达出现障碍，失去负反馈调节作用，导致细胞过度增殖。有研究表明 β-联蛋白（β－catenin）和细胞周期蛋白 D1(cyclin D1)在恶性多形性腺瘤中均呈异常表达，提示可能是 β－catenin 的异常表达激活 cyclin D1 引起了细胞增殖和分化的失控，所以两者与恶性多形性腺瘤的发生可能密切相关。

### （三）前炎症细胞因子

环氧合酶(cyclooxygenase，Cox)是一种前列腺素(PGH)合成酶，在花生四烯酸转变为前列腺素过程中起关键作用。已知在哺乳动物体内有两种 Cox 异构体，Cox－1 和 Cox－2。Cox－1 在多种细胞中广泛表达，使体内 PGH 水平维持稳定。Cox－2 是一种诱导型酶，参与多种肿瘤的发生、血管生成、侵袭及转移。Sakamoto 等研究发现，环氧合酶-2(COX－2)的过表达在多形性腺瘤的恶变病理学机制中起到了非常重要的作用。Sakurai 也认为 COX－2 与恶性多形性腺瘤的增殖、分化密切相关，并且可能参与了多形性腺瘤的发生、复发及恶变的过程。国内学者伍虹等[20]应用免疫组化法检测 cyclin D1 的表达时，发现其在恶性多形性腺瘤中的表达明显高于在正常腮腺和良性多形性腺瘤中的表达。由此推测，COX－2 可能诱导 cyclin D1 协同表达，从而促进细胞的异常增殖、分化和恶变，两者在恶性多形性腺瘤的发生发展中可能具有协同作用。向国林等也发现 COX－2、cyclin D1 在多形性腺瘤、恶性多形性腺瘤中的过表达与肿瘤的复发、恶变有明显关系。Franchi A 研究发现[21]，恶性多形性腺瘤恶性区域的 CD44v6 蛋白表达较之邻近区域有明显降低；也有研究认为，CD44v6 在唾液腺良性多形性腺瘤中呈强表达，恶变后呈弱表达，CD44v6 的降低导致肿瘤细胞间黏附力减弱，从而有利于转移。

（孙沫逸　申志远）

24

## 参考文献


[1] 邱蔚六. 口腔颌面外科学[M]. 6 版. 北京：人民卫生出版社，2008，314－316.

[2] 于世凤. 口腔组织病理学[M]. 6 版. 北京：人民卫生出版社，2007，285－299.

[3] 张震康，俞光岩. 口腔颌面外科学[M]. 北京：北京大学医学出版社，2007，388－389.

[4] de Lima Mde D，Marques YM，Alves Sde M Jr，et al. MDM2，P53，P21WAF1 and pAKT protein levels in genesis and behaviour of adenoid cystic carcinoma [J]. Cancer Epidemiol，2009，33(2)：142－146.

[5] Nguyen LH，Btack MJ，Hier M，et al. HER2/neu and Ki－67 as prognositic indicators in mucoepidermoid carcinoma of salivary glands [J]. J Otolaryngol，2003，32(5)：328－331.

[6] Wegner A，Wasniewska E，Jarmolowska-Jurczyszyn D，et al. The role of immunohistochemical staining (protein p53，cyclin D1) in the prognosis of adenoid cystic carcinoma salivary gland tumors [J]. Otolaryngol Pol，2007，61(4)：423－427.

[ 7 ] Ferrazzo KL, Neto MM, dos Santos E, et al. Differential expression of galectin-3, beta-catenin, and cyclin D1 in adenoid cystic carcinoma and polymorphous low-grade adenocarcinoma of salivary glands [J]. J Oral Pathol Med, 2009, 38(9):701 - 707.

[ 8 ] Ettl E, Schwarz S, Kleinsasser N, et al. Overexpression of EGFR and absence of C - KIT expression correlate with poor prognosis in salivary gland carcinomas [J]. Histopathology, 2008,53(5):567 - 577.

[ 9 ] He JF, Ge MH, Zhu X, et al. Expression of RUNX3 in salivary adenoid cystic carcinoma: implication for tumor progression and prognosis [J]. Cancer Sci, 2008,99(7):1334 - 1340.

[10] Sequeiros-Santiago G, Garcia-Carracedo D, Fresno MF, et al. Oncogene amplification pattern in adenoid cystic carcinoma of the salivary glands [J]. Oncol Rep, 2009,21(5):1215 - 1222.

[11] Okabe M, Inagaki H, Murase T, et al. Prognostic significance of p27 and Ki - 67 expression in mucoepidermoid carcinoma of the intraoral minor salivary gland [J]. Mod Pathol, 2001,14(10):1008 - 1014.

[12] 孙沫逸,罗小龙,董绍忠,等. 雪旺细胞标志物 GFAP 在涎腺腺样囊性癌中的表达意义[J]. 第四军医大学学报,2003,24(11):1017.

[13] Franca CM, Jaeger RG, Freitas VM, et al. Effect of NCAM on in vitro invasion of human adenoid cystic careinoma cells [J]. Oral Oncol, 2001,37(8):638 - 642.

[14] Shiozawa J, Ito M, Nakayama T, et al. Sekine. Expression of matrix metalloproteinase-1 in hurnan colorectal carcinorna [J]. Mod Pathol, 2000,13(9):925 - 933.

[15] Wu JZ, Situ ZQ, Liu ZB, et al. Selection and characterization of a highly metastatic cell clone from mucoepidermoid carcinoma cell line derived from human sdlivary gland [J]. Chin J Dent Res, 1998,1(2):71 - 77.

[16] 俞光岩编著. 涎腺疾病[M]. 北京:北京医科大学中国协和医科大学联合出版社,1994:154 - 195.

[17] Matsubayashi S, Yoshihara T. Careinoma ex pleomorphic adenoma of the salivary gland an immunohietochemical study [J]. Eur Arch Otorhinolaryngol, 2007,264(7):789 - 795.

[18] 雷爱萍,刘添慧. PCNA 和 Ki - 67 在涎腺良、恶性多形性腺瘤中的表达及意义[J]. 现代肿瘤医学,2009,17(10):1555 - 1560.

[19] 郭小玲,魏奉才,孙善珍,等. p16、p21 在涎腺多形性腺瘤及恶性多形性腺瘤中的表达[J]. 口腔颌面外科杂志,2005,15(1):57 - 59.

[20] 伍虹,黄洪章,王建广,等. CyclinD1、p16 蛋白在腮腺多形性腺瘤(PA)及癌在多形性腺瘤中(CPA)的表达及意义[J]. 现代口腔医学杂志,2003,17(2):100 - 102.

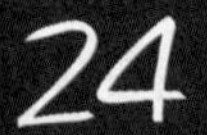

[21] Franchi A, Moroni M, Paglierani M, et al. Expression of CD44 standard and variant isoforms in parotid glnad and parotid gland tumours [J]. J Oral Pathol Med, 2001,30(9):564 - 568.

# 第二十五章 唾液腺良性肿瘤

唾液腺肿瘤是常见的口腔颌面部肿瘤，其中绝大多数为腺上皮来源的肿瘤，间叶组织来源的肿瘤少见。国内 7 所口腔医学院口腔病理教研室统计的资料显示，在 69 902 例口腔颌面部肿瘤中，唾液腺上皮性肿瘤 23 010 例，占 32.9%，其中 2/3 以上的肿瘤为良性肿瘤[1]。根据肿瘤的发生部位，良恶性比例明显不同。腮腺肿瘤中，大多数为良性肿瘤，占 70%～80%；下颌下腺肿瘤中，良性肿瘤多于恶性，分别为 55%和 45%；舌下腺肿瘤恶性明显多于良性，分别为 90%和 10%；小唾液腺肿瘤良性和恶性发病率较为接近。本章重点叙述良性肿瘤中最常见且最具特点的两类肿瘤，即多形性腺瘤和沃辛瘤。

## 第一节　多形性腺瘤

### 一、概述

多形性腺瘤(pleomorphic adenoma)又名混合瘤(mixed tumor)，是唾液腺肿瘤中最常见者。在国内 7 所口腔医学院校统计的 23 010 例唾液腺上皮性肿瘤中，多形性腺瘤 10 403 例，占 45.2%[1]。在大唾液腺中，多形性腺瘤最常见于腮腺，其次为下颌下腺，舌下腺极少见。发生于小唾液腺者，以腭部为最常见。任何年龄均可发生，但以 30～50 岁为多见，女性多于男性，男女比例约为 1∶1.2。

### 二、生物学特点

唾液腺的多形性腺瘤有别于其他部位的良性肿瘤，其具有局部侵袭性，处理不当，很易复发，故称其为临界性肿瘤。

多形性腺瘤造成复发的原因与肿瘤的病理性质有关：①包膜可不完整，或在包膜中有瘤细胞。②肿瘤的包膜与瘤体之间黏着性较差，容易与瘤体相分离，如采用剜除术，则包膜很容易残留。手术中肿瘤破裂，往往造成种植性复发，种植性复发的肿瘤常为多发性结节，为何多形性腺瘤的肿瘤细胞较其他良性肿瘤更容易种植的机制不甚清楚。

多形性腺瘤生长缓慢，常无自觉症状，病史较长。肿瘤界限清楚，质地中等，扪诊呈结节状，高起处常较软，可有囊性变；低凹处较硬，多为实质性组织。一般可活动，但位于硬腭部或下颌后区者可固定而不活动。肿瘤长大后除表现畸形外，一般不引起功能障碍。

当肿瘤在缓慢生长一段时期以后，突然出现生长加速，并伴有疼痛、面神经麻痹等症状时，应考虑恶变。但有的肿瘤生长速度快慢不等，可突然生长加快。因此，不能单纯根据生长速度来判断有无恶变，应结合其他表现综合考虑。当组织病理学显示灶性坏死、出血、钙化以及纤维结缔组织明显的玻璃样变时，要警惕恶变的发生。

恶变的部分可以是各种形态的癌和肿瘤，较为多见的是未分化癌、唾液腺导管癌、多形性低度恶性腺癌以及腺癌，癌变部分的恶性程度直接影响到肿瘤的生物学行为。

以前认为，如果癌变部分局限于多形性腺瘤的包膜内，则称为非侵袭性癌(non-invasive carcinoma)或原位癌(carcinoma *in situ*)，如能完整切除，预后很好[2]。然而，近期的研究显示，位于多形性腺瘤包膜内的癌变组织，其恶性程度不仅与癌变的组织学类型有关，也与癌变部分在整个肿瘤中所占比例有关。如果所占比例大，常常侵犯到肿瘤的间质，间质中有血管和淋巴管，可以引起肿瘤的转移，其恶性程度明显提高。肿瘤的侵袭性还可能与癌瘤团块外周的肌上皮细胞层是否突破有关，如果被突破，癌瘤细胞进入间质，也可以增加转移的风险。

癌变部分突破多形性腺瘤的包膜则为侵袭性癌，癌瘤浸润的范围与预后密切相关。有研究报道，癌瘤向周围组织浸润在 8 mm 以内者，5 年生存率达 100%，而超过 8 mm 者，5 年生存率仅 50%[2]。

## 三、发病机制

多形性腺瘤的发病机制尚不甚清楚，一些研究提示其可能与以下因素有关。

### （一）遗传倾向

唾液腺肿瘤患者可有染色体异常，Stenman 和 Mark 等报告，多形性腺瘤患者有染色体变异，特别是 8 号和 12 号染色体结构的改变[3]。Bullerdick 等报告，25%的唾液腺肿瘤患者有 8q12、13.2%的患者有 12q13～15 特异性的结构异常。赵旭东等利用转基因技术，将人多形性腺瘤基因 1(PLAG1)整合到小鼠基因组，在人巨细胞病毒启动子或 MMTVLTR 的控制下，实现了 PLAG1 基因的组织特异性和非特异性表达，建立了 PLAG1 转基因小鼠模型，提示该基因的高表达与唾液腺肿瘤的发生密切相关[4]。

### （二）辐射

接受放射线照射已较明确为唾液腺肿瘤的病因之一。在日本，原子弹爆炸后暴露大量放射线的人群中，唾液腺肿瘤的发病率明显增高。头颈部肿瘤接受放射治疗后，引起唾液腺肿瘤者屡见报道。Spitz 等报告，11.3%的唾液腺肿瘤患者以前接受过低剂量放疗[5]。Sener 等报道，放射治疗后，每年每 10 万人中，出现唾液腺肿瘤 77 例；尚未接受放疗者，出现唾液腺肿瘤者仅 1.1 例[6]。张海钟等报告，腮腺上皮性恶性肿瘤的发生可能与应用手机有一定关联，长期和长时间应用手机通话者发生腮腺上皮性恶性肿瘤的概率明显增高[7]。

25

## 四、治疗原则

多形性腺瘤的治疗为手术切除，不能作单纯肿瘤摘除，即剜除术，而应作肿瘤包膜外正常组织内切除。

20 世纪 20～40 年代，由于对多形性腺瘤的病理性质和生物学特点缺乏认识，加之对面神经的解剖缺乏了解，对腮腺多形性腺瘤采用与其他部位良性肿瘤同样的单纯肿瘤摘除术式，术后复发率高达 40%[8]。

20 世纪 40 年代，对面神经解剖和多形性腺瘤的病理特点有了了解，逐渐建立了所谓腮腺多形性腺瘤的标准术式，即腮腺浅叶肿瘤采用肿瘤及腮腺浅叶切除、面神经解剖术；腮腺深叶肿瘤采用肿瘤及全腮腺切除、面神经解剖术。

进入 20 世纪 70 年代，保存性功能性外科兴起，我国学者率先将功能性外科理念引入唾液腺外科，对于位于腮腺后下部的多形性腺瘤以及腮腺其他部位、体积较小(直径 2 cm 以内)的多形性腺瘤，采用包括肿瘤及周围 0.5 cm 以上正常腮腺的部分腮腺切除术。该术式的优点是保存大部分腮腺功能、减轻面部凹陷畸形和面神经损伤、降低味觉出汗综合征的发生率[9]。近期，笔者对位于后外部的下颌下腺多形性腺瘤也采用部分下颌下腺切除术，有效地保存了下颌下腺的功能。

英国学者 McGurk 等提出，对于位置表浅、活动度好的腮腺多形性腺瘤，采用肿瘤包膜外切除术。通过大量病例的长期随访，术后肿瘤复发率与常规的腮腺浅叶切除无明显区别[8]。但是该术式需由唾液腺外科经验丰富的医师完成。

近期笔者对一组与面神经紧贴的腮腺多形性腺瘤患者进行临床病理研究，术中将面神经从肿瘤表面细心分离后加以保留，保证肿瘤不破裂。与面神经相贴部位的肿瘤是裸露的，无正常腮腺组织包裹。光镜下见肿瘤有厚薄不等但较为完整的包膜。经术后 1 年以上随访，均无复发。这一结果提示，手术中预防术后复发的关键是保证肿瘤完整切除，切勿使肿瘤破裂而造成种植性复发[10]。

# 第二节　沃辛瘤

## 一、概述

沃辛瘤(Warthin tumor)又名腺淋巴瘤(adenolymphoma)或乳头状淋巴囊腺瘤(papillary cystadenoma lymphomatosum)。"腺淋巴瘤"的命名容易与恶性淋巴瘤相混淆，前者为良性肿瘤，后者则是恶性肿瘤。"乳头状淋巴囊腺瘤"是一个正确的病理学描述，但是较复杂，也容易与"乳头状囊腺瘤"相混淆。因此，在世界卫生组织组织学分类中，建议用"沃辛瘤"这一命名[11]。

沃辛瘤是仅次于多形性腺瘤的最常见的腮腺良性肿瘤之一。在国内 7 所口腔医学院校统计的 23 010 例唾液腺上皮性肿瘤中，沃辛瘤 2 193 例，占 9.5%[1]。沃辛瘤的发病部位很有特异性，几乎都发生于腮腺，而且好发于腮腺后下极。多见于男性，男女比例约为 6:1。好发于年龄在 40～70 岁的中老年，50～59 岁为高发年龄段。

## 二、生物学特点

沃辛瘤为良性肿瘤，生长缓慢，病史较长，患者常无自觉症状。但是，部分患者可有消长史，这是因为沃辛瘤由肿瘤性上皮和大量淋巴样间质所组成，淋巴样间质很容易发生炎症反应，应注意和炎症相区别。扪诊肿瘤呈圆形或卵圆形，表面光滑，质地较软，有时有弹性感。肿瘤常呈多发性，约有 24%患者表现为多原发性肿瘤，其中一半为双侧腮腺肿瘤，另一半为同侧腮腺的多个肿瘤(见图 25 - 1)。有些患者术后又出现肿瘤，不是复发而是多发[12]。$^{99m}T_C$ 核素显像呈"热"结节，具有特征性，这是因为肿瘤中的嗜酸性细胞含大量畸形线粒体，具有摄取 $^{99m}T_C$ 核素的功能。而进入肿瘤的核素不像腮腺那样可以通过导管系统排入口腔内，因而积聚在肿瘤内而呈"热"结节。术中可见肿瘤呈紫褐色，剖面可见囊腔形成，内含干酪样或黏稠液体，易被误诊为结核或囊肿。

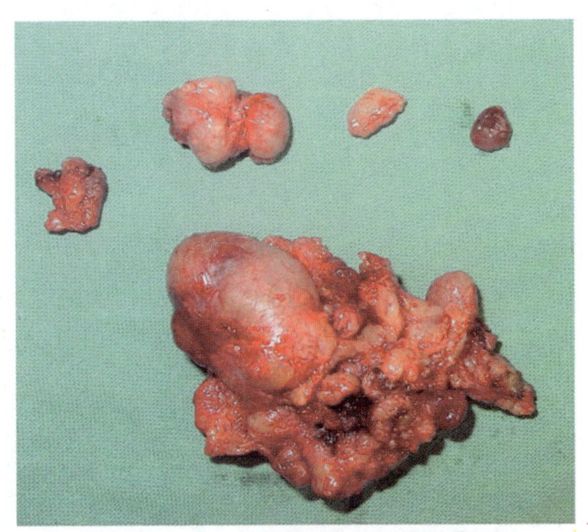

图 25 - 1　多灶性沃辛瘤(术后组织标本)

## 三、发病机制

沃辛瘤的发病机制具有 2 个显著特点：

### (一) 沃辛瘤的组织发生与淋巴结发育有关

在胚胎发育时期，腮腺和腮腺内的淋巴组织同时发育，此时淋巴组织只是聚集成团的淋巴细胞，尚未形成淋巴结的包膜。因此，腺体组织可以迷走到淋巴组织中。形成淋巴结包膜以后，腺体组织包裹在淋巴结中。组织学观察，在腮腺淋巴结中常可见到腺体组织。这种迷走的腺体组织发生肿瘤变，即为沃辛瘤。在沃辛瘤周围的一些腮腺淋巴结中，有时可以见到最早期的沃辛瘤的改变(见图 25 - 2)。

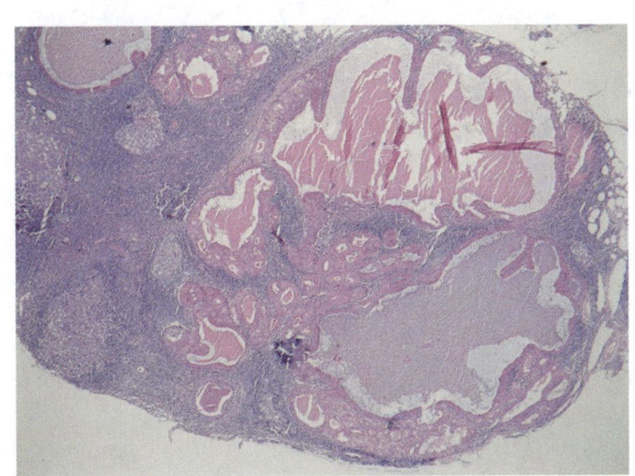

图 25 - 2　淋巴结内早期沃辛瘤(HE 染色)

### (二) 沃辛瘤的发病与吸烟有关

俞光岩等曾进行一组吸烟与腮腺肿瘤发病的对照研究。对 166 例腮腺沃辛瘤患者进行吸烟史调查，并以200例健康中老年人及172例腮腺多形性腺瘤患者作对照。结果显示，健康中老年人和多形性腺瘤患者中，吸烟者比例分别为25.5%和26.7%，无明显差异，而沃辛瘤患者中吸烟者占95.2%，明显高于对照组。按照不同性别分析，男性健康中老年人、多形性腺瘤及沃辛瘤患者中，吸烟者比例分别为45%、51.3%及97.9%；女性健康中老年人、多形性腺瘤及沃辛瘤患者中，吸烟者比例分别为6%、7%及76.2%。而且沃辛瘤患者大多吸烟量大、吸烟年限长，表明吸烟与沃辛瘤发病有关。烟焦油中含苯、*N*-亚硝基哌啶等化学刺激物，这些成分长期作用于淋巴结中迷走的涎腺组织，可以导致这些组织化生进而瘤变。但是，吸烟仅为促发因素，而前面提到的腮腺淋巴结中迷走的唾液腺组织是发病的基础。因此，吸烟人群中患沃辛瘤者仅为少数[13]。

## 四、治疗原则

沃辛瘤的治疗为手术切除。但手术方案的设计曾有不同意见。有的学者认为，沃辛瘤为良性肿瘤，仅作剜除术即可。而另有学者认为，沃辛瘤常为多发性肿瘤，应作腮腺浅叶甚至全腮腺切除。笔者通过大量病例的临床病理研究，提出以下手术方案：由于肿瘤常位于腮腺后下极，可做连同肿瘤以及周围0.5 cm以上正常腮腺切除的部分腮腺切除术。这种手术方式不同于剜除术，不会造成复发，但可保留腮腺导管及大部分腮腺的功能，且可避免或减轻前述的诸多并发症，如面部凹陷畸形、面神经损伤和味觉出汗综合征。但术中应切除淋巴结较多的腮腺后下部及腮腺后方、胸锁乳突肌前方的淋巴结，以免出现新的肿瘤。这样既保留腮腺功能，减轻手术并发症，又可避免因多原发性肿瘤造成的“复发”[14]。

（俞光岩）

25

## 参考文献


[1] 于世风. 口腔组织病理学[M]. 6版. 北京：人民卫生出版社，2007.

[2] Seifert G. Histological ty [ping of salivary gland tumours] [M]. 2nd ed. Berlin: Springer Verlag, 1991.

[3] Stenman G, Sandros J, Dahlenfors R, et al. 6 q-and loss of the Y chromosome—two common deviations in malignant human salivary gland Tumors [J]. Cancer Genet Cytogenet, 1986,22(4):283-293.

[4] 赵旭东，杨雯珺，王龙，等. 多形性腺瘤基因1高表达转基因小鼠动物模型的建立[J]. 中华医学遗传学杂志，2003，20(5):390.

[5] Spitz MR, Tilley BC, Batsakis JG, et al. Risk factors for major salivary gland carcinoma. A case-comparison study [J]. Cancer, 1984,54(9):1854-1859.

[6] Sener SF, Scanlon EF. Irradiation induced salivary gland neoplasia [J]. Ann Surg, 1980,191(3):304-306.

[7] Duan Y, Zhang HZ, Bu RF. Correlation between cellular phone use and epithelial parotid gland malignancies [J]. Int J Oral Maxillofac Surg, 2011,40(9):966-972.

[8] McGurk M, Renehan A. Controversies in the management of salivary gland diseases [M]. New York: Oxford University Press Inc, 2001.

[9] 俞光岩，马大权. 功能性腮腺外科[J]. 中国肿瘤临床，2010,37(16):908-910.

[10] 高敏，陈艳，高岩，等. 紧贴面神经的腮腺多形性腺瘤的临床病理特点及处理[J]. 北京大学学报：医学版，2012,44(1):23-26.

[11] Leon Barnes. 头颈部肿瘤病理学和遗传学[M]. 刘洪刚，高岩，译. 北京：人民卫生出版社，2006.

[12] Yu GY, Ma DQ, Zhang Y, et al. Multiple primary tumors of the parotid gland [J]. Int J Oral Maxillofac Surg, 2004, 33(6):531-534.

[13] Yu GY, Liu XB, Li ZL, et al. Smoking and the development of Warthin's tumors of the parotid gland [J]. Birt J Oral Maxilloac Surg, 1998,36(3):183-185.

[14] Yu GY, Ma DQ, Liu XB, et al. Local excision of the parotid gland in the treatment of Warthin's tumor [J]. Brit J Oral Maxilloafc Sugy, 1998,36(3):186-189.

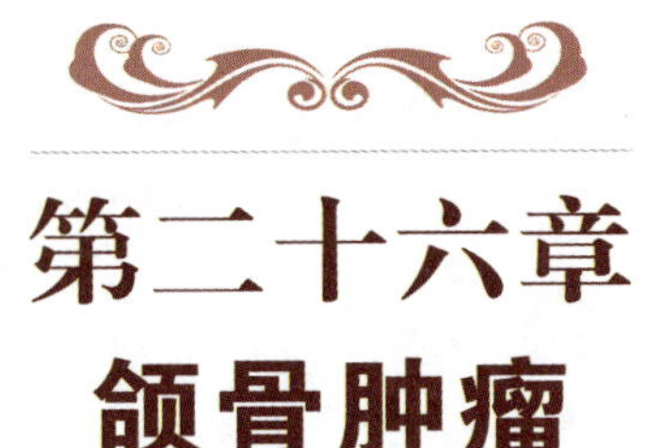

# 第二十六章
# 颌骨肿瘤

## 第一节　牙源性角化囊性瘤

### 一、临床和组织学特点

#### (一) 临床特点

牙源性角化囊性瘤(keratocystic odontogenic tumour)是一种具有潜在侵袭性的牙源性上皮性良性肿瘤,组织病理学上表现为薄而易碎的囊壁,衬里上皮为不全角化的复层鳞状上皮,有时可并发痣样基底细胞癌综合征。目前关于牙源性角化囊性瘤是肿瘤还是囊肿尚存争议,故曾将牙源性角化囊性瘤称之为牙源性角化囊肿(odontogenic keratocyst)、牙源性角囊瘤(odontogenic keratocystoma)、始基囊肿(primordial cyst)等[1]。认为此类病变具有肿瘤特征很大程度上是因为发现在一些病变中存在分子遗传学改变,但这些分子是否也存在于其他颌骨囊肿尚不得知。

大样本量的研究表明牙源性角化囊性瘤占所有牙源性囊肿的3%～11%。牙源性角化囊性瘤的发病年龄广,可从婴儿到老年人,好发年龄为10～29岁,也有40～50岁为第2发病高峰的报道。男性患者略多。发生于下颌骨者多于上颌骨,60%～80%的牙源性角化囊性瘤发生于下颌骨,并好发于下颌角和下颌骨升支部。可单发或多发,多发者约占10%。发生于牙龈软组织内的外周型牙源性角化囊性瘤罕见[1～9]。

小的牙源性角化囊性瘤通常无明显临床症状,仅在常规的影像学检查时才发现。大的囊肿会出现疼痛、肿胀或流脓,少数可出现病理性骨折、麻木,而有些特别大的囊肿反而没有症状。牙源性角化囊性瘤倾向于在颌骨内沿着长轴生长,不会导致颌骨明显的膨胀。这种生长方式有助于在临床和影像学上鉴别诊断,因为同等大小的含牙囊肿和根尖周囊肿通常导致颌骨明显膨胀。多发性的牙源性角化囊性瘤应该检查这些患者是否具有痣样基底细胞癌综合征(Gorlin综合征)的其他表现。

X线片上牙源性角化囊性瘤表现为界限清楚的单房性透射阴影,呈圆形或椭圆形,边缘光滑或呈扇形,周围常有骨硬化线包绕,但也有可能有的区域边界不清。大的囊肿特别是发生于下颌角和下颌升支部的囊肿可呈多囊性。牙源性角化囊性瘤邻近的牙常见移位,但已萌出牙的牙根吸收没有根尖周囊肿和含牙囊肿常见。25%～40%的囊肿累及未萌出牙,这些病例在影像学上类似于含牙囊肿。牙源性角化囊性瘤的X线表现多变,缺乏特异性,可类似于成釉细胞瘤、含牙囊肿、根尖周囊肿等,上颌骨前部中线区的牙源性角化囊性瘤可能与鼻腭管囊肿相似,对其牙源性角化囊性瘤的诊断主要依据于肿瘤的组织病理学。CT扫描有助于确定肿瘤是否已破坏骨皮质和侵犯周围软组织,而MRI检查可提供详细的软组织侵犯情况。

#### (二) 组织病理特性

牙源性角化囊性瘤呈囊壁样,壁薄而易碎,常呈皱褶状,一般难以从颌骨完整摘除。囊腔内含有清亮的液体,类似于血清渗出液,常见白色发亮的片状物或干酪样物质。光镜下牙源性角化囊性瘤的衬里上皮为均匀的复层鳞状上皮,通常6～8层细胞厚,呈波纹状或皱褶状,衬里上皮的基底层由一层呈栅栏状排列的、立方状或柱状上皮细胞组成,通常染色较深,细胞核远离基底膜(见图26-1)。棘细胞层较薄。上皮与结缔组织交界处通常平坦,上皮钉突不明显,有时可见部分衬里上皮同纤维囊壁相分开。光镜下发现腔内容物由角质碎屑组成。囊壁纤维组织薄,通常没有炎症细胞浸润。有时纤维囊壁内可见小的子囊、牙源性上皮条索或上皮岛[1],在不同的报道中其出现率为7%～26%。偶尔在囊壁内可见软骨组织。

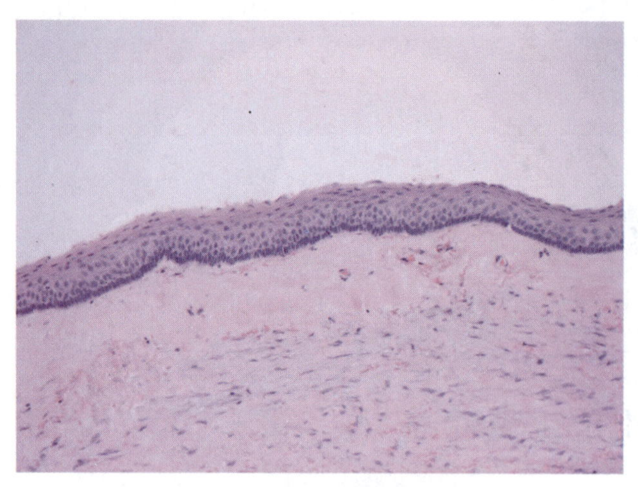

图 26-1 牙源性角化囊性瘤

衬里上皮由 6～8 层细胞组成 HE×200

如病灶出现感染、尤其是反复感染，牙源性角化囊性瘤典型的组织学表现就会发生改变，衬里上皮发生增殖形成上皮钉突，基底层细胞典型的栅栏状排列消失。当这些改变累及大部分衬里上皮时，除非在其他区域观察到典型的组织学表现，否则不能诊断为牙源性角化囊性瘤。有时牙源性角化囊性瘤可能跟含牙囊肿相混淆，但后者衬里上皮更薄，且无角化层。肿瘤衬里上皮多种不同类型的细胞角质蛋白(cytokeratin，CK)阳性。研究发现大多数牙源性角化囊性瘤衬里上皮 CK10 阳性；衬里上皮表层细胞和棘层细胞 CK18 阳性，而基底细胞层阴性。电镜下可见张力细丝从衬里上皮的基底层至表层细胞逐渐增加；而线粒体、内质网及高尔基体从基底层至表层无明显变化。

## 二、发病机制



牙源性角化囊性瘤来源于牙板上皮剩余或口腔黏膜上皮基底细胞。研究显示 PTCH 基因可能在牙源性角化囊性瘤的发病过程中起作用，而肿瘤的生长可能跟上皮本身内在的一些未知因子或囊壁纤维组织内酶的活性有关。定位于 9q22.3 的 PTCH 基因的失活可能在牙源性角化囊性瘤的发生中起着重要作用。PTCH 可作为 Sonic Hedgehog(SHH)的受体，通过抑制 SMO 蛋白(另一种跨膜蛋白)的活性来抑制整个 SHH 信号传导通路，PTCH 基因异常可导致 SHH 传导通路的组成性激活，进而引起肿瘤的发生。

## 三、生物学特点

同牙源性囊肿相比，牙源性角化囊性瘤容易复发。容易复发可能有多种原因，例如由于牙源性角化囊性瘤的囊壁薄，容易破碎，手术时囊肿没有完整切除而留下肿瘤残余；也可能是由于手术区域的牙板上皮剩余发展为一个新的囊肿；肿瘤上皮沿骨小梁生长，真实的病变范围超过了影像学上所显示的范围；来自口腔基底细胞的肿瘤在手术中未将表面上皮去除，等等。不同的文献报道中牙源性角化囊性瘤的复发率为 5%～62%，数据有较大的差异可能与报道的病例数、随访时间的长短、是否包含或排除了牙源性正角化囊肿有关。大样本的研究报道复发率约为 30%。复发通常发生于下颌骨，特别是下颌骨后部和升支部。尽管大多数在初次手术后 5 年内复发，但有一定数量的病例在 10 年或更长时间后复发。因此有必要进行长期的临床和影像学随访。

在手术中用骨钻行骨腔周围的骨切除术以可以减少复发的可能；也有人推荐在骨腔内注射 Carnoy 液从而使囊肿从骨壁游离，切除更加容易，亦可以降低复发；或者在囊肿切除后对骨腔用 Carnoy 液行化学烧灼。有些外科医师在治疗大的牙源性角化囊性瘤时先采取开窗减压术，这种减压治疗能使囊壁增厚，部分患者病变区域缩小，病变更容易切除，复发率显著降低。总的说来，除了有复发倾向，牙源性角化囊性瘤预后良好。牙源性角化囊性瘤具有局部侵袭性，但罕见侵犯至颅底者。少数牙源性角化囊性瘤可发生癌变，但牙源性角化囊性瘤的恶变率并不多于甚至还少于其他牙源性囊肿。另外，牙源性角化囊性瘤的患者应该检查是否具有痣样基底细胞癌综合征的其他表现，特别是当患者年龄＜20 岁或者有多发性的牙源性角化囊性瘤时。

牙源性正角化囊肿(orthokeratinized odontogenic cyst)。牙源性正角化囊肿并不是指一种特殊临床类型的牙源性囊肿，而是指一种组织学上具有过度正角化衬里上皮的牙源性囊肿。这类病变原先被认为是牙源性角化囊性瘤的过度正角化变异型，但现在普遍认为这类病变在临床和组织病理表现上都不同于更常见的过度不全角化的牙源性角化囊性瘤，故应属一种不同类型的病变。牙源性正角化囊肿占颌骨所有角化性囊肿的 7%～17%。

牙源性正角化囊肿好发于年轻人，男女之比为 2∶1。发生于下颌骨的囊肿是上颌骨的 2 倍，好发于颌骨的后部。与其他炎症性或发育性牙源性囊肿相比，牙源性正角化囊肿没有特殊的临床和影像学表现。病变通常表现为单囊、多囊的透射阴影。约 2/3 的牙源性正角化囊肿在临床和影像学上诊断为含牙囊肿。

囊肿的衬里上皮为复层鳞状上皮，表面为厚度不等的过度正角化层，浅层的上皮细胞内可见明显的透明角质颗粒。衬里上皮可能相对较薄，但并没有牙源性角化囊性瘤特征性的栅栏状排列的基底层细胞。免疫组化研究发现，其蛋白表达与典型的牙源性角化囊性瘤存在显著差异。

牙源性正角化囊肿通常采用刮除术而摘除，复发者少见，复发率约为 2%，显著低于典型的牙源性角化囊性瘤。并且正角化变异型并无伴发痣样基底细胞癌综合征的报道，故从生物学行为、治疗等角度考虑，应对这两种病变进行区别。

痣样基底细胞癌综合征（nevoid basal cell carcinoma syndrome，NBCCS）又称为颌骨囊肿-基底细胞痣-肋骨分叉综合征，或 Gorlin 综合征，是一种常染色体显性遗传病，呈现出高度的外显率和不同的表现度。主要的症状包括皮肤多发性的基底细胞癌、颌骨多发性牙源性角化囊性瘤、钙和磷代谢异常、颅内钙化、肋骨和脊椎畸形等。

牙源性角化囊性瘤是综合征最常见的症状之一，见于 65%～90%的患者。痣样基底细胞癌综合征的牙源性角化囊性瘤跟散发的牙源性角化囊性瘤有些不同，通常为多发性，有些患者甚至有 10 个孤立的囊肿。综合征牙源性角化囊性瘤患者的年龄比散发性患者的年龄明显年轻。痣样基底细胞癌综合征的牙源性角化囊性瘤在影像学上的表现跟散发性患者无显著区别，但综合征患者通常累及未萌出牙的牙冠，类似于含牙囊肿。伴综合征的牙源性角化囊性瘤囊壁上皮细胞的分裂活性显著地高于不伴综合征的牙源性角化囊性瘤，并且其纤维囊壁内有较多的子囊、牙源性上皮岛。

痣样基底细胞癌综合征是由于 PTCH 基因发生突变所致，该抑癌基因定位于人类染色体 9q22.3－q31，35%～50%的患者出现新的突变。



## 第二节　成釉细胞瘤

成釉细胞瘤（ameloblastoma）是临床上最常见的牙源性肿瘤之一。成釉细胞瘤是牙源性上皮性肿瘤，理论上来源于牙板上皮剩余、发育中的成釉器、牙源性囊肿的衬里上皮或口腔黏膜的基底细胞。肿瘤中的上皮为肿瘤成分，而无牙体硬组织形成。成釉细胞瘤生长缓慢、具有局部侵袭性，属临界肿瘤，多次复发可以恶变。成釉细胞瘤的组织学表现可呈滤泡型、丛状型、棘皮瘤型、基底细胞型、颗粒细胞型等，但肿瘤的组织学类型与生物学行为无显著相关。

WHO 新分类将成釉细胞瘤分成 4 种不同的亚型，这些亚型在患者临床表现、影像学、预后等方面均存在差异，包括：实性/多囊型；骨外型或外周型；促结缔组织增生型；单囊型[1]。

### 一、实体型/多囊型成釉细胞瘤

#### （一）概述

实性型/多囊型成釉细胞瘤（ameloblastoma，solid/multicystic type）为发生于颌骨的、生长缓慢、有局部侵袭性的牙源性上皮性肿瘤，有较高的复发率，但很少转移。也称为传统型成釉细胞瘤（conventional ameloblastoma）、经典型骨内型成釉细胞瘤（classical introosseous ameloblastoma）。

实性型/多囊型成釉细胞瘤是牙源性肿瘤中较常见的肿瘤，在中国大陆为最常见的类型之一。北京大学口腔医学院病理科 Luo HY 等报道，成釉细胞瘤在中国人牙源性肿瘤中的构成比为 36.52%（478/1 309），仅次于牙源性角化囊性瘤，占第 2 位。其中实性型/多囊型成釉细胞瘤最多，占所有成釉细胞瘤的 66.11%（316/478）。但在美国、加拿大，成釉细胞瘤占第 3 位，低于牙源性角化囊性瘤、牙瘤。有报道黑种人比白种人多见，不能确定这种差异是否与遗传、环境因素有关。在白种人中，每年新发病例约 0.6 例/100 万人口。肿瘤的构成比依不同报告有所不同，为 11.0%～73.3%[1,4,10]。

实性型/多囊型成釉细胞瘤发病年龄范围较广，罕见于 10 岁以前的儿童，10～19 岁的年轻人相对少见，21～70岁的发病率大致相同，无明显性别差异。迄今为止成釉细胞瘤病例最多的综述为Reichart等1995年的报道，他们评估了1960～1993年世界各地的3 677例病例，其中693例为病例报道。患者年龄4～92岁，中位年龄35岁。Gardner等报告实性型/多囊型成釉细胞瘤的平均年龄为39岁，而外周型为51岁，单囊型为22岁。Ledesma-Montes等发现实性型/多囊型成釉细胞瘤的平均年龄为41.4岁，而单囊型为26.3岁。男女发病率无明显差异。北京大学口腔医学院病理科Luo等报道，中国人群中，实性型/多囊型成釉细胞瘤患者年龄1～82岁，中位年龄34岁，男性170例，女性146例，男女之比1.16∶1。

发生在上颌骨与下颌骨的比例约1∶5.8。好发部位为下颌骨后部，下颌磨牙区和下颌升支部为最常见。Ledesma-Montes等报道，实体型/多囊型成釉细胞瘤79.3%位于下颌骨，20.7%位于上颌骨；40%位于下颌磨牙区，26.2%位于下颌角区。将各种亚型的成釉细胞瘤汇总，下颌骨后部占44.4%。北京大学口腔医学院病理科报道，中国人群中，316例实性型/多囊型成釉细胞瘤中，上颌骨31例，下颌骨285例，上、下颌骨之比1∶9.19，下颌骨中累及下颌升支者占49.82[5]。

肿瘤缓慢生长，通常无明显临床症状，小的病变仅在影像学检查时才发现。常见的临床症状为颌骨无痛性膨胀，除肿胀外少有症状，偶见疼痛、溃疡、牙移位、萌出受阻等。如果未经处理，病变则缓慢生长成较大的肿块，但即使是巨大肿块疼痛和麻木也并不常见。颌骨常向颊、舌侧膨胀，骨质吸收变薄时，压之有乒乓球样感。

影像学上最典型的表现为多囊或单囊性透射阴影，边缘常呈不规则扇形（见图26-2）。当透射阴影内的腔比较大时，似“肥皂泡”样表现，而当透射阴影内的腔比较小时，似“蜂窝”样表现。常见颊侧、舌侧骨皮质膨胀，邻近牙牙根吸收。许多病例中见未萌出牙与透射阴影有关，最常见的是下颌第三磨牙。由于X线表现变化很大，对各种类型的成釉细胞瘤的综合分析表明，单房表现占51.1%，多房表现占48.9%。8.7%见埋伏牙，3.8%见邻牙吸收。CT检查表现为单囊、多囊的边界清楚的低密度影。尽管影像学特征特别是典型的多囊性的透射阴影能高度提示成釉细胞瘤，但其他一些牙源性和非牙源性的病变也可有相似的影像学特征。肿瘤最大径可达24 cm，平均4.3 cm。一些实性型/多囊型成釉细胞瘤特别是组织学表现为丛状型者由于间质中有较多血管，故在影像学上可表现为类似于骨纤维病变的界限不清楚的图像，此时建议行CT、MRI检查。

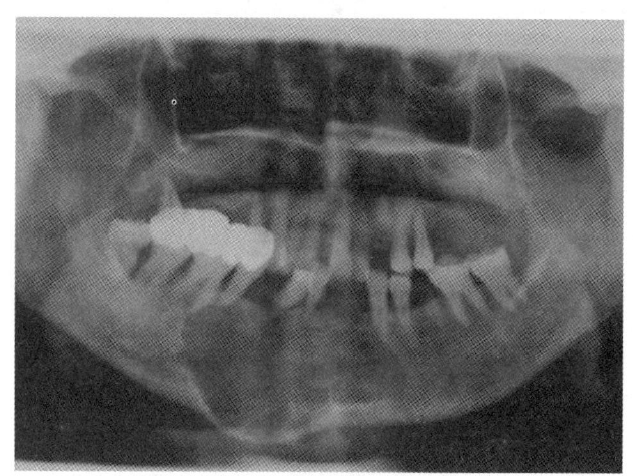

图26-2　成釉细胞瘤，实性型

X线见下颌体部单房透射影，边缘有切迹

26

大体检查见，颌骨切除的肿瘤可有正常骨包绕，肿瘤中可含牙。肿瘤区灰白色，无硬组织，大多数肿瘤出现明显的囊性变，具有比例不同的囊性和实性部分，但也有一些病例可几乎均呈实性或囊性。囊性区中囊腔大小不一，大部分囊腔较小或呈微囊，但在大肿瘤可见数个较大的囊腔。囊腔内为棕色液体，多数黏度较低，但也可呈胶冻样。

实性型/多囊型成釉细胞瘤在光镜下的组织学图像有几种亚型，但这些组织学图像跟肿瘤的生物学行为关系不大，大的肿瘤通常同时具有多种组织学图像。基本的组织学特点为在细胞相对较少的胶原间质中有肿瘤性牙源性上皮的增生。存在2种基本的组织学类型：滤泡型和丛状型，以及3种细胞变异型：棘皮瘤型、颗粒细胞型和基底细胞型。

滤泡型是最常见和最具有特征性的组织学类型。滤泡型中，在成熟的纤维结缔组织间质中可见类似于成釉器上皮的上皮岛，上皮岛中央细胞呈多边形，有明显的细胞突起，细胞之间排列疏松，有些类似成釉器中的星网层（见图26-3），滤泡中央常见囊性变；上皮岛外周为栅栏状排列的柱状、立方细胞，细胞核深染，柱状细胞内细胞核较长，有时极性倒置，细胞核远离基底膜，胞质较空，形态似前成釉细胞（preameloblast）（见图26-4），在其他一些区域，外周细胞可呈立方状，类似于基底细胞。核分裂无或很少见。囊性变常见，可从小的上皮岛内的微囊肿到大的、直径为几厘米的囊肿。

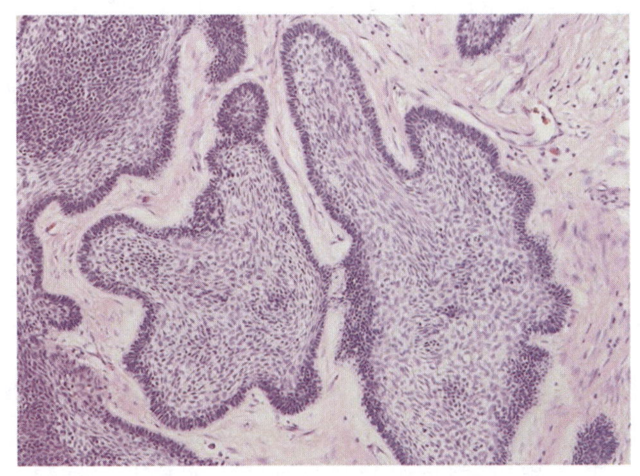
图 26-3　滤泡型成釉细胞瘤(HE×200)

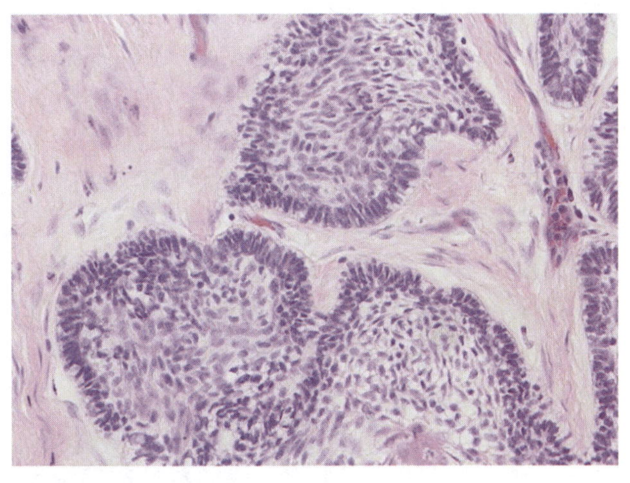
图 26-4　滤泡型成釉细胞瘤(外周柱状细胞　HE×400)

丛状型者由排列成梁状或条索状、并交织成网状的上皮细胞构成(见图 26-5),上皮条索或上皮岛外周为立方、柱状的成釉细胞样细胞,中央为星网状细胞,但不如滤泡型中的明显。网状结构中的上皮条索的宽度差别很大,窄者只有两排背靠背排列的立方、柱状细胞。间质较滤泡型疏松,可见血管丰富的间质。这一亚型的囊性变相对少见,即使发生一般为间质的囊性变,而非上皮内囊性变(见图 26-6)。



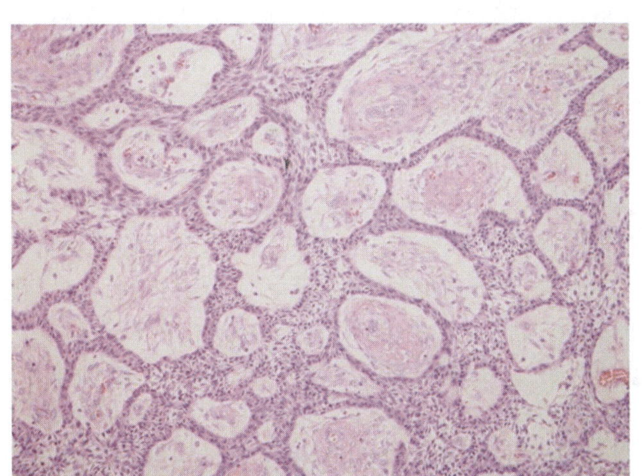
图 26-5　丛状型成釉细胞瘤(HE×200)

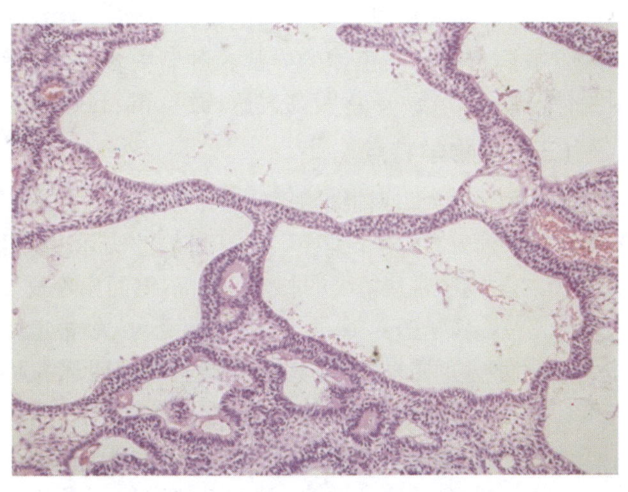
图 26-6　丛状型成釉细胞瘤(间质囊性变　HE×200)

肿瘤上皮巢中央常见鳞状化生,特别是在滤泡型,当出现广泛的鳞状化生,称为棘皮瘤型成釉细胞瘤(见图 26-7),约占所有病例的 12.7%。上皮巢中偶见角化珠、钙化。棘皮瘤样改变并不意味着病变侵袭性更强,但组织学上这种病变容易跟鳞状细胞癌或牙源性鳞状细胞瘤相混淆

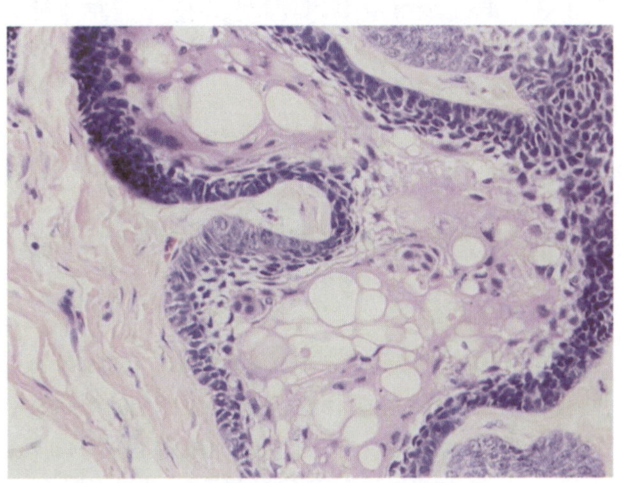
图 26-7　棘皮瘤型成釉细胞瘤(HE×400)

成釉细胞瘤的上皮细胞有时被大的圆形及胞质丰富、多边形嗜酸性颗粒状细胞替代,当大部分或全部肿瘤由颗粒细胞构成时,称为颗粒型成釉细胞瘤。细胞中颗粒呈抗淀粉酶的 PAS 染色阳性,在超微结构和组织化学上类似于溶酶体,胞核多位于细胞周边。原来认为颗粒细胞样改变跟增龄性变化或长期病变的退行性变有关,现在发现这些改变也可发生

于年轻人和临床上具有侵袭性行为的肿瘤。有学者报道，此型占所有成釉细胞瘤的5%。

罕见情况下，病变由一致的基底细胞样细胞巢组成，称为基底细胞型成釉细胞瘤，为最少见的细胞学亚型，约占成釉细胞瘤的2%。肿瘤上皮细胞巢的中央无星网状层，几乎均由有较大核浆比的圆形细胞构成，上皮巢外周多为立方细胞而非柱状细胞，囊性变少见。

肿瘤上皮中还可见灶性透明细胞，罕见黏液细胞。结缔组织多少不一，含胶原、血管，上皮巢旁见增厚、伴玻璃样变的基底膜。

肿瘤呈一定的侵袭性生长方式，常见肿瘤浸润至周围的松质骨，故肿瘤的范围比临床及影像学所见要大。但很少侵犯皮质骨。

肿瘤细胞不同程度表达CK8、CK13、CK14、CK18、CK19。除颗粒细胞型外，各种亚型还表达Vim。Ki-67阳性主要位于上皮岛的周边细胞。肿瘤间质多[功]能[蛋白]聚糖（versican，一种硫酸软骨素）、腱生蛋白（tenascin，一种细胞外基质糖蛋白）、Ⅳ型胶原、层粘连蛋白（laminins）不同程度阳性。超微结构观察显示，肿瘤上皮巢外周细胞与成釉器中的前成釉细胞形态相似，中央细胞与成釉器中的星网状细胞相似，细胞之间有桥粒连接，胞质中有线粒体、张力丝、内质网、密体。颗粒细胞型的细胞中见溶酶体。上皮和间质交界处见增厚的致密板结构，由颗粒纤维样物质构成。上皮旁无细胞的玻璃样变区主要由成熟的胶原纤维构成。有报道间质中存在肌纤维母细胞。

在组织学上，肿瘤须与牙源性囊肿壁内的牙源性上皮增生、牙源性鳞状细胞瘤（squamous odontogenic tumor）、牙源性钙化囊性瘤和牙源性腺样瘤等鉴别。

### （二）发病机制

26

实性型/多囊型成釉细胞瘤的病因不清。一些肿瘤的发生可能与一些与牙发育相关的基因异常相关。少数病例存在染色体的异常。肿瘤中多个基因的表达与在正常牙胚中的表达不同。Fos、肿瘤坏死基因受体、p21、C-myc基因高表达，而sonic hedgehog（SHH）、CDH12和13、TGFβ1低表达。

### （三）生物学特点

实性型/多囊型成釉细胞瘤的治疗方案有很大的不同，可为简单的摘除术和刮除术，也可为局部的整块切除。最合适的治疗方案已争论多年。由于肿瘤的实际边缘经常超出肿瘤在影像学上或临床上的边缘，如采用刮除术来切除肿瘤，则经常残留小的肿瘤细胞岛，继而出现复发。建议进行保证切缘阴性的手术或整块切除，有医师建议应行超过影像学边界1～1.5 cm的切除。文献报道即使行边缘切除或整块切除后，仍有一定复发率。

上颌骨病变易复发，尤其是累及上颌骨后部的肿瘤预后最差，这是由于上颌骨后部的成釉细胞瘤由于很难在肿瘤周围取得足够的切除边缘，故建议行根治手术，但目前对于是否需要进行根治性手术实际上还存在争议。上颌骨成釉细胞瘤偶尔还侵犯眼眶。小于10岁的儿童不建议进行根治手术。尽管有些研究表明成釉细胞瘤对放疗敏感，但由于肿瘤位于骨内，并且患者相对年轻，进行放疗有潜在继发放疗性恶性肿瘤的可能，所以很少将放疗作为常规治疗的首选方案。

在不同文献报道中，实性型/多囊型成釉细胞瘤的复发率有所不同，刮除术后肿瘤的复发率为50%～90%，而根治治疗复发率为15%～17.3%。可多次复发或手术多年以后复发，有报道保守治疗30年后复发，故建议进行长期随访。

成釉细胞瘤是持续性的、具有浸润性的肿瘤，但大多数肿瘤不会威胁到患者生命，少数侵犯至患者重要器官可致死。偶尔情形下，成釉细胞瘤明显表现为恶性行为。

## 二、骨外型/外周型成釉细胞瘤

### （一）概述

骨外型/外周型成釉细胞瘤（ameloblastoma，extraosseous/peripheral type）是与发生于骨内的实性型/多囊型成釉细胞瘤相对应的发生于骨外的肿瘤，是指发生于牙龈或牙槽黏膜而未侵犯颌骨的一类成釉细胞瘤亚型。肿瘤少见，占所有成釉细胞瘤的1%～10%。位于牙龈、附着牙龈黏膜，呈良性、缓慢、外生性生长。肿瘤可能来源于口腔黏膜下方的牙板上皮剩余或表面黏膜上皮的基底层细胞，这些病变同骨内型肿瘤具有完全类似的组织病理学表现。也称牙龈成釉细胞瘤（ameloblastoma of the gingiva）、软组织成釉细胞瘤(soft tissue ameloblastoma)、黏膜来源成釉细胞瘤(ameloblastoma of mucosal origin)。

几乎所有的牙源性肿瘤均有骨外型,其中骨外型成釉细胞瘤为最常见的类型,约占一半以上。肿瘤少见,迄今共报道 170 余例。肿瘤发病年龄范围较广,见于 9～92 岁,多见于 40～70 岁,即中老年较多,平均年龄 52.1 岁,显著高于骨内型的 37.4 岁,平均比骨内型者年长 15 岁。男性占 65%,女性占 35%,而骨内型中,男性占 54.5%,女性占 45.5%[1,11]。北京大学口腔医学院病理科报道中国人群中,骨外型成釉细胞瘤仅占所有成釉细胞瘤的 1.26%(6/478),患者中位年龄 47 岁,男性 3 例,女性 3 例[5]。

70.9%的肿瘤位于下颌骨,29.1%的肿瘤位于上颌骨。与骨内型成釉细胞瘤多见于下颌骨后部不同,骨外型最常见于下颌前磨牙区(32.6%)和下颌骨前部(20.7%)。下颌最常见于牙龈舌侧,上颌最常见于上颌结节腭侧。罕见多发性的报道。北京大学口腔医学院病理科报道的 6 例骨外型成釉细胞瘤中,上颌前牙区 1 例,下颌前牙区 2 例,下颌前磨牙区 3 例。

骨外型成釉细胞瘤通常表现为牙龈或牙槽黏膜上无痛性的、无溃疡的病变,肿瘤存在 1 个月至数年,无痛、外生性生长为主要症状。肿块多无蒂,少数有蒂,表面光滑、颗粒状、结节状、乳头状、疣状,呈正常黏膜色,或粉红、暗红色,可伴创伤性溃疡。其临床表现无特异性,大多数病变在临床上考虑为纤维瘤或化脓性肉芽肿。有些病例的表层牙槽骨略受侵犯伴压迫性吸收,但不会出现明显的骨破坏。文献报道少数具有相同组织病理学表现的病变发生于离牙槽或牙龈软组织有一定距离的颊黏膜内。

大多数病变小于 1.5 cm,肿瘤最大径一般 0.3～2.0 cm,平均 1.3 cm,但也有更大病变的报道。肿瘤切面质实或呈海绵状,可伴微小囊性变。



组织病理学上,表现为成釉细胞上皮岛占据表面上皮下方的固有层,肿瘤无包膜,有的肿瘤完全位于牙龈的结缔组织内,与表面上皮不相连;有的肿瘤与黏膜上皮融合或来自黏膜上皮,约 50%的病例出现此种情形,这一现象表明肿瘤来源于上皮的基底层细胞还是肿瘤同表面上皮相融合目前尚未明确(见图 26-8)。肿瘤上皮的形态与在骨内型成釉细胞瘤中的相同,多表现为不同组织学亚型的混合,最常见的亚型为丛状型或滤泡型,中央为星网状细胞,外周为立方、柱状细胞的基本构型仍存在。与骨内型相比较,肿瘤较易发生鳞状化生,棘皮瘤型较常见。少数肿瘤呈基底细胞亚型。偶见透明细胞、影细胞、钙化、角化珠。间质为狭长的、少细胞的胶原性结缔组织。有学者报道了牙龈的基底细胞癌,但大多数学者认为,它实际上为骨外型成釉细胞瘤。

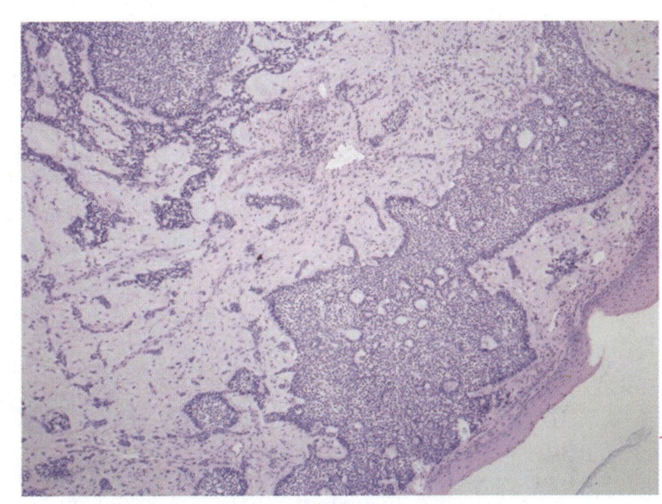

图 26-8　成釉细胞瘤,外周型(HE×100)

在组织学上外周型牙源性纤维瘤可能同外周型成釉细胞瘤相混淆,特别是当前者中出现明显的上皮成分时,外周型牙源性纤维瘤可见发育不良的牙本质或牙骨质样成分。此外,前者外周缺乏细胞核呈倒极性的柱状上皮细胞也有助于鉴别两者。除此之外,骨外型成釉细胞瘤还需要与鳞状细胞癌、外周性成釉细胞癌、牙源性牙龈上皮错构瘤(odontogenic gingival epithelial hamartoma)等鉴别。

广谱 CK、CK19 在肿瘤上皮巢中央、外周细胞呈不同程度阳性。p63 在中央、外周细胞均呈阳性,阳性位于细胞核。对肿瘤上皮与表面上皮相连续的病理观察显示,表面上皮钉突在向深部延伸过程中,逐渐演变成双层细胞,这些上皮条索的末端转化为肿瘤细胞,肿瘤上皮的超微结构类似于骨内型成釉细胞瘤,而与皮肤的基底细胞癌不同。

### (二) 发病机制

肿瘤来源于牙龈软组织内的牙源性上皮剩余,或表面黏膜上皮基底部的多潜能细胞。也有学者认为下方无骨组织的骨外型成釉细胞瘤是涎腺来源肿瘤的变异,或是鳞状细胞癌的釉质样型(adamantoid pattern)。

部分肿瘤存在 C-myc、PTEN 等位基因的缺失。

### （三）生物学特点

同骨内型成釉细胞瘤不一样，骨外型成釉细胞瘤表现为惰性的临床行为。肿瘤无侵袭性生长，不侵犯骨。骨膜表面的完整、保守的局部切除能得到良好的治疗效果，需长期随访。复发率低于骨内型成釉细胞瘤。对 26 例骨外型成釉细胞瘤随访 6 个月～8 年，21 例无复发，5 例复发者发生于手术后 2 个月至 7 年。尽管局部复发率为 15%～20%，但进一步的局部切除后几乎都能治愈。文献报道几例骨外周成釉细胞瘤发生恶性转化，但非常罕见。

## 三、促结缔组织增生型成釉细胞瘤

### （一）概述

促结缔组织增生型成釉细胞瘤(ameloblastoma, desmoplastic type)是成釉细胞瘤的一种变异型，肿瘤罕见，为良性、但有局部侵袭性的肿瘤，具有特征性的临床、X 线、组织学表现。也称伴显著结缔组织增生的成釉细胞瘤(ameloblastoma with pronounced desmoplasia)。

肿瘤最早于 1981、1983 年由日本人报道，但直至 1984 年由 Eversole 等报道后才得到广泛重视。肿瘤以广泛、致密的胶原间质包绕肿瘤上皮为特征。

肿瘤少见。迄今共报道 100 余例，占所有成釉细胞瘤的 5.3%～12.1%。男女性别无明显差异，年龄 17～72 岁，平均年龄 35.9 岁[12,13]。

北京大学口腔医学院病理科报道，中国人群中，促结缔组织增生型成釉细胞瘤占所有成釉细胞瘤的 1.46%(7/478)，患者中位年龄 41 岁，男性 4 例，女性 3 例[5]。上海交通大学附属第九人民医院口腔病理科李江等报道的 15 例促结缔组织增生型成釉细胞瘤中，男性 12 例，女性 3 例，平均年龄 44.47 岁[12]。

26

与实性型/多囊型成釉细胞瘤的好发部位不同，此型成釉细胞瘤的上、下颌骨发生比例大致相同，约 1∶1，较多见于颌骨前部，约占 1/3，仅 5.4%发生于下颌磨牙区。北京大学口腔医学院病理科 7 例促结缔组织增生型成釉细胞瘤中，上颌前牙区 1 例，上颌前磨牙区 1 例，下颌前牙区 3 例，下颌磨牙区 2 例。上海交通大学附属第九人民医院口腔病理科李江等报道的 15 例肿瘤中，11 例位于颌骨前部，占 73.3%[6]。

最常见症状为局部长期、无痛、质硬的肿胀，罕见疼痛。影像学上，常见肿瘤边界不清，一半以上的患者表现放射线透射、阻射混合存在的图像，似骨纤维病变，其余患者表现为多房、单房影像。肿瘤最大径 1.0～8.5 cm。CT、MRI 检查在观察病变的边界时更为清楚。可伴有牙移位、牙根吸收、牙阻生。

大体检查见肿瘤切面白色、实性，沙砾样感。组织学表现为在致密的、胶原纤维化的间质中可见小的牙源性上皮岛和上皮条索，肿瘤细胞小，梭形、多角形(见图 26－9)，上皮岛外周柱状的成釉细胞样细胞不明显，较立方、扁平。中央细胞排列紧密，有时排列成漩涡状，可伴鳞状化生、角化。一些上皮岛特别是大的上皮岛形状可以非常不规则，可有长的指状突起和细长的鞭绳样分支，少见高柱状、星网状细胞。间质为显著的胶原增生，含中等量细胞。在上皮巢周围可见无细胞的、不定形嗜酸性物质(见图 26－10)，还常

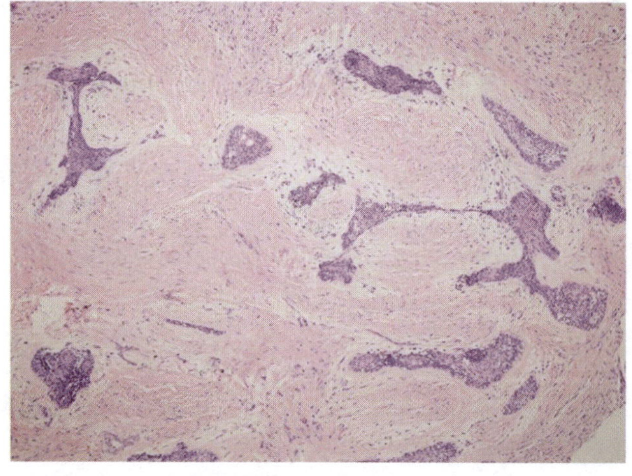

图 26－9　促结缔组织增生型成釉细胞瘤(HE×100)

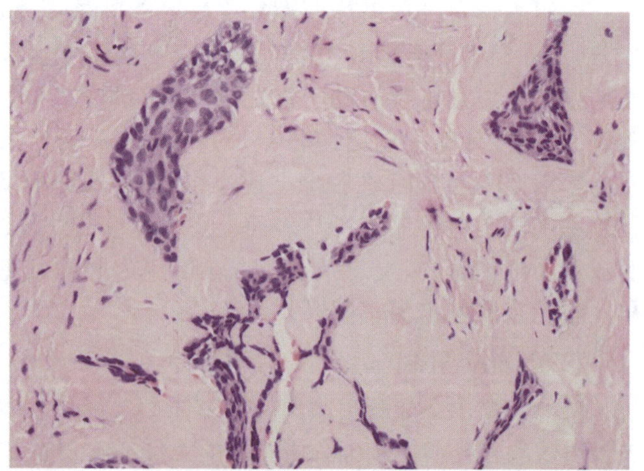

图 26－10　促结缔组织增生型成釉细胞瘤(上皮巢周围见不定形嗜酸性物质　HE×400)

可见黏液变性[12]。肿瘤外周可见针状和梁状成熟板层骨、吸收的骨小梁和新生骨小梁，有时可见肿瘤侵犯至周围骨中。有的病例呈传统型成釉细胞瘤和促结缔组织增生型成釉细胞瘤图像同时存在的病例，有学者称其为杂交瘤。

在组织学上，需要与牙源性鳞状细胞瘤进行鉴别诊断。

肿瘤上皮有角蛋白、desmin、S－100 的弱表达。与传统型成釉细胞瘤相比较所不同的是，上皮巢中央、外周细胞都有较强的 TGF－β 表达。肿瘤间质有较强的纤连蛋白(fibronectin, FN)的表达。

### (二) 发病机制

研究发现，肿瘤上皮巢的中央、外周细胞都有较强的 TGF－β 表达，这一细胞活素的高表达可能是导致结缔组织增生的机制。

### (三) 生物学特点

治疗原则同实性型/多囊型成釉细胞瘤，距肿瘤旁 1cm 切除，单纯刮除增加复发风险。因报道较少，故复发率难以估计。根据有限的报道，复发率为 0(0/10)至 14.3%(1/7)。上海交通大学附属第九人民医院口腔病理科李江等报道的 15 例肿瘤中，其中 9 例随访 6 个月～10 年半，仅 1 例复发 2 次，复发率 11.1%(1/9)。

## 四、单囊型成釉细胞瘤

### (一) 概述

单囊型成釉细胞瘤(ameloblastoma, unicystic type)为成釉细胞瘤的一个亚型，表现为单个囊腔，有上皮内、腔内、囊壁内成釉细胞瘤的形成，也称囊肿生成性成釉细胞瘤(cystogenic ameloblastoma)、丛状单囊性成釉细胞瘤(plexiform unicystic ameloblastoma)、囊内成釉细胞瘤(intracystic ameloblastoma)、囊性成釉细胞瘤(cystic ameloblastoma)，单房性成釉细胞瘤(unilocular ameloblastoma)和囊内成釉细胞性乳头状瘤(intracystic ameloblastic papilloma)。

根据临床表现、影像学特征和组织病理学特征，单囊型成釉细胞瘤被归入独立的一型已有几十年。尽管从 20 世纪 70 年代到 90 年代之间的文献报道称单囊型成釉细胞瘤治疗后的效果表明病变可能侵袭性不强，但最近的报道对此有所争议。关于单囊型成釉细胞瘤一开始就是肿瘤性病变，还是非肿瘤性的囊肿衬里上皮发生肿瘤性变一直以来都存在着争议，两种机制都有可能，但要在同一患者中获得证据非常困难。

单囊型成釉细胞瘤在所有成釉细胞瘤中的构成比为 5%～46%。患者年龄 6～79 岁，但通常发生于年轻人，约 50%的病例发生于 11～20 岁，各组报道平均发病年龄 22～25.3 岁。有学者报道单囊型成釉细胞瘤的平均发病年龄为 22 岁，显著低于总体成釉细胞瘤的平均发病年龄 45.5 岁。大部分报道男性略多见，少部分报道女性略多见。北京大学口腔医学院病理科报道，中国人群中，单囊型成釉细胞瘤占所有成釉细胞瘤的 31.17%(149/478)，患者中位年龄 26 岁，男性 78 例，女性 71 例。

本病多见于下颌骨，最常见于下颌骨后部。不同报道显示，发生于下颌骨者占 91%～100%，多见于下颌骨后部。北京大学口腔医学院病理科报道的 149 例中，上颌骨 8 例，下颌骨 141 例，发生于下颌骨者占 94.63%。

肿瘤常伴未萌牙，最常见于第三磨牙，临床表现似含牙囊肿。未萌牙的患者平均发病年龄 16.5 岁，男∶女为 1.5∶1，无未萌牙患者的平均发病年龄 35.2 岁，男∶女为 1∶1.8。患者通常无明显临床症状，大的病变可导致颌骨无痛性的膨胀，伴牙移位，偶见疼痛、下唇麻木，许多病变为在摄片时发现。

X 线检查大多数患者典型的表现为边界清楚的透射阴影，但也可表现为大的多房透射影。部分伴邻牙、牙根吸收，尤其是第三磨牙，根据病变与牙齿的关系，通常被认为是始基囊肿、根尖周囊肿或残余囊肿等。单囊型成釉细胞瘤在影像学上是否有真正的多囊性表现目前存在着争议。

大体检查肿瘤多表现为含液体的囊肿样病变，可见囊肿附着于一牙的牙颈部，此牙常为下颌第三磨牙。囊肿内壁光滑或局部可见突向囊腔的结节。如果见囊壁增厚、囊腔内结节，均需进行组织学检查。

组织病理学上存在 3 种组织学类型。第一型为上皮内型(intralining or intraepithelial type)或单纯囊性型(luminal type)，肿瘤局限在囊肿的囊腔面。病变由纤维囊壁和衬里上皮组成，衬里上皮可全部或部分

26

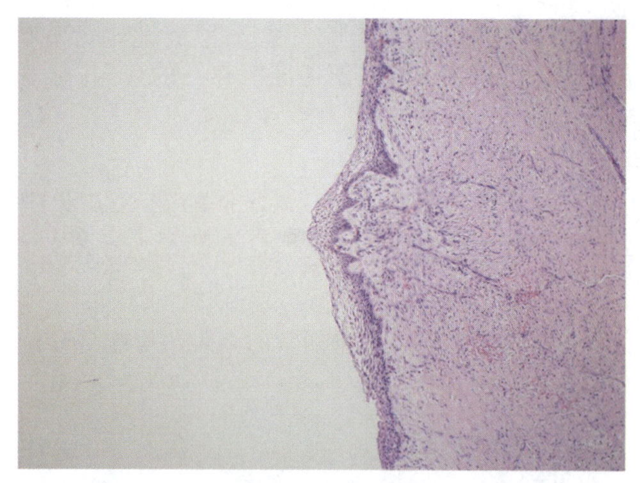

图 26－11 单纯囊性型成釉细胞瘤(HE×100)

为成釉细胞上皮，表现为基底层细胞为柱状或立方状，细胞核浓染并呈极性倒置(见图 26－11)，基底部出现空泡性变，而基底上细胞排列疏松类似于星网状层，这些表现跟炎症性水肿无关，而是上皮下玻璃样变。

第二型为腔内型(intraluminal type)，也被称为丛状单囊型成釉细胞瘤(plexiform unicystic ameloblastoma)，见一个或多个成釉细胞瘤结节从囊肿的衬里上皮突入囊腔。这些结节相对较小或充满大部分囊腔，可有上皮内型中的成釉细胞瘤样上皮衬里，但还可见呈增生的、多呈丛状型成釉细胞瘤的肿瘤上皮结节。这些病变有时又称为丛状型的单囊型成釉细胞瘤。肿瘤结节向腔内突出，常伴继发感染，此时囊腔内增殖的细胞不是总符合成釉细胞瘤严格的组织学标准，纤维囊壁内无肿瘤浸润。

第三型为壁型(mural variant)。表现为呈滤泡型或丛状型成釉细胞瘤的肿瘤上皮浸润至囊壁结缔组织内，浸润的范围、深度变化很大，需仔细、广泛取材。同一病变中可出现不同的组织学类型。如果考虑为单囊型成釉细胞瘤，有必要对标本进行多个层次多张切片检查以排除肿瘤细胞囊壁内的浸润。

此亚型的成釉细胞瘤需与含牙囊肿、根尖周囊肿、牙源性角化囊性瘤等进行鉴别诊断。



钙视网膜蛋白(calretinin)被认为是肿瘤性成釉细胞上皮的较特异的标记物，81.5％的单囊型和 93.5％的实性型/多囊型成釉细胞瘤阳性，而它在牙源性角化囊性瘤、含牙囊肿中阴性。PCNA、Ki－67 的标记结果在不同的报道中有所不同。有研究表明，PCNA、Ki－67 在壁型、侵袭型上皮中的表达高于突入腔内结节的上皮。但也有研究表明两者的标记与肿瘤的生物学行为无关。p63 标记显示，它在上皮内型、腔内型、壁型中均阳性，阳性位于上皮基底层细胞以及部分肿瘤的表层细胞。

### (二) 发病机制

对 8 例实性型/多囊型、2 例外周型、2 例单囊型成釉细胞瘤的抑癌基因杂合性缺失分析表明，L－myc、Pten 为最常见的等位基因缺失部位，单囊型成釉细胞瘤中有较高的等位基因缺失频率。

### (三) 生物学特点

大多数单囊型成釉细胞瘤根据临床、影像学表现术前被考虑为牙源性囊肿，因而这些肿瘤通常被当做囊肿而在手术中采用摘除术。术后标本要进行仔细的组织学检查。如果成釉细胞瘤成分局限于囊腔，采用囊肿摘除术治疗可能足够，不需进一步治疗，但对患者进行长时间随访，需随访 10～15 年。如为壁型，随后患者的治疗方案存在着争议。有些外科医师认为应行局部切除作为预防性治疗，而另外一些的外科医师则建议保持密切的影像学检查，暂且不做范围更大的手术，除非有复发的证据；而另有医师认为壁型成釉细胞瘤需行颌骨部分切除或方块切除。

复发风险与治疗方法、组织学类型相关。在很多早期的系列报道中，采用摘除术和刮除术后单囊型成釉细胞瘤的复发率为 10％～20％，明显低于骨内传统的实性型和多囊性成釉细胞瘤采用刮除术后的复发率 50％～90％。而最近的一些研究报道显示，单囊性成釉细胞瘤在保守的切除术后复发率为 50％～80％。从这些报道可见病变不像先前所想象的那么惰性。另一方面，可能是有些诊断为单囊性的肿瘤事实上可能有更典型的侵袭性成分，但在组织学检查时未被发现，因为实际上不可能对病变进行彻底的切片检查。李铁军等报道了长期随访 29 例单囊型成釉细胞瘤(3 例上颌骨，26 例下颌骨)，6 例复发，3 例上颌骨肿瘤均复发。所有复发肿瘤术前均诊断为非特异性囊肿。对 8 例术前怀疑为成釉细胞瘤者均进行了肿瘤完整切除或颌骨部分切除，均无复发。肿瘤复发率为壁型 35.7％(5/14)、单纯囊性型和腔内型仅 6.7％(1/15)。

# 第三节　颌骨纤维结构不良

## 一、概述

颌骨纤维结构不良也称纤维异常增殖症，是一种发育性类肿瘤状态。它可以是一种散发的、基因变异引起的骨疾患，可以为单骨性(monostotic)或多骨性(polyostotic)，也可以是 McCune-Albright 综合征的表征之一。其特征为正常骨组织被过度增生的细胞性纤维组织和不规则骨小梁所替代。纤维结构不良在临床上可表现为仅累及一个骨部位的局灶性病变，也可表现为多发性骨损害并伴皮肤和内分泌异常。病变可能与鸟嘌呤核苷酸结合蛋白，α-刺激活性多肽 1(GNAS1)基因突变发生的早晚相关，临床严重程度可能取决于 GNAS1 基因突变发生于胎儿期或产后期[1~5]。

### (一) 颌骨的单骨性纤维结构不良

颌骨的单骨性纤维结构不良(monostotic fibrous dyspasia of the jaws)病变局限于单个骨，占所有骨纤维病变的 75%～85%。虽然产后 GNAS1 突变可见于婴儿期、儿童期或成人期，但大多数患者是在 10～20 岁诊断的。男女无性别差异。

颌骨为最常见累及部位之一，常见于上颌还是下颌报道不一。

最常见症状为颌骨无痛性肿胀，肿块的生长一般很缓慢，患者及家属常常不能追溯最初的发病时间。然而，偶尔可见生长速度迅速的肿块。下颌损害表现为真性单骨性病灶，但上颌损害常常累及周围骨质(例如，颧骨、蝶骨、枕骨)，并非严格的单骨发病。这类病变被称为颅面纤维结构不良(craniofacial fibrous dysplasia)。病灶累及牙齿时，牙齿仍能保持坚固，但支持骨为病变骨组织。下颌骨病变导致颌骨颊侧、舌侧、下缘膨胀，受累牙的牙周膜变窄。上颌骨病变常致上颌窦底上移，并常见上颌窦阻塞等症状。

影像学的主要表现为骨组织呈细磨砂玻璃样不透光，是由于大量无序排列的、钙化不良的骨小梁相互叠加所致。病变边界不清，与周围正常骨相融合，因此很难找到病灶的边界(见图 26-12)。早期病变以射线透射或有斑点状不透光为主。下颌骨的受累不仅造成舌骨板、颊骨板的扩大，还可导致下缘的膨胀。病变牙列的根尖周放射影像常常表现为牙周韧带间隙变窄，并伴有与异常骨质相融合的模糊的硬板。当上颌骨受累时，病变组织替代上方窦底并有上颌窦狭窄。上颌病灶在影像上可见颅底密度增加，颅底涉及枕部、蝶骨、眶顶以及额骨等部位，这也是口腔颅颌面部纤维结构不良最具特征性的影像特征[4]。

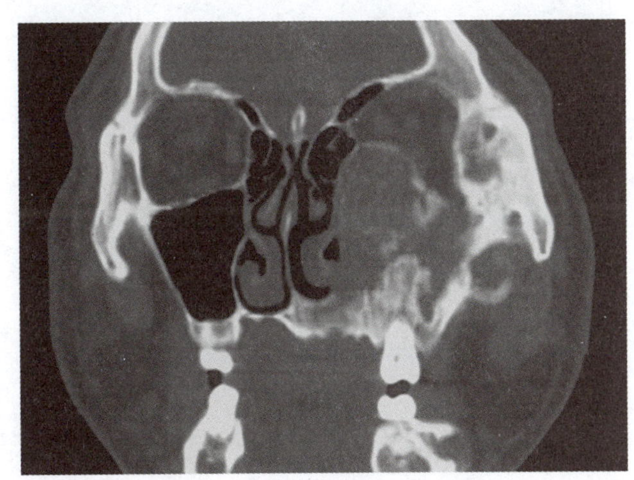

图 26-12　骨的纤维结构不良

影像学主要表现为骨出现磨砂玻璃样不透光表现

### (二) 多骨性纤维结构不良/McCune-Albright 综合征

两个以上的骨部位受累称为多骨性纤维结构不良(polyostotic fibrous dysplasia，PFD)，相对较少见。当伴有咖啡牛奶色斑、多发性内分泌病变如性早熟、脑垂体腺瘤、甲状腺功能亢进等，称为 McCune-Albright 综合征(McCune-Albright Syndrom)。病变骨数量不等，从少数至全部骨骼的 75%。

虽然头颅和颌骨的侵犯可造成面部不对称，但多骨性纤维结构不良的症状通常以长骨病变为主。病理性骨折往往造成疼痛和畸形。双腿长短差异非常常见，是由股骨上部受累所致。由肾脏排磷酸盐增加造成的低磷血症是本病另一个比较常见的特征。发生机制与肾脏影响循环中的成纤维细胞生长因子 23(FGF23)有关，FGF23 由病变骨质生成并释放。咖啡牛奶样色斑常见于躯干和大腿部位，呈棕褐色斑点，一般发生在单侧，这些色素沉着是天生的，此外还可看到口腔黏膜的色素沉着斑点。咖啡牛奶样色斑边缘一般呈无规则状，与多发性神经纤维瘤相比较，后者的咖啡牛奶样色斑边缘光滑。

McCune-Albright 综合征中以性早熟为最常见的内分泌症状，尤以女性患者多见。患者可于出生后数月就出现月经，且年龄很小就可出现乳房发育及腋毛、阴毛。

肉眼见，病变骨与正常骨无明显界限(见图 26－13)。组织病理学上可见纤维结构不良的典型表现，包括形状不规则的不成熟编织骨小梁，纤维间质细胞排列疏松。骨小梁彼此间无连接，常常排成曲线形(见图 26－14)。骨小梁多由化生而来，周围少有肥胖的成骨细胞。罕见钙化团块。与骨化性纤维瘤、牙骨质骨发育异常不同，纤维结构不良表现为较单一的图像(见图 26－15)，较少由编织骨、层板骨、球状钙化混合。病变骨与周围正常骨融合，无包膜或分界线。长骨的纤维结构不良，无成熟过程，而颌骨、颅骨病变有逐渐骨化的倾向，表现为板层骨的出现，尤其见于年长患者。成熟病灶中的骨小梁彼此之间成熟度相似[4]。

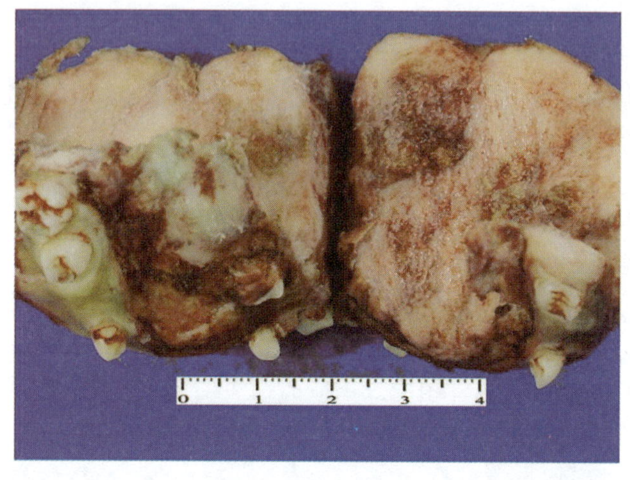


图 26－13　骨的纤维结构不良(肉眼见病变骨与正常骨无明显界限)

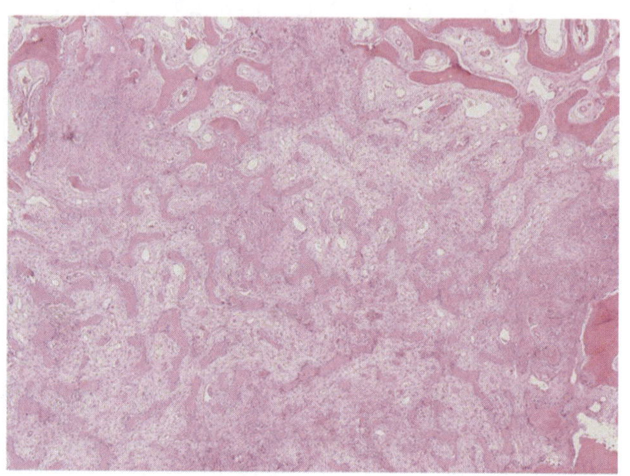

图 26－14　骨的纤维结构不良(HE×40)

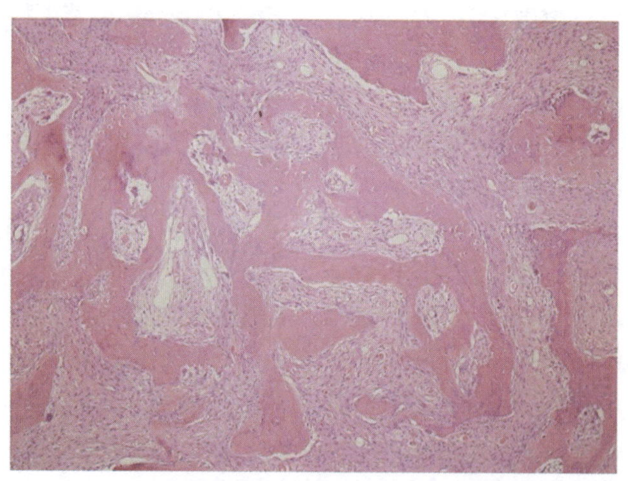

图 26－15　骨的纤维结构不良(病变骨的形态较为一致　HE×100)

## 二、发病机制

GNAS1 基因突变是导致纤维结构不良的病因。如果突变来自于早期胚胎期未分化的干细胞之一的，那么成骨细胞、黑素细胞及内分泌细胞将作为突变细胞的后代携带并表达突变基因，最终将出现多发性骨损害、皮肤色素沉着以及内分泌紊乱等临床表现。骨祖细胞在胚胎发育晚期是可迁移的，且部分可向正常骨生成分化。如果突变发生于晚期，突变细胞的后代将分散分布并参与骨骼形成，造成纤维性结构不良的多发性骨损害。最后，如果突变发生于产后，突变的骨祖细胞将局限在一个部位，导致单骨性纤维结构不良。

## 三、生物学特点

颌骨纤维结构不良的治疗是一个主要问题。虽然较小的病灶，尤其是下颌病灶，易于通过手术完整切除，但许多病灶尤其是上颌骨病灶呈弥漫表现且体积较大，不易进行广泛手术切除。许多病变至骨骼成熟时已停止进展，病变较为稳定，但少数病变至成人期仍持续生长，但一般速度缓慢。25%～50%的患者术后出现复发，出现病变的再生长，复发在年轻的患者中更常见，故许多学者认为手术干预应尽量延后。

对轻微的容貌或功能畸形的患者无须行手术治疗。对于年轻患者、容貌畸形并伴有心理问题或功能畸形的患者须行手术干预。手术的目的是减少畸形，直至达到可接受的效果，而并非为了摘除全部病灶。容貌的改善通常良好，但可能在一段时间后复发。复发的患者出现恶变的可能性明显增加。

部分学者认为应给予原发性多骨性疾病患者双膦酸盐治疗，以缓解疼痛并改善骨骼力量，但仍需进一步研究以正确评估双膦酸盐的治疗效果及风险。

罕见病变恶变、发生骨肉瘤的病例，这些患者大多数曾接受过放疗，但也有一部分为自发性转化为骨肉瘤。纤维性结构不良是放疗的禁忌证，因为放疗会增加发生放疗后骨肉瘤的风险。

# 第四节　颌骨骨肉瘤

26

## 一、概述

颌骨骨肉瘤与长骨骨肉瘤相比较有以下一些特点：年龄较大，常见于20～40岁；成软骨细胞性骨肉瘤较多；预后似乎较好。

## 二、发病机制

大部分的骨肉瘤患者都存在染色体的畸变，包括多种染色体数目、结构的变异，最常累及的部位为1p11－13、1q11－12、1q21－22、11p14－15、14p11－13、15p11－13、17p、19q13等，但尚未发现有诊断价值的结构变异。

在普通型骨肉瘤中，染色体1q21－23和17p的扩增较常见，较常见MDM2、PRIM1的扩增。而皮质旁骨肉瘤的肿瘤中存在12q13－15的扩增。在1篇有关骨膜骨肉瘤的4例报道中，1例有＋17，3例出现复杂的染色体核型改变。

## 三、分类及生物学特点

### （一）普通型骨肉瘤

1. 概况

普通型骨肉瘤(conventional osteosarcoma)是一种原发于髓内的高级别恶性间叶细胞肿瘤，它的肿瘤性细胞产生骨样基质和不成熟骨。其组织学类型包括成骨细胞型骨肉瘤、成软骨细胞型骨肉瘤、成纤维细胞型骨肉瘤。也称为普通骨肉瘤、经典骨肉瘤、骨肉瘤NOS、中心型骨肉瘤和髓内骨肉瘤等。

除了造血系统肿瘤，骨肉瘤是最常见的发生于骨的恶性肿瘤。颌骨骨肉瘤较少见，占所有骨肉瘤患者的6%～8%，这类颌骨肿瘤既可出现于儿童和年轻患者，也可出现于老年患者，但最常见20～40岁，平均发病年龄约33岁，比长骨骨肉瘤的发病年龄大10～15岁，男性略多见[14]。上海交通大学医学院附属上海第九人民医院口腔病理科李江等报道了61例颌面部骨肉瘤，男性34例，女性27例，患者年龄5～73岁，平均39.8岁[15]。

上颌和下颌的受累概率基本相等。下颌肿瘤更常见于下颌体后部、水平支和升支；而上颌肿瘤更常见于上颌骨下部如牙槽嵴、上颌窦底、腭等，而非上颌骨上部如颧骨、眶缘。上海交通大学医学院附属第九人民医院口腔病理科李江等报道了 61 例颌面部骨肉瘤中，上颌骨占 32.8%，下颌骨占 57.4%[15]。

肿胀和疼痛是最常见的症状。还可出现牙齿松动、感觉异常，肿瘤发生于上颌骨时可出现鼻腔堵塞。有些患者在诊断前症状可持续相对较长一段时间，说明有时颌骨骨肉瘤生长较慢。

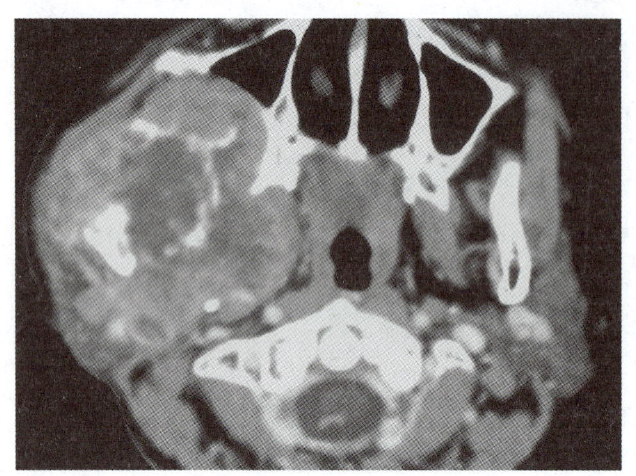

图 26－16　骨肉瘤

影像学显示骨组织破坏，阻射影和透射影混合

骨肉瘤的影像学表现各异，包括致密的阻射、阻射和透射的混合（见图 26－16）、完全透射。病灶周围边缘通常模糊不清，因此很难根据影像学表现评估疾病程度。在部分病例，即使范围较大的病变也仅表现很轻微的影像学变化，骨小梁结构仅有轻微变化。偶尔在肿瘤侵犯下，可出现牙根的重吸收。约 25%的颌骨骨肉瘤患者可见病灶表面“经典”的由骨赘形成所致的日光放射状影像，有时骨膜抬起导致 Codman 三角表现。

骨肉瘤患者重要的早期影像学改变包括单牙或多牙周围对称性牙周韧带间隙增宽，这是肿瘤浸润牙周韧带间隙的结果。牙周韧带间隙增宽并非骨肉瘤所特有，也可与其他恶性肿瘤有关。当出现此特征，并伴有疼痛、不适时，应警惕颌骨的早期骨肉瘤。虽然根尖周、咬合及全景咬合放射照片常对初步诊断有帮助，但 CT 扫描对于显示病变在髓腔内的范围、肿瘤钙化、骨皮质和软组织状况非常有帮助。但上述影像学方法在决定手术范围方面并无价值。

26

大体检查见肿瘤质地因钙化程度不等而不同，成骨型质地可较硬，或呈灰褐色、不规则颗粒状，成软骨型倾向白色、黄褐色，质地可较软。成纤维型质地最软，伴出血、坏死、囊性变。同一肿瘤可有不同区域的混合，可伴囊性变（见图 26－17）。

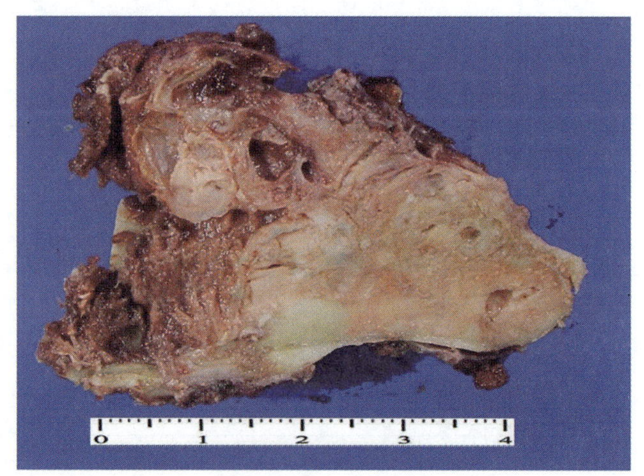


图 26－17　骨肉瘤

肉眼观肿瘤破坏骨组织，质地不均匀，伴囊性变

普通型骨肉瘤的组织病理学表现存在不同的变异。最基本的组织学特征是可看到由恶性间叶细胞直接生成的骨样组织。诊断骨肉瘤需要对骨样基质有准确的辨认，骨样基质是致密、粉染、无规则形的细胞间物质，有时有折光性。有时要鉴别骨样基质和非骨性胶原比较困难，骨样基质呈弯曲线状、有小节块、分支、不完整的小窝，最薄的呈丝带样，非骨性胶原倾向于线装、丝状，肿瘤骨基质还可表现为编织骨。

除骨样组织外，肿瘤细胞还可产生软骨样物质以及纤维结缔组织。肿瘤细胞形态多样，包括相对一致的圆形细胞、梭形细胞、多形性细胞。肿瘤内细胞基质数量各异。肿瘤基质的量可差别很大，有时骨样组织很少，甚至难以辨别。大部分颌骨骨肉瘤的分化较长骨的好。

根据肿瘤生成的骨样组织、软骨或胶原纤维的相对数量，病理学家将骨肉瘤分为以下几种亚型：成骨细胞型（见图 26－18）、成软骨细胞型（见图 26－19）和成纤维细胞型（见图 26－20），但这些组织病理学亚型并不能有效指导预后，它们的预后即使有差异，也是十分微小的。

成软骨细胞型在所有颌骨骨肉瘤中占很大一部分比例。部分肿瘤由大量的恶性软骨小叶构成，之间很少量的肿瘤细胞直接成骨，但这类病变仍属于骨肉瘤而非软骨肉瘤。

其他非常见的病理变异类型包括恶性纤维组织细胞瘤样型、小细胞型、上皮样型、毛细血管扩张型以

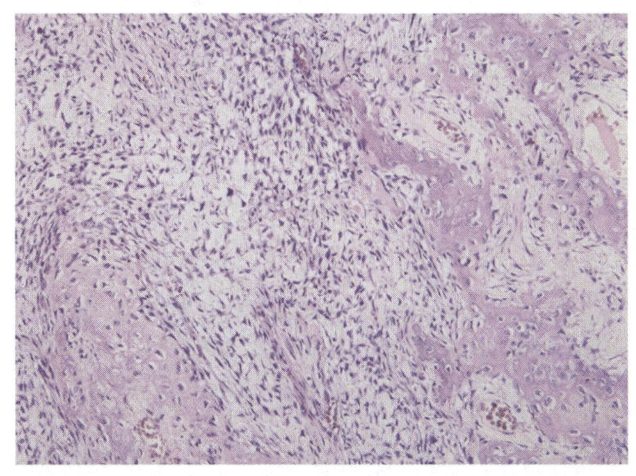

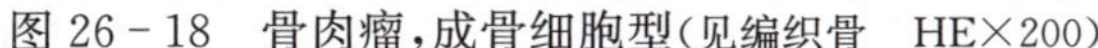
图 26－18　骨肉瘤，成骨细胞型(见编织骨　HE×200)

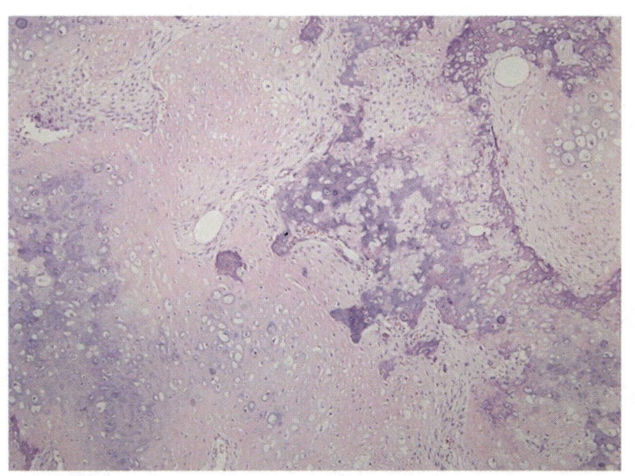

图 26－19　骨肉瘤，成软骨细胞型(HE×100)



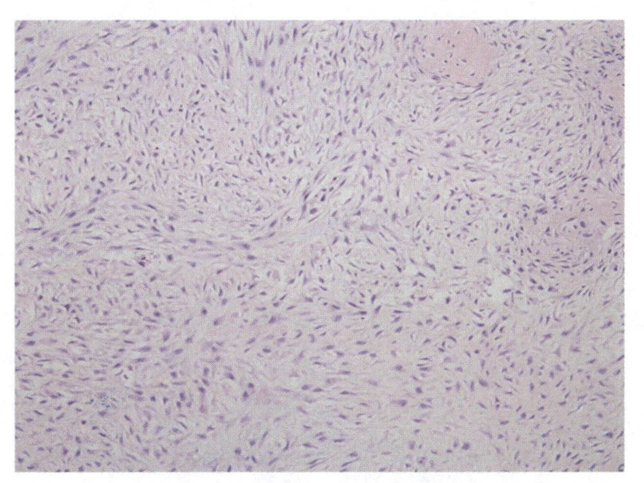

图 26－20　骨肉瘤，成纤维细胞型(HE×200)

及富于巨细胞型等。低度恶性、分化良好的骨肉瘤仅表现出很小的细胞异形性以及丰富的骨样组织形成，从组织学上这些病灶很难与纤维结构不良、骨化性纤维瘤等良性骨病变相鉴别。

2. 生物学特点

现在和过去的研究者大多认为颌骨中心性骨肉瘤要比发生于长骨的侵袭度低，大多数颌骨骨肉瘤是低度恶性的，转移较少见，但许多目前的临床病理研究结果并不支持这一论点，并认为颌骨骨肉瘤是一种侵袭性肿瘤。因为作为反映预后的最重要的指标，初次彻底切除肿瘤非常重要，而颌骨骨肉瘤较长骨骨肉瘤更难以手术方式彻底切除。由于颌骨骨肉瘤相对少见，且缺乏统一的诊断标准，故对于侵袭性这个问题仍存在争议。

对于颌骨骨肉瘤的治疗方法包括采取新辅助疗法(手术前化疗)，之后以手术方式将肿瘤切除，仔细检查病理标本并评估化疗对肿瘤的疗效。对于组织病理学评估新辅助疗法反应不佳的患者可使用辅助化疗(手术后化疗)。一些研究者认为这种方法能够使 4 年生存率提高到 80%以上。该方法在颌骨骨肉瘤中开展的研究较局限，但研究者认为其疗效要优于单纯手术治疗。对 201 例颅面骨肉瘤病例的回顾性研究显示，与手术根除相比，化疗治疗患者的生存期更长。

尽管化疗改善了患者的预后，但广泛的手术切除仍是本病的主流治疗方法。由于肿瘤可以向远处扩散，并超出临床和影像学所显示的边缘，故局部复发是术后主要问题。局部病灶未得到控制与远端转移相比是颌骨骨肉瘤更常见的死因。局部病灶未得到控制的患者大多数在治疗后 2 年内死亡。颌骨骨肉瘤的转移率较长骨骨肉瘤低。虽然局部淋巴结的累及并不常见，但肺部和大脑的转移最常见。下颌骨肉瘤更易转移，而上颌骨肉瘤更易复发。

患者的预后不佳。各方数据显示，生存率为 30%～70%，早期接受广泛的手术作为根治方法，其生存率可高达 80%。上海交通大学医学院附属第九人民医院口腔病理科李江等报道的 61 例颌面部骨肉瘤，获得随访 23 例，局部复发率 39.1%，肺转移率 8.7%[15]。目前正在开展对颌骨骨肉瘤以新辅助疗法，并辅以手术切除及辅助性化疗的前瞻性研究，该法有望成为治疗骨肉瘤最适宜的方法。

### (二) 皮质旁骨肉瘤(骨表面骨肉瘤)

除了常见的髓内骨肉瘤外，骨肉瘤还可发生于骨皮质周围，形成皮质旁骨肉瘤（骨表面骨肉瘤）[juxtacortical(peripheral) osteosarcoma]，它是指肿瘤从骨表面向外生长，不侵犯下方的骨髓腔。在 WHO 2002 版分类中，皮质旁骨肉瘤包括骨旁骨肉瘤、骨膜骨肉瘤、高级别骨表面骨肉瘤 3 种类型，这些类别的骨肉瘤均可发生于颌骨[14]。

#### 1. 骨旁骨肉瘤

(1) 概况：骨旁骨肉瘤（parosteal osteosarcoma）为来自骨表面的低度恶性骨肉瘤，也称皮质旁低度恶性骨肉瘤。肿瘤虽然罕见，但它是皮质旁骨肉瘤中最常见的类型。多见年轻人，1/3 发生于 20～30 岁。女性略多见。在全身肿瘤中，骨旁骨肉瘤最常见于股骨远端，颌骨少见。

临床表现常见无痛性肿胀，少数有疼痛。影像学上表现为与骨皮质相连的高密度团块，基底宽，肿瘤外表面常矿化较低（见图 26－21）。当肿瘤较大时，病变基底部除了与骨相连的部分外，其他部位与附着骨的骨皮质之间有一狭窄透明带，称为“线征（string sign）”。无骨膜抬高、骨膜反应。

26

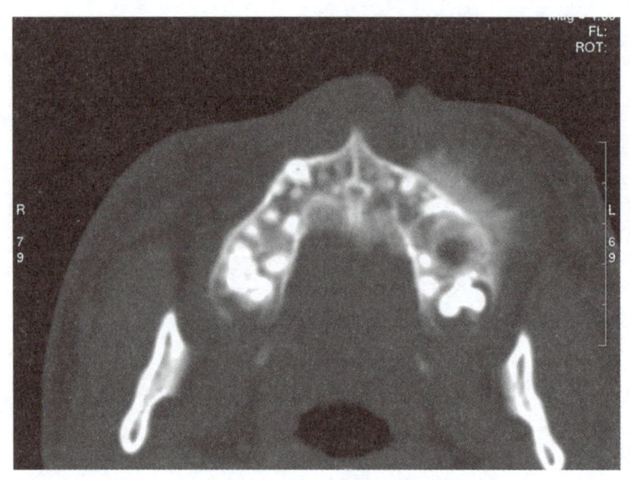


图 26－21 骨旁骨肉瘤（CT 图像）

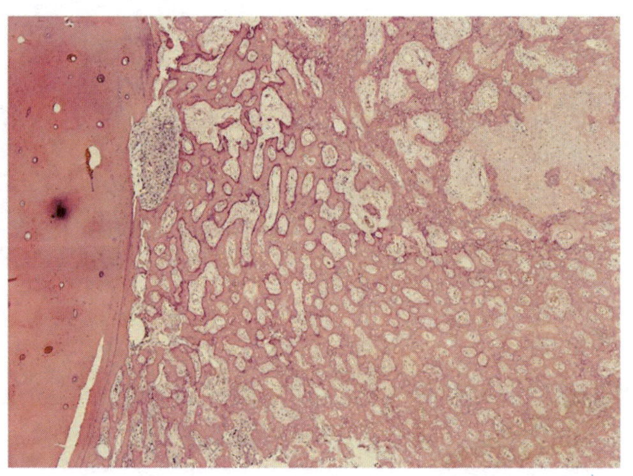

图 26－22 骨旁骨肉瘤（镜下见大量高分化骨小梁，HEX40）

大体检查见骨化性外生性肿块附着于受累骨表面，基底部宽大。大部分区域质硬，但也可存在质软的软骨岛、纤维组织。在组织病理学上，典型病变表现为由大量高分化骨小梁构成（见图 26－22），骨小梁狭长且趋于平行排列，骨小梁周围大多缺乏骨母细胞被覆，骨小梁之间充满低细胞性的纤维间质，梭形成纤维样细胞有轻度不典型性，核分裂少见，随着病程延长，骨小梁可融合形成大块的致密骨。病变周边常见软骨岛，类似于软骨肉瘤Ⅰ级的表现。

(2) 生物学特点：骨旁骨肉瘤为低度恶性的骨肉瘤，预后较好，如果切除彻底，很少发生复发、转移。如切除不彻底，肿瘤有可能出现去分化，则预后较差。

#### 2. 骨膜骨肉瘤

(1) 概况：骨膜骨肉瘤（periosteal osteosarcoma）是一种发生于骨表面的中等恶性的成软骨型骨肉瘤。肿瘤为在骨皮质表面有宽大基底的肿块，将骨膜抬高，有较多新骨形成。肿瘤边缘常穿透骨膜，侵犯周围软组织。本病也称骨旁软骨肉瘤、骨旁成软骨型骨肉瘤。

骨膜骨肉瘤在所有骨肉瘤中构成比<2%，约占所有骨旁骨肉瘤的 1/3，比高级别骨表面骨肉瘤多见。高峰年龄 10～30 岁。男性略多见。在全身肿瘤中，骨膜骨肉瘤多见于长骨骨干、骨干至干骺端区域，颌骨

少见。

骨膜骨肉瘤最常见的临床表现为早期无痛性肿胀，后逐渐出现疼痛，病程多小于 1 年。影像学见肿瘤位于骨表面，密度总体低于骨旁骨肉瘤，肿瘤近骨皮质的基底部钙化明显，向表面密度逐渐降低，有与骨皮质相垂直的钙化，形成日光放射影，见 Codman 三角，可见骨膜增厚的影像，病变可穿透骨膜。

大体检查见肿瘤位于骨表面，切面可见垂直于骨皮质的钙化骨针。软骨成分较明显。肿瘤基底部近骨皮质处质地较硬，近表面质地偏软。在组织病理学上，肿瘤骨位于正常骨的表面，为中等分化成软骨型骨肉瘤，以软骨性肿瘤成分为主，软骨成分表现为程度不等的细胞不典型性。仔细观察可见肿瘤性骨组织，附着于骨皮质的肿瘤性骨一般较成熟。肿瘤不累及骨髓腔。

(2) 生物学特点：恶性程度比骨旁骨肉瘤高，但比普通型颌骨中心性骨肉瘤、高级别骨表面骨肉瘤低。治疗原则为彻底的切除。肿瘤可复发，切除不彻底复发率可达 70%。转移率约 15%，约 25%的骨膜骨肉瘤患者死于肿瘤的转移。

### 3. 高级别骨表面骨肉瘤

(1) 概况：高级别骨表面骨肉瘤(high grade surface osteosarcoma)发生于骨表面的高度恶性成骨性恶性肿瘤，也称皮质旁骨肉瘤、表面骨肉瘤。肿瘤罕见，在所有骨肉瘤中的构成比<1%。高峰年龄 10～20 岁，男性略多见。发生于长骨的高级别骨表面骨肉瘤多见于股骨、肱骨、胫骨；颌骨罕见。

临床多表现为伴或不伴疼痛的肿块。X 线表现为骨表面的部分矿化的肿块，肿瘤可浸润至周围软组织。骨皮质常部分破坏，可见骨膜反应性新骨形成。依肿瘤性软骨、骨的多少不同，肿瘤矿化程度不同。

大体检查见肿瘤位于骨表面，常侵蚀下方骨。肿瘤质地不等，但多少都有质地较软的部分，这与骨旁骨肉瘤不同。组织病理学上，组织学图像与普通型骨肉瘤相似，可分别以成骨型、成软骨型、成纤维型为主。所有类型都有细胞的高度不典型性、花边样骨组织，细胞异形明显，核分裂多见，这些特点有助于与骨旁骨肉瘤、骨膜骨肉瘤鉴别。

(2) 生物学特点：高级别骨表面骨肉瘤为高度恶性肿瘤，治疗原则为手术切除并辅以化疗，预后与肿瘤的化疗敏感性相关，对化疗敏感者，预后较好，反之预后较差。

### 4. 放射后骨肉瘤

(1) 概况：放疗后继发骨肉瘤是一个常见的现象，颌骨是常见的放射后骨肉瘤好发部位。放射后发生骨肉瘤的平均潜伏期是 14 年，但短者的潜伏期仅 3 年。放射后骨肉瘤发病率与放疗计量有关，在接受 7 000 cGy 照射剂量的患者中，约 0.2%可在放射后出现骨肉瘤；而当放射剂量<1 000 cGy 时，骨肉瘤发病率与正常人无差异。

骨肉瘤也是最常见的放射后肉瘤，约占所有放射后肉瘤的 50%。此外，约 40%的放射后肉瘤是纤维肉瘤，其余则由软骨肉瘤及其他组织病理类型的肉瘤构成。放射后骨肉瘤没有能与其他骨肉瘤相鉴别的特定的组织病理特征。

(2) 生物学特点：生物学特点及预后与其他骨肉瘤相似。

（李　江）

## 参考文献


[1] Barns L, Everson JW, Reichart P, et al. Pathology and genetics of head and neck tumors [M]. Lyon: IARC Press, 2005.

[2] Gnepp DR. Diagnostic surgical pathology of the head and neck [M]. Philadelphia: W. B. Saunsers Company, 2001.

[3] Regezi JA, Sciubba JJ, Jordan RCK. Oral pathology, Clinical pathologic correlations [M]. 4th ed. Amsterdam: Elsevier, 2003.

[4] Neville BW, Damm DD, Allen CM, et al. Oral and Maxillofacial Pathology [M]. 3rd ed. Saunsers Elsevier, 2009.

[5] Luo HY, Li TJ. Odontogenic tumors: A study of 1 309 cases in a Chinese population [J]. Oral Oncology, 2009,45 (8):706 - 711.

[6] Jing W, Xuan M, Lin Y, et al. Odontogenic tumors: a retrospective study of 1 642 cases in a Chinese population [J]. Int J Oral Maxillofac Surg, 2007,36(1):20-25.

[7] Buchner A, Merrell PW, Carpenter WM. Relative frequency of central odontogenic tumors: a study of 1 088 cases from Northern California and comparison to studies from other parts of the world [J]. J Oral Maxillofac Surg, 2006,64(9): 1343-1352.

[8] Lu Y, Xuan M, Takata T, et al. Odontogenic tumors. A demographic study of 759 cases in a Chinese population [J]. Oral Surg Oral Med Oral Pathol Oral Radiol Endod, 1998,86(6):707-714.

[9] Daley TD, Wysocki GP, Pringle GA. Relative incidence of odontogenic tumors and oral and jaw cysts in a Canadian population [J]. Oral Surg Oral Med Oral Pathol, 1994,77(3):276-280.

[10] Ledesma-Montes C, Mosqueda-Taylor A, Carlos-Bregni R, et al. Ameloblastomas: a regional Latin-American multicentric study [J]. Oral Dis, 2007,13(3):303-307.

[11] Philipsen HP, Reichart PA, Nikai H, et al. Peripheral ameloblastoma: biological profile based on 160 cases from the literature [J]. Oral Oncol, 2001,37(1):17-27.

[12] 李江,张伟国. 15 例促结缔组织增生型成釉细胞瘤的临床病理分析[J]. 华西口腔医学杂志. 1998,16(2):138-140.

[13] Kishino M, Murakami S, Fukuda Y, et al. Pathology of the desmoplastic ameloblastoma [J]. J Oral Pathol Med, 2001,30(1):35-40.

[14] Fletcher CDM, Unni KK, Mertens F. Pathology and genetics of tumours of soft tissue and bone [M]. Lyon: IARC Press, 2002.

[15] 李江,何荣根. 颌面部骨肉瘤 61 例临床病理研究[J]. 中华口腔医学杂志,2003,38(6):444-446.

# 第二十七章 血管瘤及脉管畸形

1982 年，Mulliken 和 Glowacki 根据脉管性疾病(vascular anomalies)的临床和病理特征进行了生物学分类，将其分为血管瘤和脉管畸形。进一步的临床病理学研究证明，上述分类中的"毛细血管畸形"实质上是毛细血管后微静脉畸形。Waner 和 Suen 于 1995 年在上述分类的基础上加以补充和改善，1996 年该分类被国际脉管性疾病研究学会(ISSVA)接受。在 2002 年及 2004 年召开的全国口腔颌面部血管瘤治疗与研究学术研讨会上，与会专家经过充分讨论，一致建议采用 Waner 和 Suen 提出的分类，即对于混合病变，要分别单独列出。例如，"血管瘤并微静脉畸形"和"静脉畸形并微囊型淋巴管畸形"，而不应笼统地称之为"混合畸形"[1, 2](见表 27－1)。

表 27－1　脉管性疾病的分类与命名

| 脉管肿瘤 | 脉管畸形 |
|---|---|
| 血管瘤(hemangioma) | (1) 微静脉畸形(venular malformation)：包括中线型微静脉畸形与微静脉畸形两类<br>(2) 静脉畸形(venous malformation)<br>(3) 动静脉畸形(arteriovenous malformation)<br>(4) 淋巴管畸形(lymphatic malformation)：包括微囊型与大囊型两类<br>(5) 混合畸形(mixed malformation)：包括静脉-淋巴管畸形(venous-lymphatic malformation)和静脉-微静脉畸形(venous-venular malformation)两类 |

## 第一节　婴幼儿血管瘤

### 一、概述

血管瘤又称婴幼儿血管瘤(infantile hemangioma)，为婴幼儿常见肿瘤，发病率为 1%～12%。血管瘤的发病率有种族差异，白种人的发病率高于其他种族，黑种人的发病率最低。男女发病比例为 1∶3～1∶5。血管瘤易发生于早产儿，体重低于 1 kg 的早产儿发病率高达 20%。大多数血管瘤为散发，亦有少数病变具有家族遗传特征。

85%的病变于出生后 1 年内发现。发生于口腔颌面部的血管瘤，约占全身血管瘤的 60%，其次是躯干(25%)和四肢(15%)，内脏等部位少见。口腔颌面部血管瘤大多数发生于面颈部皮肤、皮下组织，只有约 10%见于口腔黏膜。快速增生的口腔颌面部血管瘤可影响视力，破坏鼻部及耳部软骨，造成面部皮肤溃疡、出血、感染，引起患者容貌改变及功能障碍，甚至发生充血性心力衰竭等严重并发症。

根据血管瘤发生部位的深度不同可分为浅表型血管瘤(65%)、深部血管瘤(15%)和混合型血管瘤(20%)。

### 二、生物学特点

血管瘤具有非常特殊的病理过程和生物学特征，包括血管生成和血管退化两种病理过程，部分病变可自发消退。其病程可分为：增殖期(0～1 岁)、消退期(1～5 岁)及消退完成期(5～10 岁)。

病变常发生于出生后的1周或几周,最初表现为毛细血管扩张,周围绕以晕状白色区域,此时病变易被忽视。随着病变进一步发展,病损迅即变为红斑并高出皮肤,高低不平似杨(草)梅状。在婴儿第1个生长发育期,约出生后4周病变快速生长,此时是患者最常见的首次就诊时间。在婴儿的第2个生长发育期,即4～5个月时,病变出现第2次生长高峰。一般在出生1年后病变进入消退期。消退期病变由鲜红色变为暗紫色、棕色,皮肤可呈花斑状。病变消退常由中央开始,可持续较长时间。据统计,50%～60%的患者在5年内完全消退;75%的患者在7年内消退完成;10%～30%的患者可持续消退至10岁左右,并且可为不完全消退。大面积血管瘤完全消退后可遗留局部色素沉着、浅瘢痕、皮肤萎缩下垂、纤维脂肪团块所致的畸形等。

80%左右的血管瘤为局灶性单个病变,常分布于头颈部胚胎发育融合线。亦有部分面部血管瘤呈节段性分布于额鼻区、上颌区和下颌区。这种分布与三叉神经支配区域不完全一致,常提示伴有肝脏等内脏器官以及脑部病变。颈部正中的节段性血管瘤要注意伴发呼吸道阻塞的可能性。如果在发生面部血管瘤的同时,出现以下一种或多种病变:颅后窝畸形(posterior fossa malformations, P)、血管瘤(hemangioma, H)、动脉异常(arteria anormalies, A)、主动脉狭窄和(或)心脏缺损(coarctation of the aorta and/or cardiac defects, C)、眼部异常(eye abnormalities, E)及胸骨裂(sternal clefting, S),可以诊断为PHACES综合征。PHACES综合征伴发的面部血管瘤常为节段性血管瘤。

27

组织学上,血管瘤增殖阶段可以观察到大量快速分裂增殖的内皮细胞和周细胞,细胞形态丰满,显示清晰的细胞质以及不同程度增大的细胞核。增生早期,周细胞围绕在内皮细胞外层,共同构成无包膜的团块状结构,血管腔隙不明显,小部分细胞团中央可见含红细胞的小腔隙。内皮细胞及周细胞外层有过碘酸-雪夫反应(PAS)阳性的多层基底膜紧密包绕。增生的内皮团周围可有增生毛细血管形成的小卫星结节。在增殖末期,内皮细胞增殖能力减弱,血管管腔明显,并可见较多的肥大细胞。

消退早期,血管数量仍较多,扩张的毛细血管排列紧密,结缔组织间质少。尽管血管内皮细胞呈扁平状,部分细胞仍可见分裂象。随着消退的进展,内皮细胞增生的血管数量减少,由疏松的纤维性或纤维脂肪性组织逐渐替代。在消退末期,整个病变为纤维和(或)脂肪性背景,此时肥大细胞数量与正常皮肤相似。病变中见分散的少量类似于正常的毛细血管和微静脉,无内皮细胞和周细胞分裂象。散在的较大血管管壁呈纤维样变表现,提示先前存在的血管瘤。反复溃疡破坏了真皮乳头层的病变,表现为真皮萎缩、纤维性瘢痕组织形成、皮肤附件丧失。罕见情况下可见营养不良性钙化灶。退化不完全的病例存在增生的毛细血管岛。

增殖期和消退期的血管瘤内皮细胞都特异性表达葡萄糖转运蛋白-1(glucose transporter-1, GLUT-1),它是区分血管瘤与其他脉管性肿瘤及脉管畸形的特异性标志物[3]。

## 三、发病机制

### (一)血管瘤的发生机制

North等的研究发现,血管瘤内皮细胞特异性表达胎盘绒毛微血管内皮细胞的特异性抗原GLUT-1、FcγRⅡ、Lewis Y antigen(LeY)和分区蛋白(merosin),提示这两种内皮细胞具有同源性。对血管瘤和胎盘组织用基因芯片检测并进行聚类分析,结果发现,这两种组织在基因表达谱上具有高度相似性。因此,有学者认为,胎盘绒毛微血管内皮细胞进入胎儿血液循环,在胎儿体内进行克隆增殖,形成血管瘤。支持此理论的依据有:①在妊娠期间曾进行胎盘绒毛膜活检的新生儿,血管瘤发生概率明显升高。原因可能是,活检增加了绒毛微血管内皮细胞脱落并通过脐循环进入胎儿体内的概率。②先兆子痫和前置胎盘患者所生子女的血管瘤发生率显著升高。其原因是先兆子痫和前置胎盘使胎盘破裂的概率增加,胎盘内的内皮细胞有可能通过血液循环进入胎儿体内,并在发病部位聚集、克隆、增殖形成血管瘤。③血管瘤与胎盘都属于雌激素依赖性组织,并且1年后血管瘤进入消退期也与胎盘的发育过程和时间类似。④血管瘤在头颈部的发病率最高,可能原因是头面部的血管网密度高,进入胎儿循环的绒毛微血管内皮细胞在头颈部血管网中锚定、种植的可能性最大。然而,此理论不能解释下述疑问:①如果胎盘细胞可以通过血液循环进入胎儿体内并因此形成血管瘤,为什么血管瘤内检测不到母子嵌合(maternal-fetal chimerism)细胞。

②既然脱落的胎盘细胞出现在所有孕妇，为什么只有部分婴幼儿发生血管瘤。③不同性别和人种的血管瘤发病率为什么存在差异？

血管瘤增殖期可见大量新生血管形成。因此，血管生成（angiogenesis）被认为是瘤体快速生长的重要因素之一。增殖期血管瘤高表达血管内皮生长因子（vascular endothelial growth factor，VEGF）、碱性成纤维细胞生长因子（basic fibroblast growth factor，bFGF）、基质金属蛋白酶（matrix metalloproteinase，MMP）、单核细胞趋化因子1（monocyte chemotactic protein-1，MCP－1）、胰岛素生长因子2（insulin growth factor-2，IGF－2）和Tie－2等促血管生成相关因子和雌激素受体，并且在患者尿中可以检测到增高的bFGF，血清中可以检测到高表达的VEGF－A。目前认为，以上多种生长因子可能由血管瘤基质细胞分泌。血管瘤的细胞外基质中还可以检测到高表达的玻璃蛋白（vitrein）、基底膜蛋白聚糖、层粘连蛋白、E－选择素，它们可以通过刺激内皮细胞的增殖和迁徙来促进瘤内血管生成。同时，增殖期血管瘤内聚集有大量的髓样细胞，可通过分泌血管生成因子，进一步促进血管瘤血管生成。然而，另有学者认为，增殖期血管瘤内皮的快速增殖是因为内皮细胞处于早期发育阶段，这些幼稚的内皮细胞本身就具有快速增殖的能力。体外培养的血管瘤内皮细胞呈现克隆性增殖，提示其可能来源于同一干（祖）细胞。进一步研究发现，血管瘤内皮细胞和脐血内皮祖细胞具有类似的生物学性状，有很强的增殖能力。体内研究表明，增殖期血管瘤可以表达CD133和淋巴内皮细胞标志物LYVE－1。以上研究提示，血管瘤内皮细胞可能处于内皮细胞分化的早期发育阶段。最近的研究发现，增殖期血管瘤内皮细胞可以共表达OCT4、SSEA－4、brachyury、p75等干细胞标志物，并且体外培养的血管瘤内皮细胞具有造血内皮细胞的特性，可以分化成血细胞。由此可见，除血管生成外，血管发生（vasculogenesis）亦参与了血管瘤的新生血管形成。



在血管瘤内皮细胞表达的众多干细胞标志物中，针对CD133的研究较为深入。CD133为一种干（祖）细胞特异性表面标志抗原，最早发现于造血干细胞，随后证实其表达见于多种类型的干（祖）细胞，甚至在恶性肿瘤干细胞中亦有表达。增殖期血管瘤组织中可以检测到CD133的表达，而在消退期则没有。流式细胞术分析发现，部分血管瘤中存在共表达CD133和内皮细胞标志KDR和CD34的内皮祖细胞。而静脉畸形和淋巴管畸形组织中，则未发现内皮祖细胞的存在。血管瘤患者外周血中内皮祖细胞数量是正常对照的15倍，其原因可能是血管瘤内的低氧环境动员骨髓内的内皮祖细胞进入外周血，并进一步通过血液循环聚集到病灶部位，促进瘤体增长。随后的体外培养证实，血管瘤内皮细胞具有克隆性，亦提示其可能由相同的祖细胞扩增而来。从血管瘤组织中筛选出CD133阳性细胞体外流式细胞检测发现，CD133阳性细胞表达CD90（一种间充质细胞标志）以及内皮细胞表达的蛋白如VEGFR－1、VEGFR－2、神经纤毛蛋白（neuropilin－1，NRP－1）和CD146，但这些蛋白都不是内皮细胞的特异标志物。以上表面标志说明，这些细胞具有中胚层或间充质干细胞的表型，细胞具有很强的分裂增殖能力，经诱导后可以向内皮细胞、神经细胞、脂肪细胞、骨细胞和软骨细胞分化。在体外，从单个CD133阳性细胞克隆而来的血管瘤细胞植入裸鼠皮下后，能生成富含血管的组织，组织内的血管表达GLUT－1和分区蛋白等血管瘤特异诊断标志。随着时间的推移，血管减少而脂肪细胞明显增加，类似于血管瘤的自然消退[4]。以上研究提示，血管瘤中CD133阳性细胞可能是血管瘤干细胞。血管瘤干细胞向血管瘤内皮细胞分化时，Notch1、Notch4及Jagged－1表达增强，Notch3表达下降。发现Notch3和CD31免疫双染。这些Notch3阳性的血管瘤干细胞主要位于血管壁的外层，只有少数共表达CD31和Notch3的中间态细胞位于血管瘤间质内。研究结果提示，在血管瘤的发生过程中，Notch基因起着重要的调节作用。其中，Notch3的表达以及内皮细胞表达的Jagged－1信号，可诱导血管瘤干细胞分化为周细胞，而Notch1、Notch4及Jagged－1的表达与血管瘤干细胞向血管瘤内皮细胞分化有关。

另有学者认为，增殖期血管瘤内皮细胞克隆性增殖的原因是由于肿瘤细胞发生基因突变[5]。对家族性血管瘤患者进行基因连锁分析，结果显示，染色体5q31－33区域存在基因座异质性（locus heterogeneity）。此区域包含3个涉及血管生成的基因：成纤维细胞生长因子受体4（fibroblast growth factor receptor－4，FGFR－4）、血小板衍生生长因子受体b（platelet derived growth factor receptor－b，PDGFR－b）和Fms样酪氨酸激酶-4（Fms-related tyrosine kinase－4，FLT－4）。对散发性血管瘤病例的基因研究显示，染色体5q区域存在基因杂合性缺失（loss of heterozygosity，LOH），提示此区域可能存在血管瘤的抑制基因。基因的杂合性缺失，降低对血管瘤内皮细胞增殖的抑制，内皮细胞增殖，形成大量新生血管，从而导致血管瘤的发生。单发病变可能来源于单个内皮细胞的突变；如果内皮祖细胞发生基因突变，分化为多个内皮细胞，可以导致全身多个血管瘤形成。

最近的研究发现，在血管瘤内皮细胞的血管内皮细胞生长因子受体2(vascular endothelial growth factor receptor-2，VEGFR-2)细胞外功能区(C482R)和肿瘤内皮细胞标志8(tumor endothelial marker-8，TEM-8)的跨膜功能区可以检测到突变。VEGFR-2发生碱基T-C的突变，导致细胞外功能区的半胱氨酸被精氨酸替代；TEM-8发生碱基G-A的突变，导致在跨膜功能区出现丙氨酸被苏氨酸代替。突变的VEGFR-2和TEM-8能与整合素$\beta_1$形成一个蛋白复合体，抑制整合素β1的活性及其下游信号，激活T细胞核因子(nuclear factor in activated T cells，NFAT)的转录功能，并因此降低VEGFR-1的表达。VEGFR-1是一种"陷阱"受体(decoy receptor)，可竞争VEGFR-2与VEGF-A结合并静默其作用，从而达到对下游信号传导的抑制作用。血管瘤中VEGFR-1受体表达降低，使得VEGF-A刺激信号通过VEGFR-2传导，最终导致内皮细胞增殖和迁移能力增加。最新文献显示，血管瘤中低表达的VEGFR-1仍可以被VEGF-A和VEGF-B激活，并引起下游ERK1/2的磷酸化，促进血管瘤干细胞向血管瘤内皮细胞分化，但是，VEGF-R2不能促进血管瘤干细胞向血管瘤内皮细胞分化[6]。亦有研究显示，部分血管瘤标本中可以检测到染色体10q25上的双特异性磷酸酯酶5(dual-specific phosphatase-5，dusp-5)碱基发生T-C突变，导致其氨基酸序列中的147号色氨酸被脯氨酸代替[S147P]。然而，并非所有血管瘤细胞都出现此基因突变。Dusp-5作为血管特异性基因，具有丝裂原活化蛋白激酶的去磷酸化作用，此基因突变，可导致内皮细胞增殖活跃。虽然以上研究结果提示，基因突变可能导致血管瘤形成，然而，对单合子和双合子双胞胎的血管瘤发病率进行分析，研究结果并不支持血管瘤是由基因突变所致。事实上，基因突变可能参与了血管瘤发病过程中的血管形成、血管发生、胎盘细胞脱落栓塞以及血管瘤干细胞形成等一个或多个病理过程，最终促进血管瘤的发生。例如，VEGFR-2、FGFR-4、PDGFR-b和(或)FLT-4基因突变可以导致血管内皮细胞增殖和迁徙能力增强，新生血管形成能力增加；胎盘脱落的细胞如果伴发基因突变，在婴儿体内栓塞，可以解释为什么脱落的胎盘细胞出现在所有孕妇，而只有部分婴幼儿发生血管瘤；血管瘤病变组织内的干细胞基因突变，或者正常细胞基因突变，获得干细胞特性，可能导致血管瘤干细胞的产生；血管瘤内皮细胞的克隆性增殖，亦有可能是内皮(祖)细胞发生基因突变的结果[7]。

**(二) 血管瘤的消退机制**

在血管瘤的病理演变过程中，最引人注目的是其自发消退现象。然而，目前对此病理过程的研究并不多。在血管瘤消退期，促血管生成因子表达降低，同时组织基质金属蛋白酶抑制因子1(tissue inhibitor of metalloproteinase-1，TIMP-1)、胎盘生长因子(placental growth factor，PIGF)、白细胞介素12(interleukin-12，IL-12)、转化生长因子β(transforming growth factor-β，TGF-β)和干扰素β(ienterferon-β，IFN-β)等抑制血管生成的因子表达增加，导致内皮细胞增殖降低，可能是血管瘤消退的原因。血管瘤消退期可以检测到细胞色素b、Clusterin/apoJ、Fas、Bax和胱冬裂酶-3等凋亡相关蛋白的高表达，细胞凋亡率较增殖期增加5倍，并且1/3以上的凋亡细胞为内皮细胞，提示内皮细胞凋亡是血管数量降低及瘤体自发消退的重要原因。另有观点认为，血管瘤的消退与免疫机制有关。瘤体内可以检测到大量T细胞，主要为CD8阳性的细胞毒T细胞(cytotoxic T cell)。吲哚胺2，3-二氧化酶(indoleamine 2，3-dioxygenase，IDO)可以降解色氨酸，具有抑制T细胞的功能，其表达量在血管瘤消退期明显降低，提示T细胞介导的免疫与血管瘤的消退关系密切；同种异体移植炎症因子1(allograft inflammatory factor-1，AIF-1)为一种免疫相关炎症因子，血管瘤中的同种异体移植炎症因子1可能通过活化巨噬细胞而导致血管瘤消退；机体免疫调节剂咪喹莫特(imiquimod)具有活化T细胞、巨噬细胞和自然杀伤细胞的作用，病灶表面涂擦咪喹莫特，对血管瘤有一定疗效，亦提示血管瘤消退和免疫有关。

血管瘤消退期可以见到大量的脂肪细胞和成纤维细胞，这些细胞可能来源于血管瘤的间充质干细胞。利用贴壁法在体外分离培养血管瘤间充质干细胞，细胞表达间充质干细胞标志SH2(CD105)、SH3、SH4、CD90和CD29，但不表达造血细胞标志物CD45和CD14，也不表达造血/内皮细胞共同标志物CD31和CD45。早期体外培养的血管瘤间充质干细胞还可以表达CD133，部分细胞表达周细胞标志α-SMA。血管瘤间充质干细胞具有很强的脂肪分化能力，细胞呈现非克隆性增殖。增殖期的血管瘤间充质干细胞数量超过消退期，其原因可能是在消退期，部分间充质干细胞已经分化为脂肪细胞。以上研究表明，血管瘤间充质干细胞和血管瘤干细胞具有一些共同的细胞表面标志。然而，在CD133阳性血管瘤干细胞裸鼠皮下接种成瘤模型中，发现消退期的脂肪细胞并非都来源于植入的人CD133阳性细胞，提示血管瘤干细胞并不是瘤体内唯一的干细胞，部分鼠源性间充质干细胞可能参与了血管瘤的消退。由此而产生的问题是，血管瘤干细胞和血管瘤间充质干细胞两者间是什么关系，它们在血管瘤的发生和消退过程中又扮演着何种角色。

虽然血管瘤的发病率较高，并且已经进行了大量的临床和基础研究，然而，肿瘤增生和自发性消退的发病机制尚不清楚，目前尚无一种理论可以解释血管瘤的所有临床和病理生物学特征。相信随着研究的继续深入，以及研究方法的不断发展，血管瘤的发病机制将会逐渐被阐释。

## 第二节　微静脉畸形

### 一、概述

微静脉畸形(venular malformation)又称鲜红斑痣、葡萄酒色斑，俗称"红胎记"，包括中线型微静脉畸形与微静脉畸形两类。其发病率约为0.3%，男女发病比例无明显差异。90%的患者在出生时即发现。病变缓慢进展，血管进行性扩张，直径不断增加。除中线型微静脉畸形外，不会自然消退。外伤、感染、体内激素水平改变及血流压力的变化，可引起病变加速发展。

27

### 二、生物学特点

80%的病变发生于头颈颜面部皮肤，常沿三叉神经支配区域分布。病变最常累及三叉神经第2支支配区域(占57%)，其次是下颌神经支配区域和眼神经支配区域。如果累及2个以上区域，常见组合是第2支和第3支支配区域或第2支和第1支支配区域，这两种组合可以达到90%左右。病变位于第2支支配区域时，常累及唇红、颊黏膜、上颌及牙龈黏膜。部分病变还会侵犯颌骨，出现颌骨肥大、牙间隙增宽。

病变颜色呈浅粉色到紫红色不等。婴儿早期病变呈粉红色斑，随年龄增长，颜色逐渐加深，黏膜和皮肤均可受累。部分年龄较大的患者，病变可呈深紫色，伴结节状突起，呈鹅卵石样结节外观，病变区域的软组织也出现一定程度的增生肥厚。病变外形不规则，大小不一，可表现为小的斑点或数厘米大的斑块，大的可以扩展到一侧面部或越过中线至对侧。用手指压迫病损，表面颜色褪去，解除压力后，血液立即又充满病损区，恢复原有的大小和色泽。部分病变于出生后1～6个月间颜色可能会变浅，原因是此阶段内婴幼儿体内的血红蛋白浓度降低所致，要注意与婴幼儿血管瘤的自发性消退相鉴别。部分严重病例可伴发其他器官受累，出现Sturge-Weber、Parkes-Weber或Klippel-Traenaunay综合征。

中线型微静脉畸形，主要累及中线部位，项部最常见，其次是额间、眉间以及上唇人中等部位。常表现为浅粉红色斑块，因此被形象地称为"天使之吻"。约50%的中线型微静脉畸形在出生后的1年内自行消退，大多数中线型微静脉畸形在出生后的几年内自行消退。

1999年，Waner等根据血管扩张程度，将微静脉畸形分为4型。①Ⅰ型：早期病变，血管直径50～80 μm，临床表现为粉红色斑。②Ⅱ型：血管直径80～120 μm，颜色较Ⅰ型深。③Ⅲ型：血管直径120～150 μm，病变呈红紫色斑。④Ⅳ型：血管直径>150 μm，病变呈紫色结节状突起，可出现鹅卵石样结节外观。

组织学上，微静脉畸形由许多异常扩张的毛细血管后微静脉组成，病变主要集中于较浅的皮肤乳头层和网状层。随着病变的发展，血管进一步扩张、变粗，病变开始累及皮肤深层和皮下组织，此时临床可以观察到病变隆起呈结节状。扩张的血管周围存在疏松的胶原纤维，血管周围神经纤维数量降低。神经支配减少导致血管平滑肌细胞收缩功能下降，血管进行性扩张，病变内血流量增加，临床出现颜色逐渐加深。

## 三、发病机制

血管内皮细胞Ⅷ因子相关抗原、纤黏蛋白和Ⅳ型胶原染色显示，微静脉畸形的病变血管和正常皮肤血管无明显差异。然而，神经纤维标志物 S－100 染色及共聚焦显微镜研究却发现，微静脉畸形中，血管数量与周围神经纤维数量的比例高于正常皮肤，只有约 17%的血管周围有神经纤维分布，并且血管的扩张程度和管周的神经纤维密度具有相关性。此研究结果提示，血管壁细胞由于缺乏神经支配，不能有效地调控血管管径，血管进行性扩张。此观点已被大多数学者认可。最近有研究显示，在微静脉畸形病变内，可以检测到 VEGF 和 VEGFR－2 的高表达，然而该研究并没有探讨病变血管内皮细胞是否表达细胞增殖标志物。VEGF 具有血管扩张和促血管内皮细胞增殖的双重作用，目前尚不清楚在微静脉畸形发生中 VEGF 的具体作用。由于病变内血管数量高于正常皮肤血管数量，因此并不能排除血管生成参与了微静脉畸形的发生。

对 13 个家族性微静脉畸形的研究发现，突变基因位于 5q14－21 区域，初步命名为 CMC1。进一步研究发现，此突变基因为 RASA1，位于 5q13.1－14.3，编码 p120－Ras GTP 酶激活蛋白(p120－RasGTPase-activating protein, p120－RasGAP)，也有文献称之为 Ras p21 蛋白激活剂 1(Ras p21 protein activator 1)[8]。此蛋白由 1 047 个氨基酸组成，从 N 末端到 C 末端依次为 SH2 结构域(Src homology 2, SH2)、SH3 结构域、PH 结构域(pleckstrin homology, PH)、蛋白激酶保守区域 2 以及 RasGTP 酶激活域。p120－RasGAP 与 NF1、GAPM1 及 GAP1 样蛋白同属于 GTP 酶激活蛋白家族，能将 Ras 结合的 GTP 水解为 GDP，抑制 Ras/MAPK 信号通路的功能，阻断细胞表面受体酪氨酸激酶活化导致的细胞增殖、迁移和分化。p120－RasGAP 还可以通过 p190－RhoGAP 参与细胞骨架形成的信号调控；也可以与 Krev－1/Rap1a 结合，调控整合素 β 介导的细胞黏附和血管生成。

在微静脉畸形病变中，已经鉴定出的 RasA1 基因突变有 6 个，其中 4 个突变导致终止密码子提前出现，1 个为无义突变(nonsense mutation)，另 1 个为错义突变(missense mutation)。错义突变导致位于 PH 结构域的 540 号氨基酸由半胱氨酸变为酪氨酸(C540Y)。PH 结构域本身具有高度保守性，此区域内的氨基酸改变将影响 p120－RasGAP 的功能。RasA1 基因突变可以导致 p120－RasGAP 功能丧失，从而使 Ras 的活性增加。已经证实，Ras 激活可以导致多种恶性肿瘤的发生，并且 RasA1 基因错义突变与基底细胞癌密切相关。与导致肿瘤形成不同，RasA1 基因突变致微静脉畸形的发病机制可能与 Ras 激活无关。研究证实，生殖细胞发生 RasA1 杂合性缺失鼠并不表现任何异常症状，但是生殖细胞发生 RasA1 纯合性缺失鼠死于胚胎发育 10.5 d，病理检查发现鼠内皮细胞不能正常排列构成血管网络。在含有 $RasA1^{-}/^{-}$ 细胞的胚胎嵌合体鼠体内，可以检测到局部血管发育异常病灶。由此可见，人微静脉畸形可能是 RasA1 近显性遗传(paradominant inheritance)疾病，病变的发生可能还需要体细胞的“二次打击”。杂合性缺失的 RasA1 基因突变可能在家族中遗传，但如果“第二次”基因突变发生的细胞群体或者基因变异程度不同，就会呈现不同的表现。然而，RasA1 基因突变在血管发生中的具体作用尚未完全阐明。鉴于皮肤发育过程中皮肤角质细胞和感觉神经可以分泌 VEGF，有学者推测，在发育过程中，内皮细胞发生的基因缺陷如果影响其在 VEGF 作用下的迁移功能，就会导致血管和神经发育的不平衡，出现微静脉畸形。已经证明，RasA1 基因突变可以抑制 Ras/MAPK 信号通路，阻断细胞表面受体酪氨酸激酶活化导致的细胞增殖、迁移和分化。RasA1 是否会在皮肤发育过程中阻断 VEGF 对内皮细胞迁移的影响而导致微静脉畸形的发生，尚需进一步研究证实。

事实上，对微静脉畸形致病基因的研究中，最初收集的家族性患者微静脉畸形表现并不典型。病变呈粉红色，较小，呈圆形或椭圆形，病灶多发且分布没有规律。此外，患者还伴有动静脉畸形或动静脉瘘，这类疾病后来被命名为毛细血管畸形-动静脉畸形(capillary malformation-arteriovenous malformation, CM－AVM)[9]。最近，在 2 个微静脉畸形家族患者中，也检测出 RasA1 杂合性突变。RasA1 基因突变还可见于 Parkes-Weber 综合征(动静脉畸形伴肢体肥大)[10]。

Sturge-Weber 综合征在面部表现为沿三叉神经分布(最常见于第 1 支布区域)的微静脉畸形，对此综合征的研究发现，其可能为神经脊外胚层发育障碍所引发。神经脊外胚层的发育障碍是否会引起非综合征型微静脉畸形，目前尚不清楚。

# 第三节　静脉畸形

## 一、概述

静脉畸形(venous malformation)过去称为海绵状血管瘤，是临床常见的脉管畸形，其发病率约为万分之一。静脉畸形常在出生时即存在，但病变较小或部位较深时可无明显自觉症状，易被忽视。随着年龄增长，病灶逐渐增大。在创伤、感染和激素改变(如青春期、怀孕或更年期)时，病变生长速度可能较快。最常见于头颈部(占 40%)及四肢(占 40%)，躯干(占 20%)等处较少见。散发病例多呈单病灶，而遗传性病例常呈多病灶。

## 二、生物学特点

头颈部静脉畸形好发于颊、颈、眼睑、唇、舌或口底部，可以累及腺体和颌骨。病变颜色与其发生位置的深浅及血管扩张程度有关。如果病变位置较深，则皮肤或黏膜颜色正常；表浅病变则呈现蓝色或紫色。病变边界不太清楚，扪之柔软，可以被压缩，有时可扪到静脉石。当头低位时，病变区充血膨大；恢复正常位置后，肿胀亦随之缩小，恢复原状，此称为“体位移动试验阳性”。静脉畸形病变体积不大时，一般无自觉症状。如继续发展、长大时，可引起颜面、唇、舌等畸形及功能障碍。病变累及颌骨，常出现牙间隙增宽、牙脱落、出血。静脉畸形累及颞肌，常出现偏头痛的症状。病变位于咽喉部可以压迫呼吸道，患者出现打鼾症状，甚至伴发阻塞性睡眠呼吸暂停综合征。若发生感染，则可引起疼痛、肿胀、表面皮肤或黏膜溃疡，并有出血的危险。

27

静脉畸形患者有时会感觉疼痛，目前认为疼痛与病变累及的血管内发生血栓，形成静脉石以及随后的疼痛递质释放有关。目前临床主要采用压迫和非类固醇类消炎药物进行治疗。研究发现，静脉畸形的血管内会出现自发性血栓形成和血栓溶解现象，这种现象称为局部血管内凝血症(localized intravascular coagulopathy, LIC)。有文献报道，在 42%病变部位深在、累积范围较广以及伴有静脉石的静脉畸形患者外周血中，可以检测到 D-二聚体(D-dimer)水平增高(>0.5 μg/ml)。在 D-二聚体超过 1.0 μg/ml 的患者中，常常可以检测到纤维蛋白酶原水平的降低(<0.5g/L)。对于此类患者，临床上使用低分子量肝素进行治疗，可以缓解疼痛，并且能够预防由于严重局部血管内凝血引发的弥散性血管内凝血(disseminated intravascular coagulopathy, DIC)。目前，D-二聚体被认为是静脉畸形的标志物，用来辅助鉴别诊断静脉畸形和其他脉管畸形。然而，D-二聚体的敏感性较低，在 D-二聚体水平较低时，也不能完全排除静脉畸形。

Puig 和 Casati 等在静脉造影下，根据解剖学和血流动力学特征及病变外周血管回流情况，将静脉畸形分为 4 型，作为经皮穿刺硬化治疗前的评估，指导治疗方法的选择，提示并发症可能出现的概率。具体分型如下：Ⅰ型：几乎无回流静脉；Ⅱ型：回流静脉正常；Ⅲ型：回流静脉发育异常；Ⅳ型：回流静脉显著扩张。

组织学上，静脉畸形由大量充满血液的血窦构成。血窦形状不规则、大小不等，血窦间是菲薄的结缔组织间隔。窦腔内充满静脉血，彼此交通，呈海绵状结构，血流较缓慢。部分窦腔内可见血栓形成，并可钙化为静脉石。血窦壁薄，内衬单层扁平内皮细胞，平滑肌层紧贴内皮层。平滑肌细胞大部分呈椭圆形，排列紊乱，有时仅为一层细胞，甚至缺如，导致血窦壁薄弱。由于平滑肌数量少，导致血窦在血液的压力下不断扩张，引起血管塑形障碍。局部血栓形成可有反复疼痛，而扩张静脉本身、扩张静脉对邻近神经的压迫等因素，可引起疼痛与功能障碍甚至致残。平滑肌管壁之间间质少，间质中有胶原纤维和脂肪细胞等。胶原纤维稀疏，排列紊乱，有间隙。

## 三、发病机制

vWF 和 α 平滑肌肌动蛋白(α-smooth muscle actin, α-SMA)免疫双染显示，病变血管内衬扁平内皮细胞，平滑肌层紧贴内皮层，数量较少。内皮细胞不表达 E-选择素和 Ki-67，提示内皮细胞无增殖活性。

平滑肌细胞数量的相对稀少，不是由于内皮细胞的大量增殖引发，而可能由于平滑肌细胞分化、迁移和(或)增殖受抑制，或者细胞凋亡增加，导致能够募集的细胞数量减少所致。

分子生物学研究显示，静脉畸形的发生可能与基因突变有密切关系。家族性静脉畸形符合常染色体显性遗传特征，对其研究发现，9p21-22 区域的基因突变与疾病有关，其位点可由 D9S157 和 D9S163 两个标记确定。通过进一步定位克隆化和候选分析，突变的基因为编码血管内皮细胞特异性表达的受体酪氨酸激酶 Tie-2(tyrosine kinase with immunoglobulin and epidermal growth factor homology domain-2)[11]。Tie-2 受体是一种内皮细胞特异性受体酪氨酸激酶(receptor tyrosine kinase, RTK)，由胞外区、跨膜区和胞内区构成。其胞外区由 2 个免疫球蛋白样片段、3 个富含半胱氨酸区和 3 个纤溶酶重复序列组成，胞内区结构具有酪氨酸激酶活性。人体内 Tie-2 具有 3 种配体，血管生成素 1(angiopoietin-1, Ang-1)、2 和 4[12]。Tie-2 的配体 Ang-1 主要表达于血管周围支持细胞和血管壁细胞，是 Tie-2 最重要的激动剂，在血管新生和维持血管完整及稳定中发挥着重要作用。Ang-1 和 Tie-2 结合后，导致磷脂酰肌醇 3 激酶(phosphatidy-linositol 3 kinase, PI3K)的亚基 p85 磷酸化而激活。随后活化的 PI3K 作用于磷酸肌醇脂，提高细胞内 1、4、5-三磷酸肌醇和 3、4、5-三磷酸肌醇的含量，进一步激活下游的 Akt 途径。Ang-1 激活 Tie-2 后，促进平滑肌细胞和(或)周细胞募集至血管内皮细胞周围，加强内皮细胞与血管壁细胞之间的相互作用，从而维持血管的完整和稳定，降低血管的渗透性。由于生存素(survivin)的表达升高，可通过抑制胱冬裂酶(caspase)7、胱冬裂酶(caspase)9 磷酸化或 Bad 等途径抑制内皮细胞凋亡。Ang-2 主要由血管内皮细胞产生，储存在 Weibel-Palade 小体中。Ang-2 是 Ang-1 的天然拮抗剂，其与 Tie-2 结合后，不会引起后者的磷酸化。Ang-2 对血管生成具有双重调节作用，依赖于周围环境中其他促血管生成因子的存在，尤其是 VEGF。在 VEGF 存在的情况下，Ang-2 阻断 Ang-1 的血管重塑和稳定作用，周细胞不能正常被募集至血管内皮细胞周围，使血管转变为一种不稳定、更易塑形的状态。此时，在强有力的促血管生成因子作用下，血管内皮细胞出芽、迁移、增殖，新生血管形成。在 VEGF 缺乏的情况下，Ang-2 对 Ang-1/Tie2 途径的抑制作用导致内皮细胞凋亡和血管消退。

在家族性静脉畸形中，可以检测到 Tie-2 基因的点突变，最常见的点突变是 2545 号碱基发生的 C-T 突变，使得编码的氨基酸由色氨酸变为精氨酸(R849W)。此外，在家族性静脉畸形的患者的 Tie-2 基因上，还可检测到 Y897S、Y897C、R915H、R918C、V919L、A925S、K1100N 和 L914F 等多个点突变[13]。将突变基因在细胞内表达后发现，突变后的 Tie-2 能在无配体参与的情况下发生自身磷酸化，激活下游信号。有人认为，内皮细胞和血管壁细胞之间的数目失调，不是因为 Tie-2 直接影响血管壁细胞的募集所致，而是因为内皮细胞的生存周期发生改变。其直接证据是，在胚胎发育初期，周细胞可以被募集到含有 Tie-2 缺陷基因的嵌合性内皮细胞周围，并与缺陷内皮形成正常接触[14]。并且，体外研究也证实，突变的 Tie-2 可以造成细胞内 ShcA 表达量增高，细胞的抗凋亡能力增加。内皮细胞凋亡降低，也会使其数量相对多于血管壁细胞。虽然 Tie-2 突变导致内皮细胞和血管壁细胞数目失调的具体作用机制尚不清楚，不可否认，Tie-2 基因突变导致了血管内皮和管周平滑肌细胞数目失调，使得后者在静脉管壁中明显缺乏。通过对比正常与突变的 Tie-2 的下游信号传导发现，突变的 Tie-2 特异性地诱导信号传导子和转录活化子 1(signal transducer and activator of transcription, STAT-1)稳定活化，STAT-1 是将突变激活的 Tie-2 信号传递进细胞核内的重要核转录调控因子。最近，在已证实在生殖细胞发生 R849W 突变的患者中，还检测到了体细胞 Tie-2 基因的缺失性突变。将此类型的缺失性突变基因转染到内皮细胞内发现，缺失性突变的基因表达于细胞内质网，并不能与 Ang 配体结合。研究结果提示，二次打击使得野生型基因的保护作用消失。在 40%的散发性病变中，可以检测到体细胞 Tie-2 突变；并且，在散发性静脉畸形患者中，如果出现多个病灶，不同病灶中可以检测到相同的突变。此现象提示，多个病灶可能由单个病灶播散或者来源于机体内骨髓或其他部位突变的祖细胞。目前认为，生殖细胞发生 Tie-2 突变，是家族性静脉畸形发生的原因，而对于大多数散发性静脉畸形(无论是单病灶还是多病灶)，需有生殖细胞突变合并体细胞突变，才能导致疾病发生。蓝色橡皮大疱样痣综合征(blue rubber-bleb nevus syndrome)同时出现皮肤和消化道静脉畸形，其致病基因也是突变的 Tie-2。以上研究都表明，Tie-2 点突变后获得激酶活性，启动下游信号的转导途径，从而影响血管的发育和构建，这是静脉畸形形成的重要原因。然而，不同种族或地区 Tie-2 基因的突变率和突变点并不相同。在两个静脉畸形家族性病变中，Tie-2 基因突变的外显率只有 96%。

因此,有理由认为,机体内还可能存在某种可以调节突变的 Tie－2 受体功能的蛋白。

不同组织和器官内静脉内皮细胞和平滑肌细胞之间的信号交换可能存在差异。因此,导致不同组织和器官内静脉畸形发生的致病基因可能并不一样。Tie－2 基因突变主要与皮肤黏膜静脉畸形的发生有关,对家族性脑海绵状血管畸形(cerebral cavernous malformation, CCM)鉴定出的致病基因有 3 个[15]:CCM1(占 40%,定位于 7q21－q22)、CCM2(占 20%和定位于 7p13)、CCM3(占 40%,定位于3q25.2－q27)。CCM1 编码 KRIT－1(KREV1 interactin trapped－1)蛋白,CCM2 编码 malcavernin 蛋白,CCM3 编码程序性细胞死亡 10(programmed cell death 10, PDCD10)蛋白。如果脑海绵状血管畸形患者伴发皮肤静脉畸形,此时,皮肤静脉畸形的发生就与 CCM 的致病基因有关。

## 第四节　动静脉畸形

### 一、概述

动静脉畸形(arteriovenous malformation, AVM)是由于胚胎期脉管系统发育异常而导致动静脉直接吻合所形成的血管团块,内含不成熟的动脉和静脉,而且血管团块中没有毛细血管。在国际脉管性疾病研究学会(ISSVA)的分类系统中,将动静脉畸形归于高流量血管畸形。在脉管性疾病中,动静脉畸形相对少见,约占 1.5%。

27

### 二、生物学特点

动静脉畸形常为单发,可见于全身各个部位,口腔颌面部是好发部位,占所有动静脉畸形的 50%,其次是四肢和躯干。颅面部动静脉畸形则以面中部的颊、鼻、耳及上唇等部位受累较多,舌及下颌骨等少见。动静脉畸形无明显性别患病倾向。软组织动静脉畸形主要表现为界限不清的软组织肿块,表面皮肤颜色正常,或伴毛细血管扩张,呈暗红色。病变周围可见念珠状或条索状迂曲的粗大而带搏动的血管,表面温度明显高于正常皮肤,可扪及持续性震颤,局部听诊可闻及连续性吹风样杂音。这些体征提示病变具有动静脉瘘和高血流量的特点。局部病变组织持续扩张增大,可造成明显的畸形及功能障碍。病变后期,特别是在不恰当的手术治疗后,表面可出现溃疡或坏死,伴有难以控制的严重出血。

### 三、发病机制

动静脉畸形的发病机制目前尚不清楚。长期以来,动静脉畸形都被认为是动静脉系统之间连接的异常。有研究指出,血流压力和剪应力在动静脉畸形的发展中起着重要作用。

1987 年,Yasargil 提出假设认为动静脉畸形并不是一种简单的结构上的连接异常,而可能是一种增生性毛细血管病,并且动静脉畸形在其生物学特性上是活动的,而非稳定的。对 34 例脑动静脉畸形(brain arteriovenous malformations, BAVM)标本检测,结果提示 VEGF 表达增高,病变内皮细胞 Ki－67 抗原表达约为正常对照组的 7 倍。检测 17 例脑/脊髓动静脉畸形手术标本,发现与对照组相比,血管巢的内皮祖细胞数量明显增加,另有 BAVM 血管巢中 MMP－9、TIMP－1 和 TIMP－3 表达增加的报道。这些资料都表明,动静脉畸形处于活跃的血管改建状态。

目前尚未发现动静脉畸形具有遗传性,但在某些遗传性疾病及综合征,如遗传性出血性毛细血管扩张症(hereditary hemorrhagic telangiectasia, HHT)、CM-VM、Parkes-Weber 综合征、PHACES 综合征、错构瘤综合征以及 Bannayan-Riley-Ruvalcaba 综合征中,都伴有动静脉畸形。这些综合征的相关基因逐渐被发现,并可被利用建立相应的动静脉畸形动物模型,提示这些致病基因可能与动静脉畸形发病有关。

HHT 是一种常染色体显性遗传病,目前认为与 HHT 发病相关的基因有 2 种:内皮糖蛋白(endoglin, ENG)基因和激活素受体样激酶 1(activin receptor-like kinase type 1, ALK－1)基因[16]。ENG 又名 CD105,基因定位于染色体 9q33－34;ALK－1 基因定位于染色体 12q11－14。两种基因的编码蛋白都可表达于内皮细胞,ENG 编码蛋白属于 TGF－β 家族的Ⅲ型受体,而 ALK－1 编码蛋白属于 TGF－β 家族的

Ⅰ型受体。TGF-β在胚胎形成、发育以及细胞分化、细胞周期控制等生物进程中起着重要作用，同时也是强有力的血管生成因子和血管修复介质。ENG或ALK-1基因突变后，内皮细胞对TGF-β的反应发生异常，使得血管生成和修复过程出现结构异常，导致动静脉畸形发生。目前认为，ENG基因突变导致HHT-1发生，而ALK-1基因突变与HHT-2相关。HHT-2可伴有肺、肝、胃肠道及脑动静脉畸形，但HHT-1脑部及肺部动静脉畸形更为广泛。已经发现与HHT有关的基因突变有129个，其中79个与ENG基因突变有关，50个与ALK-1基因突变有关。ENG基因或ALK-1基因的突变包括错义突变、无义突变、剪接点突变以及碱基缺失或插入突变，尚未发现明显的突变热点，也未发现突变的基因型与临床表型的关系。基因突变导致单倍剂量不足(haplo insufficiency)，无法编码足够的蛋白。最近的研究认为，血流压力和剪切力可以诱导ALK-1表达，激活下游信号通路，有助于动脉管径维持正常。ALK-1的突变使得调控信号中断，动脉管径不断增粗，加速了动静脉畸形的进展。病变过程中涉及的具体信号传导途径尚待深入研究。

毛细血管畸形-动静脉畸形(CM-AVM)是新近确认的常染色体显性遗传病。文献报道中，通过分析6个家系39例患者发现，RasA1基因存在遗传性突变，从而确定CM-AVM致病基因为RasA1。2008年，1份多中心调查报告了44个具有相关脉管病变表型的家系中42例患者发生RasA1突变，所有患者都表现出多灶性毛细血管畸形，其中1/3伴发动静脉畸形/动静脉瘘。

27

Notch是一个进化上十分保守的跨膜受体蛋白家族，它可以通过与表达配体的相邻细胞相互作用而进行细胞间信号转导，决定动物系统发育过程中多种细胞的命运。Notch位于VEGF通路的下游，其激活可通过反馈回路下调VEGFR-2的表达，并且其位于EphB4/ephrinB2途径的上游，在血管发育及动静脉内皮细胞的定向分化中起着重要作用。对脑动静脉畸形的标本研究发现，Notch1信号通路在病变组织的内皮细胞和平滑肌细胞中活化，同时Jagged-1、Dll-4以及Notch1下游的靶基因Hes-1表达大量增加，而对照组未检测到上述蛋白的表达。研究结果提示，Notch1信号通路的激活，可能参与脑动静脉畸形的形成。利用分子生物学技术，使得小鼠在出生时内皮细胞开始特异性高表达Notch4，3周后，鼠脑部血管发生动静脉分流和血管扩张，且Notch4基因表达被抑制后可逆转畸形。Notch3缺失，可引起血管弹性纤维分布异常，从而导致动脉扩张。转录因子FOXC1和FOXC2同时失活的鼠胚胎可见动静脉畸形发生，并且体外研究发现，这两个转录因子中任何一个表达上调，都可引起动脉标志物D114、Notch和ephrinB2表达增加。因此，FOXC可能位于Notch信号的上游，在胚胎发育中调控血管内皮细胞向动脉内皮细胞分化。虽然以上研究证明，Notch信号通路对鼠早期血管形态发生、血管稳定性和动静脉内皮细胞定向分化具有重要作用，参与了动静脉畸形的形成，但是，Notch信号在正常成人血管中的生理功能及其在人动静脉畸形发病机制中的作用尚未确定。

Bannayan-Riley-Ruvalcaba综合征是一种罕见的常染色体显性遗传性皮肤病，最主要的临床表现为巨头、生殖器着色斑病和肠息肉病，患者皮肤黏膜常出现血管瘤和动静脉畸形。在60%～65%的Bannayan-Riley-Ruvalcaba综合征患者中可以检测到磷酸酶及张力蛋白同源(phosphatase and tensin homolog, PTEN)基因突变。PTEN是一种肿瘤抑制基因，定位于常染色体10q23.3，编码双特异性磷酸酶，能抑制PI3K/Akt信号途径。越来越多的证据表明，PTEN可以表达于血管平滑肌细胞，能抑制VEGF表达，具有抑制血管生成的作用。PTEN突变导致异常的血管生成，也可能是动静脉畸形发生的原因之一。

## 第五节　淋巴管畸形

### 一、概况

淋巴管畸形(lymphatic malformation, LM)是在胚胎发育时期淋巴系统发生的畸形，可分为大囊型(macrocystic)和微囊型(microcystic)两类[17]。在新生儿和儿童中发生较多，约90%可在2岁前确诊。约75%的淋巴管畸形发生于头颈部，舌、耳、颊为头颈部淋巴管畸形的好发区域。

## 二、生物学特点

淋巴管畸形一般表现为生长缓慢、无触痛的肿块，可局限于真皮和表皮，也可累及深层软组织、内脏或骨。

淋巴管畸形的组织病理学特征为淋巴管扩张或形成囊腔，内衬单层扁平上皮。间质为致密纤维结缔组织，散在淋巴细胞滤泡，偶见生发中心。微囊型病变常见指样突起侵入邻近组织。口腔黏膜的微囊型淋巴管畸形表现为孤立或散在的小圆形囊性结节状或点状、无色、柔软病损，舌部病变可因长期慢性炎症引起舌体变硬，呈巨舌症。大囊型淋巴管畸形（囊性水瘤）较多发生于颈部、下颌下区，一般为大小不等的多囊型，表面皮肤颜色正常，质地柔软，体位移动试验阴性，透光试验阳性，穿刺可抽出透明或淡黄色水样液体。

发生于头颈部的淋巴管畸形可引起咬合紊乱、颌骨畸形、容貌缺陷（如巨唇症、巨舌症、巨耳症）等。病变还可因感染、创伤或出血所引起的淋巴回流受阻而迅速增大，引起呼吸道压迫、进食和言语困难等，导致躯体或心理障碍，影响患者的生存质量，甚至危及生命。

## 三、发病机制

淋巴管畸形的发病机制目前尚未明确，大多数学者认为与淋巴系统的发育异常有关，亦可能是环境因素、激素水平以及基因突变等共同作用的结果。

口腔黏膜微囊型淋巴管畸形是由于淋巴管扩张所致，常表现为充满淋巴液的黏膜小泡。下颌下区、颈部胚胎发育至第 7 周，由 6 个原始的淋巴囊形成，其中 2 个颈囊沿颈静脉分布，头、颈、臂部外周淋巴系统由颈囊出芽而形成。当这些淋巴系统与中央静脉系统的通路受阻时，或颈囊发育畸形时，可引起淋巴液排出障碍，造成淋巴液潴留，导致淋巴管扩张、增生而形成颈部大囊型淋巴管畸形。

Descamps 等的研究发现，62%的大囊型淋巴管畸形患儿伴有染色体异常，说明淋巴管畸形的发生可能与染色体数目异常有关。有学者报道 1 例患有淋巴管畸形的 6 周大巴基斯坦男婴，病变累及右上肢、腋窝以及胸壁，患者父母为近亲结婚。荧光原位杂交分析发现，患者表现为 Y 染色体缺失和 X 染色体多体形。分子遗传学研究显示，患者体内检测到先天性红细胞生成性卟啉症（congenital erythropoietic porphyria，CEP）基因的 C73R 杂合性突变。

目前发现与淋巴管畸形发生有关的突变基因主要是 VEGFR－3、叉头框 C2（forkhead box C2，FOXC2）和性确定区域 Y－箱子 18（sex determining region Y－box 18，SOX－18）。

### （一）VEGF-C/VEGFR-3

VEGF－C 是新近发现的 VEGF 家族新成员，可特异性地与淋巴管内皮细胞上的 VEGFR－3 结合，具有淋巴管生成作用，促进淋巴管内皮细胞增殖和淋巴管增生。有学者认为，VEGF－C 及 VEGFR－3 在淋巴管畸形内皮细胞中强表达，并通过旁分泌与自分泌作用促进病变形成[18]。Vikkula 等推测，所有的散发淋巴管畸形都是自体突变的结果，与淋巴管生成有关的 VEGF－C、VEGF－D 和 VEGFR－3 可能是候选基因。在遗传性淋巴水肿家族中，可以检测到 VEGFR－3 基因发生碱基 A－G 的突变，导致其编码蛋白的组氨酸被精氨酸替代。体外研究发现，此突变可以抑制受体的自体磷酸化。

### （二）FOXC2

FOXC2 是叉头框转录因子家族成员，由染色体 16q24.3 区域基因编码，在研究淋巴水肿-重睫综合征（lymphedema-distichiasis syndrome，LD）时发现。该转录因子与中轴骨骼系统、心血管系统及淋巴系统的发育密切相关。FOXC2$^{-}$/$^{-}$ 小鼠淋巴管内皮细胞外层围以较多周细胞和平滑肌细胞，管内瓣膜发育不全，导致淋巴管功能异常。在淋巴管发育晚期，FOXC2 与 VEGFR－3 共同作用，对淋巴管的形态发生起重要作用[19]。研究进一步证实，FOXC2 突变可以导致淋巴管畸形，这种突变主要表现为该染色体带的中立区 1006—1007 内有腺嘌呤插入，插入产生移码突变，使得密码子 462 处提前出现终止信号。

### （三）SOX－18

SOX－18 属于 SOX 家族的 F 亚群，位于染色体的 20q13.3 处。SOX－18 是脉管发育的重要调节因子，在内皮细胞的分化中起关键作用，可以在胚胎发育的内皮细胞及成体新生血管的内皮细胞中检测到短暂的表达。在 3 个同时出现少毛症、淋巴水肿以及毛细血管扩张症的家族中，检测到 SOX－18 基因突变。其中，两个家族分别检测到纯合性 W95R 和 A104P 错义突变；在另一个家族中检测到杂合性无义突变[20]。研究表明，SOX－18 对于淋巴管的生长发育及形态维持有重要作用。

# 第六节　与血管瘤及脉管畸形相关的综合征

## 一、概述

与血管瘤及脉管畸形相关的综合征是指血管瘤或脉管畸形患者同时伴发其他的先天性畸形或肿瘤，表现为一组相关联的症状或体征。这些病变的诊断和治疗更为复杂。它们在临床上少见或罕见，大多数文献资料为单个病例报道，因此有关发病机制的研究尚不深入。

## 二、分类和命名

27

目前已知的与血管瘤及脉管畸形相关的综合征近 20 种，多数采用首先发现该综合征的一个或几个学者的姓氏命名，尚无统一分类与命名。本文参考赵福运主编的《头颈部血管瘤与脉管畸形》对相关综合征进行分类，并介绍其中较为常见的几种综合征。

**血管瘤及脉管畸形相关的综合征分类**

血管瘤综合征

PHACES 综合征

微静脉畸形综合征

1. Sturge-Weber 综合征
2. Klippel-Trenaunay-Weber 综合征
3. Proteus 综合征
4. 毛细血管扩张和伴有毛细管扩张的综合征

(1) 先天性皮肤大理石样毛细血管扩张

(2) Adams-Oliver 综合征

(3) 巨脑、皮肤大理石样综合征

(4) 弥散性网状毛细血管畸形

(5) 共济失调-毛细血管扩张症

(6) 遗传性出血性毛细血管扩张

静脉畸形综合征

1. Maffucc 综合征
2. Bean 综合征(Bleu rubber bleb naevus 综合征)
3. 多发性家族性皮肤黏膜静脉畸形(familial cutaneous and mucous venous malformations)
4. 球状静脉畸形(glaomuvenous malformations)
5. Kasabach-Merritt 综合征

淋巴管畸形综合征

1. Gorham 综合征或 Vanisting 综合征
2. Turner 综合征(先天卵巢发育不全、先天性腺发育不全、翼状淋巴管扩张综合征)
3. Noonan 综合征
4. Hennekam 综合征
5. Aagenaes 综合征

与动静脉畸形有关的综合征

1. Bonnet-Dechaume-Blanc 综合征或 Wyburn-Mason 综合征
2. Parkes-Weber 综合征或血管-骨肥大综合征
3. Cowden 综合征或多发性瘤样病变综合征
4. CM-AVM 综合征
5. 遗传性出血性毛细管扩张病(R-O-W)中的动静脉瘘(AVF)与动静脉畸形(AVM)
6. Cobb 综合征
7. Ehlers-Danlos 综合征中 AVM

## 三、较为常见的综合征

### PHACES 综合征

#### (一) 概况

PHACES 综合征(PHACES syndrome)由 Frieden 于 1996 年首次命名。PHACES 为首字母缩写词的组合,分别代表颅后窝畸形(posterior fossa malformations, P)、血管瘤(hemangioma, H)、动脉异常(arteria anormalies, A)、主动脉狭窄和(或)心脏缺损(coarctation of the aorta and/or cardiac defects, C)、眼部异常(eye abnormalities, E)及胸骨裂(sternal clefting, S)等一系列可能在该病中出现的系统畸形。女性患病较多。在所有婴幼儿血管瘤(IH)患儿中,PHACES 的发病率约为 2.3%,其中 31%的患儿为头部节段性婴幼儿血管瘤。



#### (二) 生物学特点

PHACES 综合征是一种神经皮肤综合征,最近的临床研究对其相关特征有较详尽的描述,但对该病的自然病史和患儿的预后所知甚少。PHACES 综合征的诊断标准包括面部血管瘤直径>5 cm,加上一个主要标准,如主要脑动脉异常、后颅窝异常、单侧/双侧脑发育不全、主动脉弓异常或主动脉缩窄、眼后段畸形、胸骨缺损或胸骨裂,或加上两个次要标准,如室间隔缺损、眼前段畸形或小眼畸形、垂体功能减退或异位甲状腺等。

节段性血管瘤(segmental hemangioma)是指覆盖一定范围的,而不是发生于某一局部的血管瘤,常用来描述与 PHACES 综合征相关的血管瘤。研究表明,面部节段性血管瘤与来源于神经外胚层,与随后分化为皮肤和软组织的特定部位的发育段相关。这些血管瘤可表现为单一的融合性斑块或是小的独立性斑块聚集,呈图案式分布。对 PHACES 综合征患儿来说,头颈部大型节段性婴幼儿血管瘤是其最大风险。通常情况下,血管瘤位于上半面部的患者,其大脑和眼结构异常的风险往往更大;而血管瘤位于面部较低部位的婴幼儿,则更可能出现累及心脏或呼吸道的风险。但这并不是一成不变的规律。此外,还有血管瘤累及耳、耳周头皮、同侧听力丧失的病例报告。

脑血管畸形在 PHACES 综合征中常见。受检测范围、神经影像学检测频率、患者确诊方法不同的影响,已发表的系列病例报道中,关于脑及脑血管异常的检出率也不同。虽然也有个别报道静脉和脑静脉窦异常,然而检测到动脉病变的频率要高得多。动脉系统受累被认为是区别于其他与毛细血管和静脉畸形相关的神经皮肤综合征(如 Sturge-Weber 综合征、脑面部动静脉异构综合征)的一个显著特征。动脉异常的形式和程度相当广泛,资料显示,动脉发育不良最为常见,在所有记载的动脉异常的患儿中,发生率高达 52%。动脉异常在 PHACES 有较高的发生率,可能提示胚胎发育期间血管发生出现异常。值得注意的是,在 PHACES 综合征中,动脉异常较常累及的是大、中型动脉。根据 Heyer 等的报道,最常见的受累动脉包括颅内和颅外颈内动脉、大脑中动脉、大脑前动脉、大脑后动脉、基底动脉和椎动脉。而头颈部动脉异常普遍地发生于皮肤血管瘤同侧或双侧。

近年的文献报道,PHACES 综合征可同时伴发动静脉畸形,且在部分病例中,动静脉畸形与血管瘤位置毗邻甚至位于同一解剖区域内。鉴于两者的低发生率,以及脑血管异常和节段性婴幼儿血管瘤之间的已知关系,有文献提出,PHACES 综合征与动静脉畸形存在相关性。在 PHACES 患儿中,小脑和后颅窝畸形是最常见的脑结构异常,其他报道的一些特殊异常包括 Dandy-Walker 综合征、局灶性增生和小脑发育不全、多发性脑(幕上)病变等。值得注意的是,所有脑部受累的患者都存在脑血管畸形,皮质发育不良区域往往与血管异常存在关联,血管畸形常覆盖于皮质病损区。

大多数 PHACES 患者在婴儿期神经系统检查正常。因此,MRI 和 MRA 筛查这类先天性病变不应该以异常神经系统症状的存在与否为基础。局灶性癫痫、发育迟缓、经常性头痛似乎是最常见的神经系统症状和体征。其他报告的神经系统症状包括偏瘫、角弓反张、体温不稳、呼吸暂停、肌张力异常。部分影像学检查正常的患儿中,还可观察到神经认知功能损伤。

主动脉缩窄是 PHACES 中最常见的心血管异常(14.5%),当该异常严重阻碍血液流动时可危及生命。在 PHACES 综合征中观察到的缩窄往往是独特而复杂的,如横弓长段的发育不全、中断和相邻拱段的异常扩张、动脉瘤形成。PHACES 综合征主动脉弓异常患者中,异位主动脉的发病率(33%)明显高于一般人群(0.01%)。室中隔缺损在 PHACES 综合征的发病率(7.6%)也显著高于普通人群。

眼部异常在 PHACES 综合征中相对少见,小眼、视神经发育不全、残留性胚胎血管、视神经异常是较常见的表现。眼周和眶部的临床体征还有突眼、弱视、斜视、隐眼、眼睑闭合、Horner 综合征、结膜血管瘤等。

腹部发育缺陷-胸骨裂和脐上腹缝可为 PHACES 的相关表现。极少数患者还可出现先天性舌异位甲状腺、脑垂体结构异常、垂体功能低下、甲状腺功能低下等。

**(三) 发病机制**

27

本病的发病机制目前尚不清楚,多为散发病例。由于患者女性多见,有学者认为本病是一种 X 连锁显性遗传疾病,也有学者认为可能与妊娠 6～8 周时胚胎发育缺陷有关。

Hess 等通过 70 例 PHACES 综合征颈部与颅内动脉异常的表型分析的回顾性研究证明,头颈部动脉病变、皮肤血管瘤与脑部结构异常之间在空间上存在很明显的同侧性,并提出该疾病表型的多样性可能,至少部分是由胚胎发育过程中动脉病发展导致血流的改变而引起。

根据 Krings 等的总结,目前关于 PHACES 血管异常与发育畸形相关的假设主要侧重于神经嵴、相邻的头部中胚层,甚至在脑结构性病变的情况下的神经板的作用。然而,其他研究者认为,神经嵴和相邻头部中胚层的节段性破坏,并不能解释 PHACES 的所有异常表现。

## Sturge-Weber 综合征

**(一) 概述**

Sturge-Weber 综合征(Sturge-Weber syndrome, SWS)又名脑三叉神经血管瘤病(encephalotrigeminal angiomatosis),1860 年首先由 Schiremer 描述,随后 Sturge 和 Weber 相继做了详细报道,故名 Sturge-Weber 综合征,是一种包括皮肤、眼和脑血管畸形的罕见先天性神经皮肤综合征。患者常伴发癫痫、青光眼、智力障碍、偏瘫及偏头痛等症状。本病无性别及种族差异,发病率为 0.002%或更低。

**(二) 生物学特点**

SWS 多为散发病例,目前未见家族聚集性的报道,它包括广泛的病理表现,均源自累及同侧或双侧面部、软脑膜以及眼部的血管畸形。根据临床表现的不同,SWS 分为 4 型:Ⅰ型,面部和软脑膜同时存在血管畸形,伴或不伴青光眼;Ⅱ型,面部血管畸形,无颅内病变证据;Ⅲ型,只存在软脑膜血管畸形;Ⅳ型,SWS 与其他疾病相关,如结节性硬化病。

SWS 患者面部的微静脉畸形出生时即可存在,多沿三叉神经第 1 支分布,也可波及第 2、第 3 支,严重者可蔓延至对侧面部、颈部、躯干、四肢,少数可累及口腔黏膜及唇部。临床上可表现为鲜红斑痣、典型的葡萄酒色斑,极少数病例中可出现鹅卵石样紫红色结节。相关组织病理学研究发现,面部病变内神经密度减低。Kautzky 等认为,面部微静脉畸形是由于三叉神经感觉支和其他脑神经的副交感神经纤维功能紊乱所致。

颅内软脑膜血管畸形是 SWS 诊断的关键性特征。任何新生儿中若出现沿 V1 区[前额至 1 侧和(或)上眼睑]分布的微静脉畸形,都应考虑存在脑部病变的可能(10%～20%)。随着病变体积增加以及静脉畸形累及双侧,脑部受累的风险也随之增加。神经系统最常见的临床表现为婴儿期癫痫发作。3 岁以内的患儿中，部分性发作的比率为70%～90%，且随着年龄的增加而加剧。在所有的SWS患者中，脑部单侧受累时癫痫的发生率约为75%，累及双侧时约为95%。神经功能退化常见于婴儿和儿童，但获得性神经功能缺损也可发生于成人。认知障碍在SWS患者中的表现从注意力难以集中或轻度的学习障碍，到严重的认知障碍如痴呆等。

眼部最常见的临床症状为青光眼，在SWS中发生率为30%～70%。60%的青光眼发生于婴儿期，由房角异常所致，剩余的40%发生于儿童期或成年早期，起因于巩膜静脉压升高。其他的眼部并发症还包括结膜、巩膜外层、视网膜、脉络膜毛细血管-静脉畸形。

组织学检查见SWS患者脑组织中皮质钙沉淀，血管发育不足，胶质细胞增生，有时可见神经元缺失或局灶性皮质发育不全，软脑膜血管扩张或增生。内皮细胞或毛细血管周细胞的缺氧性损伤可能有助于钙化形成。血管渗透性增加也可能促进了钙化。纤连蛋白、血管内皮细胞生长因子1、低氧诱导因子1在SWS的软脑膜血管中过表达，内皮细胞的增殖或凋亡增加也有报道。这些证据提示，异常的软脑膜血管处于持续的血管重塑而不是静止状态，而这些重塑可能为维持血流状态提供一种代偿机制。

### （三）发病机制

Sturg-Weber综合征的病因尚不清楚。组织胚胎学研究发现，Sturge-Weber综合征的发生始于胚胎三胚层分化期，胚胎血管分化异常造成SWS多部位的血管瘤样改变。胚胎发育的前6周，由外胚层发育而来的原始胚胎血管丛围绕神经管的头端，此端表面的外胚层发育为面部皮肤。SWS患者在胎儿期发育第9周时，由于原始血管丛退化程度和范围的不同，形成了不同部位的血管异常。

Sturge-Weber综合征多系散发，但在少数病例中发现有三倍体。有学者认为，Sturge-Weber综合征是神经系统的遗传性疾病，为常染色体的相互易位，关于此病为染色体突变而导致的假设尚未被证实。Eerola等筛选了5号染色体长臂的CMC1基因位点，认为多种毛细血管畸形和动静脉畸形均与该位点上编码P120-Ras-GAP的RASA1基因突变有关。周琴、郑家伟等对9例散发性SWS患者进行RASA1基因检测，未发现其结构变异[21]。

## Klippel-Trenaunay-Weber综合征

### （一）概述

Klippel-Trenaunay-Weber综合征（Klippel-Trenaunay-Weber syndrome，KTWS）为先天性外周血管疾病，主要表现为三联征：脉管（毛细血管、静脉、淋巴管）畸形、骨和软组织肥大、静脉曲张，由法国医师Klippel、Trenaunay于1900年首先报道。KTWS出生时即有临床表现，通常累及下肢以及面部或躯干的一部分。资料显示，该病无明显性别及种族差异。

### （二）生物学特点

该病多为散发，有极少数出现家族聚集性。从首次发现病变到就诊的平均时间是12.7年。皮肤脉管病变主要为鲜红斑痣（微静脉畸形），可位于身体的任何部位，好发于组织肥大部位，面部受累少见。其表面可出现静脉畸形或淋巴管畸形。对614例患者的大样本研究发现，32%的患者存在皮肤毛细血管畸形。

静脉病变（包括静脉发育不全、胚胎静脉残留、静脉曲张、瓣膜畸形）和淋巴管畸形主要位于四肢和靠近躯干的部位，也有少数病例见于膀胱、直肠、阴茎、子宫、肾、肺、脊柱等部位，但不发生于面部或脑部。KTWS的静脉病变主要表现为浅静脉曲张。在儿童生长发育的过程中，静脉曲张逐步出现，常位于皮肤血管畸形的同侧，其发生率为76%～100%。静脉曲张约95%为一侧下肢受累，多见于膝以下或大腿外侧，亦可累及一侧上肢或躯干的一侧，偶尔可见于盆骨区。腘静脉和股浅静脉最易受累，严重者下腔静脉下端亦受累。患腿外侧部增宽，从足或小腿到臀腰部的浅静脉曲张，称为外侧静脉畸形。外侧静脉畸形是临床上最常见的畸形。浅静脉曲张可先天发生，也可继发于深静脉畸形。深静脉可有变细、闭锁或缺如畸形。由于深静脉系统缺失、发育不全或阻塞，可引起淋巴水肿。有时可伴有疼痛、肢体肿胀和蜂窝织炎。并发症包括血栓性静脉炎、关节错位、病肢坏疽、充血性心衰、泌尿道血管畸形引起的血尿、胃肠道病变引起的便血、肺部病变以及淋巴管畸形。动静脉造影、CT或MRI检查可以明确病变的范围，但手术切除病变组织则非常困难。

KTWS一般不会发生颅面部畸形。躯体生长异常(组织肥大,极少数为萎缩)可在出生时即被发现,随着时间推移而逐渐明显,常累及整个或一段肢体或几个手指、足趾,还可累及半侧躯体(偏身肥大),通常与脉管畸形同侧,也有发生于对侧的病例的报道。两侧肢体生长的不平衡通常在出生后1年内表现最明显,12岁以后基本上不会再有明显变化。两侧下肢长度不一,造成患儿跛行,长期跛行将影响脊柱发育,形成侧弯,双侧髋关节受力不平衡,可引起髋关节劳损。

近来,在KTWS中还发现局部的微小动静脉瘘,它们可来源于微静脉畸形或静脉畸形,但必须通过非常精细的检测手段才可检测到,如磁共振血管造影检查(MRA)。肢体微动静脉瘘在肢体增粗、增长的病变过程中起重要作用。

**(三)发病机制**

Severlle提出假设,患肢所有畸形都由慢性深静脉高压引起。患肢深静脉高压可由深静脉闭塞、缺如以及深静脉受纤维束带、异常肌肉及鞘膜组织压迫引起,也可以由深静脉瓣膜功能不全引起。

Baskerville等认为本病是参与胚胎血管发生的中胚层发育异常所致。正在发育的肢芽(limb bud)中胚胎性血管的退化推迟,可造成患肢血流量增加、皮温升高、静脉管径和数量均增加,从而引起患肢一系列临床表现。

大多数KTWS患者染色体为正常核型。然而,Whelan等报道1例患者可检测到5号染色体与11号染色体出现相互易位;Wang等报道1例8号染色体与14号染色体出现平衡易位的患者;Timur等报道1病例出现多余的重新嵌合的18号环形染色体。家族聚集发生的报道极少。Timur等通过对130例患者的基因测序发现,其中5例患者发现5号染色体短臂上血管生成相关基因VG5Q的E133K突变,VG5Q的活性增强,可能是KTWS的致病因素之一。但也有学者对此提出质疑,对275例健康个体进行测序发现,其中仅9个样本存在E133K突变,提示此突变只是基因多态性的表现。

KTWS的发病机制所知甚少,目前提出的假说归纳为以下几种:

(1) 先天性脊髓异常:脊髓神经分布(节段性分布)的毛细血管自主控制降低,导致微观的动静脉吻合扩张,可形成典型的皮肤病损和类似的骨内毛细血管畸形,增加近骺端软骨的血流,从而促进骨和软组织增生、肥大。

(2) 血管发生障碍:所有改变都可通过胚胎发育的特定阶段血管发生畸变得到解释,局部组织增生被认为是血流动力学改变(主动性充血)的后果。

(3) 深静脉畸形:深静脉畸形可导致静脉血流减少(充血性淤血),引起静脉高压、静脉曲张和肢体肥大(被动性充血)。

(4) 广义的中胚层缺陷:中胚层缺陷主要但不是唯一通过干扰血管发生而发挥作用。异常中胚层可维持微动静脉交通的持续存在,从而导致前述的皮肤和骨改变。远离皮肤病变的局部增生也被认为是异常血管化所致。其他的症状(结缔组织、骨、肌肉的生长干扰)可通过更为广义的中胚层缺陷解释。

(5) 近显性遗传:一个生殖系突变以一种主导模式进行遗传,因其未导致任何症状发生,该突变基因被传递许多代而未被察觉。第2次突变发生于该突变基因的正常等位基因,由此导致该基因正常功能的全部缺失。只有细胞中的2个等位基因均受损,才会表现出症状。

(6) 显性致死基因的突变嵌合体:在胚胎发生早期,一些基因突变可造成不利影响而导致死胎,这些突变基因不能从一代传到下一代。如果一个突变发生于胚胎发生的晚期,通过正常细胞的表达(嵌合体),该胚胎得以存活。通常,嵌合现象通过受精后的早期体细胞突变来解释,但是嵌合现象通过配子的半染色单体突变也可发生于受精前,由此可以解释极少数家族聚集发生的病例。

以上假说可能是在KTWS的发病机制中部分参与其中,但是任何一种假说都不能完全独立解释KTWS的发生。Oduber等认为,很难理解一个基因的突变可引起如此多样的脉管畸形,同时还可干扰骨骼生长,因此他们提出多基因假说。该假说认为几个基因同时发生突变,部分基因与血管(淋巴管)生成有关,另外一些则参与生长调节。他们提出,一个或者更多的突变或多态性基因分别存在于患者父母双方的家系中,通常情况下并不会引起症状,与近显性遗传一样,这些突变可代代相传。当另一个基因的突变或其多态性通过亲代遗传获得或是在受精后自发性发生时,则可引起KTWS。嵌合体的存在结合基因突变,可解释该综合征症状的分布。该假说并不排除致畸因素的影响。

## Maffucci 综合征

### （一）概述

Maffucci 综合征(Maffucci syndrom，MS)是一种罕见的先天性、非遗传性中胚层发育不良综合征，于1881 年由 Angelo Maria Maffucci 首次报道。2002 年，WHO 软组织及骨肿瘤病理及遗传学分类中，定义为具有 Ollier 病伴发软组织脉管病变特征的疾病。2006 年，国际脉管性疾病研究学会将其列为静脉畸形的亚类。

### （二）生物学特点

MS 可发生于多种族，无性别差异及遗传倾向。一般在青春期开始前发病，但有 25%的患者在出生时或 1 岁内发病，表现为不对称的腿部痉挛、手足肿胀，偶有受累部位的骨折。

MS 的内生软骨瘤生长缓慢，症状轻，呈局部肿胀，轻微疼痛与压痛，可有病理性骨折。除内生软骨瘤外，MS 伴有软组织脉管畸形，通常为多发，常呈不对称分布，直径数毫米至数厘米。典型病灶位于肢体远端真皮或皮下，表现为深蓝色的结节或斑块，可受压回缩。脉管畸形累及内脏和黏膜也有报道。

MS 中，内生软骨瘤的病理学特点表现为软骨细胞丰富，细胞有明显的不典型性，可出现较多双核细胞，基质也可呈黏液样变性。但软骨瘤的边界清楚，无骨髓腔内或周围软组织浸润性生长的组织学和影像学证据。脉管畸形常为静脉畸形，少数为微静脉畸形。也有报道为梭形细胞血管瘤、血管内皮瘤及血管肉瘤的病例，偶伴有淋巴管畸形[22]。静脉畸形可继发血栓、机化、钙化，甚至形成静脉石。

骨和血管病变可发生恶变，其中恶变为软骨肉瘤最常见。此外，骨病变恶变为纤维肉瘤，血管病变转化为血管肉瘤、血管内皮细胞瘤或淋巴肉瘤也有报道。

### （三）发病机制

该综合征病因不明，一般认为是中胚层的发育异常，因软骨和血管均由中胚层衍化而来。在染色体上，可能存在同时控制软骨及血管多种组织发育的基因，当这类基因异常时，就同时产生了两种不同组织的病变[23]。

## Bean 综合征

### （一）概况

Bean 综合征(Bean syndrome)是以皮肤与消化道同时出现静脉畸形或微静脉畸形的综合征，临床表现为皮肤蓝色斑痣、脉管畸形、消化道出血和由消化道出血引起的缺铁性贫血，又称为蓝色橡皮大疱样痣综合征(blue rubber bleb nevus syndrome，BRBNS)。1860 年由 Gascoyen 首先报道，1958 年由 William Bean 提出该命名。本病极其罕见，至今英文文献报道约 200 例。

### （二）生物学特点

Bean 综合征多发于婴幼儿或青少年早期，脉管畸形主要表现为毛细管扩张、静脉畸形，少数为动静脉畸形。皮肤病变的特点是多个蓝色乳头状突起或皮下结节，常发生于上、下肢和躯干[24]。

消化道病变可累及从口腔至肛门的所有部位，最常好发于小肠。其脉管病变易出血，多表现为长期、慢性、隐匿性、间歇性消化道出血及缺铁性贫血，消化道大出血是其主要死亡原因。内镜下，消化道病变表现为以蓝紫色乳头状或丘疹样、斑片状血管扩张，大小可由 0.2 cm～2.0 cm，数目不等。

### （三）发病机制

Bean 综合征多为散发性，也有少数表现为常染色体显性遗传，可能与 9 号染色体短臂点突变有关，男性外显率增加，个别有家族史。有学者指出，Bean 综合征相关的基因与遗传性静脉畸形的基因可能为同一基因。研究表明，家族性静脉畸形与 Tie-2 基因突变有关，在数个不相关的遗传性静脉畸形的家族中，存在 Tie-2 基因 C2545T 和 A2690C 突变，导致 Tie-2 磷酸化作用增强，血管内皮细胞与管周平滑肌细胞数失调，出现静脉畸形[25]。

## Kasabach-Merritt 综合征

### (一) 概述

Kasabach-Merritt 综合征(Kasabach-Merritt syndrome, KMS)又称血管瘤伴血小板减少综合征,由Kasabach 和 Merritt 于 1940 年首次报道。为先天性疾病,较少见,婴儿,特别是新生儿多见,但也可发生于年龄较大儿童和成人。男女发病率相似。婴幼儿发病率约 10%,但病死率达 30%~50%。

### (二) 生物学特点

临床上主要表现为血小板减少和血管瘤同时存在。Alvarez-Mendoza 等报道的 13 例 KMS 中,Kaposiform 血管内皮细胞瘤 6 例(46%)、丛状血管瘤 4 例(31%),婴儿毛细血管瘤 3 例(23%)。临床表现差异较大,常见血管瘤的部位为肢体近端,可蔓延至邻近躯干。典型的病变位于皮肤,多为单个,约 20%为多发性,色泽鲜红、突出皮面,压之不褪色和缩小。部分血管瘤有时可深入至皮下,质地柔软,表面皮肤温暖,呈暗红及轻微蓝色。血管瘤的好发部位为体表和皮下组织,但也见于后腹膜、纵隔、脏器,甚至脑内[26]。实验室检查发现包括血小板降低,PT、APTT、TT 时间延长,FIB 降低,D-二聚体升高。

KMS 发生时,血小板减少,通常$<20\times10^9/L$。发生 DIC 时,纤维蛋白原明显降低、FDP 或 D-二聚体增高,同时有一定程度微血管病溶血性贫血。但 KMS 发生 DIC 的严重程度与血管瘤的大小、部位不呈正比关系。

27

### (三) 发病机制

KMS 的病理生理基础是较大体积的血管瘤,血液在病灶内滞留,大量血小板被激活,并消耗凝血因子,引发局灶性甚至弥散性血管内凝血;被激活的血小板又会刺激异常的血管组织,使之进一步生长[27]。支持该现象的间接依据有:①直接来自于血管瘤的血小板计数高于外周血。②$^{51}$Cr 标记血小板后,发现在血管瘤部位放射性活性增高。③$^{131}$I 标记的纤维蛋白原在血管瘤部位优先聚集。

KMS 的病因及发病机制尚不清楚,血小板减少可能由于:①血小板和凝血因子被阻留在血管瘤内并遭受破坏,造成弥漫性消耗性凝血障碍。②巨核细胞成熟障碍,血小板形成减少。③网状内皮系统吞噬作用增强,使血小板破坏增加。

## Turner 综合征

### (一) 概况

Turner 综合征(Turner syndrome, TS)又称先天性卵巢发育不全或性腺发育不全综合征,是一种常见的性染色体病,也是女性性器官发育不全的主要原因之一,患者还可伴有不同程度智力低下或精神神经障碍等。

1930 年,Otto Ullrich 发现一女孩有蹼颈、肘外翻的症状;1938 年,Henry Turner 发现一成年女性除了蹼颈、肘外翻外,还伴有性发育幼稚等症状;1954 年,Polani 等发现此类病例的 X 染色质均为阴性(缺乏 Barr 小体);1959 年,Ford 等描述此类患者的染色体核型为 45, XO,自此 Turner 综合征才形成完整的概念。

### (二) 生物学特点

Turner 综合征患者表型为女性,在女性中发病率为 1∶2 000~2 500。临床症状表现不一,但均有身材矮小(88%~100%)及性腺发育不良(87%~96%)等特征,可存在躯体的发育异常。智力一般正常,有的略低于同龄正常儿童。

躯体特征为多痣、眼睑下垂、耳大位低、腭弓高、后发际低、颈短而宽,50%有颈蹼,胸廓桶状或盾形,乳头间距大、乳房及乳头均不发育,肘外翻、第 4 或 5 掌骨或跖骨较短,掌纹通贯手,下肢淋巴水肿,肾发育畸形(如马蹄肾、异位肾、肾积水等),约 35%患儿伴有心脏畸形,以主动脉缩窄多见[28]。

泌尿生殖系统的异常主要是卵巢发育差,无滤泡形成,子宫发育不全。由于卵巢功能低下,患者阴毛稀少,无腋毛,外生殖器幼稚,发育期多见原发性闭经等。

除少数患者由于严重畸形在新生儿期死亡外，一般均能存活，直到青春期才被检出，其智力发育障碍也较轻。对于青春期前的患者，由于临床症状不明显，身材矮小可能是唯一表现。所以青春期生长迟缓的女性患儿，应常规进行染色体核型分析，排除染色体异常，尽早明确诊断，及时治疗。

实验室检查可发现血清雌二醇水平甚低，滤泡刺激激素(FSH)、黄体生成素(LH)明显增高。性染色质检查为阴性，确诊必需作染色体检查。

**(三) 发病机制**

Turner 综合征的遗传病理是双亲之一的细胞分裂过程中 X 染色体不分离所致，与孕妇年龄无关。由于性染色体异常，卵巢不能生长和发育。因此，卵巢呈条索状纤维组织，无原始卵泡，也没有卵子，故缺乏女性激素，导致第二性征不发育和原发性闭经。

Turner 综合征存在多种复杂的核型，患者表型也多样化，即使核型完全一样，表型也有很大差异。目前发现该综合征的核型主要为 X 单体、嵌合体、等臂 X、X 部分丢失、X 末端重排、X 假双着丝粒体、环状 X、Y 染色体、正常核型等[29, 30]。

核型具体分为以下几种类型：

(1) 单体型：45，XO，是最多见的一型，占全部患者的 30%～55%。该核型个体具有 Turner 综合征的各种症状，临床上易于诊断。其主要是由于亲代生殖细胞在减数分裂过程中 X 染色体不分离所致，其中 80%源于父亲精子减数分裂。

(2) 嵌合型：45，XO/46，XX，若以 46，XX 细胞为主，症状多数较轻，约 20%可有青春期发育，月经来潮，部分可有生育能力，但其自然流产率和死胎率均高，且子代患染色体畸变的风险率亦高。

(3) X 染色体结构畸变型：一条 X 染色体长臂和短臂缺失，如 46，Xdel(Xq)或 46，Xdel(Xp)，还有 X 等臂染色体，如 46，Xi(Xq)或 46，Xi(Xp)。

(赵怡芳　贾　俊)

## 参考文献


[1] 张志愿，赵怡芳，郑家伟，等. 头颈部血管瘤与脉管畸形[M]. 上海：上海世界图书出版公司，2007.

[2] 中华口腔医学会口腔颌面外科专业委员会脉管性疾病学组. 口腔颌面部血管瘤和脉管畸形治疗指南[J]. 中华医学杂志，2008，88(44)：3102 - 3107.

[3] North PE, Waner M, Mizeracki A, et al. GLUT1: a newly discovered immunohistochemical marker for juvenile hemangiomas [J]. Hum Pathol, 2000, 31(1): 11 - 22.

[4] Khan ZA, Boscolo E, Picard A, et al. Multipotential stem cells recapitulate human infantile hemangioma in immunodeficient mice [J]. J Clin Invest, 2008, 118(7): 2592 - 2599.

[5] Brouillard P, Vikkula M. Genetic causes of vascular malformations [J]. Human Molecular Genetics, 2007, 16(2): R140 - R149.

[6] Jinnin M, Medici D, Park L, et al. Suppressed NFAT-dependent VEGFR - 1 expression and constitutive VEGFR - 2 signaling in infantile hemangioma [J]. Nat Med, 2008, 14(11): 1236 - 1246

[7] Walter JW, North PE, Waner M, et al. Somatic mutation of vascular endothelial growth factor receptors in juvenile hemangioma [J]. Genes Chromosomes Cancer, 2002, 33(2): 295 - 303.

[8] Eerola I, Boon LM, Mulliken JB, et al. Capillary malformation-arteriovenous malformation, a new clinical and genetic disorder caused by RASA1 mutations [J]. Am J Hum Genet, 2003, 73(6): 1240 - 1249.

[9] Boon LM, Mulliken JB, Vikkula M, et al. RASA1: variable phenotype with capillary and arteriovenous malformations [J]. Curr Opin Genet Dev, 2005, 15(3): 265 - 269.

[10] Hershkovitz D, Bercovich D, Sprecher E, et al. RASA1 mutations may cause hereditary capillary malformations without arteriovenous malformations [J]. Br J Dermatol, 2008, 158(5): 1035 - 1040.

[11] Limaye N, Wouters V, Uebelhoer M, et al. Somatic mutations in the angiopoietin-receptor TIE2 can cause both solitary and multiple sporadic venous malformations [J]. Nat Genet, 2009, 41(1): 118 - 124.

[12] Blei, F. Basic science and clinical aspects of vascular anomalies [J]. Curr Opin Pediatr, 2005, 17(4): 501 - 509.

[13] Dompmartin A, Vikkula M, Boon LM. Venous malformation: update on etiopathogenesis, diagnosis & management [J].

Phlebology, 2010,25(5):224 - 235

[14] Tille JC, Pepper MS. Hereditary vascular anomalies: new insights into their pathogenesis [J]. Arterioscler Thromb Vasc Biol, 2004,24(9):1578 - 1590.

[15] Boon LM, Ballieux F, Vikkula M. Pathogenesis of vascular anomalies [J]. Clin Plast Surg, 2011, 38(1):7 - 19.

[16] Corti1 P, Young1 S, Chen CY, et al. Interaction between *alk1* and blood flow in the development of arteriovenous malformations [J]. Development, 2011, 138(8):1573 - 1582.

[17] Chen EY, Hostikka SL, Oliaei S, et al. Similar histologic features and immunohistochemical staining in microcystic and macrocystic lymphatic malformations [J]. Lymphat Res Biol, 2009,7(2):75 - 80.

[18] Huang HY, Ho CC, Huang PH, et al. Co-expression of VEGF - C and its receptors, VEGFR - 2 and VEGFR - 3, in endothelial cells of lymphangioma. Implication in autocrine or paracrine regulation of lymphangioma [J]. Lab Invest, 2001,81(12):1729 - 1734.

[19] Petrova TV, Karpanen T, Norrmen C, et al. Defective valves and abnormal mural cell recruitment underlie lymphatic vascular failure in lymphedema distichiasis [J]. Nat Med, 2004,10(9):974 - 981.

[20] Irrthum A, Devriendt K, Chitayat D, et al. Mutations in the transcription factor gene SOX18 underlie recessive and dominant forms of hypotrichosis-lymphedema-telangiectasia [J]. Am J Hum Genet, 2003,72(6): 1470 - 1478.

[21] 周琴,郑家伟,秦中平,等. Sturge-Weber 综合征患者 RASA1 基因的突变检测[J]. 中国口腔颌面外科杂志,2010,8(6): 482 - 485.

[22] Fukunaga M, Suzuki K, Saegusa N, et al. Composite hemangioendothelioma: report of 5 cases including one with associated Maffucci syndrome [J]. Am J Surg Pathol, 2007,31(10):1567 - 1572.

[23] Pansuriya TC, Oosting J, Verdegaal SH, et al. Maffucci syndrome: a genome-wide analysis using high resolution single nucleotide polymorphism and expression arrays on four cases [J]. Genes Chromosomes Cancer, 2011,50(9):673 - 679.

[24] Giordano C, Battagliese A, di Gioia CR, et al. Blue rubber bleb nevus syndrome and pulmonary hypertension: an unusual association [J]. Cardiovasc Pathol, 2004,13(6):317 - 322.

[25] Agnese M, Cipolletta L, Bianco MA, et al. , Blue rubber bleb nevus syndrome [J]. Acta Paediatr, 2010,99(4):632 - 635.

[26] Mukhtar IA, Letts M. Hemangioma of the radius associated with Kasabach-Merritt syndrome: case report and literature review [J]. J Pediatr Orthop, 2004,24(1):87 - 91.

[27] Hall GW. Kasabach-Merritt syndrome: pathogenesis and management [J]. Br J Haematol, 2001,112(4):851 - 862.

[28] Rizell S, Barrenäs ML, Andlin-Sobocki A, et al. Turner syndrome isochromosome karyotype correlates with decreased dental crown width [J]. Eur J Orthod, 2012,34(2):213 - 218.

[29] 李湧,韦卉,胡海滨. 145 例 Turner 综合征核型及临床分析[J]. 湖南医学,2007,18(1):107 - 108.

[30] Loscalzo ML. Turner syndrome [J]. Pediatr Rev, 2008,29(7):219 - 227.

# 第二十八章 口腔颌面部鳞癌

## 第一节 口腔黏膜鳞癌

### 一、概述

口腔癌是口腔颌面-头颈部最常见的恶性肿瘤之一，典型的口腔癌早期症状为口咽疼痛以及由此导致的言语和吞咽功能障碍。即便治疗有效，治疗方法所引起的不良反应也常常严重影响患者的功能；如果治疗失败，恶性肿瘤的进展将会威胁患者的生命。不同的国家、不同的肿瘤，发病率或患病率有很大差别。在我国，目前尚无确切的口腔颌面肿瘤发病率的资料。根据上海市肿瘤研究所流行病学教研室 1999 年的调查，头颈部恶性肿瘤的发病率男性 11.8/10 万，女性 8.4/10 万。从世界范围看，头颈部恶性肿瘤的发病率较高，口腔癌位居全身恶性肿瘤的第 6 位。美国癌症中心于 2002 年报道 274 000 例口腔癌，其中 2/3 发生于男性。发病率最高的地方是美拉尼西亚(男性 31.5/10 万，女性 20.2/10 万)，而发病率较低的地方是南亚(男性 12.7/10 万)和西欧(男性 11.3/10 万)。

在癌瘤中又以鳞状细胞癌最多见，一般占 80%以上；其次为腺性上皮癌(黏液表皮样癌、腺癌、腺样囊性癌、恶性多形性腺瘤等)及未分化癌；基底细胞癌及淋巴上皮癌较少见。口腔黏膜鳞癌发生于口腔黏膜的鳞状上皮，在显微镜下观察，癌瘤系鳞状上皮增殖而成。增殖的上皮侵入结缔组织内，形成许多互相连接的细胞巢(癌巢)；在癌巢中进行着类似表皮的角化过程，形成轮层状小体者，称为癌珠。相当于基底层的细胞排列的癌巢的外围和结缔组织的间质相接。鳞癌不呈角化时，则其细胞巢是形态相同的鳞状上皮细胞所组成，间有稍呈多形性的细胞，称为无角化性鳞癌，其恶性程度较高。

世界范围内，约 75%口腔黏膜鳞状细胞癌病因与吸烟和嗜酒有关。另外，口腔卫生不良和营养不良也是病因之一，而且经常伴随吸烟和嗜酒存在。最近发现一些发生于年轻人的舌侧缘癌与这些因素无关，这点引起了许多学者的注意。舌扁平苔藓和先天性骨髓发育不良可能是病因之一。其他病因还有因为骨髓移植或器官移植后免疫抑制导致的移植物抗宿主疾病(graft versus host disease，GVHD)[1]。在南亚及中国台湾，颊黏膜癌在使用刺激性酱制品和咀嚼槟榔的人群中比较常见。近年来，研究人员发现人类乳头状瘤病毒还与口咽癌的发生有关，并且发现人乳头状瘤病毒(HPV)阳性率癌症患者数量在逐年增加[2]。

最近有研究显示，在欧洲和南美单纯吸烟的人群患口腔黏膜鳞癌的风险超过 3 倍，但南亚和北美的比率较低。这有可能反映了不同地区香烟中致癌物含量水平不同。小于每年 10 包的吸烟者患口腔癌的风险是 1.5 倍，而大于每年 30 包的吸烟者其风险最高可达到 4 倍。对单纯嗜酒者来说，每周嗜酒量达到 15 两才被认为是口腔黏膜鳞癌的病因之一，其风险大约为 2 倍[3]。普遍认为同一个体同时吸烟和嗜酒在导致口腔黏膜鳞癌方面具有相加或协同作用。

在咀嚼槟榔患者中，口腔黏膜下的纤维化被认为是口腔癌的癌前病变。临床上，在颊黏膜和唇可触及纤维化，且这一区域组织失去弹性并且伴有张口受限等。在组织学上，致密、无血管的胶原结缔组织伴随慢性炎症改变和上皮萎缩可诊断为黏膜下纤维化。在印度，口腔黏膜下纤维化发生率男性是女性的 5 倍，并且主要发生在低收入阶层。咀嚼槟榔患者往往同时伴有使用鼻烟、嗜酒、吸烟等病史，其黏膜下纤维化发展为口腔黏膜鳞癌的概率为 2%～7%[4,5]。

无吸烟、无嗜酒的口腔黏膜鳞癌患者主要为女性，这部分病例往往是早期病例。其好发部位在舌侧缘、颊黏膜和上颌骨牙槽突。扁平苔藓是一种慢性炎症性疾病，有 1%～2%的成年人会发生，且好发于颊黏膜和舌侧缘。非对照性研究显示，口腔黏膜鳞癌在部分病例中可合并扁平苔藓[6]。在这部分病例中，表浅的黏膜糜烂到扁平苔藓的过程形成增厚、易脆组织，这往往表明细胞已发生恶性转化。扁平苔藓恶变的发生率并不高(<2%)。除了扁平苔藓，自身免疫的病因也受到关注。慢性炎症导致了细胞转化，包括在细胞基因改变和氧化反应环境下的细胞增生和活化，这些因素都会导致肿瘤的发生。

移植物抗宿主疾病伴随的类似炎症反应的微环境是口腔鳞癌的另一个不常见的病因。GVHD 是异体骨髓移植的严重并发症，它可使口腔黏膜、皮肤、胃肠道和肝脏产生慢性炎症反应。而且有些需要全身放疗的肿瘤患者还大大增加了放疗诱发第二癌的概率。骨髓移植后第二癌的患者大部分是血液系统的肿瘤，其中鳞状细胞癌是实体肿瘤最常见的类型。口腔鳞癌在 GVHD 患者中的发生部位有舌侧缘、舌背部、牙槽骨嵴和其他区域。这部分患者普遍比其他口腔鳞癌患者年轻。

## 二、发病机制

28

近 20 年来，大量的研究都在关注分子水平改变导致了恶性肿瘤的发展。早期的研究发现，维持细胞正常功能基因(抑癌基因)的功能缺失和致癌基因的作用可充分解释复杂的细胞恶性转化。这些基因改变包括突变、染色体重排和 DNA 片段的缺失和扩增。例如，几乎一半的口腔黏膜鳞癌会发生 p53 基因的突变，基因突变在遗传毒性方面使得对细胞循环和细胞程序性死亡(凋亡)失去控制。然而，单一的基因改变不足以导致肿瘤的恶性转化，研究显示口腔黏膜鳞癌发生以前还有许多其他基因发生了频繁的突变。新的数据显示，口腔黏膜鳞癌线粒体中关键的 DNA 片段突变发生率接近 50%[7]。肿瘤抑制功能区域的 DNA 控制基因的缺失是另外一个致癌机制。一个主要的例子就是口腔黏膜鳞癌患者中 9 号染色体短臂上的 p16 控制基因的缺失。这一基因在细胞周期调节的 Rb 途径中扮演重要的作用，并且这一功能的缺失导致失去对细胞增殖和肿瘤发生的控制。p16 基因在口腔黏膜鳞癌中很少突变，但其同型纯合子有 50%以上的缺失率。在另外一些重要的研究中，p16 的转录可以被染色体启动子区域的超甲基化阻止。

细胞遗传学研究认为基因扩增导致致癌基因的过度表达。致癌基因编码产物在细胞生命的某些阶段都可以正常的产生，但是当细胞过度的畸形生长时就会优先形成。因此，它们含有抗凋亡因子、新生血管或生长刺激因子或者是蛋白质稳定剂之类的成分。由于技术上的原因，致癌基因的确定比抑癌基因的确定更具有挑战性。因为致癌基因经常在最初阶段就显现出迹象，而不需要包含任何反常的一连串 DNA，所以分子技术在检测异常的致癌基因的应用显得更加有限。研究者们在很大程度上依赖于细胞遗传学的工作，通过放大染色体单位来确定致癌基因的位置，然后决定哪些基因有比较重要的功能。

表皮生长因子受体(EGFR)是一种细胞表面受体，这种受体属于一种 ErbB 家族蛋白成员。通过酪氨酸激酶的作用，表皮生长因子受体激活导致磷酸化级联反应。此后的丝裂原活化蛋白激酶(MAPK)、Akt 的细胞外信号调节激酶(ERK)和 c－jun 氨基酸末段激酶/信号转导和转录激活因子的作用，与细胞的增殖和 DNA 的合成有关。早期研究发现表皮生长因子受体在口腔鳞癌细胞下调以及存在于相当高比例的原发口腔鳞状细胞癌中[8, 9]。在另外的研究中甚至发现在癌细胞附近的正常细胞也有很大程度的过度表达。此外，表达水平的增加可以预测较差的无病生存率及病因特异性生存率。拷贝数量的扩增与口腔鳞状癌细胞的预后有关。进一步的工作表明信号转导、转录激活因子和 Src 的激活有助于表皮生长因子受体的上调[10]。表皮生长因子受体在头颈部鳞癌上调表达，是表皮生长因子受体抑制剂作为临床辅助治疗的应用的分子基础。此外，表皮生长因子受体的过度表达预示着一个更为有利的治疗反应，并可以作为一个独立的预测指标，将患者分成不同的实验性治疗手段[11]。最近的一项临床试验表现为口腔鳞癌患者对表皮生长因子受体抑制剂的疗效以及较低的不良反应。

金属蛋白酶是一种蛋白质编码基因，这种蛋白酶被认为与细胞的黏附、增殖和迁移有关[12]。金属蛋白酶－2 是最早被记录的与口腔鳞癌患者的淋巴结转移有关的金属蛋白酶之一，但是另外的一些研究表明其他金属蛋白酶家族的成员也有过度表达。金属蛋白酶在口腔鳞癌中也可能预示着疾病的晚期和肿瘤的转移[13]。有趣的是，金属蛋白酶的表达可能受着表皮生长因子受体的正调节反应，所以在口腔鳞癌多种通路中可能存在重叠现象[14]。此外，似乎有更基本的因素生成金属蛋白质，而且在疾病的转移和发展中扮演重要的角色。很多其他的致癌因子在口腔鳞癌中被研究和发现，包括血管内皮生长因子(VEGF)、PIK3c/

Akt 和信号转导和转录激活因子家族的成员。它们的致癌机制研究将不断地完善。由于表皮生长因子受体的基本途径被进一步阐明，其靶向干预成为可能。这个目标途径有增加药物的特异性和降低潜在的毒性。抵抗致癌基因表达的化合物逐渐地被设计出现，并逐渐地进入临床试验阶段。

抑癌基因与致癌基因相对应。一般来说，这些基因在抑制生长中，如凋亡、细胞周期调控、DNA 修复和细胞黏附中起作用。因此，当抑癌基因被清除或沉默时，细胞会出现选择性的生长优势，最终进展为癌症。

抑癌基因是通过基因组区域的缺失和清除来实现的。其中一个技术包括基于阵列微卫星标记物的杂合性缺失的聚合酶链反应(PCR)，这是在基因组中随机的非编码串联重复扩散。如果在大部分的肿瘤微卫星缺失，那么抑癌基因可能定位于附近，精细的染色体图可以被用来定位感兴趣的基因。这些技术成为口腔鳞状细胞癌的模型，这表示抑癌基因的缺失发生在更早的癌前病变，以及在进展性疾病过程不断的累积变化。杂合性缺失和细胞遗传技术已经确定无数假定的抑癌基因，虽然需要很多的时间去阐述反应机制和这些基因的临床关联性。

在口腔鳞状细胞癌中最早确定的有显著意义的抑癌基因是 p53。p53 是转录因子，它定位在染色体 17p13，在细胞受刺激时被激活，比如放射、低氧和环境毒性暴露。有趣的是，早期的报道认为 p53 是致癌基因，因为它在癌症中过度表达。然而，现在所知的 p53 基因通过点突变而失活，但仍存在突变形式的过度表达。被激活的 p53 可诱导细胞进入凋亡通路，或者通过细胞周期调控控制生长，因此在癌细胞的维持和增殖方面起着很重要的作用[15]。p53 是人类所有癌症中最常见突变的抑癌基因，口腔鳞状细胞癌也不例外。口腔癌前病变就存在 p53 突变，提示此突变可能发生在癌症的早期。p53 的突变已被证实与预后差和治疗效果不佳有关。因此，p53 可作为口腔鳞癌的一个极好的指标，而且已成为很多治疗措施的治疗靶点。

28

细胞遗传学研究提示口腔鳞状细胞癌普遍存在 9p21 的缺失，且杂合性缺失数据也证实这是普遍存在的早期现象。CDKN2a 位点编码 p16 以及 p14(ARF)，而后者已被认为与口腔鳞状细胞癌相关[16]。p16 基因可通过细胞周期蛋白依赖性激酶 4 及 6 调节 G1 期，从而在细胞周期的调控中发挥重要作用。而 p14(ARF)则可通过 MDM2 促进 p53 的稳定。因而，在此位点上有两个明显的抑癌基因，这从机制上说明了 p16 以及 p14(ARF)可调控细胞生长和分裂[17]。已有研究表明，p16 与口腔鳞状细胞癌患者预后呈负相关的关系。尽管在口腔鳞状细胞癌中 p16 经常处于低表达状态，但奇怪的是，能解释该基因促进口腔鳞状细胞癌发生的相关点突变和纯合子缺失却很少发生。虽然尚有其他机制可能涉及 p16 的抑制，但 p16 已被证实为抑癌基因。

线粒体基因组(也称 D 环)突变的热点区域研究发现，口腔癌前病变频繁发生突变现象，使此种癌前病变恶性转变的概率提高。类似的 D 环改变已在肺癌，胃癌，结和直肠癌中发现。尽管这些突变并不一定引起明显的功能改变，但已确定了线粒体突变易导致肿瘤的发生。进一步的研究显示，从轻度发育不良到侵袭性肿瘤以及在口腔肿瘤患者唾液中，其线粒体 DNA 含量呈现出递增的趋势[18]。有趣的是，这些研究者发现，唾液 DNA 含量在治疗之后出现了减少的现象，这提示唾液 DNA 含量至少可以作为反映治疗效果的一个指标。更深入的研究提示，线粒体功能异常和口腔鳞状细胞癌有着直接的关系。有证据表明，在口腔鳞状细胞癌细胞株中其线粒体 DNA 修复功能受阻，这可有助于解释线粒体经常发生 DNA 突变的原因。在细胞株中 ATP 亚基 6 的点突变具有抗凋亡的功能。而顺铂就是通过引发核 DNA 依赖性凋亡通路而直接作用于线粒体[19]。致瘤的直接原因远不在于线粒体突变本身，而可能在于三羧酸循环相关的酶类。琥珀酸脱氢酶的突变会导致琥珀酸的堆积，这将引起抑制胞质低氧诱导因子 1α(HIF－1α)降解酶的活性[20]。据认为，肿瘤的低氧环境激活了 HIF－1α，而后者是促进血管生成的因素之一。在口腔鳞状细胞癌研究甚至整个肿瘤研究领域中，线粒体突变是一个激动人心的方向。越来越多的证据证实线粒体突变在肿瘤形成的过程中发挥着重要的作用，这可为新治疗方案的出现提供了可能的方向[21]。而且，由于细胞内存在丰富的线粒体 DNA，因此即使是在样本量很少的情况下，也能进行突变的检测。

就像基因组分析促进遗传学迅猛发展一样，蛋白组学领域也进入了快速发展时代。二维凝胶电泳以及抗体微阵列已被广发应用，而新近的基质辅助的激光解吸/电离飞行时间(MALDI－TOF)和表面增强的激光解吸/电离飞行时间(SELDI－TOF)技术已应用在口腔鳞癌中快速发现异常蛋白[22]。研究者应用蛋白质组学的方法已在口腔鳞状细胞癌中发现了一些明显上调的蛋白[23, 24]。然而，尽管已发现了数种蛋白其编码基因在肿瘤形成中有作用，但是仅仅根据蛋白峰来鉴定蛋白的种类往往是困难的。有趣的是，蛋白峰图谱可作为诊断疾病的标志物之一-在鉴别正常黏膜和癌变黏膜中有很高的准确率[25]。然而，有研究发现，吸烟、乙醇以及性别等因素可带来数据混淆，导致分辨肿瘤和正常人群的准确率处于中等水平。

近年来，人们对直接遗传改变导致肿瘤恶性转化的关注减少，而对基因表达的继发控制更为关心，文献显示其与肿瘤特异性和频发率有关。事实上，口腔癌中启动子甲基化区域的表达，解释了其他肿瘤抑制基因的表达缺失[26]。一个特殊的例子是结肠癌缺失基因(DCC)在结肠癌中频发突变，但口腔癌则罕见。结肠癌缺失基因的启动子甲基化在口腔癌中很常见[27]。其他重要的基因还包括 MDM2、干扰素 α、维甲酸受体 β(RAP－β)、小 RNA、22 号染色体短臂，它们可以选择性阻断基因转录，可能是另外一个肿瘤特异性的遗传学调换机制。

28

对口腔癌前病变基因改变频率和形态的研究可以了解口腔恶性肿瘤疾病的进程。通过检测组织病变从不典型增生到发育不良、早期癌变、浸润性癌的光谱学改变，并罗列分子生物学改变，可以了解疾病表观改变的整个进程。一些基因改变如 p16 的缺失，可以发生在早期病变如不典型增生和增生不良，但在进展型病变中并不增加[28]。其他的一些基因改变也主要表达在进展型鳞癌中。口腔癌前病变的基因改变光谱可以作为预后的指标，预测疾病进展的风险。其他一些研究则显示关键基因杂合体的缺失，包括 3p、6p、17p，显示疾病进展的风险增加。

## 三、生物学特点

在我国，口腔颌面鳞状细胞癌(squamous cell carcinoma，SCC，简称鳞癌)，多发生于 40～60 岁的成人，男性多于女性。不过，现在年轻人口腔鳞癌的发病率在逐年升高[29]。Myers 等回顾 M. D. Anderson 癌症中心的 22 年随访资料发现，40 岁以下的舌癌患者从 1971～1993 年已从 4%增加到 18%[30]。部位以舌、颊、牙龈、腭、上颌窦为常见。口腔黏膜鳞癌根据肿瘤的不同生长模式分为不同的亚型。疣状改变为亚型之一。其中，黏膜发白、斑片状和皮革样改变定义为早期疣状黏膜白斑。这些病变可通过切除术治愈，也可沿黏膜表面延续至大部分口腔黏膜。进展型病变更多表现为蕈伞样、茸毛状、外生型。组织学上，这部分病变表现为较温和的细胞改变伴随浸润型生长的边界(见图 28－1)。这一特征和进展型病变的自然增厚特征难以鉴别，使得疣状病变的良恶性诊断变得困难，往往多次活检无法获得足够厚的组织证明其恶性改变。

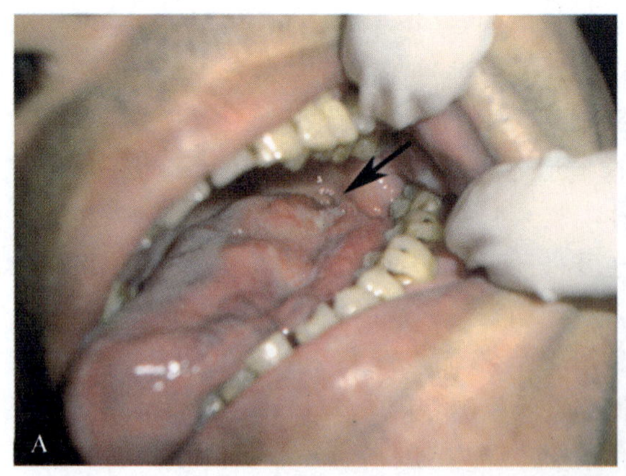

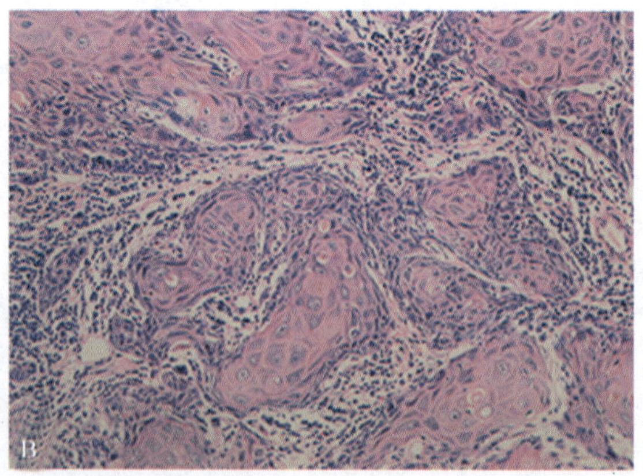


图 28－1　A－左侧舌根鳞癌；B－鳞癌标本 HE 染色(HE×200)

口腔黏膜鳞癌常见的临床表现为深溃疡和真菌样外生性生长。溃疡经久不愈，质地较硬。病变可能是无痛的，但大多数情况表现为持续性的深部疼痛。出血是另一个常见的症状，主要是由于肿瘤新生血管的出血。牙齿松动或脱落往往提示牙槽骨病变。口腔黏膜鳞癌常发生颈部淋巴结转移，一般表现为下颌下和颈深上淋巴结肿大。淋巴结转移是局部复发、导致死亡、整体生存率下降一半的主要临床因素，多个淋巴结转移及淋巴结的囊外侵犯和远期预后有关。Grandi 等发现舌鳞癌存在头颈淋巴结转移的话，其 5 年生存率从 65%下降至 29%，而且病理学上淋巴结转移阳性（$pN^+$）和远处转移相关，其整体生存率和疾病特异性生存率明显下降[31]。淋巴结的囊外侵犯对患者的预后带来了明显的不良反应。在 266 例行颈部淋巴结清扫的舌鳞癌中，发现囊外的侵犯是影响预后最重要的因素。

## 第二节　颌骨中心癌

### 一、概述

颌骨中心癌是指一类原发于颌骨骨组织内较罕见的上皮性恶性肿瘤，也称为中心性颌骨癌、原发性颌骨内癌。颌骨中心癌组织学类型繁杂，最常见的为鳞癌和黏液表皮样癌。以前文献上对这种肿瘤的报道各家称法不一，1913 年，Loos 首先对“颌骨中心性表皮样癌（central epidermoid carcinoma of the jaws）”进行了描述。1948 年，Willis 建议称为“牙槽内表皮样癌（intra-alveolar epidermoid carcinoma）”。1969 年，Shear 改称为“颌骨原发性牙槽内表皮样癌（primary intra-alveolar epidermoid carcinoma of the jaws）”，1972 年，Pindburg 等建议称为“原发性颌骨内癌（primary intraosseous carcinoma of the jaws）”。由于牙槽骨是一个解剖学术语，专门指上、下颌骨包围牙根的突起部分，而文献上报道的颌骨中心性癌太多数并非仅局限于牙槽骨区，用原发性颌骨内癌代替颌骨原发性牙槽内表皮样癌更为合理，因此世界卫生组织（WHO）采纳了这一名称。

28

### 二、发病机制

凡是在牙胚所在处或胚胎骨性联合处均可发生颌骨中央性癌。中央性颌骨癌的病理类型可为鳞癌，亦可为腺上皮癌，后者有时还要多于前者。在组织类型上中央性颌骨癌包括鳞状细胞癌和腺性上皮癌，主要来源于牙胚成釉上皮的残余细胞，有的是成釉细胞瘤恶变而来。骨组织本身是不含上皮的，颌骨中心性癌主要源于两方面：其一是由残余牙源性上皮，特别是马拉瑟上皮残余或胚胎突起融合时被包埋的牙源性上皮发展而来；在牙源性囊肿的基础上发生癌变者也属这一类，最常见的莫过于角化囊肿癌变。其二是来源于涎腺上皮，涎腺上皮的来源按 Bhaskar 的归纳有 3 种可能：①牙源性囊肿上皮向黏液上皮化生。②异位涎腺。③胚胎时期被卷入的涎腺组织。

### 三、生物学特点

颌骨中心癌好发于 50～60 岁的人群，男女均可发生。好发于下颌骨，特别是下颌磨牙区。早期患者无明显自觉不适，常在骨内较长时间不被发现，因此常得不到及时诊治，当肿瘤侵犯到牙槽神经分布区时则出现牙痛，当肿瘤侵犯到下牙槽神经时则出现下唇麻木，当肿瘤侵犯到骨膜时则出现局部疼痛，当肿瘤侵犯到牙槽骨时则出现牙齿松动。肿瘤可沿下牙槽神经管传播，甚至超越中线至对侧；向上可突出下颌孔进入翼颌间隙，可侵犯翼内肌、颞肌，影响肌肉活动，造成张口受限；向外可穿破骨膜，侵犯颊肌，表现为面颊部肿块。当肿瘤从骨髓内向外侵犯穿破骨皮质时，则会侵入周围组织，在相应区域出现肿块。

颌骨中心癌颈淋巴结转移率接近 50%，这可能与其临床明确诊断较晚，易误诊有关。远处转移少见，治疗失败仍以局部复发为主。手术是治疗中央性颌骨癌的主要手段，因病变可沿着下颌神经管及骨髓扩散的特点，下颌骨的切除范围应更广泛。限于一侧者做半侧下颌骨切除，如邻近中线或超过中线者，应根据解剖特点于对侧颏孔、下颌孔处截骨或行下颌骨全切除术。穿破骨膜者应连同周围受累软组织一并切除。上颌骨中央性颌骨癌治疗基本同上颌窦癌的治疗。颌骨中心癌切除后一般不主张立即植骨，待肿瘤根治后再考虑修复。颌骨中心癌一般考虑行选择性颈清术。为了防止远处转移，术前及术后均应配合化学治疗或生物治疗。

颌骨中心癌的 X 线表现根据病变形态、境界、发生部位、组织密度与牙齿关系以及皮质骨的改变等方面进行分型，可分为 4 型：①浸润型：以颌骨为中心的广泛溶蚀状骨质破坏，边界弥散，病变呈进一步向周围扩张的趋势。②囊肿型:颌骨体部低密度较大单囊性透光影,边界不规则。③疏松型:病变较早期阶段,病变区骨小梁稀疏、减少。④凿孔型:病变区颌骨呈散在、广泛、弥散点、孔状破坏。

颌骨中心癌的CT检查表现具有一定特点:表现为以颌骨为中心的恶性骨肿瘤征象,筛孔样或大块溶骨性骨质破坏,没有钙化、没有肿瘤性成骨和骨膜反应;破坏并突破骨皮质,形成软组织肿块,其中筛孔样骨质破坏者软组织肿块常环绕颌骨,以颌骨为中心形成软组织肿块。而大块溶骨性骨质破坏者肿块常以单侧为主,位于皮质大块破坏缺损区。软组织肿块的边界清楚,强化明显,血供丰富。可出现淋巴结转移,颌下区淋巴结转移较常见,表现为中心性坏死,呈薄环状强化。

颌骨中心癌的CT鉴别诊断需与邻近的软组织恶性肿瘤,如牙龈癌、口底癌等侵犯颌骨者相鉴别。除临床症状和对口腔黏膜进行检查外,牙龈癌、口底癌的CT表现常为一侧软组织肿块巨大,颌骨骨质破坏相对较轻,范围较小,骨质破坏常表现为肿块侧浅碟状的骨质破坏,是软组织肿块从外向内侵蚀破坏所致。而颌骨中心癌常表现为以颌骨为中心的骨质破坏,环绕颌骨形成软组织肿块。此外,颌骨中心癌还要与原发于颌骨的其他恶性肿瘤和转移瘤鉴别,它们均具有颌骨恶性肿瘤的征象,但骨肉瘤、尤文肉瘤多发生于青少年,常形成肿瘤骨或反应性骨针。软骨肉瘤常可见肿瘤内含环形钙化。转移瘤则有其他部位原发癌瘤的病史,这些均可帮助诊断。但是与纤维来源的肿瘤如纤维肉瘤、恶性纤维组织细胞瘤等难以鉴别,确诊要依靠病理检查。



由于早期常无特别症状和体征,常误诊为其他疾病而延误治疗。因此,无原因出现颌面部局部肿大,胀痛者应行进一步检查,以期早诊断、早治疗,提高生存率。诊断颌骨中心癌应符合以下标准:①非邻近软组织恶性肿瘤波及颌骨。②非身体其他部位恶性肿瘤的颌骨转移。③X线片示骨质破坏,而且是从髓质向皮质扩展。④组织病理证实。⑤具有颌骨中心癌的临床特点。

## 第三节 涎腺鳞癌

### 一、概述

原发性涎腺鳞癌是指原发于大唾液腺导管上皮的鳞状细胞癌,不包括皮肤及邻近部位的鳞状细胞癌转移至唾液腺,是十分少见的病理类型,属于高度恶性肿瘤。

涎腺鳞癌十分少见,其可能来源包括:①低分化黏液表皮样癌的恶性鳞状细胞成分。②头颈部皮肤或黏膜鳞状细胞癌的转移或直接浸润。③身体其他部位鳞状细胞癌的远处转移。④原发性涎腺鳞癌。对于原发性涎腺鳞癌的诊断属于一种排除性诊断。研究发现,低分化的黏液表皮样癌尽管镜下也可见大范围的鳞癌分化,但是对黏蛋白(mucin)染色呈阳性反应。而头颈部的鳞癌也常常可转移到大涎腺中,此外,全身其他部位的鳞癌也可能出现涎腺转移。涎腺鳞癌患者如果在头颈部或者全身其他部位出现同时发生的鳞癌病灶,则应被认为是转移性的涎腺鳞癌。因此,发生在涎腺的鳞癌只有在排除了黏蛋白阳性染色以及全身其他部位已确诊的鳞癌病史时,才能被诊断为原发性涎腺鳞癌。

原发性涎腺鳞癌可能占涎腺肿瘤的1%以下,占涎腺恶性肿瘤的1.88%~2.2%。原发性涎腺鳞癌的年龄分布广泛,但发病年龄以中老年人多见,多数发生在50~80岁,平均为60~65岁。20岁以下少见。但也有数例发生在儿童的描述。男女之比为2∶1。大约80%的原发性涎腺鳞癌发生在腮腺,20%发生在颌下腺。发生在舌下腺者相当少见。偶尔来自于Stenson管衬里上皮。原发于涎腺的鳞状细胞癌十分少见,恶性程度高,局部复发率高,颈淋巴结转移率可高达50%以上,但远处转移极少发生。

习惯上,诊断原发性涎腺鳞癌只限于大涎腺,因为小涎腺的鳞状细胞癌实际上不能与来自黏膜者区别。原发性涎腺鳞癌是由表皮样细胞构成的原发性恶性上皮性肿瘤。大体标本肉眼观察可见原发性涎腺鳞癌是侵袭性肿瘤,肿瘤形态不规则,实性,无包膜,边界不清,多数肿瘤直径>3 cm,切面实性、硬浅灰色,或褐色至白色,有时伴局部坏死。镜下所见原发性涎腺鳞癌的组织学相似于头颈部其他部位的高至中分化鳞状细胞癌,肿瘤细胞发生角化,可见细胞间桥和角化珠,肿瘤中无黏液细胞分化及腺管样结构,肿瘤浸润涎腺实质,呈不规则巢状和梁状,伴纤维性至促结缔组织增生性反应,与涎腺鳞癌相关的区域偶见涎腺导管的鳞状化生和异常增生。浸润周围正常组织，周围神经侵犯和邻近软组织扩展常见。

最重要的鉴别诊断是排除涎腺转移性鳞状细胞癌的可能，因为其发生率较涎腺鳞癌高，主要鉴别点是确定头皮或皮肤上有无鳞状细胞癌溃疡病灶。此外应该与黏液表皮样癌区别。黏液表皮样癌由不同的细胞群体构成，除表皮样细胞外，包括黏液细胞、基底样和中间细胞。但黏液表皮样癌一般无明显的角化。黏液表皮样癌可有囊性区和灶性透明细胞分化，这些特点涎腺鳞癌不具备。作出确切的诊断之前，建议做细胞内黏液组织化学染色以排除低分化黏液表皮样癌。梗死或手术造成的坏死性唾液腺鳞状化生可能被误诊为涎腺鳞癌。角化囊性瘤（keratocystoma）是最近描述的涎腺罕见的病变，可能与鳞状细胞癌混淆。该瘤的特点是多囊性腔隙，衬复层鳞状上皮，含角质板片和局部上皮岛。此瘤不发生转移、无坏死或浸润以及无细胞学的非典型性，细胞增殖活性低是与涎腺鳞癌鉴别的主要依据。

关于该病的治疗，由于鳞状细胞癌恶性程度高，应采用手术＋术后放射治疗的综合治疗。原发灶按高度恶性肿瘤原则处理，作选择性颈淋巴清扫术。原发于下颌下腺者，如肿瘤侵犯舌下神经，应一并切除。切除后的皮肤缺损，按口腔癌缺损修复方法整复。术后应补充放射治疗。

## 二、发病机制

原发性涎腺鳞癌的组织发生于排泄管基底细胞。几项研究发现，涎腺鳞癌与辐射史有关，潜伏期为15～30年。对数例涎腺鳞癌的细胞遗传学研究结果不一，有结果显示常见6q缺失，与其他涎腺癌相似，但这不是头颈部其他鳞状细胞癌常见的核型。

## 三、生物学特点

原发性涎腺鳞癌是相对高度恶性和侵袭性的涎腺癌，生长迅速，常有疼痛，病程短，多数在半年内。肿瘤硬而固定，局部侵袭能力强，一般在诊断时属较晚期。原发于腮腺者，常伴有疼痛与面瘫症状，可出现皮肤溃疡，原发于下颌下腺者，可见舌下神经功能障碍，患侧舌肌萎缩，肿瘤可广泛侵及周围肌，侵犯咬肌后，引起张口受限。淋巴结转移率高。

5年疾病特异性生存率在25%～30%。至少有半数发生局部复发，远处转移发生在20%～30%的患者。75%的患者死于肿瘤，通常在5年之内。在最大的样本分析中，肿瘤分期是最重要的预后因素。年龄超过60岁、溃疡和固定也是重要的预后不良标志。两项关于腮腺的研究报道，面神经麻痹、深部固定和治疗方式对预后的影响有统计学意义。

# 第四节　皮肤基底细胞癌

## 一、概述

皮肤癌多发生于暴露部位，在颌面头颈部多见于鼻部、鼻唇皱褶、眼睑、上下唇、颊、耳及额部皮肤，颌面头颈部皮肤癌占全身皮肤鳞癌的75%，其中部分是由癌前病变恶变而来的。男性发病多于女性，男女比例约为2∶1，多见于60岁以上老年人。皮肤癌在发生之前多有癌前病损的存在，因此早期处理癌前病损，避免日晒及局部损伤刺激，可在一定程度上减少皮肤癌的发生。

早期病例不论用手术、放射、药物、低温或激光治疗效果都很好，多数患者能够治愈。放射治疗对皮肤鳞状细胞癌效果较好，适用于骨骼未受累的病变。特别是分化较差者。激光治疗和冷冻治疗：激光治疗是利用 $CO_2$ 激光使瘤组织炭化而达到治疗目的。冷冻治疗是利用液氮使肿瘤细胞内水分结冰，而后融化，反复几个周期，使肿瘤破坏，与手术结合可防止癌细胞种植与扩散。它们可用于切除困难区域和多原发性皮肤癌的原发灶治疗，对于其他方法治疗后局部散在的复发病灶也适用。

药物治疗有局部应用和全身应用两种。局部用药适用于原发灶小、首次发生的原发灶，常用药物有5%的5-FU油膏、0.1%～0.2%的平阳霉素软膏等。全身用药适用于局部浸润性和转移性皮肤癌，特别是全身包括骨转移的病例。也可应用化疗，常用药物有顺铂、平阳霉素、环磷酰胺，一般采用联合用药以减轻药物的毒性，增强效果。免疫治疗：可用于多发性皮肤癌，可先用二硝基氯苯(DNCB)涂布皮肤，使机体致敏，3～4 周时注射或涂布少量二硝基氯苯于患处，24～72 h 后，可见肿瘤处发生迟发型变态反应，出现红肿坏死，最后角化。

手术为主要的治疗方法，尤其适用于局限性病变切除后易于修复，功能及美容影响小者；邻近骨或软骨的病变，若行放射治疗可能造成放射性坏死者；骨骼受累，或在瘢痕、窦道的基础上发生的鳞癌，放射治疗不敏感者；复发性或放疗未控制的癌。皮肤癌切除的范围可因是否原发性癌而不同。一开始即表现为鳞癌者多数浸润性较强，切除范围应包括其周边 1 cm 的正常皮肤，深度应达皮下脂肪层或筋膜层。如基底邻近肌肉、骨骼，应一并切除部分肌肉及骨膜。如骨膜受累，尚需包括部分骨板切除。如系在日光性皮肤角化病等癌前病变的基础上发生的鳞状细胞癌，浸润一般较轻，切除范围可相应缩小，一般情况下切除皮下脂肪即可。对切除的创面可行游离皮瓣移植，立即行功能性修复。切除的范围亦可因癌瘤所在的部位而异，眼睑或睑缘肿瘤可距瘤缘 0.3～0.5 cm 以外正常皮肤切除即可，面颊部者则可扩至肿瘤周边以外 1 cm 的正常皮肤。颈淋巴结临床阳性者，应做颈淋巴清扫术；临床阴性时，原则上不作选择性颈淋巴清扫术。



## 二、发病机制

最被公认的皮肤癌致病因素为紫外线和皮肤类型，癌变常发生于头颈部日光暴露部位，发病率随着年龄增长和日光照射的累积而增高。因此，室外工作者的发病率远高于室内工作者，浅肤色人比深肤色人更易患皮肤癌。因为后者皮肤中的黑色素能使皮肤避免日光的损伤，非洲的白化病患者的发病率也较高。日光含有多种波长，其中紫外线 A 和紫外线 B 对皮肤的损害最大，波长 200～320 nm 的紫外线致癌能力比波长 320～400 nm 的紫外线强。紫外线照射可引起 DNA 中嘧啶二聚体的形成导致 DNA 点突变，还可改变细胞内的信号传导干扰 DNA 的修复过程。研究显示日常的 DNA 错误复制以及外部诱变剂的作用对 DNA 突变影响非常大。但是在正常机体，绝大部分的癌基因突变由于其后的细胞凋亡或者生长停滞而不会导致肿瘤形成。紫外线照射可以通过改变抑癌基因 p53 的活性抑制细胞凋亡。此外，ras 通路介导的癌基因激活也参与了皮肤鳞癌的发生。紫外线照射对皮肤还有免疫抑制作用，进一步破坏了表皮的防御能力。人体内含有两种黑色素：真黑色素(eumelanin)和嗜黑色素(pheomelanin)。肤色白的人，表皮细胞中嗜黑色素含量高，而嗜黑色素在抵御紫外线照射中作用很小。

病毒感染也参与了皮肤鳞癌的发病过程，人类免疫缺陷病毒(HIV)感染的患者皮肤鳞癌的发病率及其复发和转移的风险均增高。HPV 病毒感染也被证实与皮肤鳞癌发病相关。有些遗传疾病患者，如常染色体隐性遗传病着色性干皮病和眼皮肤白化病患者均是皮肤癌的多发人群，因为紫外线照射引起的 DNA 损伤以及皮肤内黑色素的异常均导致了患癌风险增高，着色性干皮病患者皮肤鳞癌的发病风险为正常人的 2 000 倍。机体的免疫活性对于抵御癌症极其重要，因此接受器官移植的患者发生皮肤鳞癌的风险极大增加，例如肾移植患者皮肤癌的发病率为正常人的 18～36 倍。

此外，慢性炎症、瘢痕以及创伤也是皮肤鳞癌发病的潜在因素。虽然没有明确的病因学研究，其可能机制包括减弱了免疫监视作用以及改变了局部微环境。化学物质如酚、蒽、过氧化苯甲酰等的致病作用已被公认。放射致癌在婴幼儿时因血管瘤采用放射性核素磷($^{131}P$)治疗，成年期皮肤癌变临床上也多见。

## 三、生物学特点

起初为微隆起硬结，中央部角化增生，常破溃，创面凹凸不平，周边隆起呈堤状。肿瘤有两种生长方式：多数为外突生长，呈菜花状，到一定程度方破溃形成溃疡，溃疡多呈火山口样，基底常覆盖有坏死组织边缘及底部较硬，经久不愈。少数为浸润性生长，较早表现为溃疡，浸润范围常大于溃疡面，常累及深部肌肉、骨等组织。由于肿瘤生长迅速，血供相对不足而发生组织坏死，溃疡表面常覆盖污秽的坏死组织，并发感染，发出恶臭(见图 28-2)。由于病变位于暴露部位，易于早期发现，一般肿瘤体积不大，故区域淋巴结转移不多见。肿瘤大、组织学分化程度低以及复发性癌易发生转移，转移到耳前、下颌下及颈深上淋巴结。

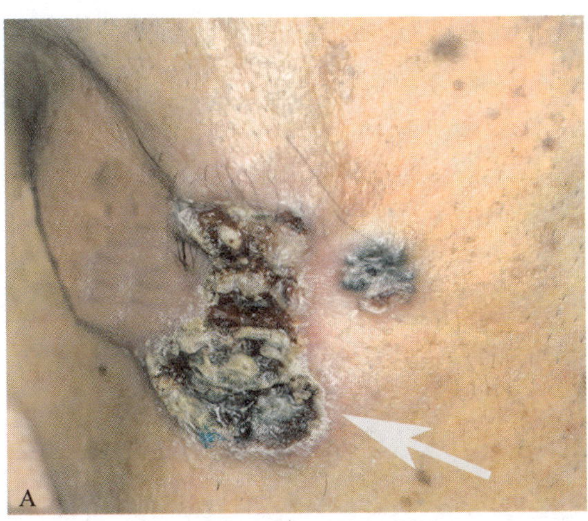


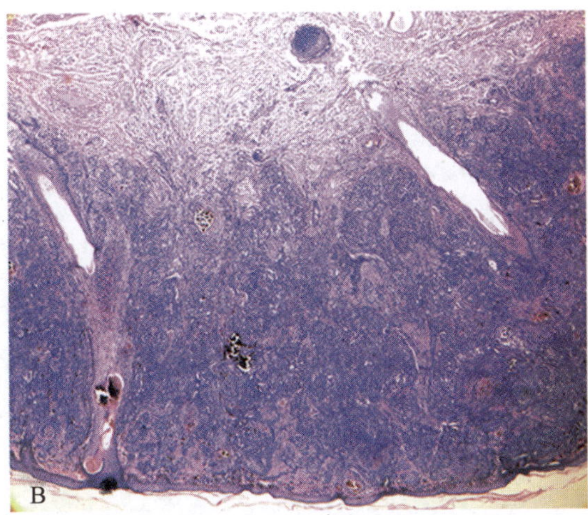


图 28 - 2　A -皮肤基底细胞癌;B -基底细胞癌 HE 染色(HE×200)



（尚政军）

## 参考文献


[1] Demarosi F, Soligo D, Lodi G, et al. Squamous cell carcinoma of the oral cavity associated with graft versus host disease: report of a case and review of the literature [J]. Oral Surg Oral Med Oral Pathol Oral Radiol Endod, 2005,100(1):63 - 69.

[2] Kreimer AR, Clifford GM, Boyle P, et al. Human papilloma-virus types in head and neck squamous cell carcinomas worldwide: a systematic review [J]. Cancer Epidemiol Biomarkers Prev, 2005,14(2):467 - 475.

[3] Hashibe M, Brennan P, Benhamou S, et al. Alcohol drinking in never users of tobacco, cigarette smoking in never drinkers, and the risk of head and neck cancer: pooled analysis in the International Head and Neck Cancer Epidemiology Consortium [J]. J Natl Cancer Inst, 2007,99(10):777 - 789.

[4] Hazarey VK, Erlewad DM, Mundhe KA, et al. Oral submucous fibrosis: study of 1 000 cases from central India [J]. J Oral Pathol Med, 2007,36(1):12 - 17.

[5] Ho PS, Yang YH, Shieh TY, et al. Consumption of areca quid, cigarettes and alcohol related to the comorbidity of oral submucous fibrosis and oral cancer [J]. Oral Surg Oral Med Oral Pathol Oral Radiol Endod, 2007,104(5):647 - 652.

[6] Ebrahimi M, Wahlin YB, Coates PJ, et al. Decreased expression of p63 in oral lichen planus and graft-versus-host disease associated with oral inflammation [J]. J Oral Pathol Med, 2006,35(1):46 - 50.

[7] Zhou A, Kachhap S, Sun W, et al. Frequency and phenotypic implications of mitochondrial DNA mutations in human squamous cell cancers of the head and neck [J]. Proc Nat Acad Sci, 2007,104(18):7540 - 7545.

[8] Chung CH, Ely K, McGavran L, et al. Increased epidermal growth factor receptor gene copy number is associated with poor prognosis in head and neck squamous cell carcinomas [J]. J Clin Oncol, 2006,24(25):4170 - 4176.

[9] Bentzen SM, Atasoy BM, Daley FM, et al. Epidermal growth factor receptor expression in pretreatment biopsies from head and neck squamous cell carcinoma as a predictive factor for a benefit from accelerated radiation therapy in a randomized controlled trial [J]. J Clin Oncol, 2005,23(24):5560 - 5567.

[10] Zhang Q, Thomas SM, Xi S, et al. SRC family kinases mediate epidermal growth factor receptor ligand cleavage, proliferation, and invasion of head and neck cancer cells [J]. Cancer Res, 2004,64(17):6166 - 6173.

[11] Xi S, Zhang Q, Dyer KF, et al. Src kinases mediate STAT growth pathways in squamous cell carcinoma of the head and neck [J]. J Biol Chem, 2003,278(34):31574 - 31583.

[12] Grandis JR, Drenning SD, Zeng Q, et al. Constitutive activation of Stat3 signaling abrogates apoptosis in squamous cell carcinogenesis in vivo [J]. Proc Natl Acad Sci USA, 2000,97(8)4227 - 4232.

[13] Franchi A, Santucci M, Masini E, et al. Expression of mareix metalloproteinase 1, matrix metalloproteinase 2, and

matrix metalloproteinase 9 in carcinoma of the head and neck [J]. Cancer, 2002,95(9):1902 - 1910.

[14] O-Charoenrat P, Rhys-Evans PH, Eccles SA. Expression of matrix metalloproteinase and their inhibitors correlates with invasion and metastasis in squamous cell carcinoma of the head and neck [J]. Arch Otolaryngol Head Neck Surg, 2001,127(7):813 - 820.

[15] Sherr CJ. Principles of tumor suppression [J]. Cell, 2004,116(2):235 - 246.

[16] Kresty LA, Mallery SR, Knobloch TJ, et al. Alteratins of p16(INK4a) and p14(ARF) in patients with severe oral epithelial dysplasia [J]. Cancer Res, 2002,62(18):5295 - 5300.

[17] Ai L, Stephenson KK, Ling W, et al. The p16(CDKN2a/ INK4a) tumorsuppressor gene in head and neck squamous cell carcinoma: a promoter methylation and protein expression study in 100 cases [J]. Mod Pathol, 2003,16(9):944 - 950.

[18] Jiang WW, Masayesva B, Zahurak M, et al. Increased mitochondrial DNA content in saliva associated with head and neck cancer [J]. Clin Cancer Res, 2005,11(7):2486 - 2491.

[19] Bonner JA, Harari PM, Giralt J, et al. Radiotherapy plus cetuximab for squamous cell carcinoma of the head and neck [J]. N Engl J Med, 2006,354(6):567 - 578.

[20] Selak MA, Armour SM, Mackenzie ED, et al. Succinate links TCA cycle dysfunction to oncogenesis by inhibiting HIF - 1α prolyl hydroxylase [J]. Cancer Cell, 2005,7(1):77 - 85.

[21] Kim MM, Glazer CA, Mambo E, et al. Head and neck cancer cell lines exhibit differential mitochondrial repair deficiency in response to 4NQO[J]. Oral Oncol, 2006,42(2):201 - 207.

[22] Soltys SG, Le QT, Shi G, et al. The use of plasma surface-enhanced laser desorption/ionization time-of-flight mass spectrometry proteomic patterns for detection of head and neck squamous cell cancers [J]. Clin Cancer Res, 2004,10(14):4806 - 4812.

[23] Roesch-Ely M, Nees M, Karsai S, et al. Proteomic analysis reveals successive aberrations in protein expression from healthy mucosa to invasive head and neck cancer [J]. Oncogene, 2007,26(1):54 - 64.

[24] Koike H, Uzawa K, Nakashima D, et al. Identification of differentially expressed proteins in oral squamous cell carcinoma using a global proteomic approach [J]. Int J Oncol, 2005,27(1):59 - 67.

[25] He QY, Chen J, Kung HF, et al. Identification of tumor-associated proteins in oral tongue squamous cell carcinoma by proteomics [J]. Proteomics, 2004,4(1):271 - 278.

[26] Rosas SBL, Koch W, Carvalho M, et al. Promoter hypermethylation patterns of the p16, O6 - Methylguanine - DNA - methyltransferase, and Death-associated Protein Kinase in tumors and saliva of head and neck cancer patients [J]. Cancer Res, 2001,61(3):939 - 942.

[27] Carvalho AL, Chuang A, Jiang WW, et al. Dcc is a putative conditional tumor suppressor gene inactivated by promoter hypermethylation in head and neck squamous cell carcinoma [J]. Cancer Res, 2006,66(19):9401 - 9407.

[28] Mao L, Lee JS Fan YH. Frequent microsatellite alterations in chromosome 9p21 and 3p14 in oral premalignancies [J]. Nat Med, 1996,2(6):672 - 685.

[29] 张志愿. 口腔颌面肿瘤学[M]. 济南:山东科学技术出版社,2004:349 - 352.

[30] Myers EN, Branch M. Treatment of early stage oral cancer [J]. Pa Dent J (Harrisb), 2002, 69(5):25 - 28.

[31] Grandi C, Guzzo M, Cavina R, et al. Treatment of cancer of the base of the tongue and glosso-epiglottic region: a multicenter Italian survey GLOCC Group. Gruppo di Lavoro in Oncologia Cervico Cefalica [J]. Tumori, 2000, 86(3): 215 - 223.

# 第二十九章 口腔颌面部黑色素瘤

黑色素瘤(melanoma)起源于转化黑色素细胞,这些细胞来源于皮肤基底层及某些黏膜的神经外胚层细胞。绝大部分黑色素瘤发生在皮肤,也可以发生在黏膜,是一种恶性程度较高的肿瘤。黑色素瘤常见部位是头颈部和四肢皮肤,其余部位包括口腔及生殖器黏膜、甲床、结膜、眼眶、食管、鼻及鼻咽黏膜。与其他恶性肿瘤相比,黑色素瘤的发病率增长较快,美国每年大约有 68 000 例黑色素瘤患者被确诊,在男性常见肿瘤中排名第 5 位,在女性常见肿瘤中排名第 7 位。

一般认为本病多数在色素病变基础上发生,25%～40%的黑色素瘤以往有色素疾病史,约 10%有家族倾向。1996 年,Rivers 等研究证实,单一发生的黑色素瘤少见,一般同时存在两个病损,其中一个病损是原发病损的卫星灶,是瘤栓淋巴管播散后形成的继发肿瘤。黑色素瘤发病具有一定的种族特性,近 10 年来,世界范围内皮肤黑色素瘤的发病率在浅色皮肤人种中逐渐上升。白种人最易发生皮肤黑色素瘤,而黄种人以及黑种人皮肤黑色素瘤发病率较低,但黏膜黑色素瘤发病率较白种人高。此外,黑色素肿瘤的发病与地理分布有一定的关系,随着纬度的增加,黑色素瘤的发病率逐渐下降,可能因为紫外线暴露类型不同[1],在高纬度地区皮肤大部分时间暴露于长波紫外线(UVA, 321～400 nm),而不是致癌作用更强的中波紫外线(UVB, 290～320 nm)。

## 第一节　口腔颌面部皮肤黑色素瘤

头颈部皮肤黑色素瘤约占全部皮肤黑色素瘤的 20%,常见发病部位是颊部、头皮、颈部及耳部。Agnese 等研究证实,头颈部与其他部位相比,黑色素瘤的流行病学及临床进展有一定差异:头颈部黑色瘤男性较女性发病率高(68.7%∶50.3%);发病年龄大(57.1 岁∶53.3 岁);浅表扩展生长的肿瘤较少,更多的患者表现为恶性雀斑样痣;淋巴结转移阳率较高;局部复发及远处转移无明显区别;2 年及 5 年生存率无显著差异。口腔颌面部黑色素瘤多在色素痣的基础上发生,主要是由交界痣或复合痣中的交界痣成分恶变而来。

### 一、口腔颌面部皮肤黑色素瘤的生物学特点

#### (一) 口腔颌面部皮肤黑色素瘤的发病因素

阳光暴露是发生皮肤黑色素瘤的一个重要的因素,发病部位与阳光暴露程度关系密切。澳大利亚进行的一项长期研究表明:在年轻女性中,耳部黑色素瘤年发病率明显上升,约为 6%,男性耳部发病率比女性高 4 倍。同一时期,美国国家癌症研究所 SEER 项目研究(Surveillance, Epidemiology and End Results)也证实,美国人头皮和颈部侵袭性黑色素瘤的发病率,男性要比女性高 7 倍,男性患者耳部、头皮及颈部的发病率均高于女性,说明耳部毛发的覆盖可以减少耳部皮肤暴露于紫外线,降低皮肤黑色素瘤的发病风险。此外,损伤、慢性刺激、内分泌和营养因素也可能是皮肤黑色素瘤发病的原因。

除了上述危险因素外,患者自身的分子遗传学改变也是一个重要危险因素。PARP1 基因是 DNA 损伤的主要感受器,参与 DNA 损伤修复,该基因 SNPrs3219125 与黑色素瘤的发病风险密切相关[2];细胞周期依赖性激酶抑制剂 2A(cyclin-dependent kinase inhibitor type 2A, CDKN2A)是黑色素瘤的一个易感基因,其胚系突变是黑色素瘤发生的危险因素。在黑色素瘤中,CDKN2A 出现突变的概率不高,突变主要是

出现在外显子-1和外显子-2,突变蛋白也不会影响细胞的功能。但是CDKN2A基因第34碱基的改变,可以造成细胞周期的改变,导致肿瘤发生风险增加。在黑色素瘤处于垂直生长期,特定的细胞亚群中也存在CDKN2A启动子甲基化及超甲基化,可以提高肿瘤细胞的增殖活性,降低患者生存率[3]。此外,黑色素细胞中Rb、p53及p16蛋白异常表达,也促进了正常细胞的恶变,是黑色素瘤发病的危险因素。

### (二) 口腔颌面部皮肤黑色素瘤的生长和侵袭

皮肤黑色素瘤多在黑色素痣基础上,特别在色素痣生长突然加速、色素加深、溃疡、出血、出现卫星结节、局部痒痛和区域淋巴结肿大时,应该考虑其发生恶变的可能。根据皮肤黑色素瘤的生长和侵袭特点,Clark及Mc Govern将黑色素瘤分为以下4种类型:①雀斑型黑色素瘤(lentigo malignant melanoma)。②浅表扩散型黑色素瘤(superficial spreading melanoma)。③结节型黑色素瘤(nodular melanoma)。④肢端雀斑型黑色素瘤(acrallentiginous melanoma)。

29

1. 雀斑型

雀斑型占4%~12%,50岁女性多见,生长缓慢,病程较长,可达10余年。雀斑型黑色素瘤主要发生在面颈部,手背和下肢少见。肿物呈棕黑色斑块状,病变范围经常>3 cm,边界不规则,可有凹陷或切迹。与其他类型相比,转移风险较低。

2. 浅表扩展型

浅表扩展型占50%~70%,是黑色素瘤的主要类型,发病年龄在50岁左右,生长缓慢,一般有生长加速史。肿瘤多在皮肤痣的基础上发生,其中交界痣恶变多见。发病早期,病变扁平、形状不规则、界清。随着病变进展,肿瘤局部出现棕黑色色素沉着、表面不规则微突起、部分呈结节状,肿瘤界限不清,表面可有溃疡和出血。

3. 结节型

结节型占15%~45%,中年人多见,男性多于女性,生长速度较快,侵袭性强,局部及远处转移多见。一般病变范围1~2 cm,突出皮肤表面,呈圆形隆起,边界不清,深部浸润多见。局部侵袭能力较强的病例,病变可呈息肉状或菜花状。肿瘤颜色多变,典型病变呈青黑色,与血泡或者血管瘤类似,亦有病变呈灰色、红色或紫色,无色素病变少见,约5%缺乏色素。

4. 肢端雀斑型

肢端雀斑型常见于掌根部,60岁老年人多见,病程约为2.5年,具有较强侵袭性和转移倾向。此外,该类型发病具有一定种族特异性,黑种人中发病率较高。肿瘤生长初期表现为棕色或者褐色扁平斑,与雀斑性黑色素瘤相似,病变范围较大,平均直径为3 cm,边界多不规则,欠清。少数病变可出现色素缺失,呈蕈状增生,与肉芽肿类似。

黑色素瘤多发生在表皮和真皮的交界处,其侵袭和生长具有一定的特点,主要包括两个时期:放射扩张型生长期和垂直生长期,常伴有皮肤卫星灶的形成。在病变初期,多为放射性扩张型生长,黑色素细胞沿着真皮基底膜层水平方向扩展,恶性雀斑型、浅表扩散型以及肢端雀斑型、黑色素瘤都属于这种生长方式。黑色素瘤的放射扩张型生长期很短,迅速侵犯下方的结缔组织,进入垂直生长期,上下方向扩展,结节型恶性黑色素瘤属于这种生长方式。当然在临床中,也可见肿瘤自发消退现象,但是较少发生,约占13%,可能与患者自身免疫调节有关。

### (三) 口腔颌面部皮肤黑色素瘤的转移

口腔颌面部黑色素瘤区域淋巴结转移常见,为42%~59%,甚至可达70%,主要累及颈深上淋巴结和颌下淋巴结。淋巴道转移率与病变的厚度及侵犯范围有关。根据Clark(1969)分类,黑色素瘤浸润深度分为5级(Ⅰ级:病变局限于表皮内;Ⅱ级:病变侵及真皮乳头层;Ⅲ级病变在真皮乳头层生长,毗邻网状层;Ⅳ级:病变侵及网状层;Ⅴ级:侵及皮下组织)。Ⅰ级和Ⅱ级肿瘤,一般不发生淋巴道转移或者转移甚少;随着浸润深度的增加,Ⅲ、Ⅳ、Ⅴ级淋巴道转移率逐渐升高。根据Breslow(1975)分类,将肿瘤侵犯深度(表皮乳头层)分为3级(Ⅰ级<0.76 mm,Ⅱ级0.76~1.5 mm,Ⅲ级>1.5 mm)。Ⅰ级一般不发生淋巴道转移,Ⅱ级和Ⅲ级肿瘤发生淋巴道转移概率逐渐升高。有研究显示,肿瘤厚度为0.75 mm,淋巴道转移率为5%,当肿瘤厚度为4 mm,淋巴结转移率为50%。

口腔颌面部黑色素瘤血行远处转移亦常见，且转移范围较广，主要转移部位是肺、肝脏，其次为脑和骨骼。当患者出现淋巴道转以后，70%～80%发生继发性血行转移。此外，临床上可见原发灶隐匿的黑色素瘤，发病率为 2%～9%，主要以区域淋巴结肿大为首发症状。

## 二、头颈部皮肤黑色素瘤的诊断

根据病史及临床表现，典型黑色素瘤的诊断比较容易，应该与血管瘤、肉芽肿、色素性基底细胞癌等疾病鉴别。可以根据“ABCD”原则协助鉴别诊断：A 不对称性生长；B 边缘不规则(border irregularity)，伴有凹缺及切迹；C 颜色多变，可表现为棕、黑、灰、红、蓝色等等；D 直径超过 6 mm。由于黑色素瘤侵袭性极强，临床禁忌活检。如果高度怀疑为黑色素瘤又不能确诊时，可在术中进行冷冻切片检查，诊断成立后同期施行根治性手术，尽量避免肿瘤发生扩散和转移。对于无色素性黑色素瘤，临床上经常误诊为其他恶性肿瘤，活检后才证实为黑色素瘤。因此，无创伤诊断技术对黑色素瘤具有重要意义，是今后诊断技术研究的一个方向。

29

## 三、口腔颌面部皮肤黑色素瘤的治疗

如果能够对口腔颌面部皮肤黑色素瘤进行早期诊断，采用根治性手术治疗，黑色素瘤是可以治愈的。但是对于晚期黑色素瘤患者，缺乏有效的治疗方法和手段[4]，在疾病诊断后 1 年的生存率约为 40%，对于已经出现转移的患者，预后很差。根据患者的临床分期及自身特点，对于黑色素瘤患者多采用以手术为主的综合治疗，化学治疗、免疫治疗、放射治疗、分子靶向生物治疗、冷冻治疗等都属于辅助治疗手段。

### (一) 原发灶的手术治疗

手术切除是治疗口腔颌面部皮肤黑色素瘤的主要治疗方法，但是当患者出现远处转移时，不推荐进行原发灶的手术治疗[5]。因此，黑色素瘤患者的术前检查应包括发病部位的 CT 或 MRI 检查，判断肿瘤的局部侵犯及转移的情况。例如，口腔、鼻腔、眼球是否累及，颈部淋巴结是否肿大和转移。其他全身检查包括胸片、肾功能、腹部超声，或者 PET/CT 检查，排除远处转移的可能。

皮肤黑色素瘤一般侵袭范围较大，因此要求进行广泛切除术，具体要求根据部位有所不同。例如，在四肢和背部，一般要求在肿瘤边界外 5 cm 的正常组织中进行切除，但是对于口腔颌面部，由于解剖结构的限制，无法到达这些要求，一般要求原发灶施行至少 1 cm 的扩大切除，深度包括皮下、肌肉及骨组织。

临床研究显示，扩大切除的临床效果与肿瘤的厚度关系密切。当肿瘤侵犯深度≤2 mm，手术分别采用 1 cm 和 3 cm 边界进行扩大切除，术后患者的淋巴道及远处转移率、无瘤生存期、总生存期无显著性差异；分别采用 2 cm 和 5 cm 边界进行扩大切除，术后疗效对比与上述相同；当肿瘤侵犯深度>2 mm，采用施行 1 cm 边界扩大切除后，与 3 cm 边界扩大切除相比，肿瘤术后复发率显著增加；当皮肤黑色素瘤侵犯深度 1～4 mm，分别施行 2 cm 和 4 cm 边界切除，术后肿瘤局部复发率无显著差别。但是，4 cm 边界扩大切除后，需要进行组织缺损修复的比例明显增高，为 46%，2 cm 范围扩大切除需要修复的比例为 11%。此外，一份包括 278 病例的临床回顾性研究也证明，施行>2 cm 边界扩大切除，手术并未改善患者的局部复发率、无瘤生存期和总生存期。因此，在保证临床治疗效果的前提下，根据肿瘤的侵犯深度，施行 1～2 cm 边界根治性手术是足够的。目前，国外推荐黑色素瘤侵犯深度<1 mm，手术采用 1 cm 边界扩大切除；肿瘤侵犯深度 1～2 mm，手术采用 1～2 cm 边界扩大切除；肿瘤侵犯深度>2 mm，手术采用 2 cm 边界扩大切除。

### (二) 转移瘤的处理

口腔颌面黑色瘤淋巴转移概率较高，即使在颈部淋巴结清扫术后，出现颈部淋巴结复发的病例仍占 20%～60%。对于临床诊断为淋巴结阳性的病例，手术方式应该选择根治性的颈淋巴清扫术。但是，对于临床淋巴结阴性的病例是否进行颈淋巴清扫术意见不一致。有的学者主张黑色素瘤的类型是评估是否进行颈部淋巴结清扫的标准。该标准认为：浅表扩散型或恶性雀斑型，肿瘤表浅，淋巴道转移少见，不必进行颈淋巴清扫术，可以采用等待策略，密切观察随访；Ⅲ～Ⅴ级(Clark 分类)黑色素瘤、Ⅲ级(Breslow)黑色素瘤，即使淋巴结阴性也考虑进行颈淋巴清扫术。Ⅱ级(Breslow 分类)黑色素瘤可结合其他因素决定是否进行淋巴结清扫术。

除了根据肿瘤的生长特点判断是否进行颈清之外，选择性淋巴切除术也是一种有效进行皮肤黑色素瘤患者淋巴结转移分期的方法。但是，在临床实践中，采用这种方法判断颈部淋巴结状态，然后参照相应的分期进行治疗，患者的生存率并没有显著改善。因此，如何检测隐匿性淋巴道转移一直是研究的热点。

与选择性淋巴结切除术不同，前哨淋巴结活检术(sentinel lymph node biopsy, SLNB)淋巴切除范围较小，具有更强的针对性[6]。从理论上来说，SLN是原发肿瘤局部淋巴引流的第1站，能够更灵敏地检测到是否发生隐匿的微转移灶，从而进行淋巴道转移分期。目前，SLNB技术已经取代了选择性淋巴清扫术，成功地应用于临床。例如，在躯干及肢端黑色素瘤中，SLN检出率可达到80%，判断是否发生转移的准确率约95%。如果患者SLNB结果阴性，临床密切随访颈部淋巴结状态。如果前哨淋巴结阳性，应该积极地进行颈部淋巴结清扫术。然而，对于口腔颌面部黑色素瘤，SLNB的临床意义需要进一步探讨。有研究认为即使按照SLNB进行淋巴结分期，采用全身辅助治疗手段，患者预后也没有得到显著改善。

为了避免转移对腮腺和颈部淋巴结进行选择性切除，结合颈部预防性放疗是一个可以选择的方法。MD.安德森癌症中心对颈部预防性放疗的临床疗效进行了评价。该研究中包括Ⅳ级黑色素瘤(Clark分类)，具有较高淋巴道转移风险。结果证实，对于高转移风险的患者，术后进行颈部放射治疗是安全的，能够对颈部淋巴道转移进行良好的控制，取得了十分满意的效果。

口腔颌面部黑色素瘤远处转移一般为多灶性，手术治疗的机会较少，因此应以化疗、放疗、生物学治疗等为主。但是对于转移的孤立性病灶，手术并不是绝对禁忌的。临床研究显示，对于发生在肝、肺的孤立性病灶，转移范围有限，在进行手术切除后，患者总生存期超过了黑色素瘤患者的平均生存期。然而，这些研究病例数有限，存在选择偏倚，不能够提供有力的证据证明手术可以改善患者的预后。因此，笔者认为对于转移瘤，如果能够切除，可以考虑手术，但是术后的综合治疗措施必不可少。

### (三) 免疫治疗

对于口腔颌面部黑色素瘤患者，免疫治疗可以作为手术后的主要辅助治疗手段，也可以作为无法进行手术治疗的晚期患者的主要治疗手段。黑色素瘤患者的免疫状态与肿瘤的发生和发展关系密切，是一个不断变化的过程，与肿瘤呈现此消彼长的关系。黑色素瘤免疫治疗的目的就是恢复患者自身的免疫功能状态，激活免疫系统中具有抗肿瘤作用的细胞，释放细胞因子，增强机体的抗肿瘤免疫反应，提高杀伤肿瘤细胞的能力。

#### 1. 非特异性免疫治疗

非特异性免疫治疗主要是通过非特异性的抗原激活机体的免疫功能，改善免疫状态，从而达到治疗目的。临床经常应用卡介苗(BCG)和短小棒杆菌(CP)作为免疫刺激剂。BCG可采用瘤内注射、划痕法、皮下注射等方法进行治疗，能够提高患者手术后效果，延长晚期患者的生存期。但是BCG疗法有一定不良反应，接种局部可出现溃疡，淋巴结出现冷脓肿，同时伴有发热、乏力、消瘦等全身症状。CP是一种免疫佐剂，能够提高患者的体液免疫反应，抑制肿瘤生长。CP可以通过静脉给药，也可以与化疗联合应用。随着免疫治疗研究的发展，特异性治疗手段的丰富，该方法在临床上已经较少应用。

#### 2. 细胞因子

白细胞介素2(interleukin-2, IL-2)是一种免疫调节剂，参与T细胞的激活和增殖。肿瘤内注射IL-2，具有良好的局部控制效果。Ⅱ期临床试验发现，瘤内注射IL-2(2～3次/周)，65%的患者达到CR，21%达到PR，CR患者未见肿瘤再次复发，但是治疗后，56%的患者出现远处转移。该治疗方法的不良反应包括注射部位的疼痛、注射部位的局部炎症、发热、流感症状、恶心和呕吐。除了进行局部免疫治疗，IL-2也可以进行全身免疫治疗，疗效不理想，有效率低，但是达到CR的患者，能够获得较长的无瘤生存期。对于黑色素瘤转移灶，治疗后CR约为6%，PR约为10%。采用IL-2进行全身治疗，临床疗效与给药剂量关系密切，然而大剂量给药全身毒性较大，包括低血压、少尿、肝肾功损害、发热、寒战、心肌梗死、败血症、死亡。因此，选择治疗病例时需谨慎，老年人及全身情况较差的病例慎用。

干扰素是另一种黑色素瘤治疗的细胞因子，特别对临床Ⅱ、Ⅲ期患者具有较好的疗效。ECOG(Eastern Cooperative Oncology Group)临床研究显示，针对临床Ⅱ、Ⅲ期患者，进行大剂量干扰素-α2b治疗，能够降低肿瘤复发风险，延长无瘤生存期。其静脉给药方案如下：20MIU/($m^2$/d)，给药4周；然后

10MIU/$m^2$，每周 3 次，给药 48 周。治疗后患者无复发生存期 1～1.7 年，总生存期 2.8～3.8 年。该药物最常见的是 3～4 级毒性反应，包括骨髓抑制、肝中毒、疲倦、神经精神障碍。临床应用中，大多数患者能够耐受标准给药剂量的 80%或者更多。那么是否有必要在大剂量给药后进行小剂量维持？HCOG(Hellenic Cooperative Oncology Group)进行了相关的研究，证实应用或者不应用后续的干扰素皮下注射 48 周，对肿瘤无复发生存期有显著影响；不进行小剂量维持，患者药物不良反应较小。因此，该药物的临床应用需要结合患者的自身情况进行选择。

粒-巨噬细胞集落刺激因子(granulocyte-macrophage colony stimulating factor, GM-CSF)是一种造血刺激因子，能够通过多种方式作用于免疫系统，调节抗原呈递细胞活性，激活单核细胞和巨噬细胞。该制剂较干扰素-α2b 毒性作用小，能够有效降低黑色素瘤患者的术后复发率。Spitler 等将临床Ⅱ期、Ⅲ期和Ⅳ期的患者纳入临床研究，GM-CSF 给药 3 年，患者 5 年生存率达到 60%，其中临床Ⅲ、Ⅳ期患者 5 年生存率分别为 67%、40%，5 年无瘤生存率 36%；Moffitt Cancer Center 也进行了相关研究，试验对象包括临床ⅢB 期、ⅢC 期和Ⅳ期患者，GM-CSF 治疗 1 年，患者中位生存时间达到 65 个月。ECOG 临床试验证实，GM-CSF 能够显著延长黑色素瘤患者无瘤生存期。

29

3. 过继免疫治疗

过继免疫治疗可以不依赖机体的免疫成分，实现对肿瘤细胞的特异性杀伤，不良反应较小。针对黑色素瘤，可以将黑色素瘤浸润淋巴细胞进行体外分离和培养扩增，然后回输到肿瘤患者的体内，增强患者的抗肿瘤免疫。该治疗方法在治疗初期具有良好的临床效果，但是疗效短暂。主要是因为肿瘤浸润淋巴细胞进入体内后，无法长期保持增殖能力，因此无法维持有效的杀伤肿瘤细胞浓度。为了解决这个问题，目前在进行免疫治疗前，采用免疫抑制剂降低患者体内免疫细胞以及细胞因子的浓度。临床试验证实，环磷酰胺及氟达拉滨进行治疗前预备，然后进行免疫淋巴细胞输注，在外周血中可以检测到肿瘤浸润淋巴细胞克隆形成，表达水平较高，可维持数月。该疗法单独应用有效率为 49%，与全身放疗(12Gy)联合应用有效率为 72%。除了肿瘤浸润淋巴细胞之外，MART-1 改良 T 细胞等也可以采用过继免疫治疗的方法，相关临床试验正在进行。

4. 肿瘤疫苗

黑色素瘤是一种免疫原性肿瘤，肿瘤特异抗原刺激机体的免疫系统，能够提高机体抗肿瘤作用。黑色素瘤细胞膜表面抗原、细胞裂解物、酪氨酸酶、糖蛋白(gp)-100、T 细胞识别的黑色素瘤抗原-1(MART-1)都可以作为疫苗的来源。然而，由于这些抗原免疫原性较差，黑色素瘤疫苗的试验效果并不理想，还没有证实这些疫苗能够显著改善患者的无瘤生存期和总生存期。但是，与其他免疫制剂联合应用可以改善临床效果，例如，gp-100 合成肽疫苗，能够改善大剂量 IL-2 的临床治疗效果，显著提高治疗的有效率，较 IL-2 单药治疗有效率提高约 13%。

5. 单克隆抗体

细胞毒 T 细胞相关抗原-4(cytotoxic T-lymphocyte-associated antigen-4, CTLA-4)是 T 细胞表面受体，参与免疫应答调节。在细胞免疫激活时，T 细胞表达的 CTLA-4 能够与 CD28 竞争性地结合共刺激因子 B7。CTLA4 与 B7 结合后，能够抑制 T 细胞的增殖和细胞因子的释放，负性调节免疫反应。因此，CTLA4 抗体可以阻断该分子对免疫应答的抑制作用，促进机体的抗肿瘤免疫反应，打破患者免疫耐受。

抗肿瘤药物伊匹木单抗(ipilimumab)是与 CTLA-4 特异性结合的单克隆抗体，2011 年美国 FDA 已经批准上市。伊匹木单抗有阻断调节 T 细胞的功能，增强机体产生抗肿瘤免疫反应，该药物的疗效与给药剂量关系密切。Ⅱ期及Ⅲ期临床试验证实，伊匹木单抗(每 3 周 10 mg/kg，给药 4 次，12 周维持给药 1 次)治疗晚期黑色素瘤，总有效率 5.8%，肿瘤无进展 21.3%，总生存期超过 10 个月。伊匹木单抗不良反应包括大肠炎、皮炎、葡萄膜炎、肝炎、垂体炎。除了单独应用，伊匹木单抗还能与其他治疗方法联合应用，包括肿瘤疫苗、化疗药物等。伊匹木单抗与 gp100 肽疫苗联合方案进行了临床Ⅲ期试验，试验对象包括Ⅲ期和Ⅲ期不可切除的黑色素瘤，这些患者在试验前接受过化疗及 IL-2 免疫治疗。结果显示，伊匹木单抗单的中位生存时间较 gp-100 单药有所延长(10.1 月 *vs* 6.6 月)。伊匹木单抗单与伊匹木单抗和 gp-100 疫苗联合用药相比，总生存期无明显改善。伊匹木单抗联合达卡巴嗪进行黑色素治疗也进行了Ⅱ期 RCT 临床试验，联合用药的有效率为 17.2%，伊匹木单抗单药有效率为 5.4%，临床获益率分别为 28.6%和 16.2%。

### 6. 基因免疫治疗

基因免疫治疗是一种治疗皮肤黑色素瘤的一种新的策略，尤其是对无法手术切除的晚期肿瘤及转移瘤。该方法是分子克隆技术和免疫治疗结合的产物，通过对黑色素瘤细胞基因改造，将特定免疫效应相关基因导入细胞，使肿瘤细胞表达细胞因子、干扰素、生长因子等免疫分子，通过全身途径发挥抗肿瘤效应。此外，也可以对黑色素瘤细胞进行抗原基因转染，表达的抗原被机体识别，激活免疫应答，杀伤肿瘤细胞。在黑色素瘤基因免疫治疗中，IL－12是一个比较理想的备选基因。通过局部注射的方法，将IL－12 DNA质粒注射到肿瘤组织中，利用电穿孔技术，将质粒转染到黑色素瘤细胞中，产生抗肿瘤作用，取得了一定的治疗效果。基因免疫治疗最大的优点是能够避免单独应用免疫治疗带来的全身毒性。随着基因克隆及基因转染技术日趋成熟，如何选择能够激活机体免疫应答和免疫效应基因是今后研究的重点。

### （四）放射治疗

29

在口腔颌面部黑色素瘤的治疗中，放射治疗经常与其他治疗手段联合应用，适应证广泛。对于能够进行手术的患者，放射治疗是术后主要辅助治疗措施，尤其是对颈部转移和复发的控制。如前所述，对于颈部淋巴结阴性的患者进行预防性放疗可以提高颈部转移的控制率，对于颈部淋巴结阳性的患者，手术切除后，未进行放射治疗患者复发率35%，进行放射治疗后，照射区域的复发率18%。但是，术后是否进行放疗对肿瘤远处转移率无明显影响，同时采用放射治疗的患者生存率降低，这与放射治疗的不良反应有关；对于未进行手术或者先前治疗手段无效的患者，放射治疗是一种可选择的治疗手段；放射治疗也可以在全身情况较差或者肿瘤已经全身转移，无法进行手术的患者中应用；术前放疗，可以促进肿瘤消退，降低术后局部复发率；对于晚期黑色素瘤骨侵犯患者，进行放射治疗能够减轻疼痛。

### （五）化学治疗

化学治疗主要是在局部晚期肿瘤，或者已经发生区域及远处转移的黑色素瘤患者中应用，常常与免疫治疗、热疗、放射治疗等手段联合应用。目前来看化疗药物对黑色素瘤治疗有效率较低，虽然能够延长疾病无进展生存期，但是还没有证据表明能够提高患者的总生存期。常用的化疗药物包括达卡巴嗪(dacarbazine)、卡莫司汀(carmustine)、洛莫司汀(lomustine)、放线菌素D(dactinomycin)、氨甲蝶呤(methotrexate)等。

在转移黑色素瘤的化学治疗中，达卡巴嗪为主的化疗方案是一线方案。达卡巴嗪单药化疗的有效率为5%～20%，化疗后能够长期CR的患者为1%～2%。以达卡巴嗪为主的联合方案主要是顺铂(cisplatin)/长春碱(vinblastine)/达卡巴嗪及顺铂/达卡巴嗪/卡莫司汀/他莫昔芬(tamoxifen)。联合用药方案与达卡巴嗪单药用药方案相比，患者疾病稳定期和总生存期并没有得到显著改善，但是联合用药的毒性显著增加。达卡巴嗪化疗的替代方案是紫杉醇(paclitaxel)，常与卡铂或者顺铂联用。转移黑色素瘤进行紫杉醇单药化疗有效率0%～16.4%，与卡铂联合化疗有效率为11%～36%。但是，紫杉醇容易产生耐药，对神经系统的穿透能力较差，极大限制了在黑色素瘤脑转移患者中的应用。近来研究的新型化疗药物沙戈匹隆(sagopilone)与紫杉醇的药理作用相似，不容易产生耐药性，可以跨越血-脑屏障。该药物临床Ⅱ期临床试验显示，在Ⅲ期和Ⅳ期的黑色素瘤患者中有效率为11.4%。替莫唑胺(temozolomide)对中枢神经系统也具有良好的穿透性。该药物是一种口服的达卡巴嗪类似物，Ⅲ期的临床试验证实该药物的有效率13.5%，略高于达卡巴嗪，无进展生存期和总生存期无明显差异。

### （六）分子靶向生物学治疗

在皮肤黑色素瘤发生和发展过程中，存在着一些癌基因的突变。例如，NRAS、BRAF和C－kit。这些基因能够促进细胞恶性转化，通过PI3K/AKT/mTOR和MAPK途径，促进肿瘤细胞增殖，抑制凋亡，也同样为分子靶向治疗提供了靶点[7]。

BRAF是丝裂酶原蛋白激活酶(MAPK)信号通路上的一个分子，突变率50%。在黑色素瘤细胞中，BRAF突变能够上调MAPK信号途径，抑制BRAF能够对该信号途径实现负性调节，逆转黑色素瘤细胞系的恶性表型。PLX4032是一个酪氨酸激酶抑制剂，针对BRAFV600E具有较强的特异性。该药物的试验结果在2009年ASCO(American Society of Clinical Oncology)发布，能够抑制BRAF 90%活性。该药物已经批准上市，药物名称ZELBORAF™(vemurafenib)，适用于有BRAFV600E突变的不可切除或转移黑色素瘤。与BRAF相似，抑制丝裂原活化蛋白激酶激酶(MEK)也是研制分子靶向药物的一个理想靶点。作为BRAF的下游分子，BRAF突变激活信号通路时，通过抑制MEK能更有效地抑制BRAF突变黑色素瘤细胞的生长和增殖。C-kit在皮肤黑色素瘤、肢端黑色素瘤、黏膜黑色素瘤中的突变率分别为1.7%、23%和15.6%。FDA批准了几种靶向C-kit的药物，包括舒尼替尼(sunitinib)、伊马替尼(imatinib)、尼洛替尼(nilotinib)、达沙替尼(dasatinib)。由于这些药物具有C-kit靶向性，使用前必须检测患者C-kit突变情况。在黑色素瘤患者中，选择了C-kit突变的晚期肿瘤进行了伊马替尼Ⅱ期临床试验，给药剂量每天400 mg/2次，5名患者中3人达到部分缓解，2人疾病稳定期延长。试验中由于该药物具有较强的不良反应，大部分的患者需要减量。

除了上述方法，冷冻治疗、热疗、光热疗法等也可以应用于黑色素瘤治疗，但是还无法取代手术治疗。目前，黑色素瘤治疗不能回避的问题是，尽管治疗方法和措施较多，但是有效性较差。例如，目前还没有治疗黑色素瘤的药物能够改善患者总的生存率，即使FDA批准的晚期黑色素瘤的治疗药物达卡巴嗪和IL-2，其有效率仅为10%～20%。这种现状一方面反映了在黑色素瘤治疗方面的尴尬，另一方面也说明研究新的治疗药物迫在眉睫。我们相信，随着肿瘤基础研究的深入和进步，靶向免疫系统成分和肿瘤细胞分子信号通路的药物以及治疗化疗耐受药物的开发，能够在黑色素瘤，特别是在晚期黑色素瘤的治疗上取得突破。



## 第二节　口腔黏膜黑色素瘤

黏膜黑色素瘤约占全身黑色素瘤的1%，比皮肤黑色素瘤恶性程度更高，侵袭能力更强。发生在头颈部的黏膜黑色素瘤约占黏膜黑色素瘤的50%，主要是发生在上呼吸道、口腔、咽部。口腔黏膜黑色素瘤(oral mucosal melanoma，OMM)较少见，起源于口腔黏膜上皮的黑色素细胞[8]。OMM占全身黑色素瘤的0.2%～8%，占口腔恶性肿瘤的0.2%～0.8%。其发病年龄在30～90岁之间，60岁左右是发病高峰，性别之间无差异，黄种人和黑种人以及印度人发病率较高，主要是因为其黑斑发病率较高。原发于口腔的黏膜黑色素瘤很少，转移到口腔黏膜的黑色素瘤更少，约有80%的OMM发生在硬腭或上颌牙龈，其他部位包括下唇、颊部、下颌牙龈等。OMM预后很差，5年生存率较低，一般认为不超过20%，有的临床报道甚至为0%。

### 一、口腔黏膜黑色素瘤的生物学特点

#### (一) 口腔黏膜黑色素瘤的发病危险因素

黏膜黑色素瘤的病因学不明，黏膜黑斑是黑色素瘤发生的重要基础。与皮肤黑色素瘤不同，发病部位与紫外线暴露没有关系，也没有证据表明紫外线辐射可以影响该肿瘤的发生和发展。OMM的发病因素多样，包括是否存在早期病损、家族史、细胞遗传缺陷、机体免疫状态、黏膜创伤、佩戴假牙、口腔卫生、致癌物暴露。人种、文化和地理因素也可以促进罹患该种疾病[9]。OMM好发于上颌，特别是在硬腭和牙龈，发生在下颌的病例仅为20%。这可能与该部位与鼻腔毗邻，胚胎来源相同有关。因为头颈部黏膜黑色素瘤在鼻腔也常见，这两个部位受到外界致癌因素影响相似。近来，不合理佩戴假牙在OMM发病中的作用得到重视。据报道，60%患者佩戴假牙后出现黏膜微损伤。假牙可以损伤正常黏膜，也可以造成黏膜黑斑的微损伤，尤其是全口假牙引起的硬腭损伤，能够引起局部黏膜损伤、溃疡或者出血。

#### (二) 口腔黏膜黑色素瘤的生长、侵袭

OMM多数发生于色素病变的基础上，少数可发生于正常黏膜。当黑斑扩大时，颜色加深，应考虑有发展成黑色素瘤的可能。OMM早期常表现为长期无症状，首发症状主要是假牙不适、松动、不能正确地取戴，黏膜溃疡和出血、牙齿松动，偶尔出现疼痛或者感觉异常。出现症状就诊时，约有66%的患者已经是晚期肿瘤。OMM主要呈结节状，其侵袭能力更强，经常伴随着垂直生长，侵及黏膜下层。一般为非对称的病损，边界不规则，卫星灶经常出现在主要病损的周围。肿瘤颜色多变，其颜色包括棕色、灰色、黑色、紫色，常为多种颜色混合。当肿瘤表现为无色素病损时，经常表现为红色，这与血管瘤或者腺源性肿瘤相似。由

于生长和侵袭能力强，肿物表面常见溃破及出血，生长迅速，常向四周扩散，并浸润至黏膜下及骨组织内，引起牙槽突及颌骨破坏，使牙发生松动或脱落。骨侵犯是主要的常见症状，多数患者就诊时已经出现。也有少数 OMM 呈浅表扩散，为无明显肿块的黏膜黑斑，表面粗糙，稍高起。

#### （三）口腔黏膜黑色素瘤的转移

OMM 颈部转移率较高，约为 42%发生在疾病进行首诊时，淋巴结出现的转移率为 6%～25%，当黑色素瘤厚度>5 mm 时，发生淋巴道转移的概率更高。有时早期病变，局部淋巴结就已经发现转移，主要累及颌下、颈深上淋巴结。与头颈部其他部位黏膜黑色素瘤相比，OMM 更容易发生远处转移，转移率约 60%，是患者死亡的主要原因。血行转移多至肺，其次为肝、脑、骨等组织。转移癌可出现在治疗期；亦可在原发癌治愈后多年才出现。

### 二、口腔黏膜黑色素瘤的诊断

29

OMM 侵袭及转移能力强，因此早期诊断至关重要，是改善患者预后的关键。OMM 诊断首先要排除该黏膜病损是否是皮肤黑色素瘤的转移灶。Greene(1953)等提出了原发 OMM 的诊断标准：肿瘤原发于口腔黏膜；排除其他部位黑色素瘤转移；必须有组织学证据，黑色素细胞连续分布在表面上皮的基底层。1995 年，WESTOP(Western Society of Teachers of Oral Pathology)建议将口腔原发的黑色素瘤与皮肤黑色素瘤进行分开诊断，根据疾病的组织学特征分为原位黑色素瘤、侵袭黑色素瘤、或者两者混合黑色素瘤。与皮肤黑色素瘤一样，如果典型的 OMM 比较容易诊断。在疾病的早期阶段，这种疾病可能表现黑色素斑块，必须与 Addison 病、Peutz Jeghers 综合征、Kaposi 肉瘤进行鉴别诊断，还要与黑色素痣、汞合金文身等黑色素沉着改变相鉴别。但是，如果该病损完全没有色素沉着，临床上有没有明确的证据怀疑是无色素黑色素瘤(amelonotic melanoma)，免疫组化是进行诊断的一个有效诊断方式，可以应用的标志物包括：S-100、gp-100、HMB-45、MART-1、Melan A、Vimentina 等。对于 OMM 切取活检不可行，必须与扩大切除术同期进行，因为病变常累及牙齿和骨，否则易导致肿瘤的复发和转移。

### 三、口腔黏膜黑色素瘤的治疗

OMM 治疗原则上是手术为主的综合治疗，无法手术则选择放射治疗、化学治疗、免疫治疗等手段联合进行姑息治疗[10]。但是具体的治疗方案一直是备受争议的。例如，原发灶的切除范围，是否行颈淋巴清扫术，选择何种化疗方案，放疗以及冷冻治疗的应用等。因为该病发病率较低，很难进行前瞻性的研究。目前还没有足够的临床证据证明何种治疗方法是最优方案。

手术治疗为 OMM 的治愈提供了最大的可能。如果能够早期发现并进行诊断，局限于黏膜上皮或者发生微侵袭的患者，手术治愈率可以 100%治愈；肿瘤厚度<1 mm，无溃疡的黑色素瘤，手术后 5 年生存率可达 95%。Andersen、Cebrián Carretero 等研究发现，生存的 OMM 患者都进行了手术治疗，而没有进行手术治疗，采用放化疗的患者疗效短暂，基本没有治疗效果。Lee、Umeda 等认为，原发灶采用 1.5 cm 边界切除、清扫转移淋巴结、进行最大限度的根治治疗，是降低肿瘤局部复发率，提高 OMM 生存率的关键。Smith 等认为手术边界 1 cm 已经足够，术后与治疗方法联合应用，可以提高患者的生存和预后。也有人认为局部原发灶的控制对总生存期没有影响，因为患者远处转移率高，是主要的死亡原因，手术的范围要考虑患者的生存质量。根治性切除常常需要切除骨组织或者大部分软组织，可导致语音、吞咽等改变，对患者的生存质量影响较大。对于是否进行颈淋巴结清扫目前还是存在争议，因为即使进行根治性的颈部淋巴结清扫术，也并没有提高总生存率。有学者认为在临床上诊断颈部淋巴结阳性或者是在高度怀疑转移时才进行根治性颈部淋巴结清扫术[11]；还有学者认为，临床淋巴结阴性的 OMM 患者，颈部淋巴结转移率相当高，推荐进行根治性颈淋巴清扫术。根据笔者的经验，对于颈部淋巴结阴性的患者，如果能够完整地切除原发灶及其淋巴引流通道，建议进行联合根治性手术；如果淋巴引流通道不连续，建议行原发灶根治性手术，密切观察颈部淋巴结状态，出现淋巴道转移再次进行手术，术后进行放化疗或联合基因治疗。

放疗及冷冻治疗也是控制原发灶的方法。OMM 对放射治疗不敏感，放射治疗在 OMM 治疗中的意义仍然存在争议。临床研究显示，局部复发是术后没有接受放疗患者的主要死亡原因。术后进行放疗有助于减少肿瘤复发，特别是在由于解剖结构限制，不能够获得足够安全边界的时候，但是术后放疗没有延长患者的生存期[12]。Temam 等研究发现，单独进行手术治疗，5 年局部控制率为 26%，手术联合放疗 5 年局部控制率是 62%，特别值得注意的是，在手术联合放疗组，包括更多的临床晚期患者；然而，接受手术和放疗的患者，远处转移率升高，总生存期缩短。与放射治疗不同，黑色素瘤细胞对冷冻治疗具有较好的敏感性，国内率先对口腔黏膜恶性黑色素瘤开展了冷冻治疗，取得了较好控制原发灶的效果，在一些单位已将其列为治疗口腔黏膜恶性黑色素瘤的常规方法。但是，由于冷冻治疗的冷冻深度有限，对浸润较深的肿瘤疗效不佳。因此，对于晚期 OMM，最好在原发灶手术之后，对手术边界进行冷冻，从而降低肿瘤的复发率。

除了手术、放疗、冷冻治疗之外，化疗、免疫治疗和基因治疗等全身治疗方法也可以用来进行 OMM 治疗，但是这些治疗方法临床效果有限，经常与手术、放疗联合应用，目前还没有证据表明这些治疗方法能够延长患者的生存期。

（李龙江　张　壮）



## 参考文献


[1] Godar DE. Worldwide increasing incidences of cutaneous malignant melanoma [J]. J Skin Cancer, 2011,2011:858425.

[2] Zhang M, Qureshi AA, Zhang J, et al. Genetic variation in DNA repair pathway genes and melanoma risk [J]. DNA Repair (Amst), 2011,10(1):111 - 116.

[3] Orlow I, Begg CB, Cotignola J, et al. CDKN2A germline mutations in individuals with cutaneous malignant melanoma [J]. J Invest Dermatol, 2007,127(5):1234 - 1243.

[4] Golger A, Young DS, Ghazarian D, et al. Epidemiological features and prognostic factors of cutaneous head and neck melanoma: a population-based study [J]. Arch Otolaryngol Head Neck Surg, 2007,133(5):442 - 447.

[5] Amaria RN, Lewis KD and Gonzalez R. Therapeutic options in cutaneous melanoma: latest developments [J]. Ther Adv Med Oncol, 2011,3(5):245 - 251.

[6] Agnese DM, Maupin R, Tillman B, et al. Head and neck melanoma in the sentinel lymph node era [J]. Arch Otolaryngol Head Neck Surg, 2007,133(11):1121 - 1124.

[7] Devi P, Bhovi T, Jayaram RR, et al. Malignant melanoma of the oral cavity showing satellitism [J]. J Oral Sci, 2011, 53(2):239 - 244.

[8] Moreira RN, Santos CR, Lima NL, et al. Oral and cutaneous melanoma: similarities and differences [J]. J Clin Med Res, 2010,2(4):155 - 158.

[9] Algazi AP, Soon CW and Daud AI. Treatment of cutaneous melanoma: current approaches and future prospects [J]. Cancer Manag Res, 2010,2:197 - 211.

[10] Yang X, Ren GX, Zhang CP, et al. Neck dissection and post-operative chemotherapy with dimethyl triazeno imidazole carboxamide and cisplatin protocol are useful for oral mucosal melanoma [J]. BMC Cancer, 2010,10: 623.

[11] Luna-Ortiz K, Campos-Ramos E, Pasche P, et al. Oral mucosal melanoma: conservative treatment including laser surgery [J]. Med Oral Patol Oral Cir Bucal, 2011,16(3):381 - 385.

[12] Benlyazid A, Thariat J, Temam S, et al. Postoperative radiotherapy in head and neck mucosal melanoma: a GETTEC study [J]. Arch Otolaryngol Head Neck Surg, 2010,136(12):1219 - 1225.

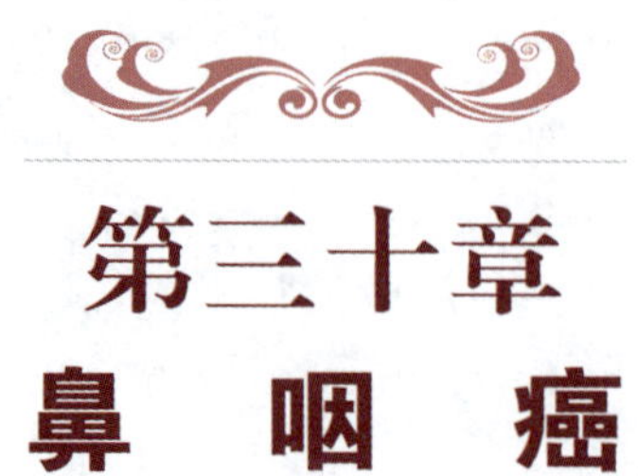

# 第三十章 鼻咽癌

## 第一节 流行病学

鼻咽癌(nasopharyngeal carcinoma, NPC)在世界范围内是一种较少见的恶性肿瘤。2008 年的统计数据表明其确诊病例数排在全球所有恶性肿瘤的第 24 位,在发展中国家中排在第 22 位[1]。但鼻咽癌高发于世界某些特定地区,尤其是中国的广东省,所以又称“广东癌”,其具有明显的地域性、家族和部分人群易感现象,以及致病因素的稳定性等流行病学特征[2]。

### 一、地域性

鼻咽癌在全世界范围内是一种较罕见的恶性肿瘤,在欧洲、北美洲、大洋洲等地区的发病率都低于 1/10 万,但较常见于某些地区,如中国华南地区、东南亚、日本、中东及北非地区。在非洲的肯尼亚、苏丹、摩洛哥和阿尔及利亚的医院资料中,鼻咽癌所占的构成比大约在 5%,是世界上的中等发病区域。而在东南亚的马来西亚、新加坡、印度尼西亚和泰国的医院资料中,鼻咽癌则比较多见,男性在 10%以上;女性在 5%以上,属于世界上的较高发地区[3, 4]。而在鼻咽癌发病率最高的中国,其总体发病率并不高,2008 年统计数据表明,鼻咽癌在中国所有恶性肿瘤的发病率中排在第 11 位,其中男性发病率为 2.8/10 万,女性为 1.9/10 万[5]。鼻咽癌在中国的发病情况也呈现明显的地域性,在华北和华西地区发病率较低,其发病率都低于 4/10 万。1998～2002 年的流行病学数据表明,哈尔滨市男性的鼻咽癌发病率为 1.1/10 万,女性为 0.5/10 万。而在东南地区包括广东省、海南省、广西省、湖南省、福建省发病率较高,其发病率都高于 7/10 万,尤其是在广东省珠三角地区和西江流域的肇庆市、广州市、中山市高发,其中肇庆市的四会市发病率最高,1998～2002 年的统计数据表明,四会市男性的鼻咽癌发病率为 27.2/10 万,女性为 11.3/10 万。在与广东省相邻的广西壮族自治区苍梧县,鼻咽癌的发病率也很高,其中男性发病率为 19.7/10 万,女性为 7.3/10 万,上述这些地区相互靠近连接成中国鼻咽癌高发的中心地带[5]。在中国除上述 5 个省以外,难以找到其他的鼻咽癌高发点。鼻咽癌与其他常见恶性肿瘤相比,其地域性突出,但与食管癌、肝癌等相比,其分布又相对分散。

### 二、家族和部分人群易感现象

鼻咽癌不仅具有明显的地域性,而且在不同人种中发病率有明显的差异。在世界三大人种中,白种人的发病率最低,黑种人稍高,部分蒙古人种是鼻咽癌高发群体,其中包括华南地区及东南亚地区的中国人、泰国人、新加坡人、及北美洲的爱斯基摩人,且以中国广东人的发病率最高[6]。2008 年的鼻咽癌流行病学统计结果表明,在以白种人为主的西欧及北欧地区,鼻咽癌发病率极低,分别是男性 0.4/10 万,女性 0.2/10 万;在以黑种人为主的东非地区,鼻咽癌发病率稍高,分别是男性 1.0/10 万,女性 0.6/10 万;而在黄种人为主的东南亚地区,鼻咽癌发病率最高,分别是男性 6.5/10 万,女性 2.8/10 万[1]。而在黄种人种,又以生活在广东、香港等地区的中国人发病率最高。在广州和香港的调查研究中发现,广州的“疍民”和香港的船民鼻咽癌发病率最高,男性为 54.7/10 万,女性为 18.8/10 万。此外,居住在格陵兰岛的爱斯基摩人(蒙古人种)的发病率也较高,男性为 9.6/10 万,女性为 3.8/10 万。以上研究表明,鼻咽癌好发于黄种人。

针对移民的鼻咽癌发病情况调查研究表明,高发区的居民移居到低发区后其发病率仍保持较高水平。

Burt 等报道，在美国公民中，鼻咽癌发病率最高的是华裔，菲律宾裔、日本裔次之，黑种人再次之，白种人最低。Parkin 等报道，生活在新加坡、马来西亚以及日本但出生于中国华南地区的华人其发病率与其出生地相似；他们还发现，在 1988～1992 年洛杉矶的鼻咽癌患者中白种人发病率为 0.7/10 万、拉丁美洲人为 0.4/10 万、黑种人为 1/10 万、菲律宾裔为 3.8/10 万、朝鲜裔为 0.2/10 万、日本裔为 0.2/10 万、华裔为 9.8/10 万。

流行病学数据表明，在鼻咽癌高发区广东省，讲不同方言的人群发病率不同，讲粤语人群的发病率是讲客家话、潮汕话人群的 2 倍[5]。由于非粤语人群的祖先主要由中国北方迁入，而粤语人群为原始的百越民族，广州人、客家人和潮汕人不但语言不同，生活习惯也不一样。因此，他们之间鼻咽癌发病率的不同，除了遗传因素可能在其中具有重要作用外，还可能与不同的生活习惯有一定的关系。有研究表明，当讲粤语人群移民到东南亚地区后依然高于讲其他方言的人群。



在鼻咽癌高发区，常有报道鼻咽癌家族聚集现象。曹素梅等[7]报道，在中山大学肿瘤防治中心住院治疗的全部广东籍初诊鼻咽癌 1 142 名患者中，鼻咽癌的发病具有明显的家族聚集性，21.9%的患者具有肿瘤家族史，12.3%的患者有鼻咽癌家族史；并且，鼻咽癌越高发的地区其家族聚集性越明显。Yu 等[2]报道，在鼻咽癌高发区香港和广州市，分别有 7.2%和 5.9%的鼻咽癌患者有鼻咽癌家族史。而在中等发病率地区上海市，其比例为 1.85%。高发地区的鼻咽癌患者中约有 10%的患者具有癌家族史，其中约一半为鼻咽癌，且大多数集中在一级亲属中，一级亲属中具有鼻咽癌病史的家族其累计发病率为对照组的 4～10 倍。同样，双胞胎同患鼻咽癌的也有报道。

## 三、致病因素的稳定性

长期的观察研究表明，在鼻咽癌高发区和低发区鼻咽癌的发病都呈现出相对稳定的状况。吴进军等报道，1971～1990 年四会市男性、女性鼻咽癌发病率均逐年沿着均数直线随机波动，呈现随机变化。在欧美、大洋洲等低发区鼻咽癌的发病率始终在 1/10 万以下，而在此期间肺癌发病率呈现明显上升趋势，宫颈癌明显下降。以上现象提示，鼻咽癌的致病因素相对稳定地存在于自然界中。

以往长期的研究表明，鼻咽癌的致病因素是多因素的，其癌变过程涉及多个步骤。主要致病因素有遗传易感性、EBV 感染以及环境因素[1]。

### （一）遗传易感性

流行病学研究表明，鼻咽癌具有明显的地区性、部分人群易感性、家庭聚集现象和发病率的相对稳定性。其在白种人、黑种人中发病率都较低，而在黄种人种发病率较高，而且又以长期居住在华南地区的广东人最高，这表明遗传因素在鼻咽癌的发生、发展中具有重要的作用。2010 年，曾益新教授科研团队与新加坡科学家合作研究，发现了 3 个新的鼻咽癌易感基因位点，并确认人类白细胞抗原（HLA）基因与鼻咽癌发病风险有关[8]。

### （二）EBV 感染

研究表明，EBV 感染与鼻咽癌的发生密切相关，但 EBV 致病机制尚不完全清楚。目前在很多医院中都会通过检测 EBV 的血清学指标 VCA - IgA 和 EA - IgA 的滴度作为鼻咽癌筛查指标。

### （三）环境因素

有研究表明，食用咸鱼以及腌制食品是诱发鼻咽癌的重要因素，这些食品中包含了高含量的致癌物质亚硝胺类化合物；还有研究表明，水和食物中的镍含量与鼻咽癌死亡率成正比例的关系；还有学者报道，职业有害因素接触，如石棉工人鼻咽癌高发与接触石棉有关。

# 第二节 病因学及发病机制

## 一、遗传易感性

流行病学研究显示鼻咽癌具有明显的区域和人种聚集性：在世界大部分地区，鼻咽癌发病率很低（<

1/10万人·年），然而在东南亚的新加坡、马来西亚、中国台湾、香港特区以及中国华南地区高发（大约20/10万人年），波及人口总数为4～5亿；事实上，操广州方言的男性人群鼻咽癌发病率高达40/10万人·年。同时鼻咽癌还具有明显的家族聚集现象，家族性鼻咽癌（患者3代血亲内有3例或以上发生鼻咽癌，且发病年龄提前）在中国南方人群普遍存在，而在低风险欧美人群中不常见。在高风险地区病例-对照研究确定家族性鼻咽癌比例占6%～8%，若家庭内有一位鼻咽癌患者，其一级亲属患病风险是高风险地区人群的2～15倍。以上研究结果提示鼻咽癌易感基因的存在，机体自身的遗传易感性在鼻咽癌发生发展中起着重要作用。在鼻咽癌发生发展过程中，遗传易感性、EB病毒感染因素以及环境危险因素相互作用，阻断正常的细胞功能，从而促进肿瘤的发生。



### （一）鼻咽癌遗传易感区

自从人类基因组计划启动和发展以来，遗传性疾病相关基因定位和克隆研究一直是医学遗传领域研究的热点。随着分子遗传学、生物信息学的发展，利用基于家系的遗传连锁分析和关联分析等分析策略，家族性鼻咽癌的遗传易感性得到比较深入的研究。2002年，Feng报道该团队对20个比较完整的操广州方言鼻咽癌高发家系进行了鼻咽癌易感位点的全基因组扫描研究，首次在国际上将鼻咽癌易感基因定位于4p15.1－4q12，介于D4S2950和D4S2916之间14.21 cM的区域[9]。在此基础上，继续对两个高发家系采用微卫星标记和单核苷酸多态性标记进行单体型分析将易感基因定位区域缩小至4p11－4p14之间，长度为8.29 cM的区域。2004年，Xiong报道，该团队对已知鼻咽癌染色体高频缺失区3p、9p以及广东家族性鼻咽癌的遗传易感区4p15.1－4q12在18个具有两个或以上鼻咽癌患者湖南鼻咽癌家系中进行了遗传连锁分析，发现染色体3p21区与鼻咽癌紧密连锁，其概率对数（logarithm of the odds，LOD）值为4.18，并将湖南家族性鼻咽癌的遗传易感区锁定在遗传距离为13.6 cM的3p21.31－21.2区域[10]。CACNA2D2、LC1、US1H37、HYAL1、RASSF1A、SEMA3B/F等多个抑癌基因以及hMLH1等肿瘤易感基因都位于这个区域。这些研究表明，3p21在家族性鼻咽癌的发病中起着重要作用。2008年，Hu报道，该团队对每个家庭内至少有2～6个鼻咽癌患者的15个广东家系进行全基因组扫描连锁分析发现鼻咽癌与染色体5p13.1的易感区存在连锁，其LOD值为2.1。进一步单体型分析将遗传易感区定位在D5S674与D5S418之间[11]。然而，该研究并没有发现鼻咽癌与之前报道过的3号、4号染色体遗传易感区有任何明显连锁。

鼻咽癌的发病是多基因、多步骤作用的结果，散发性鼻咽癌比家族性鼻咽癌更常见，约占鼻咽癌病人的90%。流行病学研究表明，在散发性鼻咽癌中很可能存在着一个或者多个与鼻咽癌发生相关的易感基因。Simons报道，在新加坡地区的华人鼻咽癌患者中发现，鼻咽癌的发病率增高与定位在6号染色体的人类白细胞抗原（human leukocyte antigen，HLA）A2位点相关[12]。后续研究也提示在HLA位点附近可能存在参与鼻咽癌发生和发展的易感基因：在中国和其他高风险亚洲人群中，HLA－A2－Bw46和B17，增加2～3倍鼻咽癌的风险，而在白种人中HLA－B5与鼻咽癌风险增加相关。在所有的人群中HLA－A11，在中国和突尼斯人中B13，和在非中国人中A2可降低1/3～1/2的鼻咽癌风险。

Bei报道，利用高密度的全基因组SNP芯片（620 901个SNP，基因组覆盖率>91%，平均4kb就有一个SNP位点）对1 600鼻咽癌病例和2 000例匹配健康对照进行全基因组关联研究（genome-wide association studies，GWAS），并在广东、广西的3 500例鼻咽癌患者和3 000个健康对照中进行了验证，研究结果发现HLA区域和其他3个基因（TNFRSF19、MDSI－EVI1和CDKN2A/2B）是鼻咽癌的易感基因，能显著影响鼻咽癌的发病风险[13]。这个研究进一步肯定了HLA区域基因与鼻咽癌发病风险的重要相关性，未来将面对的问题是如何精确定位，找到在HLA区域中的关键致病基因位点，并弄清楚是否该致病基因同时存在于两条染色体单体（也就是隐性纯合子）。该研究同时指出，鉴于这些易感基因都与白血病相关，鼻咽癌与白血病的发病机制可能有相类似的机制。这些发现，将有助于科学家进一步深入探索鼻咽癌高发于华南地区的现象，以及阐明鼻咽癌的发病分子机制。

### （二）鼻咽癌遗传易感基因定位、克隆与功能研究

染色体异常、杂合子缺失和基因表达的研究，以及在中国南部的家系研究中基于全基因组扫描发现的鼻咽癌遗传易感区，为鼻咽癌易感基因定位、克隆与功能研究提供了许多潜在机会。

运用比较基因组杂交（comparative genomic hybridization，CGH）技术对广东地区鼻咽癌组织进行了

分析，发现3p22缺失及3q26扩增是鼻咽癌最常见的染色体变化，提示在3p22缺失区可能存在与鼻咽癌发病相关的抑癌基因，而在3q26扩增区可能存在与鼻咽癌发病相关的癌基因。研究发现，哺乳动物磷酸肌醇特异性磷脂酶C超家族成员之一的PLCD1基因在鼻咽癌中表达常常下调，提示PLCD1基因很可能是与鼻咽癌发病相关的抑癌基因。功能研究显示，抑癌基因DLC1与PLCD1在蛋白水平存在相互作用，从而激活PLCD1水解磷脂酰肌醇二磷酸($PIP_2$)的活性。而$PIP_2$可以绑定与肌动蛋白相关的细胞骨架蛋白如黏着斑蛋白从而增加细胞黏着斑的形成。Kawai等进一步证明，DLC1可以通过激活PLCD1抑制肿瘤细胞的迁移。因此，PLCD1很可能是一个潜在的肿瘤转移抑制因子。新发现基因eIF-5A2位于鼻咽癌细胞3q26.2高扩增区段，前期研究发现eIF-5A2在鼻咽癌组织中常常高表达，提示该基因在鼻咽癌的发生发展中起重要的促进作用。

30

在之前确定的家族性鼻咽癌遗传易感区4p11-4p14内，Jiang报道，该团队发现了一个在启动子区有SNP-32G/A的新基因LOC344967。该基因是乙酰辅酶A硫酯酶(acetyl CoA thioesterase)家族的一员，该家族在脂肪酸代谢中发挥重要作用，与多种肿瘤的发展有关。-32A变异体发现与鼻咽癌家族中的疾病表型有关。而且该变异在LOC344967的转录调节区形成一个活化蛋白(AP-1)结合位点，明显加强AP-1与启动子的结合，从而增强体内该启动子的转录活性[14]。功能研究表明，LOC344967的过表达可以通过增加胞内活性氧(reactive oxygen species, ROS)，引发细胞自噬性死亡，同时发现轭亚油酸(conjugated linoleic acid, CLA)亦能通过提高细胞的ROS水平而引发自噬性死亡。通过构建LOC344967转基因小鼠模型发现，LOC344967主要在肾和肺表达，且这两种组织中的CLA含量明显高于野生型小鼠。转基因小鼠对尾静脉注射黑色素瘤细胞引发的肺转移和皮下注射肿瘤细胞引发的肿瘤有明显的抑制效果。

流行病学研究还确定了一些相关基因的多态性与鼻咽癌的风险相关联。这些包括来自细胞色素P4502E1(CYP2E1)纯合子变异体、谷胱甘肽S-转移酶M1(GSTM1)无效等位基因和T细胞受体(TCR)多态性、多聚免疫球蛋白受体(PIGR)、候选肿瘤抑制基因NGX6、DNA修复基因hOGG1和XRCC1。其中CYP2E1和GSTM1分别参与亚硝胺和香烟烟雾代谢，其病因学作用可能会因环境暴露的差异而有所不同，揭示个体遗传因素与环境因素如咸鱼和吸烟等的生物学交互作用在鼻咽癌发生发展过程中发挥重要作用。

随着新一代测序技术以及生物信息分析方法不断进步，科学家们将发现更多与鼻咽癌发生发展相关的遗传易感位点，进一步阐述鼻咽癌遗传易感机制。最终一系列研究成果将通过转化研究应用于鼻咽癌的防治实践。例如，可以研制预测鼻咽癌发病风险的基因芯片对高危人群进行准确预测，将大大提高鼻咽癌的早期诊率；同时还可以指导高危人群尽量避免或减少不良生活方式和环境暴露，有效预防肿瘤发生。

## 二、环境因素

鼻咽癌因其种族特性及地理分布特点引起国内外学者的广泛关注，但其发病原因至今仍未完全明确。以往学者认为遗传因素占鼻咽癌发病原因的主导地位，然而单纯的遗传因素却难以解释一些流行病学调查，为什么华南鼻咽癌高发区的居民移民至美国、澳大利亚、日本等地后，其第2、3代的鼻咽癌发病率相对于高发区下降了一半[5]。大量研究表明，鼻咽癌的发生、发展是多因素和多阶段的过程，其中环境因素有着不可替代的作用。

### (一) 饮食习惯

众所周知，食品加工业将亚硝酸盐作为食品添加剂使用，已有数十年的历史。亚硝酸盐可抑制肉毒梭状芽孢杆菌及其他类型腐败菌类生长，具有良好的呈色作用及抗氧化作用。*N*-亚硝胺基化合物是由其前体物氮氧化物、亚硝酸盐、硝酸盐与胺类、酰胺类反应生成的化合物，*N*-亚硝胺为强致癌物。绝大部分进入体内的亚硝酸会随尿液排出，在人的胃液pH为1～3时，亚硝酸盐或硝酸盐可与细胞中的仲胺合成亚硝胺类化合物，蔬菜在储藏过程中，其所含有的硝酸盐和亚硝酸盐也会在适宜的条件下与食品中蛋白质的分解产物胺反应生成亚硝胺类化合物。动物实验研究结果显示，一次多量或长期摄入亚硝胺都可引起癌症，如使用亚硝胺类化合物诱导大鼠可发生鼻咽癌。

腌制食品在我国饮食文化中已有多年的历史，而腌制食品中普遍含有亚硝酸盐。我国香港特区的何鸿超教授提出香港鼻咽癌的病因可能与当地居民特别是儿童从小吃咸鱼有关。此后流行病学调查发现，广东省鼻咽癌高发区内的婴儿，在断奶后首先接触的食物中就有咸鱼，咸鱼被认为是鼻咽癌独立的最显著性的危险因素。有研究表明，鼻咽癌发病率和病死率与常吃咸鱼、咸蛋、腌咸菜呈正相关，新鲜蔬菜、水果富含维生素 C、维生素 A、维生素 E 等营养成分，可以阻断致癌物，起到抗癌的作用，因此与鼻咽癌的发生呈负相关。Yuan 等通过调查统计 925 名鼻咽癌患者(15～74 岁)发现长期食用腌制食品而少吃新鲜蔬菜、水果者更易发生鼻咽癌[14]。在儿童期进食咸鱼与成年人进食咸鱼的观察中发现，前者与鼻咽癌发病具有更强的相关性，年龄越幼小进食，发病风险越高[15]。

### (二) 不良生活习惯

30

吸烟作为生活不良嗜好与癌症显著相关。吸烟年龄越早，罹患癌症的风险越大。吸烟可以通过减少 IL－15 的产生而降低自然杀伤细胞的杀伤能力，从而削弱机体对肿瘤细胞生长的监视、杀伤和清除功能。烟雾中的亚硝胺、多环芳烃、尼古丁等可协同致癌，是烟草成分中特有的肿瘤启动剂和促癌剂。1985 年，国际癌症研究会(international agency for research on cancer, IARC)确认了吸烟与呼吸道恶性肿瘤如肺癌、口腔癌、口咽癌、喉咽癌和喉癌等疾病的因果关系，然而同样作为呼吸道肿瘤的鼻咽癌，其致病危险性与吸烟的关系存在一定争议。主动吸烟时，鼻咽部直接暴露于香烟烟雾中。许多流行病学研究发现吸烟是鼻咽癌的危险因素。Hsu 等在我国台湾地区对 9 622 名健康男性进行长达 20 年的随访观察，研究表明鼻咽癌发生与吸烟具有相关性，且证实吸烟可提高鼻咽癌发病风险[16]。累积吸烟量超过 30 包/年者，罹患鼻咽癌风险增加 3 倍。Friborg 等对 61 320 名新加坡华人随访，结果显示，吸烟超过 40 年，罹患鼻咽癌风险增加 2 倍[17]。Cao 等对 2000～2004 年 529 名中山大学肿瘤防治中心的鼻咽癌住院患者调查，研究证实亚甲基四氢叶酸还原酶(MTHFR)的多型现象与鼻咽癌的危险性相关联，这种关联在重度吸烟者尤为显著[18]。

研究证实乙醇的摄入量与口腔及其他肿瘤的发病危险性成线性相关[19]，但其能否成为诱发鼻咽癌的危险因素，东西方的专家学者的观点各有不同。Friborg 等的研究证实饮酒与鼻咽癌的发生无明显相关性[17]。而许多西方学者的研究表明饮酒能增加西方人群患鼻咽癌的危险性，尤其是高分化类型者，他们通常有长期酗酒史[20]。吸烟、饮酒等生活不良嗜好可能是诱发鼻咽癌的因素，有待进一步研究证实。

### (三) 职业因素与居住环境

国内外亦有学者对职业暴露因素与鼻咽癌的关系进行了研究。有研究表明长期接触氯酚[21]等的从业人员中罹患鼻咽癌的风险增高。钟庭彬等通过对福建省龙岩市 129 例鼻咽癌患者进行回顾性研究发现，28 例长期暴露汽油，2 例为医院病理科职工，有长期暴露甲醛[22]，农民有 64 例，在农业生产过程中，长期使用和接触农药，因此使用和接触农药可能是农民鼻咽癌多发的原因之一。

生活居住环境与鼻咽癌密切相关。室内做饭所使用燃料中，使用煤气与使用煤、木材相比，发生鼻咽癌的危险性较小，室内油烟过多，亦能增加鼻咽癌的危险性。含碳燃料及有机物在高温经热解、环化、聚合作用而生成致癌作用很强的苯并芘。相反，黄志碧等运用病例-对照研究发现，居室通风、采光良好、住房位置 2 楼及以上、南北朝向、周围环境好等，能减少鼻咽癌发生的危险性。因此，保持居住环境清洁干净，有利于减少鼻咽癌及其他恶性肿瘤的发生。

### (四) 微量元素

镍是人类在工作生活环境中广泛接触的一种金属。有研究表明鼻咽癌高发区的粳米及水中的微量元素镍含量较高，且鼻咽癌患者头发中镍含量也较高[23]。各种镍化合物在细胞内都能转化为 $Ni^{2+}$，$Ni^{2+}$ 是镍化物致癌的最终形成物。$Ni^{2+}$ 主要作用于遗传物质，能与核酸牢固结合，可直接或间接地引起多种类型的染色质损伤，扰乱 DNA 正常转录、复制，催化氧自由基形成。同时可通过细胞信号转导途径，改变基因转录因子、翻译调节因子活性，使基因表达异常。有研究表明 $Ni^{2+}$ 可选择性地损伤异染色质，产生基因毒效应，使原癌基因激活，或引起抑癌基因的功能减弱，这是镍致癌的关键。广东省中山大学肿瘤防治中心罗慧玲等应用间接免疫荧光法和抗补体免疫荧光技术研究，发现体内镍含量严重超标可激发、促进易感人群中潜伏感染的 EB 病毒感染鼻咽上皮细胞并加速恶变。

## 三、EB 病毒

### (一) EB 病毒的发现

EB 病毒(Epstein-Barr virus, EBV)于 1964 年由英国的外科医师 Denis Burkitt 和病理学家 Anthony Epstein 在淋巴瘤细胞中发现。Epstein 和他的助手 Barr 在体外成功的培养了此种淋巴瘤细胞,并在电镜下观察到这种淋巴瘤细胞中存在一种有别于其他已经发现的人类疱疹病毒。因此,EB 病毒以 Epstein 和 Barr 名字的首字母命名。EB 病毒因为淋巴瘤而被发现,因此被定义为一种肿瘤病毒,属于淋巴隐病毒(*lymphocryptovirus*, LCV)属、γ-疱疹病毒亚科。病毒分类学上,EB 病毒又被命名为人疱疹病毒 4 (human herpes virus 4, HHV4)。但大多数学者仍沿用 EB 病毒这个名称。



### (二) EB 病毒的结构

EB 病毒颗粒的病毒直径为 200～300 nm。成分从里到外分别是环状核酸(DNA core)、由 162 个衣壳粒组成的衣壳(nucleocapsid)、由多种蛋白组成的间层(tegument)和几种糖蛋白和磷脂组成的被膜(envelope)(见图 30-1A、图 30-1B)。

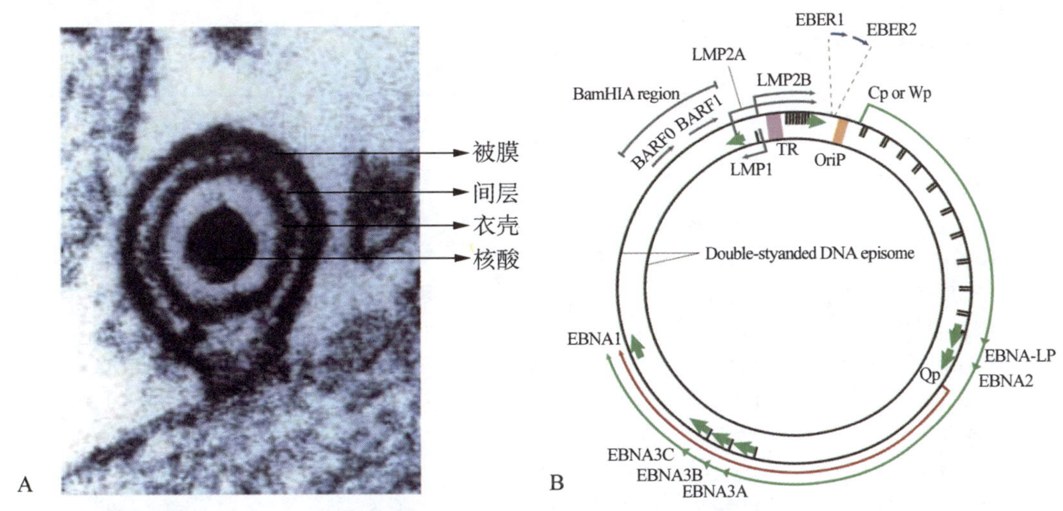


图 30-1　A-EB 病毒透射电镜图　B-EB 病毒潜伏基因组结构示意图

EB 病毒基因组是一个线性、环状的双链 DNA。在潜伏期感染时,也可在末端重复序列的作用下环化形成病毒附加体(episome)。最早测定基因组序列的 EBV 病毒株来源于 B95.8,这也是世界上第一株被完全测序的人类病毒。其碱基长度为 172kb,包含 12kb 碱基的缺失,拼合后长度为 184 kb, G/C 含量为 60%。EB 病毒 DNA 由末端重复序列(terminal repeat ,TR)、内部重复序列(internal repeat, IR)、长片段单一序列(unique sequence)组成。末端重复序列位于基因组的两端,其序列较为保守,可以作为鉴定病毒株的标准。内部重复序列包括由单一序列隔开的 IR1～IR4。长片段单一序列包括 U1～U5,其中含有大量的 EB 病毒基因编码序列。位于 U1 的 ori P 可参与病毒附加体的环化,并且是潜伏期复制的重要起始位点。另外,在病毒基因组不同位置还存在 3 个启动子 Cp、Wp 和 Qp(也有文献报道还有 Fp)。

Cp、Wp 和 Qp 是参与 6 种 EB 病毒核抗原的转录的启动子。在类成淋巴细胞系(潜伏Ⅲ期)中主要由 Cp 和 Wp 负责 6 种核抗原的转录。在 EB 病毒潜伏状态处于潜伏 0 期的记忆 B 细胞、处于Ⅰ期的Ⅰ型伯基特淋巴瘤和处于Ⅱ型感染的鼻咽癌中 Cp 处于沉默状态。记忆 B 细胞中核抗原的启动子为 Qp 启动子,Ⅰ型伯基特淋巴瘤中核抗原的启动子主要为 Qp 和 Wp 启动子,而鼻咽癌中核抗原则由 Qp 位点转录。此外,EBER1、EBER2、LMP、BARF0、BARF1 等基因或片段相应的启动子,即 EBER1p、EBER2p、LMPp、BARF0p 和 BARF1p 等负责在特定的潜伏期选择性活化并转录相应潜伏基因(见图 30-1B)。

2005 年,由曾益新院士主持、曾木圣教授完成了对我国首株 EB 病毒阳性鼻咽癌患者来源的 EB 病毒的测序[32]。这株病毒被命名为 GD1(广东 1 号),长度为 172kb。与 B95.8 病毒株相比,他们发现了大量的碱基缺失、插入和突变，证实了 GD1 是我国地域特异性的病毒株。最近他们又完成了对另一株鼻咽癌患者来源病毒(GD2)的测序，发现了更多的遗传变异信息。

EB 病毒的衣壳是由相对分子质量为 155 000、30 000、18 000、40 000 和 68 000 的衣壳粒蛋白组成的正二十面体。间层包含 350 000 大间层蛋白(large tegument protein，BPLF1)、140 000 大间层结合蛋白(large tegument protein binding protein，BOLF1)、15 000 mMyristylated protein (BBLF1)、32 000 myristylated protein binding protein (BGLF2)、58 000衣壳相关蛋白(capsid associated protein，BVRF1)、58 000 包装蛋白(packaging protein，BGLF1)、27 000 palmitylated protein (BSRF1)和47 000 TS kinase (BGLF4)。这些蛋白都是疱疹病毒共有的间层蛋白。此外，EB 病毒还有 140 000 主要间层蛋白(major tegument protein，BNRF1)、19 000 BLRF2、72 000 BRRF2、54 000 BDLF2、42 000 BKRF4、这些是 γ-疱疹病毒所特有的间层蛋白。宿主细胞蛋白如肌动蛋白、HSP70、β-微管蛋白、HSP90、丝切蛋白、烯醇化酶也是 EB 病毒间层的成分。EB 病毒被膜糖蛋白主要有 gp350 (BLLF1)、gH (BXLF2)、gB-N、gB-C、全长 gB (BALF4)、gp42 (BZLF2)、gM (BBRF3)、gp78 (BILF2)、gN (BLRF1)、gp150 (BDLF3)和 gL (BKRF2)。表 30-1 为 2004 年由 Johannsen 等测定的最新的 EB 病毒结构蛋白列表[28]。

**表 30-1　EB 病毒结构蛋白列表**

| protein type | EBV ORF | HSV UL | function | coverage (%) | peptides total, *n* | peptides unique, *n* | peptides area, units | $MW_{obs}$, ×10³ |
|---|---|---|---|---|---|---|---|---|
| capsid | BcLF1† | 19† | MCP | 67 | 112 | 62 | 23 628 | 155 |
| | BDLF1 | 18† | mCP | 49 | 25 | 11 | 3 894 | 30 |
| | BFRF3 | 35† | sCP | 64 | 35 | 12 | 3 205 | 18 |
| | BORF1 | 38† | mCPBP | 40 | 17 | 9 | 1 576 | 40 |
| | BBRF1 | 6† | portal | 34 | 14 | 14 | 300 | 68 |
| | (BdRF1) | 26.5 | scaffold | 6 | 2 | 2 | 13 | ? |
| glycoprotein | BLLF1† | γ1 | gp350 | 29 | 31 | 15 | 4 067 | 350 |
| | BXLF2† | 22† | gH | 41 | 30 | 18 | 1 344 | 88 |
| | BALF4 | * | gB-N | 54 | 22 | 14 | 1 014 | 78 |
| | BALF4 | * | gB-C | 50 | 25 | 21 | 966 | 58 |
| | BALF4† | 27† | gB-FL | 40 | 21 | 20 | 372 | 120 |
| | BZLF2† | γ | gp42 | 33 | 9 | 6 | 286 | 42 |
| | BBRF3 | 10† | gM | 17 | 4 | 4 | 74 | ? |
| | BILF2 | γ1 | gp78 | 10 | 2 | 2 | 54 | DG |
| | BLRF1 | 49.5† | gN | 8 | 1 | 1 | 40 | DG |
| | BDLF3† | γ | gp150 | 15 | 3 | 3 | 34 | 115 |
| | BKRF2† | 1† | gL | 18 | 2 | 1 | 21 | 25 |
| | BMRF2† | γ | epi ligand | 3 | 1 | 1 | 21 | DG |
| tegument | BPLF1 | 36† | LTP | 39 | 108 | 87 | 3 307 | 350 |
| | BGLF2 | 16† | MyrPBP | 67 | 19 | 12 | 1 021 | 32 |
| | BOLF1 | 37† | LTPBP | 21 | 25 | 24 | 944 | 140 |
| | BVRF1 | 25† | capsid-assoc | 45 | 20 | 17 | 656 | 58 |
| | BBLF1 | 11† | MyrP | 87 | 16 | 4 | 430 | 15‡ |
| | BGLF1 | 17† | packaging | 23 | 6 | 6 | 122 | 58 |
| | BSRF1 | 51† | palmP | 19 | 5 | 4 | 120 | 27‡ |
| | BGLF4 | 13† | TS kinase | 25 | 7 | 7 | 109 | 47 |
| | BNRF1† | γ | MTP | 54 | 87 | 51 | 15 845 | 140 |
| | BLRF2† | γ | unknown | 64 | 35 | 12 | 3 205 | 19 |
| | BRRF2 | γ | unknown | 73 | 34 | 23 | 3 152 | 72‡ |
| | BDLF2 | γ | unknown | 32 | 13 | 10 | 304 | 54 |
| | BKRF4 | γ | unknown | 18 | 7 | 3 | 219 | 42‡ |
| | BORF2§ | 39 | RNR-L | 35 | 19 | 19 | 249 | 90 |
| | BALF2§ | 29 | ssDNABP | 25 | 16 | 16 | 227 | 130 |

(续表)

| protein type | EBV ORF | HSV UL | function | coverage (%) | peptides | | | MW$_{obs,}$ ×10$^3$ |
|---|---|---|---|---|---|---|---|---|
| | | | | | total, *n* | unique, *n* | area, units | |
| | BXLF1§ | 23 | TK | 14 | 10 | 7 | 145 | 72 |
| | BMRF1§ | 42 | dsDNABP | 25 | 7 | 7 | 118 | 49 |
| | Host | N/A | actin | 70 | 63 | 22 | 10 022 | 45 |
| | Host | N/A | HSP70 | 61 | 54 | 33 | 2 713 | 72 |
| | Host | N/A | cofilin | 69 | 37 | 15 | 2 670 | 17 |
| | Host | N/A | β- tubulin | 74 | 37 | 22 | 2 290 | 54 |
| | Host | N/A | enolase | 54 | 30 | 22 | 1 402 | 49 |
| | Host | N/A | HSP90 | 53 | 48 | 38 | 1 394 | 90 |

30

### (三) EB病毒的分型

EB病毒主要有两种病毒亚型在人群中传播,分为Ⅰ型和Ⅱ型,又分别叫做A型和B型。这两种亚型的病毒主要区别在于EB病毒核抗原(Epstein-Barr virus nuclear antigen, EBNA)的表达。这些核抗原包括EBNA-LP(leader protein)、EBNA-2、EBNA-3A、EBNA-3B和EBNA-3C,它们主要在潜伏Ⅲ期表达。Ⅰ型EB病毒在世界范围内广泛传播,Ⅱ型病毒主要在赤道附近的非洲国家和新几内亚传播。除了以EBNAs基因表达为分型指标外,还可根据限制性片段长度多态性、LMP1基因多态性、EBNA1基因多态性和BZLF1基因多态性对EB病毒进行分型。各种分型方法具有不同的标准,如Ⅰ、Ⅱ分型法和BZLF1基因多态性分型法存在EB病毒流行的地域倾向性。而另外3种分型方法主要在于病毒基因多态性和致瘤能力[31]。

### (四) EB病毒感染人类细胞

EB病毒主要感染淋巴细胞和鼻咽上皮细胞,可分别引起淋巴瘤和鼻咽癌。超过90%的正常成年人携带有EB病毒。EB病毒初次感染人体后可引起单核淋巴细胞增多症,随后可以在人体内建立潜伏感染。

#### 1. EB病毒感染分期

EB病毒感染人体分为两个阶段,包括初次感染和持续性感染。初次感染包括EB病毒感染上皮细胞,并进一步引起淋巴细胞的感染。持续性感染期包含潜伏期感染和裂解期感染两个阶段的交替轮回。

1) 初次感染:在亚洲地区,EB病毒初次感染发生于幼儿期,而欧美地区首次感染相对较晚,发生于青春期或成年阶段。初次感染可能是由进入口咽部的EB病毒引起鼻咽上皮的感染,然后引起上皮细胞的裂解,裂解产生的病毒再引起淋巴细胞的感染。初次感染的过程如图30-2A所示,首次侵入的病毒主要是在口咽部(主要可能存在于黏膜上皮细胞)进行裂解期复制。裂解的上皮细胞会产生大量的更易感染淋巴细胞的病毒(具体机制见本节EB病毒感染倾向性的转换),这些病毒可以对B细胞以Ⅲ期

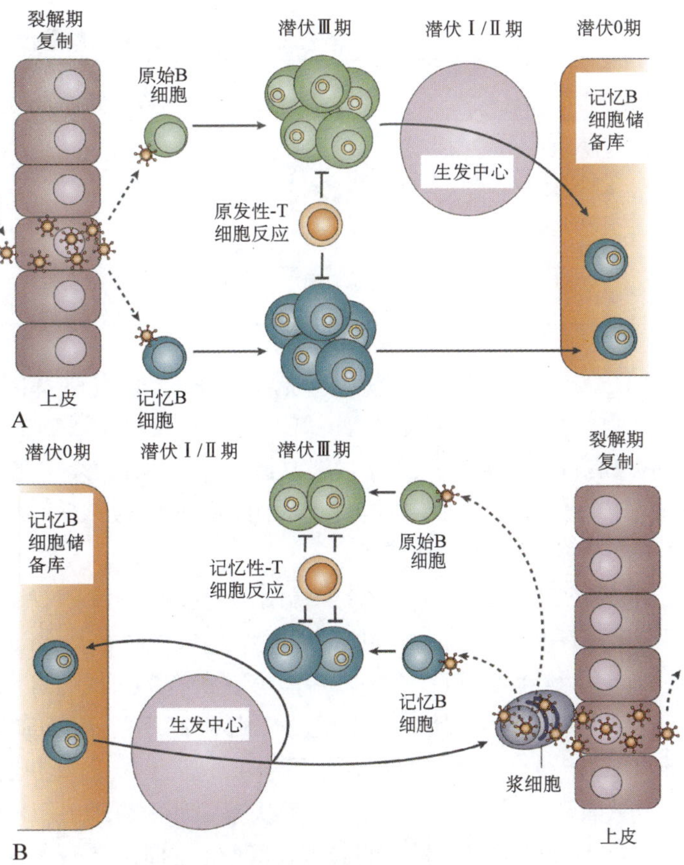


图30-2 EB病毒感染宿主的过程

(latency Ⅲ)潜伏生长转化感染的方式传播到整个淋巴组织。随后，病毒阳性的淋巴细胞在增殖过程中会表达潜伏期核抗原，这些细胞会被初级 T 细胞所识别而消灭。仅有少数细胞能通过下调抗原的表达而逃过初级 T 细胞免疫反应。而后这些生存下来的少数病毒阳性细胞建立了一个处于静息状态的稳定的 EB 病毒储备库(reservoir)。这些静息状态中的病毒阳性细胞几乎不表达抗原，维持在潜伏 0 期(latency 0)。对初次感染过程中 EB 病毒的靶细胞的解释有两种不同的观点。一种观点认为，原始 B 细胞是体内初次感染时 EBV 的主要的靶细胞。病毒通过模拟抗原激发的记忆 B 细胞的发育过程促使原始 B 细胞变为记忆 B 细胞。这个过程涉及自生发中心转运的 B 细胞中免疫球蛋白基因的高度变异。而这种理论不能解释的是在单核细胞增多症患者扁桃体中的 EBV 阳性的 B 细胞存在于滤泡外而非生发中心，扩增的 B 细胞也没有发生高度变异。另一种观点则认为，EBV 直接感染记忆 B 细胞，这就解释了为什么单核细胞增多症的患者扁桃体中的 EBV 阳性的 B 细胞存在于滤泡外而非生发中心，但是不能解释感染了 EBV 的原始 B 细胞群体的消失过程。

2) 持续性感染：持续性感染如图 30－2B 所示。静息状态的病毒储备库中的记忆 B 细胞群体也同样受机体对整个记忆 B 细胞群体迁移和分化等生理调控。所以，它们也可能被招募到生发中心，在这里可引起 EBV 不同潜伏期(Ⅰ期、Ⅱ期和Ⅲ期)的激活。激活后的细胞或再次成为储备库中的一员，或进行浆细胞分化，分化后的浆细胞有可能到达口咽部的黏膜并进入裂解期感染。浆细胞裂解产生的病毒又可引起一些口咽上皮细胞感染。EB 病毒不能在正常上皮细胞中维持长期的潜伏感染。所以感染 EB 病毒的鼻咽上皮细胞随后进行裂解复制，这可以引起少量的 EBV 从口咽上皮脱落下来，从而又感染原始 B 细胞或记忆 B 细胞，这些 B 细胞或补充储备库或被记忆 T 细胞消灭。就这样，EB 病毒完成了在人体内从上皮细胞到 B 细胞再到上皮细胞的循环，并维持持续性感染[29, 31]。

3) 潜伏感染：根据 EB 病毒潜伏基因的表达可以将潜伏期分为 3 种类型。EBNA1 为 EB 病毒唯一种所有潜伏期都有表达的核抗原。EB 病毒在淋巴瘤中主要形成Ⅰ期和Ⅲ期潜伏感染，而在鼻咽癌中则主要形成Ⅱ期感染。EB 病毒通过表达这几种潜伏基因来完成其在人体内的潜伏以及恶性转化。表 30－2 为不同潜伏期潜伏 EB 病毒基因的表达情况。

**表 30－2 不同潜伏期潜伏 EB 病毒基因的表达**

| | Ⅰ期 | Ⅱ期 | Ⅲ期 |
|---|---|---|---|
| EBNA1 | + | + | + |
| EBNA(2、LP、3A－C) | − | − | + |
| LMP(1、2) | − | + | + |
| EBERs | + | + | + |
| BARTs | + | + | + |

EB 病毒表达的潜伏基因包括 6 种核抗原蛋白基因(Epstein-Barr virus nuclear antigens, EBNA)：EBNA1、EBNA2、EBNA3A、EBNA3B、EBNA3C 和 EBNA－LP，3 种潜伏膜蛋白基因(latent memebrane proteins) LMP1、LMP2A 和 LMP2B，病毒基因组 BamHI A 片段转录本(BamHI A right reagion transcripts，BARTs)以及非编码 RNA(EBV-encoded small RNAs, EBER)：EBER1 和 EBER2。各个潜伏基因的功能如下[31]。

(1) EBNA1：在不同 EB 病毒阳性的肿瘤中，EBNA1 可以由 Cp、Wp 和 Qp 3 个启动子中的某一个转录。由于不同病毒株甘氨酸-丙氨酸结构域(GAr domain)重复序列的差异，EBNA1 相对分子质量波动于 65 000～72 000 之间。它是唯一能够在所有的 EB 病毒阳性的细胞及患者组织中检测到的核抗原。EB 病毒是一个能成功潜伏在人体内的“潜伏高手”，而 EBNA1 则在这一过程中发挥了不可替代的作用。EBNA1 能够以二聚体的形式作用于 EB 病毒 oriP 复制起始位点激活病毒的复制。此外，EBNA1 能够作为转录因子调控 EB 病毒的其他潜伏基因如 LMP2、EBNA2 的表达。EBNA1 具有的甘氨酸-丙氨酸重复结构域能够抑制自身蛋白的降解，同时也能抑制自身 mRNA 的翻译，从而使其自身的蛋白水平在体内保持较低水平且不能被呈递到 MHCⅠ类分子的稳态，从而逃避细胞毒性 T 细胞免疫反应。这样，EB 病毒在潜伏期通过尽可能少的核抗原蛋白的表达而不被宿主的免疫系统消灭掉。

(2) EBNA2：1982 年，Rabson 等发现 EBNA2 和 EBNA - LP 最后两个外显子缺失的病毒不能使 B 细胞成功转化。由此揭示了 EBNA2 在病毒致癌过程中的重要作用。目前的研究发现，EBNA2 在病毒引起的癌变过程中的主要作用作为一个多功能转录因子。它并不直接与 DNA 结合，而是间接通过 Trp - Trp - Pro（“WWP325”）模序招募一些转录因子，如 TFIIB、TAF40、TFIIH、p100 和 CBP/p300 调控病毒本身和宿主细胞基因的表达。EBNA2 调控的病毒基因包括 LMP1、LMP2A 和 LMP2B，宿主细胞的基因包括 CD21、CD23、C - fgr、C - myc、cyclin D2、cdk 4、C - bcl2 等基因。被 EBNA2 调控的这些基因大多为癌基因。EBNA2 能激活病毒 Cp 启动子，引起 Wp 到 Cp 启动子活性的转变。EBNA2 还能模拟 Notch 信号通路中 Notch 的功能；扰乱细胞周期和染色体稳定性；激活 STAT3 等功能。通过这些对细胞以及病毒癌基因及通路的调控，EBNA2 在病毒致癌过程中发挥着非常重要的作用。



(3) EBNA3 家族：EBNA3 家族包含 A、B、C 3 个基因。它们串联排列在 EBV 基因组上，由潜伏Ⅲ期启动子 Cp 或 Wp 调控。它们共有一个 U 外显子，各自又有不同的外显子和下游 polyA 位点。它们都属于亲水性蛋白质，包含多达 20%的亲水氨基酸。EBNA3 家族在潜伏期感染的细胞中 mRNA 水平表达很低，但编码的蛋白质相对稳定。它们主要在细胞核内聚集。因此它们主要起转录调控子的作用。如，EBNA3C 能够上调病毒癌基因 LMP1 和 EB 病毒受体 CR2 的表达。通过 EB 病毒缺失 EBNA3 家族基因的研究发现，EBNA3A 和 EBNA3C 对于 EB 病毒转化 B 细胞是必需的，而 EBNA3B 则不是必需的。

EBNA - LP 蛋白由 EBAN1 mRNA 的前端序列编码，编码的蛋白质长度由单株 EB 病毒 EBAN1 mRNA 前端序列中所含 *Bam* HⅠW 重复数决定。EBNA - LP 对于 B 细胞的转化是非必需的，但对 EB 病毒转化的淋巴细胞的生长是必需的。在类成淋巴细胞系中，EBNA - LP 能与 pRb 共定位，同时 EBNA - LP 能与 pRb 和 p53 在体外发生相互作用。EBNA - LP 还能促进 EBNA2 的转录激活作用。

(4) LMP1：LMP1 是第一个被证实能引起恶性转化的 EB 病毒癌基因，也是鼻咽癌发生发展过程中 EB 病毒发挥致癌作用的主要基因。LMP1 在 80%～90%的鼻咽癌组织中呈阳性。LMP1 包含 6 次跨膜结构域和一个 C 末端，其中 C 末端包含 2 个信号通路作用结构域(CTAR1 和 CTAR2)。跨膜结构域使 LMP1 能定位于细胞膜上，而 CTAR 结构域则是 LMP1 发挥癌基因作用的主要结构域。这两个结构域能激活 NF - κB 信号通路、MAPK 通路、磷肌酰肌醇- 3 -激酶(PI3K)通路和 AKT 通路等。最终导致细胞凋亡受到抑制，细胞迁移活性增加，细胞增殖能力增强。LMP1 的表达受 EBNA2 和 EBNA - LP 的调控。值得一提的是，一些细胞因子如白细胞介素(interleukins, ILs) IL - 4、IL - 10、IL - 13 和 IL - 21 能够上调 LMP1 的表达。

(5) LMP2：LMP2 包含 LMP2A 和 LMP2B 两个蛋白，LMP2A 和 LMP2B 的区别仅仅是 LMP2B 比 LMP2A 少了第一个外显子。LMP2B 的功能研究不清楚，但是有证据显示它能负调控 LMP2A 的表达。LMP2A 对于 EB 病毒转化淋巴细胞不是必需的，但是它对 EB 病毒在体内维持潜伏感染状态是必需的。LMP2A 属于跨膜蛋白，包含一个长长的高度磷酸化的细胞质 N 端尾巴、十二次跨膜结构域和一个较短的细胞质定位的 C 端尾巴。在 N 端尾巴中 Y112 能通过磷酸化与 Src 家族激酶 Lyn 发生作用。而 Y74 和 Y85 则能与包含 SH2 结构域的蛋白如 Syk 发生作用并激活下游信号通路。位于 N 端的另外两个 PY 模序能够与泛素蛋白连接酶发生作用而引起泛素化而使得 LMP2A 活性降低。LMP2A 还能通过 Notch 通路形成一个调节自身表达水平的环路。LMP2A 能模拟 B 细胞受体(B-cell receptor, BCR)干扰 BCR 信号通路。LMP2A 还能激活 β -联蛋白(catenin)/Wnt 信号而抑制上皮细胞的分化。LMP2A 可调节 STAT 的磷酸化水平而激活 DNA 甲基化酶 1，导致抑癌基因 PTEN 基因启动子甲基化水平升高，进而表达受到抑制。LMP2A 可激活 Notch，Notch 再激活 RBP - Jk，进而促进一些基因的转录。最近中山大学肿瘤防治中心曾木圣教授还发现，LMP2A 能引起上皮细胞的内膜基质转化(epithelial-mesenchymal transition, EMT)转化，并且增加鼻咽癌细胞中 SP 细胞的比例。

(6) EBERs：EBERs 包括 EBER1 和 EBER2 两个非编码的短链 RNA，它们是存在于鼻咽癌组织中 EB 病毒转录丰度最高的基因。在淋巴瘤中 EBER1 具有 $10^7$ 个拷贝数，EBER2 有 $10^6$ 个拷贝数。由于 EBER1 丰度较高，较 EBER2 功能可能更重要。EBER1 和 EBER2 各有 167 和 172 nt 的核苷酸。它们在体内具有一定的二级结构。EBER1 二级结构包含 5 个茎环结构，各个茎环具有相应的功能。Ⅰ、Ⅲ、Ⅴ茎环能与 L22 结合。Ⅳ茎环能与干扰素诱导蛋白激酶相作用。末端茎环和 3′与 La 抗原的结合有关，La 抗原参与稳定 *Pol* Ⅲ聚合酶新合成的 RNA。EB 病毒可以通过诱导转录因子的活化进而激活由 *Pol* Ⅲ聚合酶转录 EBER1。而 EBER 启动子的 CpG 岛的甲基化可以抑制其转录。缺失了 EBERs 的 EB 病毒仍然能够转化 B 细胞，但是转化后的细胞生长速率降低 100 倍。因此，EBERs 可能对细胞生长具有很重要的作用。研究发现，EBERs 能诱导胰岛素样生长因子 1(IGF1)，促进鼻咽癌细胞的生长。EBER1 还能不依赖于核糖核酸依赖性蛋白激酶(PKR)而促进蛋白质的合成。病毒感染进入裂解期时，EBERs 的表达会下调，并且半衰期延长。因此，EBERs 可能主要作用于 EB 病毒相关的制瘤过程，而不是裂解感染。

30

(7) EB 病毒编码的 miRNAs：EB 病毒编码 miRNAs 的序列主要聚集在病毒基因组的两个位置，分别为 BHRF1（*Bam* HⅠ fragment H rightward open reading frame 1）和 BART（*Bam* HⅠ－A region rightward transcript）。这些 miRNAs 的命名也是以这两个区域的位置来命名编号的，命名规则为 miR－BHRF＋编号。迄今发现的 EB 病毒编码的 miRNAs 共有 47 种。有多达 44 种 miRNAs 位于 BART 区域，除了 miRNA－BART1 和 miRNA－BART2，其他的 miRNAs 位于 B95.8 病毒株缺失的 12kb 片段内，仅有 3 种位于 BHFR1 内。EB 病毒编码的 miRNAs 存在广泛的序列变异。在鼻咽癌组织中它们的拷贝数也不等，可以从几个到多达 18 000 个。某些 EB 病毒的 miRNAs 可以像人类细胞的 miRNAs 一样表达很高，并且与某些人类 miRNAs 具有 2～7 nt 的核苷酸同源。miR－BHRF1－3 仅表达于像初级淋巴瘤和艾滋病(AIDS)相关的弥散性大 B 细胞淋巴瘤这些 EB 病毒潜伏 3 期型肿瘤。在鼻咽癌中却检测不到它们的表达。相反，miR－BARTs 在鼻咽癌中却有相当高的表达[27]。EB 病毒编码的 miRNAs 还可以通过胞外体运送到细胞外，这就可以通过检测血液中它们的表达水平，并且可以作为鼻咽癌诊断的新指标。

EB 病毒编码的 miRNAs 在病毒致瘤过程中扮演了非常重要的作用。它们通过作用于细胞和病毒靶蛋白而行使免疫调控，抑制潜伏期和裂解期的转换，促进细胞存活、增殖和抑制凋亡(见表 30－3)。

**表 30－3　EBV－miRNAs 及其靶分子和功能**

| | 细胞靶分子 | EB 病毒靶分子 | 功能 | 参考文献 |
|---|---|---|---|---|
| miRNA－BARTs | | | | |
| miRNA－BART2 | | BALF5 | 抑制潜伏和裂解期的转换 | (Pfeffer, Zavolan *et al*. 2004; Barth, Pfuhl *et al*. 2008) |
| miRNA－BART5 | PUMA | | 促进细胞存活、抗凋亡 | (Choy, Siu *et al*. 2008) |
| miRNA－BART6－5p | Dicer | EBNA2/Zta/Rta | 减少免疫原性、抑制裂解复制 | (Iizasa, *et al*. 2010) |
| miRNA－BART22 | | LMP2A | 逃避免疫应答 | (Lung, Tong *et al*. 2009) |
| miRNA－BART1－5p, BART15 BART16, BART17－5p | BRCA－1(15、16) | LMP1(1、16、17) | 鼻咽癌发生、负调控 LMP1 及其功能 | (Lo, To *et al*. 2007; Zhu, Pfuhl *et al*. 2009) |
| miRNA－BHRF1－3 | CXCL－11 | | 在 B 细胞感染早期免疫调节、抑制细胞凋亡、促进细胞周期进程 | (Xia, O'Hara *et al*. 2008), (Seto, *et al*. 2010) |

(8) BARF1(Epstein-Barr virus-encoded *Bam* HⅠ－A Rightward Frame－1)：BARF1 编码一个相对分子质量为 33 000 的Ⅱ型膜蛋白，剪切后成熟蛋白为 29 000。BARF1 形成一个六聚环，内包含它的 N 端和 C 端这两个主要作用结构域。另外，它还具有两个 IgG 状的结构域。因为在裂解期表达水平很高，BARF1 之前一度被认为是裂解期基因。但是最近有证据显示它可能是一个潜伏期表达的基因。BARF1 被认为是除 LMP1 外另一个可能的病毒癌基因。因为 90%以上的鼻咽癌 BARF1 呈阳性。并且它还能转化啮齿类动物成纤维细胞、人类淋巴细胞、小鼠成纤维细胞、灵长类肾上皮细胞、增强鼻咽癌细胞的致瘤性等。BARF1 如何行使其癌基因的功能？研究揭示它主要通过参与有丝分裂调控和免疫调节两个方面。BARF1 能在体内扮演生长因子的作用，体外实验中它能诱导细胞周期蛋白 D1 的过表达，进而促进细胞周期进程。BARF1 的 N 端序列能和 Bcl－2 相互协调促进细胞的恶性转化。而集落刺激因子 1 能够充当

BARF1 的配体抑制巨噬细胞的激活。BARF1 还能直接抑制 α 干扰素的分泌。BARF1 能够被 NK 细胞识别。由于 BARF1 在鼻咽癌中的广泛表达，它可以作为一个鼻咽癌诊断的生物学标记物。

总之，EB 病毒编码的几种潜伏基因相互协作，共同参与对淋巴细胞和鼻咽上皮细胞的转化。核抗原 EBNA1、EBNA2 和 EBNA3 家族主要负责对潜伏基因的调控。LMP1、LMP2A 和 BARF1 主要行使癌基因的功能，参与对宿主细胞信号通路的劫持，引发细胞的恶变。而 EB 病毒编码的 miRNAs 则负责调控癌基因 LMP1 的功能、降低病毒的免疫原性和引起细胞的恶变。EBERs 主要促进恶变细胞的生长。

EB 病毒的潜伏期复制主要由病毒核抗原 EBNA1 介导，它可以作为顺式元件和病毒的 oriP 作用起始 EB 病毒的复制。复制过程仅在细胞分裂的 S 期发生一次，然后均一地分配到两个子细胞。所以，EBNA1 在 EB 病毒基因组在细胞中的维持起着非常重要的作用。

30

4) 裂解感染。在裂解感染期，EB 病毒的复制效率可以是潜伏期感染时的 100～1 000 倍。EB 病毒的裂解感染主要由它的两个立即早期基因 BZLF1 和 BRLF1 启动。BZLF1 和 BRLF1 分别编码 Rta 和 Zta 蛋白。裂解期复制主要由裂解复制起始位点 oriLyt 启动。这个过程涉及 7 个必需的 EB 病毒复制相关蛋白：BZLF1、BALF5、BMRF1、BALF2、BBLF4、BSLF1 和 BBLF2/3。在早期，BZLF1 扮演转录激活子的角色，而这里它是 oriLyt 结合蛋白，参与复制的起始。单独 BZLF1 基因的异位表达能使潜伏期的 EB 病毒进入裂解期。BALF5 编码病毒 DNA 聚合酶催化亚基，BMRF1 编码 DNA 聚合酶辅助亚基，BALF2 编码单链结合蛋白，其余 3 个基因 BBLF4、BSLF1 和 BBLF2/3 则形成一个紧密复合体，推测它们分别为解链酶、引物合成酶、解链酶和引物合成酶相关蛋白。

EB 病毒裂解期复制的启动涉及 oriLyt 位点一个起始复制复合物的形成。它包含上游和下游的两个必需的序列。上游结序列包含 BZLF1 结合位点，下游序列包含几个宿主细胞蛋白的结合位点。复合物形成的第一步涉及 BZLF1 结合两个转录因子 ZBP89 和 Sp1 到 oriLyt 并形成复制起始复合物。进一步，ZBP89 和 Sp1 结合到 oriLyt 的下游元件以固定由 BALF5 聚合酶催化亚基和 BMRF1 聚合酶辅助亚基组成的 EBV 聚合酶全酶。EBV 聚合酶全酶具有高效的持续的合成能力，并可能同时参与前导链和滞后链的合成。

BZLF1 包含两个特异的结构域：一个是转录激活结构域；另一个是 DNA 结合和二聚化结构域。BZLF1 以同源二聚体结合到病毒靶基因启动子中的 BZLF1 响应元件序列(BZLF1 - responsive elements, ZRE)而激活病毒靶基因。这些被激活的基因包括许多 EBV 早期基因以及早期基因 BZLF1 自身和 BRLF1。

BZLF1 和 BRLF1 的 mRNA 可进行选择性剪接，形成 Rta - Zta 融合蛋白。BZLF1 是启动 EB 病毒进入裂解期复制的主要蛋白。BZLF1 和 BRLF1 能够协调上调 EB 病毒早期 DL 和 DR 启动子基因启动的病毒基因表达。BZLF1 还能够与细胞信号通路分子如 NF - κB 和 p53 相作用。

*2. EB 病毒感染细胞的机制*

和其他具包膜病毒一样，EB 病毒感染人类细胞是通过病毒表面的糖蛋白与细胞表面特异的受体相互作用引发感染的。EB 病毒感染淋巴细胞的机制已经研究得比较清楚。而感染上皮细胞的机制仍然不清楚。目前的研究显示，EB 病毒感染鼻咽上皮可能是通过 EB 病毒阳性的淋巴细胞通过接触感染上皮细胞而完成的。但仍有一些学者坚持认为存在 EB 病毒直接感染上皮细胞的途径。感染上皮细胞机制的阐明有助于我国广东等地区高发的鼻咽癌的治疗。

EB 病毒包膜糖蛋白包括：gp350/BLLF1、gH/BXLF2、gL/BKRF2、gp42/BZLF2、gB/BALF4、gN/BLRF1、gM/BBRF3 和 BMRF2。这些包膜糖蛋白的功能和性质见表 30 - 4。[26]

**表 30 - 4 EB 病毒包膜糖蛋白及其功能**

| 包膜糖蛋白 | 蛋白类型 | 感染淋巴细胞的功能 | 感染上皮细胞的功能 |
|---|---|---|---|
| gp350/BLLF1 | 单次跨膜Ⅰ型 | 与淋巴细胞受体 CD21(CR2)结合，触发感染 | |
| gH/BXLF2 | 单次跨膜Ⅰ型 | 与 gH. gL 形成 gH. gL. gp42 复合体，与 B 细胞辅助受体 HLA Ⅱ类分子作用诱导膜的融合 | 与细胞表面分子作用，帮助病毒结合到上皮细胞，可能是受体或辅助受体 |

30

（续表）

| 包膜糖蛋白 | 蛋白类型 | 感染淋巴细胞的功能 | 感染上皮细胞的功能 |
|---|---|---|---|
| gL/BKRF2 | 单次跨膜Ⅱ型 | 帮助 gH 正确折叠 | 帮助 gH 正确折叠 |
| gp42/BZLF2 | 单次跨膜Ⅱ型 | 与 gH. gL 形成 gH. gL. gp42 | 阻止病毒形成 gH. gL 复合体，抑制感染上皮细胞 |
| gB/BALF4 | 单次跨膜Ⅰ型 | 参与膜融合 | 不清楚 |
| gN/BLRF1 | 单次跨膜Ⅰ型 | 与 gM 一起表达，参与感染后事件 | 与 gM 一起表达，参与感染后事件 |
| gM/BBRF3 | 多次跨膜 | 不清楚 | 不清楚 |
| BMRF2 | 多次跨膜 | | 与整联蛋白结合 |

### 3. EB 病毒感染淋巴细胞机制

1984 年，Fingeroth 等发现 EB 病毒感染淋巴细胞的受体为 CR2(complement receptor Type 2)，也叫 CD21。3 年后，Tanner 等发现与 CD21 相互作用的糖蛋白为 EB 病毒表面最为丰富的包膜糖蛋白 gp350。随后，通过几代科学家的努力，感染的整个过程渐渐清晰。首先，病毒通过 gp350 与细胞表面受体 CR2 的两个短保守重复序列(short consensus repeats, SCR)SCR1 和 SCR2 结合，这可能触发了一些感染相关的信号通路事件并激发了内吞途径。然后 CR2 与 gp350 的另一个相对分子质量更小的剪接体 gp220 作用，这使得病毒与细胞膜更接近。第 3 步，gp42 与细胞 HLA Ⅱ类分子相对作用进而触发核心的融合机制，同时 gH. gL 和 gB 与内吞小泡膜相互作用引发进一步的信号通路事件。第 4 步，病毒包膜和内吞小泡膜融合，病毒脱去包膜进入细胞质中[26]。但 EB 病毒进入细胞质后如何转运到细胞核的过程仍不清楚。

### 4. EB 病毒感染鼻咽上皮机制

鼻咽上皮细胞并不表达 CR2，相应的感染上皮细胞的功能受体一直没有被发现，EB 病毒感染上皮细胞的机制因此不清楚。目前主要存在的有两种假说：一种认为 EB 病毒感染上皮细胞可能通过 B 细胞的接触感染所引发；另一种则认为 EB 病毒能够单独感染上皮细胞。

由淋巴细胞介导的转运感染(transfer infection)扁桃体上皮细胞。转运感染包括 3 个过程：首先，CD21 介导的 EB 病毒锚定到 B 细胞表面；第二步，锚定有病毒的 B 细胞与上皮细胞结合；第三步，病毒包膜与上皮细胞基底外侧的融合进入上皮细胞引发感染。这种转运感染仅能够通过上皮细胞的基底面介导感染。并且转移感染对 B 细胞群体也有倾向性，如 CD11b 阳性的记忆 B 细胞能够很好地介导转移感染，而 CD11b 阴性的原始 B 细胞则不能。

另外，Tugizov 等发现 EB 病毒接触感染口咽黏膜上皮细胞可能通过两种方式(见图 30－3)。与转运感染不同的是，他们认为 EB 病毒可能通过已经被感染的唾液腺细胞与口咽黏膜上皮细胞的顶端面(apical surface)接触，进而引发感染，但是具体机制不清。其次，病毒还可能从已感染的上皮细胞侧面直接转移到邻近的未感染的上皮细胞。

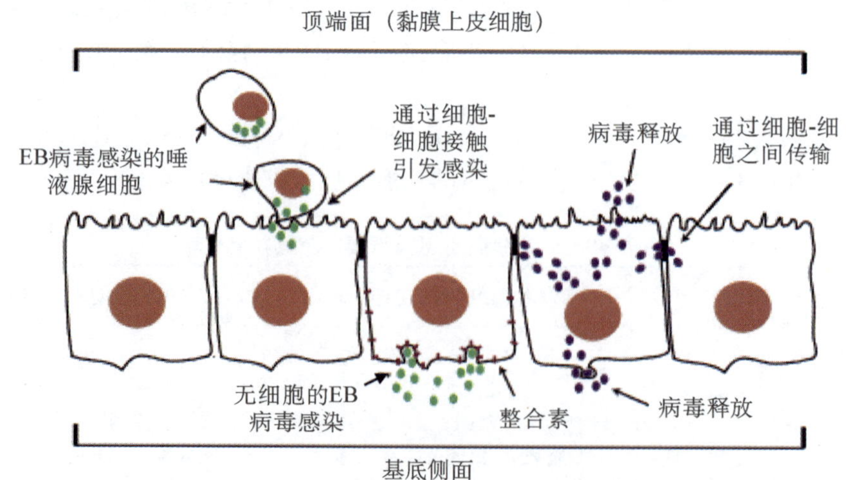


图 30－3　EB 病毒感染上皮细胞的机制

EB病毒接触感染上皮细胞的机制仍然不明确。如由什么分子引发两个细胞的接触，又由哪条信号通路介导病毒从B细胞转移到上皮细胞。有证据显示，感染过程中可能是由病毒表面的糖蛋白gH. gL复合物与上皮细胞的整联蛋白(integrins)αvβ6、αvβ8相互作用引起病毒包膜与上皮细胞细胞膜的融合。但详细机制仍需进一步阐明。

EB病毒的接触感染能够解释EB病毒能够很好地在人体内长期潜伏，维持一个从B细胞到上皮细胞再到淋巴细胞的一个循环。但是，EB病毒首次感染人体若排除外伤等感染必须要经接触上皮细胞进入体内。而且裸病毒(cell-free virus)能够感染某些CR2阴性的上皮细胞如胃癌细胞。所以EB病毒进入上皮细胞的受体肯定存在。

Tugizov等还发现裸病毒可以直接通过基底侧面(basolateral surface)进入上皮细胞(见图30-3)。这可能是与某一或几个特定的受体分子和辅助受体分子相互作用介导的。这个过程中可能涉及整联蛋白β1、α5β1与病毒糖蛋白BMRF2的相互作用。但是介导裸病毒进入上皮细胞的功能受体一直没有被鉴定出来[30]。

30

5. EB病毒感染倾向性的转换

EB病毒感染倾向性(tropism)的转换是指淋巴细胞来源的EB病毒容易感染鼻咽上皮细胞，而上皮细胞来源的病毒容易感染B细胞。这源于gp42对于感染的影响。上面已经提到，EB病毒在感染淋巴细胞的时候会形成一个复合体gH. gL. gp42，而这个复合体对于在B细胞中的感染是必需的。在感染上皮细胞的时候则仅需要形成gH. gL复合体。野生型的病毒分子表面表达的gH远多于gp42。而在B细胞中含有HLAⅡ类分子，一些gH. gL. gp42复合体在内质网中能与未成熟的MHCⅡ类分子作用，随后经历HLAⅡ类分子转运通路，经历这条转运通路使得gH. gL. gp42复合体很容易被降解。而这个过程则不会在不表达HLAⅡ类分子的上皮细胞中发生。所以淋巴细胞来源的病毒会因为具有相对较少的gH. gL. gp42而容易感染上皮细胞，上皮细胞来源的病毒则会富含gH. gL. gp42三体复合物而容易感染淋巴细胞。EB病毒具有的这种感染倾向性的转换能力部分解释了它能够在人体内长期潜伏直至个体的消亡[25]。

6. EB病毒感染后事件

EB病毒进入细胞引发的膜融合、脱壳以及如何转运到细胞核的过程不清楚。但是有证据显示，有两个病毒糖蛋白gM、gN参与感染后事件。gM具有一个长长的、高度带电的细胞质尾，并且具有丰富的磷酸化位点。这种性质预示它可能参与调节蛋白质的相互作用。gM、gN这两个糖蛋白的表达相互依赖，在病毒组装和病毒的成熟过程中有很重要的作用。

## 四、发病分子机制

鼻咽癌的发病是一个多因素、多步骤的复杂过程。除了遗传因素、环境因素、EB病毒以及其他易感因素的影响外，其发病的分子机制同大多数肿瘤一样，包括癌基因的激活，抑癌基因的失活以及促癌基因的影响等，使细胞的生长和分化调节失控，导致细胞持续分裂和癌变。随着分子生物学的不断发展，人们对多种癌基因、抑癌基因以及促癌基因的认识也不断加深。

### (一) 鼻咽癌癌基因及候选癌基因

目前，研究者们已经鉴定出了许多与鼻咽癌相关的癌基因，但是在人类中到底有多少癌基因在鼻咽癌中起作用仍是一个还没有完全解决的问题。在下面的内容中，将详细阐述到目前为止所发现的各种鼻咽癌癌基因及候选癌基因。

1. Bcl-2

从B细胞中鉴定出来的癌基因Bcl-2，其作用主要是抑制细胞程序性死亡或凋亡。由染色体T(14;18)(q32;q21)易位而激活，使得Bcl-2与免疫球蛋白(Ig)相结合，导致易位细胞中Bcl-2过度表达。Sheu等利用免疫组化技术检测和分析得出Bcl-2在大多数鼻咽癌组织(80%)和癌旁异型生长组织(71%)的表达明显高于正常和慢性炎症的鼻咽上皮组织。Bcl-2产物与BHRF-1有高度的同源性，BHRF-1是EBV染色体组中的一个开放读码框，它可以干扰上皮细胞的分化，通过多种外在因素诱导细胞抵抗凋亡。Korsmeyer等也检测到Bcl-2在鼻咽癌中高度表达，而且与其在正常鼻咽基底层细胞的免疫反应具有高度相关性。与此同时，也证实 Bcl－2 蛋白可以显著地延长细胞生存，这表明 Bcl－2 在细胞转化和肿瘤生长中可能是一个关键点。EBV 可以利用病毒蛋白影响 Bcl－2 的表达，例如 LMP1。Sheu 等的研究结果显示，转染的 LMP1 虽然不能诱导 Bcl－2 的表达，但是 LMP1 与 Bcl－2 的协同表达可以促进细胞生长；Bcl－2 还能阻止 p53 抑制细胞生长的作用[33]。

2. LMP1

LMP1 即 EB 病毒潜伏膜蛋白 1，是唯一已被证实的由 EB 病毒编码的癌蛋白，在鼻咽癌中普遍表达，并且被认为在鼻咽癌的发病机制中起重要的作用。LMP1 可诱导细胞的恶性转化和恶性肿瘤细胞的浸润和转移，以及抑制细胞的凋亡和分化。LMP1 的致瘤机制是相当复杂的，其可通过激活多条信号通路来发挥致瘤作用，包括 NF－κB 活化途径、LMP→RAS→RAF1(MAPKKK)→MAPKK→MAPK1/2 途径、JAK－STAT 途径、p38/MAPK 途径以及 PI3K 途径。近来有文献报道，在鼻咽癌中 LMP1 表达可以调节 mTOR 信号通路，可激活 AKT/mTOR/P70S6K/4EBP1 轴[34]。

3. LMP2A

LMP2A 与 LMP1 一样是由 EB 病毒编码的蛋白，在鼻咽癌样本中检测到 LMP2A 在 mRNA 上的表达超过 95%，在蛋白水平上的表达约 50%；而 LMP1 的表达在 mRNA 和蛋白水平上分别只有 65%和 35%。另外有文献报道，鼻咽癌患者中 LMP2A 的高表达与不良预后相关。LMP2A 在功能上可改变上皮细胞的运动以及阻碍细胞的分化；并且 LMP2A 在 EB 病毒感染 B 细胞的过程中起重要作用，但是其在 EB 病毒驱使 B 细胞转化的过程是非必要的。LMP2A 的这些作用可以通过激活多种通路，例如 PI3K/AKT、NF－κB、β－catenin、STAT、Sky 酪氨酸激酶通路等发挥作致癌作用。近期有报道显示，LMP2A 在鼻咽癌中能诱导细胞侵袭并且能引起上皮间质转化。更重要的是，过度表达 LMP2A 可以增加鼻咽癌干细胞的数量[35]。

4. ras

ras 基因家族包括 K-ras、H-ras 和 N-ras，早在 20 世纪 80 年代，研究者就发现 ras 基因在鼻咽癌中过度表达。其基因的突变在细胞癌变的过程中起重要的作用，其中 p21 是由 ras 基因编码的调节细胞生长和正常信号转导的蛋白。ras 基因的激活是由于 p21 的活性位点 12、13、59、61 这几个密码子突变而引起的。但是在鼻咽癌的研究中，DNA 测序和等位基因特定的寡核苷酸杂交技术，都没有检测到 K-ras、H-ras 和 N-ras 中这几个密码子的突变。这些都表明在鼻咽癌的发生发展过程中，ras 基因之所以起作用在于其过度表达，而不是基因的突变。

5. C－myc

C－myc 是一个非常重要的转录因子，属于 myc 原癌基因家族的一员。许多研究都发现鼻咽癌的发生、发展与 C－myc 的异常激活、过度表达、调节障碍有着密切关系。其中 C－myc 基因扩增，在肿瘤发生过程中发挥着启动和促进的作用。有研究指出，myc 基因家族在鼻咽癌中主要作用可能是永生化作用，而不是转化基因的作用。C－myc 基因产物可能与某些转化基因协同作用而起致癌作用。另外也有研究显示在鼻咽癌中 C－myc 过表达的患者预后不良。

6. ERBB2

ERBB2 基因定位于 17q21 上，属于Ⅰ型生长因子受体家族，具有酪氨酸激酶(TPK)活性，编码相对分子质量为 185 000 的跨膜蛋白，在细胞内信号转导中发挥重要的作用，由于发现部位不同，又称为 Her－2/neu。以往有研究者在鼻咽癌标本中发现 ERBB2 高表达，虽然样本量不大，但是结果显示 ERBB2 表达越强则预后和存活率越差，转移率也越高；并且 ERBB2 与 EGFR 有协同作用。总之，在鼻咽癌发展过程中，ERBB2 过表达与 17 号染色体多态性相关，而与其基因扩增无关。

7. MDM2

MDM2 即人类同源的鼠双微小体 2 蛋白，主要是通过 3 条途径对 p53 起负调节作用的。首先通过与 p53 的转录结构域结合，能阻止其转录活性；其次 MDM2 起泛素连接酶的作用，促使 p53 的降解；第三，由于 MDM2 包含有核输出信号，因此在与 p53 结合后具有输出 p53 的倾向。有研究表明在 EB 病毒阳性的鼻咽癌细胞中 MDM2 过表达，并且其 mRNA 水平在鼻咽癌颈部淋巴结转移灶中也过表达。近期有研究指出，在中国群体中 MDM2 和 SNP309 是鼻咽癌发生和晚期淋巴结转移的危险因子[36]。

8. 其他鼻咽癌候选癌基因

除了上述几种常见的鼻咽癌癌基因之外，随着人们的不断研究有越来越多的鼻咽癌相关癌基因被发现。近来有学者证实 MTA1 和 RECK 基因可能与鼻咽癌的侵袭和转移有关；Cripto-1 又名 TDGF-1，属于 EGF-CFC 家族，有研究指出该基因在鼻咽癌中 mRNA 水平和蛋白水平的表达都高于正常鼻咽上皮，与鼻咽癌的发生有密切联系。CDK4、COX-2(环氧化酶-2)、uPARAP(尿激酶型纤溶酶原激活剂相关蛋白)、MMP9(基质金属蛋白酶-9)、p73 等蛋白在鼻咽癌中的表达都明显高于鼻咽正常或者炎症上皮，这都显示了这些基因与鼻咽癌的发生、发展相关。在以后的研究中，将会有更多的鼻咽癌候选癌基因被发现，通过对这些基因的研究，将会是人类攻克鼻咽癌的新突破。

### (二) 鼻咽癌的抑癌基因及候选抑癌基因

30

抑癌基因又称肿瘤抑制基因，是正常细胞分裂、生长的负性调控因子，其功能是阻止细胞增殖，促进细胞分化。抑癌基因一般只有当其中两个等位基因共同缺失或失活时才导致癌变。

1. p53

p53 位于人类染色体 17p13.1 上，编码一个相对分子质量为 53 000 的核磷酸蛋白，具有转录因子的作用。p53 是一个众所周知的抑癌基因，它的主要功能是细胞在遭受 DNA 损伤时，停止细胞周期的运转以及介导细胞凋亡。以往有研究表明，p53 在人类肿瘤中的突变超过 50%，在人类头颈部肿瘤中的突变达 69%；但是在鼻咽癌中却很少发生突变，可能其突变位于突变热点之外。另外，高于 95%的鼻咽癌中 p53 异常表达，这可能与 MDM2 蛋白及 EB 病毒感染产生的 EBNA-5 蛋白有关。MDM2 蛋白可与 p53 结合使其失活，稳定性增加，遏制其负调节细胞周期的作用，导致其过度表达。一些临床分析显示，p53 的表达与鼻咽癌组织类型无关，而与肿瘤细胞的间变性有关。但是实验证实了 p53 的过度表达发生于鼻咽癌早期，并且与鼻咽癌晚期、不良预后都有关[37]。p53 在鼻咽癌中的作用和临床意义还需要更多的研究，以便为鼻咽癌的病理诊断、治疗和预后判断等方面都提供丰富的信息。

2. 14-3-3σ

14-3-3σ 通过抑制细胞周期激酶活性阻止细胞周期的进行。重要的是 14-3-3σ 有肿瘤抑制的活性，并且作为两个非常重要的抑癌基因(p53 和 BRCA1)的靶点。p53 在 DNA 损伤应答中通过上调 14-3-3σ 来监视基因组的稳定性；BRCA1 作为 p53 的共激活剂诱导 14-3-3σ 转录。14-3-3σ 还可以与 p53 相互作用并且能加强 p53 的活性。已有研究指出，在鼻咽癌中 14-3-3σ 通过表达的上调回应 DNA 损伤，并且可负性调控 AKT 来阻止细胞增殖[38]。上述发现表明，14-3-3σ 可能是一个鼻咽癌的候选抑癌基因。

3. p16 和 p27

p16 是一种细胞周期抑制蛋白，为 INK4 家族的一员，定位于染色体 9q21 上，编码的蛋白与细胞周期蛋白 D 竞争 CDK4 或 CDK6 的活性，从而使细胞停滞在 G1 期，防止细胞过度增殖。p16 的失活与其蛋白的表达下调在鼻咽癌中是一个普遍的现象(肿瘤早期有 60%～80%)。因此，p16 在鼻咽癌的发生过程中可能起着重要的作用。在鼻咽癌中 p16 的失活包括：纯合子的删失、启动子的甲基化以及点突变。近来有研究表明，在缺乏 p16 功能的鼻咽癌细胞中，腺病毒介导的 p16 基因转移能引起显著的细胞毒性，这也为鼻咽癌的治疗提供了一个新的方向。p27 也是细胞周期蛋白依赖激酶抑制蛋白，磷酸化的 p27 在细胞周期中允许 CDK2/cyclin E 复合物保持活性。同 p16 一样，p27 在鼻咽癌中也低表达，这两种抑制基因多种信号通路激活，如 ERK/MAPK、JNK/c-jun 及 Rb/E2F[39]。

4. nm23

nm23 基因定位于 17q21.3，最初发现该基因具有抑制肿瘤侵袭转移的作用。虽然 nm23 调节转移机制还不完全清楚，但是大量的研究证实其在人类多种类型的肿瘤转移中起重要作用。也有研究指出在鼻咽癌中检测到 nm23-H1(nm23 的一个亚型)，且早发转移组的阳性率低于无转移组。在发生转移的病例中，nm23-H1 阳性表达者的生存期长于阴性表达者，这都提示 nm23 阴性表达与早期转移及生存时间相关。nm23-H1 可以作为临床上判断鼻咽癌转移的重要生物学指标。

5. Rb

Rb 基因包括 Rb/p105、Rb/p107、Rb2/p130 3 个基因的家族。是目前研究最多的抑癌基因之一，其编码蛋白是细胞周期的重要调节分子，已在许多人类肿瘤发现 Rb 失活。大多数研究认为，Rb/p105、Rb/p107 在鼻咽癌中不存在缺失、重排、点突变等改变。而 Rb2/p130 则不同，Claudio 等对 10 例北美鼻咽癌患者 Rb2/p130 进行测序，发现 3 例存在突变，提示 Rb2/p130 可能是鼻咽癌发生中的一个抑癌基因[40]。Hoe 等[41]对 53 例马来群岛鼻咽癌患者的组织标本进行 Rb2/p130 基因第 19～21 号外显子测序，发现只有一个样本中存在一个碱基改变，提示鼻咽癌中 Rb2/p130 遗传改变极少发生，或许不参与鼻咽癌的发病机制。这些研究提示，Rb2 与鼻咽癌的关系值得进一步研究。

6. NAG7

NAG7 即鼻咽癌相关基因 7，又名 ERR－10，位于染色体 3p25.3。该基因在许多鼻咽癌组织样本和鼻咽癌细胞系 HNE1 中都表达下调。NAG7 可以与雌激素受体 α(ERα)相互作用，可负调控雌激素受体，并且在鼻咽癌细胞增殖和侵袭有双重调控的作用。在鼻咽癌细胞系 HNE1 中，过表达 NAG7 可以通过阻止癌细胞从 G1 期进入 S 期，从而抑制细胞增殖，并且可以诱导癌细胞凋亡；但是增加了癌细胞的黏附、运动和侵袭。NAG7 抑制雌激素受体表达和刺激细胞的侵袭是通过 H－ras/p－c－Raf 和 JNK/AP－1/MMP1 信号通路起作用的[39]。

7. 其他候选抑癌基因

NGX6 是一个位于染色体 9p21 上的新型的鼻咽癌相关基因，有研究发现该基因在鼻咽癌细胞中的 mRNA 表达水平明显低于正常鼻咽上皮细胞。NGX6 可以负性调控 EGF/Ras/MAPK 信号转导通路，并且与埃兹蛋白相互作用来阻止鼻咽癌细胞的侵袭和转移。SPLUNC1 是鼻咽癌的早期分子诊断指标，它可以阻止细胞克隆的形成并且是一个先天的免疫分子。SPLUNC1 可以通过负性调节 ERK/MAPK 信号转导通路来阻止鼻咽癌细胞的增殖并诱导其凋亡。BRD7 是一个转录调节因子，通过 BRD2 的诱导使其促发凋亡，其启动子受 C－myc 和 Sp1 的调节。BRD7 抑制鼻咽癌细胞周期的进展，通过抑制 ras/MEK/ERK、Rb/E2F 以及 Wnt 信号通路使细胞周期停滞在 $G_0/G_1$ 期。因此，BRD7 的异常激活在鼻咽癌细胞周期紊乱中是非常重要的。LTF 也是一个转移相关蛋白，通过负性调节 MAPK 信号传导通路(例如，JNK2 和 ERK)，起抑制鼻咽癌细胞增殖和生长的作用。这些鼻咽癌候选抑癌基因在将来可能会成为鼻咽癌诊治靶点[39]。

### (三) 微小 RNA

目前已有较多研究表明，微小 RNA(microRNA，miRNA)在鼻咽癌细胞和组织中表达量异常，与鼻咽癌的发生、发展和侵袭转移等多方面有关。

有研究发现[42]，在鼻咽癌的组织标本中 35 种 miRNA 的表达水平有显著改变：11 种 miRNA 显著上调，包括 miR－196b、miR－138、miR－155、miR－142－3p 和 miR－18a 等；24 种显著下调，包括 miR－204、miR－449a、miR－34c－3p、miR－195、miR－187、miR－143 和 miR－145 等；表达下调的 miRNA 有 5 条重要的特异性靶向通路：①转化生成因子(transforming growth factor，TGF) WNT 信号通路。②G1/S 期转变的调节通路。③血管内皮生长因子(vascular endothelial growth factor，VEGF)信号通路。④细胞凋亡和生存途径。⑤三磷酸肌醇信号通路(IP3 signalling pathways)。下调的 miRNA 可以调控 CCND2、CCND3、CDC25A、VEGFA、PLCG1 和 AKT 等 6 个靶基因的表达，影响鼻咽癌的发生、发展和侵袭转移。李晓霞等运用 miRNAs 芯片技术筛选原代培养的鼻咽癌细胞与正常鼻咽部黏膜上皮细胞中差异表达的 miRNAs，结果显示 miR－203、miR－503、miR－424、miR－141、miR－148a、miR－25、miR－195、miR－15a 在原代培养的鼻咽癌细胞与正常鼻咽上皮细胞中存在差异表达；其中 miR－203 的预测靶基因为 CCNG1 和 SPARC。Western 印迹法结果显示，其在原代培养的鼻咽癌细胞亦高表达，提示 miR－203 可能参与了鼻咽癌的发生发展。Wei 等[43]的研究发现，Plk1 是有丝分裂的关键调节基因，其高表达与鼻咽癌患者预后差密切相关，miR－100 可直接调节 Plk1 的表达，在鼻咽癌中，miR－100 的表达下调可导致 Plk1 过度表达，从而导致鼻咽癌的发生发展。Xia 等[44]发现，miR－200a 作为鼻咽癌发病机制中重要调节因子之一，在鼻咽癌细胞中的表达下调，并介导下游功能性的靶基因 ZEB2 及 CTNNB1 表达上调，从而不同程度地促进鼻咽癌细胞生长、迁徙和转移。Wong 等[45]研究发现，在鼻咽癌细胞中 Let－7(－a、－b、－d、－e、－g 和－i)表达水平下调，而 Let－7 可通过下调 C－myc 抑制鼻咽癌细胞生长，提示 miRNA Let－7 在鼻咽癌发展中可能起作用。Lu 等研究发现，miR－26a 在鼻咽癌组织和细胞系中表达普遍降低，外源性表达 miR－26a 能显著降低鼻咽癌细胞中 EZH2 的表达，抑制细胞生长，可见 miR－26a 是鼻咽癌细胞生长的抑制因子，而它抑制效应则是主要是通过抑制 EZH2 的表达实现。另外，Alajez 等[46]发现 miR－101 和 miR－98 也是主要通过抑制 EZH2 的表达从而抑制鼻咽癌细胞的生长。Li 等[47]运用 miRNAs 芯片技术筛选 8 例鼻咽癌组织和 4 例正常鼻咽部黏膜上皮组织中差异表达的 miRNAs，共发现有 34 种有差异表达：在鼻咽癌组织中，其中一种 miR－18a 高表达，其余 33 种 miRNAs 低表达。Alajez 等还发现 miR－218 在鼻咽癌组织及细胞系中低表达，而 miR－218 可直接下调 ROBO1、存活蛋白(survivin，BIRC5)和膜联蛋白(connexin)43(GJA1)从而抑制鼻咽癌细胞的生长和转移，提示 miR－218 在鼻咽癌中起着重要的抑癌作用。Deng 等发现 miR－216b 在鼻咽癌组织及细胞系中低表达，且和高等级临床分期及淋巴结转移直接相关；进一步研究发现 miR－216b 能直接抑制 K-ras 基因的表达，通过 K-ras 相关的 AKT 通路和 ERK 通路抑制肿瘤的生长。

30

另外，EBV 也能直接或间接编码一些 miRNAs，与鼻咽癌的发生、发展密切相关。有研究发现在 EBV 基因组有 3 个最常见的 BART miRNAs(BART3－3p、BART5－5p 和 BART9－3p)，都能参与调节病毒基因潜伏和宿主细胞基因的表达，影响肿瘤的发生。Choy 等研究发现，在 EBV 能编码 miR－BART5，miR－BART5 在鼻咽癌和 EBV 阳性细胞中高表达，通过下调 PUMA 引起肿瘤细胞的生存。Lung 等[48]研究发现 EBV 可以编码一种 miR－BART22，调控 LMP2A 的表达，从而允许 EBV 感染细胞的免疫逃逸，发挥其致癌作用。Zhu 等[49]研究证实鼻咽癌细胞中 miR－15a 和 miR－16 主要通过抑制其靶基因抑癌基因 BRCA－1 从而促进肿瘤细胞生长。Li 等[50]研究发现 EBV 相关的 miR－10b 能促进鼻咽癌细胞生长增殖、侵袭和转移。

上述研究表明，在鼻咽癌的发生、发展过程中，一系列遗传学及表观遗传学事件构成了复杂的网络系统，它们相互制约、相互作用。其中癌基因、抑癌基因及 miRNA 作为主要的分子生物学事件，相互协调共同促进了鼻咽癌的发生、发展。

## 第三节 鼻咽癌的生物学特性

### 一、概述

头颈部肿瘤中，鼻咽癌具有较高的转移率，常于早期即侵犯邻近组织器官，转移至区域淋巴结和远处器官。患者就诊时，经常已经局部晚期或者已发生淋巴结的转移。只是，目前关于鼻咽癌的转移分子机制仍然不清楚。

侵袭与转移是癌细胞区别于正常细胞的最基本特征，而肿瘤细胞间黏附减弱和肿瘤细胞运动增强是侵袭的基础。上皮-间质转化(epithelial-mesenchymal transition，EMT)正是为上皮来源的肿瘤细胞提供了侵袭转移的条件。越来越多的研究表明，EMT 是许多肿瘤侵袭和转移早期的重要过程，在肺癌、肝癌、胃癌、结肠癌、等多种肿瘤发生发展过程中都发现了 EMT 的作用，研究也发现 EMT 与鼻咽癌发生和发展密切相关。

研究发现，肺、皮肤、肝脏和大脑等多种肿瘤中分离出组织特异性的干细胞，且证实肿瘤干细胞与肿瘤发生、发展和治疗转归都有关系。Zhang 等通过建立标签-保留细胞(LRC)方法，首次描述了在正常小鼠鼻咽上皮的干细胞样细胞的鉴定，此种方法是基于干细胞能够保留核苷类似物包括溴脱氧嘧啶核苷(BrdU)。在小鼠的鼻咽复层鳞状上皮细胞中，小于 3%的细胞为长期 BrdU LRCs，其中 64.12%位于基底层，35.88%位于 superbasal 层。此外，通过 BrdU 和$^3$H－TdR 双重标记法证实约 12%的 LRCs 可以进入细胞周期进程中。这些发现揭示了正常鼻咽上皮中干细胞的存在。

### 二、研究进展

在鼻咽癌的研究中，已有报道显示 EMT 在鼻咽癌的转移中发挥了极其重要的作用。鼻咽癌与 EBV

密切相关,EBV 表达的潜伏膜蛋白 LMP1 与 LMP2A 均可诱导鼻咽癌细胞发生 EMT。Horikawa 等研究指出,LMP1 能诱导 EMT 的发生,并且在组织中发现,Twist(EMT 相关蛋白)的表达水平与鼻咽癌的转移呈正相关[51]。Kondo 等指出 LMP1 可以诱导 $CD44^{high}/CD24^{low}$ 肿瘤干细胞特性,并且,LMP1 可以增强上皮细胞的增殖能力以及肿瘤形成能力。此外,Kong 等研究指出,EBV 编码的潜伏膜蛋白 LMP2A 可以诱导鼻咽癌发生 EMT 现象[35]。在这项研究中,首先发现在鼻咽癌细胞株中外源性表达 LMP2A 可以使得上皮细胞分子标志物[52] E-钙黏着蛋白(cadherin)、β-联蛋白(catenin)的表达降低,间充质细胞标记物波形蛋白(vimentin)、纤连蛋白(fibronectin)以及 Snail 的表达升高,并且使得鼻咽癌细胞株的侵袭迁移能力增强;亦发现在鼻咽癌的组织标本中 LMP2A 的表达与 E-cadherin 的表达呈负相关关系。以及 LMP2A 可以诱导鼻咽癌细胞中侧群(side population, SP)细胞数目的增加以及干细胞特性之一自我更新能力的增强。并且通过体内体外实验证实了 LMP2A 可以增强鼻咽癌细胞株的肿瘤形成能力。



最近,Li 等研究发现,丝苷(蛋白)聚糖(serglycin)在 NPC 的转移中起到重要的调节作用。蛋白聚糖 serglycin 通过自分泌和旁分泌途径调节 NPC 的转移,而且可以作为 NPC 患者无转移生存和无病生存的独立预后指标。通过比较基因组表达谱分析,发现具有高转移潜能的 NPC 细胞株中 serglycin 基因(SRGN)高表达。使用 RNAi 的方法降低 serglycin 的表达后,减少了高转移潜能细胞中 serglycin 分泌作用以及侵袭迁移能力,同时体内实验表现为肿瘤的转移能力下降。相反,在低转移潜能细胞中过表达 serglycin 后,可以增强细胞在体内的侵袭行为和转移能力。此外,研究亦证实了,serglycin 抑制作用是和 vimentin 的减少相关,而与 EMT 中其他的分子标记物无关。在临床标本中,NPC 肝转移患者的标本中 serglycin 具有显著增高的表达。从 263 例 NPC 标本的免疫组织化学染色的结果中显示,在原发的 NPC 中,serglycin 的高表达可以作为转移的独立预后因素。

从乳腺癌中分离出表面标记为 $CD44^{+}/CD24^{-}$ 的肿瘤起始细胞开始,已有多项研究在多种实体恶性肿瘤中分离出具有肿瘤干细胞样特性的肿瘤起始细胞。这些细胞可以重建肿瘤的异质性,具有干细胞样的特性[53]。近来已有证据显示 NPC 中肿瘤干细胞的存在。首先,除了正常小鼠鼻咽上皮,在鼻咽癌的小鼠移植瘤中同样存在 LRCs,3 种 NPC 细胞株形成的移植瘤中具有约 0.5%的 LRCs;其次,Wang 等通过使用一种特异的可渗透细胞的 DNA 染料 Hochest33342,从 NPC 细胞株中分离出了符合肿瘤干细胞标准的 SP(side population, SP)细胞,并且进一步证实了 SP 细胞具有增殖、自我更新、肿瘤-起始的生物学特性[55]。在低分化的 NPC 细胞株 CNE2 中,SP 细胞约占整个细胞群的 3%。通过体外分选,和非- SP 细胞相比较,SP 细胞具有更强的增殖潜能,以及显著的克隆形成能力。而且,SP 细胞可以产生非- SP 细胞,而非- SP 细胞则不能生成 SP 细胞。更有意义的是,SP 细胞对常规放、化疗的抵抗力增强。体内实验证实,SP 细胞和非- SP 细胞的起始肿瘤的能力是不同的,10 000 个 SP 细胞即可生成肿瘤,而非- SP 细胞需要 20 000 个细胞才可以生成肿瘤。除此以外,研究表明,鼻咽癌发病与遗传背景、环境致癌因素以及 EB 病毒感染相关,而 95%的鼻咽癌患者都与 EBV 感染有关。Kong 等研究证实 EBV 编码的潜伏膜蛋白 LMP2A 可以增加 SP 细胞的数目以及增强肿瘤形成能力。利用 CNE2 细胞,通过外源性表达 LMP2A 和对照组细胞 CNE2 相比,CNE2 - LMP2A 细胞具有显著增强的克隆形成能力[35],且通过 Hochest 染色法检测到 SP 细胞数目显著增加(约 7%),裸鼠的移植瘤实验证实,LMP2A 增强了肿瘤的起始能力,1 000 个 CNE2 - LMP2A 细胞在 13 d 内即可形成肿瘤(10 只裸鼠全部可以生成肿瘤),而 CNE2 细胞需要更长的时间才可以形成肿瘤(10 只中只有 5 只形成较小的肿瘤)。以上证据均显示鼻咽癌中存在肿瘤干细胞样细胞,并且在鼻咽癌的发生发展中发挥重要作用。

## 三、展望

如果正常鼻咽部和鼻咽癌 NPC 中存在干细胞的这个假说成立的话,这将为 NPC 的肿瘤形成、进展以及治疗抵抗的研究打开一扇新的大门。传统意义认为,肿瘤细胞导致了肿瘤的形成,肿瘤的异质性是由随机突变和环境选择进展演变而来。然而,肿瘤干细胞假说则提出肿瘤的起始和维持是由一小群细胞决定,而肿瘤异质性是由这些细胞的异常分化所导致。

目前尚没有研究详细阐明肿瘤干细胞的起源。自我更新在肿瘤干细胞中发挥关键作用,这是因为如果肿瘤干细胞只有增殖却没有自我更新,那么肿瘤干细胞池将逐渐耗竭。考虑到在自我更新和细胞表面标记物方面CSCs和其正常副本之间的相似性，一方面，可以推测CSCs是起源于突变的正常干细胞，这些细胞脱离了正常的增殖调控却可以自我更新。目前已经有证据显示以上假说的合理性。如Kim等从小鼠的肺中分离纯化出细支气管肺泡干细胞(BASC)。Guo等证实小鼠造血干细胞中PTEN的丢失导致了骨髓增生异常，然后产生急性T淋巴细胞白血病。此外，还有另外一种可能，一种限制性的祖细胞或者终端分化细胞，经历了一系列的突变后具有了自我更新的能力，能够产生一群具有正常干细胞某些特性的肿瘤细胞。实际上来说，一些维持正常干细胞的重要通路，被证实在一些肿瘤中失去了正常调控。比如，Bmi-1，多梳基因家族成员之一，在胚胎干细胞和体干细胞的维持以及自我更新中起重要作用。Song等发现，在鼻咽癌中[55]，Bmi-1在鼻咽癌细胞以及组织中均高表达，并且与患者的预后呈负相关关系。随之，通过外源性过表达Bmi-1足以使得正常鼻咽上皮细胞发生永生化。因此，NPC中肿瘤干细胞的鉴别，将为NPC生物学行为的研究提供重要的理论依据。



## 第四节　鼻咽癌生物学标志物

### 一、概述

鼻咽癌最常见于我国南方，特别是广东为世界最高的发病地区。目前认为其发病与遗传因素、病毒因素及环境因素等有关。由于鼻咽部解剖位置隐蔽，鼻咽癌临床表现复杂多变，早期症状不典型，极易漏、误诊。为了提高鼻咽癌的诊治水平，建立快捷有效的检测方法，寻找能够用于早期诊断、判断预后和治疗观察效果且具有高灵敏度和特异性的标志物十分必要。近年，随着基因组学、蛋白组学和生物信息学的发展，人们对鼻咽癌的发病机制了解越来越多，并发现了许多肿瘤标志物，对鼻咽癌的预测、预后和疗效监测具有重要的意义。通过生物信息学技术、蛋白组学技术和生物芯片等技术，现今发现的鼻咽癌生物标志物越来越多。这些生物标志可以分为几大类，包括遗传、表观遗传学、分子诊断和预后标志物。

### 二、研究进展

#### (一) 遗传标志物

遗传不稳定性很可能是鼻咽癌发生的早期事件。1990年，研究将鼻咽癌易感基因位点定位于HLA区域。2002年和2010年曾益新等利用全基因组关联分析又分别找到4号染色体的D4S405、D4S3002区域和13q12位点TNFRSF19、3q26位点MDS1-EVI1、9p21位点CDKN2A-CDKN2B基因簇为新的鼻咽癌易感基因位点。另外，研究人员还发现在鼻咽癌中3p的缺失是最常见的遗传改变。3p杂合子缺失几乎在所有的鼻咽癌中都能发现。同时，这种缺失也可以在癌前病变中检测到。缺失的杂合子中一般包含一些抑癌基因，如3p21.3的RASSF1A基因。在鼻咽癌异植体或鼻咽癌细胞株中，RASSF1A基因的启动子通常是被甲基化的。在鼻咽癌细胞株C666-1中异位表达RASSF1A可以降低C666-1的克隆形成能力和体内成瘤能力。体内RASSF1A的失活可能扰乱DNA修复系统和ras依赖的生长调控进而引起癌变。除了3p(96.3%)的杂合子缺失，9p(85.2%)、9q(88.9%)、11q(74.1%)、12q(70.4%)、13q(55.6%)、14q(85.2%)、16q(55.6%)、1p(37.0%)、(44.4%)和12p(44.4%)等染色体也发现了较高概率(括号内为缺失率)的杂合子缺失[56, 57]。这些鼻咽癌易感位点以及一些尚未发现的位点或许能够从遗传角度解释为什么鼻咽癌仅仅在我国广东地区人群中高发的原因。

香港中文大学的Lo教授于2002年提出鼻咽癌发生、发展的阶段模型。第1阶段，环境因素等使得正常鼻咽上皮细胞丢失3p/9p；第2阶段，正常鼻咽上皮细胞RASSF1A、p16、p14的失活，14q的缺失。这些改变可形成低程度的癌前病变；第3阶段，癌前病变细胞中Bcl-2的高表达、端粒酶活性的失调以及EB病毒的感染。这些因素进一步可以形成高程度的癌前病变。第4阶段，11q、13q和16q这些染色体的杂合子缺失，TSLC1和ENDRB的失活和其他遗传改变共同引起鼻咽上皮细胞的癌变。第5阶段，p53突变和E-cadherin等分子活性的变化引起癌变细胞的转移。随着遗传标志物的不断发现，此模型还可以不断被修正。这种模型清晰地呈现了环境、遗传和EB病毒对于鼻咽上皮细胞癌变的作用。

### （二）表观遗传学标志物

鼻咽癌组织样品存在一些抑癌基因启动子的甲基化。这些抑癌基因包括：DAPK（79.2%）、CDH13（77.4%）、DLC1（76.9%）、RASSF1A（75.5%）、CADM1（69.8%）、p16（66.0%）、WIF1（61.2%）、CHFR（58.5%）、RIZ1（56.6%）和RASSF2A（29.2%）。从鼻咽癌高风险个体来说，它一般有高EB病毒IgA滴度、高EB病毒含量、CDH13、DAPK1、DLC1和CADM1等基因启动子较高频率的甲基化、p16和WIF1较低频率的甲基化等特征。有报道称结合RASSF1A和p16启动子甲基化水平可以很好地鉴别鼻咽癌组织和正常组织。结合RASSF1A、p16、WIF1、CHFR和RIZ1这5个抑癌基因启动子的甲基化可以使得评估鼻咽癌风险效率达到98%。



### （三）分子诊断标志物

#### 1. EB病毒相关标志物

自Old等在1966年首先从鼻咽癌患者血清中检测到EB病毒抗体，以及de-The等1969年从鼻咽癌活检培养的类淋巴母细胞中分离到EB病毒后，科学家们在鼻咽癌与Burkitt淋巴瘤的癌细胞中观察到EB病毒核酸，并发现核抗原。并且发现不管地理分布、种族背景和地域流行如何，EB病毒DNA都能在鼻咽癌中检测到。我国华南地区大规模血清学调查表明，多种EB病毒抗原的抗体水平在正常人及鼻咽癌患者间差别很大，且可早于鼻咽癌病理诊断约4.36年出现阳性。因此，通过定期检测抗体水平和滴度变化趋势，可对鼻咽癌的发病具有预测作用，结合头颈部检查和活检，有可能发现非常早期的鼻咽癌，甚至发现一些无任何临床表现及在间接镜下也未见异常的患者。目前，常规用于鼻咽癌检查的EB病毒血清学指标有EB病毒VCA-IgA（壳抗原）、EA-IgA（早期抗原）、EDAb（DNA酶中和率）和EB病毒DNA拷贝数。

（1）EB病毒VCA-IgA和EA-IgA：目前，临床上利用酶联免疫吸附测定（ELISA）方法检测患者血清中EB病毒VCA-IgA和EA-IgA的抗体滴度对鼻咽癌进行辅助诊断。有报道表明，通过检测患者血清中VCA-IgA诊断鼻咽癌的特异性和敏感性都可以达到90%左右。EA-IgA诊断鼻咽癌的特异性更高，可达到98%左右，但敏感性略低，为50%。因此两者联合检测可以提高特异性和敏感性，这是目前学术界公认的可以用作早期诊断的标志物。有人通过检测VCA-IgA抗体滴度筛查广东鼻咽癌高危人群，发现VCA-IgA抗体阳性率为0.6%～10.0%，其中鼻咽癌检出率为1.5%～13.6%，且多为早期。同时，对治愈的患者跟踪检测发现抗VCA-IgA水平显著下降。这些数据提示VCA-IgA抗体可以作为高危人群的筛选指标和预后观察指标。

（2）EDAb：EB病毒与NPC的发生、发展以及预后密切相关。EB病毒DNA酶的出现提示EB病毒处于病毒的增殖期。研究发现鼻咽癌血清中含有高滴度的EB病毒DNase抗体（EDAb）。1980年，Cheng首先提出通过检测患者血清中的EDAb滴度可以辅助鼻咽癌诊断，并发现94%的鼻咽癌患者血清中存在高滴度的EDAb。其后许多研究者用不同来源的EB病毒-DNase检测NPC血清中的抗体，得到同样的结论。但大多沿用血清中和酶反应、酶活性测定等方法，由于判断标准不一致影响了结果的判断，同时检测中需使用放射性核素等缺点，给这一检测方法的普及和推广带来困难。有学者发现血清中VCA-IgA和EDAb均呈阳性的人群鼻咽癌的相对危险性要高于对照组，而且这两种抗体的出现要早于鼻咽癌的发生。因此，EDAb可以作为鼻咽癌早期诊断的标志物。

（3）EB病毒DNA拷贝数：EB病毒与鼻咽癌密切相关。几乎所有的鼻咽癌组织中均可检测到EB病毒的DNA。近年来，有学者报道在鼻咽癌患者的血清或血浆中检测到EB病毒的DNA，并且和健康人之间有明显的差异。目前临床上利用实时荧光定量PCR检测患者血清中EB病毒DNA拷贝数作为鼻咽癌诊断的辅助手段。同时还有学者通过分析鼻咽癌患者血浆中EB病毒游离DNA的含量与鼻咽癌分期的关系，结果显示晚期鼻咽癌的EB病毒含量明显高于早期鼻咽癌患者，表明血浆中EB病毒游离DNA的含量与体内肿瘤负荷呈正相关。血浆中EB病毒是由局部肿瘤组织中脱落的肿瘤细胞释放入外周血所引起。随着病程的进展，血浆中EB病毒DNA的含量也会出现相应的消长。因此，检测血浆EB病毒DNA的含量有可能成为一个检测预后的指标。治疗后EB病毒DNA分子水平和患者总生存率有关，血清中EB病毒DNA分子水平可以反映治疗后残余肿瘤负荷情况[58, 59]。

2. 胸腺嘧啶激酶

胸腺嘧啶激酶(TK)是将脱氧胸腺嘧啶核苷磷酸化最终变成为三磷酸脱氧胸腺嘧啶核苷酸的酶类。后者是DNA合成的前体物,在DNA合成中起着关键作用。在EB病毒感染的细胞中可找到EB病毒特异性TK,它与细胞的TK不同,可经层析将两者分离,其酶活性可被EB病毒特异性抗体所中和。Gab-hann等发现鼻咽癌患者血清中存在着抗EB病毒-TK抗体。研究表明,TK和抗EB病毒-TK抗体水平有良好的相关性。采用ELISA方法可以检测出体内的抗EB病毒TK-IgA,有报道认为慢性鼻咽炎患者如伴有抗EB病毒TK抗体水平升高,其患鼻咽癌的可能性增大。

3. ZEBRA

ZEBRA(ZEB replication activator protein)属于EB病毒立早期反式激活因子,由BZLF1基因编码,是调控病毒从潜伏状态进入增殖状态的关键基因。文献报道鼻咽癌患者体内可出现高水平的ZEBRA/IgG抗体。有学者研究表明,在ZEBRA/IgG在鼻咽癌中的检出率达到92.7%。有研究显示,ZEBRA/IgG可先于鼻咽癌确诊前2.62~4.38年呈阳性,而且在此期间,抗体水平随病情进展不断上升。ZEBRA/IgG的逐渐升高反映了体内肿瘤负荷逐渐增加。有学者对比了鼻咽癌患者的ZEBRA/IgG与抗EA-IgA水平,发现大部分EA-IgA阴性者的ZEBRA/IgG滴度很高,尤其是年轻患者体内,这提示可以将ZEBRA/IgG作为年轻鼻咽癌患者的诊断标志物。

4. 唾液酸

唾液酸(sialic acid, SA)也是一种与鼻咽癌相关的肿瘤标志物。有学者对鼻咽癌患者治疗前、结束时、治疗后2年的SA进行检测,并和EB病毒衣壳抗原免疫球蛋白A(EB病毒VCA-IgA)做比较,发现治疗前SA和EB病毒VCA-IgA阳性率明显高于健康人群;不同时期SA和EB病毒VCA-IgA平均值呈高度正相关。SA对鼻咽癌的敏感性约为94.0%,特异性约为93.0%。鉴于其敏感性和特异性都在90%以上,可以与其他肿瘤标志物联合进行检测,作为鼻咽癌预后的监测指标。

5. 血清淀粉样蛋白

血清淀粉样蛋白(serum amyloid protein A, SAA)属于高密度脂蛋白质家族。SAA在正常人的血清中的含量很低,但是有研究表明,当机体受到损伤、感染和外伤时,作为一类应激蛋白质,血浆中SAA的浓度往往比正常高出10~100倍。有研究表明SAA在一些恶性肿瘤患者血清中升高,提示SAA的表达水平与恶性肿瘤相关。另外,Cho等报道鼻咽癌复发SAA的表达量升高,可以作为鼻咽癌复发的标志物。William等也报道,利用表面增强激光解析电离飞行时间质谱技术显示,SAA能作为监测鼻咽癌复发的标志物。但是Diamandis对此结论表示疑问,认为SAA是一种急性期反应物,对肿瘤缺乏特异性,还不能肯定其可以作为肿瘤标志物,故有必要采用炎症等病例作对照进行验证。

6. 细胞因子和黏附分子

近期研究表明多种细胞因子和黏附分子可以作为鼻咽癌的标志物,主要包括IL-24、IL-26、IL-212、TGF2α、TGF2β、INF2γ、sICAM21、VEGF等。有报道指出IL-24、IL-26、IL-212、TGF2β、INF2γ可以用于鼻咽癌诊断,IL-26还可以用于评估疗效,TGF2α和sICAM21能用于鼻咽癌预测、判断预后和监测复发等多方面。VEGF有希望成为判断鼻咽癌预后的标志物。

**(四)鼻咽癌组织预后标志物**

研究发现,存在Ki-67低表达或者DNA非整倍体的患者对于化疗不敏感,并且预后较差,容易发生远处器官的转移。因此,Ki-67低表达或者DNA非整倍体可以作为独立的指标来评价是否采取化疗措施和预后的标志物。2003年,Brigette发现EGFR的表达与鼻咽癌的不良预后相关,Her2与鼻咽癌的UICC分期相关。但是此研究并未发现Ki-67与鼻咽癌预后的关系。Tiam1在鼻咽癌组织中较正常组织有较高的表达,它的过表达与鼻咽癌的侵袭和转移相关。IL-8受体A同样在鼻咽癌细胞中高表达,它的表达与鼻咽癌的血管生成和不良预后相关。雌激素和孕激素受体的逐渐表达则提示鼻咽癌可能已经转移。纤蛋白3(fibulin-3)是细胞外糖蛋白纤蛋白家族成员中的一员。研究发现,它在鼻咽癌组织中广泛地表达。正常情况下,纤蛋白3通过降低p-AKT的活性而抑制细胞迁移和侵袭。鼻咽癌组织中表达的下调揭示肿瘤已到晚期并可能存在淋巴结转移。纤蛋白3低表达的鼻咽癌患者具有较低的5年生存率。Bcl-2-like

12 (Bcl－2L12)是一个新发现的凋亡相关的 Bcl－2 基因家族成员。在未分化的鼻咽癌组织中 Bcl－2L12 具有较高的 mRNA 表达水平。研究发现,Bcl－2L12 的 mRNA 表达水平与鼻咽癌的远处转移呈正相关。同时,Bcl－2L12 阳性的鼻咽癌患者具有更短的生存期。所以,Bcl－2L12 可以作为鼻咽癌短期复发的一个标志物。利用激光捕获显微切割和蛋白组学技术,研究人员发现组织蛋白酶 D(cathepsin D)的高表达与临床分期、复发、淋巴结和远处转移和不良预后呈正相关趋势。因此,组织蛋白酶 D 可以作为鼻咽癌预后的一个标志物。同时,组织蛋白酶 D 的表达情况还可以鉴别鼻咽癌的分化状态。

中山大学附属肿瘤医院邵建永等通过免疫组化检测 209 例鼻咽癌患者组织中 18 种生物标志物后发现:EB 病毒潜伏膜蛋白Ⅰ、CD147、窖蛋白(caveolin)－1、p－P70S6K、基质金属蛋白酶(matrix metalloproteinase 11, MMP11)、存活蛋白(survivin)和富含半胱氨酸的酸性分泌蛋白抗原(secreted protein acidic and rich in cysteine, SPARC)这 7 个基因的表达水平与患者的 5 年存活率成正相关。这种相关性随后在 1 059 例大样本组织样品中得到验证。这项突破性成果有望用于临床预测鼻咽癌患者的生存期,并可以为患者实施个体化治疗提供依据[60]。

## 三、展望

随着分子靶向治疗观念的普及,鼻咽癌的治疗更应该从一种疾病细化为多种甚至个体化疾病。通过对鼻咽癌患者生物标志物的筛查,可以将鼻咽癌患者细分为多种亚型,结合各种亚型的病理特征,可以针对性地用药从而减轻患者经济负担、提高生活质量和疗效。同时,鼻咽癌生物学标志物还可以应用于鼻咽癌患者疗效的观察、患者预后和生存期的预测。这些信息还可以为患者治疗策略的选择提供依据。目前已发现的鼻咽癌生物标志物虽然为数众多,但真正应用于临床的却寥寥无几,大多还停留在基础研究阶段。所以对研究者而言,使鼻咽癌生物标志物真正应用到临床实践还任重道远。随着生物物理技术的不断突破,更多的技术将应用于鼻咽癌生物标志物的发现。今后还会有更多的生物学标志物被发现,但更关键是如何整合这些生物学标志物来应用于临床。

(曾木圣)

## 参考文献


[1] Jemal A, Bray F, Center MM, et al. Global Cancer Statistics [J]. Ca Cancer J Clin, 2011,61(2):69－90.

[2] Chang ET, Adami HO. The Enigmatic Epidemiology of Nasopharyngeal Carcinoma [J]. AACR, 2006,15(10):1765－1777.

[3] Zhou X, Cui J, Kajdacsy-Balla AA, et al. The progress on genetic analysis of nasopharyngeal carcinoma [J]. Comp Funct Genomics, 2007:57513.

[4] Chang ET, Adami HO. The enigmatic epidemiology of nasopharyngeal carcinoma [J]. Cancer Epidemiol Biomarkers Prev, 2006,15(10):1765－1777.

[5] Cao SM, Simons MJ, Qian CN. The prevalence and prevention of nasopharyngeal carcinoma in China [J]. Chin J Cancer, 2011,30(2):114－119.

[6] 万德森.临床肿瘤学[M].2 版.北京:科学出版社,2006,218.

[7] 曹素梅,郭翔,李宁炜,等.1 142 例住院广东籍鼻咽癌患者的临床资料分析[J].癌症,2006,25(2):204－208.

[8] Bei JX, Li Y, Jia WH, et al. A genome-wide association study of nasopharyngeal carcinoma identifies three new susceptibility loci [J]. Nature Genetics, 2010,42(7):599－603.

[9] Feng BJ, Hwang W, Shugart YY, et al. Genome-wide scan for familial nasopharyngeal carcinoma reveals evidence of linkage to chromosome 4 [J]. Nat Genet, 2002,31(4):395－399.

[10] Xiong W, Zeng ZW, Xia JH, et al. A susceptibility locus at chromosome 3p21 linked to familial nasopharyngeal carcinoma [J]. Cancer Res, 2004,64(6):1972－1974.

[11] Hu LF, Qiu QH, Fu XM, et al. A genome-wide scan suggests a susceptibility locus on 5p 13 for nasopharyngeal carcinoma [J]. Eur J Hum Genet, 2008,16(3):343－349.

[12] Bei JX, Li Y, Jia WH, et al. A genome-wide association study of nasopharyngeal carcinoma identifies three new

susceptibility loci [J]. Nat Genet, 42(7):599 - 603.

[13] Jiang RC, Qin HD, Zeng MS, et al. A functional variant in the transcriptional regulatory region of gene LOC344967 cosegregates with disease phenotype in familial nasopharyngeal carcinoma [J]. Cancer Res, 2006,66(2):693 - 700.

[14] Yuan JM, Wang XL, Xiang YB, et al. Preserved foods in relation to risk of nasopharyngeal carcinoma in Shanghai, China [J]. Int J Cancer, 2000,85(3):358 - 363.

[15] Jia WH, Luo XY, Feng BJ, et al. Traditional Cantonese diet and nasopharyngeal carcinoma risk: a large-scale case-control study in Guangdong, China [J]. BMC Cancer, 2010,10:446.

[16] Mian MF, Pek EA, Mossman KL. Exposure to cigarette smoke suppresses IL - 15 generation and its regulatory NK cell functions in poly I: C-augmented human PBMCs [J]. Mol Immunol, 2009,46(15):3108 - 3116.

[17] Hsu WL, Chen JY, Chien YC, et al. Independent effect of EBV and cigarette smoking on nasopharyngeal carcinoma: a 20-year follow-up study on 9,622 males without family history in Taiwan [J]. Cancer Epidemiol Biomarkers Prev, 2009,18(4):1218 - 1226.

[18] Friborg JT, Yuan JM, Wang R, et al. A prospective study of tobacco and alcohol use as risk factors for pharyngeal carcinomas in Singapore Chinese [J]. Cancer, 2007,109(6):1183 - 1191.

[19] Cao Y, Miao XP, Huang MY, et al. Polymorphisms of methylenetetrahydrofolate reductase are associated with a high risk of nasopharyngeal carcinoma in a smoking population from Southern China [J]. Mol Carcinog, 2010,49(11):928 - 934.

[20] Tramacere I, Negri E, Bagnardi V, et al. A meta-analysis of alcohol drinking and oral and pharyngeal cancers. Part 1: overall results and dose-risk relation [J]. Oral Oncol, 2010,46(7):497 - 503.

[21] Chen L, Gallicchio L, Boyd-Lindsley K, et al. Alcohol consumption and the risk of nasopharyngeal carcinoma: a systematic review [J]. Nutr Cancer, 2009,61(1):1 - 15.

[22] Mirabelli MC, Hoppin JA, Tolbert PE, et al. Occupational exposure to chlorophenol and the risk of nasal and nasopharyngeal cancers among U. S. men aged 30 to 60 [J]. Am J Ind Med, 2000,37(5):532 - 541.

[23] 钟庭彬，黄明燕，徐浩文. 龙岩市鼻咽癌危险因素的流行病学调查[J]. 中国中西医结合耳鼻咽喉科杂志，2007,15(6): 467 - 469.

[24] Waalkes MP, Liu J, Kasprzak KS, et al. Minimal influence of metallothionein over-expression on nickel carcinogenesis in mice [J]. Toxicol Lett, 2004,153(3):357 - 364.

[25] Borza CM, Hutt-Fletcher LM. Alternate replication in B cells and epithelial cells switches tropism of Epstein-Barr virus [J]. Nat Med, 2002,8 (6):594 - 599.

[26] Hutt-Fletcher LM. Epstein-Barr virus entry [J]. J Virol, 2007,81(15):7825 - 7832.

[27] Iizasa H, Wulff BE, Alla NR, et al. Editing of Epstein-Barr virus-encoded BART6 microRNAs controls their dicer targeting and consequently affects viral latency [J]. J Biol Chem, 2010,285(43):33358 - 33370.

[28] Johannsen E, Luftig M, Chase MR, et al. Proteins of purified Epstein-Barr virus [J]. Proc Natl Acad Sci U S A, 2004,101(46):16286 - 16291.

[29] Tsurumi T, Fujita M, Kudoh A. Latent and lytic Epstein-Barr virus replication strategies [J]. Rev Med Virol, 2005, 15 (1):3 - 15.

[30] Tugizov SM, Berline JW, Palefsky JM. Epstein-Barr virus infection of polarized tongue and nasopharyngeal epithelial cells [J]. Nat Med, 2003,9 (3):307 - 314.

[31] Young LS, Rickinson AB. Epstein-Barr virus: 40 years on [J]. Nat Rev Cancer, 2004,4 (10):757 - 768.

[32] Zeng MS, Li DJ, Liu QL, et al. Genomic sequence analysis of Epstein-Barr virus strain GD1 from a nasopharyngeal carcinoma patient [J]. J Virol, 2005,79(24):15323 - 15330.

[33] Sheu LF, Chen A, Lee HS, et al. Cooperative interactions among p53, bcl - 2 and Epstein-Barr virus latent membrane protein 1 in nasopharyngeal carcinoma cells [J]. Pathol Int, 2004,54(7):475 - 485.

[34] Chen J, Hu CF, Hou JH, et al. Epstein-Barr virus encoded latent membrane protein 1 regulates mTOR signaling pathway genes which predict poor prognosis of nasopharyngeal carcinoma [J]. J Transl Med, 2010,8:30.

[35] Kong QL, Hu LJ, Cao JY, et al. Epstein-Barr virus-encoded LMP2A induces an epithelial-mesenchymal transition and increases the number of side population stem-like cancer cells in nasopharyngeal carcinoma [J]. PLoS Pathog, 2010,6 (6):100 - 940.

[36] Zhou G, Zhai Y, Cui Y, et al. MDM2 promoter SNP309 is associated with risk of occurrence and advanced lymph node metastasis of nasopharyngeal carcinoma in Chinese population [J]. Clin Cancer Res, 2007,13(9):2627 - 2633.

[37] Sun Y, Yi H, Yang Y, et al. Functional characterization of p53 in nasopharyngeal carcinoma by stable shRNA expression [J]. Int J Oncol, 2009,34(4):1017 - 1027.

[38] Yang H, Zhao R, Lee MH. 14 - 3 - 3sigma, a p53 regulator, suppresses tumor growth of nasopharyngeal carcinoma

30

[J]. Mol Cancer Ther, 2006,5(2):253-260.
[39] Wu M, Li X, Li G. Signaling transduction network mediated by tumor suppressor/susceptibility genes in NPC [J]. Curr Genomics, 2009,10(4):216-222.
[40] Claudio PP, Howard CM, Fu Y, et al. Mutations in the retinoblastoma-related gene RB2/p130 in primary nasopharyngeal carcinoma [J]. Cancer Res, 2000,60(1):8-12.
[41] Hoe SL, Lee ES, Khoo AS, et al. Lack of Rb2/p130 genetic alteration in Malaysian nasopharyngeal carcinoma [J]. Malays J Pathol, 2009,31(1):53-56.
[42] Chen HC, Chen GH, Chen YH, et al. MicroRNA deregulation and pathway alterations in nasopharyngeal carcinoma [J]. Br J Cancer, 2009,100(6):1002-1011.
[43] Shi W, Alajez NM, Bastianutto C, et al. Significance of Plk1 regulation by miR-100 in human nasopharyngeal cancer [J]. Int J Cancer, 2010,126(9):2036-2048.
[44] Xia H, Ngss, Jiang S, et al. miR-200a-mediated downregulation of ZEB2 and CTNNB1 differentially inhibits nasopharyngeal carcinoma cell growth, migration and invasion [J]. Biochem Biophys Res Commun, 2010,391(1):535-541.
[45] Wong TS, Man OY, Tsang CM, et al. MicroRNA let-7 suppresses nasopharyngeal carcinoma cells proliferation through downregulating C-myc expression [J]. J Cancer Res Clin Oncol, 2011,137(3):415-422.
[46] Alajez NM, Shi W, Hui AB, et al. Enhancer of Zeste homolog 2 (EZH2) is overexpressed in recurrent nasopharyngeal carcinoma and is regulated by miR-26a, miR-101, and miR-98 [J]. Cell Death Dis, 2010,1: p. e85.
[47] Li T, Chen JX, Fu XP, et al. microRNA expression profiling of nasopharyngeal carcinoma [J]. Oncol Rep, 2011,25(5):1353-1363.
[48] Lung RW, Tong JH, Sung YM, et al. Modulation of LMP2A expression by a newly identified Epstein-Barr virus-encoded microRNA miR-BART22 [J]. Neoplasia, 2009,11(11):1174-1184.
[49] Zhu JY, Pfuhl T, Motsch N, et al. Identification of novel Epstein-Barr virus microRNA genes from nasopharyngeal carcinomas [J]. J Virol, 2009,83(7):3333-3341.
[50] Li G, Wu Z, Peng Y, et al. MicroRNA-10b induced by Epstein-Barr virus-encoded latent membrane protein-1 promotes the metastasis of human nasopharyngeal carcinoma cells [J]. Cancer Lett, 2010,299(1):29-36.
[51] Horikawa T, Yang J, Kondo S, et al. Twist and epithelial-mesenchymal transition are induced by the EBV oncoprotein latent membrane protein 1 and are associated with metastatic nasopharyngeal carcinoma [J]. Cancer Res, 2007,67(5):1970-1978.
[52] Zeisberg M, Neilson EG. Biomarkers for epithelial-mesenchymal transitions [J]. J Clin Invest, 2009,119(6):1429-1437.
[53] Mani SA, Guo W, Liao MJ, et al. The epithelial-mesenchymal transition generates cells with properties of stem cells [J]. Cell, 2008,133(4):704-715.
[54] Wang J, Guo LP, Chen LZ, et al. Identification of cancer stem cell-like side population cells in human nasopharyngeal carcinoma cell line [J]. Cancer Res, 2007,67(8):3716-3724.
[55] Song LB, Zeng MS, Liao WT, et al. Bmi-1 is a novel molecular marker of nasopharyngeal carcinoma progression and immortalizes primary human nasopharyngeal epithelial cells [J]. Cancer Res, 2006,66(12):6225-6232.
[56] Feng BJ, Huang W, Shugart YY, et al. Genome-wide scan for familial nasopharyngeal carcinoma reveals evidence of linkage to chromosome 4 [J]. Nat Genet, 2002,31(4):395-399.
[57] Bei JX, Li Y, Jia WH, et al. A genome-wide association study of nasopharyngeal carcinoma identifies three new susceptibility loci [J]. Nat Genet, 2010,42(7):599-603.
[58] Krishna SM, James S, Kattoor J, et al. Serum EBV DNA as a biomarker in primary nasopharyngeal carcinoma of Indian origin [J]. Jpn J Clin Oncol, 2004,34(6):307-11.
[59] Houali K, Wang X, Shimizu Y, et al. A new diagnostic marker for secreted Epstein-Barr virus encoded LMP1 and BARF1 oncoproteins in the serum and saliva of patients with nasopharyngeal carcinoma [J]. Clin Cancer Res, 2007,13(17):4993-5000.
[60] Wang HY, Sun BY, Zhu ZH, et al. Eight-signature classifier for prediction of nasopharnyngeal carcinoma survival [J]. J Clin Oncol, 2011,29(34):4516-4525.

# 第三十一章 鼻腔、上颌窦和耳道癌

## 第一节 鼻腔恶性肿瘤

### 一、流行病学

鼻腔鼻窦恶性肿瘤较少见，占全身肿瘤的0.7%～2%，约占头颈肿瘤的11.9%。鼻腔恶性肿瘤多为原发癌，多位于鼻腔外侧壁，少数发生于鼻中隔、鼻前庭及鼻腔底。鼻腔侧壁、上颌窦和筛窦在解剖上互相邻接，除早期癌外，通常很难区分这部位肿瘤的原发位置。鼻窦和鼻咽的恶性肿瘤可直接扩展进入鼻腔。鼻腔的转移癌较少见[1]。患者中以男性较多见，据国内统计，男、女性之比为1.2～3.0∶1。国外材料中，男、女性之比为1∶1～10∶1。

鼻腔作为上呼吸道的起始段，是呼吸道、消化道与外部相沟通的门户。鼻内黏膜为鳞状上皮、部分立方上皮、部分纤毛上皮。黏膜含有黏液腺、小涎腺、黑色素细胞、神经上皮细胞以及专司嗅觉的嗅神经母细胞。

### 二、发病机制

鼻腔恶性肿瘤的病因尚未完全明确，如图31-1所示，其发生可能和下列因素有关。

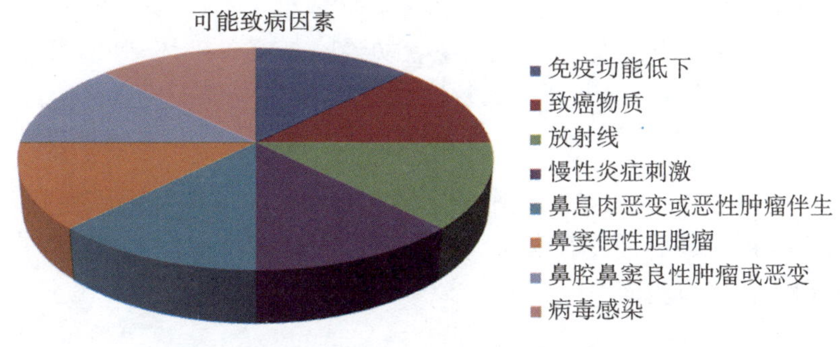


图31-1 鼻腔恶性肿瘤的可能病因，致病概率尚不完全明了，故均分饼形图

#### (一) 病毒感染和免疫功能缺陷

高危型人乳头状瘤病毒16/18型(HPV16/18)的存在被认为是鼻及鼻窦内翻性乳头状瘤和鳞状细胞癌的高发因素。研究证实，恶性肿瘤患者大多数表现为外周血T细胞功能严重紊乱，细胞免疫和免疫监视功能低下，细胞因子网络及其受体间的调节失控，可表现为血浆内白细胞介素(IL-2、IL-6)活性较正常对照组明显低下，IL-2受体(IL-2R)表达显著增高；结果使细胞的正常凋亡过程紊乱，突变细胞得以逃脱免疫监视而异常增生。

#### (二) 吸入性致癌物质

近年来有学者研究发现吸入镍、泥炭粉、木屑粉尘等人群罹患鼻腔、鼻窦肿瘤的危险因素增高。

#### (三) 放射线

很多病理类型的鼻腔鼻窦肿瘤如纤维肉瘤、骨肉瘤、横纹肌肉瘤等恶性肿瘤的发生大多与接触放射线有关。放射线诱发这些肿瘤的特点是:①患者接触过放疗。②继发瘤在放疗区内。③放疗与继发瘤之间有数年的潜伏期。④原发瘤与继发瘤的组织学类型不同。

**(四) 慢性炎症**

长期的炎症慢性刺激和外伤刺激,可造成黏膜上皮的大面积鳞状化生。上颌窦癌患者多伴有长期慢性化脓性上颌窦炎病史,临床上各组鼻窦炎发病率的差异情况与其恶性肿瘤的发病率基本相符,均以上颌窦为最常见,筛窦次之,再次为额窦,而蝶窦极为罕见,说明两者间可能有病因联系。由此可见,积极治疗慢性鼻窦炎是预防鼻部恶性肿瘤的有效措施。对40岁以上,长期患化脓性鼻窦炎患者行手术治疗时,应提高警惕,对可疑处要采取活检,以免漏诊。



**(五) 鼻息肉恶变或恶性肿瘤伴生**

鼻窦恶性肿瘤患者常在鼻腔内伴生有息肉样肿物,或在发生癌肿之前即长期患有鼻息肉、而且有反复切除后迅速复发的病史。另一方面,鼻及鼻窦恶性肿瘤常同时伴有周围组织的淋巴或血液回流淤滞,久之下坠而成息肉,并将恶性肿瘤掩遮于其底部。故临床上凡遇有复发性鼻息肉或40岁以上的鼻息肉患者,均应于手术切除后取其根基部组织送病理检查,以免误、漏诊。

**(六) 鼻腔、鼻窦良性肿瘤**

某些病理类型的良性肿瘤如乳头状瘤、混合瘤、浆细胞瘤、血管内皮细胞瘤、神经鞘膜瘤等,可发生恶性变或原发即为低度恶性肿瘤。研究报道,鼻窦假性胆脂瘤可能是诱发鳞状细胞癌的病因,故对这类患者进行诊治时,应注意对表现异常处及时进行病理检查。

## 三、临床及组织生物学特点

鼻腔恶性肿瘤以上皮源性最为常见,多为鳞状细胞癌,其他为腺癌、腺样囊性癌、未分化癌、基底细胞癌等,非上皮源性的有淋巴瘤、嗅神经母细胞瘤、黑色素瘤、平滑肌肉瘤、软骨肉瘤及其他肉瘤等。详细病理类型如下。

**(一) 鳞状上皮细胞癌**

鳞状上皮细胞癌占绝大多数,几乎每位鼻腔癌患者初诊时都有骨破坏,肿瘤可以从鼻腔进入上颌窦、筛窦,穿过纸样板入眼眶,侵犯前壁到鼻背或颊部软组织,亦可突破硬腭而侵入口腔。

**(二) 腺癌**

腺癌包括小涎腺来源肿瘤。腺癌与鳞状细胞癌一样有相似的骨破坏和临床症状及过程。病理上分为高度恶性和低度恶性两类,前者预后极差。涎腺型肿瘤中以腺样囊性癌居多,好发于鼻腔上部,主要向眼眶及筛窦扩展,较常有血管神经侵犯而发生远处转移。

**(三) 黑色素瘤**

黑色素瘤约占鼻腔鼻窦癌1%。多见于鼻中隔(25%～50%)或中、下鼻甲,常向上颌窦扩展或突出鼻外。男女发病率之比相等,发病年龄高峰在40～60岁。黑色素瘤常表现为灰、蓝色或黑色息肉状肿块,常伴有周围卫星灶和颈部淋巴结转移。无色素性黑色素瘤常表现为单侧息肉样改变。因此,手术后全部息肉样物质均应送病理检查。

黑色素瘤的生物学行为很难预测。有些切除后不再复发,而有些则扩散极其广泛,可在几个月之内死亡。也有的经治疗后,似乎能通过有效的免疫系统抑制肿瘤数年。经过治疗,约50%患者能存活3年,约20%发生颈淋巴结转移,多数先转移至颌下淋巴结,然后到颈内静脉区域的纵行淋巴结链。晚期可以经颅底侵入颅内,远处器官转移也较为多见。

**(四) 嗅神经母细胞瘤**

嗅神经母细胞瘤较少见,也称为感觉神经细胞瘤或神经内分泌肿瘤。肿瘤发生于鼻腔上部,源于神经嵴干细胞的嗅觉细胞。活组织切片检查可见到玫瑰花结样形成间隔的具有特征性细胞巢时,病理上容易诊断,但有时仅见到密集一致的一扁圆形细胞,易被误认为未分化癌。该肿瘤似乎有11～20岁和51～60

岁两个发病高峰，在老年组则称为神经内分泌肿瘤。在 20 岁左右发病组里局部复发率低而远处转移率较高，在 50 岁左右发病组则相反。肿瘤生长慢，较大时常会累及筛板。病理上类似未分化癌，诊断需借助于特定的肿瘤标记。临床一般采用 Kadish 分期，根据肿瘤累及范围将病变分为 3 期：A 期为肿瘤局限于鼻腔；B 期肿瘤累及一个或多个鼻窦；C 期肿瘤超出上述范围。

#### (五) 淋巴网状细胞肿瘤

恶性淋巴瘤多发生于鼻腔后部，肿块较大时，常向软腭及咽部扩展。包括 3 类：T/NK 细胞淋巴瘤、髓外浆细胞瘤和非霍奇金淋巴瘤。



#### (六) 内翻性乳头瘤

鼻腔鼻窦乳头状瘤为不常见的交界性肿瘤，具有潜在恶性。尤其是在多次不彻底的手术后复发往往变为恶性或成为鳞状细胞癌，所以在本节里一同介绍。其组织病理学细分为内翻性乳头瘤、菌状乳头状瘤和圆柱细胞乳头状瘤，后两者更为罕见。其中内翻性乳头状瘤的特点是容易复发，尤其是局部小范围手术切除后。内翻性乳头状瘤常原发于鼻侧壁，偶见于筛窦、上颌窦、蝶窦或额窦。颅内侵及或侵及硬脑膜很少见，常与术后复发、恶变有关，极罕见的情况下可对经咽鼓管直接延伸累及中耳、颞骨。

## 第二节　上颌窦癌

### 一、概述

鼻窦癌以上颌窦最为常见。筛窦黏膜原发肿瘤较少，额窦和蝶窦则更少见。本章将重点阐述上颌窦癌。上颌窦恶性肿瘤发病率因地区不同而异，我国北方占头颈部恶性肿瘤的第 3 位，而在南方仅占头颈部恶性肿瘤的第 11 位。但在耳鼻咽喉科恶性肿瘤中，上颌窦恶性肿瘤常仅次于鼻咽癌和(或)喉癌，而居于第 2 或第 3 位。

上颌窦位于上颌骨体内，左右各一。上颌窦与前组筛窦、额窦同属于前组鼻窦。其内分布假复层纤毛柱状上皮，上皮面积在鼻窦中也最大，上颌窦即是此种上皮来源。上颌窦呈不规则三角锥体形，底为鼻腔外侧壁，尖指向上颌骨颧突。肿瘤学上将上颌窦分为 6 壁结构比较合理。前壁为尖牙窝，内壁即为鼻腔外侧壁，顶壁是眶下壁，底壁相当于牙槽突，后外下壁即相邻颞下窝的骨壁，后壁为一狭窄骨壁，位于蝶骨翼突内外板之间的翼腭窝之前方，即相对于翼腭窝的前壁。上颌骨与相邻的面颅骨有 4 处骨连接。上颌骨鼻突与鼻骨相连；颧突与颧骨相连；上牙槽突与对侧骨相连并与后方的犁骨腭骨水平板相连；上颌结节后方与蝶骨翼突及翼板连接。上颌窦的血供主要来自颈外动脉的鼻后外侧动脉、上颌牙槽后动脉和眶下动脉，其静脉通过蝶腭静脉和眶下静脉回流。上颌窦的淋巴引流首先到达颈内静脉上组的淋巴结，即位于二腹肌后腹深面的淋巴结。

### 二、发病机制

目前上颌窦癌的发病机制尚不十分清楚。

#### (一) 长期慢性炎症刺激

长期慢性炎症刺激使鼻窦黏膜上皮大面积鳞状化生，形成鳞状细胞癌的发病基础。上颌窦癌患者多伴有长期慢性化脓性上颌窦炎病史。

#### (二) 经常接触致癌物质

长期吸入某些刺激性或化学性物质，如镍、砷、铬及其化合物，硬木屑及软木料粉尘等均有增加诱发鼻腔、鼻窦恶性肿瘤的危险。有报道称，英国、挪威、加拿大和前苏联等国家的采煤工人，以及英格兰和威尔斯地区的家具制造业工人中，鼻腔、鼻窦癌发病率增高。

#### (三) 良性肿瘤恶变

鼻息肉或内翻性乳头状瘤反复发生，多次手术，则有恶变的危险。此外，鼻硬结病、神经鞘膜瘤、纤维瘤等也有恶变的可能。

### (四) 放射性物质

因鼻及鼻窦良性病变而行放疗者，若干年后有可能诱发恶性肿瘤。

### (五) 外伤

外伤可能是肉瘤的发病因素之一，临床上肉瘤患者常有外伤病史。



## 三、临床、组织生物学特点

上颌窦癌可局部扩散至相邻的鼻窦或其他重要结构。Ohngren 描述了一个假想平面，即由内眦至下颌角划一平面，此平面将鼻腔和上颌窦分为两部分。平面前、下区域称为“下结构”，平面后、上区域称为“上结构”。起源于“下结构”肿瘤，症状出现早，手术切除可获得良好的局部控制效果。而“上结构”肿瘤早期无症状，由于肿瘤侵及翼腭窝、颞下窝、颅底和(或)颅前窝，手术切除并不能获得满意效果。这些病变治愈率明显低于源于“下方结构”的肿瘤。上颌窦“下方结构”的肿瘤，可经上颌窦底扩散至口腔，经内侧壁至鼻腔，经前壁至颊部软组织或经外侧壁进入颞下窝。而“上方结构”的肿瘤经上颌窦后壁进入翼腭窝、颞下窝、颅中窝或经上颌窦顶进入眼眶，或经筛窦进入颅前窝。筛窦原发肿瘤可侵入蝶窦、颅前窝、眼眶、鼻腔、上颌窦或鼻咽。蝶窦及额窦的原发肿瘤较少见，但可扩散至颅内，侵及硬脑膜及脑组织，因而并不适合手术治疗。

20 世纪 90 年代随着分子生物学技术的不断发展和完善，人们试图从分子水平探讨上颌窦癌的发生、发展，评价其预后，以便早期诊断，为进一步的治疗提供理论依据，提高生存率，保留部分器官的功能，改善生存质量。近年的研究表明，一些基因与上颌窦癌的发生、发展有关，且有明显的预后预测价值。目前研究较多，现简介如下。

### (一) p53 基因

p53 是目前研究最为广泛和深入的抑癌基因之一。国内外文献报道，上颌窦癌突变 p53 表达强度明显高于上颌窦良性肿瘤和炎症，提示 p53 在上颌窦癌的发生、发展中可能起一定的作用[2]；研究提示，p53 基因表达可作为上颌窦癌早期诊断的生物学标志之一[3]。另外，一些文献报道，上颌窦癌复发原因可能不完全在于手术不彻底或治疗方法不当，而在于 p53 基因突变体的存在；p53 基因突变体的存在，意味着非增殖状态的癌细胞可转化为增殖状态，形成癌复发[4]。因此，突变 p53 蛋白阳性者，在制订治疗方案时更应慎重。

### (二) 增殖细胞核抗原

增殖细胞核抗原(proliferating cell nuclear antigen, PCNA)是存在于细胞核中的与细胞增殖功能密切相关的酸性蛋白。文献报道，上颌窦恶性肿瘤 PCNA 表达强度明显高于上颌窦良性肿瘤和黏膜炎症，这表明 PCNA 在上颌窦恶性肿瘤的发生、发展中可能起一定的促进作用。朱德民等报道，高 PCNA 指数上颌窦癌生存率明显低于低 PCNA 指数者。因此，PCNA 指数可作为上颌窦癌的预后指标，亦可作为指导上颌窦癌的临床治疗方法的参考。也有报道，PCNA 表达水平虽然在肿瘤与正常组织之间存在差异，但与上颌窦癌患者的生存无明显相关性。因而，该指标是否作为上颌窦恶性肿瘤患者预后的指标，还需要大样本多中心的研究和证实。

### (三) 癌基因和凋亡抑制基因[5]

C－myc 基因是一种经典的原癌基因，其激活或过量表达可导致细胞恶性转化。Bcl－2 基因是一种抑制细胞凋亡的“细胞存活”基因，有抑制细胞凋亡、延长细胞寿命的作用，在肿瘤发生、发展过程中起重要作用。于永强等研究表明，上颌窦癌细胞中癌基因 C－myc 和 Bcl－2 阳性率随临床分期的增加而升高，且复发组阳性率明显高于未复发组。提示 C－myc、Bcl－2 基因参与了上颌窦癌发生及发展过程，其表达水平可能成为判断病情及预测复发的分子生物学指标。存活蛋白(survivin)是近年来发现的一个新的 IAP 家族成员，主要是通过直接抑制胱冬裂酶(caspase)活性抑制凋亡[6]。研究发现，survivin 的分布具有明显的组织差异性，在胚胎发育过程中表达，参与细胞的生长和分化；在正常分化成熟的组织中不表达；而在癌前病变发生恶性转化过程中 survivin 表达逐渐增加[7]。因此，survivin 与恶性肿瘤的关系密切，可能参与恶性肿瘤的发生和发展[8]。研究表明，survivin 在鼻腔、鼻窦恶性肿瘤中表达上调，提示该基因可能在鼻腔及鼻窦恶性肿瘤中的发生中起重要作用，与鼻腔及鼻窦恶性肿瘤患者的预后也显著相关。对癌基因的深入临床研究具有重要的现实意义[9, 10]。

# 第三节　外耳及中耳癌



## 一、临床特点

在耳鼻咽喉科恶性肿瘤中，耳部恶性肿瘤较少见，约占 4.4%。其中发生于外耳的占 95%，发生于中耳的占 5%。男性比女性多见。多发于老年人。根据解剖部位多分为外耳癌和中耳癌。

### (一) 外耳癌

外耳恶性肿瘤通常又分为耳廓癌和外耳道癌，分别占外耳恶性肿瘤的 85%和 10%。外耳道癌与中耳癌很多时候难以区分，并难以准确判定其来源。外耳恶性肿瘤病理类型大多为皮肤鳞癌，以耳廓部最为多见，占 50%左右；次为耳甲腔，占 25%～30%；耳廓后为 15%～20%；耳前区和耳后沟 5%～10%。归属于皮肤癌，占全身皮肤癌的 6%。除鳞状细胞癌外，比较常见的还有基底细胞癌，腺样囊性癌。其他恶性肿瘤有横纹肌肉瘤、黑色素瘤等，但均极为少见。

### (二) 中耳癌

中耳恶性肿瘤发病率极低，主要病理类型为鳞状细胞癌，多发于 40～60 岁，此段年龄患者数约占其总数的 70%，男女发病率大致相等。其次如腺样囊性癌、黑色素瘤、横纹肌肉瘤、疣状癌和颞骨转移癌等都极为少见。儿童肿瘤多来源于间叶组织，主要是横纹肌肉瘤。

## 二、发病机制

耳部恶性肿瘤的病因发病机制和其他肿瘤一样，到目前仍不十分明确。可能与以下因素有关。

### (一) 慢性炎症

外耳道炎及中耳炎是一个致癌因素，研究发现外耳及中耳癌患者中多数伴有长期、反复的耳内流脓性分泌物病史。

### (二) 物理性刺激

外界刺激，如阳光、风尘或慢性外伤等的长期刺激，可诱发耳廓恶性肿瘤的发生，如耳廓皮肤黑色素瘤的发生与阳光的照射有关。

### (三) 病毒感染和免疫缺陷

外耳道乳头状瘤的发生与乳头状瘤病毒第 6/11 亚型(HPV6/11)有关。此病易恶变，其恶性转化是否也与 HPV 感染所引起，目前尚未肯定。而 EBV 在淋巴瘤发病学上的作用，目前较为肯定。卡波西肉瘤的发生已知与艾滋病病毒的感染导致的获得性免疫缺陷密切相关。另外，研究证实，器官移植患者恶性肿瘤的发病率明显升高，包括外耳及中耳癌。

### (四) 致癌物质刺激和放射线

黄曲霉菌素 B 可见于外耳道内，提示有致癌的可能。其他一些化学致癌物作用也不可忽视。因职业关系或头颈部肿瘤放疗，许多年后可诱发耳部恶性肿瘤；鼻咽癌放疗后可并发中耳癌或恶性组织细胞瘤。

## 三、组织病理生物学特点

### (一) 外耳鳞状细胞癌

外耳鳞状细胞癌是耳部最常见的恶性肿瘤，耳廓多见，耳屏和耳垂很少累及。外耳道鳞状细胞癌常伴有慢性化脓性中耳炎，而且常为中耳癌向外发展的结果。病理特点是外耳鳞细胞癌几乎全属分化良好的

Ⅰ级和Ⅱ级。光学显微镜下见鳞形上皮不规则增生，形成大小不等的癌细胞巢，角化珠明显，棘细胞增生，排列紊乱，有明显细胞间桥。继发感染及溃疡常见。耳部鳞状细胞癌治疗一般以手术切除为主，放疗虽有一定效果，但可致软骨坏死畸形，不如手术简便。

**（二）外耳基底细胞癌**



外耳鳞状细胞癌大多发生于头颈部，特别是口角至耳垂连线以上区域的皮肤。发病率比鳞状细胞癌为低，发生于耳部和外耳道者均少见。病理类型为基底细胞增生形成不规则癌巢，癌细胞主要为梭形，胞质较少、核呈卵圆形、嗜碱性、染色较深、可有核仁。该类型恶性肿瘤极少发生转移，且对放疗敏感，故一般以放疗为首选，以提高生存质量。

**（三）外耳道腺样囊性癌**

外耳道腺样囊性癌又称圆柱瘤型腺癌、筛状癌。可原发于外耳道软骨段，来源于耵聍腺导管上皮或肌上皮，临床并不多见。耳部皮肤虽有腺体，但原发性腺样囊性癌更为罕见。病理特点是肿瘤呈浸润性成长，无包膜，与周围组织无明显分界。显微镜下，肿瘤实质由肌上皮和腺上皮两种细胞组成。肌上皮细胞多呈卵圆形或短梭形，边界不太清楚，胞质较少、核圆形或卵圆形、染色质均匀，核分裂象一般不太多见。腺样囊性癌对放疗中度敏感，对化疗不敏感；生物学最大特点是对纤维样组织（如骨膜、神经纤维等）具有很强的局部侵袭性，易沿神经和骨膜侵袭是突出特点。治疗时，单纯的局部扩大切除极易复发，一般应早期做局部扩大切除或行根治手术；术后需要扩大范围进行放疗。

**（四）中耳乳突癌**

中耳乳突癌少见，其中鳞状细胞癌是最常见的组织类型，基底细胞癌和腺癌在中耳更少见。前者在镜下所见与身体其他部位的鳞状细胞癌相似。中耳乳突癌很容易向周围蔓延，并常侵蚀、破坏邻近骨质。硬脑膜能保护脑实质免受损害，但癌组织可向硬脑膜下浸润达小脑延髓池和岩尖的脑神经，亦可侵入颞颌关节和腮腺。当其累及颈内动脉时，则常造成致命的出血。

中耳的腺癌较少见，起源于鼓室黏膜的黏液腺。这种癌生长缓慢，可有远处转移。镜检见肿瘤由新生腺管所组成，腺管衬里有两层细胞。内层细胞圆形，胞核染深褐色，胞质粉红色。外层细胞呈梭形，胞质染色蓝色，并常有肌上皮或储备细胞，储备细胞可转化为上皮细胞或肌细胞。一般采用手术与放疗结合的综合治疗。术前放疗可缩小肿瘤体积，有利于手术切除。术后放疗可消除手术切缘周围残留的卫星病灶，减少术后复发。化疗仅能辅助手术或放疗之不足。

**（五）其他恶性肿瘤**

外耳道耵聍腺癌很少见。多发于耵聍腺，是耵聍腺癌常见的一种。病理特点癌组织呈大小不等、形态不一的腺管或腺泡状结构，癌细胞呈柱状、多边形或不规则形，胞质淡红或呈空泡状。治疗原则同腺样囊性癌。对手术切除不彻底的患者，应进行术后放疗。

外耳黑色素瘤不多见，病理特点瘤细胞大小和形态不一，圆形、多边形或梭形，排列成不规则的片状或索状。瘤细胞内含黑色素颗粒，细胞核圆形或不规则，大小不一，异形明显，有时可见一个或几个核仁，核分裂象多见。如细胞不显示黑色素时则为无色素性黑色素瘤，易误诊为未分化癌或纤维肉瘤。黑色素瘤对放射线不敏感，应早期手术治疗。外耳恶性神经鞘瘤罕见，因其缺少神经鞘瘤的形态特征，故易漏诊，宜进行早期局部广泛手术切除，放射治疗无效。

外耳、中耳肉瘤比癌远为少见，治疗以手术切除为主，对分化程度差的肿瘤，应辅以术后化疗。中耳乳突肉瘤多为横纹肌肉瘤，但也见于其他组织如泌尿生殖系统、乳腺等。此病以儿童为多见，瘤组织病理特点分化极低，排列不规则，分成4类即胚胎性、葡萄簇性、腺泡状和多形性，发生于中耳者多为胚胎性和葡萄簇状横纹肌肉瘤。一般认为应采用手术、放疗、化疗的综合治疗。中耳和乳突的其他肉瘤有纤维肉瘤、黏液肉瘤、梭形细胞肉瘤、平滑肌肉瘤、成骨细胞黏液瘤、骨髓未分化网织细胞肉瘤、胚胎性肉瘤、血管肉瘤和未分化肉瘤等，这些肉瘤均好发于幼儿和学龄前、后儿童。

（董　频　沈　斌）

31

## 参考文献


[1] 屠规益. 现代头颈肿瘤外科学[M]. 北京:科学出版社,2004:304－305.

[2] 谢汝华,陈直华. 上颌窦恶性肿瘤组织中 p53 和 PCNA 的表达及其意义[J]. 癌症,2002,21(11):1244－1247.

[3] Caruana SM, Zwnebel N, Cocker R, et al. p53 alteration and human papillary virus infection in paranasal sinus cancer [J]. J Cancer, 1997,79(7):1320－1328.

[4] 于永强,董卫东. p53 蛋白与上颌窦鳞癌复发及预后的关系[J]. 临床耳鼻咽喉科杂志,2001,15(5):214－215.

[5] 于永强,石莹,董卫东,等. 癌基因水平对上颌窦临床行为的初步研究[J]. 临床耳鼻咽喉科杂志,2001,15(11):496－498.

[6] Giodini A, Kallio MJ, Wall NR, et al. Regulation of microtubule stability and mitotic progression by survivin [J]. Cancer Res, 2002,62(9):2462－2467.

[7] Jaskoll T, Chen H, Min Zhou Y, et al. Developmental expression of survivin during embryonic submandibular salivary gland development [J]. BMC Dev Biol, 2001,1:5.

[8] Poetker DM, Sandier AD, Scott DL, et al. Survivin expression in juvenile-onset recurrent respiratory papillomatosis [J]. Ann Otol Rhinol Laryngol, 2002,111(11):957－961.

[9] Kawasaki H, Toyoda M, Shinohara H, et al. Expression of survivin correlates with apoptosis, proliferation, and angiogenesis during human colorectaltumorigenesis [J]. Cancer, 2001,91(11):2026－2032.

[10] Lo Muzio L, Pannone G, Leonardi R, et al. Survivin, a potential early predictor of tumor progression in the oral mucosa [J]. J Dent Res, 2003,82(11):923－928.

# 第三十二章
# 口咽癌、下咽癌和喉癌

## 第一节 口 咽 癌

### 一、概述

口咽(oropharynx)又称中咽，顶为软腭，下界为会厌上缘，前方经咽峡与口腔相通。侧壁由软腭向下分出两腭弓：居前方者伸展至舌根，称为腭舌弓，内有腭舌肌；居后方者伸展至咽侧壁下方，称为腭咽弓，内有腭咽肌。两腭弓之间有一三角形深凹，称为扁桃体窝，内有腭扁桃体。口咽后壁相当于第 3 颈椎的前面。当软腭上举，口咽扩大时，可包括枢椎的一部分。舌根和其上的舌扁桃体以及两会厌谷构成不完整的口咽前壁。

口咽壁从内向外分为黏膜层、纤维层、肌肉层和外膜层。口咽部血供丰富，主要有腭降动脉、面动脉、舌背动脉和咽升动脉，以上各动脉均来至颈外动脉。腭扁桃体、腭舌弓、腭咽弓、软腭、咽侧壁、舌根和舌扁桃体的淋巴向外侧首先汇入下颌角淋巴结，此淋巴结除接受口咽部淋巴外，还收纳鼻咽部淋巴，故腭扁桃体肿瘤或鼻咽癌时，此淋巴结首先肿大。舌根、舌扁桃体和会厌谷的淋巴还可注入同侧或对侧的颈外侧深淋巴结的椎前淋巴结[1]。

口咽部恶性肿瘤发病率约占全身恶性肿瘤的 1.2%，占头颈部恶性肿瘤的 7.4%，男女比例为 2∶1[2]。口咽癌(oropharyngeal cancer)中绝大多数为扁桃体癌，其次为软腭及舌根癌，口咽后壁、侧壁恶性肿瘤甚少。口咽癌初期症状不明显，可有咽部不适、异物感。肿瘤破溃感染后出现咽痛。固定于病变侧，也可有舌咽神经反射的耳内痛。如肿瘤在扁桃体咽侧壁，向上侵袭鼻咽部，可导致单侧耳闷、听力减退。如肿瘤侵犯翼内肌可出现张口困难。舌根部肿瘤可向深部浸润造成伸舌偏斜。常有痰中带血、口臭，巨大肿瘤可引起呼吸困难及吞咽困难。口咽癌的发现并不困难，详细检查口咽部一般即可见肿瘤，同时还需根据颈部淋巴结解剖分布做全面触诊。当然，最终的确诊还需要活体组织检查，对扁桃体癌，在活检困难时可以做扁桃体切除术。CT 及 MRI 检查除可见到咽侧肿物外，还可了解有无咽旁间隙侵犯，有无下颌骨破坏或判断颈淋巴结是否肿大，有无转移。目前对于口咽癌的治疗，Ⅰ、Ⅱ期病变可行单纯放疗或外科治疗，两者疗效相当。Ⅳ、Ⅴ期病变应行综合治疗，放疗＋手术，或手术＋放疗。对于有颈淋巴结转移的病例，应同期行颈淋巴结清扫术。近年来由于修复手段的广泛应用，扩大了手术适应证，尤其是对一些晚期病例，经广泛切除修复后，其生存率得到很大提高。如今口咽癌的 5 年生存率在 40%～55%[3]。

### 二、发病机制

#### (一) 口咽癌病因学

1. 烟草

烟草中含有近 50 余种已知的致癌物质，如多环芳烃及亚硝胺等。烟草暴露是罹患口咽肿瘤的危险因素，其与口咽癌之间具有时间、剂量-效应关系。另外，吸烟与饮酒之间有很强的协同致癌作用。例如，每天饮酒 100 g 并吸烟 20 支，其罹患口咽癌的风险是单一饮酒或吸烟人群的 13 倍，是无烟酒暴露史人群的 50 倍[4]。

2. 无烟烟草

无烟烟草中的主要致癌物为烟草特有亚硝胺(tobacco specific nitrosamines, TSNA)。在无烟烟草中，自然风干的无烟烟草其 TSNA 含量低，而发酵和烘干鼻烟其 TSNA 含量高。在一项针对北加利福尼亚州女性吸食烘干鼻烟患癌风险的研究中，发现吸食鼻烟与口咽癌发生率存在很强的剂量-效应关系。印度的调查也发现，在无烟烟草中混入槟榔、石灰等其他致癌物后，其致癌作用较单纯食用无烟烟草更强[5]。

3. 乙醇

饮酒可以增加罹患口咽癌的风险，其发生率可随饮酒量及饮酒时间的增加而上升。在饮酒总量相同的情况下，饮用高浓度乙醇的致癌率高于低浓度乙醇。另外，在从不吸烟、从前吸烟及目前吸烟者间，饮酒后罹患口咽癌风险逐级递增。研究还报道饮酒总量的不同与肿瘤发生的部位有关，但并未明确某一部位发生率最高。目前尚不清楚的是性别因素是否对饮酒所致的口咽癌发病率有影响。

乙醇的致癌作用主要是充当了致癌物质的溶剂，增强了口咽黏膜在致癌物质下的暴露，如本书第二章所述，乙醇代谢产物乙醛可与 DNA 形成加成物，在其他因素共同作用下，从而导致肿瘤的发生。乙醇还损害肝脏，从而影响网状内皮系统的化学解毒作用及生物转化作用。另外，大量饮酒者常出现细胞免疫的高度抑制。

4. 人乳头状瘤病毒感染

在全身常见肿瘤的发生率方面，头颈鳞癌居第 6 位。世界每年新增患者约 40 万，尽管烟草和乙醇是公认的发病危险因素，但近年的研究显示，口咽癌的发生与口腔 HPV 感染明显相关。相关研究报道，在 100 例口咽癌标本中，72％可以检测到高危型 HPV DNA 的存在，64％的患者 HPV－16 E6、E7 蛋白血清学检查阳性。如今，尚无证据显示吸烟或饮酒与接触 HPV 有协同作用，但 HPV 感染者，无论是否吸烟或饮酒，其与口咽癌的相关性明显增加。在一些年轻的肿瘤患者中，有频繁口交史或有多个性伴侣者，由 HPV 感染诱发的口咽癌的比率明显增加，尤其是扁桃体癌和舌根癌[6]。

5. 饮食

饮食习惯于口咽癌的发生有很强的相关性。进食水果、蔬菜可显著降低口咽癌的发病率。国际癌症研究机构开展的一项涉及 1 670 人的研究中，校正了年龄、性别、国家、教育、烟草、乙醇引起的误差后发现，进食大量蔬菜、水果的人群其口咽癌发病率低，而进食少量的发病率则高。研究结果显示，经常进食蛋类、牛肉、羊肉、猪肉和肉类制品有增加患口咽癌危险。摄入面包、汤类、禽类、奶酪和糕点与口咽癌危险无关，而多食奶类、鱼类、生蔬菜或烹调的蔬菜、柑橘类或其他水果可显著降低口咽癌发生的危险[7]。

6. 口腔卫生

口咽癌的发生率与口腔的卫生有关，其发病风险度与口腔卫生的几项指标呈负相关，包括：刷牙及牙科保健的频率。临床研究发现，在排除年龄、性别、饮食、烟酒等误差后，口腔卫生习惯不良人群其口咽癌发病率将增高 2～4 倍[8]。

### （二）口咽癌的发病机制

头颈部鳞状细胞癌是一类临床、病理、表型及生物学等多样性表现的复杂疾病。鳞状上皮的细胞及分子结构发生改变是导致癌症发生和发展的原因。其发病过程呈现出的是一种由正常黏膜、过度增生、异常增生、轻度、中度和重度原位癌、浸润癌及癌转移的多步骤过程。这一多步骤演变过程的每一阶段都受到多种因素的影响。

1. 癌基因和抑癌基因

表皮生长因子受体（EGFR）的信号传导机制与肿瘤的恶性表型，正常细胞凋亡的抑制、血管生成以及肿瘤转移有密切联系。一项包括 26 例口咽鳞癌标本的研究显示，92％肿瘤标本中 EGFR 过表达，而在正常组织中 EGFR 几乎不表达。EGFR 是具有相对分子质量 170 000 的跨膜糖蛋白受体，由细胞外的配体结合区、跨膜区及细胞内的酪氨酸激酶活性区组成。EGFR 包括 4 个家族成员，其中，EGFR－1（HER－1）、EGFR－2（HER2/neu）最具特征性。EGFR 的配体包括 EGF、TGF－α、双调蛋白、表皮调节蛋白、β－动物纤维素、HB－EGF，但 EGFR－2 没有天然配体。当 EGFR 的配体与胞外的配体结合区结合后，受体可发生同二聚或异二聚作用，活化胞内的酪氨酸激酶，并进一步激活下游的信号转导通路。EGFR 及其配体、EGF 和 TGF－α 可在许多实体瘤中过表达。

p53 基因是头颈部肿瘤中最常发生基因突变的基因。大约一半的头颈部肿瘤发生了 p53 基因的突变。在口咽癌中，p53 突变率甚至可高达 75％。人类肿瘤中 p53 突变主要在高度保守区内，以 175、248、249、273、282 位点突变最高，不同种类肿瘤不同。口咽癌中，p53 基因突变主要集中在外显子 5（130－186 密码子)、外显子 7(230－248 密码子)及外显子 8(271－282 密码子)。

HER－2 基因 2 又称 C－erbB2 2 或 HER－2/neu 基因,定位于人染色体 17q21,编码一种相对分子质量为 185 000 的跨膜蛋白,是人类表皮生长因子受体家族的第 2 个成员。HER－2 的表达在肿瘤的发生和发展中起重要作用,并对肿瘤的预后和治疗产生影响。研究表明,在口咽肿瘤中约 50%HER－2 过表达,在转移淋巴结中 HER－2 阳性表达率显著高于原发灶,HER－2 在正常口咽黏膜、癌旁组织、口咽癌、转移灶中的表达呈递增趋势。因此,HER－2 在口咽癌中不仅参与了肿瘤的发生,同时在肿瘤转移过程中也发挥了重要作用。

2. 人乳头状瘤病毒癌蛋白

HPV 通过表达 E6 和 E7 蛋白导致肿瘤的发生,E6 和 E7 蛋白分别可以降解抑癌基因 p53 和 pRb 的表达产物。另有研究显示,E6 和 E7 蛋白还可与其他蛋白结合,如 Bak 和 p21,导致其遗传不稳定。但 E6 和 E7 蛋白的单独表达并不足以导致细胞的恶性转化,病毒诱导的基因组不稳定所导致的遗传学改变机制仍不清楚[9]。

另外,HPV 阳性患者和阴性患者对治疗反应及预后方面也存在差异,HPV 阳性是患者良好的预后标志。近期一项研究显示,给予相同的化疗后 HPV 阳性患者 5 年生存率为 62%,而阴性患者仅为 26%。进一步研究表明,HPV 感染是口咽部肿瘤的独立预后因素,并不受治疗方法的影响。

随着对癌发生及 HPV 阳性癌肿的认识,在 HNSCC 的预防治疗及患者监测方面将会有较大进步。如今已经有两款 HPV 商用疫苗面市,分别是葛兰素史克制药公司的人乳头瘤病毒疫苗(抗宫颈癌药)Cervarix(HPV16/18)双联疫苗和默沙东公司的 Gardaril(HPV6/11/16/18)四联疫苗。

3. 遗传因素

口咽癌的发病与遗传因素也有密切关系。范科尼贫血(Fanconi anemia, FA)是一种由基因变异引发的遗传性贫血,它会导致骨髓障碍和癌症。FA 患者头颈部鳞癌的发生率是普通人群的 500～700 倍。大约 14%的 FA 患者在 40 岁以前会出现头颈部鳞癌。最近研究发现,在由 FA 发展为口咽癌的患者中,84%被检出 HPV 感染,说明 FA 基因缺陷可能增加 HPV 病毒致癌敏感性。另外,在头颈部肿瘤阳性家族史人群中,罹患头颈部鳞状细胞癌的风险是普通人群的 2～4 倍。所谓的阳性家族史即近亲中有一个或多个肿瘤患者。如家族成员是自己的兄弟姐妹,那么其罹患肿瘤的风险性将增至 8～14 倍。

## 三、生物学特点

### (一) 病理学特点

由于覆盖扁桃体窝、软腭、舌根和咽后壁的黏膜为鳞状上皮,因此,85%～95%的口咽部肿瘤为鳞状细胞癌。其病理学特点为角化、角化珠形成或细胞间桥等特征。这些特征随分化程度而表现不同。在分化良好的肿瘤中该特征表现明显,而在分化差的肿瘤中仅局部可见。口咽部鳞状细胞癌中,约 20%为高分化,60%为中分化,20%为低分化。除鳞状细胞癌外,口咽部恶性肿瘤有 5%～10%为腺样囊性癌,一般多发生于软腭。另外,发生于口咽不同部位的恶性肿瘤其病理学特点也不尽相同。以腭咽弓为界,其后方黏膜来自内胚层,癌细胞一般分化差,侵袭性强,早期即可发生转移。而其前方黏膜来自外胚层,癌细胞分化较好,生长缓慢,早期转移较少见。

### (二) 口咽癌的生长扩散

口咽癌包括扁桃体癌、软腭癌、舌根癌、咽后壁癌,由于解剖部位不同,其生长扩散方式均不同。

1. 扁桃体癌

扁桃体癌常发生于扁桃体黏膜,多位于上极附近,也有发生于扁桃体隐窝上皮,常有表浅溃疡,亦可浸润。经扁桃体上窝及腭舌弓向软腭侵犯扩散,进而向下侵犯舌根及舌咽沟,向后侵犯较少,晚期常侵犯咽缩肌,侵犯咽旁间隙,亦有舌神经及舌下神经受侵者。扁桃体癌以鳞状细胞癌多见,其次为淋巴上皮癌,未分化癌及腺癌较少见。未分化癌恶性程度高,常发生血行转移。

2. 软腭癌

软腭癌较少见,多继发于扁桃体癌,大多为溃疡型病变,也有弥漫性浸润者。软腭原发癌常隐匿于扁桃体上方，逐渐向下扩展到扁桃体区和前下的磨牙三角区、舌根，亦可向颊部或硬腭扩散，晚期可向深部浸润及翼内肌、咬肌、翼腭窝，致张口受限。下颌骨破坏少见。软腭癌多为上皮癌，尚有腺样囊性癌、混合瘤恶变、未分化癌、腺癌、黏表癌、恶性肉芽肿、纤维肉瘤、乳头状瘤恶变等。软腭癌常向黏膜下浸润生长，因此多数软腭癌患者直到确诊也无任何症状。软腭癌的生长范围对其预后影响重大，文献报道，局限于单侧的软腭癌其5年生存率约为70%，而当肿瘤越过中线其5年生存率将降至50%。



3. 舌根癌

原发舌根癌较少。舌根癌大多区域性浸润生长。与其他口咽部肿瘤相比，低分化鳞状细胞癌多见，且60%以上局限于一个区域，呈裂隙状溃疡，多累及中线，易向深部肌肉浸润，致舌活动受限。可向扁桃体、会厌及喉侵犯。

4. 咽后壁癌

原发于咽后壁的肿瘤很少见。这类肿瘤早期没有任何症状，当肿瘤逐渐长大并被感知时，50%～75%已是肿瘤晚期。咽后壁癌向上可扩散至鼻咽部，向下蔓延至下咽部，向两侧可侵入咽旁间隙。由于椎前筋膜和颈椎前韧带的阻挡，肿瘤不易侵犯颈椎。

### （三）口咽癌的淋巴结转移

1. 扁桃体癌

扁桃体鳞状细胞癌在确诊时常有颈淋巴结转移，转移率达66%～76%。与软腭及咽后壁肿瘤相比，其淋巴结转移多见于同侧颌下、二腹肌后腹下部、胸锁乳突肌前缘。研究报道，肿瘤累及扁桃体后柱及实质的，约22%出现对侧淋巴结转移，而累及前柱的仅为6%。

2. 软腭癌

颈淋巴结转移不多，转移率为30%～50%。一般以同侧淋巴结转移多见，但双侧淋巴结转移在晚期也较为常见，约50%$T_3$和$T_4$期病变出现双侧转移。

3. 舌根癌

由于舌淋巴引流范围广泛，故舌根癌淋巴结转移最多见，可一侧或双侧，多转移至颈深淋巴结，也可转移到咽旁淋巴结，转移率为80%～94.1%。即使$T_1$和$T_2$期病，也有多达20%患者存在双侧颈淋巴结转移。30%～50%未行治疗的局限性舌根鳞癌将进一步发展为远处转移。

4. 咽后壁癌

由于咽后壁肿瘤生长于解剖中线附近，故肿瘤常常转移至双侧淋巴结，单侧转移少见，但肿瘤常常侵犯咽后和椎前间隙。

# 第二节　下 咽 癌

## 一、概述

下咽（hypopharynx）又称喉咽（laryngopharynx），上起会厌软骨上缘，逐渐缩小形状如漏斗，下至环状软骨下缘平面接食管入口，该部有环咽肌包绕。下咽后壁平对第3～6颈椎；前面自上而下有会厌、杓会厌襞和杓状软骨所围成的入口，称为喉入口，经此通喉腔。在会厌前方，舌会厌外侧襞和舌会厌正中襞之间，左右各有两个浅凹称为会厌谷（vallecula epiglottica）。喉入口两侧各有两个较深的隐窝名为梨状窝（pyriform sinus），梨状窝下端为食管入口。两侧梨状窝之间，环状软骨板之后称为环后隙（postcricoid space）。

下咽由4层组织构成，内层被覆复层鳞状上皮，上皮下为疏松结缔组织，再下为咽腱膜与咽缩肌，最外层为颊咽筋膜。在咽后壁以疏松结缔组织与椎前筋膜分开，形成咽后间隙。下咽部血供来自甲状腺上动脉至喉的分支及舌动脉和咽升动脉的分支。喉返神经支配环杓后肌、侧肌和环咽肌。下咽的运动感觉纤维来自第Ⅸ、Ⅹ对脑神经的咽丛。下咽有丰富的淋巴组织，梨状窝上部淋巴引流至颈内静脉上群淋巴结，梨状窝下部淋巴引流可穿过环甲膜沿喉返神经至气管旁淋巴结，或引流至颈深中及颈深下淋巴结。咽后壁淋巴可经咽下缩肌至咽后淋巴结[10]。

下咽癌的好发年龄为60～70岁，美国肿瘤研究院统计男女比例约为3.2∶1。根据肿瘤发生部位不同，下咽癌可分为：梨状窝癌、环状软骨后区癌（环后癌）及喉咽后壁癌，其中梨状窝癌最多见，占62%～87%。环后癌多发生于女性，梨状窝癌及喉咽后壁癌多见于男性，发病可能主要与过量烟酒及职业危险因素暴露有关。长期吸烟是下咽癌发病的最重要的危险因素。有研究表明，焦油摄入含量与下咽癌的发病率呈剂量-效应关系，而且暴露同样多的焦油物质，女性比男性更易罹患肿瘤。过度饮酒与上呼吸消化道肿瘤的发生关系密切，然而在不同部位肿瘤发生中其所占作用权重不同，其中饮酒与下咽癌的发生最为密切。有研究证实，饮酒与下咽癌发病风险之间具有剂量-效应关系。排除吸烟的干扰因素，每天饮酒多于100 g人群罹患下咽癌的发病风险是每天饮酒少于25 g人群的125倍。一项多中心、大样本对照研究发现：既吸烟又饮酒的人群，其患口咽及下咽癌的风险要比仅摄入其中一种物质的人群发病风险高出很多，而不仅仅是两者发病风险简单的相加。这也说明在下咽癌的发病中，烟草和乙醇起到了共同促进癌变的作用。另外，某些危险因素的职业暴露也与下咽癌发生存在联系。长期接触有机化学品、煤炭产品、水泥以及油漆涂料等，也会增加下咽癌的发病率[11]。

下咽癌95%为鳞状细胞癌，且大多数分化较差，发生溃烂时，可引起吞咽疼痛，并出现同侧发射性耳痛，常伴有进行性吞咽困难，流涎及痰中带血。肿瘤累及喉腔则引起呼吸困难及声嘶。下咽癌早期症状往往不明显，易被漏诊。早期病变难以观察，宜采用纤维喉镜检查，注意局部黏膜有无水肿，梨状窝有无饱满及积液，发现可疑病变应及时活检。CT及MRI检查可进一步了解肿瘤侵犯范围。下咽癌的治疗多采用手术、放疗及化疗等综合治疗的方法。根据肿瘤侵犯范围采取不同的手术方式。肿瘤累及喉部需同时行喉切除，有颈部淋巴结转移者，需行颈部淋巴结清扫术。根据术后创面大小，采用带蒂、肌皮瓣、胃上提、结肠带食管等进行修复，术后辅以放疗和化疗，晚期往往采用同步放化疗治疗。虽然下咽癌在临床中发病率并不高，约占头颈部恶性肿瘤的1.4%，但却是上呼吸消化道最致命的肿瘤，预后较差，总体5年生存率在25%～40%之间[12]。

## 二、发病机制

下咽癌的发生、发展与其他肿瘤一样，是多因素共同作用的结果。吸烟和饮酒是下咽癌发生重要的危险因素，约超过3/4的头颈肿瘤患者都有明确的吸烟和饮酒病史。近年来，由于分子生物学、免疫学及分子遗传学等学科的发展，逐渐认识到某些病毒感染、癌基因与抑癌基因突变、细胞因子异常表达和染色体畸变等可能参与下咽癌的发病机制。

### （一）病毒感染与下咽癌的发生

#### 1. 高危型人乳头瘤病毒感染

早期研究就已发现，头颈部鳞状细胞癌中含有人乳头瘤病毒遗传物质，与头颈部肿瘤相关的HPV病毒主要是HPV16亚型。HPV16病毒血清学阳性的人群，即使无吸烟史及饮酒史，其罹患下咽癌的概率也会增加30倍[13]。

#### 2. EB病毒感染

EB病毒（Epstein-Barr virus，EBV）感染被证实和鼻咽癌发生密切相关。尽管世界上90%人群既往都有感染EB病毒的证据，然而鼻咽癌发病率只有不到1/10万，且绝大部分患者上呼吸消化道黏膜被检测呈EBV病毒持续感染状态，这提示EBV病毒慢性感染可能是鼻咽癌发生的原因之一。EB病毒是一种人类疱疹病毒，基本结构含核样物、衣壳和囊膜3部分。核样物为直径45 nm的致密物，主要含双股线性DNA，衣壳为20面体立体对称，由162个壳微粒组成。囊膜由感染细胞的核膜组成，其上有病毒编码的膜糖蛋白，有识别淋巴细胞上的EB病毒受体，囊膜还具有介导病毒与细胞融合等功能。EB病毒编码的潜伏膜蛋白1（LMP1）是唯一被确认具有致癌功能的EB病毒基因编码蛋白。

既往认为，EB病毒感染可能与下咽癌的发生有一定关系。然而，Morshed等对喉癌及下咽癌患者血清进行EBV相关抗体检测，发现癌症患者血清中EBV抗体VCA－IgA、VCA－IgM、VCA－IgG、EBNA－IgG等与正常对照组人群无显著差别，这提示EB病毒感染可能并不是下咽癌发病的独立危险因素[14]。

### (二) 基因表达失调与下咽癌的发生

#### 1. p53功能失活影响DNA损伤修复

p53突变导致的基因失活可影响下咽癌的发生和发展。研究证实,其作用机制如下:p53 DNA结合结构域本身具有核酸内切酶的活性,可切除错配核苷酸,结合并调节核苷酸内切修复因子XPB和XPD的活性,影响其DNA重组和修复功能。p53还可通过与p21和GADD45形成复合物,利用自身的3′~5′核酸外切酶活性,在DNA修复中发挥作用。在细胞周期中,p53的调节功能主要体现在G1和G2/M期校正点的监测,与转录激活作用密切相关。p53下游基因p21编码蛋白是一个依赖细胞周期蛋白(cyclin)的激酶抑制剂,一方面p21可与一系列细胞周期蛋白-cdk复合物结合,抑制相应的蛋白激酶活性,导致高磷酸化Rb蛋白堆积,后者使E2F转录调节因子不能活化,引起G1期阻滞。另外,p53的另外3个下游基因细胞周期蛋白B1, CADD45和14-3-3σ则参与G2/M期阻滞。通过与Bax/Bcl-2、Fas/Apol、IGF-BP3等蛋白相互作用,p53可完成对细胞凋亡的调控作用。Bcl-2可阻止凋亡形成因子如细胞色素C等从线粒体释放出来,具有抗凋亡作用,而Bax可与线粒体上的电压依赖性离子通道相互作用,介导细胞色素C的释放,具有凋亡作用,p53可以上调Bax的表达水平,以及下调Bcl-2的表达共同完成促进细胞凋亡作用。整体上,DNA受外界损伤时,p53基因编码蛋白阻止DNA复制,以提供足够的时间使受损伤的DNA获得修复;如果修复失败,p53蛋白则引发细胞凋亡,如果p53基因的两个拷贝都发生了突变,对细胞的增殖失去控制,将导致细胞癌变[15]。

p53基因是目前为止研究最透彻、功能最强大的一种抑癌基因。野生型p53对细胞周期和凋亡起关键性作用,尤其是对受照射、细胞毒制剂、热疗打击的癌细胞,起更大的杀伤作用。在此基础上,重组人p53腺病毒注射液(今又生)已进入临床治疗,为头颈部肿瘤尤其是恶性程度较高的下咽癌的综合治疗提供新的手段。

#### 2. 生长因子受体信号通路异常

生长因子受体信号通路是与下咽癌发生相关的另外一个重要的分子病理学因素。表皮生长因子受体EGFR是原癌基因C-erbB1的表达产物,是表皮生长因子受体(HER)家族成员之一。EGFR信号通路对细胞的生长、增殖和分化等生理过程发挥重要的作用。EGFR等蛋白酪氨酸激酶功能缺失或其相关信号通路中关键因子的活性或细胞定位异常,均会引起肿瘤的发生,已有证据提示EGFR广泛高表达于头颈部肿瘤组织中[16]。EGFR通常也会表达于正常上皮细胞表面,而在一些肿瘤细胞中常呈过表达状态,EGFR的过表达和肿瘤细胞的转移、浸润、预后差有一定的关联。EGFR由包括表皮生长因子(EGF)、转化生长因子α(TGFα)在内的自分泌配体蛋白激活,在配体与表皮生长因子受体结合后,受体发生二聚作用,EGFR酪氨酸残基发生自磷酸化作用,进而导致磷酸化级联反应的发生,下游丝裂原活化蛋白激酶(MAPK)信号通路,磷脂酰肌醇激酶-3(PI3K)/Akt和应激活化蛋白激酶(SAPK)信号传导通路将被激活,这些信号通路依次触发基因转录,控制细胞增生、分化和凋亡,导致肿瘤的发生。用于头颈部肿瘤治疗的西妥昔单抗就是EGFR的单克隆抗体,可与高表达于多种癌细胞表面的EGFR特异性结合,竞争性阻断EGF和其他配体,如α转化生长因子的结合,阻断细胞内信号转导途径,从而抑制癌细胞的增殖,诱导癌细胞的凋亡。另外,胰岛素样生长因子1受体(IGF-1R),血管内皮生长因子受体(VEGFR)以及mTOR信号通路等,也被证明与头颈部肿瘤密切相关。

### (三) 遗传因素的作用

下咽癌的发病与遗传因素和环境因素的相互作用也有密切的关联。大量研究表明:致癌因子在某种遗传背景下,通过体内代谢而活化或失活,而体内代谢系统的差异,是直接影响肿瘤易感性的基础之一。谷胱甘肽S转移酶M1(GSTM1)、谷胱甘肽S转移酶T1(GSTT1)为Ⅱ相解毒酶GST家族成员,两者均有对外源性化学物质解毒的功能,一方面催化还原谷胱甘肽与许多具有遗传毒性的复合物结合,包括脂肪芳香杂环基、环氧化物及芳香氧化物,可削弱其毒性,增加其水溶性,有利于毒物从尿液和胆汁中排泄;另一方面具有间接诱导DNA修复,维持细胞基因组完整性的作用,是细胞抗损伤、抗癌变的主要解毒系统,在人群中均存在遗传缺失多态。近年来,国内外已有多项研究探讨了GSTM1、GSTT1基因多态性与肿瘤的关系。国内有研究报道，在吸烟者中GSTM1基因缺失者患喉、下咽癌的风险性是GSTM1基因未缺失者的2.297倍，表明GSTM1基因缺失是喉、下咽癌发生的危险因素；吸烟也会增加GSTM1基因缺失型个体患喉、下咽癌的危险性。

### （四）特殊疾病导致的下咽癌

一些特殊疾病在慢性持续发病状态下，成为下咽癌发病的诱因。缺血性贫血导致下咽黏膜变薄，黏膜生发层钉突消失，细胞内糖原减少，咽食管黏膜广泛萎缩，出现Plummer-Vinson综合征，易导致环后癌。在非吸烟的女性中，由于维生素营养缺乏导致的环后癌的比率也较一般人群高。胃食管反流对咽喉的慢性炎症刺激是下咽癌发病的独立危险因素。有研究显示，根据24 h pH检测，36%～54%的喉癌及下咽癌患者有胃酸反流，远远高于正常人群[17]。

## 三、生物学特点

### （一）病理学特点

下咽癌多呈浸润性生长并可发生广泛组织坏死，以致坏死组织脱落形成边缘隆起的溃疡。梨状窝癌肉眼观可分为结节型、菜花型、浸润型、溃疡型。有文献报道一种不同于原位癌和微小浸润癌的新的分型—浅表扩展癌，肉眼观癌组织扁平、略白色，呈颗粒状或微小乳头状，与正常组织界限不清。显微镜下可见下咽癌早期就可穿透基底膜达到固有层呈浸润性生长；环后区癌及下咽后壁癌多为外生菜花或息肉样肿物，常有中心溃疡并侵及其下的肌肉组织。

下咽癌绝大多数为鳞状细胞癌，病理分级以低分化鳞状细胞癌为主，显微镜下，癌细胞核深染，形态不一，富含染色体DNA，核浆比例可达1∶1，远高于正常细胞的1∶4或1∶6，角化珠和癌巢多见，癌细胞向周围正常组织呈浸润性生长。下咽癌还有少数为来自黏膜下腺体的涎腺型癌肿，多为源于下咽后壁及环后区异位的胃黏膜或自腺体结构的腺癌。下咽小细胞未分化癌是下咽癌中极为罕见的一种病理学分型，其组织学特点为癌巢由含有少量胞质的小细胞构成，核染色质深，细胞排列多样，核分裂常见，纤维血管间质少见。电镜下在核边缘核染色质聚集，胞质内大量存在核糖体和线粒体。

### （二）生长与扩散特点

下咽癌多以外突型生长为主，常有中心溃疡。肿瘤的黏膜下扩散较为常见，特别是在咽后与颈段食管相接处，黏膜下淋巴管丰富并伴随跳跃性的扩散。梨状窝癌对邻近组织的侵犯有挤压及浸润两种方式，前者是肿瘤生长压迫周围软骨或肌筋膜；后者是由于组织对肿瘤失去抵抗，肿瘤直接破坏软骨或肌筋膜。梨状窝癌对甲状软骨及环状软骨的侵犯多为接触式，少数为浸润式，对杓状软骨全部为接触式，对喉内肌浸润多于接触。梨状窝癌到达杓状软骨后改变扩展方向，向前内侵犯甲杓肌，向后内侵及环杓关节，沿环甲肌和杓间肌扩展。随着肿瘤范围的扩大，肿瘤可向外经下咽侧壁，沿咽后壁侵至对侧梨状窝。梨状窝癌向环后区扩散并不少见，但很少累及颈段食管。梨状窝癌还可通过淋巴道产生对邻近器官的侵犯，如通过淋巴管越过甲状软骨板侵犯甲状腺，向下可在食管中段产生跳跃性病变。

下咽后壁癌，由于解剖学特点，常在确诊前范围已很大，在病变晚期常侵及椎前筋膜，向上侵及扁桃体基底、口咽壁，向下至环后区。环后区癌多伴5 mm的黏膜下浸润，常侵及喉返神经，引起单侧声带麻痹。在确诊时往往已属晚期，常向周围生长侵及环状软骨、杓状软骨及环杓肌；向下侵及颈段食管，但很少累及椎前筋膜。

### （三）淋巴结转移特点

肿瘤的转移是与癌细胞生长扩散紧密伴随的过程。癌细胞向远处转移过程中，首先要突破周围正常组织和基底膜的局限，其机制涉及钙粘连蛋白介导的细胞黏附和基质金属蛋白酶对基底膜的破坏，进而通过周围的血管或淋巴管道向远处转移。下咽癌淋巴结转移率较高，就诊时50%～60%有淋巴结转移，隐匿性转移为50%～86%，且双侧颈部淋巴结转移发生率较高。颈部淋巴结转移发生率与原发肿瘤生长方式、浸润范围及分化程度有依赖关系，肿瘤大小也是下咽癌颈淋巴结转移的一个决定性因素，随着肿瘤的增大，颈淋巴结转移率增高[18]。

下咽癌中以梨状窝癌最易转移，就诊时有颈部淋巴结肿大者占66%～75%，其中单侧淋巴结肿大者占51%，双侧淋巴结肿大者占6.7%～13.4%。梨状窝癌颈部淋巴结转移区域最常见于颈深上、中区，颈后三角和颌下三角淋巴结转移率很低。环后癌颈部淋巴结转移率约为40%，常为双侧转移；下咽后壁癌60%出现淋巴结转移，多为双侧，其中44%有咽后淋巴结转移。有学者对下咽癌颈淋巴结转移的方式及分布规律作了研究。Shah发现临床$N_0$期患者的病理颈淋巴结转移仅位于Ⅱ、Ⅲ区，而临床$N_{1\sim3}$患者的病理颈淋巴结转移在Ⅰ～Ⅴ区皆有出现，但主要位于Ⅱ、Ⅲ区，而Ⅰ、Ⅴ区淋巴结受侵率分别为10%和11%，Ⅴ区淋巴结受侵时总伴有其他各区淋巴结受侵[11]。国内研究也发现下咽癌Ⅱ、Ⅲ、Ⅳ区淋巴结转移多见。因此，对下咽癌患者应常规行侧方颈清扫(Ⅱ、Ⅲ、Ⅳ区)，同时术后追加放射治疗以消除Ⅰ、Ⅴ区的隐匿性转移灶[18]。

以往认为下咽癌的全身转移并不多见，往往局限于头颈部淋巴结转移。然而随着肿瘤综合治疗的进展，随着患者生存时间的延长，晚期或进展期患者血行转移发生率明显上升，头颈部肿瘤的肺转移是最常见的远处转移。

## 第三节 喉 癌

### 一、概述

喉(larynx)是呼吸的重要通道，下呼吸道的门户，上通喉咽，下连气管。喉位于颈前正中，舌骨之下，其上端是会厌上缘，下端为环状软骨下缘，在成人相当于第3～5颈椎平面，女性及儿童其喉的平面位置较男性稍高。喉由软骨、肌肉、韧带、纤维结缔组织和黏膜等构成。喉的前方为皮肤、皮下组织、筋膜和肌肉覆盖。两侧有甲状腺上端、胸锁乳突肌及其深面的颈部重要的血管神经，后方与喉咽及颈椎相邻。以声带为界，喉腔可分为声门上区(supraglottic portion)、声门区(glottic portion)和声门下区(infraglottic portion)。声门上区为声带以上的喉腔，其上界为由杓状隆突、杓会厌襞及会厌游离缘组成的喉入口；声门区为两侧声带之间的区域；声门下区为声带以下喉腔部分，其下界相当于环状软骨下缘、声门下区和气管相连。

喉癌(laryngeal carcinoma)是发生于喉腔黏膜上皮组织的恶性肿瘤。根据北京、天津、上海、广州各地肿瘤医院统计，喉部恶性肿瘤占全身恶性肿瘤的1.2%～1.6%，占头颈部恶性肿瘤的3.3%～8.1%，南方较低，北方较高。近年来，国内外的研究资料表明，喉癌的发病率有明显的增长趋势。在世界范围内，喉癌的发病率占全身恶性肿瘤的2%～5%，在西班牙、意大利、法国、巴西及印度等地区喉癌的发病率较高(>10/10 000人)，而在日本、挪威及瑞士等国喉癌的发病率相对较低(<2/10 000人)。55～65岁的男性是喉癌发病率最高的人群，男性患者比例明显高于女性，男女之比为5～20∶1，发病率城市高于农村，空气污染重的重工业城市高于污染轻的轻工业城市[12]。

喉癌中以声带癌居多，约占60%，一般分化较好，转移较少。声门上型癌次之，约占30%，但有些地区，如我国东北地区则以声门上型癌较多。声门上型癌一般分化较差，转移较多见，预后亦差。声门下型癌和跨声门癌较少见，约占10%。喉部继发性癌较少见，一般系直接从邻近器官，如喉咽或甲状腺等的癌肿浸润而来，从远处转移的喉癌罕见。

凡年龄超过40岁，有声嘶或咽喉部不适、异物感者，均须用喉镜仔细检查喉的各个部分，特别注意会厌喉面、前联合、喉室及声门下区，观察声带运动是否受限或固定，对可疑病变，应在喉镜下进行活检，确定诊断，还要仔细触摸颈部有无肿大淋巴结，喉体是否增大，颈前软组织和甲状腺有无肿块。喉部X线检查、断层摄片、喉部CT及MRI检查等有助于了解癌肿的浸润范围。

喉癌目前的治疗手段包括手术、放疗、化疗、免疫治疗及生物治疗等。根据癌肿的范围及扩散情况，选择合适的治疗方案，目前多主张手术加放疗的综合治疗。喉癌的治疗效果与原发肿瘤的位置及诊断和治疗时的分期直接相关，接受规范的治疗后，3种不同类型的喉癌的生存率不尽相同，声带癌的5年总体生存率约为81%，声门上型癌为51%，声门下型癌为77%。

## 二、发病机制

### (一) 喉癌病因学

1. 烟草

烟草一直被认为是喉癌发生的重要危险因素，而且吸烟比嚼烟危险更大。两个独立的研究发现喉癌患者中吸烟者分别占96.5%和97.2%。男性每天吸烟一包半达10年以上，喉癌发生的相对危险增加30倍。停止吸烟后喉癌发生的危险明显降低，重度吸烟者停止吸烟10年以上者的危险仍是不吸烟者的3倍。喉癌多见于男性，且其发生率呈上升趋势，公认与吸烟有关。目前，喉癌中女性患者人数也呈上升趋势，这与女性吸烟者数目增加显著相关[19]。

2. 乙醇

控制年龄、种族和吸烟习惯等混杂因素的研究发现，乙醇的消费会增加发生喉癌的危险。第二次世界大战期间，法国的喉癌发病率下降，尽管此期间烟草消费量没有改变，但乙醇的消费量却明显下降。乙醇与喉癌发生的关系与烟草一样，也呈剂量相关性。

3. 人乳头状瘤病毒感染

到目前为止，研究发现喉癌患者中HPV总阳性率为8%～54%，除HPV16和HPV18，最近发现在早期喉癌患者就可以检测到HPV26；HPV阳性喉癌患者与HPV阴性相比较，有其独特的分子生物学、组织病理学及临床特征。

4. 喉咽反流及胃食管反流疾病

反流疾病是引起黏膜慢性炎症反应及肿瘤发生的内源性因素之一。胃食管反流对喉黏膜有影响，但喉腔内存在结构性保护机制。一方面，通过碳酸酐金属酶的作用，使细胞外液分泌碳酸氢盐增多，导致细胞内质子崩解；另一方面，碳酸酐化对喉黏膜影响存在结构性差异，表现为喉后部的碳酸酐化表达明显高于声门前部及声门上区，这也许是喉癌好发部位不同的原因之一。

5. 饮食和维生素缺乏

许多资料证实水果、蔬菜和乳制品对头颈部肿瘤有预防作用，这可能与其富含维生素有关。已证实维生素A可通过控制细胞分化而对上皮肿瘤起抑制作用。头颈部鳞状细胞癌患者的维生素A和胡萝卜素水平较低，当维生素A和胡萝卜素摄入量较低时，喉癌的发生率分别较正常人群增加3.0和2.5倍。

6. 职业因素

喉癌与职业因素的相关性似乎较弱。已报道与喉癌相关性较强的特定职业因素包括石棉、木尘、黏结剂粉尘、焦油产品等。在西班牙，林业工人发生喉癌的危险性比普通人高5.6倍。

7. 喉癌发生的多因素学说

流行病学研究提出了头颈部鳞状细胞癌和吸烟、饮酒等因素之间的重要关联，但并不是每个暴露于这些因素的个体都发生癌。由于无法确定每个个体暴露于已知和未知致癌因素的危险，所以每个个体的危险也难以确定。显然，只是暴露于烟草和乙醇的极少数个体发生了癌，这些致癌因素对于个体的潜在危险不是等同的，但也不是意外的，证明个体本身对癌发生的易感性可能是由部分基因决定的，认为与癌易感性基因遗传有关。个体危险性评估已经成为近代分子生物学研究的目标。肿瘤发生过程的组织学特征与基因损伤的逐渐积累有关，从这一观念来看，癌是一种基因病。在吸烟、饮酒和反流与环境因素如污染、职业暴露等之间的关系中，某因素可能为主，而其他因素起协同、补充作用，致使黏膜内环境改变、病毒感染、免疫逃脱而引起基因突变，最终发生癌变。

### (二) 喉癌的发病机制

1. 癌基因和抑癌基因

喉癌的发生、发展过程是一个长时间、多阶段的过程。在细胞癌变的过程中，癌基因的激活和抑癌基因的失活是细胞癌变的分子基础。目前证实与喉癌相关的癌基因主要有细胞周期蛋白D1、p185、神经纤维黏蛋白(neuropilin)-1(NRP-1)，抑癌基因主要有p53、PTEN、FHIT等。

细胞周期蛋白D1是参与细胞周期G1/S期转换的重要正性调节因子，目前认为其作用机制与Rb蛋白密切相关。研究表明，细胞周期蛋白 D1 在喉黏膜正常组织中表达量很少甚至不表达，而在喉癌组织中，细胞周期蛋白 D1 的阳性表达率为 61.67%，提示在喉癌中存在细胞周期蛋白 D1 的某些失调机制使其表达上升，随着肿瘤病理分化程度的降低，细胞周期蛋白 D1 的阳性率增高，提示细胞周期蛋白 D1 表达上调与喉癌的恶性程度有关，也有研究表明细胞周期蛋白 D1 的表达与喉癌的病理分化程度、颈部淋巴结转移及预后有关。

p185 具有酪氨酸激酶活性的跨膜糖蛋白，是表皮生长因子受体家族成员，在细胞信号转导中发挥重要作用，是细胞增殖、分化、运动和存活的重要调节因子。p185 在喉癌淋巴结转移组和非转移组间的表达存在显著差异，p185 在喉癌病理分级Ⅰ、Ⅱ、Ⅲ级之间存在显著差异，提示 p185 与喉癌细胞恶变的程度及肿瘤细胞的分化程度有关，p185 表达阳性的喉癌比 p185 表达阴性的喉癌其恶性程度更高，淋巴结转移率更高，相对来说预后较差[20]。

神经纤维黏蛋白-1 是血管内皮生长因子的新型受体，并具有不依赖 VEGF 的促瘤作用及存在多个生长因子配体。已有研究报道 NRP-1 在胃癌、乳腺癌等组织中呈高表达，新近的研究发现，NRP-1 在喉癌组织中表达呈阳性，而在癌旁组织中无表达，具有高度的肿瘤特异性，NRP-1 可能在肿瘤的发展、侵袭过程中起重要作用。

p53 是较早发现的抑癌基因，在人类大多数肿瘤中均检测到 p53 突变或缺失。p53 的表达率升高与喉癌的发生、发展、浸润、转移有关。PTEN 是 1997 年发现的一种新的抑癌基因，通过其磷酸酶活性与其他抑癌基因协同发挥抑瘤作用。正常的 p53 功能受自身含量及是否磷酸化的影响，其磷酸化后，抑制 DNA 复制的作用增强。在 p53 诱导细胞凋亡过程中，当 PTEN 突变后，p53 磷酸化水平降低，其抑癌作用减弱，PTEN 与 p53 的变异可能协同促进喉癌的发生、发展，关于这方面的研究尚需进一步探讨[21]。

FHIT 基因是 1996 年由 Ohta 等克隆的一个拟定抑癌基因，在多种人类肿瘤组织中 FHIT 基因呈现高频率纯和性缺失和异常转录，而且它常常是环境致癌的靶点。研究发现，FHIT 基因在喉癌组织中存在转录本异常，而在相应的癌旁组织或正常组织中 FHIT 基因转录本异常少见，说明 FHIT 基因异常表达在喉癌中频繁发生[22]。

2. *HPV 感染*

HPV 癌蛋白在喉癌的发生、发展中起重要作用。在良性病变中，HPV 基因组常以游离的形式存在，在 HPV 相关的恶性肿瘤中，病毒 DNA 常常整合到宿主染色体中，这些整合不是随机发生的。研究表明，HPV16 病毒 DNA 最主要整合在宿主染色体 3p 14.2 位点，而这恰好在抑癌基因 FHIT 基因内。高危型 HPV 的转化的特性主要与两个早期开放阅读框架 E6、E7 蛋白基因有关，其在肿瘤发生、细胞周期调控、端粒酶活化及其凋亡调节中起重要作用。E6、E7 原癌蛋白分别与细胞内肿瘤抑制物 p53 和 Rb 结合，是高危型 HPV 致癌的重要机制，目前已经得到公认。p53 参与细胞周期调控、凋亡和 DNA 修复，E6 蛋白能特异性结合 p53，促使 p53 蛋白快速降解，从而导致细胞周期失控，其效应等同于 p53 突变。E7 蛋白可与 Rb、p107 和 p139 相关蛋白相互作用，使 E2F 因子从结合形式游离出来，游离的 E2F 因子可活化促进细胞周期进展和细胞增殖的基因转录。

HPV 的致癌作用不仅可促使 p53、Rb 蛋白降解和灭活，同时伴有其他一些抑癌基因的异常、癌基因的活化、非整倍体、染色体易位、基因点突变、基因扩增和杂合性丢失等分子遗传学改变，这些都是喉癌发生发展的关键事件。E6 原癌蛋白是一种多功能蛋白，它可能通过激活端粒酶而使正常细胞逃避衰老过程中的增殖限制而永生化，其机制尚不清楚。同时，HPV 还能增强细胞内抗凋亡的基因如 bcl-2 家族表达增高，对抗细胞凋亡。总之，HPV 感染在喉癌的发生发展过程中有重要的作用，但并非唯一因素。HPV 致癌除了病毒与宿主相互作用外，还与环境、遗传、化学等因素的协同作用有关[23]。

3. *免疫*

已证实喉癌患者免疫功能低下，尤其是对肿瘤局部和外周血的免疫功能测定、对 T 细胞及其亚群的连续动态检测，不仅反映机体的免疫状态，也可预测治疗效果和估计预后。在喉癌的发生发展过程中，免疫系统的异常也发挥了重要的作用。人类 T 细胞分为 Th1 和 Th2 两个亚群，正常生理条件下，Th1/Th2 类细胞因子处于平衡状态，当失衡时，即可导致机体免疫紊乱并诱发一系列的病理变化，其中包括肿瘤的发生与发展。大量研究证据表明 Th1 型细胞因子具有重要的抗肿瘤作用，IL-12 可以上调 IFN-γ 的水平，抑制肿瘤血管生成，具有抗肿瘤和抗转移的作用，而 Th2 型细胞因子通过抑制 IL－12 及 IFN－γ 的产生，防止 NK 细胞活化，减少肿瘤细胞抗原的表达等方式来抑制细胞免疫的抗肿瘤效应。研究发现喉癌患者外周血中表达 Th1 型细胞因子的 $CD3^+$ T 细胞比例较正常人对照组明显降低，表达 Th2 型细胞因子的 $CD3^+$ T 细胞比例较正常人对照组升高，差异具有显著性。提示喉癌患者 Th1 型反应模式处于弱势状态，相对的 Th2 型反应模式处于优势状态。与此同时，患者血清的细胞因子水平也表现出 Th2 优势的漂移状态，并且随着临床 TNM 分期的进展，这种趋势更加明显，提示喉癌患者由于 Th1 细胞的抑制，细胞免疫功能不能有效地激活，从而不利于机体组织以细胞免疫为主的抗肿瘤免疫反应，使肿瘤细胞得以生存发展。

HPV 感染所致喉癌发生、发展是多因素、多步骤的过程，HPV 逃避机体的宿主免疫监视，尤其是细胞免疫监视也是重要原因之一。HPV 蛋白的表达与感染细胞的分化状态有密切联系，在上皮细胞的基底层，有少量 mRNA 编码病毒 E1、E2 蛋白，在基底上棘状细胞，E6、E7 蛋白在细胞核内有少量表达，在更上层细胞的细胞核和细胞质 E4 蛋白和两种衣壳蛋白有表达，但在数量上有意义的表达仅仅出现在终末期的分化角质细胞，而这种细胞不能分裂增殖，一般 1～2 d 从上皮或黏膜脱落，机体的免疫监视功能不能识别。上皮基底层是最佳的树突细胞摄取和呈递病毒蛋白的地方，病毒蛋白表达将使机体不能通过免疫效应机制排除有病毒复制细胞。HPV 早期蛋白调节局部免疫反应以及喉癌产生的细胞因子所致的免疫抑制和促进肿瘤增殖也是免疫逃逸的机制之一，而肿瘤细胞的 HLA 抗原不表达或表达减少同样是肿瘤逃脱免疫监控的机制之一[24]。

4. 遗传

喉癌和大多数肿瘤一样，也存在染色体数目和结构的畸变，许多癌基因和抑癌基因就是在肿瘤细胞遗传学研究基础上发现的。通过对喉癌组织的研究发现喉癌也存在染色体数目异常，在对 15 例短期培养的喉癌原代细胞的研究中发现，有 9 例存在含 41～45 条染色体的亚二倍体，2 例正常二倍体，4 例为多倍体。除了染色体数目异常，染色体结构也会出现畸变，而且，染色体结构畸变是喉癌染色体异常的主要形式，而特定几个染色体的全部或部分缺失是喉癌染色体结构畸变的较突出特征。喉癌染色体的缺失主要集中在 3p、6p 及 11 号染色体上，其中，染色体 3p 是喉癌染色体缺失的高频区域。用新鲜喉癌标本段时间培养可以避免用细胞系传代造成的重组。在短期培养的原发性喉癌原代细胞中分别发现染色体 3p 缺失和断裂点为 3p25 的染色体异位，提示 3p 缺失在喉癌发生中起一定作用。在另一项研究中发现，在 15 例不同时期的喉癌培养的原代细胞中，大多数有 3 号染色体数目和结构的异常；同时，在 4 例晚期喉癌中出现 11 号染色体丢失，提示 11 号染色体缺失与喉癌的演进过程有关，而且在 11 号染色体缺失的喉癌标本中，有一半伴有 3p 染色体的缺失，提示喉癌的发生与多遗传因素相互作用有关。

## 三、生物学特点

### （一）喉癌的病理学特点

喉癌以声带癌最为多见，其次为声门上型癌，声门下型癌最少。肉眼观肿瘤可呈乳头状、疣状或菜花状隆起，也可在局部形成溃疡。组织学上喉癌以鳞状细胞癌最常见，占 95%～98%，腺癌少见，约占 2%。喉鳞状细胞癌依其发展程度可分为原位癌、早期浸润癌和浸润癌 3 种类型。原位癌较少见，经过一段时间可发展成浸润癌；早期浸润癌一般由原位癌突破上皮基底膜向下浸润，并在固有层内形成癌巢；喉浸润癌绝大多数为高分化鳞癌，癌细胞可见不同程度的角化现象和细胞间桥，在癌巢中心可见角化珠，低分化鳞癌少见。有时肿瘤以梭形细胞为主，称为梭形细胞癌，癌细胞排列紊乱，不形成癌巢，颇似肉瘤。疣状癌属于喉浸润型鳞状细胞癌的一个亚型，较少见，占喉癌的 1%～2%，肿瘤向喉腔呈疣状生长，形成菜花状肿物。镜下多呈乳头状结构，为高分化鳞癌，可见不同程度的局部浸润，生长缓慢，转移少见[25]。

### （二）喉癌的生长扩散

由于喉的结构特点，喉癌的生长扩散受到下列因素的制约：喉癌发生于喉腔黏膜，外有喉软骨、弹性膜及韧带包裹，形成阻碍喉癌局部扩散的有形屏障；喉的发生来源于两个胚基，即声门上区来源于颊咽胚基，声门区和声门下区则来源于器官腮胚基。胚胎发生的差异，可能在各区之间形成阻碍癌肿扩散的自然屏障；喉内淋巴管和血管的走向使肿瘤的扩展有一定的规律性[10]。

### (三) 声门上型喉癌的生长扩散特点

声门上型癌可以发生于喉前庭声门上区的任何部位，依发生部位分为不同类型，其中以会厌与室带交界处发生率最高。随着病程的演进，声门上型癌可侵犯喉内的其他结构，晚期可侵犯喉外组织。

1. 会厌前间隙侵犯

会厌前间隙在声门上型癌局部侵犯中具有重要意义，喉的矢状位切片示会厌前间隙为会厌前方的一个三角形区域，充满疏松结缔组织和脂肪，没有淋巴结，富含淋巴管，两侧延伸至室带形成会厌旁间隙，此间隙可与声门旁间隙上部相联系，术前对声门上型癌侵犯会厌前间隙的估计往往偏低。侵犯会厌前间隙的途径除主要经由会厌小孔外，还可经会厌根部侵犯会厌前间隙，会厌前间隙侵犯程度分为 3 个阶段：经会厌软骨小孔侵犯(11.8%)，会厌软骨部分破坏(70.0%)，会厌软骨广泛破坏(13.2%)。在肿瘤同时侵犯舌根部的病例中，原发部位为会厌多见，在会厌前间隙侵犯的会厌软骨部分和广泛侵犯的病例中，多由会厌根部开始。

2. 梨状窝侵犯

声门上型癌侵犯梨状窝内壁时，多先推压"方形膜"(quadrangular membrance)，形成临床上常见的梨状窝内侧膨隆。方形膜对肿瘤扩展具有一定的屏障作用，临床上很少见到梨状窝内侧壁受侵犯并发生破溃。对于梨状窝侵犯，临床上主要以梨状窝内壁膨出来判断，梨状窝膨出多为单侧，两侧者少见。

3. 甲状软骨侵犯

显微镜下所见癌组织在侵犯甲状软骨之前均先接近并压迫甲状软骨膜使之变薄，在局部血液供应减少、营养障碍的情况下浸润甲状软骨，癌组织一旦侵入甲状软骨的骨化腔，即沿着骨化腔的周壁迅速进展并占据之，此阶段临床观察很难发现，CT、MRI 等检查有助于诊断。

4. 前联合侵犯

前联合腱是两侧声带前端附着于甲状软骨正中的结合点，由纤维结缔组织将声带前端左右分开，癌组织深层浸润的早期可能具有一定的屏障作用，在临床中，声门上型喉癌侵犯前联合腱也并不少见，因而，随着癌组织浸润性的扩展，直接侵犯前联合腱将是不可避免的。

5. 声门区侵犯

胚胎发生学理论认为，声门上区和声门区的胚胎来源不同，两者之间存在淋巴流向分离现象，临床实践中也观察到声门上区癌肿向声门区发展受到一定的限制，但是，许多临床观察和喉癌病理学研究又多证实了声门上型癌侵犯声门区这一事实。

6. 杓间区侵犯

声门上型癌侵犯杓状软骨时，临床上表现为声带固定，正确认识杓状软骨受侵犯的程度在正确选择治疗方法、判断预后上具有十分重要的意义。

### (四) 声带癌的生长扩散特点

声带癌绝大多数原发于声带的游离缘，一般向前后发展，可突破前联合而累及对侧声带前端，也可向上累及喉室，向下扩展到声门下。向前可扩展至前联合，受前联合腱的阻挡而暂缓，突破前联合腱后，可累及对侧声带前端，继而沿对侧声带向后发展；向后扩展到声带突，可破坏杓状软骨；向深层发展可侵及甲杓肌，进而侵及声门旁间隙，晚期可破坏甲状软骨板；向声门下发展首先受到三角形膜(弹力圆锥)的阻挡，突破弹力圆锥后才能发展到声门下区，晚期也可再破坏前联合腱，顺此腱向下发展至环甲膜，破坏环甲膜后累及喉外或侵及甲状腺；向后发展至声带突受阻，继转向上，侵及室带后端，少有直接经喉室黏膜发展到室带者。

### (五) 声门下型癌的生长扩散特点

声门下型癌少见，占全部喉癌的 7%以下，声门下区没有相对限制肿瘤生长的"屏障结构"。原发一侧的肿瘤容易侵及对侧，肿瘤向上可侵及声带，向下可累及气管，向前外可破坏环甲膜直接侵犯喉外组织，侵犯甲状腺。

1. 喉癌的淋巴结转移

喉癌的原发部位不同，淋巴结转移发生率各异。声门区淋巴管稀少而纤细，且癌细胞分化程度常较高，故声带癌颈部淋巴结转移率最低，为4%～10%，但因前联合处内软骨膜缺乏，且有血管、淋巴管分布，该处癌肿发生转移的风险稍大。声门下型癌转移率也在10%以下。而声门上区淋巴管稠密，癌细胞分化程度通常又较低，故声门上型癌转移发生率较高，文献报道在20%～86%之间，其中喉前庭部转移率为29%～86%，杓会厌襞部转移率为40%～70%，会厌部转移率为50%，喉癌颈部淋巴结总转移率为10%～65%[26]。

颈部转移发生率除取决于喉癌原发部位、大小、生长方式及分化程度外，与性别和年龄也有一定关系。研究表明，入院时的颈部淋巴结转移率，男性显著高于女性，男性为16.5%～20.9%，女性为7.0%～13.0%，尤其是喉前庭癌，男性转移率为女性的2倍。年龄<40岁的女性喉癌患者，颈部淋巴结转移较男性少见，40～59岁组中两性转移率相近，而60岁以上女性患者的淋巴结转移率又明显高于男性。

喉部淋巴管的走行决定了喉癌颈部转移区域，其颈部转移淋巴结的分布有一定的规律可循。对24例喉癌颈清扫标本的病理学研究发现，84.5%的转移淋巴结分布于level Ⅱ、Ⅲ，level Ⅳ、Ⅴ淋巴结转移发生率较低，喉前淋巴结（level Ⅵ）偶有转移，未见有level Ⅰ的转移。通常讨论的颈部淋巴结转移均位于level Ⅰ～Ⅵ，但喉癌患者也应考虑气管旁淋巴结转移，尤其是声门下型癌，尽管声门下型癌在临床中较少见，但其转移淋巴结的分布常有别于声门上型癌和声带癌，其向前可直接转移至喉前及气管前淋巴结，向后可转移至颈内静脉下段近锁骨上区的淋巴结，也可转移到甲状腺。

转移癌肿大多在同侧颈部，对侧或双侧转移发生率约9%，且对侧或双侧出现转移者多为声门上型癌。当喉癌患侧可触及直径>2 cm转移淋巴结时，42%的患者可发现对侧淋巴结转移。这种交叉转移可以使超越中线的原发癌直接转移，也可能是下、后部淋巴管转路所致。若level Ⅵ的气管旁、气管前或喉返神经淋巴结发生转移，转路淋巴结转移的机会明显增多。声门型癌极罕见转移到对侧。

颈部淋巴结转移主要由癌细胞栓子顺输出淋巴管发展所致，故淋巴管稠密丰富的部位，颈部淋巴结转移率较高，反之则低。如输出淋巴管因病变阻塞，肿瘤也可向上一站淋巴结转移。被转移的淋巴结由于癌细胞在其边缘窦内停留、增殖并穿过窦内皮在实质内不断生长而肿大，淋巴结肿大至一定程度时，转移癌将突破其被膜而侵及淋巴结周围组织。周围组织受侵及范围越广，则淋巴结的活动性越小。故淋巴结的活动性反映了周围组织的受侵程度。而周围组织的受侵程度则是转移淋巴结影响预后的主要因素。研究发现，最大径>30 mm的转移淋巴结中90%出现被膜外侵犯。故淋巴结周围组织受侵程度通常与淋巴结大小呈正比，临床TNM分期中，以淋巴结大小作为N期判定的主要指标，而且以最大径等于30 mm，理由大概即源于此。

颈部淋巴结转移是喉癌患者评价疗效和估计预后的重要指标，凡出现转移者，治愈率下降50%，转移淋巴结有胞膜外侵犯者，再次下降50%。转移淋巴结的位置与患者预后也有明显关系。颈部低位淋巴结转移的患者预后较差，因为其下一站受累的淋巴结就可能是纵隔淋巴结，而且这些患者经常伴有高位淋巴结的转移。颈部转移淋巴结的绝对数与生存率的关系尚有争议。有文献报道颈部转移淋巴结数目增加，生存率就按比例下降，双侧颈部淋巴结转移患者预后比单侧更差。

#### 2. 喉癌的血行转移

喉癌经血行播散而转移者很少见，转移发生率为1%～4%，主要转移至肺、肝、骨骼等处。且远隔转移发生较晚，很少出现于颈部淋巴结转移之前。此外，文献尚有报道，喉癌患者手术后3～4年发现肝、肺、骨骼转移者，而无局部复发迹象。

（陶泽璋）

## 参考文献

[1] 李树玲. 新编头颈肿瘤学[M]. 北京：科学技术文献出版社，2002.

[2] Gillison ML. Current topics in the epidemiology of oral cavity and oropharyngeal cancers [J]. Head Neck, 2007,29(8): 779-792.

[3] 李添应. 耳鼻咽喉头颈肿瘤学[M]. 北京：人民军医出版社，2007.
[4] Warnakulasuriya S. Smokeless tobacco and oral cancer [J]. Oral Dis, 2004,10(1):1-4.
[5] Leatherdale ST, McDonald PW, Cameron R. A multilevel analysis examining the relationship between social influences for smoking and smoking onset [J]. Am J Health Behav, 2005,29(6):520-530.
[6] Chaudhary A, Singh M, Sundaram S, et al. Role of human papillomavirus and itsdetection in potentially malignant and malignant head and neck lesions: updated review [J]. Head Neck Oncol, 2009,1:22.
[7] Kreimer AR, Randi G, Herrero R. Diet and body mass, and oral and oropharyngeal squamous cell carcinomas: analysis from the IARC multinational case-control study [J]. Int J Cancer, 2006,118(9):2293-2297.
[8] Rosenquist K, Wennerberg J, Schildt EB. Oral status, oral infections and some lifestyle factors as risk factors for oral and oropharyngeal squamous cell carcinoma. A population-based case-control study in southern Sweden [J]. ActaOtolaryngol, 2005,125(12):1327-1336.
[9] Hammarstedt L, Lindquist D, Dahlstrand H, et al. Human papillomavirus as a risk factor for the increase in incidence of tonsillar cancer [J]. Int J Cancer, 2006,119(11):2620-2623.
[10] 屠规益. 喉癌下咽癌现代理论与临床[M]. 济南：山东科学技术出版社，2002.
[11] Jatin P. Shah. Cancer of The Head and Neck [M]. London: BC Decker Inc, 2001.
[12] 孔维佳. 耳鼻咽喉头颈外科学[M]. 北京：人民卫生出版社，2005.
[13] Ragin CCR, Modugno F, Gollin SM. The Epidemiology and Risk Factors of Head and Neck Cancer: a Focus on Human Papillomavirus [J]. J Dent Res, 2007,86(2):104-114.
[14] Morshed K, Polz-Dacewicz M, Szymański, et al. Epstein-Barr virus antibodies in patients with laryngeal and hypopharyngeal cancer [J]. Ann Univ Mariae Curie Sklodowska Med, 2003,58(2):227-231.
[15] Tandon S, Tudur-Smith C, Riely RD, et al. A systematic review of p53 as a prognostic factor of survivalin squamous cell carcinoma of the four main anatomical subsites of the head and neck [J]. Cancer Epidemiol Biomarkers Prev, 2010, 19(2):574-587.
[16] Jonah D Klein, Jennifer R Grandis. The molecular pathogenesis of head and neck cancer [J]. Cancer Biol Ther, 2010, 9(1):1-7.
[17] Maria Paula Curadoa, Mia Hashibeb. Recent changes in the epidemiology of head and neck cancer [J]. Current Opinion in Oncology, 2009,21(3):194-200.
[18] 李晓明，邸斌，邵永良，等. 下咽癌颈淋巴结转移的临床病理学特点及其对预后的影响[J]. 中华耳鼻咽喉科杂志，2004, 39(12):741-744.
[19] 吴跃煌，王晓云，唐平章. 喉癌的流行病学及发病机制[J]. 国外医学・卫生学分册，1999,26(3):143-146.
[20] Almadori G, Bussu F, Cadoni G, et al. Molecular markers in laryngeal squamous cell carcinoma: towards an integrated clinicobiological approach [J]. Eur J Cancer, 2005,41(5):683-693.
[21] Poeta ML, Manola J, Goldwasser MA, et al. TP53 mutations and survival in squamous cell carcinoma of the head and neck [J]. N Engl J Med, 2007,357(25):2552-2561.
[22] Pekarsky Y, Zanesi N, Palamarchuk A, et al. FHIT: from gene discovery to cancer treatment and prevention [J]. Lancet Oncology, 2002,3(12):748-754.
[23] Pou AM, Weems J, Deskin RW, et al . Molecular characterization of mutations in patients with benign and aggressive recurrent respiratory papillomatosis: a preliminary study [J] . Ann Otol Rhinol Laryngol, 2004,113(3):180-186.
[24] Baumann JL, Cohen S, Evjen AN, et al. Human papillomavirus in early laryngeal carcinoma [J]. Laryngoscope, 2009, 119(8):1531-1537.
[25] 陈杰. 病理学[M]. 北京：人民卫生出版社，2005.
[26] 宋勇莉，胡国华，柳庆军，等. 喉癌淋巴管生成特点[J]. 中国耳鼻咽喉头颈外科，2008,1(15):29-32.

# 第三十三章 甲状腺肿瘤

## 第一节 甲状腺解剖结构与功能

甲状腺是人体内最大的内分泌器官,它通过释放甲状腺激素,调节人体的新陈代谢等生理功能。它包含着两类激素分泌细胞,即甲状腺滤泡细胞和甲状腺滤泡旁细胞。前者负责人体内碘的吸收和甲状腺激素的合成;甲状腺激素主要功能是在人体发育阶段,促进细胞分化;在成人阶段,维持人体体温和新陈代谢。后者又称C细胞,散在分布于甲状腺滤泡细胞旁,主要分泌钙调控激素——降钙素。

从功能学角度而言,甲状腺腺体的自身免疫变化可导致甲状腺激素分泌水平过高(毒性甲状腺炎)或过低(甲状腺功能降低)。从形态学角度而言,甲状腺结节是最常见的内分泌性肿瘤。本章节通过甲状腺功能及形态变化,来介绍甲状腺良性、恶性肿瘤的情况。

### 一、发育与解剖

甲状腺腺体呈蝴蝶状,位于第二、三气管环的前方,环状软骨与胸骨上切迹之间。正常甲状腺重12～20 g,长3～4 cm,宽约2 cm,一般数毫米厚,质软,腺体内充满血管。正常甲状腺腺体包括左右两个腺叶与中间连接两侧腺叶的峡部。连接两侧腺叶的甲状腺峡部12～15 mm,通常在峡部中上方可有一甲状腺锥叶。甲状腺锥叶是胚胎期甲状舌管残留体。通常,在胚胎发育期,前甲状腺体由舌根下降至正常甲状腺位置。临床最常见的甲状腺发育不全是一侧甲状腺腺叶缺失:仅存有一侧腺叶及峡部,但是它与正常发育的甲状腺体相似,可发生甲状腺结节及恶性肿瘤。甲状腺腺体外层被一层纤维结缔包膜覆盖,通常发生于甲状腺实质的结节也有一层包膜或假包膜。这对于甲状腺恶性肿瘤分期,判断预后是十分重要的。一般而言,在规范的甲状腺肿瘤病理学报告中,需要指出原发肿瘤是否突破包膜。

甲状腺有两个解剖结构十分重要:一是甲状腺旁腺;二是喉返神经。一般情况下,正常人有4个甲状旁腺,分别位于甲状腺四边角的后方。在甲状腺手术,尤其是全甲状腺切除术中,需要注意保留甲状旁腺,以避免甲状旁腺功能低下。甲状腺两叶后方,气管食管沟中各有一喉返神经走行,进入喉部,支配声带的活动。在甲状腺手术中,损伤喉返神经后,可产生声音嘶哑、气急、呼吸困难甚至窒息。在特殊解剖情况下,可出现喉返神经不返,以右侧为多见[1]。在妊娠第3周,甲状腺腺体发生于原咽囊,之后腺体沿着甲状舌管由舌根处到达颈部最终部位。根据甲状腺腺体的生成,异位甲状腺可发生于舌根至甲状舌管处的任何部位[2]。

甲状腺的血供丰富,两侧甲状腺腺叶各有一对甲状腺上下动脉支配,并各有甲状腺上、中、下静脉回流。甲状腺上动脉来源于颈外动脉,供应甲状腺上部,并伴行于喉上神经。喉上神经来源于下迷走神经节,在入喉时分为外支和内支。内支支配声门上喉区的感觉,外支支配环甲肌。在甲状腺手术中,处理甲状腺上动脉,应该注意尽量靠近甲状腺腺体,避免损伤喉上神经,引起呛咳。甲状腺下动脉,是甲状颈干分支之一。它与喉返神经关系密切,在甲状腺手术中,注意应先显露喉返神经,再处理甲状腺下动脉。

甲状腺的淋巴通常引流至气管前淋巴结,部分可至气管旁淋巴结,气管前和气管旁淋巴结统称为Ⅵ区淋巴结,也称中央组淋巴结。因此,在甲状腺恶性肿瘤手术中,应清扫中央组淋巴结[3]。

甲状腺腺体由许多球形滤泡组成,这些滤泡由甲状腺滤泡细胞包绕分泌的胶质形成。甲状腺滤泡细胞分泌的胶质包含了甲状腺激素前体——甲状腺球蛋白。甲状腺滤泡细胞有极性,其基底部被外周所围绕，而细胞顶部则面向滤泡层。甲状腺激素的分泌受促甲状腺激素（TSH）调控。TSH 与位于甲状腺滤泡细胞基底部的促甲状腺激素受体（TSHR）结合，进而传导信号，使胶质中的甲状腺球蛋白被甲状腺滤泡细胞再摄取，加工产生甲状腺激素，分泌入外周血。

甲状腺激素合成于妊娠第 11 周。在甲状腺腺体发育过程中，有特异性的转录因子表达。甲状腺转录因子 1，2（thyroid transcription factor－1 and 2，TTF－1，TTF－2）和 PAX－8（paired homeobox－8）选择性表达，提示胚胎期甲状腺滤泡细胞的形成、分化。这些转录因子调控甲状腺特异性基因（甲状腺球蛋白、甲状腺过氧化物酶、钠碘转运体和甲状腺刺激素受体）的表达。这些转录因子以及其下游的基因突变可能导致甲状腺发育不良及甲状腺分泌功能紊乱，但其分子生物学机制并不十分清楚。

## 二、促甲状腺激素轴的调控

促甲状腺激素由前垂体的促甲状腺激素细胞分泌，它调控着甲状腺激素轴，并且是最重要反应甲状腺功能的生理指标。TSH 的分子结构中有着与其他激素的相同亚体（例如，黄体激素、HCG 等）。甲状腺激素轴是一个经典的内分泌负反馈网络。下丘脑分泌的促甲状腺激素刺激素（TRH）刺激垂体产生 TSH，进而刺激甲状腺激素的合成和分泌，甲状腺激素又反馈抑制 TRH 和 TSH 的分泌。这一激素轴的“设定点”则是 TSH。TRH 是主要的 TSH 正向调节激素。TSH 分泌高峰发生在外源性给予 TRH 15 min 后。而 TSH 的血浆半衰期为 50 min。外周血的检测可以很好地反映 TSH 水平。放射免疫检测法对于检测 TSH 有着很高的灵敏度和特异度，它能够准确地区分正常和异常 TSH 水平，为临床诊断甲状腺功能亢进和甲状腺功能衰退提供有力依据。

## 三、甲状腺激素的合成、代谢和功能

甲状腺激素由甲状腺球蛋白（TG）加工而成。在释放入甲状腺滤泡后，TG 被碘化。重摄取入甲状腺滤泡细胞后，碘化的 TG 被加功能成 $T_4$ 和 $T_3$。碘摄入是甲状腺激素合成第 1 步，也是关键的一步。食入的碘，结合在血清白蛋白，未结合的碘从尿液排泄。甲状腺滤泡细胞有着高效获取碘功能。一般 10%～25%的放射碘能在 24 h 内被甲状腺摄取，而 Graves 病患者摄碘率可达 70%～90%。甲状腺摄取碘通过甲状腺滤泡细胞基底部的钠/碘转运体（$Na^+/I^-$ symporter，NIS）。人体内的纳转运体大多位于甲状腺，少部分位于唾液腺，哺乳期的乳腺、胎盘等部位。甲状腺滤泡细胞特异性表达 NIS，能够进行甲状腺的碘扫描、甲状腺功能亢进的治疗和甲状腺癌的同位素治疗。另一个碘转运体是 PENDRIN，位于甲状腺滤泡细胞顶部，控制碘从甲状腺滤泡细胞顶部流入甲状腺滤泡胶质。PENDRIN 的突变能导致 PENDRIN 综合征，其症状包括碘缺陷性甲状腺结节肿及神经性耳聋。

碘缺乏在山区以及中非、中北美洲及北亚较为常见。WHO 依据尿碘数据，估计约有 20 亿人患有碘缺乏症。在缺碘地区，常见甲状腺结节肿，甲状腺功能低下及克汀病。克汀病俗称呆小病，主要表现为精神和生理上发育迟缓；是由于缺碘导致的患者身材矮小、反应迟钝、痴呆、怕冷，多伴有聋哑症。由先天性缺乏甲状腺或甲状腺功能严重不足，人体会出现一系列的代谢障碍，致使骨骼、肌肉和中枢神经系统发育阻滞。患者智力低下、精神发育缓慢、皮肤有面团状水肿，即黏液性水肿，由于骨化过程延缓，身体异常矮小。而过量摄入碘可能导致自身免疫性甲状腺疾病的发生。因此，WHO 推荐每日碘摄入剂量为成人 150 μg/d；儿童 90～120 μg/d；孕妇 200 μg/d。

TSH 通过 TSH 受体对甲状腺滤泡细胞进行功能调节。TSHR 是一个 7 次跨膜的 G 蛋白耦联受体。TSH 信号通过 TSHR 传入，由 G 蛋白的亚基 Gs 结合，进一步激活腺苷环化酶，进而使得甲状腺滤泡细胞内 cAMP 水平升高。TSH 同时也通过激活磷脂酶 C 刺激磷脂酰肌醇。TSHR 功能的检测是通过一系列分子突变得到。TSHR 的隐性失功能突变导致甲状腺腺体发育不全及甲状腺功能不全。TSHR 的显性功能突变导致散发或家族性甲状腺功能亢进。临床上可表现为甲状腺肿，甲状腺滤泡细胞增生症及甲状腺高功能腺瘤[4]。

## 四、其他影响甲状腺激素合成的因素

胰岛素样生长因子（insulin-like growth factor Ⅰ，IGF－Ⅰ）、表皮生长因子（epidermal growth factor，

EGF)、血管内皮肽(endothelins)以及各种细胞因子都可能影响甲状腺激素的合成。这些激素水平的升高,在临床上可导致甲状腺肿以及甲状腺多发结节的倾向。特定的细胞因子及白细胞介素(interleukins, ILs)与自身免疫性甲状腺炎有关。碘缺乏可导致甲状腺内血流增加,增强 NIS 功能;碘过量则抑制甲状腺的摄碘功能,出现 Wolff-Chaikoff 效应。甲状腺内的碘不但参与甲状腺激素的合成和释放,还可以调节甲状腺激素的合成和释放。当甲状腺内碘浓度达到较高水平时,甲状腺内大量的碘和过氧化物酶竞争,并抑制过氧化物酶的活性,减少酪氨酸的有机化,抑制甲状腺内激素的合成;甲状腺内超生理剂量的碘能抑制甲状腺滤泡内溶酶体的释放,抑制甲状腺从甲状腺球蛋白上的水解,抑制滤泡中甲状腺激素的释放,从而迅速减低血循环中甲状腺激素的水平,称其为 Wolff-Chaikoff 效应。

## 五、甲状腺激素的转运和代谢

### (一) 血清甲状腺素结合蛋白

甲状腺滤泡细胞分泌 $T_4$ 大约是 $T_3$ 的 20 倍,两者都与血浆蛋白结合。这些特异性血浆结合蛋白包括:甲状腺素结合蛋白(thyroxine-binding globulin, TBG)、甲状腺素运载蛋白(TTR, formerly known as thyroxine-binding prealbumin, or TBPA)和血浆白蛋白。这些血浆结合蛋白能够增加人体内甲状腺素存储,延缓甲状腺激素的清除以及潜在的调节激素作用靶器官剂量。

人体中约有 99.98%的 $T_4$ 和 99.7%的 $T_3$ 是以蛋白结合状态存在的。由于 $T_3$ 的蛋白结合能力弱于 $T_4$,未结合 $T_3$ 的比例大于 $T_4$;但由于总 $T_3$ 的量小于 $T_4$,即 $T_3$ 代谢率高于 $T_4$,在外周血中游离(未结合蛋白)的 $T_4$ 多于 $T_3$。游离的甲状腺激素对于靶器官发挥生物学作用。

血清甲状腺素结合蛋白的异常,有许多遗传性及获得性异常影响甲状腺素结合蛋白。X-连锁 TBG 缺陷可导致总 $T_4$ 和 $T_3$ 的低下。然而,由于未结合的甲状腺激素水平正常,患者甲状腺功能及 TSH 水平正常。但必须注意 TBG 缺陷可导致总 $T_4$ 的异常,导致甲状腺功能亢进及甲状腺激素代谢过快;TBG 水平受到雌激素调控。孕期的妇女,其 TBG 水平增高,使得外周游离的甲状腺激素减少,因此怀孕女性需要适量补充外源性左旋甲状腺激素。TBG、TTR 及血清蛋白的突变可导致它们与 $T_4$ 和(或)$T_3$ 结合能力变化,临床上没有导致功能异常的甲状腺功能亢进或者家族性不良白蛋白高四碘甲状腺血症(dysalbuminemic hyperthyroxinemia, FDH);这些疾病导致总 $T_4$ 或 $T_3$ 的上升,但是游离激素水平保持正常。

去碘化作用,$T_4$ 一般被认为是 $T_3$ 的前体激素。$T_4$ 通过脱碘酶转化为 $T_3$。Ⅰ型脱碘酶与 $T_4$ 亲和力较低,一般位于甲状腺、肝脏、肾脏。Ⅱ型去碘化酶与 $T_4$ 亲和力较高,一般位于垂体、大脑、灰色脂肪和甲状腺。Ⅱ型脱碘酶的表达能在局部控制 $T_3$ 浓度,起到生理调节功能。

### (二) 甲状腺激素的生物学作用

#### 1. 甲状腺激素的转运

外周血甲状腺激素进入靶细胞方式有主动弥散(diffusion)及通过单羧酸输送器(monocarboxylate transporter 8, MCT8)转运体。在进入靶细胞后,甲状腺激素主要作用于细胞核受体。

#### 2. 细胞核甲状腺激素受体

甲状腺激素与细胞核甲状腺激素受体(thyroid hormone receptors, TRs) TR1 和 TR2;TR1 一般位于大脑、肾脏、性腺、骨骼肌和心脏,而 TR2 则在垂体和肝脏高表达。TR 被激活后根据其传导的信号,不仅能够开启基因而且能关闭基因的转录。同样,TR 的突变能够引起甲状腺激素抵抗(resistance to thyroid hormone, RTH)。RTH 表现为升高的甲状腺激素水平同时伴有正常或升高的 TSH。临床上患者表现为甲状腺肿,轻度 IQ 低下、注意力缺陷、骨骼肌发育迟缓、心动过速及对甲状腺激素治疗无效。一般此类患者无须药物治疗。

## 六、甲状腺实验室检查

### (一) 甲状腺患者的体格检查

甲状腺检查除了对于甲状腺腺体本身的物理检查,还需注意甲状腺功能异常所带来的临床症状以及甲状腺外的全身症状表现,如突眼症和皮肤改变。颈部的检查应从仔细观察患者全颈表现开始,注意患者颈部是否有手术瘢痕、肿块，局部静脉曲张等。甲状腺的触诊应该强调，检查者位于被检查者身后。双手触诊。

### (二) 实验室检查

1. 甲状腺激素的检测

由于血清 TSH 水平是随着 $T_3$、$T_4$ 分泌而动态变化的，血清 TSH 的检测需要首先辨别检测对象是否有甲状腺功能异常。通常利用免疫化学荧光法(immunochemiluminometric assays, ICMAs)检测 TSH 能达到满意的检测效果。

异常的血清 TSH 水平，需要进一步检测外周血甲状腺激素($T_3$、$T_4$)来明确诊断甲状腺功能亢进或甲状腺功能减退。但需要注意的是，当患者患有垂体疾病时，TSH 不能用来判断甲状腺功能。血清甲状腺球蛋白(TG)水平升高可见于除了药物性的各种类型甲状腺功能亢进患者。在甲状腺炎患者中 TG 水平往往升高，提示甲状腺组织的破坏，甲状腺球蛋白的向外释放。TG 最重要的临床作用是在全甲状腺切除及放射性碘治疗后的甲状腺癌患者中，监测复发和转移。

2. 放射碘摄取和甲状腺核素扫描

甲状腺腺体可选择性地转运放射性碘($^{123}$I、$^{125}$I、$^{131}$I)和放射性锝($^{99m}$Tc)。可采用放射性核素来检查甲状腺形态和功能。目前放射性核素扫描主要用来辨别甲状腺功能亢进和高功能腺瘤。传统“冷”、“热”结节来判断甲状腺肿瘤良恶性的技术，已经逐渐被其他术前诊断方式所取代。在甲状腺癌患者随访中，放射性核素扫描也有一定作用。对全甲状腺切除及放射性碘治疗后的甲状腺癌患者，可判断局部肿瘤的复发。全身(3～5 mCi)(1 a＝3.7×$10^{10}$ Bq)$^{131}$I 的扫描，可帮助判断远处转移灶。

### (三) 甲状腺超声检查

随着超声技术的发展，甲状腺超声检查已经成为了一项判断甲状腺疾病的常规检查，用来弥补甲状腺触诊的不足。10 MHz 的三维超声能够发现直径最小 3 mm 的甲状腺结节。在甲状腺结节随访过程中，超声检查可以动态跟踪甲状腺结节的大小。超声引导下细针穿刺可以提高细胞学检查的准确率。超声也能够评估侧颈区淋巴结转移或局部恶性肿瘤复发。最新的弹性超声技术更推动了超声辨别甲状腺结节良恶性的准确率[5]。

### (四) 细针穿刺细胞学

欧美国家和地区常规应用细针穿刺细胞学诊断技术，进行术前辨别甲状腺良恶性的手段，有着较高的诊断敏感度和特异度，但对于甲状腺滤泡性肿瘤分辨能力较差。在我国，此项检查正在逐步开展。

## 第二节　甲状腺激素性疾病

甲状腺激素分泌水平的变化可导致甲状腺功能减退及亢进。

## 一、甲状腺功能减退

缺碘是导致甲状腺功能减退最常见的原因。在高碘地区，自身免疫性甲状腺炎(桥本甲状腺炎)和药物性原因(甲状腺功能亢进治疗后)是甲状腺功能减退最常见的原因。

### (一) 先天性甲状腺功能减退

在欧美，新生儿甲状腺功能减退发生率约为 1/4 000。其中 80%～85%为甲状腺发育不全，10%～15%为甲状腺激素合成障碍，5%为自身 TSHR 抗体引起。男孩发病率为女孩的 2 倍。

大多数患儿在出生时无特殊表现。只有小于 10%的患儿可通过临床特点诊断，如黄疸延长、喂养困难、肌张力减退、骨骼肌发育迟缓和脐疝；影响最大的症状是神经发育迟缓。通过检测外周血 TSH 与 $T_4$ 水平可确诊。治疗可采用外源性甲状腺激素治疗。

### (二) 自身免疫性甲状腺功能减退

自身免疫性甲状腺功能减退一般与甲状腺肿有关(桥本甲状腺炎)或者萎缩性甲状腺炎。由于自身免疫性甲状腺炎是逐渐地影响甲状腺功能。在这期间可有一阶段出现甲状腺激素水平正常而 TSH 升高。这时患者并没有明显的临床表现，因而称为亚临床型甲状腺功能减退。随着疾病的发展，则可出现临床型甲状腺功能减退。

统计资料显示，女性发生率为 4/1 000，男性为 1/1 000。在日本人群中，此类甲状腺功能减退尤为常见，可能是由于长期高碘饮食造成的。一般发病年龄在 60 岁左右，随着年龄上升发病率升高。亚临床甲状腺功能减退发生率，女性为 6%～8%，男性为 3%。

组织病理学变化是，肉眼下甲状腺弥漫性对称性肿大，稍呈结节状，质较韧，重为 60～200 g，被膜轻度增厚，与周围组织无粘连，切面呈分叶状，色灰白灰黄。光镜下可见，实质组织破坏、萎缩，大量淋巴细胞及不等量的嗜酸性粒细胞浸润、淋巴滤泡形成、纤维组织增生，有时可出现多核巨细胞。

### 二、甲状腺功能亢进

甲状腺功能亢进主要是指甲状腺激素超出正常范围，TSH 降低。一般为内科治疗。药物控制不佳的患者可采用$^{131}$I 治疗。

## 第三节　良性甲状腺肿瘤

甲状腺良性肿瘤是常见的良性肿瘤之一，分为无激素功能性的甲状腺肿和结节病及高甲状腺功能的甲状腺腺瘤。

### 一、甲状腺肿和甲状腺结节病

甲状腺肿是指弥漫性增大的甲状腺腺体。生物合成缺陷，碘缺乏，自身免疫性疾病，甲状腺结节病等都能引起甲状腺肿。生物合成缺陷和碘缺乏是由于甲状腺激素合成减少，引起 TSH 升高，刺激甲状腺腺体增殖来代偿分泌甲状腺激素。Graves 病则是由于抗 TSHR 抗体，导致甲状腺弥漫增大。桥本甲状腺炎由于获得性甲状腺激素分泌障碍，导致 TSH 升高，进而导致弥漫性甲状腺肿，在这其中淋巴细胞浸润和免疫反应介导的甲状腺滤泡细胞增生也起一定作用。甲状腺结节病则是由于甲状腺滤泡细胞不规则增生，并伴有一定的纤维化。甲状腺肿的处理，应该针对其不同的病因学，而不是所有甲状腺肿患者都需要手术治疗。

甲状腺结节病是常见的疾病，有 25%～50%人患有甲状腺结节病。结节可单发也可多发，并伴或不伴功能。

#### （一）弥漫性无功能性(单纯性)甲状腺肿

弥漫性无功能性(单纯性)甲状腺肿是指不伴结节及甲状腺功能亢进的甲状腺肿。主要发生在缺碘地区，当单纯性甲状腺肿患者超过 5%当地人群，也称为地方性甲状腺肿。在非地方性甲状腺肿，散发性单纯甲状腺肿发病原因并不清楚。青少年的甲状腺肿，通常认为是青春期甲状腺肿。单纯性甲状腺肿女性好发，这可能与亚临床型自身免疫性疾病与怀孕期升高的碘需求有关。在碘缺乏地区，甲状腺弥漫性肿大是维持甲状腺功能的一种代偿性表现。这类患者的 TSH 往往正常或轻度上升，提示可能这类患者对于 TSH 更为敏感或者有其他促使甲状腺滤泡细胞增殖的分子信号途径。

在甲状腺功能正常的情况下，单纯性甲状腺肿往往是无症状的。甲状腺触诊往往提示甲状腺弥漫性增大、质软、无结节。甲状腺内自发性出血，往往能在短时间内引起甲状腺突然增大及局部疼痛。当单纯性甲状腺肿压迫气管、食管可出现相应的呼吸困难、吞咽困难等症状。胸骨后甲状腺肿可引起胸廓压迫症状，严重者可发生 Pemberton 症。对于有症状的单纯性甲状腺肿患者，需要检测甲状腺功能，采用 CT/MRI 检查，采取必要的治疗手段。

治疗原则，在缺碘地区，可采用碘或甲状腺激素替代治疗。但要注意随访 TSH 水平，控制其在正常值下限，避免出现药物性甲状腺功能亢进。在合适的药物治疗 3～6 个月后，甲状腺肿可有消退。外科治疗通常并不推荐。但当出现胸骨后甲状腺肿，肿大的甲状腺压迫气管，或者影响美观。可采用外科治疗手术。手术可采用甲状腺次全切除术，应以尽量减少并发症为首先考虑。手术后应常规采用甲状腺激素抑制治疗，来避免残留甲状腺再次肿大。在有些地区，放射性碘治疗也可用于单纯性甲状腺肿的治疗。但对于气道狭窄的患者应绝对禁忌，并且在放射碘治疗后，也需要进行甲状腺激素替代治疗避免甲状腺功能减退的出现。

#### （二）无功能性结节性甲状腺肿

无功能性结节性甲状腺肿(nontoxic multinodular goiter，MNG)发病率约占人群12%，并随着年龄增长而升高。女性发病率高于男性。为遗传，自身免疫和环境因素共同作用而发生。组织学表现为弥漫性细胞增生区域间杂囊性胶质区域，同时可伴有多发纤维化。有时可见出血灶及淋巴浸润灶。用分子技术检测可发现，在MNG中的多数结节呈多克隆状态，大多数患者无明显临床症状。MNG通常有很长期的病程，往往在体检或不经意间发现颈部肿大而发现肿块。如果肿瘤压迫气管、食管可出现相应的呼吸困难、吞咽困难等症状。甲状腺内结节自发性出血，往往能在短时间内引起甲状腺突然增大及局部疼痛。若患者出现声音嘶哑，则提示肿瘤侵犯喉返神经，恶性可能。

大多数无功能性结节性甲状腺中可随访观察。甲状腺激素抑制治疗对于减少结节大小并无明确证据。若采用甲状腺激素抑制治疗，需要监测血清TSH水平。

#### （三）毒性结节性甲状腺肿

毒性结节性甲状腺肿类似于MNG。两者的主要区别在于甲状腺结节有无功能。毒性结节性甲状腺肿产生的分子机制并不清楚。如TSHR突变可发生此疾病，但这类情况并不常见。

除了有无功能性甲状腺结节肿表现之外，这类患者主要表现为亚临床或临床型甲状腺功能亢进。一般好发于中老年，可伴发动脉纤维化、心悸、心动过速、手颤及体重减轻。血清TSH降低，$T_4$为正常或轻度升高，而$T_3$则升高明显。甲状腺放射性核素扫描可提示甲状腺结节不同程度的摄取。

对于毒性结节性甲状腺肿的治疗十分有挑战性。抗甲状腺药物配合β受体阻滞剂能够调剂甲状腺功能，缓解患者症状。与Graves病不同，功能性结节性甲状腺肿很少出现自限性。放射碘治疗既可以缓解结节的高功能性又可以减小结节负荷。但很多功能性结节性甲状腺肿患者，功能性结节不止一个病灶，因此，放射性碘对于此类患者治疗效果更为明显。对于上述治疗无效的患者可考虑外科手术治疗。在手术治疗前，应该注意将患者甲状腺功能降至正常范围，避免围术期出现甲状腺功能危象。

### 二、高功能甲状腺腺瘤

单个、有自主功能的甲状腺结节被称为高功能腺瘤。它的病因主要是由于TSHR信号传导通路的基因突变。绝大多数高功能腺瘤患者能够检测到TSHR突变。这些突变大多位于TSHR的跨膜区；放大了TSH激素信号，升高细胞内的环磷酸腺苷(cAMP)水平，导致甲状腺滤泡细胞增殖和功能增强。一般而言，高功能腺瘤患者甲状腺功能亢进症状是轻微的。对于高功能腺瘤治疗可采用放射碘；注意治疗后甲状腺功能减退的发生。对于甲状腺功能控制在正常的患者，可进行外科干预，一般采用单侧甲状腺腺叶切除术，手术尽量避免出现并发症。

## 第四节　甲状腺癌

甲状腺癌是最常见的内分泌恶性肿瘤，近年来发病率逐渐上升。外科治疗是最主要的治疗手段。

### 一、分类和流行病学

甲状腺恶性肿瘤是最常见的内分泌恶性肿瘤[6,7]。按照组织学特征，起源于甲状腺滤泡细胞可以分为分化型甲状腺癌和未分化甲状腺癌，约占所有甲状腺癌的95%多。分化型甲状腺癌包括乳头状甲状腺癌和滤泡型甲状腺癌，这类甲状腺癌通常是可治愈的。相反，未分化甲状腺癌来势凶猛，预后很差。甲状腺癌标化年龄发病率为0.5～10/100 000·年。近年来，甲状腺癌发病率逐年上升[8]；年龄是一个影响甲状腺癌的重要因素，年龄＞45岁的患者预后相对较差。甲状腺癌多见于女性，但男性患者预后相对较差。另外的危险因素包括颈部放疗史，直径>4 cm 的肿瘤，原发灶外侵、淋巴结及远处转移等，甲状腺结节病患者中患有甲状腺癌的危险因素包括：①头颈部放疗史。②年龄>45 岁或<20 岁。③肿瘤直径>4 cm。④侧颈肿大淋巴结。⑤男性。⑥家族性甲状腺癌或 MEN2 综合征。⑦声音嘶哑，声带固定。⑧肿瘤固定。⑨肿瘤外侵。⑩甲状腺外侵犯。⑪碘缺陷（甲状腺滤泡性癌）。⑫正常范围内的高 TSH。

而起源于甲状腺滤泡旁 C 细胞的恶性肿瘤称为甲状腺髓样癌，约占所有甲状腺癌的 3%，其分为散发性髓样癌、家族性髓样癌和 MEN 综合征。

## 二、甲状腺癌的危险因素

放射接触史，碘的不适当摄入，淋巴性甲状腺炎，激素原因和家族史都是可能引起甲状腺癌的危险因素。放射接触史能够增加甲状腺乳头状癌的发生。这一现象，在广岛和长崎（1945）的原子弹爆炸，马绍尔群岛（1954）和内华达（1951～1962）的核试验失误以及切尔诺贝利核泄漏（1986）后被观察及证实。尤其是在切尔诺贝利核泄漏后，受到核辐射的儿童发生了更多的乳头状甲状腺癌，这可能与儿童甲状腺更易受放射线影响，或者儿童食用了更多受核污染的牛奶有关[9]。儿童时期因头颈部肿瘤接受外放射治疗，也会导致乳头状甲状腺癌发生风险的增加。

碘是合成甲状腺激素的必需原料。缺碘引起甲状腺滤泡细胞代偿性增生，导致甲状腺肿。在缺碘地区，甲状腺滤泡性肿瘤发病率升高；而在碘摄入过多的地区，乳头状甲状腺癌则更易发生[10]。在动物实验中，碘的过量摄入，能导致甲状腺癌由滤泡型向乳头状表型转换。但是碘的不适量摄入如何导致甲状腺癌发生依旧不明。乳头状甲状腺癌中通常可见淋巴细胞浸润，这一现象可能提示免疫因子可能参与恶性肿瘤的发生发展。分子生物学分析提示淋巴细胞甲状腺炎可能是甲状腺恶性肿瘤的早期表现[11, 12]，但其确切机制依旧不明。

大多数分化型甲状腺癌发生于 20～50 岁患者，女性患者约为男性患者的 2～4 倍。这一现象可能提示女性激素可能参与甲状腺癌的发生。并且，雌激素受体在甲状腺滤泡细胞膜上表达，雌激素可导致滤泡细胞的增殖[13, 14]。同样并没有明确的动物模型能够复制出甲状腺癌与怀孕或外源性雌激素使用的关系[15]。

遗传性因素对于甲状腺癌的发生也是同样重要的。若父母患有甲状腺癌，则患肿瘤风险增加 3.2 倍；若同胞兄妹患有甲状腺癌，则患肿瘤风险增加 6.2 倍[16]。非家族性髓样癌发生率为 3.5%～6.2%。家族性甲状腺癌可并发一些生殖系突变（germline mutation）的综合征，包括家族性多方性结肠息肉（APC 基因突变）、Cowden 病（PTEN 基因突变）、Werner 综合征（WRN 基因突变）。其他一些染色体位点的改变可导致乳头状甲状腺癌伴发其他肿瘤，如伴发肾癌（1q21）、透明细胞肾癌（3;8）和（p14.2; q24.1）和多结节性甲状腺肿（multinodular goitre）（19p13.2）等。

## 三、病因学及分子生物学机制

### （一）颈部放射接触史

早期甲状腺癌分子生物学研究注重颈部放射接触史。一般而言，放射线能够导致染色体断裂，引起基因重排进而导致抑癌基因的失效。颈部放射接触史可导致甲状腺良性和恶性结节的发生，且易引起多灶性肿瘤的发生。儿童更易受放射线接触的影响。

### （二）基因组不稳定

在基因水平上，甲状腺癌有着许多变化。基因组不稳定（genomic instability）已在滤泡性腺瘤和癌中被证实，多以异倍体的杂合性丢失（loss of heterozygosity, LOH）形式表现，但这在乳头状甲状腺癌中较少发生[17, 18]。微卫星不稳定可在甲状腺良性和恶性肿瘤中发生。这可能提示基因组不稳定是促使甲状腺肿瘤发展的一个重要原因[18]。放射线与雌激素，也可导致基因组的不稳定发生，这在一定程度上解释它们是甲状腺癌发生的危险因素[19～21]。然而，在其他散发性恶性肿瘤中，也可找到相似的分子病因[22]。

### （三）信号转导通路的变化

甲状腺滤泡细胞有 3 条主要信号转导通路的变化（alterations in signaling pathways）：TSH/TSHR/PKA 通路、RTK/RAS/RAF/MEK/MARK 通路和磷酸化酶 C(PLC)/蛋白激酶 C(PKC)通路。

1. TSH/TSHR/PKA 通路与甲状腺肿瘤

TSH/TSHR/PKA 通路是主要传导 TSH 激素信号的通路，其中 TSHR 与调节编码 GSα 的 GNAS1 基因的突变，能够上调 cAMP，使得 TSH 激素信号放大。有趣的是，这导致甲状腺高功能腺瘤的发生，并没有引起甲状腺恶性肿瘤的产生[23, 24]。

但许多临床研究提示高 TSH 增加了甲状腺癌发生的危险[25～27]，随着有关甲状腺癌 GWAS 研究的开展，TSH/TSHR/PKA 通路下游的 FOXE1 基因单核苷酸多态性，可能导致甲状腺乳头状癌的发生[28, 29]。这为研究甲状腺癌提供了一个新的研究方向。

2. RTK/RAS/RAF/MEK/MARK 通路

在动物实验中，转染突变的 HRASV12 或 BRAFV600E，可导致一系列基因水平的变化，导致甲状腺癌发生[30～32]。这证实 RTK/RAS/RAF/MEK/MARK 通路的信号异常在甲状腺癌发生过程中起着重要作用。在这一通路中涉及许多基因。其中，RET、神经营养酪氨酸激酶受体（neurotrophic tyrosine kinase receptor 1、NTRK1）、BRAF 或 Ras 改变可在 70％滤泡细胞起源的甲状腺癌患者中出现[33]。

RET 是第一个在甲状腺癌中发现的酪氨酸激酶，这个原癌基因位于 10q11. 2，编码跨膜的酪氨酸受体。RET 通常在中枢及周围神经内表达，是肾脏发育肠神经发育（enteric neurogenesis）的必要激素受体。胶质细胞衍生的神经营养因子（glial-derived neurotrophic factor，GDNF）家族配体和 GFRα（GDNF-family receptor－α）激活 RET，进而刺激多条信号转导通路，包括 ERK、PI3K、MAPK p38 和 JNK[34]。

RET 的功能性突变常见于散发性、家族性甲状腺髓样癌、MEN2A 及 MEN2B 患者中。而 RET/PTC 在乳头状甲状腺癌发展过程中起着很重要的作用[35]。据报道 RET/PTC 重排存在于 3％～85％的乳头状甲状腺癌中，这么大的差异可能由于检测手段的不同，一般认为在乳头状癌 13％～43％有 RET/PTC 重排。在散发和放射线接触相关的乳头状甲状腺癌中，约有 15 个亚型的 RET/PTC 重排。RET/PTC1 和 RET/PTC3 在散发性乳头状甲状腺癌中最常见[36]。切尔诺贝利核泄漏后的儿童乳头状甲状腺癌中 RET/PTC 重排率非常高，这提示放射线接触可能导致 RET/PTC 重排增加。尽管 RET/PTC1 和 RET/PTC3 重排能在甲状腺癌动物模型中检测出，但仅有它们的存在并不能够促使肿瘤的高转移，这需要其他因素的参与。同样，在甲状腺乳头状微癌中能检测出高频率的 RET/PTC 重排，也提示 RET 的重排在肿瘤早期形成过程中起到重要作用。另外，同一瘤体内，多亚型 RET 重排同时出现，提示原发肿瘤病程较晚[37, 38]。

3. 磷酸化酶 C(PLC)/蛋白激酶 C(PKC)通路

磷酸化酶 C(PLC)/蛋白激酶 C(PKC)信号通路也是刺激甲状腺滤泡细胞增殖和去分化的一条重要信号通路。这条通路能够被多种促细胞分裂素（mitogen）激活，包括缓激肽、腺苷、TSH 等。这条信号通路也是通过跨膜 G 蛋白传递，这个跨膜 G 蛋白被称为 Gq。Gq 将刺激信号传入细胞内，引发一系列细胞生长变化。

## 四、乳头状甲状腺癌

乳头状甲状腺癌（papillary thyroid cancer，PTC）是最常见的甲状腺癌，占所有甲状腺癌的 70％～90％。乳头状癌有着其特征的组织学表现："沙砾体"和"营养不良性钙化"。甲状腺乳头状癌以淋巴结转移为主，常以颈部肿大淋巴结为首发症状。

患者以女性为多，男与女之比为 1∶2. 7，年龄 6～72 岁，20 岁以后明显增多，31～40 岁组患病最多，占 30％，50 岁以后明显减少。乳头状癌淋巴结转移机会多，临床触不到淋巴结的患者，经选择性颈清扫术后，病理检查结果有 46％～72％的病例有淋巴结转移。有些患者以颈部淋巴结肿大就诊，甲状腺内肿物可能已经数月或数年。因甲状腺内肿物发展较慢，且无特殊体征，常被误诊为良性，肿物可以很小，直径仅 0. 5～1. 0 cm。晚期可以明显肿大，直径可达 10 cm 以上。呈囊性或部分呈囊性，侵犯气管或其他周围器官时肿物固定。侵犯喉返神经出现声音嘶哑，压迫气管移位或肿瘤侵入气管内出现呼吸困难。淋巴结转移多至颈深中组及颈深下组，晚期可转移至上纵隔。血行转移较少，为 4％～8％，常见于肺或骨。

无淋巴结转移的情况下，对甲状腺肿物的性质难以判断，在治疗前应进行如下的检查以明确病变的范围，与周围器官的关系，甲状腺功能的损伤程度、TSH 的分泌状况等。常用检查手段有：①甲状腺放射性核素扫描：大多数滤泡型腺癌和乳头状腺癌有吸碘功能，以往为术前主要手段，目前随着其他临床检查的发展，已少用。②B超检查：可发现甲状腺内肿物是多发或单发，有否囊性变。颈部有否淋巴结转移，颈部血管受侵情况等。③CT检查：显示甲状腺内肿瘤的位置、内部结构情况，钙化情况，无包膜恶性可能性大。虽不能做出定性诊断，但对医师手术操作很有帮助，CT检查能显示肿物距大血管的远近，距喉返神经、甲状旁腺、颈段食管的远近，肿瘤是否侵犯气管壁及侵入气管内、向胸骨后及上纵隔延伸情况、纵隔内淋巴转移情况。使外科医师术前心中有数，减少盲目性，能做三维成像CT检查更好。④磁共振成像(MRI)检查：在无碘过敏患者中，不推荐使用。⑤PET/CT：可判断肿瘤代谢情况，主要判断远处转移情况，最新研究提示PET/CT上表现为高代谢的甲状腺恶性肿瘤，其外侵明显。⑥针吸细胞学检查：近年来，由于针吸细胞学诊断的进步，广泛应用于临床，但应用于甲状腺肿物的诊断有一定限制。

颈淋巴结转移的诊断是判断临床分期的重要指标：①临床触不到淋巴结而甲状腺内肿物高度怀疑癌，此为cNo病例。这类患者不一定没有淋巴结转移，应做B超或CT检查以发现手摸不到的肿大之淋巴结。因有些患者脂肪厚，肌肉发达，淋巴结虽已很大且呈串也不易触及，如B超及CT检查怀疑转移，且甲状腺内肿物证实为癌应按联合根治术准备。②甲状腺肿物合并颈淋巴结肿大时，淋巴结位于中、下颈深较多，位于胸锁乳突肌前缘或被覆盖，活动或固定，大致可判断为甲状腺癌颈转移，以乳头状癌为多见。如针吸细胞学阳性则可确诊。

原发癌的处理原则：一侧腺叶切除＋峡部切除＋Ⅵ区淋巴结清扫，为单侧甲状腺癌治疗的最小手术方式。病变涉及两侧腺叶时行全甲状腺切除术。考虑甲状腺多灶性癌的存在，应注意同侧腺叶多灶肿瘤，易出现对侧甲状腺内微小病灶的发生。甲状腺肿瘤活动受限或固定，或同时伴有声音斯哑，系喉返神经受癌侵犯之故。这是甲状腺乳头状癌的一种类型，称为高分化侵袭性甲性腺癌(well-differentiated invading thyroid carcinoma，WITC)，常侵犯带状肌、喉返神经、颈段气管、颈段食管、咽部、颈内静脉、颈总动脉等；因其侵犯喉、气管、食管的症状比较明显，有些作者又称其为侵犯上呼吸消化道的分化良好的甲状腺癌。分化良好的甲状腺癌侵及上呼吸消化道者占1%～10%，这些病例未经治疗则可导致肿瘤出血，上呼吸道阻塞，危及生命。这种类型的病例也应积极地予以手术治疗，治疗越早，预后越好。

手术治疗原则：①所有瘤体要肉眼切除干净。②采用削下术(shave-off)，不需太宽的安全界，使重要器官尽量予以保留。气管软骨膜受侵时仍可保留气管软骨环，将肿瘤及气管软骨膜从气管壁上削下，然后以电刀烧灼，术后加体外放射治疗或$^{131}$I治疗。气管软骨膜未受侵，而肿瘤是从软骨膜表面切下的，为了扩大安全界，仍可将软骨膜切除，如肿瘤侵犯范围很广或侵入喉及气管内，则需行喉部分切除、全喉切除或气管部分切除等。

目前，甲状腺乳头状微癌的治疗方式尚不统一，复旦大学医学院附属肿瘤医院通过对1 066例甲状腺乳头状微癌的回顾性分析，认为对于单侧甲状腺微癌病灶，一侧腺叶切除＋同侧Ⅵ区清扫术是较为合适的手术方式。同时提出，位于甲状腺上极的甲状腺微癌病灶，应该注意颈侧区淋巴结转移情况。这些患者可出现跳跃性转移(无Ⅵ区转移，而出现侧颈转移)。关于Delphian淋巴结清扫术问题，近年也得到大家关注。复旦大学附属肿瘤医院头颈外科分析收治的355名乳头状甲状腺癌，结果发现Delphian淋巴结的检出率为25.1% (89/35)；在89名发现Delphian淋巴结的患者中，病理证实有转移的19名，占21.3%；结果还发现在发生Delphian淋巴结转移组中，可出现更多的原发肿瘤外侵，较大的原发肿瘤，较多的侧颈淋巴结转移的发生。提示在行甲状腺癌根治手术时，避免遗漏Delphian淋巴结[39]。

甲状腺乳头状腺癌颈淋巴结转移率非常高，颈淋巴清扫手术是治疗甲状腺癌颈转移的有效手段，不是其他疗法能替代的。颈淋巴清扫手术的适应证是：临床检查能触及肿大之淋巴结者，细针穿刺证实；CT及B超检查高度怀疑有转移的；且肿瘤外侵明显。不论是传统式的颈清扫术还是保留功能的改良根治术都应将各区淋巴结不论大小彻底、整块切除(*en bloc*)。以前有人提倡的实行肿大淋巴结多次摘除的方式越来越不被人接受，仅摘除明显转移的较大的淋巴结，必然使已有转移的小淋巴结遗留，造成以后复发，由于手术后瘢痕组织的存在和解剖结构变化，无疑造成手术一次比一次困难，且易增加重要器官损伤的机会，有的造成医源性转移，最后还须行颈淋巴清扫术控制复发。

异位甲状腺是指甲状腺胚胎原基下降不足或下降过多而形成的在中线上部位不一的甲状腺组织，而以舌根异位甲状腺最常见，下降过多深入纵隔或心包内形成胸内甲状腺。正常甲状腺因后天原因肿大，其下极伸入胸骨后，称为胸骨后甲状腺，不属于异位甲状腺。所谓迷走甲状已不被人承认。临床实践证明，这种颈侧的迷走甲状腺组织(在颈内静脉周围、锁骨上区,确与正常甲状腺相分离的)是分化型甲状腺癌的颈淋巴结转移,因分化较好,病理组织学上不能肯定为癌。甲状腺上部淋巴引流可以入咽后淋巴结,出现罕见的淋巴结转移部位。因此临床也可见到咽旁及咽后淋巴结转移。遇有这样病例应手术切除一侧甲状腺,行颈淋巴清扫术及咽旁间隙肿物切除。咽后淋巴结转移的患者可以出现颅底破坏及脑神经受侵犯。咽后淋巴结转移有两种可能:一是沿颈内静脉链逆行到咽后淋巴结;另一是通过甲状腺侧叶后上淋巴链,大约有20%的人有甲状腺后上淋巴链。

术后并发症的预防和治疗是保证手术成功的关键步骤。主要是喉返神经的保存及甲状旁腺功能的保存。喉返神经的保存应强调全程显露喉返神经,这样才能避免盲目操作而损伤喉返神经。甲状旁腺功能保存得好,术后生存质量才能提高。全甲状腺切除后患者应口服维生素 $D_2$ 或维生素 $D_3$ 制剂及钙片,应经常测血钙,必要时静脉给予钙注射剂。有的行一侧腺叶切除患者术后出现低钙症状,绝大多数都是暂时性的,原因不明,可能是一侧甲状旁腺切除后另一侧暂时不能代偿,或患者有3个甲状旁腺,手术侧是2个正好被切除,以后靠残余的1个增生代偿,有的患者仅有2个甲状旁腺正好在手术侧,则会出现永久性低钙症状。

出现远处转移时,如病情允许,尽量手术切除,争取行全甲状腺切除,转移灶尽量手术切除,术后用$^{131}$I治疗。远处转移灶切除后之残余病变用体外放射治疗。由于甲状腺乳头状癌及滤泡状癌进展缓慢,从出现一个孤立的转移灶,到出现另一个转移灶可能需若干年时间,因此可以手术切除转移灶。文献报道,手术切除肺及骨转移均有长期生存的病例,特别是出现椎管内转移时,手术切除是最好的办法,否则压迫脊髓造成截瘫,单纯放疗不易解除压迫症状。不适合手术的骨转移单纯放疗也可获得一定疗效。

甲状腺分化性癌患者手术后,不但需要甲状腺激素制剂替代性治疗,更需要甲状腺激素制剂抑制性治疗。甲状腺激素替代治疗是补充甲状腺激素,使血液甲状腺激素保持在正常水平,即将血清TSH抑制至正常值范围内。甲状腺激素抑制性治疗是补充甲状腺激素,使甲状腺激素维持在一个略高于正常水平但低于甲亢水平,即将血清TSH抑制至正常值和甲亢值之间。由于甲状腺分化性癌手术采取甲状腺大部切除和全切除,手术后多数患者发生甲状腺功能低减,需要甲状腺激素制剂替代治疗。

妊娠对甲状腺分化性癌的影响有不同看法,目前认为妊娠会促进甲状腺分化癌生长和发展。甲状腺分化性癌患者一旦发生妊娠,在妊娠期间应该坚持服甲状腺激素制剂。由于甲状腺激素剂量略高于生理剂量,但低于甲亢水平,长期服用对机体不会造成不良影响,不会影响母亲和胎儿的健康。母亲血循环中的甲状腺激素不能通过胎盘,胎儿的甲状腺激素是胎儿自已制造、分泌的,所以母亲服用甲状腺激素制剂也不会影响胎儿的健康。甲状腺激素在乳汁中的含量很少,哺乳不会影响胎儿的健康,母亲哺乳婴儿是安全的。妊娠期甲状腺激素抑制性治疗要特别注意,避免因激素过量对胎儿造成不良影响。

分化型甲状腺癌对放射治疗敏感性差,以手术治疗为主要手段,单纯体外放射治疗对甲状腺癌的治疗并无好处。甲状腺附近的邻近组织甲状软骨、气管软骨环及脊髓等对放射线耐受性差,大剂量照射带来严重并发症,作为常规术后放射切不可行,只能增加并发症带来的痛苦,尤其是对年轻患者,给生活和工作造成不可弥补的损失。放疗并不能控制复发,而放疗后的大量纤维组织增生,各器官的相互粘连,给复发后再次手术造成困难。因此,凡手术切除干净的病例不需做术后放疗,尤其是不能试图以放疗来控制颈淋巴结转移。放射治疗适用于以下情况:①肿瘤侵犯喉、气管、动脉壁,为保留器官肉眼所见切除干净,但安全界不理想,高度怀疑在微观上有残余癌。②肿瘤侵犯邻近器官,因身体其他原因不能做广泛切除,肉眼见有残余癌。$^{131}$I治疗多用于手术不能切除的分化型甲状腺癌或远处转移的甲状腺癌。因正常甲状腺组织吸碘功能高于甲状腺癌组织,$^{131}$I治疗前必须行全甲状腺切除或次全切除,或用$^{131}$I杀灭残余的正常甲状腺组织。治疗前还应停用甲状腺素至少2周,刺激TSH的分泌,促进癌组织对$^{131}$I的吸收。美国甲状腺协会认为,术后发现淋巴结转移的患者,应常规行预防性$^{131}$I治疗,但其确切疗效在国人中尚无文献报道。甲状腺乳头状癌分化好、预后较好,一般经过正规治疗后,10年生存率达90%以上。

甲状腺癌和其他恶性肿瘤一样,术后必须定期随诊复查,以便发现复发及时治疗。甲状腺分化型癌发展缓慢,术后1~2年内一切情况良好,患者容易麻痹,待病情严重时就诊,可能失去治疗机会,即使能手术,也常出现严重并发症。一般以超声检查为首选。全甲状腺切除术患者可行全身同位素扫描随访。术后复查同时查 $T_3$、$T_4$ 及TSH,以便调整甲状腺素的用量。全甲状腺术后患者可查血清TG,TG明显增高者可能有肿瘤复发。

## 五、甲状腺滤泡型腺癌

滤泡型癌(follicular carcinoma)较乳头状癌发病率低,占甲状腺癌的10%～15%,较乳头状癌发病年龄大,常见于中年人,平均年龄45～50岁,男女之比为1∶3。其恶性程度介于乳头状癌和未分化癌之间,易出现血行转移,如肺、骨、肝、脑等处。很少出现淋巴结转移。转移的组织,很像正常甲状腺,因此有人称其为“异位甲状腺”。临床特点大多数是单发的,少数也可是多发的。容易误诊为甲状腺腺瘤。预后较乳头状癌差。影响预后的决定因素是远处转移,不是甲状腺包膜的侵犯。

## 六、甲状腺未分化癌

甲状腺未分化癌(anaplastic thyroid carcinoma, ATC)在甲状腺癌中比例较少,占3%～8%,本病发病年龄较高,男性发病较高。病情发展较快,出现颈部肿物后增长迅速,1～2周内肿物固定,声音嘶哑,呼吸困难。有1/3患者颈部肿物多年,近几个月来迅速增大,因此有学者认为此部分病例是在原有分化型甲状腺癌或良性肿物基础上的恶变。CT及颈部X线片检查常见气管受压,或前后径变窄或左右径变窄,或气管受压移位,偏于一侧,椎前软组织增厚,表明肿瘤从食管后椎前包绕了气管、食管。有时颈部转移淋巴结和甲状腺的原发灶融合在一起。

大多数患者来诊较晚,失去根治性或姑息性的治疗机会。有时手术目的是为了解决呼吸道梗阻,仅做气管切开。对少部分原发肿瘤较小的病例,尽量给予切除,然后行气管切开或气管造瘘,术后给予放疗及化疗,有的患者有一定疗效,有40%的患者可获完全缓解。预后很差的,多数在1年内死亡,有的甚至2～3周内故去。

## 七、甲状腺髓样癌

甲状腺髓样癌(medullary thyroid cancer; MTC)起源于甲状腺滤泡旁细胞或称C细胞。癌细胞可分泌多种胺类、多肽类激素和降钙素等,此外还有5-羟色胺、组胺、前列腺素及ACTH样物质,导致部分患者出现顽固性腹泄,多为水样泄,但肠吸收障碍不严重,常伴有面部潮红。当肿瘤切除后腹泄即可消失,癌复发或转移时腹泄又可出现。

甲状腺髓样癌可分为散发性及家族性两种,前者约占80%,不伴有其他内分泌腺部位的肿瘤,没有特殊的临床表现,后者占20%,有明显家族史,分为两种类型:一类叫多发内分泌肿瘤ⅡA型(multiple endocrine neoplasia ⅡA, MENA),此型包括甲状腺髓样癌、嗜铬细胞瘤和甲状旁腺功能亢进,因是30年前Sipple首先描述,被称为Sipple综合征。另一类叫多发内分泌肿瘤ⅡB型(multiple endocrine neoplasia ⅡB, MENB),此型包括甲状腺髓样癌、嗜铬细胞瘤及伴有多发性黏膜神经瘤,并有特征性的面部表现(嘴唇肥厚、宽鼻梁、脸外翻等)。

甲状腺髓样癌占甲状腺恶性肿瘤的6%～8%。除少数合并内分泌综合征外,大多数与其他类型的甲状腺癌相似,主要是甲状腺区肿块,有时有淋巴结肿大,可出现双侧颈转移,多数生长缓慢,病程长达10～20年。大多数1年左右。

血清降钙素升高伴甲状腺结节患者,首先考虑甲状腺髓样癌,若无其他内分泌综合征及肿瘤,可确诊。部分甲状腺髓样癌患者可有血清癌胚抗原升高。手术是治疗的有效手段。有淋巴结转移时行颈清扫手术,对于是否行预防性颈清扫术,目前有一定争议。目前有靶向药物针对甲状腺髓样癌,但疗效不明确。手术后血清降钙素正常,若降低后又上升,表示有肿瘤复发。术后血清降钙素一直高于正常表现有可能肿瘤未切净或其他部位转移,应密切观察,搜寻病灶。恶性程度介于分化型和未分化型之间。

## 八、甲状腺其他恶性肿瘤

甲状腺还有其他恶性肿瘤,如血管肉瘤、纤维肉瘤、癌肉瘤、骨肉瘤、恶性纤维组织细胞瘤等,均少见。其中值得注意的是恶性淋巴瘤,近年来文献报告有增多趋势。

恶性淋巴瘤少见,占所有甲状腺恶性肿瘤的0.6%～5%,占所有淋巴瘤的2.2%～2.5%。文献报告甲状腺恶生淋巴瘤合并慢性淋巴细胞性甲状腺炎高达95%～100%。复旦大学附属肿瘤医院14例患者有6例合并桥本甲状腺炎。所以细针穿刺应多方向、多点穿刺。可疑者应做诊断性探查手术，术中行冰冻切片病理检查，确诊后根据情况行峡部切除或一叶切除，以免将来病变进一步发展压迫气管造成呼吸困难。甲状腺恶性淋巴瘤是以放疗为主的综合治疗，配合化疗。有低度恶性及高度恶性两种。其治疗效果优于甲状腺未分癌。

最近，复旦大学附属肿瘤医院研究提示，甲状腺 castle 肿瘤(甲状腺胸腺样分化癌)，是一种特殊类型的甲状腺恶性肿瘤。它是一种与胸腺上皮来源肿瘤具有结构相似性的甲状腺癌，病理上与未分化癌容易混淆。其病程发展缓慢，但较易局部复发，一般手术根治后，辅以术后放疗，能够获得良好的预后[40]。

（嵇庆海　张　凌）

## 参考文献


[1] Wang Y, Ji QH, Li DS, et al. Preoperative CT diagnosis of right nonrecurrent inferior laryngeal never [J]. Head Neck, 2011,33(2):232-238.

[2] Naghavi SE, Jalali MM. Papillary carcinoma of thyroglossal duct cyst [J]. Med Sci Monit, 2003,9(7):67-70.

[3] Mazzaferri EL, Doherty GM, Steward DL. The pros and cons of prophylactic central compartment lymph node dissection for papillary thyroid carcinoma [J]. Thyroid, 2009,19(7):683-689.

[4] Collins MT, Sarlis NJ, Merino MJ, et al. Thyroid carcinoma in the McCune-Albright syndrome: contributory role of activating Gsα mutations [J]. J Clin Endocrinol Metab, 2003,88(9): 4413-4417.

[5] Rago T, Santini F, Scutari M, et al. Elastography: new developments in ultrasound for predicting malignancy in thyroid nodules [J]. J Clin Endocrinol Metab, 2007,92(8):2917-2922.

[6] Parkin DM, Bray F, Ferlay J, et al. Global cancer statistics, 2002[J]. CA Cancer J Clin, 2005,55(2):74-108 .

[7] Jemal A, Bray F, Center MM, et al. Global cancer statistics [J]. CA Cancer J Clin, 2011,61(2):69-90.

[8] Liu S, Semenciw R, Ugnat AM, et al. Increasing thyroid cancer incidence in Canada, 1970-1996: time trends and age-period-cohort effects [J]. Br J Cancer, 2001,85(9):1335-1339.

[9] Williams D. Cancer after nuclear fallout: lessons from the Chernobyl accident [J]. Nature Rev Cancer, 2002,2(7): 543-549.

[10] Harach HR, Escalante DA, Day ES. Thyroid cancer and thyroiditis in Salta, Argentina: a 40-yr study in relation to iodine prophylaxis [J]. Endocr Pathol, 2002,13(3):175-181.

[11] Gasbarri A, Sciacchitano S, Marasco A, et al. Detection and molecular characterisation of thyroid cancer precursor lesions in a specific subset of Hashimoto's thyroiditis [J]. Br J Cancer, 2004,91(6):1096-1104.

[12] Prasad ML, Huang Y, Pellegata NS, et al Hashimoto's thyroiditis with papillary thyroid carcinoma (PTC)-like nuclear alterations express molecular markers of PTC[J]. Histopathology, 2004,45(1):39-46.

[13] Kawabata W, Suzuki T, Moriya T, et al. Estrogen receptors (α and β) and 17β-hydroxysteroid dehydrogenase type 1 and 2 in thyroid disorders: possible in situ estrogen synthesis and actions [J]. Mod Pathol, 2003,16(5):437-444.

[14] Lee ML, Chen GG, Vlantic AC, et al. Induction of thyroid papillary carcinoma cell proliferation by estrogen is associated with an altered expression of Bcl-xL[J]. Cancer J, 2005,11(2):113-121.

[15] Haselkorn T, Stewart SL, Horn-Ross PL. Why are thyroid cancer rates so high in southeast asian women living in the United States? The bay area thyroid cancer study. Cancer Epidemiol [J]. Biomarkers Prev, 2003,12(2):144-150.

[16] Hemminki K, Eng C, Chen B. Familial risks for nonmedullary thyroid cancer. [J] J Clin Endocrinol Metab, 2005,90(10): 5747-5753.

[17] Castro P, Eknaes M, Teixeira MR, et al. Adenomas and follicular carcinomas of the thyroid display two major patterns of chromosomal changes [J]. J Pathol, 2005,206(3):305-311.

[18] Sobrinho-Simoes M, Preto A, Rocha AS, et al. Molecular pathology of well-differentiated thyroid carcinomas [J]. Virchows Arch, 2005,447(5):787-793.

[19] Li JJ, Weroha SJ, Lingle WL, et al. Estrogen mediates Aurora-A overexpression, centrosome amplification, chromosomal instability, and breast cancer in female ACI rats [J]. Proc Natl Acad Sci USA, 2004,101(52):18123-18128.

[20] Pati D, Haddad BR, Haegele A, et al. Hormone-induced chromosomal instability in p53 - null mammary epithelium [J]. Cancer Res, 2004,64(16):5608 - 5616.
[21] Morgan WF, Sowa MB. Effects of ionizing radiation in nonirradiated cells [J]. Proc Natl Acad Sci USA, 2005,102 (40):14127 - 14128.
[22] Sieber OM, Heinimann K, Tomlinson IP. Genomic instability—the engine of tumorigenesis? [J] Nature Rev Cancer, 2003,3(9):701 - 708.
[23] Kimura T, Van Keymeulen A, Golstein J, et al. Regulation of thyroid cell proliferation by TSH and other factors: a critical evaluation of in vitro models [J]. Endocr Rev, 2001,22(5):631 - 656.
[24] Krohn K, Führer D, Bayer Y, et al. Molecular pathogenesis of euthyroid and toxic multinodular goiter [J]. Endocr Rev, 2005,26(4):504 - 524.
[25] Boelaert K, Horacek J, Holder RL, et al. Serum thyrotropin concentration as a novel predictor of malignancy in thyroid nodules investigated by fine-needle aspiration [J]. J Clin Endocrinol Metab, 2006,91(11):4295 - 4301
[26] Haymart MR, Repplinger DJ, Leverson GE, et al. Higher serum thyroid stimulating hormone level in thyroid nodule patients is associated with greater risks of differentiated thyroid cancer and advanced tumor stage [J]. J Clin Endocrinol Metab, 2008,93(3):809 - 814.
[27] Fiore E, Rago T, Provenzale MA, et al. Lower levels of TSH are associated with a lower risk of papillary thyroid cancer in patients with thyroid nodular disease: thyroid autonomy may play a protective role [J]. Endocr Relat Cancer, 2009,16(4):1251 - 1260.
[28] Gudmundsson J, Sulem P, Gudbjartsson DF, et al. Common variants on 9q22. 33 and 14q13. 3 predispose to thyroid cancer in European populations [J]. Nat Genet, 2009,41(4):460 - 464.
[29] Takahashi M, Saenko VA, Rogounovitch TI, et al. The FOXE1 locus is a major genetic determinant for radiation-related thyroid carcinoma in Chernobyl [J]. Hum Mol Genet, 2010,19(12):2516 - 2523.
[30] Saavedra HI, Knauf JA, Shirokawa JM, et al. The RAS oncogene induces genomic instability in thyroid PCCL3 cells via the MAPK pathway [J]. Oncogene, 2000,19(34):3948 - 3954.
[31] Mitsutake N, Knauf JA, Mitsutake S, et al. Conditional BRAFV600E expression induces DNA synthesis, apoptosis, dedifferentiation, and chromosomal instability in thyroid PCCL3 cells [J]. Cancer Res, 2005,65(6):2465 - 2473.
[32] Knauf JA, Ouyang B, Knudsen ES, et al. Oncogenic RAS induces accelerated transition through G2/M and promotes defects in the G2 DNA damage and mitotic spindle checkpoints [J]. J Biol Chem, 2006,281(7):3800 - 3809.
[33] Xing M. BRAF mutation in thyroid cancer. Endocr. Relat [J]. J Clin Endocrinol Metab, 2005,90(12):6373 - 6379.
[34] Airaksinen MS, Saarma M. The GDNF family: signalling, biological functions and therapeutic value [J]. Nature Rev Neurosci, 2002,3(5):383 - 394.
[35] Tallini G. Asa SL. RET oncogene activation in papillary thyroid carcinoma [J]. Adv Anat Pathol, 2001,8(6):345 - 354.
[36] Nakazawa T, Kondo T, Kobayashi Y, et al. RET gene rearrangements (RET/PTC1 and RET/PTC3) in papillary thyroid carcinomas from an iodine-rich country (Japan) [J]. Cancer, 2005,104(5):943 - 951.
[37] Corvi, R, Martinez-Alfaro M, Harach HR, et al. Frequent RET rearrangements in thyroid papillary microcarcinoma detected by interphase fluorescence in situ hybridization [J]. Lab Invest, 2001,81(12):1639 - 1645.
[38] Unger, K, Zitzelsberger H, Salvatore G, et al. Heterogeneity in the distribution of RET/PTC rearrangements within individual post-Chernobyl papillary thyroid carcinomas [J]. J Clin Endocrinol Metab, 2004,89(9):4272 - 4279.
[39] Ling Zhang, Wen-jun Wei, Qing-hai Ji, et al. Risk Factors for Neck Nodal Metastasis in Papillary Thyroid Microcarcinoma: A Study of 1066 Patients [J]. J Clin Endocrinol Metab, 2012,97(4):1250 - 1257
[40] Sun T, Wang Z, Wang J, et al. Outcome of radical resection and postoperative radiotherapy for thyroid carcinoma showing thymus-like differentiation. [J]. World J Surg, 2011,35(8):1840 - 1846.

# 索　引

**K**



**L**



**M**



**N**



**P**



**Q**

**R**



**S**



**T**



**V**



**W**



**X**

## Y



## Z